中华医学会麻醉学分会推荐读物

Miller's Anesthesia
米勒麻醉学
（简装版）

U0276485

原著主编　Ronald D. Miller

原著副主编　Neal H. Cohen
Lars I. Eriksson　Lee A. Fleisher
Jeanine P. Wiener-Kronish　William L. Young

主　译　邓小明　曾因明　黄宇光

副主译　李文志　姚尚龙　古妙宁　王国林

第 8 版
第 5 卷

北京大学医学出版社

MILE MAZUIXUE (DI 8 BAN)

图书在版编目（CIP）数据

米勒麻醉学：第8版：简装版 ／（美）米勒（Miller）
原著；邓小明，曾因明，黄宇光主译. —— 北京：北京大学医学出版社，2017.9（2019.8重印）
书名原文：Miller's Anesthesia
ISBN 978-7-5659-1586-4

Ⅰ. ①米… Ⅱ. ①米… ②邓… ③曾… ④黄… Ⅲ. ①麻醉学 Ⅳ. ①R614

中国版本图书馆CIP数据核字 (2017) 第071691号

北京市版权局著作权合同登记号：图字：01-2016-2813

ELSEVIER

Elsevier (Singapore) Pte Ltd.
3 Killiney Road, #08-01 Winsland House I, Singapore 239519
Tel: (65) 6349-0200; Fax: (65) 6733-1817

Miller's Anesthesia, 8/E
Ronald D. Miller
Copyright © 2015 by Saunders, an imprint of Elsevier Inc.
ISBN-13: 9780702052835

This translation of Miller's Anesthesia, 8/E by Ronald D. Miller, Neal H. Cohen, Lars I. Eriksson, Lee A. Fleisher, Jeanine P. Wiener-Kronish and William L. Young was undertaken by Peking University Medical Press and is published by arrangement with Elsevier (Singapore) Pte Ltd.
Miller's Anesthesia, 8/E by Ronald D. Miller, Neal H. Cohen, Lars I. Eriksson, Lee A. Fleisher, Jeanine P. Wiener-Kronish and William L. Young 由北京大学医学出版社进行翻译，并根据北京大学医学出版社与爱思唯尔（新加坡）私人有限公司的协议约定出版。
《米勒麻醉学》（第 8 版）（邓小明　曾因明　黄宇光　译）
ISBN: 978-7-5659-1586-4
Copyright © 2017 by Elsevier (Singapore) Pte Ltd. and Peking University Medical Press.
All rights reserved. No part of this publication may be reproduced or transmitted in any form or by any means, electronic or mechanical, including photocopying, recording, or any information storage and retrieval system, without permission in writing from Elsevier (Singapore) Pte Ltd.
Details on how to seek permission, further information about the Elsevier's permissions policies and arrangements with organizations such as the Copyright Clearance Center and the Copyright Licensing Agency, can be found at our website: www.elsevier.com/permissions.
This book and the individual contributions contained in it are protected under copyright by Elsevier (Singapore) Pte Ltd. and Peking University Medical Press (other than as may be noted herein).

注 意
本译本由 Elsevier (Singapore) Pte Ltd 和 北京大学医学出版社完成。相关从业及研究人员必须凭借其自身经验和知识对文中描述的信息数据、方法策略、搭配组合、实验操作进行评估和使用。由于医学科学发展迅速，临床诊断和给药剂量尤其需要经过独立验证。在法律允许的最大范围内，爱思唯尔、译文的原文作者、原文编辑及原文内容提供者均不对译文或因产品责任、疏忽或其他操作造成的人身及／或财产伤害及／或损失承担责任，亦不对由于使用文中提到的方法、产品、说明或思想而导致的人身及／或财产伤害及／或损失承担责任。

Published in China by Peking University Medical Press under special arrangement with Elsevier (Singapore) Pte Ltd. This edition is authorized for sale in the People's Republic of China only, excluding Hong Kong SAR, Macau SAR and Taiwan. Unauthorized export of this edition is a violation of the contract.

米勒麻醉学（第 8 版）（简装版）（第 5 卷）

主　　译：邓小明　曾因明　黄宇光
出版发行：北京大学医学出版社
地　　址：(100191) 北京市海淀区学院路 38 号 北京大学医学部院内
电　　话：发行部 010-82802230；图书邮购 010-82802495
网　　址：http://www.pumpress.com.cn
E－mail：booksale@bjmu.edu.cn
印　　刷：北京圣彩虹制版印刷技术有限公司
经　　销：新华书店
策划编辑：王智敏
责任编辑：王智敏　李　娜　　责任校对：金彤文　　责任印制：李　啸
开　　本：710 mm ×1000 mm　1/16　印张：190.75　插页：28　字数：6575 千字
版　　次：2017 年 9 月第 1 版　　2019 年 8 月第 2 次印刷
书　　号：ISBN 978-7-5659-1586-4
定　　价：660.00 元（全套定价）

版权所有，违者必究
（凡属质量问题请与本社发行部联系退换）

目　　录

第 4 卷

第五部分
成人亚专业麻醉管理

第 89 章　日间（门诊患者）手术的麻醉

Ian Smith • Mark Skues • Beverly K. Philip

阎文军 译　熊利泽　侯丽宏 审校

致谢：作者和出版商感谢 Paul F. White 和 Matthew R. Eng 博士在前版本章中所作的贡献，他们的工作为本章节奠定了基础。

要　点

- 日间手术量正在持续增长，其主要原因是微创手术的开展、患者意愿和准备的完善及诊室手术的不断扩展。
- 日间手术几乎没有绝对禁忌证。年龄、体重指数或 ASA 分级等不应成为日间手术的排除指征。
- 对患者有效的术前评估和准备是必需的，这是保证日间手术安全、高质量和效率的基础。
- 各种麻醉药物和技术均可应用于日间手术。为了实现高质量快速恢复和副作用最小化，最重要的是经验和注重细节处理。
- 脊髓麻醉能够扩大适合行日间手术的患者和手术类型的范围，但这一麻醉方式需要使用小剂量布比卡因复合阿片类药物或短效局部麻醉药物以避免恢复延迟。
- 镇静技术适用于在医院、诊室或偏远地区进行的各类手术，但镇静并不比全身麻醉更安全，它需要给患者提供与全身或区域麻醉的患者同样标准的医护人员、监护及围术期护理。
- 应用局部或区域麻醉复合对乙酰氨基酚、非甾体消炎药物进行多模式镇痛，可有效缓解疼痛。阿片类药物需求的减少降低了不良反应的发生率和强度。
- 预防性抗呕吐治疗应基于患者个体风险。对于出现并发症概率高的患者和手术，需要多模式抗呕吐方案。
- 患者离院时应以书面形式告知术后护理、恢复正常活动、随访评估和联系电话等事宜。告知书中必须包括危险症状的早期表现和能采取的适当措施。
- 日间手术因不良事件和并发症少而受到患者的欢迎。最大程度降低术后恶心呕吐的发生是日间手术和麻醉成功的重要组成部分。

日间手术起源于苏格兰的格拉斯哥市，1898 年至 1908 年间 James Henderson Nicoll 完成了近 9000 例儿童日间手术，近半数患儿年龄低于 3 岁[1]。与当时主张手术后长时间卧床休息的主导理念相反，Nicoll 鼓励术后早日活动及回家，并由护士进行家庭随访，以降低交叉感染率、克服医院床位不足和经费短缺的问题。数年后，Ralph Milton Waters 在爱荷华州的苏城开办了市区麻醉诊所，允许成人患者在困难拔牙、脓肿引流或轻微骨折复位几小时后回家[2]。之后日间手术发展缓慢，直到二十世纪中叶，长时间卧床的危险和短期住院的经济优势开始被人们所认识。首批基于医院的日间手术室出现于 1951 年的密歇根大急流城、1952 年的加利福尼亚州洛杉矶，及 1969 年英国伦敦的哈默史密斯医院 [3]；与此同时，第一个独立的日间手术中心在亚利桑那州凤凰城成立 [4]。紧接着，在 20 世纪 70、80 年代，有许多独立日间手术中心在美国北部地区出现。

随着 1984 年日间手术麻醉学会（Society for Ambulatory Anesthesia，SAMBA）成立 [5] 和 1989 年英国日间手术协会成立，日间手术麻醉作为公认的亚专科得到发展。它们和其他的 9 个国家级学会在 1995 年共同形成了国际日间手术协会（International Association for Ambulatory Surgery，IAAS），一个致力于日间手术国际化发展的庞大组织。

日间手术已经远远超出对健康患者进行简单手术的范畴。目前，许多大手术可以采用日间手术，而且这类患者常有复杂的并存疾病。正如越来越多的微创外科技术出现一样，优良的麻醉与镇痛药物使麻醉不良反应降至最低，并有利于术后恢复。同样重要的是理念的改变，它对过时且保守的医疗实践以及要求患者住院的做法提出了挑战。在美国，日间手术现在在所有的择期手术中占到了约 80%[6]。虽然不同手术的日间化比率在欧洲的不同国家之间有所差异，但在英国和其他许多国家，日间手术也在择期手术中占有相当大的比例 [7]。

定　义

虽然日间手术被广泛应用，但其精确定义在不同的国家和卫生体系中并不相同。为保持一致性，我们采用 IAAS 的共同创始人提出的定义："日间手术是患者在有计划的非住院情况下进行检查和手术，恢复时依然需要医疗机构。整个过程不需要在医院过夜"[8]。这个定义要求对患者的管理从开始就要计划手术当天离院，入院、手术、离院都在一天内完成。定义中强调计划概念，是为了确保不会让计划住院的患者当日离院，因为该类患者不具备高质量日间手术所应有的准备工作与必备条件。

短期停留手术包含了日间手术的所有原则，还包括术后在医院过夜。这可能是因为严重的合并症、缺乏社会支持、手术范围大或手术太晚而不能当日离院。短期停留手术与日间手术的目的相一致，即尽可能地降低对患者的生理干扰，从而改善恢复质量，缩短医院停留时间；它们的围术期管理也相似，所以本章节包含了短期停留手术的内容。

日间手术的优点

实施更多日间手术的主要目的是通过减少组织创伤，最大程度减少不良事件的发生并促进恢复；给予有效的术后镇痛，恰当的术后注意事项告知和术后支持，使患者获得高质量的医疗。患者赞同更高效的手术安排，不需要住院，在熟悉的家庭环境中进行舒适便捷的恢复。日间手术具有经济优势，可免除住院过夜的相关费用。在美国和英国，不论医院停留时间的长短，符合行日间手术指征的手术所获得的费用是相同的（分别来自于保险公司和地方预算单位）。因此，如果患者在医院过夜，额外的费用则由医疗机构承担。目前在英国，有少数手术如果按照日间手术实施，会给予更高一点的资金 [9]，以激励优化医疗，为这种重新设计的医疗行为提供资金。

日间手术机构

在美国，美国麻醉医师协会（American Society of Anesthesiologists，ASA）制定了日间手术机构指南 [10]，其中包括遵守地方规定、人员要求和最低设备标准。医疗质量标准的制定和实施受到政府监管、许可或认证。在美国和加拿大，医院内的日间手术机构需要联合委员会（The Joint Commission，TJC）、挪威船级社（Det Norske Veritas，DNV）和医疗机构认证规划（Healthcare Facilities Accreditation Program，HFAP）认可。日间手术中心和诊室手术场所需要日间医疗认证协会（Accreditation Association for Ambulatory Health Care，AAAHC）、美国日间手术机构认证协会（American Association for Accreditation of Ambulatory Surgery Facilities，AAAASF）或 TJC 认证。在美国，除了接受上述组织机构的认证决定外，医疗保险与医疗补助服务中心（Centers for Medicare & Medicaid Services，CMS）还有自己的检查程序。

日间手术机构的构建模式多样。其中一些是专门为日间手术设计的，其他一些是利用现有设施改造而成。日间医疗服务机构因国家而异，但大致可分为 4 种医疗模式，每种都有自己的优点和缺点 [11]。

院内整合模式

最简单的日间手术模式是与住院患者共享手术设施，但术前准备和术后恢复的区域是独立的。这种模式以前被认为是效率低下的，为了保障更多住院患者的大手术或急诊手术，可能将日间手术延迟，甚至取消。但是通过给日间手术设定明确的手术日期，使用严格的诊疗流程，院内整合模式的效率几乎与独立的日间手术中心相同 [12]。这种设计是非常灵活的，允许日间和住院手术比例每天变化；并且，当日间手术增加一些新病种时，不需要将手术室所有设备和技术再复制一套给独立的日间手术机构。当日间手术增长时，扩大术前和术后区域面积的费用也相对低廉。

院内独立模式

院内独立模式的日间手术单元在功能和结构上与住院患者诊疗区域相分隔，有独立的候诊室、入院区域、手术室、恢复区域和行政管理机构。这种设计能够确保日间手术从功能上与急症和急诊工作分开，但医院的所有后备设施可以就近便捷地使用。在许多方面这是一种理想的医疗模式；然而日间手术的容纳能力被限定了，并且不可避免地需要重复配备一套通用于日间患者和住院患者的手术设备与技术。

独 立 式

独立的日间手术中心能够确保其与住院患者及急诊工作分离，这样可以提高效率，让工作完全集中于日间医疗。虽然独立的日间手术中心通常可以较好地进行患者选择和准备，使潜在的围术期并发症最小化，但仍存在不能安全处理这类问题的风险。除非日间手术中心有容纳患者过夜的能力，否则任何非预期的住院都需要转至附近医院，这多少会限制日间患者和手术的复杂程度。日间手术中心的规模差异较大，从高度专科化的单一手术机构到多专科的综合手术机构不等。

以诊室为基础

在医师诊室的相关区域进行日间手术、诊断性操作，或两者兼备的医疗模式在美国迅速扩展 [6]。主要优势是增加了患者和外科医师的便利和较少的手术总费用。与独立日间手术中心相比，诊室为基础的医疗受到的监管更宽松。尤其是如果得不到认证，它们可能存在明显的设备、医护人员和环境的局限性，处理围术期并发症的能力较低。

患者选择标准

外科因素

微创手术的发展、外科技术的进步、疼痛管理

和短效麻醉药物的问世显著增加了能够当日离院的外科手术种类。现在，手术持续时间相对不重要，手术创伤程度是更重要的决定因素。日间手术应预期不会出现的持续出血、大量的围术期体液转移，或术后需要复杂、特殊的治疗。手术并发症仍然是非预期住院的唯一原因 [13-14]，但因为并不常见，并且离院前可以发现，所以仍然应考虑行日间手术。当手术当日不能离院时，许多患者需要在医院停留一晚，使更多的手术成为短期停留手术。在美国和英国，不予支付日间手术后需要在医院停留一夜的费用，这部分额外费用由日间手术机构承担。英国日间手术协会出版了包含150 多种外科手术的名录，并提出适合于行日间或短期停留手术的比例 [15]。日间手术选择如表 89-1。

在许多国家腹腔镜胆囊切除术已成为常规的日间手术，许多更先进的腹腔镜手术的开展，保证了越来越多的手术患者当日离院是安全和有益的，包括胃底折叠术 [16]、子宫切除术 [17]、肾切除术 [18]、肾盂成形术 [19] 和胃束带术 [20]。甚至一些传统上需要较长住院

表 89-1　适合日间手术的外科手术种类

专业	外科手术举例
乳腺外科	切除或组织活检，包括局部扩大切除，前哨淋巴结活检，单纯乳房切除，微创乳腺导管检查，乳头部位的手术
普通外科	肛瘘，藏毛窦，痔切除术，开腹或腹腔镜疝修补术，腹腔镜胆囊切除术，肾上腺切除术，脾切除术，胃底折叠术，胃束带手术
妇科	宫颈手术，腹腔镜输卵管结扎术，卵巢切除术，子宫切除术，女性尿失禁手术，阴道前后壁修补术
头颈外科	牙科手术，唾液腺切除术，甲状腺切除术，甲状旁腺切除术
眼科	白内障手术，斜视手术，玻璃体切割术，鼻泪管和所有眼睑手术
骨科	关节镜检查和治疗术，前十字韧带修复术，腕管松解术，拇指腱鞘肿手术，骨折复位术和内固定取出术，腰椎微创椎间盘切除，微创髋关节手术，单膝关节手术
耳鼻喉科	鼓室切开和鼓膜成形术，鼻整形术，鼻中隔和鼻甲手术，鼻息肉切除术，扁桃体和腺样体切除术，喉镜检查，内镜下鼻窦手术
泌尿外科	内镜膀胱和输尿管手术，经尿道激光前列腺切除术，包皮环切术，睾丸切除术，腹腔镜肾切除术，肾盂成形术，前列腺切除术
血管外科	静脉曲张手术，血液透析瘘管成形术，腔内动脉手术

时间的复杂手术患者只需短期住院，一些患者当日即可离院。包括术中唤醒的开颅肿瘤切除术[21-22]和微创髋关节成形术[23]。有2000例肥胖症行腹腔镜胃分流术的患者，84%于23小时内离院，再住院率低于2%[24]（见第71章）。一些微创手术，如用于诊断或治疗的宫腔镜检查，正在从日间手术室走出，在检查室、门诊部或诊室内进行[25]。

术后疼痛和在家庭中进行术后镇痛是日间手术的主要挑战。本章后面将讨论到，高容量局部浸润阻滞镇痛[26]和通过留置于伤口处的导管在家庭中给予局部麻醉药物[27]有助于拓展镇痛范围。

日间手术发展的最大障碍可能是保守主义，源于对离院后可能发生的严重并发症的不适当担忧。例如，尽管有充分的数据表明，扁桃体切除术的原发性出血发生于术后6～8h[28-29]，但在一些国家仍然常规的住院过夜；而其他国家80%或者更多的患者在手术当天离院[7]。同样，早在1986年日间甲状腺手术已首次被证实是安全和有效的[30]，然而这个结论被广泛采纳非常缓慢[31]，主要原因是担心出血和气道受损。这些并发症是罕见的，尤其是当手术是由那些有大量甲状腺手术经验的专家进行时，短时间离院是可以实现的[32]。或许是因为甲状腺切除术对外科技术的要求比较细致，在局部麻醉下行甲状腺切除术似乎也可增加日间手术率[33]。关于乳腺手术，尽管现在认为早期离院，使患者离开家的时间尽可能短，可以改善患者心理健康状态，但对于术后心理支持问题的担忧，阻碍了将乳腺切除术和其他肿瘤手术归为日间手术的进程[34]。挑战传统思维可能是有益的；例如，乳腺切除术或腋窝淋巴结清扫术后不再进行常规引流，并未显著增加包括伤口积液在内的术后罹病率，反而有助于当日离院[35]。

内 科 因 素

过去，日间手术依赖于相对严格的患者选择标准以限制术后并发症的发生。然而在实践中，多数这些标准可预测围术期可处理的不良事件的发生，但不能预测非预期入院或再次入院[36]。虽然一项指数综合了年龄、手术时间和并存疾病，如外周或脑血管病变，可以发现入院高危患者，但其特异性差，当日离院仍然为最大可能性[37]。日间手术非常安全，围术期死亡率小于1/11 000[38]，低于一般人群围术期死亡率。尽管手术和患者病情越来越复杂，但日间手术的安全性依旧很高[39-41]。

日间手术几乎没有绝对禁忌证。患者是否适合于日间手术，应对其整体健康状况进行评估，考虑早期

离院的风险和益处，不能凭任意一项指标来决定，如年龄、体重指数（body mass index，BMI）或ASA身体状况分级[42]。无论术后处理计划如何，慢性疾病患者在择期手术前病情应比较稳定，并给予最佳治疗。许多稳定期的慢性疾病，如糖尿病、哮喘、癫痫，通常被患者自身控制良好，日间手术有助于减少对该类患者生活常规的干扰[42]。应该将患者的并存疾病分类，有的增加手术日的管理难度，有的增加术后晚期并发症的发生。因此，并存病是日间手术的相对禁忌证[43]。

肥胖患者是一个很好的例证，对于外科医师、麻醉医师、手术室人员来说，肥胖与众多围术期问题有关（见第71章）。这就需要有经验的医护人员和专用设备，如为了保证医疗安全所需的更长的手术器械和更宽的手术推车；但患者迅速恢复后，任何风险都能很快解决，并且在医院过夜不能预防风险的发生。肥胖患者受益于早期活动、使用短效药物和避免阿片类药物镇痛的日间手术管理[43]。肥胖不会增加非预期入院、术后并发症、再次入院或离院后与医疗机构非计划联系的发生率[44]。甚至病态肥胖（BMI > $40kg/m^2$）不再认为是当日离院的绝对禁忌证[42]。肥胖增加了远期并发症的可能性，但这些应由患者自己进行评估。

阻塞性睡眠呼吸暂停

阻塞性睡眠呼吸暂停（obstructive sleep apnea，OSA）在一般普通人群中可以发生，但更常见于肥胖者。尽管如此，大多数阻塞性睡眠呼吸暂停患者可安全、有效地行实施日间手术[45]。围术期间的问题如困难气管内插管和气道阻塞[46]应能够被预计到。然而创伤大的手术，尤其涉及胸部或气道时，或围术期需要大剂量阿片类药物的患者不适于日间手术[45]。当疑有OSA但尚未经确诊和治疗的患者可能会增加难度。简单的调查问卷，辅以一些基本测量方法（如STOP-Bang），能够发现大多数高度怀疑OSA的高危患者[47]，他们应在手术前进行确诊并予以治疗。在儿童，OSA是行扁桃体切除术的主要适应证之一，并且被视为日间手术的相对禁忌证。然而，最近的一项研究表明，在没有其他合并症的情况下，当日离院仍然是安全的[48]。

年龄

医疗和社会问题随着年龄的增加而增加，日间手术应对患者进行个体化评估和管理，而不是武断地设定年龄上限（见第80和93章）。年龄超过65岁的患者术后7天内死亡和再入院的风险分别为41/100 000和2.53%[49]。虽然这比年轻患者的发生率稍高一些，但主要风险因素似乎是高龄（年龄超过85岁）、创伤

大的手术和有近期住院治疗的经历[49]。围术期心血管不良事件的发生率也随年龄的增加而增加。总体上，老年患者术中发生心血管不良事件的风险会增加两倍，但这不应被视为日间手术的禁忌证，而是表明患者需要术中更细致的管理[50]。相反，一些术后并发症发生率在老年患者中是降低的[50-51]，尤其是老年患者术后疼痛、头晕、恶心呕吐的程度远低于年轻患者[50, 52]，非计划入院率和二次入院率较低。一项研究表明，相比于接受同类手术的老年住院患者，接受日间手术的老年患者术后认知功能障碍的发生率降低[53]，推测可能与使用短效麻醉药物技术并缩短他们离开熟悉的家庭环境的时间有关。

　　年龄的另一个极端，日间手术的年龄下限根据每个机构的专长和专业有所不同。早产儿术后发生呼吸暂停的风险较高，因此，直到他们生长到适当的孕后年龄（postconceptual age，PCA）才可行日间手术。一些历史回顾性研究表明，PCA 超过 48 周的患儿术后呼吸暂停的风险低于 5%，并且若患儿出生时胎龄大于 35 周且当时没有贫血，在术后恢复室未发生呼吸暂停[54]。然而，由于呼吸暂停的发生率存在相当大的可变性，并且这些研究的样本量相对较小，因此风险低至可以接受的 PCA 年龄尚有争议[55]，通常 60 周是日间手术的最低年龄[56-57]。既往早产儿使用咖啡因似可显著减少术后呼吸暂停的发生[58]，但这不能替代对患者的仔细选择[56]。脊髓麻醉对出生后一周行腹部手术的早产儿有益，但对婴儿是种挑战，且失败率较高（28%）[59]。在早期关于挥发性麻醉药物的研究的比较中可发现，七氟烷和地氟烷麻醉使出生胎龄小于 37 周、PCA 不足 47 周的婴儿疝气手术后呼吸暂停的发生率更低[60]。尽管呼吸暂停不需要气道干预，但其仍会在术后 12h 观察期内发生，并且两种挥发性麻醉药的发生率相等[60]。

心血管疾病

　　高血压是最常见的心血管疾病，已成为延迟和取消日间手术的常见原因。尽管高血压是危害长期健康的重要危险因素，一项约 13 000 名患者的 meta 分析表明，高血压增加围术期并发症风险仅为 1.35 倍[61]，这一数值可能无临床意义。对于日间手术患者，高血压使围术期心血管事件风险增加约 2.5 倍[51]，但这些都是相对次要的。如果舒张压低于 110mmHg，那么高血压并不是围术期心血管并发症的独立危险因素[62]。较高的动脉血压可诱发围术期缺血、心律失常、心血管系统不稳定，但尤明显证据表明推迟手术可降低围术期的风险。在英国，手术不能仅仅因为动脉血压升

高而取消[61]。在临床工作中，控制不佳的高血压通常在术前评估时便可发现，可在手术安排前进行治疗。推迟手术直至高血压得到控制可能并无益处[63]。

　　确诊有高血压的患者应该继续服用其长期用药，尤其是 β- 肾上腺素能受体阻滞剂。手术当天早晨有时会停止服用血管紧张素转换酶抑制剂和血管紧张素受体拮抗剂，以防止麻醉诱导后低血压的发生[64]。然而，短暂和适度的血压下降对静脉补液和缩血管药物反应良好。β- 肾上腺素能受体阻滞剂不应该突然停药[65]，因而若建议在手术当天继续服用所有的心血管药物，患者则不易混淆[66]。

　　如果患者有严重的不稳定型心绞痛，活动明显受限或静息时疼痛，通常不适合实施日间手术。在无心律失常、心功能不全等并发症时，心肌梗死或血管重建术三个月后患者的心脏风险不会降低[67]。运动耐量是围术期风险的主要决定因素[67]，不能爬一层楼梯[约 4 运动代谢当量（METs）]可高度预测（89%）术后心肺并发症的发生[68]。

　　服用抗凝和抗血小板聚集药物的患者需要仔细评估，以权衡围术期出血风险和停止治疗的风险。对于微创手术，国际标准化比值可以短暂地降低到正常值低限或亚治疗范围，术后可立即恢复口服常用剂量的抗凝药物[65]。如果出血或血栓栓塞的风险较高，可以使用低分子肝素作为过渡治疗[69]。放置了裸金属支架或药物涂层冠状动脉支架的患者在推荐治疗期内应继续抗血小板药物治疗，因为过早停药有 25% ~ 30% 的支架内栓塞的风险，这可以导致高于 60% 心肌梗死的风险和 20% ~ 45% 的死亡风险[70]。

社　会　因　素

　　一般来说，若患者在术前具有充分的生活自理能力，那么术后生活应该可以适应。如果患者的运动能力因手术受到严重限制，例如石膏固定，术后需要一些必要的适应。电话寻求援助是最基本要求，由于手机无处不在，这几乎不是问题。患者通常生活在距离医疗机构的合理距离内，但在农村或人口稀少的地区可能并不现实。在斯堪的纳维亚半岛的部分地区，日间手术后回家需要数百或数千英里路程的并非闻所未闻[43]。对于那些居住偏远的患者，应该考虑在家附近提供紧急救护，以及在旅途中为患者提供舒适的服务。日间手术后选择长途跋涉的患者通常对他们的医疗管理非常满意[71]。医院酒店可提供就近住宿，但很少或没有护理，对患者是一种成本较高的选择；由于不切实际，大部分医院酒店已被放弃。

通用的安全措施则要求所有在全身麻醉或镇静下进行手术的患者，离院时有具备行为能力的成人陪同，且离院后 24h 有人陪伴。即使 24h 陪护是强制的，患者常常不顾术后指导建议，如果在家里感觉良好，就会让陪护人员离开[72]。在美国，标准做法是要求除了接受局部麻醉的所有患者，离院时需有一个能负责的成人陪同[10]。如果没有，手术需延期。加拿大一项单中心的研究报道了当陪护没有到达而患者独自离院[73]的做法，似乎并没有增加 30 天内急诊就医或再入院率。大不列颠和爱尔兰麻醉医师协会建议，大部分手术（但不是全部）需要陪同人员[42]；手术相对较小和麻醉时间短、患者离院时不会因麻醉或镇痛的镇静作用受到影响时可除外[43]。如果患者单独离院，他们不应自己驾车回家[74]；已发生数起严重的事故，尤其是在使用镇静剂量的苯二氮䓬类药物之后。

术前评估

术前评估的作用

有效的术前评估流程对于实施安全、高质、高效日间手术很有必要[63]。日间手术并不只是选择特定的低风险患者进行，而是逐渐被认定为多种手术的默认选择；住院治疗仅限于那些术后无法早日离院的患者。术前评估不是为了辨别这少数群组患者，而主要为了评估并优化患者，提供适当的信息（表 89-2）。这些评估和优化的作用可以进一步提炼成两个关键问

题："这位患者术后在医院过夜有无益处？""如果这位患者需要做日间手术，还有哪些事情是必须准备的？"[63]。

术前评估的机制和时机

术前评估的时机至关重要。为了完善必要的检查与优化治疗而不延缓手术进程，术前评估必须尽早完成。决定手术日与手术日之间的时间越短，术前评估的难度就会增加。理想的做法是在决定手术之后立即进行术前评估，提供"一站式服务"。术前评估在外科会诊后立即进行，尽管由于评估要求的多变性可能很难实现，但这种模式受到患者的高度欢迎[75]。另一种做法是借助一套基本的筛查方式，确定可以直接手术治疗的患者和需要进一步评估或处理的患者（图 89-1）。

术前评估门诊可以为所有的患者提供评估。但是在实践中，它需要配备很多资源，对于要从工作中请假的患者也不方便。筛查时允许许多患者通过电话或问卷接受评估。当筛查内容没有涵盖一些预料之外的问题，或患者自己要求，才需要在门诊进行评估。在所有拟行乳腺微小手术的年轻健康患者中进行电话的评估中，仅发现 2% 的患者有医疗问题，需要在日间手术中心进一步评估[76]。借助电子化的信息整合和分类工具，结合一些手术的基本信息，约 1/3 的日间手术患者术前不需要约见麻醉医师[77]。这种方法省去了术前面对面评估的必要，但是并未省去术前对患者内科疾病信息的评估。相反，对于老年患者，术前面对面评估更为恰当，因为老年患者更有可能存在多种合并症、多重用药和诸多社会问题[78]。早期离院计划对于老年患者也很重要，所以要确定有助于他们康复的环境因素[79]。

在英国，术前评估通常由护士严格根据流程完成。在面对病情复杂的患者时，麻醉医师可以提供建议或自行评估[80]。在美国，对拟行微小手术的健康患者，通常采用麻醉医师引导、流程指导的术前评估。然而美国医院经常使用这种术前评估门诊，不仅用于有复杂内科或外科问题的日间手术患者，也用于大多数手术当日早晨入院的住院手术患者。病情更为复杂的患者其术前麻醉评估由麻醉医师完成。术前评估门诊通常会为外科医师提供一份由执业护士完成的全面的术前病史和体格检查报告。执业护士协助术前评估保证了患者的安全和满意度，释放了有价值的人力资源，提高了工作人员的满意度[81]。受过良好培训的护士和实习医师在发现可能影响患者后续治疗的问题方面发挥着同样的作用，而且他们明显减少了不必要的检查[82]。

表 89-2　日间手术术前评估和准备的四个关键作用

作用	举例
1. 确定日间手术的绝对禁忌证	无法确定一位负责的看护者，除非是较小的手术并且达到完全而快速的预期恢复；严重的未纠正的心血管疾病
2. 确定是否需要调整患者至最佳状态	患者需要进一步检查，调整治疗方案或干预以改善功能状态；确定一名朋友、亲戚或邻居作为看护者
3. 麻醉医师或其他医务人员关注的问题（可能会改变医疗措施，但不会取消手术）	潜在的插管困难问题需要提高气道管理技能；恶性高热易感患者需要无激惹的麻醉药物；乳胶过敏患者需要准备能承受超重和加宽的手术床或推车
4. 告知患者相关信息	关于术前准备、药物治疗、术前禁食等的书面材料

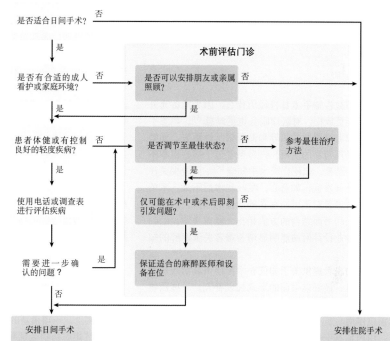

图 89-1　选择日间手术患者的基本流程。流程中整合了筛选可能不需要在诊室面对面全面评估的患者的方法 *(Modified from Smith I, Hammond C: Day case surgery. In Radford M, Williamson A, Evans C, editors: Preoperative assessment and perioperative management, Cumbria, Calif, 2011, M&K Books, with permission.)*

患者通常给予其在术前评估门诊的经历好评，他们最为关切的是等候时间[83]。为 ASA Ⅲ级和 V 级患者提供两倍于 Ⅰ级和 Ⅱ级患者的就诊时间，这种预约安排减少了患者的积压，将术前评估的最长等待时间降低至 10min 左右的可接受程度[84]。

术前检查

尽管可以采用更复杂的技术手段，病史和体格检查仍然是术前风险评估的关键因素[67]。事实上，通过病史，辅以对患者简单的体格检查，可以获取大部分的有用信息[85]。基本体格检查如常规的胸部听诊，通常对于成年日间手术患者并无帮助[63, 86]，因为即使有阳性发现，但患者无伴随症状或功能受限时，这些发现并不能改变治疗方案。主动脉瓣狭窄在非常严重之前，患者可能一直无症状，因而胸部听诊对于发现这种疾病并不可靠。在一组高危人群中，31% 的患者无心脏杂音而其中 10% 的患者有一定程度的中度或重度主动脉瓣狭窄[87]，但是另外 31% 的患者出现提示性杂音，超声心电图却未发现有主动脉瓣狭窄。有报道 10 位严重主动脉瓣狭窄患者（瓣口面积 1cm² 或更小，压力阶差 35 ~ 58mmHg），在无调整的麻醉方案下接受了 144 次电休克治疗，未出现任何问题[88]。这说

明，未被诊断的主动脉瓣狭窄患者进行日间手术，如果操作选择得当，并非不可避免地存在高风险。

人们认为常规的实验室检查并无帮助，因为这些检查可产生假阳性结果，或者不能改变后续的治疗[89]。此外，这些检查对患者而言，增加费用，令人不愉快并且耗费时间，也许还会进行重复检查，进一步产生费用及延误病情。因此，许多权威机构建议基于患者临床评估和人口统计学的提示，进行更多的选择性检查[90-91]。

由于随着年龄的增长，合并症越来越多，因此倡导对老年患者进行更多的术前检查[91]。但即便如此这种做法也可能过于保守。70 岁及以上的老年人，常规的术前血液检查结果并不能预示术后并发症[92]。尽管超过 50 岁的患者术前心电图发现了异常，如出现束支传导阻滞，或预示术后可能出现心肌梗死，但是这些发现并未给患者病史中获取的信息提供额外的预测价值[93]。一项大型研究表明，与常规检查相比，取消所有术前检查并不增加围术期不良事件发生率，也未改变术后 30 天的非计划入院率或再次入院率[94]。

患者的准备

术前评估在为患者准备接受日间手术过程中发

挥着根本性作用。它可能包括：确保合理的社会支持到位、核实患者的并存疾病已得到最佳治疗以及提供信息。

术前告知

患者需被告知手术日将经历什么，因为准备充分的患者可能更放松，对医疗服务也更满意[63]。熟悉手术信息的患者对重要的指导和流程依从性更好，如禁食时间和常规药物的使用。许多患者过于担心根本不可能出现的结果，如死亡或术中知晓[95]；而较少关注更为常见的并发症，如恶心、呕吐和术后不适。术前交谈应缓解患者对不可能存在的危险的焦虑。研究表明，与口头和书面结合的方式相比，涵盖文本、动画和视频的专业设计网站能明显增长患者关于麻醉的知识[96]。

应该向患者提供关于如何在术前使用其常规药物的具体信息，最好以书面的形式加以补充。一些药物（如华法林）应该在术前数日内停用[69]，某些降糖药术前应停用[97]。但其他重要药物不能停止使用[66,70]。

用药信息中应包括非处方药和草药，患者常服用这些药物且认为其无害又安全[98]。尽管用药后会出现一些与草药相关的严重后果和相互作用[99]，但并非在所有实践中都会常规特别询问或建议患者关于草药的使用问题[100]（见第40章）。

术前禁食

现在几乎已达到共识，即清亮液体的安全禁饮时间至多2h，清淡饮食后禁食6h（见第38章）[101-102]。这种禁食间隔可以保证成年肥胖患者[103]、儿童[104]以及糖尿病和胃食管反流患者[102]达到安全胃容积。实际上，2h的间隔可能是保守的，胃以指数方式排空清亮液体，半量时间大约是10min[105]。

尽管指南均为基于数十年的研究，但是实施力度仍然欠佳。许多患者禁食间隔过长，继而产生严重不适[106-107]。与其关注最短禁食时间，不如鼓励患者持续饮水直至禁饮的安全时间，以减少术前脱水和与之相关的并发症发生[102]。事实上，这就意味着要求患者离家之前喝水；或患者到达医院后，如果距离手术时间还有2个多小时，要为患者提供饮品。建议患者手术当日早晨饮水也使其更容易服用药物。术前嚼口香糖也许并不像之前所怀疑的那样有害。无证据表明成人嚼口香糖可以产生有临床意义的胃容积增加[102]；对儿童而言，术前嚼口香糖会促进胃排空，可以作为一

种有效的常规术前用药[108]（第92～95章的儿科麻醉部分）。

除了感到口渴和饥饿，过度禁食也引起大量患者发生低血糖，14%的禁食的健康女性日间手术患者入院时血糖值为45mg/dl（2.5mmol/L）或更低[109]。已经证明术前口服糖类可以提高个人健康状况，改善口渴和饥饿的感觉，减轻术后胰岛素耐药性，不过缺乏有力证据证明可缩短住院时间[102]。

术 前 用 药

术前用药传统上是指手术前给予患者一些药物以缓解焦虑。但是这一术语包含了术前所有的药物治疗，因此它包括预防性镇痛药物、止吐药、促进胃排空或抑酸药。

抗焦虑

术前给予抗焦虑药物在日间手术麻醉中并不常用[110-111]，可能因为担心这些药物可以延迟患者恢复。事实上，一项最新的meta分析发现，没有证据显示术前抗焦虑药物会延缓日间手术患者的离院，不过一些精神运动功能测试中患者表现异常。研究者因而质疑，既然短效麻醉药的使用成为常规，一些以往的研究方法与现代的日间手术实践是否还有相关性[112]。

但是焦虑在日间手术患者中仍普遍存在[110]，有近2/3的患者表现出症状。麻醉医师的术前访视可以减轻术前焦虑，但仅限于术前即刻进行，而不是在日间手术中心或术前门诊[113]。这一结论必须谨慎对待，因为研究中这一非典型人群的所有组的患者都有严重焦虑，压力大，围术期的家庭支持少[113]。其他一些研究显示超过手术前2周的访视仍然可以减轻患者的焦虑，提高满意度，尤其当患者感受到麻醉医师的认真的态度时[114]。如果患者的术中麻醉是由负责术前访视的同一麻醉医师进行，患者满意度会进一步提高[114]。

术前抗焦虑药物

鉴于患者呈高度焦虑状态，无疑某些患者会从术前抗焦虑药物中获益，但最佳方案是什么呢？口服咪达唑仑比替马西泮抗焦虑作用强，但也带来更多的镇静和遗忘，导致更多的过度镇静患者，延缓恢复[115]。和咪达唑仑相比，口服阿普唑仑能达到同等的缓解焦虑效果，且不引起遗忘[116]，但它也可以造成术后早期患者的精神运动功能严重受损。这两种药物均未延缓临床康复，但是这可能是一种相对粗糙的评估工具，因为康复更主要取决于其他因素。麻醉诱导之前的短时间内静

脉给予咪达唑仑可以缓解焦虑和术后恶心[117]。但因为给药时间较晚，所以无法缓解患者在等待手术之前的焦虑，更近似于诱导技术，这一点后面会讨论到。静脉注射咪达唑仑对于手术开始之前会经历一些不舒服操作的患者来说可能有效，例如乳房摄影针刺定位，在这一操作中及随后的乳腺活检中患者的满意度都会提升[118]。

术前抗焦虑用药可能还有其他益处。虽然焦虑的感觉并未降低，但是口服咪达唑仑可降低诱导期之前患者的心率和动脉血压，减少麻醉诱导时丙泊酚的使用剂量[119]。肌内注射咪达唑仑促进术后心理恢复和镇痛效果[120]，口服地西泮能够降低门诊手术患者尿液中儿茶酚胺和皮质醇水平[121]。这些发现的临床意义还不确定。

术前用药在儿童患者中较为普遍（参见第93章）。术前用药时，口服 0.2mg/kg 的咪达唑仑能够减轻七氟烷麻醉后的苏醒期躁动，且无明显恢复延迟[122]，即使 0.5mg/kg 的剂量也不会造成恢复延迟[123]。但是也有患者在给予这样的剂量后出现了恢复延迟[124-125]，同时焦虑感并未得到缓解[125]。术前口服咪达唑仑可能诱发儿童的焦虑，但第一时间予孩子玩具玩耍可减轻这种焦虑[126]。遗憾的是，用玩具来代替咪达唑仑的效果尚未经评估。游戏疗法和注意力分散法对于减缓儿童焦虑来说是很好的手段，但要获得足够的疗效仍需精心设计。当两个职业表演者在诱导前扮演成小丑来到儿童身边，使用众多手段包括魔术、闹剧、音乐、游戏、木偶、文字游戏和肥皂泡等来逗乐孩子时，手术前焦虑得以缓解的效果远大于术前用药咪达唑仑或者父母的陪伴[127]。一档"星期六早晨俱乐部"的术前教育节目也可以缓解焦虑[128]，但是研究者对于节目带来的好处是否值得它所花费的时间和资源颇有疑问。一种更简单而高效的方法是让儿童在静脉诱导（韩国）或吸入诱导（加拿大）时观看适合年龄的视频短片或电影[129-130]。

因为苯二氮䓬类术前用药效果的多变性及延迟恢复的潜在影响，人们一直在寻找其替代药品。对于儿童，经口腔黏膜给予芬太尼制剂可减缓术前焦虑和术后躁动，但是可预见的副作用出现率很高，如术后恶心呕吐、排尿延迟，这些均限制它的使用[131]。选择性 α_2 肾上腺素能激动剂有潜在的镇静和镇痛效果，这类药物在日间手术中使用的益处是否多于引起不良反应的风险，经过多年研究仍无明确结论[132]。可乐定被广泛用于儿童麻醉，它尤其可以降低苏醒期躁动[133]，但是临床试验的满意效果并不总是能很好地转化到日常临床实践，其在诱导期间的抗焦虑效果说服力欠佳[134]。

术前镇痛药物

日间手术患者通常术前口服预防性镇痛药，以期获得术后早期的镇痛作用。因为对乙酰氨基酚（扑热息痛）的作用持续时间相对较短（4~6h），无法提供有效的术后镇痛，除非是非常短时的手术。患者在关节镜膝关节手术前 1h 口服 1g 对乙酰氨基酚，到达恢复室 30min 后仅仅 1/3 的患者血浆中药物浓度达到治疗剂量的镇痛水平，但是术中静脉给予对乙酰氨基酚能够持续保持这种镇痛浓度[135]。

非甾体消炎药（NSAIDs）作为术前镇痛药物更为有效。一些证据显示非甾体消炎药具有较弱的超前镇痛效果（即术前使用比术后使用的效果更好）[136-137]，不过其中一项最能够证明这一结论的研究近来受到质疑[138]。腹腔镜胆囊切除术前使用帕瑞昔布、术后使用伐地昔布，可以显著降低对阿片类镇痛药物的需求，减少术后阿片类相关不良反应发生率[139]。除了提供有效的术后镇痛，依托昔布术前用药在踝部日间手术中也具有降低麻醉药用量的作用[140]。使用一种普通的牙科术后疼痛模型，术前使用布洛芬、双氯芬酸和含有可待因的对乙酰氨基酚，都可以有效地控制术后早期疼痛[141]。同样，罗非昔布和酮咯酸[142]控制日间手术后疼痛的效果相同，布洛芬和酮咯酸相比也类似[143]。非甾体类药物缓释剂的使用为临床带来更多便利，术前可以更早使用，而术后镇痛效果持久。与标准布洛芬相比，1.6g 布洛芬缓释剂延长了第三磨牙手术后需要再次给予镇痛药物的时间[144]。

尽管外科医师更倾向于使用选择性环氧化酶-2（COX-2）抑制剂，但是在日间手术中与传统 NSAIDs 药物相比，选择性 COX-2 抑制剂并未表现出更好的效果及更多的优势。尽管不抑制血小板功能，但是与非选择性 NSAIDs 药物相比，选择性 COX-2 抑制剂并未减少高危手术（如扁桃体切除术）的失血量[145-146]。为了减少 NSAIDs 的胃肠道不良反应（其实在短期使用中很少发生）而使用选择性 COX-2 抑制剂，但却带来了其他副作用，已导致一些药物被撤回[147]。对阿司匹林敏感的哮喘患者对选择性 COX-2 抑制剂的耐受性可能更好[148]。

其他一些药物作为术前用药的效果也得到了评估。羟考酮控释剂在妇科腹腔镜日间手术中，未能改善术后 24h 疼痛评分，或降低对阿片类药物的需求[149]。与布洛芬合用，150mg 普瑞巴林降低了妇科腹腔镜手术后休息与活动时的平均疼痛评分，但是未能减少术后镇痛药物的需求[150]。围术期使用 75mg 普瑞巴林在腹腔镜胆囊切除术后可短暂地缓解疼痛，meta 分析证实其镇痛作用有限，未能减少阿片类药物的副作用且镇静作用增强[151]。手术前预处理使用 4g 硫酸镁效果更不确切，对腹股沟疝修补术或静脉曲张手术患者的术后疼痛及镇痛药需求无影响[152]。

预防性止吐药

术后恶心呕吐的中危到高危患者应该预防性给予止吐药，可以在麻醉诱导后给予，或作为术前用药，这取决于药物的特性（也见第 97 章）。术前使用类固醇类药物能够镇痛并预防呕吐。在妇科腹腔镜手术中，地塞米松作为术前用药能够提高恢复质量，缓解术后呕吐、疼痛，减少术后阿片类药物的使用，有利于患者恢复至正常状态[153]，但是达到所有这些效果需要 0.1mg/kg 而不是 0.05mg/kg 的剂量。对成人而言，大约使用 8mg 地塞米松，在腹腔镜胆囊切除术后通过缓解恶心、疼痛和疲乏而提高患者的康复质量[154]。该剂量地塞米松的长期副作用尚未评估。

术前使用抗酸药及胃肠动力药

在禁食的择期手术患者中，很少发生胃内容物误吸。尽管多种替代措施有所改进，但是并无充足的证据证明，在择期日间手术前常规使用抗酸药、甲氧氯普胺、H_2 受体拮抗剂或质子泵抑制剂，可带来有益的临床结果（即降低误吸的病死率）[101-102]。长期使用这类药物的患者应该用至术前。对禁食后规律发生严重胃酸反流的患者，麻醉诱导时采用头高位是有好处的。这种体位对接受减重手术的超级病态肥胖患者也有好处，这类患者可以考虑预防性使用质子泵抑制剂和枸橼酸钠[46]。

麻醉技术方式

方 式 选 择

在设施、人员，以及给予麻醉药物、监护和复苏等方面，日间手术需要有与住院手术同样的基本标准。质量、安全性、有效性以及药物和设备的费用都是日间手术中选择麻醉方式的重要考虑因素。选择特定的麻醉药物和麻醉方式应该保证术中情况安全和可控，术后患者快速恢复且副作用最小，并迅速恢复至正常的精神运动状态。要达到这些目标还需要细心地关注镇痛、止吐、液体治疗的细节，并且需要有经验的医护人员提供优质、高效和经济的服务。

对于日间手术不存在单一理想的麻醉药物或麻醉方式，其选择依赖于社会和患者两方面因素。尽管有些情况下局部麻醉和区域麻醉有明显的优点，但通常全身麻醉仍是患者和手术医师最欢迎的技术[155]。脊髓麻醉是下肢和会阴手术常用的技术，但在日间手术中必须要采用低剂量[156-157]或短效药物[158]，防止因残留的运动和交感阻滞导致离院延迟。局部浸润麻醉、外周神经阻滞或者二者联合，可通过减轻全身麻醉后术后疼痛和阿片类药物用量而促进患者恢复，应尽可能地使用。许多日间手术可在局部麻醉下完成，如果有必要可以使用镇静药和（或）镇痛药。

全 身 麻 醉

全身麻醉仍是患者、外科医师、麻醉医师普遍选择的技术。全身麻醉诱导通常选用起效快、作用时间短的静脉麻醉药，而对儿童和有针头恐惧症的成年人多采用吸入诱导。静脉麻醉药也是麻醉维持常用的药物，特别是靶控输注（target controlled infusion, TCI）系统简化了给药操作[159]，但是短效吸入麻醉药联合或不联合氧化亚氮的方式更为常见。日间手术中尚无单一的麻醉方式具有明显的优势。麻醉医师的经验，辅助药物的使用以及麻醉设计等因素对于提供最佳的医疗质量仍很重要[160]。

静 脉 麻 醉

在美国，美索比妥偶在日间手术中用于麻醉诱导，尤其是当丙泊酚短缺时，但在英国可能不再使用。硫喷妥钠可延长术后镇静时间，特别是在麻醉维持期重复给予后，在日间手术麻醉中已很少或完全不再使用。全麻诱导剂量的苯二氮草类药物和氯胺酮也已很少使用。依托咪酯可致肌阵挛、注射痛，并且术后恶心呕吐发生率高。尽管重新配方后的脂溶剂可减少一些缺点[161]，但是对肾上腺皮质功能抑制的持续担忧[162]限制了其使用。对于新型和改良静脉麻醉药物的研究还在继续，几种有前景的化合物正在评估之中[163-164]。但就目前而言，丙泊酚依然是日间麻醉最实用的静脉麻醉药。

丙泊酚

丙泊酚有许多理想麻醉诱导药的特性，因其麻醉诱导迅速、平稳，不产生呼吸道刺激症状，并且快速复苏、术后恶心呕吐发生率低[165]、术后意识清晰的特点而被广泛使用。但是丙泊酚也有不足之处，包括注射痛、不自主运动、短暂的呼吸停止和麻醉诱导后低血压。已提出许多方法用于减少注射痛，最有效的是使用肘前的大血管或利多卡因预处理，同时进行静脉压迫[166]。丙泊酚的其他剂型，如含有亚硫酸盐[167]或中长链三酰甘油[168-169]，在减少注射痛方面仅有很小的或可忽略不计的作用；有些配方还会显著增加疼痛[170]。与选择丙泊酚配方相比，注射时加用利多卡因能更有效地减轻注射痛[171]。

联合使用辅助药物可以减少丙泊酚用量，使丙泊酚的一些不良反应最小化，辅助药物中最常用的是咪达唑仑。0.1mg/kg 咪达唑仑预处理可以减少麻醉诱导时丙泊酚用量，减轻血流动力学波动[172]。麻醉诱导前 10min 给予咪达唑仑也可以大大减少丙泊酚用量，这种方法使患者在诱导过程中更为舒适[173]。但是这样会引起苏醒延迟。0.03mg/kg 咪达唑仑可将丙泊酚的用量减至一半，但严重影响了精神运动的恢复，即使患者的苏醒时间没有延迟[174]。丙泊酚与短效阿片类药物共同诱导，如阿芬太尼，可以提高诱导质量，易于喉罩置入，但会增加低血压和较长时间呼吸暂停的发生率[175]。同样，芬太尼减少了丙泊酚的用量并优化了喉罩置入时的条件，但是也延长了呼吸抑制时间[176]。此外，围术期应用 1μg/kg[177] 或给予 75μg[178]到 100μg[179]固定剂量的芬太尼可增加术后恶心呕吐发生率。给予 30mg 初始剂量的丙泊酚后可以减少其总诱导剂量，与给予 2mg 咪达唑仑产生的作用相似[180]。这种技术称为丙泊酚自身联合诱导[181]，可以减少丙泊酚的用量和低血压的发生，其效果与给予咪达唑仑预处理的效果相当，并且不会出现恢复延迟。

丙泊酚的药代动力学特性允许其以不同的输注速率用于麻醉维持，联合使用氧化亚氮，或联合应用阿芬太尼或瑞芬太尼进行全凭静脉麻醉。与丙泊酚诱导后吸入麻醉药维持的方法相比，用丙泊酚进行麻醉维持并不会使患者的恢复更快[165]，并且同更效吸入麻醉药比较初始苏醒可能会延迟[189]。这些苏醒时间的差异不超过 2 ~ 3min[182]，所以没有临床意义。丙泊酚麻醉后患者恢复至准备回家状态的时间比异氟烷快15min，但不比七氟烷和地氟烷快[182]。与吸入麻醉药比较，丙泊酚麻醉始终如一的特点是术后恶心呕吐发生率低[165, 182-183]。然而，即便这种优势也被描述为临床相关性不确定，除非患者术后恶心呕吐的基础发生率非常高[183]。全凭静脉麻醉降低术后恶心呕吐发生率，尤其是使用丙泊酚、不使用氧化亚氮的情况下，其效果与预防性使用单一止吐药相似[184]。

丙泊酚越来越多地通过 TCI 输注，除了美国，大部分国家有商业化的输注系统[159]。与人工输注相比，TCI使丙泊酚给药更加简便，很少需要麻醉医师干预[185]。但是，这并不会提高麻醉质量、缩短恢复时间和减少不良事件的发生[185-186]；因为到目前为止的临床试验质量还欠佳，TCI 系统计算出的丙泊酚预测血浆浓度和实测

值之间存在相当大的差异[186]。如果把效应室，而不是血浆作为靶浓度，则会出现更多的差异[187]。目前在商品化产品中有两种不同的药代动力学模型，其数据都来自于健康的个体。年轻体健的患者选择哪种模型都差别不大，但是老年患者会表现出较大的差异[187]；而病态肥胖患者这两种模型均不可靠[187-188]。

吸入麻醉药

吸入麻醉药仍然是日间麻醉维持中最常用的药物，因其使用简便，可控性好，恢复迅速。氟烷和安氟烷已成为历史，溶解度小、更短效的吸入麻醉药问世后，异氟烷的使用也大幅下降。

七氟烷

七氟烷因水溶性低和无呼吸道刺激，已成为适合日间手术的可控性好、作用时间短的麻醉药物[189]。与异氟烷相比，七氟烷可明显缩短苏醒和定位力恢复时间，几乎不引起术后嗜睡，使离院时间平均提前25min[182]。与丙泊酚比较，七氟烷定向力恢复更早，但恢复至可以回家状态的时间相似[182]。七氟烷无气道刺激性，意味着患者可以很好耐受吸入浓度的快速增加[190]，利于麻醉深度的控制。而突然增加异氟烷或地氟烷的浓度可引起咳嗽反射[191]并一过性升高心率和血压[192]。

无气道刺激使七氟烷成为近乎理想的吸入诱导药，尤其适用于儿童和有针头恐惧症的成年患者[189]。在成年患者中，8% 浓度七氟烷的麻醉诱导速度快于丙泊酚，不同副作用的发生率相似[193]。在老年人中，七氟烷诱导降低平均动脉压的程度明显小于丙泊酚，因此同样可作为麻醉诱导药物使用[194]。七氟烷用于吸入麻醉诱导和维持（volatile induction and maintenance of anesthesia, VIMA）对日间手术患者有一些益处，但与单纯丙泊酚进行麻醉诱导、维持，或两种药物联合使用比较，VIMA 术后恶心呕吐发生率高[189]。这似乎有部分原因是因为合用了阿片类药物，VIMA 中很少需要阿片类药物，阿片类药物的减少使术后恶心呕吐发生率低[177, 193, 195]。在儿童，七氟烷（和地氟烷）麻醉后的快速苏醒可导致苏醒期谵妄的高发生率，尤其在未采取充分措施控制术后疼痛时[196]。已经评估了很多用来减少苏醒期谵妄的方法。术前给予咪达唑仑是无效的，但是辅助使用 1μg/kg 芬太尼、丙泊酚、氯胺酮和 α_2 肾上腺素能受体激动剂都可以一定程度上减少躁动的发生[133]。尽管苏醒期谵妄是不良事件，但不会引起长期不良后果，也不会延迟从恢复室离院的时间[197]。

地氟烷

地氟烷在血中溶解度很低，应包含可成为日间手术麻醉的理想麻醉药。然而，一项 25 个随机研究的 meta 分析显示，接受吸入麻醉 3.1h 以内的患者，麻醉后听从指令、拔除气管导管和定向力恢复时间地氟烷组只比七氟烷组早 1～1.2min[198]。地氟烷与七氟烷的恢复室停留时间[199] 和术后恶心呕吐发生率[198] 没有区别。对地氟烷更易于产生气道刺激性的担忧，使地氟烷无法迅速改变其浓度而调整麻醉深度[192]。但是在使用喉罩保留自主呼吸的情况下，地氟烷联合应用芬太尼的患者发生的问题较少[200-201]。虽然地氟烷比七氟烷的脂溶性低，但两者扩散入脂肪组织的速率都相当慢；因此，低脂溶性不能成为地氟烷作为病态肥胖患者理想麻醉药的理由，除非患者手术时间相当长。事实上，日间手术的一些研究中表明，病态肥胖患者使用地氟烷比七氟烷恢复得更快[202]，而其他研究却发现两种药物的苏醒和恢复时间相似[203]。

麻醉辅助药

一些辅助药常用于增补全麻效果并尽量减少不良反应的发生。

氧化亚氮（nitrous oxide, N₂O）

虽然 N₂O 是目前为止仍在使用的最古老的麻醉药，但其作用常被质疑。N₂O 有较弱的致呕吐作用，不使用 N₂O 可以降低呕吐高风险人群的术后呕吐率，但对减少恶心反应无效，也不能完全控制术后恶心呕吐[204]。这可能因为使用的替代药物，尤其是高浓度的吸入麻醉或辅助使用了阿片类药物，都导致术后恶心呕吐的发生。此外，不使用 N₂O 降低了术后恶心呕吐的发生，却同等程度地增加了术中知晓的可能[204]，这在某种程度上减少了这种方法的可行性。现代日间麻醉中 N₂O 仍占有一席之地，因为它可以提高麻醉诱导的质量和安全性，促进快速恢复并减少总费用[205]。

阿片类镇痛药

在日间手术中不应不加选择地使用阿片类镇痛药，这样才能避免术后恶心呕吐和非计划入院的发生[206-207]。长效阿片类镇痛药物如吗啡尤其有害，甚至超短效阿片类药物瑞芬太尼，当和地氟烷联合使用并采取了多种预防措施时，也可导致 35% 术后恶心呕吐发生率；相比之下，不使用任何阿片类药物时术后恶心呕吐发生率仅为 4%[208]。对于较小的和中等大小的日间手术

常规给予 1μg/kg 低剂量芬太尼，其作用仅是增加了术后恶心呕吐的发生[209]；采用局麻药浸润和术前使用非甾体消炎药的预防性镇痛方法，术中不使用芬太尼也不会加重术后疼痛[177]。但对于疼痛较为剧烈的手术，在手术结束前给予小剂量芬太尼有助于提高镇痛效果。

阿片类药物是全凭静脉麻醉中的基本组成部分。与同样的阿片类药物联合吸入麻醉药比较，丙泊酚的止吐作用使全凭静脉麻醉术后恶心呕吐的发生降至最低[210]。与阿芬太尼相比，瑞芬太尼更有效地抑制术中反应并且不延长苏醒时间[211]。

非阿片类镇痛药

对于长时间或创伤较大的手术，手术结束时静脉注射对乙酰氨基酚有良好的镇痛效果[135, 212]，其效果相当于阿片类药物曲马朵[213]。使用志愿者的疼痛模型研究中，对乙酰氨基酚的镇痛效应可被 5-HT₃ 类止吐药所抑制，如昂丹司琼和托烷司琼[214]。然而，最近的一项研究证实，在常规的临床使用中二者并未发生明显的相互作用[215]。在短小手术中，可在使用麻醉药前口服对乙酰氨基酚，成本也会更低。

心血管药物

尽管术中通常通过增加主要麻醉药物浓度和（或）给予阿片类镇痛药来控制血流动力学紊乱，但给予心血管药物处理可能更为恰当。在关节镜检查中静脉输注艾司洛尔代替阿芬太尼来控制心率，可缩短苏醒时间[216]；妇科腔镜检查中用艾司洛尔代替瑞芬太尼能减少术后恶心[208]。联合应用艾司洛尔和尼卡地平来分别控制心率和血压的升高，可以避免增加吸入麻醉药浓度，缩短了苏醒和恢复时间[217]。术中使用艾司洛尔控制血流动力学的日间手术患者术后对阿片类镇痛药的需求量也明显减少[217-218]。在妇科腹腔镜中持续输入艾司洛尔的患者，其七氟烷的使用量可减少 18%，缩短了恢复室停留时间，降低术后疼痛评分并减少芬太尼的使用量[219]。一项相似的研究表明，输注艾司洛尔可减少术中瑞芬太尼需要量，降低术后疼痛评分，使术后芬太尼镇痛用量减半[220]。在较长时间的手术中，用拉贝洛尔替代艾司洛尔具有较好的成本效益，尤其对于老年患者来说，拉贝洛尔不易导致反应性低血压[221]。

神经肌肉阻滞剂

在日间手术麻醉中可以使用神经肌肉阻滞剂（肌肉松弛剂），以便于气管内插管或为外科手术提供完

全的肌肉松弛（见第 34 章）。尽管现在有一些可用的化合物，但由于对琥珀酰胆碱应用后的肌肉疼痛、短小手术使用中等时效肌肉松弛剂的残余肌松作用的担忧，推动了替代品的研究。寻找一种类似于琥珀酰胆碱的非去极化肌肉松弛剂还未获得成功。目前最有前途的候选药物瑞替溴铵，由于其导致频发的严重支气管痉挛而退出临床应用，同时其他因素如给药不方便，临床中气管内插管的需求下降和高昂的费用也是其不能商业化的原因[222]。对起效迅速、作用时间短的非去极化肌松药的研究仍在进行，几种可被 L- 半胱氨酸拮抗的延胡索酸化合物[223] 已被作为研究对象。

可替代短效肌肉松弛剂的方法是使用环糊精素来终止神经肌肉阻断作用。环糊精素可以快速、完全地逆转罗库溴铵（或维库溴铵）的肌肉松弛作用，且无论其残余神经肌肉阻滞程度[224]（也见第 35 章）。环糊精素已在美国以外的多个国家使用，但与新斯的明相比，其价格非常昂贵。目前还没有关于环糊精素在日常临床使用中成本-效益比的相关研究。尽管环糊精素消除残余肌松作用来改善恢复时间可能存在潜在的成本效益，但这取决于在节省的时间中医疗人员的工作能力，并且要获得实际的益处可能需要对工作流程进行重大改变[224]。

在不使用肌肉松弛剂的情况下也可进行气管内插管，从而避免了其所有的不良反应。这种方法在儿童中最普遍，因为手术中需要保护气道，但并不需要长时的肌松作用（也见第 93 章）。气管内插管最佳的麻醉方法依赖于个人经验和习惯，但最普遍采用的是较深的七氟烷麻醉[225]，或瑞芬太尼、阿芬太尼联合丙泊酚麻醉[226]。对于成年人，推荐 3μg/kg 瑞芬太尼与 2mg/kg 丙泊酚联合应用[227]，但 2μg/kg 瑞芬太尼也可达到满意效果，从而降低心动过缓和低血压的发生。

气 道 管 理

许多日间手术患者可以采用喉罩进行气道管理，与气管内插管相比，喉罩可显著降低咽喉痛、声音嘶哑、咳嗽和喉痉挛的发生[228]。喉罩偶尔会引起多种颅神经的压迫伤，特别是喉返神经。而在短时间麻醉中使用气管内插管导致声音嘶哑、声带损伤很常见[229]。俯卧位患者置入喉罩相对容易[230]，因此使藏毛窦修复术或小隐静脉手术的管理相对简单。中小手术中使用全凭静脉麻醉的患者可通过一种简易的赫德森面罩吸氧（图 89-2）[207]，但大多数患者需要一种更安全的通气方式，如喉罩。

传统上，提倡在腹腔镜手术和肥胖患者手术中使

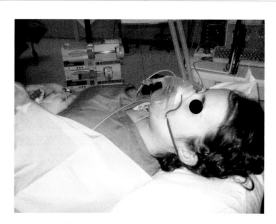

图 89-2　全凭静脉麻醉下的患者通过一个赫德森面罩自主呼吸氧气 *(From Stocker ME, Philip BK: Adult general anaesthesia. In Smith I, McWhinnie D, Jackson I, editors: Oxford specialist handbook of day surgery, London, 2011, Oxford University Press, p. 63, with permission.)*

用气管内插管，但是喉罩的进一步发展和对其使用的自信性增加，改变了传统观念。ProSeal 喉罩（LMA, San Diego, Calif）已经改良为可提供更高的封闭压、减少胃胀气、能够进行胃引流，因此，提供了更好的保护措施以防胃内容物误吸，同时保持相似的置入特性[231]。虽无临床试验的严谨性，但至少一项大规模连续的系列研究支持在日常临床工作中使用喉罩的益处[232]，该研究由一位有经验的操作者完成。在腹腔镜胆囊切除术中，虽然肥胖患者应用 ProSeal 喉罩通气效果比气管内插管差，但 ProSeal 喉罩可为非肥胖患者提供足够的肺通气，且无胃胀气[233]。喉罩临床优势在于苏醒非常平稳，咳嗽明显减少。除非反流的实际发生率和 ProSeal 喉罩防止误吸的能力得到更好的证实，喉罩用于腹腔镜胆囊切除术仍存争议[234]。

若能保证喉罩的安全性，腹腔镜手术中使用 ProSeal 喉罩来避免气管内插管似具备可观的优势。妇科腔镜手术中，使用 ProSeal 喉罩可降低术后第 2 小时和第 6 小时的疼痛评分及镇痛药的用量，相同评估点的恶心发生率更低[235]。同样，接受妇科腔镜手术或乳房手术的女性患者，术后恶心呕吐的绝对风险降低 40%，并减少了咽喉痛、镇痛药用量和恢复室停留时间[236]。在腹腔镜胃束带术中，ProSeal 喉罩可减轻术中应激反应并缩短恢复室停留时间和出院时间[237]。

自从喉罩专利保护期失效后，许多制造商引入相似的设计，但常使用不同的材料生产低成本的一次性产品，关于这些非专利产品的有效性和安全性几无相关数据[238]。此外，喉罩的成功带来许多新型声门上气道

装置设计的发展。一些装置在日间手术中具有优势[239]，不过几乎没有与喉罩相比较的数据。目前新型气道装置的制造商未获得较相当的试验数据便可销售这些产品，因为大多数监管要求与生产过程和质量控制有关，而非临床使用的有效性和安全性[240]。即使的确存在对比性研究或病例系列研究，它们在提供产品失败率的可靠评估方面仍缺乏说服力[241]。儿童中的对比数据更少见[242]。麻醉医师因此要谨慎使用这些新型气道装置，直至这些装置得到充分地评估[243]。

区域麻醉

脊髓麻醉

全身麻醉风险过高的患者在日间手术可使用脊髓麻醉（参考第 56 和 57 章）。这也增加了患者的选择，允许患者（如运动损伤患者）参与术中决策的制定并提供良好的术后镇痛。许多日间外科手术，如前列腺切除术、女性尿失禁手术、踝关节和足部手术，均适合采用脊髓麻醉。

多种尺寸合适、笔尖式脊髓穿刺针的应用，将穿刺硬脊膜后头痛的的发生率降低至 0.5% ~ 1%[244-245]。现在主要的挑战是预防发生在一些离院延迟患者中的长时间的运动阻滞，或关节位置感觉的丧失。尽管利多卡因的作用时间适合于日间手术，但事实上，利多卡因有较高的短暂性神经综合征的发生率，已不再用于脊髓麻醉[246]。现在布比卡因是替代利多卡因的最好选择，布比卡因不会产生短暂神经综合征，但如果使用标准剂量将导致不能接受的离院延迟。

为了在日间手术中更好地使用布比卡因脊髓麻醉，需要对其进行改良[247]。减少布比卡因的剂量可缩短恢复时间，但需调整患者体位或使用芬太尼等辅助药才能够保证术中足够的镇痛。这种技术可概括为选择性脊髓麻醉（selective spinal anesthesia, SSA），其定义为"使用最小剂量的鞘内注射药物，仅使支配特定区域的神经根和需要被麻醉的主要感觉受到影响"[248]。SSA 为手术提供了充分的镇痛，而保留了轻微的触觉、温度觉、本体感觉、运动觉和交感神经功能[248]。这带来显著的心血管系统稳定性，但使得阻滞平面测试困难，患者的配合对于这种技术的成功非常重要。

现在已经有各种 SSA 方案[157]，通常允许患者在术后 3h 多一点时间内即可离院[249]。芬太尼辅助应用稍延长恢复时间，且与瘙痒相关[249]（尽管大部分病例不需要治疗），但减少了术后疼痛和镇痛药的用量[250]。对于单侧膝关节镜检查，患者保持侧卧位

的条件下，4 ~ 5mg 重比重布比卡因可有满意的效果而不需要辅助用药[250]。可乐定过去常辅助用于小剂量脊髓麻醉，但可能会延长运动阻滞时间，加重低血压和延迟排尿[132]。

脊髓麻醉可能会导致术后尿潴留。这在低风险患者中不常见，但在老年患者、某些特定手术或布比卡因使用量超过 7mg 的患者中更容易发生[247]。腹股沟疝手术后尿潴留的风险尤高[251]，但单纯的浸润麻醉常可满足此种手术，可能是一种更好的选择[155, 252]。

用于日间手术脊髓麻醉的新型药物

随着日间手术脊髓麻醉的日益普及，一些老的局麻药被重新评估，并且一些国家将其应用于脊髓麻醉。老的局麻药中，丙胺卡因、普鲁卡因、阿替卡因和 2-氯普鲁卡因是最有望发展的药物；甲哌卡因可导致较高的短暂性神经综合征发生，使其在应用上大打折扣[158]。重比重丙胺卡因与普通制剂相比具有起效快且持续时间较短的特点，40mg 2% 重比重丙胺卡因可使患者在 $208 \pm 68\text{mins}$ 内出院回家[253]，这一离院时间与报道中小剂量布比卡因联合芬太尼相当[249]。但是因为研究方案中重比重丙胺卡因的持续作用时间短于 1h，所以有 13% 患者因镇痛不完善，需要在手术快结束时予以辅助用药[253]。2-氯普鲁卡因持续时间更短，因此恢复时间比小剂量布比卡因[254]或阿替卡因[158]更短，与盐酸利多卡因相当[255]。事实上，一些学者已经质疑，是否真的需要这么短的作用时间，特别是在一些因教学或其他因素妨碍手术按照预期的短时间内完成时的情况中[256]。

应用短效局麻药的日间脊髓麻醉的心血管稳定性应与 SSA 相比较。20mg 丙胺卡因联合 20μg 芬太尼时，发生有临床意义的低血压概率明显低于 7.5mg 布比卡因联合 20μg 芬太尼[257]。两组中布比卡因和芬太尼的剂量均高于常规，而丙胺卡因的用量是迄今为止应用于脊髓麻醉的最低剂量[158]。

硬膜外麻醉

硬膜外麻醉很少用于成人日间手术（也见第 56 章）。尽管导管技术可以延长硬膜外麻醉的麻醉时间，但其阻滞起效时间长，阻滞成功与否不确定，并且药物可能误入血管或蛛网膜下腔。膝关节镜手术中硬膜外麻醉给予 3% 2-氯普鲁卡因 15 ~ 20ml 后，其恢复时间比普鲁卡因联合 20μg 芬太尼脊髓麻醉更快[258]，也降低了皮肤瘙痒的发生率。日间膝关节镜手术时，应用 3% 2-氯普鲁卡因硬膜外麻醉不需追加药物，离院时间比 1.5% 利多卡因硬膜外麻醉提前 1h[259]，但 2-氯

普鲁卡因硬膜外麻醉背痛的发生率较高[260]。

在儿童，骶管硬膜外镇痛更常用，可以缓解术后疼痛，例如使用 0.25% 左布比卡因 0.5 ~ 1ml/kg[57]。这一技术常用于双侧手术，或最大安全剂量不能满足伤口局部浸润麻醉的需要量时。包皮环切术后应用骶管阻滞镇痛，在减少镇痛药用量，减轻恶心、呕吐方面并不优于胃肠外镇痛、全身镇痛或背神经阻滞[261]。接受骶管麻醉的男性患儿常发生运动阻滞和下肢无力。添加可乐定[262]或右美托咪定[263]可加强骶管麻醉镇痛效果，但其引起镇静和血流动力学副作用以及神经毒性的风险依旧令人担忧[132, 262]。

静脉区域麻醉

静脉区域麻醉（intravenous regional anesthesia, IVRA）（Bier's block）是一种最常应用于上肢的简单可靠的镇痛方法，有时亦有效用于下肢镇痛[264]。在英国和欧洲，普鲁卡因因其较高的治疗指数而成为首选局麻药[265]。利多卡因也已应用多年[264]并是一种安全的替代药[266]。罗哌卡因用于 IVRA 也已得到广泛的研究。与利多卡因相比，0.2% ~ 0.375% 的罗哌卡因可延长并改善术后镇痛效果[267-269]。但与丙胺卡因相比，罗哌卡因起效慢，不能有效地延长术后镇痛作用。尽管罗哌卡因的用量降低了 60%，但其血浆浓度比丙胺卡因高两倍以上[265]。

对行手部门诊手术的患者，IVRA 成本低，可替代全身麻醉，其同样可以迅速给药，而且恢复更快，术后并发症更少[270]。但是 11% 的病例镇痛不充分，需要辅助一些局麻、重复阻滞，甚至改为全身麻醉。与臂丛神经阻滞相比，IVRA 同样成本低，操作较快，但因为止血带疼痛而有 4.4% 的失败率[271]。

许多辅助用药已经用于 IVRA 来减少止血带疼痛，改善阻滞质量，延长袖带放气后的镇痛作用时间[272]。阿片类药物相对无效，并在止血带放气后产生恶心呕吐和头晕的症状[272]，但一些非甾体消炎药已被证明有效。氯诺昔康[273]可减少止血带疼痛并改善术后镇痛效果，替诺昔康也可改善术后疼痛[272]。但是证明酮咯酸在 IVRA 中有效的大多数证据被撤销后，其效果则不确定[138]。地塞米松可以提高阻滞效果，增强术后镇痛[274]。α2 肾上腺素受体激动剂右美托咪定也已被证明具有相似的效果[275-276]，然而可乐定可减轻止血带疼痛但不能改善术后镇痛[277]。

其他局部和区域麻醉技术

许多区域麻醉技术的应用有助于日间手术进行或提供术后镇痛（表89-3）[278]。这些技术能否使用取决于拟行手术的特点、患者、外科医师和麻醉医师的偏好以及麻醉医师实施阻滞的技能和经验。区域麻醉的优点包括良好的术后镇痛和减少术后恶心呕吐，但是这些优点必须能抵消以下不足，即阻滞过程中带来的疼痛与不适、阻滞作用消退时重新获得满意镇痛的

表89-3 成人日间手术常用的上下肢神经阻滞

阻滞类型	手术类型	单次剂量（围术期）*	持续注射	患者自控区域镇痛（PCRA）
肌间沟阻滞	肩部手术	布比卡因 / 左布比卡因 0.25% ~ 0.5%，20 ~ 40ml 或罗哌卡因 0.5%，20 ~ 40ml	罗哌卡因 0.2%，5ml/h	罗哌卡因 0.2%，5ml/h
锁骨上或锁骨下阻滞	肘部、腕部、手部手术	布比卡因 / 左布比卡因 0.25% ~ 0.5%，20 ~ 40ml 或罗哌卡因 0.5%，20 ~ 40ml	罗哌卡因 0.2%，5ml/h	罗哌卡因 0.2%，5ml/h
坐骨神经阻滞	后十字韧带修复、足部和踝部手术	布比卡因 / 左布比卡因 0.25% ~ 0.5%，20 ~ 40ml 或罗哌卡因 0.5%，20 ~ 40ml	罗哌卡因 0.2%，5ml/h	罗哌卡因 0.2%，5ml/h
股神经阻滞	膝关节成形术、前十字韧带修复术	布比卡因 / 左布比卡因 0.25% ~ 0.5%，20 ~ 40ml 或罗哌卡因 0.5%，20 ~ 40ml	罗哌卡因 0.1%，5ml/h	罗哌卡因 0.1%，5ml/h
椎旁阻滞（胸椎）	乳房手术	布比卡因 / 左布比卡因 0.25% ~ 0.5%，20 ~ 40ml 或罗哌卡因 0.5%，20 ~ 40ml	罗哌卡因 0.2%，5ml/h	罗哌卡因 0.2%，5ml/h

* 剂量相似，使用超声技术时推荐采用较低剂量。根据手术类型，为了达到良好的术后镇痛效果可能需要阻滞多根神经。当留置导管时，给患者使用预先注入局麻药的一次性镇痛泵，同时给予必要的书面与口头指导。

From Gupta A, Smith I: Local and regional anaesthesia. In Smith I, McWhinnie D, Jackson I, editors: Oxford specialist handbook of day surgery, London, 2011, Oxford University Press, pp 93-108

难度及围术期神经损伤的风险。对存在出血问题或正服用抗凝药物以及有局部感染的患者禁忌使用区域麻醉。虽然超声引导似乎能够提高许多阻滞的成功率，但区域麻醉对于经验不足的医师来说失败率很高，尤其患者为病态肥胖患者[279]。超声的使用能够减少阻滞定位过程中的疼痛[279]，但是目前尚无令人信服的证据证明超声能够提高区域麻醉的安全性[280]。

较为简单的局部麻醉技术可能更适合某些手术。在膝关节镜手术中，关节内局麻能够产生适度、作用时间短暂的术后镇痛，但这仍被认为在日间手术中具有临床意义[281]。在许多情况下，简单的伤口浸润麻醉可能与中枢或外周神经阻滞一样有效，并且允许患者更早地活动[282]。对可能的感染风险及大剂量局麻药引发全身毒性的担忧，似乎在临床工作中并没有依据[282]。

浸润麻醉在很多日间手术具有优势，也是腹股沟疝修补术的一种选择方案[155]。一些大规模研究已经证实这种具有较高成本效益的技术效果很好，有79%的患者需要术后口服镇痛药7天或更少[283]，91%的患者在术后5天内恢复正常活动[284]。在局麻下行疝修补并不是疝复发的独立因素，疝的复发受疝的类型和术者的经验水平影响[285]。浸润麻醉与全麻或区域麻醉相比，可减少腹股沟疝修补后内科和泌尿系统并发症[252]。如果行腹股沟疝修补术时选择脊髓麻醉，麻醉医师应该考虑到尿潴留和其他医学并发症的风险增加，尤其是老年患者[252]。

简单的伤口浸润麻醉的概念已经进一步发展成局部浸润镇痛，用于多数骨科日间手术。这种多模式技术起源于澳大利亚，Kerr和Kohan将其用于行膝关节和髋关节手术的住院患者的镇痛[286]。他们的方法是将300mg罗哌卡因、30mg酮咯酸和1.5mg肾上腺素混合，用生理盐水稀释至150~200ml，在手术中用超过1h的时间，将其浸润至术野的所有组织中。在伤口处置入导管可以后续重复给药。在最初研究中，325名患者主要行择期髋关节表面修整术，也包括一些基本的髋关节和膝关节置换术，镇痛效果良好（数字疼痛评分0~3分）。其中2/3的患者未应用吗啡，大多数患者可以在术后5~6h在帮助下行走，71%的患者住院一晚后独自行走离院（图89-3）[286]。一项对单膝关节成形术患者的盲法、随机研究也证实了这些结果，他们使用类似的局部浸润镇痛方法能够显著减轻疼痛，减少阿片类药物的使用，平均住院时间减少2天，68%的患者在医院停留1晚后离院[287]。

一般而言，浸润麻醉的局限性在于所提供的镇痛时间相对较短，即便使用长效局麻药如布比卡因。将布比卡因包装在生物降解的载体中有望延长局部麻醉的作用时间，预实验表明，其镇痛作用至少可维持96h[288]。然而，在广泛应用之前尚有一些潜在问题需要解决，包括确保大剂量的局麻药在载体内不会被迅速释放而导致局麻药的毒性反应，或者载体材料不能分解成有害物质[289]。Exparel是一种作用时间延长的布比卡因剂型，应用成型的脂质体药物运输系统（Lipo Foam，Contour^MD），目前已获得美国食品药品监督管理局的审批。早期试验结果表明，与普通剂型布比卡因相比，Exparel能够改善拇囊肿手术[290]、膝关节置换术[291]和丰胸手术[292]后24~48h或更长时间患者的疼痛评分，减少阿片类药物的用量。其中一项研究中发现6例患者使用Exparel后发生肌痛[292]，但对研究对象两年的随访未观察到长期并发症[293]。

几种天然生物碱毒素可能潜在有更长时间、更安全的局麻作用[289]。新蛤蚌毒素的一项初步研究表明，腹腔镜胆囊切除术后12h新蛤蚌毒素的镇痛效果优于布比卡因[294]。置管技术也可延长有效的局部或区域镇痛时间，降低疼痛评分、阿片类药物相关副作用和住院时间，也可提高患者满意度[295]。

镇　静

尽管有些手术使用局部麻醉或区域麻醉即可完成，但经常需要辅助药物以解除患者的焦虑，从而提供额外的镇痛作用，或帮助患者以适当的体位制动来达到适宜的手术条件。不同的治疗、诊断、或外科手术需要的镇静水平不同，必须个体化给予镇静，以达到患者舒适与安全的平衡[296]。

美国麻醉医师协会根据患者反应的不同将镇静分为三个水平[297]。轻度镇静为缓解焦虑，但患者反应正常、气道通畅。中度（清醒）镇静时患者更为困倦，但是能对语言及触觉刺激做出有目的的反应。自主呼吸通常足够且不需干预手段来维持气道通畅。深度镇静时患者仅对反复的或有疼痛的刺激做出有目的的反应，可能需要一定程度的气道或通气支持。这三个镇静阶段并不是分离的，而是相连续的（图89-4），当患者失去意识且即使痛觉刺激也不能唤醒时，则进入全麻状态[297]。严密监测至关重要，接受镇静患者的监测标准应与全身麻醉或者区域麻醉患者相同，包括麻醉监护的所有层面[298]。遗憾的是，医师和患者普遍认为镇静是一种更安全的方式[299]，但美国麻醉医师协会终审理赔数据分析揭示，镇静与全身麻醉在死亡与永久脑损害上的风险相似[300]。可以预料的是，最大的风险来自于阿片类药物和镇静催眠药物引起的呼吸抑制所造成的伤害，很多病例通过更好的监护和

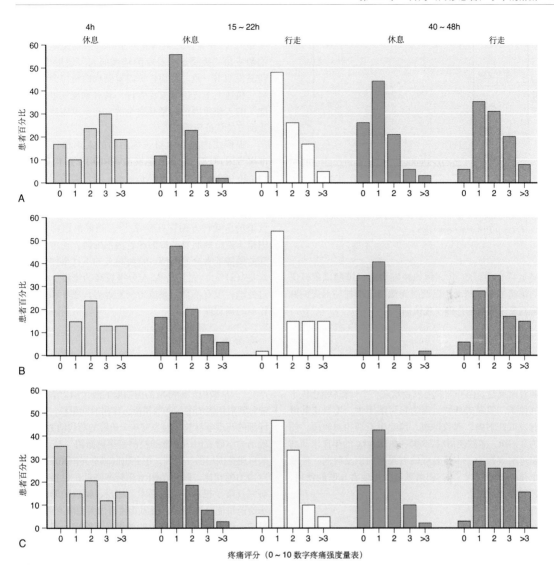

图 89-3　在局部浸润麻醉下接受髋关节表面修整关节成形术（A，n=185），全髋关节置换术（B，n=54）和全膝关节置换术（C，n=86）的患者术后不同时间点的数字疼痛评分 *(Data from Kerr DR, Kohan L: Local infiltration analgesia: a technique for the control of acute postoperative pain following knee and hip surgery: a case study of 325 patients, Acta Orthop 79(2):174-183, 2008)*

提高警惕性应能避免发生 [301]。

　　美国术语"监测下的麻醉管理（monitored anesthesia care, MAC）"有时被错误地描述为由麻醉医师实施的镇静。然而，美国麻醉医师协会对于 MAC 有着明确的定义，它是用来描述麻醉的术语，包含所有围麻醉期监护 [298]。MAC 可以包含不同的镇静深度，甚至必要时转变为全身麻醉。然而，"如果患者失去意识和对外界有目的的反应能力，无论是否使用气道管理工具，这种麻醉管理都是全身麻醉" [298]。

镇静药物的选择

　　对于辅助镇静药物和镇痛药物的具体需求取决于手术类型、实施局部麻醉操作者的技能、患者的经历和期望。在每个阶段给予患者有关爱的照顾，术前的沟通，分散患者注意力的方法，如深呼吸、交谈和听音乐等都可减少药物的用量 [299]。辅助药物的选择应

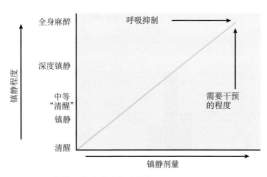

图 89-4　镇静和全身麻醉的连续性 *(From Ahuja M, Armstrong I. Sedation. In Smith I, McWhinnie D, Jackson I, editors: Oxford specialist handbook of day surgery, London, 2011, Oxford University Press, p 109, with permission.)*

满足特定的目的 [302]，例如减轻焦虑，镇静以减轻厌烦情绪或帮助制动，以及对无法通过增加局部浸润麻醉药量来缓解的疼痛实施镇痛。

咪达唑仑

咪达唑仑具有抗焦虑以及剂量依赖的催眠作用，是镇静的常用药物。它也有显著的顺行性遗忘作用。其有时有益，但并非总受患者欢迎 [303]。咪达唑仑优于其他苯二氮䓬类药物，因为它可溶于水，不会引起静脉炎或注射痛，起效迅速，消除半衰期相对较短，约为 2 ～ 4h。单独使用时，0.05 ～ 0.1mg/kg 的单次用药剂量可实现短小手术后合理的可预测的恢复时间，但是个体差异性较大 [304]。如果重复使用或者长时间使用，恢复会非常慢。

丙泊酚

对于 MAC，丙泊酚是非常好的镇静催眠药物，因为它的药代动力学特性使得单次给药和持续输注后均可迅速恢复。丙泊酚是一种相对纯粹的催眠药，无镇痛作用，仅有中度的遗忘作用。丙泊酚常用的输注速率为 25 ～ 75μg/（kg·min）[305]，但其短效作用时间有助于滴定至生效。

与咪达唑仑相比，丙泊酚镇静效果好、恢复有优势 [306-308]，因此，一些领域对于丙泊酚镇静的需求快速增长，例如传统上麻醉医师并不参与的内镜下治疗。丙泊酚使意识消失之前，可快速导致呼吸暂停，甚至是在镇静剂量时也可发生，所以以非计划地转为全身麻醉是常见的风险。因此非麻醉医师使用丙泊酚的安全性一直备受争议。在英国，皇家麻醉医师学院以及英国胃肠病协会联合声明，丙泊酚用于复杂的上消化道

内镜操作时的镇静必须由 "经过适当培训的麻醉医师" 实施 [309]。在美国，美国麻醉医师协会也提倡使用丙泊酚应由 "接受过全身麻醉培训的人" 使用 [310]，与药品说明书一致。然而，美国胃肠病内镜协会认为任何 "精通上下气道并发症管理、具有重建气道通畅技能" 的人使用丙泊酚都是安全的，并至少应持有基本生命支持认证资质 [311]。

提倡由内镜医师给予丙泊酚的人声称，丙泊酚非常低的呼吸道并发症发生率（0.1%）和死亡率（4/646 080），低于给予咪达唑仑 - 阿片类药物镇静的发生率 [312]。他们的数据也显示，需要紧急气道支持的频度不确定，同时在采用气道支持技术、干涉保护气道的主动性方面存在差异 [312]。当麻醉医师给予行内镜下逆行胰胆管造影的患者丙泊酚时，通常使用较深的镇静或者全身麻醉，镇静相关的不良事件也相当常见（21%），尤其是 ASA 分级较高的患者；但是经过处理，没有不良后果或者恢复延迟，患者和术者有较高的满意度 [313]。

磷丙泊酚

磷丙泊酚是丙泊酚的水溶性磷酸酯前体药物，2009 年被美国批准用于成年人的镇静，但目前尚未生产 [314]。从磷丙泊酚释放的丙泊酚的药代动力学不同于静脉注射丙泊酚，起效稍慢、作用时间更长，但缺乏详细的药理学参数，因为有 6 个关键的药代动力学 / 药效动力学研究因丙泊酚的检测错误被撤销 [315]。磷丙泊酚可避免丙泊酚注射痛，但会引起感觉异常和瘙痒 [314]。与丙泊酚相比，磷丙泊酚给药频率降低，但目前为止研究仅限于相对短小的手术。相反，磷丙泊酚的滴定法给药可能更加困难，因为其代谢为丙泊酚有滞后性。目前，磷丙泊酚在镇静中的作用尚不明确，现有的许可限制了麻醉医师的使用 [314]。

镇痛辅助药

单纯使用局部麻醉效果不完善时，阿片类药物有助于手术镇痛 [296]。女性乳腺组织活检术中，瑞芬太尼与阿芬太尼相比，在分离深部组织时的疼痛评分较低，并减少局麻药的用量 [317]。在经阴道悬吊术 [318] 以及为清醒开颅术提供最佳条件中 [319]，瑞芬太尼都是丙泊酚镇静的有效辅助药；而清醒开颅术已更多地成为日间手术和短期住院手术 [21-22]。在丙泊酚镇静下行宫腔镜检查过程中，辅助应用瑞芬太尼的疼痛评分低于使用芬太尼组，但确实未提高术后恢复或患者的满意度 [320]。宫腔镜手术中，与全凭静脉麻醉相比，宫颈旁阻滞辅助瑞芬太尼输注可使患者较早地活动和离

院，且多数患者首选这种镇静技术。瑞芬太尼通常通过持续输注给药，但对于某些手术间断静脉推注更为有效[321]。

可乐定和右美托咪定有潜在的镇痛、抗焦虑和镇静作用。可乐定起效和消除缓慢，并且常有心血管系统不稳定的报道，意味着两种药物在镇静麻醉中都不是常规使用[132, 322]。但是在清醒开颅术中右美托咪定是一种有效的镇痛辅助药[323]。氯胺酮用于辅助丙泊酚镇静时可以增加镇痛效果，但使用较高剂量时，会增加术后恶心呕吐、致幻觉的副作用，并延迟离院[324]。

镇静药给药方式

因为催眠、抗焦虑、镇痛及遗忘等的需求不同，麻醉医师在实施镇静技术时，通常联合用药。在丙泊酚输注前，先给予小剂量（2mg）咪达唑仑可以增强抗焦虑、镇静和对手术早期事件的遗忘作用，而对术后镇静、遗忘及恢复时间并无有害影响[325]。然而联合用药增加了药物间相互作用的风险，可能导致副作用的发生。镇静剂量的丙泊酚与瑞芬太尼单独使用时，对心率和动脉血压仅有微弱的影响，但对呼吸系统二者具有显著协同作用，可导致严重的呼吸抑制[326]。瑞芬太尼和咪达唑仑相互作用也会明显增加呼吸抑制[327]。苯二氮䓬类和阿片类药物的拮抗剂在药物意外过量时可能很有效，但不能常规依赖拮抗剂逆转深度镇静，因为拮抗剂作用时间短，在离院前[328]或离院后[329]可能会再次出现镇静。

使用全凭静脉麻醉时，TCI 系统可以改善镇静方案的稳定性和可控性[330]。通常靶浓度为丙泊酚 0.5 ~ 2μg/ml 和瑞芬太尼 0.5 ~ 1ng/ml[296, 322]，但需个体化滴定给药。有效的镇静通常通过临床终点或评分来判定。随着镇静程度的加深，脑电双频指数（bispectral index, BIS）会发生改变，但因其变异度太大[331]并不能常规应用，也无法作为咪达唑仑有效镇静的临床终点[332]。内镜下逆行胰胆管造影中，BIS 监测并不能提高镇静质量、减少丙泊酚用量或低氧血症、心动过缓及低血压等并发症发生率[333]。而对于临床体征可信度差的智障患者，在 BIS 指导下靶控输注丙泊酚有助于术中管理[334]。与持续输注丙泊酚相比，允许患者通过自控镇静来调整其镇静程度，可以减少丙泊酚用量，这种方法越来越受到患者欢迎[335]。

低剂量的七氟烷吸入镇静也是一种替代方法，其镇静效果好，恢复迅速[336-337]。但是七氟烷吸入使围术期兴奋发生率高，以及变为全身麻醉的风险较大，所以使用起来比较复杂[338]。

麻醉深度监测

目前很多设备可用来监测麻醉的催眠部分，作为对我们传统上能依赖患者自主神经体征的补充（也见第50章）。大多数麻醉深度监测仪记录自发的或外部刺激诱发的脑电图信号，并处理成一个无量纲的数值，范围通常从 0 到 100。哪些变量被精确记录并如何被处理是其专利信息[339]，麻醉深度足够时不同监测仪显示的具体值也不尽相同[340]。

BIS 是第一个被注册和广泛研究的麻醉深度监测仪，然而对于它实际上能否预防术中知晓尚有争议[340]。迄今为止规模最大的一项研究仅显示结果有统计学意义[341]，但因其统计权重不足、选择偏倚和只研究高危人群而受到诟病[342-343]。最新一项更大的研究未能显示 BIS 较呼气末麻醉药物浓度测定对于预防术中知晓更具优越性[344]，在高危人群也未得到证实。日间麻醉中术中知晓较少见[345]，人们更多的兴趣在于 BIS 及类似的设备能否减少麻醉药的过量使用，从而提高恢复速度和质量，降低成本。两个 meta 分析表明，滴定麻醉法使 BIS 值在 40 ~ 60 时，苏醒时间仅轻微缩短（2 ~ 4min），恢复室停留时间也仅缩短 6.8min，并没有促进患者及早离院[346-347]。BIS 滴定法同样仅轻度降低了术后恶心呕吐发生率（从 38% 至 32%）[346]。尽管麻醉药物的使用有所减少，但节省的费用实际上少于 BIS 相关一次性耗材的费用[346]。监测听觉诱发电位，在减少药物使用和缩短苏醒时间方面与 BIS 相类似[348-349]。其中一项研究中患者离院时间没有差异[348]，但在另一项研究对象近似的研究中，使用 BIS 和听觉诱发电位监测可缩短患者的离院时间[349]。

虽然麻醉深度指导的药物滴定使用法并无明显临床和经济利益，但我们真正应该考虑的是使用这些监测的目的，而不是那些研究中设计的问题。虽然 BIS 值低于 60 时麻醉深度通常是足够的，但 BIS 缺乏高标准的辨别力，一些患者可能在 BIS 值低至 40 时还有记忆[350]。因此，使用滴定麻醉法来降低成本和缩短恢复时间，即便调整 BIS 值至 40 ~ 50，也可能无意中增加了患者术中知晓的风险[339]。

日间手术麻醉的恢复

恢复通常分为三个阶段。早期第一阶段恢复在麻醉后恢复室（postanesthesia care unit, PACU），患者进一步苏醒，处理疼痛及恶心，监测血流动力学稳定性。中期恢复继续进入第二阶段恢复，患者可能转移至一个单独的病房，至达到离院标准时结束（见后面的讨论）。第一阶段和第二阶段恢复可能在不同的地点，或者在同一场所。

早期恢复

　　恢复室或 PACU 应集中设置在手术室附近，需要配备与住院患者相同标准的医护人员和设备[351]。PACU 的一些设施可与住院患者共用，但如果日间患者有一个单独的第一阶段 PACU，其恢复时间可以大大缩短[11]。在美国，日间 PACU 护士与患者的比例通常为 1 : 3，低于住院患者 PACU 比例，反映出手术后较低的需求[6]。患者的病情应该充分地交接给 PACU 护理人员，从术前、术中的问题一直到术后指导。PACU 中监测的内容和频率取决于手术类型和患者的恢复状态。因为日间手术麻醉药通常是短效的，在 PACU 中，如果患者吸空气时 SpO_2 高于 92%，可能不需吸 O_2[352]。

　　在英国，当患者从第一阶段恢复至第二阶段时，如果意识清醒、定向力好、体温正常、气道通畅并通气良好、心血管系统稳定即可离院。伤口应比较干燥，疼痛及术后恶心呕吐轻并给予充分的治疗。这个评估通常依靠临床判断[351]。在美国，从第一阶段过渡到第二阶段基于医师的预定标准。典型的日间手术标准包括清醒，生命体征平稳，疼痛最小化、恶心轻，及可坐立，并仅有轻微头晕[353]。如果想得到更标准化的数据，可应用评分系统。最普遍使用的是改良的 Aldrete 评分系统[354]，它基于活动、通气、血压、意识和氧合的状况而设定评分点（表 89-4）。在日间手术麻醉研究中，患者清醒、定向力恢复及拔管时间用于评估早期恢复，在 PACU 停留时间是恢复的关键终点指标之一。

第二阶段恢复

　　第二阶段恢复是患者准备离开日间手术区域并接受自我护理。患者应该端坐在手推车或躺椅上，手推车或躺椅用以协助患者活动。低剂量脊髓麻醉后，在运动功能完全恢复后 1h 内或从脊髓麻醉开始后约 2.5 ~ 3h[156, 355]，患者通常即可活动。

快通道恢复

　　随着短效药物应用的增加及技术的不断发展，许多患者在进入 PACU 之前，或刚进入 PACU 时就达到了离院标准[356]。在这种情况下，患者进入 PACU 进行进一步的观察，只会产生不必要的延迟离院。反之，这些患者可以绕过第一阶段的恢复直接进入第二阶段

表 89-4　改良的 Aldrete 恢复评分

		评分*
活动	自主或遵嘱活动四肢	2
	自主或遵嘱活动双肢	1
	不能自主或遵嘱活动肢体	0
呼吸	深呼吸和咳嗽不受限	2
	呼吸困难或受限	1
	窒息	0
循环	血压较麻醉前波动 ±20% 以内	2
	血压较麻醉前波动 ±20% ~ 49%	1
	血压较麻醉前波动 ±50%	0
意识	完全清醒	2
	可以唤醒	1
	无反应	0
氧合	呼吸室内空气 SpO_2>92%	2
	需要吸氧才能维持 SpO_2>90%	1
	即使吸氧 SpO_2 < 90%	0

* 总分为 10 分；患者分数≥ 9 分即可从第一阶段恢复离院。
From Aldrete JA: The post-anesthesia recovery score revisited (letter), J Clin Anesth 7:89-91, 1995

恢复单元，被称为快通道恢复。

　　改良的 Aldrete 评分同样可以用作快通道恢复的评估标准[357]。通常在 PACU 处理患者的疼痛和术后恶心呕吐，而 Aldrete 评分标准不包括这两项，故 White 和 Song 添加了两个项目，作为快通道恢复的标准[358]。虽然此项标准降低了到达 PACU 时已符合快通道恢复条件的患者的比例，但是也明显减少了在后续阶段需要给予胃肠外镇痛药或止吐药物的患者的数量[358]。其他学者也建议了一系列标准，患者必须全部符合才能进入快通道恢复（框 89-1）[359]。从第一阶段过渡到第二阶段的标准，与直接进入第二阶段的标准应该相同。

　　快通道恢复是局部麻醉患者的标准，但在英国它同样适用于大多数接受镇静[359-360]和低剂量脊髓麻醉的患者[156]。全身麻醉患者可能也能接受快通道恢复，这取决于手术类型、麻醉技术、手术持续时间和患者个体差异的综合影响。在腹腔镜输卵管结扎术后，虽然最终没有尝试快通道恢复，但是地氟烷麻醉组 90% 的女性，七氟烷组 75% 的女性，持续输注丙泊酚组 26% 的女性达到了快通道恢复的标准[357]。更新的一项关于体表手

框 89-1　省略 PACU，直接进入第二阶段恢复单元的标准 *

患者需清醒、警觉、定向力恢复、有反应力（或恢复到基础状态）

疼痛程度最低（不太可能需要肠道外给药）

没有活动性出血发生（不太可能需要专业处理）

生命体征稳定（不太可能需要药物干预）

轻微恶心

没有呕吐发生

如果使用了非去极化肌肉松弛剂，患者应该能抬头 5s 或四个成串刺激监测显示肌松无残留

呼吸室内空气 3min 或更长时间 SpO_2 达到 94% 或更高，或恢复至基础水平

* 在随访阶段，应该使用上述标准在患者即将离院前于手术室进行麻醉恢复状态的评估。如果要省略 PACU 过程，患者必须满足上述所有标准，并由麻醉医师判断能够转移至第二阶段恢复单元。
From Apfelbaum JL, Walawander CA, Grasela TH, et al: Eliminating intensive postoperative care in same-day surgery patients using short-acting anesthetics, Anesthesiology 97:66-74, 2002

术的研究中，麻醉深度采用 BIS 监测，虽然最终没有患者省略 PACU 恢复，但所有接受地氟烷或七氟烷麻醉的患者在离开手术室时都达到了快通道恢复标准[361]。

快通道恢复具有吸引力是因为它能为患者提供高质量的恢复体验，在一种更愉快、更舒适、更方便的环境中恢复正常。这也节约了更多的资源给那些需要第一阶段恢复的患者。实现快通道恢复是复杂的过程。在某些研究里，尽管很大比例患者按照 White 标准可以越过 PACU 阶段[357, 361]，但实际实现快通道恢复的患者只有 35% ~ 53%[362]。麻醉深度监测一直被视为有利于快通道恢复[363]，但有些研究没有发现其优势[364]。实现快通道恢复不仅需要麻醉恢复迅速，也有赖于流程的支持，包括护士和外科医师的参与和环境支持。实现快通道，不仅仅是为了提高能够完全略过第一阶段的患者比例，而是要建立使所有患者从恢复至离院的最快捷路径更有效的方法。

快通道恢复的经济效益问题应当另当单独考虑[365]。在某些情况下，快通道恢复可以缩短整体恢复时间，与 PACU 停留的时间相当[366]，或更长[359]。然而其他一些研究发现，整体恢复时间并无差异[362]，特别是在腹腔镜手术后[366]。即使使用脑部监测来优化麻醉，腹腔镜手术后仍需要约 30min 才能达到快通道恢复的评分要求[348]，因此患者离开手术室的时间可能延迟。第二阶段治疗单元的护士不一定总能及时接收患者，或经常发现患者到达时低体温，或实际上并未达到快通道恢复的所有标准[367]。虽然快通道恢复似有一定的

经济效益，但实际上仅在完全不需要 PACU 或者人员配置可以减少的情形下才能实现，截至目前尚无证据支持这一点[365]。一项随机研究表明，护理工作量及费用只是简单地从一个区域转移到另一个区域，整体上并未节省成本[366]。快通道恢复仍有助于改善患者的分流，在较小的医疗机构中实现最高工作效率，从而实现人员在不同区域的灵活调配[365]。

术后疼痛

术后疼痛管理，应开始于患者手术前。患者需要对术后恢复阶段可能的经历有适当的准备（见第 98 章）[368]。术前评估中应告知患者术后疼痛的程度、持续时间及一些简单的能减轻疼痛的方法，包括保持舒适体位休息、抬高肿胀肢体、使用热敷或者冷敷或分散注意力。预防是疼痛管理的主要手段。然而，研究表明日间手术后的疼痛管理经常不充分[369]。常见原因是对镇痛指南的依从性不够和未实施多模式镇痛[370-371]。对阿片类镇痛药过度依赖会产生一些可预见的副作用[372]，这是导致患者非必要住院的原因中仅次于镇痛不充分的因素[369]。

多模式镇痛

多模式镇痛利用药物间的相加或协同作用，在疼痛通路的不同环节起效[373]。典型的组合包括伤口局部浸润或区域阻滞，以及常规使用 NSAIDs，必要时辅助小剂量的阿片类药物。表面麻醉也可能有一些好处，利多卡因联合硝酸甘油贴剂可为许多日间手术提供有效的局部镇痛效果[374]。多模式镇痛对多种日间手术术后镇痛有效[375-376]。多种药物联合可减少阿片类药物的用量[377]，但是大多数的证据仅限于阿片类药物联合另一种药物，尚无真正多模式镇痛的评价或尝试去发现最佳组合[371]。手术类型不同镇痛效果也有所不同[378]，建议应根据手术类型量身定制多模式镇痛方法[379]。然而，减少阿片类药物用量确实能够在相当程度上减少术后恶心呕吐的发生，以及其他的阿片类药物相关副作用，例如镇静、睡眠障碍、尿潴留和呼吸抑制[372]。目前，没有证据表明多模式镇痛可以改善患者的长期预后[380]，因为关于此类研究的数量较少，而且日间手术后的不良事件发生率较低。

紧急镇痛

即使采取了预防措施，部分患者术后苏醒期依然

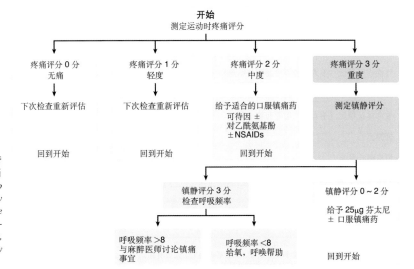

开始
测定运动时疼痛评分

| 疼痛评分 0 分 无痛 | 疼痛评分 1 分 轻度 | 疼痛评分 2 分 中度 | 疼痛评分 3 分 重度 |

下次检查重新评估 | 下次检查重新评估 | 给予适合的口服镇痛药 可待因 ± 对乙酰氨基酚 ±NSAIDs | 测定镇静评分

回到开始 | 回到开始 | 回到开始

镇静评分 3 分 检查呼吸频率 | 镇静评分 0～2 分 给予 25μg 芬太尼 ± 口服镇痛药

呼吸频率 >8 与麻醉医师讨论镇痛事宜 | 呼吸频率 <8 给氧，呼唤帮助 | 回到开始

图 89-5 日间手术患者疼痛管理流程示例。NASIDs，非甾体消炎药 *(Modified from Lipp A, Jackson I: Adult day surgery analgesia. In Smith I, McWhinnie D, Jackson I, editors: Oxford specialist handbook of day surgery, London, 2011, Oxford University Press, p. 133, with permission.)*

会经历疼痛。轻度疼痛通过额外地给予口服镇痛药即可处理，更严重的疼痛通常需要使用胃肠外阿片类药物。这种情况下通常使用芬太尼，小剂量（约 20～25μg）即可迅速产生镇痛效果。与吗啡相比，芬太尼起效更快并且可以减少术后恶心呕吐的发生[381]，芬太尼紧急镇痛比羟考酮副作用更小[382]。一旦疼痛得以控制，即给予额外的口服镇痛药物，通常可以预防恢复后期疼痛的再次发作。在患者的恢复期内，应根据方案定期对患者进行疼痛评估与处理（图 89-5）。

家庭疼痛管理

在美国，通常会给患者开术后镇痛药处方，包括弱阿片类药物，这些处方最好在手术前开具，这样一旦患者需要就可以在家中使用。在英国，会给患者提供标准化的家用镇痛药包，在日间手术中心即已分装好，以避免给药延迟。典型的家庭镇痛药包包括 NSAIDs 和对乙酰氨基酚以及一种弱阿片类药物。联合使用可待因 - 对乙酰氨基酚[383]或氢吗啡酮 - 对乙酰氨基酚[384]在许多日间手术后是有效的，但有部分患者不能将可待因代谢为它的活性形式而导致药物无效[385]。虽然普瑞巴林单次术前给药可适度缓解日间手术后疼痛，但术后持续追加给药并无更好效果[151]。

阿片类药物并发症的处理

多模式镇痛技术旨在减少阿片类药物的使用，然而强效阿片类药物可作为创伤较大的手术后镇痛的紧急之选。吗啡和羟考酮一类的镇痛药，可提供强效且

持久的作用，但也伴随着更加强烈和持久的阿片类药物副作用。新型的给药方式，如电离子导入[386]或经鼻腔芬太尼镇痛[387]，方便患者使用，却不能降低药物的副作用。除了多模式镇痛外，有其他一些方法可以降低这些副作用，包括药物的进展，如曲马朵，即结合了阿片类药物和非阿片类药物的作用机制。曲马朵在日间手术后使用是有效的[388-389]，但其仍有较高的不良反应发生率，包括镇静、眩晕，特别是术后恶心呕吐[390]。最近他喷他多在美国和英国获得批准，其具有类似于曲马朵的双重作用，疗效与羟考酮相当，且胃肠道不良反应更少，如恶心、呕吐、便秘[391]。与曲马朵不同，它不需要代谢活化，也不受异构体依赖的药效学影响[147]。

羟考酮与纳洛酮（Targinact）口服用药可拮抗胃肠反应，特别是预防阿片类药物引起的便秘，但对镇痛作用的影响不大，因为首过效应可防止大量纳洛酮到达中枢神经系统[147]。爱维莫潘是另一种作用于外周的 MOP（以前称为 μ 阿片受体）拮抗剂，旨在减少阿片类药物引起的便秘。外周 MOP 受体也部分介导阿片类药物相关的术后恶心呕吐、胃排空延迟和尿潴留[147]，这为使用阿片类镇痛的同时规避其严重的不良影响提供了可能。

家庭中局部麻醉管理

术后回家的患者在神经周围、切口内或关节内留置导管是术后疼痛管理一个全新的和不断发展的领域[27]。肩峰下减压术后，患者使用弹性球囊止痛泵通过术中留置于伤口内的导管给予罗哌卡因，进行自控区域麻醉，

为其提供了有效镇痛并减少了活动时的疼痛强度[392]。虽然研究中要求患者在医院进行观察和评估，但根据疼痛评分，作者得出结论：活动组的所有患者可以在术后 2h 内离院。另一项较小的研究显示在家庭中进行连续肌间沟阻滞的镇痛效果良好，这样可以使多种肩部手术患者当日离院，包括肩关节囊肌腱套开放修补、肩峰下减压和关节置换术[393]。

最近，几个医疗机构报告了一些软骨溶解的病例，似乎与术后使用止痛泵进行关节内局部麻醉有关[394]。在一位骨科医师报道的 375 例患者的研究中，只有术后关节内注入布比卡因或利多卡因的病例发生了软骨溶解[395]。体外实验中，大多数局部麻醉药，包括布比卡因、利多卡因、罗哌卡因对人体关节软骨有毒性作用。并且与单次注射相比，关节软骨长时间暴露在较高浓度的局部麻醉药中，如使用镇痛泵，软骨溶解的风险也会随之增加[396]。因此，许多医疗单位都在减少或停止肩部手术后使用局部麻醉药注入。

许多输注泵可用于离院后局部麻药注入，或患者自控区域麻醉。电子泵可能会出现一些技术问题[397]，家庭内使用似乎并不可靠[393]。患者更满意一次性弹性球囊止痛泵[397]，其可信度更高；但不是所有该类型的一次性泵都工作良好，而且它们在人体使用时的表现并不一定与体外的测试结果一致[398]。

▌术后恶心呕吐

术后恶心呕吐（postoperative nausea and vomiting，PONV）在未用止吐药的普通外科手术住院患者中发生率高达 30%（也见第 97 章）[399]。某些日间手术患者因为术中和术后对阿片类药物的需求降低，出现 PONV 的风险非常低，非常小型的手术中的发生率低于 5%[50, 400]。然而，其他类似研究中，日间手术患者离院前 PONV 的发生率却高达 41%。如果整体风险评估包括了离院后可能发生的后续呕吐，一些作者认为即使患者服用了止吐药，总体发生率也超过 40%[401]。

▌风险评估和策略

可以预期，日间手术患者 PONV 的管理应包括普遍的多模式药物预防方法，尽量减少可能导致患者延迟离院或回家后再次出现的症状。然而，目前建议[402]用更有针对性的方法来实现预防性药物治疗的目的。首先要尽量减少来自恶心呕吐刺激的基础风险，例如在可使用区域麻醉的情况下不采用全身麻醉，如必须采用全身麻醉时，要减少挥发性麻醉药、N_2O、大剂量新

斯的明或阿片类镇痛药的使用。在这种情况下，应将患者的个体因素确定为相对风险。1998 年由 Apfel 及其同事[403]在耳鼻喉科患者中开始使用的评分系统，因其使用简便而广受欢迎。但其是否适用于日间手术仍存在争议，因为 PONV 的风险（表 89-5）在这类患者中似被高估，可能与原始评分系统是来自于欧洲住院患者有关。这似乎被同一作者后来的文献所证实[401]，文中报道根据评分系统属于 PONV 高风险的患者，PACU 恶心发生率 19.9%，呕吐发生率 3.9%，恶心和（或）呕吐发生率 20.7%。然而，如果包括离院后直至术后第二天的 PONV 发生率（表 89-6），并发症发生率是相当的。其他预测日间手术患者 PONV 风险的评分方法，相对复杂且需要使用计算器或计算机[400]。最近对 PONV 风险因素的一项重新评估（也见第 97 章）[404]重申了 Apfel 评分中原有指标的重要性[399]，同时还包括低龄及手术时长因素，但手术类型不包含其中。

总之止吐治疗应该根据患者 PONV 的风险评估，来决定使用单一还是多模式的预防治疗方案。IMPACT 研究[184]表明，昂丹司琼 4mg、氟哌利多 1.25mg 和地塞米松 4mg 对降低 PONV 发生率同样有效，均各自能降低 25% 的发生率；同时使用其中的两种药物会产生叠加效应（即多模式止吐）。具体而言，预防性使用其中一种药物可将 PONV 的发生率从 60% 降到 44%；使用其中的两种药物会将发生率从 44% 进一步降低至 33%，三种药物一起使用则会降至 24%。

表 89-5　Apfel 评分中 PONV 的风险因素和预测发生率

风险因素	评分
女性	1 分
不吸烟者	1 分
既往 PONV 史	1 分
术后使用阿片类药物	1 分
最高得分	4 分

分数	PONV 风险（%）
0	10
1	21（≈20）
2	39（≈40）
3	61（≈60）
4	79（≈80）

PONV，术后恶心呕吐。

Data from Apfel CC, Laara E, Koivuranta M, et al: A simplified risk score for predicting postoperative nausea and vomiting: conclusions from cross-validations between two centers, Anesthesiology 91:693-700,1999

表 89-6　离院后恶心呕吐的风险因素和预测发生率

风险因素	评分
女性	1 分
年龄小于 50 岁	1 分
既往 PONV 史	1 分
术后使用阿片类药物	1 分
在 PACU 发生恶心	1 分
最高得分	5 分

分数	PONV 风险（%）
0	10.9 (≈ 10)
1	18.3 (≈ 20)
2	30.5 (≈ 30)
3	48.7 (≈ 50)
4	58.5 (≈ 60)
5	79.7 (≈ 80)

PACU，麻醉后恢复室；PONV，术后恶心呕吐。
Data from Apfel CC, Philip BK, Cakmakkaya OS, et al: Who is at risk for postdischarge nausea and vomiting after ambulatory surgery? Anesthesiology 117:475-486, 2012

使用丙泊酚全凭静脉麻醉，同时避免使用 N_2O，其效果等同于使用一种止吐药[184]。一些简单的措施，例如常规静脉输注 1 ~ 2L 晶体液可减少 PONV 的发生率及严重程度，减少眩晕和困倦[405]，减少高危人群术后疼痛的发生[406]。

止 吐 药

第一代药物

甲氧氯普胺是一种多巴胺能（D_2）和 5- 羟色胺能（5-HT_3，较高剂量时外周 5-HT_4）拮抗剂，具有促进胃动力的特性，首次报道于 1964 年。一项 meta 分析显示，无证据支持标准临床剂量 10mg 的甲氧氯普胺对 PONV 有益[407]，因此近期的日间手术 PONV 管理指南建议，一线治疗应使用其他更有效的止吐药[402]。然而，新近的系统回顾挑战了这些观点[408-409]，认为可以考虑使用 10mg 甲氧氯普胺。更高的剂量，如 20 ~ 25mg 更有效[410]，但其导致患者不能静坐的发生率增加。

氟哌利多是丁酰苯类药物，其止吐功能源于对多巴胺受体（D_2）的拮抗作用。因其有潜在的 QT 间期延长作用，美国 FDA 对使用 2.5mg[411]或更大剂量的发出了黑框警告。通常用于预防 PONV 的剂量为 1.25mg 或

更少，更大剂量的氟哌利多使 QT 间期延长和其他副作用，如镇静和静坐不能的发生率明显增加[411]。自从黑框警告提出后，氟哌利多在美国很少使用，但这主要是法医学的原因，而非出于对疗效或副作用的考虑。近期的 meta 分析[412]已经证实了小剂量氟哌利多的止吐作用。英国制造商基于氟哌利多无市场生存空间的预测而停止供应。虽然该药物已经被再次引入英国，但由于其甚至在 0.5mg 的剂量下亦可产生不利的锥体外系效应，尤其是静坐不能，因此很少用于日间手术[413-414]。澳大利亚的一项研究分析了 228 名行日间妇科腹腔镜手术的女性，使用 10μg/kg 氟哌利多后静坐不能的发生率为 29%[415]。

组胺 H_1 受体拮抗剂在治疗前庭通路异常引起的恶心呕吐中有独特的效果，在晕车及斜视或中耳外科手术中使用有明确疗效。茶苯海明（苯海拉明和 8- 氯茶碱的复合物，增加 8- 氯茶碱可以减少困倦）的止吐作用与氟哌利多和 5-HT_3 受体拮抗剂近似[416]，但这些抗组胺药物的不良反应包括显著的镇静、口干、尿潴留和视物模糊，这是伴随着毒蕈碱受体拮抗的结果。氯环利嗪是一种 H_1 受体拮抗剂和抗晕动病药物，镇静程度最低，作用时间长，可有效治疗 PONV，预防离院后恶心呕吐[417]。在美国，因其价格低廉而且不需要处方，在离院后使用的药物中很有吸引力。

东莨菪碱经皮给药系统也在临床使用。透皮贴剂设计是使总剂量 1mg 的东莨菪碱以持续的恒定的速度释放 3 天的时间[418]。大量研究表明，东莨菪碱透皮贴可有效减少 PONV 和离院后恶心呕吐发生率及严重程度，效果与恩丹西酮和氟哌利多相当。它的作用时间长，但起效慢，使用后 2 ~ 4h 方能有效[419]。起效缓慢的不足可采用手术前一天晚上敷用的方法解决。采用这种方式给药，妇科腔镜检查后恶心和呕吐的发生率，与安慰剂组相比分别从 62.5% 和 37.5% 降至 20.8% 和 8.3%[420]。在美国，临床医师在术前使用东莨菪碱透皮贴，因此药物预防离院后恶心呕吐的作用在早期恢复阶段即可起效[418]。

东莨菪碱的不良反应，主要是口干，困倦、头晕、视物模糊也相对常见，但通常较轻微[418, 420]。

5- 羟色胺 5-HT_3 受体拮抗剂

自从 20 世纪 80 年代 5-HT_3 拮抗剂问世以来，其在治疗 PONV 中已经发挥了重要的作用，因为与当时能用的其他药物相比，5-HT_3 拮抗剂不良反应较少。5-HT_3 拮抗剂在手术结束前给药有更好的预防作用[421]。它们也是有效的呕吐紧急治疗用药，昂丹司琼抑制呕吐的作用似乎更明显 [需要治疗的人数（NNT）= 4]，

而不是缓解恶心（NNT = 7）[422]。虽然 5-HT$_3$ 拮抗剂相对耐受性好，但是它的副作用包括头痛的风险增加（受此伤害人数 = 36）和肝转氨酶升高（受此伤害人数 = 31）[422]。所有 5-HT$_3$ 拮抗剂均被证实可引起 QT 间期延长。近年研制的 5-HT$_3$ 受体拮抗剂，如多拉司琼、格拉司琼和帕洛诺司琼[423]，在高危患者预防性使用能同等程度地减少 PONV 发生率。这些药物的半衰期较长（分别是 8h、10h 和 40h），可更好地预防患者离院后出现恶心呕吐等症状。帕洛诺司琼具备独特的结合特性，可引起 5-HT$_3$ 受体内在化[424]；其半衰期长，可用于治疗离院后出现的恶心呕吐[425]。价格昂贵是这些新型 5-HT$_3$ 拮抗剂广泛应用于临床的巨大障碍。

类固醇药物

地塞米松静脉注射 4 ~ 5mg（取决于当地的药物包装）可起到有效的止吐作用[426]。它通过调节内啡肽释放或抑制前列腺素的合成发挥中枢性作用。因为地塞米松起效较慢，故应在麻醉诱导后尽早给药[427]。预防性使用地塞米松在减少术后疼痛、改善恢复质量方面也是有效的[153-154]，但有时达到止吐作用所需要的剂量较大（通常是 8mg）。

神经激肽 -1 拮抗剂

速激肽的催吐作用最初是通过免疫组化方法在雪貂的迷走神经背核发现了 P 物质后而阐明的，迷走神经背核被认为是大脑呕吐反射的基本区域[428]。随后的研究证明了特异性神经激肽 -1 受体拮抗剂的潜在价值，P 物质、神经激肽 A 和 B 通过中枢和胃肠道外周机制，在神经激肽 -1 受体处相互作用而抑制呕吐。阿瑞匹坦是此类药物中第一个商业化生产的。术前口服 40mg 阿瑞匹坦与昂丹司琼减少恶心的效果类似，但是服药 48h 后其抑制呕吐的潜在效果更优[429]。静脉使用的前体药物福沙匹坦，于 2008 年获准用于治疗化疗所致的恶心呕吐，但是至今对其在术后恶心呕吐中的作用和价值没有进一步的研究[430]。rolapitant 是一种半衰期长达 180h 的竞争性神经激肽 -1 受体拮抗剂，一项多中心研究评价了口服 rolapitant 的效果[431]。与安慰剂及昂丹司琼（诱导时给药）在早期症状的控制上有相似的效果，但 rolapitant 似乎同样在预防 PONV 上具有长时的保护作用。价格高昂仍然是限制这类药物使用的障碍。

顽固性恶心呕吐的处理

紧急止吐治疗后如症状持续出现则需要进一步的临床分析。应考虑导致这些症状的其他原因，特别是水合状态，潜在的血容量不足或早期感染。分析患者的生命体征（温度、脉搏和血压）及临床相关检查，以排除持续恶心呕吐与腹痛恶化、潜在的化脓性病灶或尿潴留的关系。这些分析很重要，在考虑给予药物缓解症状前排除更有害的其他原因。

给予 20ml/kg 等渗电解质溶液可以降低日间手术后恶心及头晕的发生，并且对减轻持续的症状也有作用[405, 432]。麻黄碱 0.5mg/kg 肌内注射有预防和治疗作用，疗效与氟哌利多相当，并且镇静评分低于安慰剂[433]。在 6h 再次给予已使用过的止吐药是没有意义的，但是在一线治疗失败后可考虑使用其他二线药物。这些选择包括小剂量静脉注射纳洛酮；丙泊酚 20mg；吩噻嗪类，包括丙氯拉嗪、奋乃静、或小剂量异丙嗪（6.25mg）；及神经激肽拮抗剂。

特殊场所

诊室麻醉

诊室麻醉是一种在北美和欧洲部分地区迅速扩展的日间麻醉形式。可以说，美国第一个日间手术中心（爱荷华州苏城市中心的麻醉诊所）即基于诊室模式[2]。应用局部麻醉或镇静技术在医师诊室进行简单的微创手术已开展许多年。随着诊室手术的复杂性日益增加，现在已有越来越多的麻醉医师参与其中。

诊室手术的优势在于提高患者的便利性，但其最初的出发点是方便外科医师控制工作安排及手术场地。潜在的巨大获利直接使外科医师受惠，此外，这种环境中较低的间接开销导致手术总费用明显较低。例如，腹腔镜腹股沟疝修补术在医院的总费用比在诊室高出 3.5 倍[434]。开腹疝修补术[434] 和各种鼻科手术[435] 费用在诊室能减少 2.5 倍。然而，对诊室手术安全性的合理担忧已经出现。一项对比研究显示，与日间手术中心相比，医师诊室手术不良事件和死亡的发生率增加 10 倍[436]。

这些灾难的发生往往是无资质或未经训练的医师，在不适合的或未经认证的环境中实施镇静的结果[436-437]。深度镇静是一个相当大的风险因素。ASA 终审索赔数据显示，40% 的死亡来自于面部及眼部手术中的 MAC 技术，该技术通常在诊室中实施[300]。过度镇静引起的缺氧和通气不足是最常见的死亡原因，警惕性差、监控不力、延迟复苏导致死亡，其中一半被认为是可以预防的[300]。这些数据并不支持镇静比全身麻醉更安全的通用理念。

框 89-2　来自美国监管机构的诊室手术操作指南小结

雇用经过适当培训并取得资质的麻醉人员

麻醉设备维护良好、在位，能够满足所提供麻醉的需要

尽可能完整地像其他外科区域所要求地提供医学文件

根据美国麻醉医师协会的原则和指南，使用标准的监测设备

提供麻醉后护理单元或恢复室，配备经过适当培训的护理人员，并能提供具体的离院指导

急救设备在位（例如气道设备、心肺复苏设备）

一旦患者发生不良事件或并发症而需要更深度的监护或入院过夜时，要制订将患者紧急转运至能够提供更全面医疗的区域的书面计划

维护并归档质量保证项目

建立医务人员的继续教育计划

不能为了方便患者或节约成本而使安全标准受到影响。

　　在美国，诊室机构的监管由各州负责，但直到 2012 年，只有几个州实施监管[438]。监管的确能提高安全性。有报道称，在麻醉医师和外科医师都具有专科医师资格的被充分认证的诊室中，其连续完成的超过 23 000 个病例无死亡报告[439]。ASA 和 SAMBA 均发布了诊室麻醉指南[440]，来自于其他组织和专家的综合建议也已经发行。标准的诊室麻醉的安全建议归纳在框 89-2 中。实质上，诊室必须与医院中的或独立的日间手术机构有同样的设置标准。必须健全安全程序，因为孤立的诊室环境意味着不能立即获得外界的帮助。

　　诊室麻醉的患者选择应依从于指南以保证麻醉安全。因为围术期并发症在孤立的环境中不易处理，患者的选择标准应该比目前医院中日间手术所倡导的更为严格[42]。选择标准必须涵盖手术创伤大小、患者病情复杂程度、诊室的能力和舒适程度以及工作人员[440]。术前准备应该在相同的临床洞察力和基本常识指导下进行，这些原则在独立日间手术中心中决定着决策制定过程，使并存疾病能够得到良好的控制。适合于诊室手术的麻醉方式与那些医院中或独立的日间手术中心所使用的相似。MAC 应用仍很常见，但很明显，"在日益增多的创伤性操作中慎重、熟练使用 MAC 麻醉以达到充分的镇静和镇痛作用"存在巨大的挑战[441]。一种倾向于浅全麻的趋势正逐渐显现，即应用喉罩或面罩管理气道[442-443]。丙泊酚、七氟烷、地氟烷均适用于诊室麻醉，但是挥发性麻醉药的使用离不开麻醉机。标准设备应该安装在使用频率高的诊室，也要准备一些不太常用的便携式设备[437]。快通道恢复是理想的模

式，可保证患者清醒、警觉、能自行从手术床转移至躺椅上，这样可促进手术间在 10min 左右周转，患者在清醒后 1h 内离院[437]。尽量减少离院后恶心呕吐的发生非常重要[444]。推荐应定期评估诊室麻醉后的其他并发症[440, 445]。美国医学会发布了一套诊室外科手术核心准则，以提高为诊室操作提供镇静、镇痛医疗服务的安全和质量[446]。

　　在英国，类似的牙科诊室麻醉已经开展了数十年。一系列的牙科诊室麻醉死亡事件引发了一些反思，最终建议所有的麻醉药物必须由有工作经验、有资质且经过牙科麻醉培训的麻醉医师使用，同时建议要配备在紧急情况下需要使用的复苏设备和药品[447]。麻醉设备和维护的高昂成本是将所有的麻醉最终移出牙科诊室，回到医院的原因之一[448]。随后，诊室麻醉在英国没有进一步发展。局部麻醉下的小手术在一些配备有专门设备的初级医疗手术中心进行；而大部分在美国诊室内进行的操作，在英国是在隶属于医院的日间手术单元、治疗室或外科门诊完成的。

手术室外麻醉

　　以前需要在医院门诊手术室进行的许多操作，现在可以在放射科、心血管科、内镜检查室由非外科医师进行介入治疗（也见第 90 章）。在许多情况下需要深度镇静或麻醉，这意味着麻醉医师必须到自己不熟悉的、通常有害的环境中去。这些与不同场所有关的问题在第 90 章进行了详细的阐述，但因为许多操作按照日间手术的特点实施，或需要采用的麻醉管理要符合所有常用的短期留院原则，因此需要在这里简要说明。已经介绍过的基本的镇静和麻醉技术适用于大多数操作，但麻醉实施可能不得不根据具体的环境而进行调整。

　　手术室外的麻醉或镇静存在很大风险[449]。一些风险是某些特定场所所特有的（表 89-7），通常包括陌生的环境，小、狭窄或黑暗的房间，与患者的接触受限，培训支持不足或薄弱，患者监测受限和资源不足。ASA 终审索赔分析显示，与手术室内相比，手术室外麻醉不良事件的死亡率更高[450]，主要是由呼吸系统不良事件所引起（44%）。MAC 是最常用的麻醉技术，超过 1/3 索赔是继发于过度镇静的呼吸抑制。大多数死亡相关的索赔病例中，监护低于标准水平，给予更好的监护则可以避免[450]。在美国，医疗保险与医疗补助服务中心强制要求，麻醉科主任负责全医院的监护和镇静麻醉评估；认证机构如联合委员会（TJC）和挪威船级社（DNV）审计其依从性。

表 89-7　手术室外麻醉的相关危险

区域	具体危险举例
磁共振（MRI）扫描仪	噪声 强磁场；扫描仪内禁止放置铁磁设备 MRI 兼容设备的特性 远程监控可能出现信号延迟（如二氧化碳浓度监测仪） 在螺旋电缆中感应电流引起燃烧的风险 超长呼吸回路的顺应性和无效腔
X 射线和介入放射学	辐射暴露；铅衣致活动受限 光线经常较差 活动受限和 X 线设备的突然移动 患者可能有明显的合并症 造影剂过敏反应 CT 扫描仪内的患者不易靠近
内镜室	黑暗的环境；活动受限 患者可能有明显的合并症 因肠道准备或刺激迷走神经引起血流动力学紊乱的风险 上消化道检查共享气道 患者在俯卧位下行 ERCP，同时有辐射的风险
普遍问题	陌生的环境 旧式或不熟悉的设备 很少使用或检查的紧急药品或设备 缺乏专业的或受训人员的帮助 清理困难或缺乏

ERCP，经内镜逆行胰胆管造影

准备回家和后续

患者告知

离院前应给予患者术后指导，包括关于离院后治疗，如何过渡至正常生活和随访的相关要求。这些指导应为书面形式[451]，因为在麻醉后早期恢复阶段患者的记忆力受损[452]；并且最好能对患者的陪同人员重复这些指导内容。除了一般性的建议，离院信息还应该包含患者术后主要并发症的早期预警症状[451]，以及一旦发生应采取的措施。

离院标准

在美国，日间手术麻醉后患者离院由医师负责[10]，医师书面确认离院标准方能离开（框 89-3）。一般情况下，患者应具备定向能力、心血管系统稳定（包括站立时）且伤口无问题。也可将离院标准整合入评分系统，如麻醉后评分系统[453]。即使在脊髓麻醉后，排尿不再

框 89-3　马萨诸塞州，波士顿 Brigham 妇女医院的离院标准

患者清醒，且时间和方位定向力可

生命体征平稳

口服镇痛药可控制疼痛

目前恶心呕吐轻微或无

手术部位无意外出血

无眩晕，可以行走

已经给予离院指导和处方药

接受离院准备

有成人可陪同患者回家

Courtesy B. K. Phillip

被视为那些尿潴留低风险患者的离院基本必备条件[454]。对于高风险患者，应通过超声评估膀胱容量[455]并给予相应的处理（图 89-6）。实际上，只要按照相应程序给予患者适当的处理，且患者满足所有的基本离院标准，通常可由护理来负责离院手续[451,456]。

尽管患者术后必须有充分的观察时间以保证心血管系统稳定，但是在大多数情况下，不存在日间手术后最短的观察期。扁桃体切除术可能是例外，提倡最短的观察期是 6 ~ 8h，以发现大多数原发性出血[28]。但即使如此也受到质疑，有人认为 4h[457-458] 或更短时间[459] 的观察期即可视为安全。

离院后医疗和随访

适当的离院后医疗是日间手术的主要安全保障之一。急性并发症可能与麻醉或手术相关，患者应接受细致的离院前教育，告知麻醉与手术后可能会发生什么。应该给患者提供 24h 急救联系电话，白天通常联系日间手术中心，但在夜间日间手术中心下班后有必要提供另外一个电话，或直接将患者的电话自动转接[451]。在美国，会常规给予患者外科医师办公室电话和自动接听服务电话，外科术后问题可直接联系。尽管英国医疗保健系统包括初级保健医师，但其处理可危及生命的术后早期并发症方面经验有限，不建议最先联系。如果患者给医疗机构或医师的电话中确实提示有问题，那么将患者带回医院进行外科复查非常重要；让患者去急诊室也可能带来不必要的延误。因为日间患者为自我护理，可能会早活动，手术并发症症状的发现和报告早于在医院恢复的患者，可以更早发现，并增加安全性。

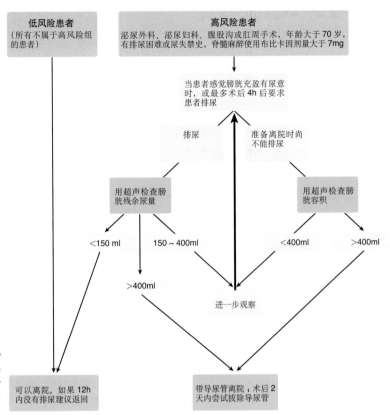

图89-6 日间手术后不能排尿患者的管理流程 (*Reproduced from British Association of Day Surgery. Spinal anaesthesia for day surgery patients. London, <http://www.bads.co.uk.>*)

随访和效果评估

大多数的日间手术中心常规于术后第 1 天给患者电话回访，以此来进行记录和审计。美国麻醉医师协会专门为日间和诊室手术及麻醉开发了一套预后评价指标[460]。它们包括术后 1 天、14 天、30 天关注的预后指标和持续的质量指标。国际日间手术协会[461] 制定了一系列指标（表89-8）来有效评估整体组织流程是否成功，其中也加入了其他国家专业学会的意见[42, 462]。Lemos 和 Barros[463] 进一步将预后分为几个方面评估，包括临床因素、组织因素、社会因素和经济因素[463]，这样允许将个人和机构两方面的表现记录下来（表89-9）。通过寄回的调查问卷可用于患者日间手术后随访，有助于发现理论上患者可能发生的常见后遗症[368]。无论数据如何收集，重要的是，来自于质量评价的信息以有效的方式反馈给负责医师和科室，从而保证继续改进[464]。

日间手术后不良反应

日间手术麻醉后轻微的不良反应比较常见

（86%）[368]。嗜睡是最为常见的不良反应，可持续至离院后（62%）；疼痛和咽喉痛常见于气管插管患者（分别为47% 和49%）。头痛（25%）和头晕（20%）也会发生，但离院后恶心、呕吐不常见（分别为17% 和7%）。患者重新恢复正常活动需要 2~3 天[368]。这些已知的不良反应应该整合入患者术前教育中，在美国可写入麻醉知情同意书中。

急性心血管事件（高血压和低血压、心律失常、心肌缺血、心搏骤停）总的发生率为2.9%，既往存在心血管疾病的患者的风险更高。呼吸系统事件（低氧血症、喉痉挛、支气管痉挛、误吸、肺水肿和气胸）在所研究人群中发生率0.1%，吸烟、哮喘和肥胖患者的风险增加[51]。非预期的留院过夜的发生率全球报道为1%~6% 之间。在工作中将这一数据作为标准需要慎重，除非入院的原因已明确。虽然该指标为术前评估不充分和患者未达到术前最佳状态提供了证据，但是外科疾病种类和复杂性的不同可以解释不同医疗机构之间的差异。极端保守的选择标准可导致入院过夜率非常低，给人们留下不准确的印象，即该机构的管

表 89-8　国际日间手术协会对日间手术预后指标的建议

指标	原因
未能进入日间手术中心	内科急症 患者的决定 组织机构的原因 其他原因（需要解释）
到达日间手术中心后，预定 手术取消	先前存在的医学问题 紧急的医学问题 组织机构的原因 其他原因（需要解释）
在同一天计划外重返手术室 计划外入院过夜	手术因素 麻醉或医学问题 社会或管理因素
计划外重返日间手术中心 或医院	< 24h > 24h，且 < 28 天
计划外患者于日间手术中 心或医院再次入院	< 24h > 24h，且 < 28 天

表 89-9　日间手术预后评估指标

分类	具体的预后评估指标
临床因素	围术期心血管和呼吸系统不良事件 轻微的术后并发症 　疼痛 　恶心呕吐 　其他：咽喉痛、头痛、困倦 手术当天计划外返回手术室 计划外入院过夜 计划外返回日间手术中心或医院， 　或入院： 　< 24h 　> 24h，且 < 28 天
组织因素	日间手术占择期手术的比例 日间手术项目的可完成性： 　不同种类手术的数量 　预期手术取消 　患者未能到达日间手术中心 　患者到达日间手术中心后手术取消
社会因素	患者满意度 功能健康状态和生活质量
经济因素	手术间的使用率

From Lemos P, Barros F: Outcome measures. In Smith I, McWhinnie D, Jackson I, editors: Oxford specialist handbook of day surgery, London, 2011, Oxford University Press

理很好，而非是患者选择的过度谨慎。将这一指标与所有择期手术（按照不同专业或特定手术分类）中的日间手术比例进行横向比较，有助于解释上述问题。

日间手术患者满意度

　　患者满意度是一个很难定义的标准，某些程度上取决于患者对治疗的期望值。虽然如此，日间手术后患者的满意度通常很高。当患者认为工作人员是友好的，且离院前医师就结果进行讨论时，患者的感受可以得到改善 [465]。经历日间手术后的患者认为这些因素比术后疼痛的管理、顺利的静脉穿刺和避免离院延迟更重要。其他人还发现提供围术期预期的准确信息非常重要。提高患者满意度的其他因素是有效的术后镇痛、减少恶心反应、工作人员礼貌和尊重隐私、缩短术前等候时间、无匆促的感受、术后电话联系，当然还要有良好的手术效果 [461]。

参 考 文 献

　　见本书所附光盘。

第90章 非手术室内的麻醉

Wendy.L.Gross

杨丽芳 译 王 强 熊利泽 审校

致谢：作者及出版商特此感谢上一版此专题作者 Paul E. Stensrud 博士。他的工作为本章的编撰奠定了扎实的基础。

要 点

- 非手术室区域扩展了临床麻醉的执业范围。随着技术的发展和患者复杂度的增加，非手术室麻醉（non-operating room anesthesia，NORA）在患者管理和必备资源方面的需求都日益增高。
- 有限的费用和操作的限制为管理提出了额外的挑战。NORA 与手术室内麻醉的显著差别，源于 NORA 病例发生在远离手术室的区域，且通常由刚刚接触麻醉工作范围的内科医师实施操作。此外，麻醉医师对于在新环境实施麻醉并不熟悉，如显著的辐射危害，设备限制麻醉医师移动和接近患者，设备布局与手术室内也存在差异。
- 本章作为非手术室内麻醉的一般性指导，强调了一些与文化和实践相关的改进，目标是提供安全优质的麻醉服务。

概述：非手术室麻醉的定义 —— 它是什么和为什么需要

非手术室麻醉（non-operating room anesthesia，NORA）指的是所有非手术室内进行的操作。NORA 涵盖了一系列多种类型的手术操作。在过去，手术室外病例多为小手术，有针对性，病例少且患者病情稳定，很少需要麻醉支持。然而目前情况已截然不同。NORA 目前已涉及几乎所有医学专科，在许多医院其产生的手术数量和盈利与手术室内病例相当，对麻醉医师的要求亦与最先进的外科手术对麻醉的要求一样高。这一切扩大了我们的实践范围，与手术室内麻醉一样，需要关注操作效率、合理安排、认真严谨。

由于科技的快速发展和患者老龄化和生存率的提高带来的患者复杂性的空前增加引发了需要麻醉支持的 NORA 的增长浪潮。NORA 涵盖了从小手术到极具挑战性的大手术，范围从日间手术到术后需要 ICU 治疗的心脏大手术。许多 NORA 手术都涉及"太虚弱而无法手术"的患者；有些患者病情危重或不稳定，因此对高级和专科麻醉技术的需求也日益增长。

本章内容有两重目的。首先是强调非手术室环境中 NORA 病例本身常见的、独特的特点，其对麻醉医师造成的特殊约束。其次提出麻醉医师可能并不熟悉的干预措施的目标、方法和缺陷。本章不再重申在本书其他地方已描述的麻醉实践基本原则，也不赘述新技术的操作细节。它应该作为非手术室麻醉及其环境的一般性指导。提供优质麻醉服务的关键（无论在手术室内外）在于做出麻醉选择时充分考虑到手术的基本原则和患者生理情况。花时间与内科操作人员讨论手术和患者情况这一步骤是无可替代的。多数内科操作者并不像外科医师那样接受过麻醉相关培训，也不了解麻醉医师的技术内容，对许多相对罕见但严重的并发症（如气道失去控制、过敏反应等）也缺乏经验，因此沟通起来并不容易。许多人仍然认为麻醉支持没有必要，因为他们通常不会考虑中到深度镇静和复杂操作对于老年、重病患者的协同影响。这一章旨在为麻醉医师提供一些基本的概念和用语，希望能扩大我们自己的视野，也有助于向同事宣教医疗实践中团队协作的优势。

NORA 病例的新特点

非手术室麻醉具有三个鲜明的特点：地点、操作者和相对新颖（的技术）。首先，操作场所不在典型的手术室内；其次，多数情况下（虽然不总是）执行治疗的操作者不是外科医师，而是内科介入医师或操作人员；最后，所进行的操作或采用的技术可能在某方面有新颖性。当麻醉医师需要在非手术室环境向非外科医师提供服务时，日程安排不一致、特殊需求、硬件设施不足、沟通不良、资源限制等带来的问题可能会阻碍问题迅速有效的解决。需要紧急治疗而内科病情复杂的患者越来越多，而围术期评估的缺乏则给麻醉医师带来了更大的压力。随着手术室外麻醉服务需求的不断增加，为重新肯定我们的技能和使命提供了新的机遇。

对于许多急性和慢性疾病，目前的内科操作已将以往只能通过手术解决的问题或患者纳入靶标范围。有些从业人员认为与有创手术相比，患者更容易耐受无创内科操作。然而在多数病例中，由于无创操作相对较新颖，尚缺乏对患者的远期预后研究。但可以肯定的是对于越来越多的急性和慢性疾病，手术室内手术不再是唯一的治疗途径。

现在内科治疗和外科手术已有很大重叠。例如肺栓塞可以在手术室、心导管室或介入放射室进行治疗。最终选择的地点可能取决于急症症状的表现，也可能取决于患者首诊科室或可提供服务的科室。

作为麻醉医师，我们的任务是无论何种治疗方式，无论在哪里治疗，确保患者安全度过治疗过程。在大多数情况下，历史把我们置于手术室的可控环境中，在那里我们可以有明确的日程安排规划、规范的流程以及行为和交流的标准。在手术室内我们变得安然自得，或许还有点自鸣得意。

现在我们的视野范围已扩展超越了我们所熟悉的手术室，而进入了其他医疗从业者的领域，例如介入心脏病医师、介入放射科医师、胃肠病内科医师、放射肿瘤科医师和电生理医师等。给新的领域、患者及医疗从业者提供服务并带入已然成功的手术室安全标准是我们的义务。这意味着舍弃一些手术室麻醉的教条，为更广泛的医疗实践创造普适的标准。随着领域的改变，产生了一些不寻常的和不可预见的困难。新环境带来了无法预测的物质、政治、经济和医学上的挑战。本章描述了我们面对的困难，从最基本到最复杂，从金融到医疗方面——同时也提供一些越来越广泛认可的视角。我们的目标是提升意识、鼓励预见性规划，并明确学科合作设计治疗策略的必要性。

独特的障碍：从麻醉设备到医疗麻醉文化的差距

非手术室麻醉操作间的设施是由操作者设计陈设的，并没有考虑麻醉医师的需求。操作间常常拥挤而陌生。（麻醉医师）与患者的接触可能不充分。例如，利用透视引导的操作间，无一例外地配置了 C 型臂，限制了（医师）接近患者头部，并阻碍了麻醉医师和操作者之间的直接交流。血流动力学和其他监控信息可能在房间外控制，麻醉医师却看不到。可能缺少防辐射的铅屏，如若放置了铅屏来防止麻醉医师受辐射，微量泵和静脉管道又可能触及不到。透视屏幕通常是 90°面向麻醉管理者，所以他（她）站在患者头部时无法看到屏幕（是我们在手术室内的习惯位置）。同时操作设备处于合适位置，常常使得麻醉设备、监控装置不能接近患者。

在许多情况下，操作间设置在较远的区域，因为技术支持人员不在附近且不能及时获得配件，电和机械故障常常难以及时修复。这种情况要求我们在操作开始前仔细地检查设备在位、功能正常、备用设施（急救器件、困难气道装置）功能正常且可随时获取。某些操作间需要麻醉医师调整自己和设备的位置以适应手术需求，或重新配置手术所需要的设施。这要求我们注意观察那些通常认为是理所当然的情况。面对新颖或者复杂的操作时，我们监护患者的注意力如果被分散，可能造成灾难性的后果。

相反，大部分手术室内的常备设施，在非手术室操作间内没有。虽然麻醉医师了解引进该设备的必要性，医疗操作者却不了解。例如，可能没有废气排除系统，氧气和抽吸装置可能不在合适位置，因为受到测绘系统或其他电子设备的干扰，监护设备可能无法正常工作。除了这些问题之外，麻醉医师有义务了解并致力于更改一些设施以确保麻醉安全。为此美国麻醉医师协会 (ASA) 制定了一份关于 NORA 操作间的声明——细致阐述了这些区域内所有操作的最低标准[1]，但这些标准是很基础的，可能不属于医疗操作者的考虑范围。

比设备限制更严重的问题是文化冲突，这种文化差异可以主宰医疗操作者和麻醉医师之间的相互交流。缺乏共同的经验、语言、极度专业化和独特的经济和政治倾向均可能导致沟通不良或误解。在这种情况下共同目标难以确定，医疗介入手术者可能会认为麻醉医师阻碍操作，麻醉医师经常觉得内科手术者不仔细。许多内科操作者并不理解麻醉医师的技能，更不用说复杂而微妙的麻醉管理，他们连自己缺乏的知识是什么都不清楚。同样，许多麻醉医师对无创操作过程也知之甚少，也没有提出足够的问题。他们在特定的环境里可能经验有限，也许操作过程无法看到，透视屏幕也在视野之外或无法理解。通常术者在操作中不太可能讲解操作过程。麻醉医师可能不了解手术过程中容易出现问题的环节和手术中并发症；尽管在手术室内，在不理解手术的情况下他们不会开始实施麻醉，在非手术室却常常不了解所要进行的操作便开始麻醉。虽然良好的沟通还需要努力实现，但对于优化预后结果却绝对是至关重要的。

操作者常常是由初级保健医师列出的会诊医师，他们不会得到初级保健医师传达的有关患者的所有相关信息。即使所有信息都提供，专业性使得操作者更关注专科治疗点而忽视一般性问题，如电生理学家专注于治疗心动过速导致的心肌病，但对于原发病，以及需要他们处理到何种程度以避免并发症的增加则不清楚，而麻醉医师可能考虑不到拔管时的呛咳可能导致腹股沟疝严重血肿。

当介入手术者采用新技术进行新操作时，情况会更为糟糕。操作过程未知，操作过程中各事件的发生时间和顺序不清，并且整个过程中操作的关注点可能会改变。当手术者不清楚状况时，麻醉医师不可能获得足够的信息给予合适的麻醉药物。随着技术不断革新，经济和政治因素在非手术室也开始发挥影响力。大家都想要昂贵的新技术，购买设备需要投入大量资金，设备经年则会贬值。设备的升级和维护需要额外支出，为了让投入有所回报，则需要使用这些昂贵的设备。为了确保不使患者的需求屈从于对使用最新技术的需求及期望，有时需要医师提供不同视角的解释。麻醉医师可能在不习惯的非手术室场所为长而复杂的操作过程进行麻醉管理时发现同一操作在手术室内进行可能耗时更短而直接。这可能会令人不安，但是新的合作方式要求我们必须忘记那些教条的理念，整合内科和外科的观点，灵活地运用我们的知识。

外科医师早就意识到有效的手术需要由另外的医师进行麻醉管理。因此，他们习惯于与其他医疗从业人员交流其操作。然而，非手术室的医疗操作者并不这样，他们习惯于独自工作和吩咐护士进行麻醉镇静。随着医疗操作对技术的要求增加，患者的情况也更加复杂，医疗操作者会发现有麻醉医师支持的好处。这需要团队的合作与协作。如果没有相互尊重、良好的沟通、共同的语言、经验的分享、真正意义上能力的补充，团队无法运行。因此，有人推荐应该将具有共同知识基础的专科医师和专科麻醉医师组合。整合内科与外科视角在推动非手术室新操作和避免意外方面

都非常重要，可惜麻醉医师与内科操作者双方同步的情况时常未能达到。我们希望能够增进相互理解，培养在追求患者最好管理策略方面的求知欲。追求这一目标，我们可能可以在促进患者安全和预后方面获得杰出的成绩并载入麻醉学史册。

经济和运营限制

经济与经营性基础设施对于非手术室麻醉服务的实施影响重大，因为医疗、金融和经营的约束以及优先需要考虑的事项通常变得模糊，那么理解现在是什么驱动项目的发展以及原本应该是什么驱动项目的发展就显得尤为重要。如果经济差异、政治斗争和医疗需求这些因素不能被很好地区分优先级或组织，那些以往未能解决的包括哪些患者需要麻醉，何时、在哪里、需要多少关注，以及哪一方（患者、保险公司等）应为该类麻醉支持支付多少金额这些问题，仍将无法解决，或做出错误的决策。麻醉医师在其中的作用可能很重要，但他们所提供服务的质量、安全性和效率则是环境整体的功能决定的。

支付系统的影响

私人保险系统是在医院由贫困和濒死人员的避难所演变为人们确实可在其中恢复休养的机构的过程中衍生出来的。住院治疗计划，最初由医院在 20 世纪 30 年代提出，是一种增加经济来源以满足医院发展和扩张的方式。那个时候，医院在许多方面是私人诊所的延伸。而从那时起，支付系统已更加官僚和复杂，但在促进医疗整合方面仍不成熟。

可以预见，医疗优化和金融效率并不是医疗支付系统的终产物。随着人口老龄化，医疗变得越来越专业和复杂。医疗保险支付咨询委员会（MedPAC）报道称，截至 2006 年，医疗保险受益人平均每年看 5 位医师，具有三种或以上慢性疾病的投保人则每年看超过 10 位的医师 [2]。现在一些新的非手术治疗方法的引进为以往只能通过手术解决的问题带来了一系列医疗服务专家，并给以往已经很复杂的系统带来了难以预计的结果。MedPAC 报道，对于每年看 4 位或以上医师的患者，48% 经历过治疗错误、用药错误或实验室检查错误。随着科学技术的进步和人口的老龄化，风险和收益已变化，同时新类型的服务出现并逐渐扩大。过去十年中在各学科间爆炸式发展的影像服务，目前可以由放射科、血管外科、心脏病科、内科、麻醉科以及部分外科亚专业等多学科专家提供 [3]。传统医疗

收费服务支付系统无法确保正确的治疗方法在合适时间、地点由合适的医师通过合适的途径提供。结果是：院内服务由一群各式各样的医疗操作者提供，服务与收费系统均零散而独立——依靠一系列专科医护维持着联系，尽管专科服务的本质是相互依赖的。医疗协作十分必要，但这种服务是医源性的，无偿但往往被忽视。未协调的、分离的医疗服务会滋生额外的需求、重复服务、资源利用的变异以及质量标准实施不一。（分离的）付款系统使得本有着共同关注点的不同专业目标难以达成一致，引起学科间的竞争而不是合作，令从业者团体的利益出现冲突，进一步抑制协作。

此外，由于医疗保险行业较晚意识到新科技对治疗费用和效果带来的影响，在新科技上的消费一开始是滞后的，也由此使得新科技的采用率降低。然后，调整付费为时已晚，在可能不合适的情况下鼓励过度地新技术应用。支付系统无法跟上不断扩大的新服务、新场所和新的医疗从业者。患者则在医疗和金融漩涡中失去了方向。

麻醉医师特别容易在支付系统的结构中不能获得足够的补偿，因为他们可能受到低效或利用率低的影响。此外，许多他们提供的间接服务无法收费。术前评估、术后监护和围术期管理服务非常耗时，但并不给予酬劳。服务收费系统促进了医疗服务数量的增加，但并不能刺激医疗协作或提升医疗质量。这些问题正在进行全国性讨论[4]。

有三种改革途径旨在提高学科间合作和在院内不同支付系统间协调医疗，分别是捆绑式支付、医疗家庭模型和可靠的医疗机构。想要改革，必须做出政治和哲学基础方面的巨大变化，而且这些改变将如何有效地提高医疗质量还有待观察。任何情况下，金融基础设施仍是行为方式的决定因素。随着在非常规场所对麻醉服务需求的发展，该环境中我们对自己收入的控制力被削减，那么站在这些发展的最前沿则是我们麻醉医师的义不容辞之事。

操 作 限 制

尽管大量的报道谴责手术室效率低、生产力差，但机构的传统性、特殊性以及为方便手术方面的考虑，仍制约着手术室的常规实践和政策的制定。而在非手术室，医疗操作者已经是专业性极强的医学顾问（相当于私人医院的主治医师），他们对自己口中所说的患者的全身情况知之甚少，也不清楚麻醉操作，对于与"支持"其工作的其他医师协作也缺乏经验。更糟的是，所实施操作的具体细节常常定义不清，或十分

新颖。所有这些变量使得计划非手术室麻醉病例变得极其困难。非手术室病例的计划和人员配置问题包括以下方面：

1. 非手术室麻醉场所的设置通常适于进行特定的术式，满足医疗操作者的需求。与手术室内不同，他们不能互换。

2. 灵活性的问题可能更凸显，因为在任何非手术室场所，人员数量更少，灵活性也较低。

3. 无法及时获取排班时间，需要麻醉的病例可能在任何时候出现，难以有效率地利用麻醉人员的工作，未被充分利用却被占据的资源可能会增加。

4. 非手术室操作可能发生在远离手术室的地方。缺乏麻醉设备存储空间可能延长周转周期，或许要额外的麻醉技术服务。

5. 许多非手术室操作间针对的都是由院外医疗从业者转诊或计划办公中心预订服务的患者。围术期评估往往非常粗略甚至完全缺失，这对麻醉医师来说又是一重瓶颈，他们也许需要在操作开始前进行评估，而在最后一刻取消或推迟手术。

6. 由于许多非手术室操作是全新的，因此很难估计手术时间。预计时间可能并不实际，计划麻醉时间也非常困难。此外，随着新技术和无创方法的发展，操作者很可能在过程中更改或扩展操作[5]。

作为一个整体，非手术室病例的变化更大且难以预测，因此很难有效控制员工绩效。有些困难是技术层面的，但有些是文化断层和麻醉医师与内科操作者之间缺乏沟通的结果。这个情况下有效的管理控制至少需要以下几点：

1. 如果可能，麻醉科和手术科室之间建立合同，鼓励持续利用可用的时间和最小化"工作人员（承包）时间"和"富有成效的时间"之间的差异。此外，转移价格的方法值得考虑，既不增加麻醉科的成本，同时保留按服务记账来弥补成本的方法。

2. 将所有非手术室病例加入到手术室病例的电子数据库，以便可以计划部署资源并根据需要进行修改。

3. 为手术区域创建一个计划安排是有意义的，也就是说，如果本区域可能会较晚结束，那么就为那几个小时预约好麻醉医师，而不是让当天的麻醉医师去超时加班完成更多的更长时间的手术。鼓励麻醉科高效利用有限的时间。

4. 实现实时调度。计算最早开始时间、最优的到达时间和调整所有患者术前禁食时间。避免患者因为护

士忙不过来，坐在术前区域长时间等待，或者因为恢复室没有床位而使患者在操作间停留。

5. 通过创建分诊表格和成立收治办公室促进门诊患者排序的专业分诊制度，以最大程度地减少延迟手术或停手术的情况。要营造一个能把专家投入到最合适的术前评估中去的环境。

6. 围术期分诊室和手术后恢复区的麻醉监督应该以确保将具有合并症的患者调节到最佳状态和快速处理术后并发症的为目标。非手术室麻醉监督内容与手术室内麻醉一样，包括非预期收治、恢复时间过长、影响收诊量、效率、滞留时间以及治疗预后等。

人员和非手术室地点的安排有很多种方式，其原则与手术室内麻醉一样，目标是降低可变性、尽可能避免特殊情况的发生、并在可能的时候使用实时数据（即：对区域间实施实时调度）。此外，对于可用时间和高效时间的考虑也十分重要。应该避免非手术室操作间利用率低于手术室利用率的情况，鼓励完整的排班和充足的收费，否则由于机会成本增大，麻醉部门可能需要付出补贴。毫无疑问的是，非手术室麻醉的需求会增加。只要可能，操作者都应该安排手术，这样他们也能投入这个过程。我们的目标是合作，以使麻醉的目标与操作者的目标协调一致，并让两者的能力得以整合。通过这种方式，专业重要性的附加值得以显现，预后也能得到改善。

非手术室的麻醉医师过渡期的优先事项

随着麻醉学继续稳步融入非手术室的环境，新的挑战和机遇都随之而来。非常规的手术场所和不熟悉麻醉实践范围的术者对规范化操作构成威胁。在过渡期，需要我们面对、解释、重新定位并加强我们的安全实践理念与医疗规范。在过去的40年里，麻醉学专业大大提升了手术室安全，随着麻醉学的范围扩大，我们有更多的理由去重新定义并坚定地保持已确立起的安全实践标准，虽然对于麻醉医师来说如同天性，医疗操作者可能并不熟悉。

确定非手术室的跨学科安全：标准化、可靠性与沟通力

由外科医师和麻醉医师共同建立的无可比拟的手术室安全记录，有赖于规范化的、标准的操作实践。

麻醉医师实现麻醉预后最佳化以及评估手术进程的能力取决于手术室和手术本身可预测的特征。但非手术室病例基本上很少遵循常规，患者状态也没有达到最佳，采用技术也十分新颖。如果手术操作者和麻醉医师之间缺乏沟通，发生失误和预后不良的可能性就会增加。操作者宁愿没有麻醉，而麻醉医师也不愿参与，这种情况下只有患者无法受益。非手术室操作间安全标准和可靠性的建立应该遵循手术室和其他工业建立安全标准的流程。

Frankel[6] 等强调，促进安全性与可靠性的环境具有以下几种特点：

1. 鼓励所有参与者持续不断地学习；
2. 强调责任和义务公正、公平的文化；
3. 支持团队合作；
4. 基于数据证据推动安全性和可靠性；
5. 有效的沟通和信息传递。

即使不同的场所，NORA也可能有惯例可循，但与手术室内的惯例不同。专业特异性的操作间实现以上几点会遭遇不同程度的困难，取决于医疗、经济、手术限制以及当时的优先顺序。所有这些要素都是一个安全环境的关键特征。

持续学习

把持续学习作为持续进步的要素这一概念来源于工业安全[7]，但也适用于医学许多学科的情况。每个生产要素从某种程度上都影响着最终产品，因为最终目标的达成是所有小项目成功执行的总和。鼓励所有团队成员的持续改进才能使结果最优化，尤其在需要通过努力才能理解过程中每一步或每一个阶段会发生什么事情。应该由数据的采集和分析驱动程序回顾，也应该鼓励团队成员提出问题和建议。学习如何作为团队的一员做好一件事，与学习独立做好一件事并不相同，组织中相互依赖方面之间的竞争可能在改善预后的共同目标中相互靠近。持续的学习意味着在多方面寻求改进，包括横向（因素之间）和纵向（与最终结果相关）的过程。

问责制和责任文化

在问责制中，个人仅仅对自己的行为负责，而不为整个系统失误负责。医学中的问责制是指对于不良事件的分析应该是公开的，并且能够统一不同意见，这样解决问题是通过合作思考而不是分配责任，或权利、歧视以及传统决定的。这在一些对固有情况做出

挑战的环境中特别困难，因为主流文化会发生改变。如果跨学科合作想要有所进展的话，诸如这是"谁的"手术室或者患者的过时观念必须摒弃；这种情况下，正需要责任设置和具体分析来改善相互合作的功能。美国海军飞机的起飞和回收是一个以结果为中心、非惩罚性的审查过程的典型案例[8]。

支持团队协作结构

支持团队协作结构是跨学科协作成功的一个重要根基。它要求工作定义明确，在合理的时间间隔下进行有用的简报，领导者则能够采取措施以确保顺利的部分重复运行，而出错的部分而不能再次发生。实现这一点的根基在于对团队其他成员保持尊重的基本态度；而对于医师来说通常是最难的部分，因为他们的教育和培训宗旨就是自足、独立、不授权于人。我们也必须认识到，团队合作并不是说大家坐在一起互相安抚溜须。"大师级团队"[9]的特点是固执、尖锐并接受紧急情况下执行能力的挑战。他们完成工作的方式是相互对质并达成一个双方都能接受的解决方案。这一行为过程中领导者显然很重要，而过程的关键在于解决冲突与协商。在进行过程改进时，支持依靠证据追求安全性和可靠性的环境十分重要。随着技术创新的发展和操作过程越来越复杂，也会产生新的操作模式。在非手术室区域实施安全、可靠的麻醉应该基于数据分析、科学、患者评估，而不是传统模式、付费计划或医院政策。采集医疗结果的数据在许多机构都是常规。应该竭力使这些数据可供改善医疗服务，这不是什么新的或难以实现的途径。

有效沟通与信息流通

有效的沟通包括信息流通是非手术室麻醉安全最基本的要求。新的干预措施和技术，麻醉医师和操作者可能都不熟悉，不可避免地使得对情况的了解、流畅直接的语言运用、及时的建议以及闭环交流这些因素都成为了麻醉医师和操作者之间语言交流的重要元素。再者，操作者可能并没有注意到患者的并发症，麻醉医师可能没有意识到麻醉药物对操作的影响，沟通不良或缺乏沟通可能会对患者预后具有重大影响。这一特点也愈加明显。甚至麻醉医师或手术操作者任何一方在医学上完全正确的行为，如果不能传达给对方，可能极大地改变结果。例如，如果麻醉医师降低血压但未能告诉介入手术操作者，可能操作者还以为一切正常，忽略了本应该寻找的腹膜后出血。麻醉医师有时候无法看到术者的操作，可能看不到透视屏幕、造影过于复杂或手术时程非常短且术者不与其他人

沟通。在这种情况下，麻醉医师可能真正需要询问手术操作者，他或她在做什么，而无需感觉羞愧。只有在事实摆在眼前却还在臆断时才应感觉羞愧。想要创建与手术室同样的安全性和可靠度，各方都必须在文化和医学设想方面做出让步和调整，没有良好的沟通这是无法实现的。

新的非手术室麻醉单元：什么可以接受，什么不能接受

潜在的手术室以外的麻醉点在持续增长，必须尽可能地视为潜在的麻醉给予点来评估，还要考虑到干预手段的关注点和复杂程度以及需要治疗的患者的常见合并症。随着技术的发展，任何非手术室的操作点都可能成为麻醉实施点。虽然非手术室场所建设时有麻醉医师参与会比较理想，但这种情况很少见，即使出现，病例的变化和范围的扩大都可能使当初设计良好的操作单元变得不足。获得足够的监测设备对于非手术室操作间与手术室内同样重要，甚至更胜。美国麻醉医师学会（ASA）关于基本麻醉监测[10]的标准可以作为一个基础指导，但特殊的操作所需要的往往不止基本监测。虽然有时现场有一些监控设备，但麻醉医师无法看到或接触到便等于没有，还需要额外的设备。无论所提供的是哪一种或哪一级别的麻醉监护，NORA现场都应该有麻醉机（或能够及时获取），因为改为全麻的可能性随时都存在。如果房间不能容纳麻醉设备（因尺寸、电气或其他空间的原因），那么该手术室则不能作为实施麻醉的地点。非手术室护理标准应与在手术室内的相一致，当越来越多的较危重的患者在非手术室麻醉场所接受治疗，监控条件显得更加关键，当然，现在没有什么情况能阻止镇静手术的开展，当患者不能耐受清醒镇静时又采取某种应急程序（Code），但有望在未来的几年内能改变这一现状。适当的监控增加早期检出的可能性并能减轻困难、改善不良后果。因为非手术室麻醉点远离储备设备和额外的麻醉帮助，给予患者适当的监测可以尽早发现和解决问题。我们行业所建立无可比拟的手术室内安全记录主要是由于坚持对患者使用适当的监测从而能够早发现、早解决出现的问题。有些术者可能不习惯充斥设备和警报的空间，但为了其方便或舒适而牺牲患者的安全是绝对不可接受的。可能需要我们具有灵活性、创新思维以及对可能不理解为什么需要额外或重复设备的医疗操作者或技术人员进行一些解释。无论在哪里实施麻醉，维持安全标准对于实现一个恰当的麻醉方案都是至关重要的。在非手术室，患者可能需

要手术室来源的帮助或转运至手术室，这些地方的应急预案必须明确且张贴在外，并标明急救电话。对于接受介入治疗或接受麻醉的患者，应该备有充分的术前和术后护理空间。在复苏期间有麻醉医师看护是术后治疗的明确标准 [11]。

非手术室麻醉的监护

生理监测是所有麻醉医师的核心技能，也是任何地方实施安全麻醉的重要特征（见第 44 章）。就像所有手术室皆遵循监测标准一样，在非手术室麻醉区域也应该保持一致。有些研究显示，由于缺乏最基本的监测手段，有些非手术室发生的不良事件比手术室内发生的更容易出现不良后果或严重损伤 [12-13]。由于麻醉医师没有提出明确的需求，而操作者也不清楚需要什么，NORA 场所的监护常常没有达到最优化。目光短浅的成本限制通常决定着购买何种监护设备。直到最近，脉搏氧饱和度仍被视为评估氧合与通气是否充分的主要指标，然而事实上脉搏氧饱和度在这方面具有严重的局限性。有许多文献显示在非手术室非麻醉专业人员对患者脉搏氧饱和度有明显的误解 [14]，ASA 指南可能将会帮助改善这一现状。而在非手术室实施麻醉的医师可能常常需要解释脉搏氧饱和度相对二氧化碳监测的缺点，尤其涉及讨论在新的 NORA 场所购买什么样的新设备时。这一方面有几篇相当不错的论文和网页可供参考 [15]。过去 20 年间，二氧化碳监测已经成为通气、循环和代谢的标准监测手段 [16-18]，它可以直接测量呼末 CO_2 水平，间接监测组织 CO_2 产量以及这些 CO_2 输送至肺的情况。由于对其不熟悉，或在麻醉医师群体之外存在误解，安装费用较高，尽管用途广泛、优势明显，二氧化碳监测在非手术室场所却并不常有。甚至很多 ICU 也不具备监测插管患者二氧化碳的能力。在麻醉医师管理下的患者，二氧化碳监测通常与麻醉机整合在一起，但在其他医师镇静失败的状况下，麻醉医师介入时，缺乏二氧化碳监测设备可能会威胁到患者生命并且病例管理非常困难。

非手术室麻醉患者的围术期评估：额外的思考

无论在哪里实施，术者是谁，围术期评估是麻醉实践的一个重要组成（另见第 38 章）。越来越多具有严重合并症或明显在代偿状态的患者会需要接受非手术室操作治疗，对于这些患者，通常没有优化调节其身体状况的可能，采取非手术措施常常是因为患者

"无法耐受手术"。然而，即便看起来很小的操作在情况不稳定的患者都可能发展为一场灾难。2012 年颁布的 ASA 麻醉前评估指南 [19] 指出，麻醉前访视应该至少包括以下几个方面：

1. 患者访谈，包含体格检查以及既往史、手术史、麻醉史、用药史。
2. 实验室检查和其他诊断相关信息。
3. ASA 状态评估。
4. 制订可能的麻醉方案，并向患者讲明。

由于有一些研究打破了一系列常规检查可降低麻醉风险这一观念 [20-21]，麻醉医师应该根据患者病史及拟实施手术提示或强调的内容指引检查需求。许多非手术室操作预约的患者不曾与操作者接触，因此收集这些患者的信息有一定困难，分享和讨论它们则更为困难。如果患者有很多严重合并症，又有术前评估门诊，那么让患者去做术前评估是比较合理的做法。若没有术前评估的条件，就需要收集信息，否则操作者在手术当天就面临停手术的风险。有时需要专业人员进行会诊或收入院检查。本书（另见第 38 章）和其他一些书籍 [22] 有关于麻醉前评估的指南，这些指南也适用于非手术室场所。非手术室场所有一些额外的顾虑，会使合并症的问题更突出。例如：

1. 非手术室麻醉用床其承重和活动性均不及手术室内。
2. 介入室的床不能置于头高脚低位或头低脚高位。
3. 抗凝状态通常需要考虑，有些手术指南的范围可能会放宽。
4. 肾功能状况可能会改变术程或决定造影剂的用量。
5. 在经皮介入手术，出血可能难以预料，术前需提到术中输血的可能性。
6. 经皮介入手术通常需要患者保持不动，因为手术依赖于导管导丝的精确移动。若存在极度焦虑、慢性疼痛、幽闭恐惧症、精神障碍、动作障碍、肥胖、阻塞性睡眠呼吸暂停、年龄过大或过小，即便手术操作没有多大刺激，患者也可能无法耐受长时间平躺。这些患者就需要更深层次的镇静甚至全身麻醉。

现行的术前禁饮食（NPO）指南是：对于不存在增加误吸风险疾病的患者（胃食管反流病、胃排空障碍、食管裂孔疝、糖尿病、肠梗阻或其他腹腔疾患），饱餐后 8 小时、少量进食后 6 小时、饮水后 2 小时可进行手术 [23]。禁食时间也经常成为麻醉医师和手术医

师争论的焦点，手术医师可能意识不到饱胃对患者的影响，也可能坚持术前已经注射了造影剂或吞食了钡餐。及时的术前评估并强化执行标准的 NPO 可以避免手术调整、不必要的延误或停手术。这可能需要对手术操作者及其团队普及相关知识。

胃肠道内镜手术

过去的 5 年中，由于人口老龄化、癌症筛查意识的提高以及筛查性结肠镜检查普遍可以报销、技术的改进，胃肠道内镜手术数量快速增长[24]。手术复杂性提高和危重患者数量增多增加了内镜麻醉医师的挑战性，也增加了跨学科合作的需求。麻醉医师需要对手术和并发症有透彻的了解并据此选择合适的麻醉方法。术前评估和术后护理仍然具有更为重要的意义，即使需要耗费一定的人力物力。过去，大多数内镜医师给健康患者实施较小的手术时，由护士给予中度镇静。然而，对危重患者行简单手术或给健康患者行复杂手术时，中度镇静是不够的。因此，本章着重讨论了常见胃肠镜手术的重点和方法、可能影响手术应用的报销方案、手术的常见并发症以及该领域麻醉专家推荐的麻醉方法。

报 销 限 制

结肠镜检查中麻醉费用的增加使医疗保险和私人保险费用快速增长，这激起了医疗保险和商业保险支付人对报销限制的关注。2008 年，一个大型保险公司修正了其报销政策，声称他们将不再支付使用丙泊酚麻醉进行常规结肠镜筛查所产生的费用[25]。只有患者存在明确的合并症以至于可能存在中度镇静的禁忌，费用才能报销。这项修正案是针对费用的大量增加及麻醉医师大量使用丙泊酚具有明显的地域差别而出台的。尽管列表中可接受的合并症包括 200 多个，患者和医师还是进行了全国性的抗议活动来迫使其延后，最终取消该修正案的执行。独立的结肠镜检查中心增多，由于丙泊酚的使用，患者周转很快，每天收治大量的患者。经济因素影响具体实践，而争议仍在继续。毫无疑问，政治和经济方面的争论仍将持续，但是麻醉医师必须继续把患者需求和手术需要作为麻醉方案制定的标准。胃肠科的操作大多在内镜下完成，从常规结肠镜筛查到复杂的内镜黏膜下切除都可应用。每一项检查都需要根据手术的创伤性和刺激性以及对患者可能的影响来制定特定的麻醉方案。最常见的检查是食管胃十二指肠镜（EGD）、乙状结肠镜、结肠镜

和内镜逆行胰胆管造影（ERCP）。

食管胃十二指肠镜

食管胃十二指肠镜（esophagogastroduodenoscopy，EGD）是用纤维内镜检查胃肠道上段（食管、幽门和胃）。对患者来说，该项检查最痛苦之处在于内镜需通过食管和幽门。内镜过程中进行任何介入操作（活检、切除、扩张）都需要提前与内镜医师讨论，因为这些操作会造成额外的刺激。重要的且具有潜在刺激性的内镜下操作包括止血、活检、支架、扩张、黏膜或黏膜下切除[26]。

绝大多数患者只需要阿片类或苯二氮䓬类药物镇静就能耐受检查，但对那些存在梗阻或吸入风险、年龄较小或者极为焦虑的患者，全身麻醉可能是最好的选择。不幸的是，很多做 EGD 的患者合并有严重的胃食管反流病、病态肥胖、哮喘、阻塞性睡眠呼吸暂停，他们也属于高风险的一类人。对某些患者，只需要充分表面麻醉就可以解决一切问题，但在某些患者，这是不够的，有时甚至难以实现。ProSeal 喉罩有一个内置的胃吸引孔，儿科内镜可由此通道穿过，对于儿童和其他需要全身麻醉并且适合使用喉罩的患者，这种方法或许是最好的选择[27]。正因为所有的使用电刀的操作都是在乳头连线上方，所以必须采取预防措施降低气道灼烧的可能[28]。该部分内容在第 55 章介绍。

乙状结肠镜和结肠镜检查

乙状结肠镜和结肠镜能够用于诊断和治疗，检查部位为胃肠道下段，分为仅检查乙状结肠或检查乙状结肠至回肠末端两种。绝大多数患者都能通过苯二氮䓬类和阿片类混合使用来耐受检查，少数人感觉较为痛苦。一些操作如活检或息肉切除需要加强镇痛。绝大多数麻醉医师都使用丙泊酚镇静；然而，一项研究发现，即使允许胃肠道内镜医师直接指导护士给予丙泊酚镇静，患者的平均脑电双频谱指数（BIS）仍然是 59，表明他们处于全身麻醉状态[29]。一些消化科医师认为在这种镇静或麻醉深度下可以进行更进一步的检查，但是还没有数据表明他们进行了"更好"的检查。在结肠镜镇静方面，瑞芬太尼与丙泊酚进行了对比，相比于丙泊酚组，瑞芬太尼组的患者"恢复"得更快，但是更多的患者出现了恶心和呼吸抑制。行结肠镜的患者，使用吸入性麻醉药如七氟烷和 N_2O 麻醉组与使用静脉麻醉药（TIVA）如丙泊酚、芬太尼和咪达唑仑麻醉组相比较发现，TIVA 组患者比吸入性麻

醉药组诱导更快，但精神运动障碍更持久[30-32]。

与上消化道镜检一样，乙状结肠镜和结肠镜过程中特殊的介入操作构成了对患者的额外刺激，这些操作包括内镜的插入、结肠充气、内镜进一步深入以及其他的内镜操作如活检、息肉切除术、支架扩张术和黏膜切除术。

快速恰当滴定一种药物的能力决定着麻醉药物的选择，关于患者自控镇静泵的新研究正在进行。患者的满意度和手术成功的指标也在研究，同时一些患者自控镇静及其他类型的自动化镇痛泵的试验也在进行中。

内镜逆行胰胆管造影

内镜逆行胰胆管造影（endoscopic retrograde cholangiopancreatgraphy，ERCP）是一种在内镜引导下由十二指肠乳头注入造影剂，对胆管或胰管进行透视的检查。患者通常处于俯卧位。ERCP 过程中需要精确操作；患者在检查时呕吐或扭动将会引起严重的操作损伤，对气道、肺和其他器官造成灾难性的后果。所以许多拟行 ERCP 的患者病情危重，他们可能患有胆管炎、胰腺炎、胆管阻塞、胰腺癌及其他严重的合并症。ERCP 中可能产生刺激的介入操作包括止血、支架放置、结石取出、胰胆管显影、激光碎石和括约肌切开。

这些都是精细的操作，患者必须制动。正因为如此，行 ERCP 时许多麻醉医师更倾向于全身麻醉。另一个重要原因是麻醉医师很难接近患者气道。现有的数据也支持这种做法，镇静患者的检查失败率是全麻患者的 2 倍，全麻患者并发症发生率可能更低[33-34]。

经自然孔道内镜外科学：内镜的前景？

经自然孔道内镜外科学（natural orifice transluminal endoscopic surgery，NOTES）整合了内镜医学和微创外科，代表了腹腔和腹膜手术的一个新方法。NOTES 在人体的运用还处在最初的阶段，已经报道过几个经阴道和经胃行胆囊切除术的病例[35-36]。到目前为止，这些手术仍需要腹腔充气和全麻；然而，随着科技的发展，这些情况都会改变，NOTES 可能会像其他介入手术一样，在非手术室区域广泛开展。

消化科内镜医师应用 NOTES 的一个案例是经口内镜下肌切开术（POEM）治疗食管失弛缓症。食管失弛缓症的特征是食管蠕动降低、肌张力增加和食管下段括约肌（LES）不完全松弛。食物不能顺利排入胃从而导致恶心、呕吐、吞咽困难和（或）疼痛。

POEM 手术已经发展为纠正贲门失弛缓症的微创外科手术，具体为：内镜下向食管内充入 CO_2，然后从中段食管（通过胃食管连接处）到胃近端 2～3cm 处作一个切口进入黏膜进行手术。充气过程中，患者的 $ETCO_2$ 可能会升高，可以通过机械通气加以控制。充气的可能风险从皮下气肿到气胸、纵隔积气和气腹。该手术通常需要几小时，最好在全身麻醉气管插管下进行，可以防止胃内容物误吸，还可以让麻醉医师将 CO_2 充气的风险降到最低。正如所有的 NORA 手术一样，谨慎、合作和沟通不仅对手术的成功而且对患者的安全都是至关重要的。

肺介入手术

支气管镜介入术的发展已经覆盖了许多手术室进行的传统外科手术。行气道手术时，不仅绝大多数患者处于高风险状态，而且潜在的危险也很高，因此，在这种情况下，讨论、沟通和规划是极为关键的。

常规支气管内镜术

常规支气管内镜术包括以下内容（见第 66 章）：

1. 支气管内支架：放置自膨式金属支架治疗狭窄。
2. 支气管内活检、激光治疗和烧灼。
3. 球囊扩张和冷冻治疗。

随着技术的进步和目标人群的增多，新的手术方式正在开展。一些介入手术代表了现有技术的有机融合，它们正朝向支气管镜进展，如下所示：

1. 经支气管镜超声引导针吸活检（EBUS-TBNA）。这项技术用于显示支气管壁和附属结构。它使得纵隔淋巴结和其他支气管周围病变在超声下可视，因此是一个比较有用的分期工具。
2. 电磁导航支气管镜（ENB）。这项技术使得借助于计算机软件从 CT 数据上创造一个虚拟的多平面肺重建可以对看不到的支气管组织进行活检。传感器探头和电磁定位板引导手术者操作内镜到达恰当的位置。
3. 基准标记物植入。通过支气管镜或 ENB 在立体定位性放射外科手术前放置标记物[37]。

麻醉医师新困扰

介入点产生了一些特殊麻醉要求。术前审查患者的常见合并症非常重要。这些合并症包括阻塞性和限制性肺疾病、心脏疾病、营养不良、慢性吸入性疾病和烟酒滥用。简单手术可在镇静下完成，复杂手术可能需要在全麻下完成。当使用硬质支气管镜进行介入操作时，静脉麻醉更好。气道的仪器、活检或治疗的设备可能影响挥发性麻醉药的吸入，从而对手术间造成潜在的污染。丙泊酚和瑞芬太尼静脉使用患者更易耐受且可精确滴定效果。也可使用右美托咪定。BIS监测可能有帮助。使用肌松剂有利于抑制咳嗽、消除胸壁僵硬，也易于手术设备进入手术位置。目前还未证明治疗中和治疗后使用激素对减轻水肿有效。那些不使用全麻的患者，误吸风险增加。对这些患者，止吐药和地塞米松可能有帮助 [38]。常见并发症为气道阻塞、支气管痉挛、出血、缺氧、气道灼烧（见第 88章）。因为潜在的并发症较严重，所以患者术后需要在一个合适的地方观察，如有必要，应入院观察。

影像介入麻醉学：新领域进展

在过去的几十年中，随着科技的进步及患者需求的增加，放射学从过去主要以诊断为主发展为如今包含介入放射学在内的大学科。在介入放射室开展的手术已经几乎应用于已知诊断的所有疾病，并不断扩展。事实上，不是所有的介入放射手术都是由放射医师完成的，一些在专科进行，被冠以其他名字，如导管室、神经放射室、CT、MRI，甚至在手术室内，一些由介入心脏病医师或外科医师完成。正因如此，我们以他们的目的和重点来讨论介入手术，而不是依据完成手术的地点和完成手术的医师进行分类论述。绝大多数介入术的共同特征是：无外科切口；有某种类型的成像技术包括在内 [X 线、超声、CT、正电子发射断层扫描（PET）、MRI]；导丝或导管通过一个小孔进入到器官、肿瘤或血管。此外，现有的技术和可能的手术措施（诊断和治疗）也特别广泛。与传统观念不同，在操作室中进行的手术其范围与强度与传统手术室中进行的外科手术旗鼓相当，而且接受非手术室内操作的患者比那些接受常规外科手术的患者更加虚弱。然而，他们往往缺乏术前评估，也没有调整到最佳状态。患者常常因为病情过重或风险太高不适合行常规外科手术，或是因为情况危急需急诊介入干预才选择介入手术。

可以理解的是，这使得秉持传统观念的麻醉医师感到不适，但这些都是我们的患者，我们就是来处理这样的情况的。鉴于此，麻醉医师必须尽可能彻底了解操作过程（理解可能中途生变）及患者的合并症，

这些对手术者来说可能并不熟悉。像在手术室内一样，关键是对一个病例预先想到手术会如何影响患者的生理状况并设计一个最佳的麻醉方案。然而，必须额外注意，对于所有非手术室麻醉医师，这可能需要学习一些新的、不熟悉的或正处于临床试验的操作、技术或方法。同时，麻醉医师有责任以一种建设性的方式向术者介绍患者的合并症的潜在后果及麻醉风险。许多介入专家不参与他们患者的初级治疗。他们可能并不知道其患者看上去相对次要的身体疾患，而事实上这对于患者预后相当关键。手术者和麻醉医师共同搭建一个明确的、合作的沟通平台是至关重要的。需要麻醉支持可能反映患者病情的需要，并不是因为手术本身复杂。术者术中精神是高度集中的，不能够很好地理解麻醉医师关注的问题。我们共同的任务是意识到需要做些什么来搭建学科间差异的桥梁，营造跨学科合作的氛围，从而使结果更加优化。

诊断性和治疗性的介入手术：新的挑战

微创手术对麻醉的需求随着影像引导的手术范围的扩大而扩大。随着人口老龄化和技术进步，介入手术将继续补充或者取代传统的手术，特别是对于病情危重不适于传统手术的患者。介入手术，虽然无创，也可引起疼痛、焦虑以及存在威胁生命的潜在并发症。请麻醉医师参与是为了患者舒适、安全以便取得最佳效果。介入手术可能是诊断性的、治疗性的或两者兼有。许多诊断操作时间很短，耐受性良好，只需清醒镇静；然而，对于危重病例，即使是最简单的操作也问题重重。介入手术室有普通手术室不曾有的限制，要额外考虑可能出现的设备布局不佳、放射暴露、隐匿性出血的风险以及造影剂过敏等情况。

设 备 布 局

放射室的布置给麻醉医师出了个难题，因为 X 射线机和移动 C 臂使某些地方难以接近患者头部，并占用了麻醉机的使用空间。这就需要延长麻醉机的呼吸环路和静脉通路，因而增加了系统隐患。输液泵、血液加温器和其他监护仪必须放置在远离移动成像设备的地方，防止它们被撞倒或缠绕在移动的 C 臂上。此外，从麻醉医师的角度来看成像屏幕通常成直角，这样麻醉医师不可能看到术者操作或评估进展情况。因此，除非麻醉医师和放射工作人员之间有良好的沟通，否则结果很难预料。

辐射暴露

麻醉医师必须认真考虑辐射暴露的问题，而且必须采取措施减少它。大多数的暴露是 X 射线束散射的结果。本章中不讨论此细节；第 67 章和 110 章对辐射安全的优化准则进行了详细介绍。麻醉医师穿合适的铅衣是非常重要的，包括甲状腺防护罩、含铅玻璃眼罩、使用便携式铅屏、佩戴按月监测的放射剂量监测仪。尽管如此，最近的一些研究表明，麻醉人员的辐射暴露是相当高的，由于其在手术室中的位置关系，麻醉人员头面部暴露的辐射剂量超过放射科医师的 3 倍[39]。不幸的是，麻醉医师往往要费力寻找别人穿过的铅衣，这是因为他们没有被认为是手术团队的一分子。麻醉医师参加的手术，时间往往很长，存在明显的辐射暴露。穿着别人的铅衣是不舒服的，合身的铅衣才具有保护作用。

涉及辐射暴露时，需要麻醉医师在某些特定的造影情况下离开房间，如数字减影血管造影（DSA）。在有计划和组织下，这样做不会干扰麻醉过程并且安全可行，这也是 NORA 的一个新方面。许多麻醉医师没有连续的或重复的辐射安全培训。所有的辐射暴露应遵循 ALARA 原则（"合理可行尽量低的原则"）。辐射束的衰减程度与辐射源距离的平方成反比（$1/d^2$）[40]，缩短曝光时间，增加与辐射源的距离，增加辐射障碍物（铅屏蔽）是降低辐射暴露的三个手段。通常，辐射时间为由术者控制。许多新的、更复杂的手术增加了辐射暴露时间。随着麻醉医师非手术室的工作增加，我们的辐射暴露也会相应增加，这将成为我们的日常工作的一部分。

造影剂

造影剂在介入手术中较常应用。标准的离子型造影剂、高渗透压的造影剂在 5%～8% 的患者中存在剂量和浓度依赖性有关的不良反应[41]。过敏性（异质性）的反应是与剂量或浓度反应不相关的，主要包括严重的喉头水肿、支气管痉挛、肺水肿、低血压、呼吸骤停以及癫痫发作。吸氧、肾上腺素和支气管扩张剂可用于急救。对于既往发生过造影剂反应患者，预处理推荐使用类固醇和苯海拉明。低渗造影剂的使用进一步降低了不良反应的风险。肾功能不全的患者存在造影剂诱发肾病的风险。这些患者应在术前进行水化，并在术前和术后应用 N- 乙酰半胱氨酸[42]。

出血

接受经皮介入手术的患者可能发生较为隐匿的出血，正在接受抗凝治疗的患者，这个问题显得尤为突出（参见第 62 章）。关于凝血参数的指南经常变化。对于因其他原因而没有接受抗凝治疗的患者，国际标准化比值（INR）应小于 1.5，血小板计数超过 50 000。如果可能的话，术前应停用华法林 5～7 天，氯吡格雷和阿司匹林停用 5 天，低分子肝素停用 12～24h。术前 4～6h 停用肝素。非甾体消炎药物（NSAIDs）虽然不太重要，在可能的情况下应停用 1～2 天[43]。在介入手术前采集血液样本送到血库较为合理。当然，关键是在血流动力学参数变化或需要维持血压的情形下与术者进行明确的沟通。

血管介入手术

血管造影，是对血管成像的总称，包括动脉和静脉造影（参见第 69 章）。涉及造影剂注射过程中的图像采集。在许多机构，该技术已被 CT 血管造影（CTA）代替。数字减影血管造影（DSA）技术，是在先获得的平扫图像基础上增加注入造影剂后获得的影像学结果，有助于提高精度。动脉造影可用于评价动脉粥样硬化和缺血性疾病，确定肿瘤血供和损伤部位。影像学确立诊断后，采用球囊、支架或者球囊 - 支架进行介入治疗。接下来可以通过再次造影来评估干预结果。在某些情况下，动脉造影为下一步手术做准备。

溶栓治疗适用于栓塞的静脉、动脉以及导管。越早溶栓成功率越高。溶栓药物包括重组组织纤溶酶原激活剂（r-TPA）、尿激酶等[42-44]。溶栓治疗的禁忌有持续出血、近期出血、妊娠、已知溶栓药物过敏、疑似主动脉夹层或肢体坏死。

栓塞治疗适应证较多，包括创伤、出血、血管畸形、子宫肌瘤、动脉瘤和肿瘤。目标是暂时地或永久地栓塞动脉或静脉。可以机械性地使用弹簧圈、球囊或胶栓塞；或使用化学制剂，如暂时的栓塞使用明胶，永久栓塞使用酒精。在这种情况下，首先通过动脉造影定位病变部位然后在影像介导下使栓塞剂到达适当位置。

对于所有这些血管介入手术，病例的性质、患者的合并症以及手术的复杂性将决定是否需要麻醉和麻醉的程度。可预测的并发症包括溶栓过程中出血、周围组织的意外栓塞、血管损伤。根据靶血管位置来预测可能的并发症，并对其可能产生的生理影响及血液制品的需要量做好准备。

静脉系统造影或成像应用于支架置入、下腔静脉（IVC）滤器安装或去除、肺动脉造影、肺动静脉畸形所致栓塞（AVMs）、溶栓和选择性静脉采样。有留置装置的患者最常使用中央静脉血管成形术。置入下腔静脉过滤器可尽可能减少来源于下肢及盆腔静脉的深静脉血栓迁移引起的肺栓塞。下腔静脉置入术适用于肺动脉栓塞高危患者、抗凝失败或有抗凝治疗禁忌的患者、抗凝剂过敏患者。可拆卸的或永久过滤器可通过股静脉或颈内静脉途径置入。最重要的是，这些手术很少需要或不需要镇静；不能平卧的肥胖患者需要全身麻醉的支持（见第 71 章）。由于成像速度快且可靠性高，肺动脉 CTA 已逐步取代了肺动脉造影；但后者在寻找肺动脉畸形或假性动脉瘤并评估肺动脉高压方面仍有应用[44]。

胆道和肝的介入手术

肝胆手术是非手术室手术中最具有挑战性的。手术本身不仅疼痛刺激大，过程复杂、技术要求高，而且患者病情较重。肝和胆道手术包括经肝胆管造影、经皮穿刺胆道引流术、肝静脉血流动力学测定、肝活检和经颈静脉肝内门体静脉分流术（TIPS）和门静脉栓塞（PVE）。胆道手术的患者可出现黄疸、胆管炎、胆管漏或其他相关异常。同时可能合并其他严重的并发症。手术禁忌证包括出血体质、不能耐受造影剂、大的肝动静脉畸形、大量腹水及肝包虫病。

胆道引流时，患者取仰卧位，穿刺针斜插入肝实质，向靶组织注入造影剂以明确组织位置。胆管造瘘置管术可以改善不能外科手术的急性胆囊炎患者的症状。胆囊成像主要靠超声、CT 或透视；可以通过肝穿刺针进入胆囊并放置引流管。手术麻醉剂的选择完全取决于患者的体质、合并症和对疼痛的耐受性。肥胖患者成像较为困难，穿刺位置也较难选择（见第 71 章）。对镇痛药物耐受以及药物代谢障碍的患者需要慎重选择麻醉剂。腹水患者平卧较为困难。

肝静脉造影和血流动力学检查用于诊断怀疑有静脉异常（Budd-Chiari）的疾病和评估门脉高压水平。检查的同时可以进行肝活检。这些手术通常是经颈静脉插入穿刺针后置入引导丝和长血管鞘。许多患者难以耐受。肝静脉造影和压力监测是通过一个倾斜的导管楔入肝静脉。校正后所得的窦压力以及正常压力和楔压之间的差异反映了肝硬化门脉高压的程度。导管一楔入即可测定门静脉压力[45]。肝内门体分流术需要一个定位针通过肝实质进入门静脉。球囊成形及支架置入形成扩张的实质道。这是一个复杂艰辛的过程，这里只简要概括了一下。手术过程可能相当长，所以全身麻醉为宜。TIPS 的适应证包括反复的食管静脉曲张破裂出血以及难治性腹水。它常被视为肝移植的桥联过渡。手术的禁忌证包括已有肝性脑病和持续的酒精滥用，已排除肝移植的可能。肺动脉高血压、瓣膜性心脏病、心力衰竭也可能对手术产生影响，有时也成为该手术的禁忌证[46]。PVE 作为相对较新的技术，旨在减少含肿瘤细胞的肝段血流量，同时促进残留肝组织增生肥大。目的是增加手术切除术后肝组织的体积以提高肝癌患者的存活率。可通过门静脉造影及置入栓塞圈进行栓塞治疗。急性并发症包括出血、胆漏、胸腔感染以及造影剂过敏。

胃肠道和泌尿生殖系统的介入手术

介入放射医师可以直接进行胃肠道的手术，其中最常见的是置入经皮胃造瘘管，其他的手术包括置入盲肠造瘘管和空肠造瘘管。胃造瘘手术需要经鼻胃管（NG）对胃充气使其扩张，接着采用胃固定术使胃处于固定位置，随后穿刺针进入胃腔，置入导丝，放入合适的造瘘管并妥善固定。急性并发症包括出血、侵犯邻近组织结构及腹膜炎。一般情况下，这些手术在镇静下即可施行。

泌尿生殖系统（GU）的介入手术主要针对肾集合系统。常见的有扩张术、支架置入术和耻骨上膀胱造瘘术。在结石、肿瘤以及其他阻塞性病变远端放置肾造瘘管引流尿液。一般来讲，手术步骤包括注射造影剂，确定肾盂位置，进入肾盂，造瘘管置入[47]。患者取俯卧位，因而产生一系列麻醉的相关问题，包括气道开放、镇痛的治疗与评估、通道建立等。介入术者可能会以"少就是多"的理念试图说服麻醉医师，然而这些手术中刺激可能较大，而且一般来说，应当慎重考虑可能发生的情况，如俯卧位患者由深度镇静改为全麻是非常困难的。

肿瘤经皮介入

肿瘤介入治疗相对较新且发展较快。可通过影像学如 CT、超声、透视引导。肝动脉栓塞化疗（TACE），在放射性造影剂引导下经皮（射频、激光、冷冻或酒精）可直接针对肿瘤进行治疗，也可经影像引导下注入放射性物质。常用于肝、肾、肺及肾上腺病变。并发症与其他介入手术相似；定位是否准确取决于具体部位。通常，手术最适宜使用全麻，因为手术可能间断性地产生疼痛。最好控制呼吸，患者镇静到达一定深度可能难以配合术者[48]。

CT、正电子发射断层扫描（PET）、磁共振成像（MRI）引导下的手术

CT 成像

CT 是目前常被广泛应用于介入手术的引导方式，其中 CT 透视结合了 CT 的成像能力与 X 线透视成像的实时性，应用也很广泛。CT 成像可以用于诊断和治疗。诊断包括活检和积液引流；治疗包括肿瘤切除和止痛剂的注入。在 CT 引导下的介入手术对手术者和麻醉医师均有辐射暴露，患者则有出血和造影剂反应的风险。另外，一些特殊的术前评估显得尤为重要。扫描仪对于肥胖患者可能不太适用，必要时需要特制的加长穿刺针和特殊的引流装置。扫描仪内定位也可能是较为困难的，同时要考虑气道管理问题，特别是麻醉医师几乎不可能持续接近患者头部。大部分情况下，在镇静下即可完成 CT 引导下的穿刺活检，但当刺激强烈或需频繁屏气时需要全身麻醉。对于有严重合并症的患者（肥胖、肺或心脏疾病、慢性疼痛、既往插管困难的病史），手术中保持气道开放十分重要。

CT 引导下穿刺活检

CT 引导有助于获取活检组织以行细胞或组织学检查。穿刺针有 18～25 号，患者取特殊体位，使病变与皮肤的距离最近，最大程度提高手术安全性。肝活检通常取仰卧位或稍偏向一侧，对于腹膜后肿块可能需要取侧卧或俯卧位。最重要的是，如果镇静水平在整个手术过程中保持一致且不因通气的转换而使定位点发生改变有利于术者开展手术。然而，手术过程中刺激的程度变化很大，这也就使得非全麻条件下麻醉医师面临相当大的挑战。无论是在手术室还是介入室，类癌或肾上腺肿瘤的活检仍然面临很多问题。这两种情况下，应激相关激素的释放可导致严重的难以控制的低血压或高血压。如果怀疑嗜铬细胞瘤或类癌，应做相应的预防性治疗。

CT 引导下的介入手术

CT 引导下的介入手术包括置管引流、肿瘤切除和镇痛治疗。这些手术麻醉方案的制订需要全面了解患者并发症的和介入治疗医师的技术。因为没有预计的患者体动或介入的小失误均能带来致命的后果，因此麻醉医师与术者之间应针对手术与麻醉的协调建立良好的沟通。

导管引流

CT 引导下脓肿切开引流已很常见，包括改良的 Seldinger 穿刺术和套管针技术。虽然表浅穿刺采用局部麻醉就已足够，但在积液的位置及未预料的穿刺针及套管入路中穿刺或扩张时仍可引起强烈的疼痛。术前，术者应与麻醉医师就手术方式、可选择的麻醉方案、加深镇静或麻醉的备选方案进行深入的讨论。预先讨论制定预案可使手术顺利且成功。麻醉医师必须做好准备处理由于周围结构损伤而导致的可能并发症。

CT 引导下射频消融

各种消融技术现在主要用来治疗恶性肿瘤。经皮注射无水乙醇（95%）或苯酚（6%）至靶肿瘤。酒精可经穿刺针或导管注入，过程相当痛苦。酒精过量或误注入血管可引起心动过速和呼吸抑制。其他消融技术包括射频消融、冷冻和微波，这些手术一般耗时较长，因为无论用哪种消融设备都必须准确地定位。定位过程中可能需要反复的屏住呼吸。射频消融在 50℃ 以上的温度才能够诱导凝固性坏死，加热过程中会引起疼痛，而冷冻治疗则痛苦相对较小 [49-50]。

CT 引导下的疼痛治疗

止痛治疗包括将苯酚和酒精注射到神经节、神经丛或神经（见第 64 章），预期的结果是神经溶解。关节腔内注射类固醇激素可以起到止痛及抗炎的作用。采用这种手术的患者很多对止痛药耐受。在这些患者中体型是一个重要因素，同时也要考虑疼痛的病因，癌症患者由于可能合并其他并发症因而更具有挑战性。

正电子发射（计算机）断层扫描（PET）

PET 是一种用于诊断、分期和随访肿瘤的成像技术。注射放射性荧光标记的葡萄糖类似物氟脱氧葡萄糖（18F-FDG）后进行成像，18F-FDG 可以优先被肿瘤细胞摄取并不被代谢而作为一种肿瘤标志物。FDG-PET 可用于鉴别良恶性病变、确定肿瘤的坏死和代谢活跃部位并监测治疗反应。正电子发射断层扫描和计算机断层扫描（PET/CT）组合使 PET 提供代谢信息和 CT 的解剖精度两种优势相互结合。PET/CT 引导下的介入手术是一种新的方法 [51]。这些手术中患者在注射标记物 60min 后开始成像。成像过程可能需要连续定位，而 PET 和 CT 图像是依次获得的，所以在整个图像采集必须使患者的体位保持一致，这样可以减少

图像重叠误差。PET 扫描仪有一个较长且可移动的架台，这不仅限制了观察患者，也要求监护设备必须有足够长的导线使其随着 PET 的设备和患者一起移动。PET/CT 室代表着另一个可能实施麻醉的场所。在任何可能的情况下，麻醉医师应当参与操作间的设计，壁挂式气体、吸引器、监护仪等麻醉相关设备必须配备齐全。将来 PET 有可能扩展 CT 引导的介入手术。因此，在 PET/CT 室中规划安装麻醉相关设备有利于介入手术安全及成功实施。

磁共振引导介入手术

MRI 是一种利用磁场和电磁波的无放射性成像技术。对软组织显像质量优于超声或 CT。MRI 在很大程度上仍是一个诊断工具，但也逐渐成为一种新兴的介入引导方法。由于磁共振成像可获得多平面、温度敏感、增强的图像以及使介入手术用的线或穿刺针可视化[47]。图像质量是磁场强度成正比例。磁场强度分为低（0.1～0.5T），中（0.5～1T），高（1.5～3T），超高（> 3T）。成像与组织水含量、血管分布特点及含铁血黄素有关。MRI 的优势在于能够对 CT、超声不显像的软组织进行活检及消融[48]。

磁共振成像室的限制

磁共振室中所有设备必须具 MRI 相容性；即设备不会对患者造成伤害、影响图像质量或是被 MRI 影响。由于磁场的存在，无论体积多大的含铁或不锈钢的物体均会在磁场力的作用下移动。因此，必须特别注意确保用于磁共振室的所有设备不受磁场吸引力、加热或电磁感应的影响。同样，患者也要经过筛选。任何植入的装置必须评估是否是 MRI 相容的。装有心脏起搏器、植入型心律转复除颤器（ICDs）（参见第 48 章）、人工耳蜗、泵、神经刺激器或其他金属物品如动脉瘤夹、金属碎片或子弹的患者不能行 MRI 检查。这些含有金属的装置会被加热并且移动。越来越多的血管夹、U 形钉、整形外科植入物、心脏瓣膜和其他一些假体已使用非磁性材料制作，使得植入这些装置的患者可以行 MRI 检查。随着科技发展，能够在磁共振室中使用的监护仪、介入设备、外科手术设备以及麻醉设备应运而生[52]。在第 110 章和其他章节会对 MRI 的安全性进行详细的介绍。

幽闭恐惧症或体型较大的患者可能在磁共振机器内无法忍受，而使诊断遇到困难。新的磁共振成像结合宽口径的高磁场系统，使其更容易为患者接受。因为介入 MRI 需要扫描仪不断扫描，常规手术时间要相对延长。因为磁共振室相对独立且不配有常规的急救设备，即使常用的喉镜也可能成为致命性"飞弹"，所以必须配备有相应的急救措施。

磁共振成像引导介入手术

在 CT 不适用的情况下，MRI 以其多层面采集而可被采用。磁共振成像已应用于乳腺活检、前列腺活检及其他手段不能成像的肿瘤的活检。在大多数情况下，这些手术在局部麻醉和镇静下即可进行。肿瘤的冷冻消融也可以在 MRI 引导下进行。这个手术也可以通过超声或 CT 引导下进行，当需要精确的软组织成像时则采用 MRI。MRI 对组织在冻结和解冻过程中的成像要优于 CT 或超声，MRI 引导的冷冻消融治疗对肝、肾、乳腺、前列腺肿瘤以及子宫肌瘤安全有效[53]。这些手术需要反复屏气，手术时间长。冷冻和加热组织时常引起疼痛，因此可能需要全身麻醉。

出血是术中最常见的并发症（参见第 62 章）。血小板减少是肝消融手术一种罕见但严重的并发症。广泛的消融也可诱发肌球蛋白血症或肌红蛋白尿。由于正常肾上腺组织对冻融的应激，肾上腺病变的冷冻治疗可诱发高血压危象[54]。MRI 的精确成像有利于高强度超声治疗技术的应用。该技术正在进行临床试验。温度敏感 MRI 可以用于评估超声的剂量，钆（Gd）增强 MRI 图像可以用于评估组织反应。由于优于 CT 或超声成像能力，MRI 在拓展介入手术范围上存在许多潜在的优势。为了扩大这一新兴技术应用范围，下一步需要开发 MRI 应用的安全环境、相关设备及监测技术，以及更深入地了解在时间长、技术复杂的介入手术中镇静的局限性和麻醉的必要性。

专业领域的介入手术：神经放射及介入心脏病学

神经放射学和介入心脏病学被视为专业领域是因为在这两个相关领域中，麻醉学也将其划分为专业领域并需进行专业培训（神经麻醉学和心脏麻醉学）（见第 68 章和第 70 章）。神经外科麻醉和心脏手术麻醉中的部分术语来源于神经病学、神经放射学、心脏病学、心血管介入病学。因此，存在一个明晰的沟通平台可使得手术结果最优化。当然，正如本章前面提到的，共同的术语有必要但还不够，一个成功的团队应该具备相互尊重、安全与良好学习的氛围和团队合作意识。

神经放射学和介入心脏病学正在以惊人的速度发展着；技术在不断革新，适用人群也在不断地扩大。在这些领域，经皮治疗传统外科疾病的例数成倍的增加，也使得麻醉医师的参与越来越多。在许多方面，新技术的发展往往在医学领域内是一个"毁灭性技术"[55]，可能进一步模糊了内外科治疗之间的差异。无法预测的、要求繁多的新介入手术将超出麻醉医师的预料。是时候我们重新审视以往的经验，并从多方面力促进新技术的成功；这些手术是未来的发展方向。设想放射技师与麻醉医师讨论一个新的或复杂的手术时，被问到"为什么不去手术室做呢？"仅仅是因为手术室安排会更方便或麻醉医师更顺手吗？手术安排必须解决可能的冲突，每个人都需要服从。如果在我们看来手术室更安全，那么我们需要向手术者阐明要做哪些改变以及为什么要做这些改变，以使介入手术室也同样安全。没有无风险的手术，对舒适度和便利性的追求不应该是引导医疗行为的标准。

神经放射学介入手术

神经放射学领域中的介入手术相对较新，并随着介入设备技术（导管、线圈和支架）的改进、更好的成像技术发展和更安全的造影剂的研制而迅速发展（参见第70章）。脑血管造影是脑血管成像的金标准。诊断性脑血管造影通常在清醒镇静下即可完成，但介入手术由于手术时间长、技术复杂、需要患者保持不动，所以需要全麻。某些手术会引起血流动力学波动，因此需要麻醉医师来管理。另一方面，一些手术（例如颈动脉支架置入术）可以在患者清醒状态下做，便于神经功能的评价。对于每一个接受这些手术的患者，麻醉医师必须切合实际地根据患者的可能并发症以及患者自身状态进行麻醉。神经放射学介入手术的技术细节（见第70章）超出本章节的范围，在这里仅简单列出基本的关注点和要求。

介入手术室的麻醉医师应该考虑的问题

在手术室以外的地方做手术，介入手术室的硬件设施影响着麻醉的实施过程（参见第49章）。必须考虑到接触患者的头部较为困难，辐射暴露，造影剂反应等。如果手术复杂，患者不配合或患者有意识障碍或运动障碍等因素，应考虑给予全麻。如果时间允许，建议留置动脉导管；如果时间不够，神经外科专家可以从股鞘进行动脉监测。其他神经检测技术对脑灌注监测也有益；脑电图、躯体感觉、运动和脑干诱发电位也在相关领域中应用。许多神经麻醉专家使用阿片类药物来避免使用吸入剂对脑电图和诱发电位的

影响。无论是否在手术室内手术，麻醉医师和手术者都应了解对方的手术方案、进程和并发症。

脑动脉瘤的血管内治疗

脑动脉瘤血管内治疗是经皮达到动脉瘤位置以铂金弹簧圈阻断动脉瘤内的血循环（见第70章）。动脉瘤栓塞术可能需要数个弹簧圈。目前有若干种类型弹簧圈供选择。放置弹簧圈手术在细小颈动脉瘤中比较容易。栓塞大颈动脉瘤需要使用支架；线圈随后通过支架进入[42]。支架置入术在术前和术后均需要抗凝治疗，因此增加了出血风险。因此，支架辅助弹簧圈栓塞限于未破裂动脉瘤。对于一个动脉瘤所致蛛网膜下腔出血，血管内弹簧圈栓塞术优于外科夹闭手术，但是外科手术改善了颅内神经病变的预后[56]，并发症包括动脉瘤破裂或血栓栓塞。如果发生破裂，应停用肝素，应用鱼精蛋白（1mg/100国际单位的肝素）并降低动脉血压，一般会采取的措施是尽快继续放置弹簧圈。血小板相关的血栓栓塞发生率3%，其中1.7% ~ 5%可造成永久性神经功能障碍[57]（见第62章）。如果发生血栓栓塞，应采用机械方法或动脉内注射溶栓剂或抗血小板药物清除血块。一些动脉瘤没有狭长部分或难以到达，最常见于海绵窦、颅外椎动脉、颈内动脉或蛛网膜下腔的动脉。处理此类动脉瘤时必须确定侧支循环良好才能够进行动脉栓塞。这需要动脉球囊闭塞测试[58]。首先使导丝到达将要栓塞的动脉，然后进行神经系统检查，给予肝素延长活化凝血时间，将球囊充气闭塞动脉，再进行神经系统检查。一些医疗机构已经开展放射性核素增强脑血管方面的研究。如果患者对栓塞耐受，那么可以进行夹闭；如果不能耐受，则可能需要开颅进行血管旁路移植手术。

动静脉畸形的血管内介入治疗

大脑动静脉畸形定义为小动脉与静脉系统直接相连，并没有正常的毛细血管。这种病变通常表现为颅内出血。动静脉畸形患者必须造影评价是否合并动脉瘤。这种评价涉及选择性动脉导管插入来确定出血的确切来源。目前大脑动静脉畸形的治疗包括栓塞、显微外科切除、立体定向放射治疗或联合治疗。手术前的栓塞可以减少出血和减少动静脉畸形的大小。小的动静脉畸形也许适合血管内的介入治疗。在神经放射学中的动静脉畸形栓塞技术包括血流导向微导管的使用、固体闭塞设备、颗粒和液体栓塞剂。并发症包括引流静脉栓塞引起的畸形血管破裂、栓塞材料进入肺

循环和微导管截留[59]。

介入神经放射学：急性脑卒中的治疗

急性脑卒中的治疗在过去的 10 年里具有显著的发展。静脉 r-tPA 治疗已被动脉内溶栓治疗替换，因而将时间窗从 3h 延长至 6h，同时提供较高浓度的溶栓药物到靶向血管，产生较高的再通率，并可结合其他介入技术。

最初利用脑血管造影确定了闭塞程度。微导管通过微导丝插入，注射造影剂，使血凝块得以定位。在该位置上，r-tPA 注入时超越血块和导管被拉回时又通过血栓。如果阻塞持续存在，考虑用机械方法对血块进行再通或取出。该操作必须在 8h 内进行。一些设备可用于取出或吸出血栓。也可以行支架置入术或血管成形术。最近一项研究显示，8h 内进行血栓切除术的患者被证实血管再通率为 57.3%，进行辅助治疗后再通率为 69.5%。39% 患者得到了较为理想的结果[60]。

大多数急性脑卒中患者病情危重，建议行全身麻醉。此外，介入治疗治疗窗较窄：正常情况下，动脉溶栓要在患者被发现后 6h 内和机械再通方法要在 8h 内。通常麻醉医师没有时间来收集术前信息。在这一过程中，螺栓式或外引流等方式监测颅内压可能是有必要的。

介入心脏病学手术：导管实验室和电生理实验室的注意事项

在过去的 20 年里，医学见证了介入心脏病学和电生理学的发展高潮（见第 68 章）。根据导管室、电生理实验室的数量和范围来界定他们的新特点。同时，对麻醉的需求应随之增加。随着新技术涌现，经皮治疗器质性心脏病已成为部分的介入心脏病学治疗范畴，为心脏麻醉医师带来令人兴奋的新机遇。在导管室中对器质性心脏病患者的麻醉监护拓宽了心脏麻醉医师的新视野，实时超声心动图为心脏封堵器置入提供了良好的引导。心脏麻醉医师作为共同的手术者的作用会在本章后面部分进行讨论。

同样，电生理实验室为晚期心力衰竭、复杂心律失常提供了更为广泛的治疗方案。因为这些手术时间长且复杂，大多需全身麻醉或者镇静与全身麻醉复合。许多患者有明显并发症。虽然术者未注意到这对手术成功的意义，但这种情况正在改变。在这个具有挑战性的新领域，术者和麻醉医师之间的协作确保了患者

的安全和结果的优化。对手术过程、可能的缺陷以及患者的个体差异有清晰的认识对于制订安全有效方案是十分必要的。总之，共同的知识基础和共同的词汇有助于治疗的整合。

导管室环境：麻醉医师面临的独特挑战

本节对导管室环境进行概述，简单介绍目前临床实践路径的发展和未来的展望，常见手术以及目前的麻醉方法。在心导管室开展的侵入性心脏手术包括：

1. 诊断性心导管检查及冠状动脉介入。
2. 周围血管病诊断和治疗术。
3. 通过植入心内人工装置改善结构性心脏病。
4. 植入主动脉内球囊反搏和经皮左心室辅助装置。

常见的电生理导管室手术包括（也见第 48、68 章）：

1. 电生理研究。
2. 心房和心室射频消融手术。
3. 植入和取出心脏起搏装置和除颤装置。

如果患者有显著的并发症，这些手术可能需要麻醉医师参与。但是，某些射频消融治疗、电生理研究和一些装置植入和移除术在护士协助下的镇静下即可实施。有些手术较漫长，技术要求较高；一些手术要求患者制动。在这些情况下，需要保证患者血流动力学稳定，维持镇静或睡眠状态，可能需要实施全麻。

导管室和电生理治疗室环境与传统手术室环境显著不同。麻醉医师要认识到麻醉实施条件的局限性，理解患者的高流动性和辅助人员的责任。对于设备的可用性和位置以及麻醉学－心脏病学交叉的本质和合拍应具有变更性和灵活性。

电生理治疗室和导管室建有独立的控制室和手术室。控制区域可屏蔽辐射，并可全程记录手术进程。非手术室面的操控人员负责记录数据、患者监护、影像采集和编辑，以及其他数字资料保存。非手术室的操控区域不包括麻醉设备。如果使用机器人设备，应将其置于操作室之外并在此进行导管操作。

术间配置和设备布局

在导管手术室内，心脏科医师、麻醉医师、护士和放射技师负责在手术过程中看护患者。要分清人员身份和各自的职责，如果不确定最好问清楚。在紧急

情况下，知道谁主管救命治疗（如除颤器）可以消除混乱和挽救生命。手术室包括透视设备（X 射线管和 C 型臂），其通常围绕患者的头部，这使得接近患者困难。手术台是移动的，手术显示屏幕 90 度面向麻醉医师。心脏科医师的无菌台，存放各种导管、导丝的壁橱或便携式存储设备，血气分析机占用了大量的空间。麻醉设备（机、车、泵、监护仪），往往安置于房间的后部。尽管铅屏挂在天花板上，以保护心脏科医师，但没有这样的保护用于麻醉医师，因此可移动铅屏，即使笨重也必须安置于麻醉区域与 X 线透视设备之间。麻醉医师应该熟悉每个手术室的内容物，在不同机构布局不同，因为通常有些设施需要移动，移动失误可能会产生问题。气体出口和吸引器、监护仪、除颤器、紧急药物以及气道设备是至关重要的，但未被放在合适的位置，甚至没有放在明显的地方。呼吸机软管以及静脉和吸引装置等需要加长或扩展管道。电源插座位置可能不合理，可能必须使用延长线。手术室其他常见设备可能包括心室辅助装置、主动脉内球囊反搏装置、设备编程器和超声心动图机。当复杂病例需要附加设备时，空间也是需要考虑的问题。

透视台和透视设备由放射技师和心脏科医师控制。手术过程中移动这些设备以便成像，有时候没有警告。当麻醉工作区域不在附近，如同所有 NORA 位置一样，备用设备以及困难气道车是必不可少的。对于心脏病患者，时间就是生命。摆放静脉注射器具、药物、气道工具的麻醉车，在心导管室和电生理治疗室是至关重要的。介入手术室的全体成员应当了解应急设备位置和名称，因为麻醉医师在紧急情况下需要多人协同救治患者。

在电生理治疗室的麻醉医师

临床电生理学在过去 15 年的发展中被重新定义（也可参见第 48 章）。先进的技术和需求增加驱使电生理手术的数量呈指数增长。此外，电生理介入手术的范围也大大改变，从简单的诊断到救命的治疗性介入大手术。超过 1400 万美国人有心律失常疾患，许多患者需要住院治疗和复杂的内科治疗。植入 ICDs 降低了快速性恶性心律失常死亡率和发病率，因此植入和移除这些装置的需求大量增加 [61]。

当前许多电生理手术的时间长，很多患者存在并发症，无法在单纯镇静中耐受，经常需要全身麻醉。最优的麻醉计划需要麻醉医师综合考虑患者的合并症、心律失常的性质、电生理手术的节奏和概况。本

节回顾了最常开展的电生理介入治疗术。

电生理学研究

诊断性电生理研究通常在评估和治疗特定心律失常介入手术或是装置植入相关情况下进行（参见第 48章）。它们能够确定某些特定症状或事件的电生理学病因。心内记录是经导管股静脉通路进入高位右心房、希氏束、冠状静脉窦、右心室尖或右室流出道。心律失常通过程序性刺激诱发 [62]。对于这些研究，应用苯二氮䓬类和短效阿片类药物镇静通常已足够。某些药物可能影响心律失常的诱导应避免使用。

经导管射频消融

许多病因可引起传导系统异常，产生血流动力学不稳定和心脏损伤。在一般情况下，这些病理节律导致不协调或者非适时收缩；太慢、太快或是机械异常。缓慢性心律失常源于异常冲动产生或异常冲动传播。带正常 QRS 波形的快速性心律失常包括心房扑动、房室结折返性心动过速（AVNRT）和室上性心动过速（SVT）。不规则型 QRS 快速性心律失常包括心房颤动、多源性房性心动过速。宽 QRS 型快速性心律失常包括室性心动过速和反常的室上性心动过速 [63]。心律失常可以有很多病因，包括代谢性和机械性。常见心律失常的电生理发生机制包括自律性异常、解剖性折返和触发激动。这些异常可经导管射频消融技术证实和治疗。

通常应用导管消融术治疗室上性心动过速，如AVNRT、Wolf-Parkinson-White 征相关性心动过速、心房扑动、心房颤动和经选择的室性心律失常患者。射频能量和冷冻疗法是最常用的消融手段，将这两个能源传送至靶组织的过程是痛苦的。

近期美国心脏病学会（ACC）和美国心脏协会（AHA）房颤指南指出对于轻度或没有左心房扩大的心房颤动患者，消融是一个可替代药物治疗的合理选择并可以防止房颤复发 [64]。

射频消融术是用于药物治疗难治型心律失常和其他心律失常一线治疗措施。以下心律失常可以通过射频消融治疗：房室折返型心动过速、与 Wolf-Parkinson-White 征相关性室上性心律失常、房室折返型心动过速、房性心动过速、心房扑动、特发性室性心动过速、束支折返型室性心动过速、右室流出道型心动过速、不可控的快速心室反应性（房室节射频消融和永久起搏器安置）心房颤动及房颤。射频消融也

可用作冠心病致复发性室性心动过速或右心室发育不良致心律失常的辅助治疗[65]。

在消融手术中，导管放置在整个心腔和不同的点进行程序性刺激诱导快速性心律失常。采用复杂标记技术定位心律失常的确切来源位置。标记技术包括激活标记、节律标记和拖带标记。基于透视，三维电生理解剖标记、三维非接触式标记、腔内超声引导下解剖标记。由于要求标记精确度和运用射频能量，患者必须在手术过程中躺着不动，全身麻醉可确保患者舒适和最优标记。在射频消融术中应避免肌松药物的使用，这样膈神经受到刺激时可被发现从而避免损伤。瑞芬太尼或舒芬太尼可用于手术全程。

射频消融手术时间正变得更长。房颤消融往往需要 4 ~ 6h，在消融后 30min 内反复刺激（有时用药物）观察疗效，以确保手术成功[65]。

从年轻健康患者到伴多种合并症患者都应用这项技术。咳嗽、打嗝和部分气道阻塞是影响镇静和手术进展的问题。打嗝能引起房间隔摆动，使穿刺导管置入困难。肥胖、OSA 或潜在肺部疾病患者首选通气控制下全身麻醉。如果可能的话，异位病灶追踪标记过程中，影响交感神经系统的药物应避免使用。对于心功能不全患者，正性肌力药物和血管活性药物可能是必要的，以保持心律失常诱发中血流动力学稳定。在这些情况下有必要与心脏科医师密切沟通，通常情况下，电复律也是必要的。

电生理设备

用于控制或消灭心律失常的电生理装置，在过去 10 年中体积已经减小而复杂性逐渐上升（参见第 48 章）。更多患者适合相关装置植入，因此植入、调整和升级装置的手术数量有所增加，最常见的两种装置是植入式心律转复除颤器（ICDs）和起搏器。

植入式心律转复除颤器

植入式心律转复除颤器（ICDs）在一些冠心病和非冠状动脉心脏疾病的大型前瞻性多中心随机研究中已被证明是安全有效的，受益者主要为左心室射血分数小于等于 35% 的患者[66]。2008 年版 ACC、AHA和心律学会（HRS）列出的 ICD 植入指征已清楚显示其可延长寿命和降低原发或继发性室性心动过速和心室颤动引发的猝死风险[67]。随着体积更小的双相、经静脉植入的 ICD 问世，及多年经验的积累，电生理医师在电生理治疗室经患者胸部植入 ICD 是安全可行的，常用局部麻醉配合轻度镇静的麻醉技术。如果进行除颤阈值测试，麻醉医师的作用是至关重要的，特别对于有严重合并症的患者。但通常不做除颤阈值测试，因为对于不稳定的患者或未处理的冠状动脉疾病患者，术中存在威胁生命的风险。

现已推出新的皮下 ICD（S-ICD），可消除对静脉路径需要。虽然该器械可检测和治疗恶性室速和室颤，但无法提供抗心动过速起搏、先进的诊断信息及远程监测射频信息，因此不适合于所有患者。这些器械的植入要求隧道置入相对较大的导联，其过程痛苦需要深度镇静或全身麻醉[67a]。

双心室起搏器和除颤器导联安置

有或无除颤系统的心脏再同步化治疗，是有缺血和非缺血性病因相关的心脏衰竭导致心源性猝死患者的一级和二级预防适应证。在 ACC/ AHA/ HRS 指南提出：有或无 ICD 心脏再同步治疗，对于那些左心室射血分数 35% 或更少、QRS 时限 120ms 或更长、药物治疗无效的纽约心脏协会心功能Ⅲ级或正接受药物治疗的心功能Ⅳ级的门诊心脏衰竭患者是 I 类适应证[67]。

双心室 ICD 植入过程可能复杂而漫长，将左心室导联进入冠状静脉窦和腔静脉定位困难，特别是心脏扩张和心力衰竭致心室解剖复杂的患者。此外，瓣膜关闭不全可使导联定位复杂化。最后，导联安置后立即发生导联错位，尤其是在大冠状静脉窦患者，进一步延长手术时间。

无论哪种器械在植入过程中，导联定位相关的气胸或冠状动脉窦穿孔均有可能发生。冠状静脉窦穿孔可立即经造影剂外渗确认。在心室或心房导联安置过程中冠状静脉窦穿孔或心脏穿孔，可导致心脏压塞，需要立即心包穿刺。同样，避免使用肌松剂，导联安置导致膈肌起搏可被识别从而避免膈神经损伤。

适于这些装置的患者常合并多个并发症，包括室性心动过速或心室纤颤史、射血分数小于 30% 和冠状动脉疾病（这些都是 ICD 安置适应证）。然而，这些装置大多数在轻度至中度镇静和标准监护下植入，测试设备需要深度镇静或全身麻醉，ICD 植入和测试不需要动脉路径即可以完成。患者在手术开始前安装外置式心律转复除颤器，当测试 ICD 时，如果植入式装置发生故障可作为备用。

有些患者需要 ICD 可能受益于双心室起搏器用于再同步化治疗。计划双心室起搏器治疗的患者存在严重的心脏病变，包括低射血分数、心脏瓣膜疾病、肺动脉高压和右心功能不全。患者可能无法平躺和镇静中很容易造成血流动力学不稳。过度镇静可导致高碳酸血症，在肺动脉高压或右心功能不全患者，风险增大。麻醉医师应该在需要的情况下提供协助。

在导管室的麻醉医师

导管室麻醉学反映了在导管室进行的治疗措施越来越多（参见第 68 章）。导管室，原介入放射师的工作场所（"原始"造影术），现成为所有需利用 X 线透视及一系列更加复杂介入技术的介入心脏病学医师、血管外科医师及其他医师的治疗地点。介入手术范围广泛，可在外周或心脏，从为狭窄或堵塞血管放入支架到心脏瓣膜植入。麻醉学科参与范围从为患者给予静脉注射丙泊酚到提供一个完整心脏麻醉，以及执行经食管超声心动图（TEE）操作。

经皮冠状动脉介入术

经皮冠状动脉介入术适用于稳定的冠状动脉疾病患者和急性冠状动脉综合征患者，过去的 10 年数量越来越多。经皮冠状动脉介入术（PCIs）包括采用裸支架和药物洗脱支架行冠状动脉腔内成形术（冠状动脉支架置入术前立即执行）、旋切术和冠状动脉内血栓清除术。PCI 通常在冠状动脉粥样硬化管腔阻塞 70% 或更多的患者和证实存在心肌缺血的稳定冠状动脉疾病患者中实施。PCI 的主要好处是可以减轻缺血性心脏疾病的症状和增加有氧运动能力[68]。一项针对积极药物治疗患者或积极药物治疗加上采用裸支架 PCI 血管成形术患者随机对照研究证实，两组总死亡率、非致死性心肌梗死或其他主要心血管事件方面没有显著差异[69]。但对于表现为急性冠状动脉综合征患者，对比单纯药物治疗，PCI 可有效降低死亡率和心肌梗死复发率[70]。

PCIs 可在心脏科医师指导下护士执行的轻度至中度镇静中进行，当患者呼吸道或血流动力学存在问题时，需麻醉医师参与。

如果患者呼吸或血流动力学失代偿时，则急需麻醉医师。在这种情况下，与心脏科医师明确直接的沟通是必需的，通常需要迅速做出处理决策。药物治疗、静脉通路和手术阶段的相关信息必须提供给麻醉医师。如前述由于 X 射线设备，接近患者头部较困难，如果需要建立气道，可能有必要临时移动手术台和透视设备并保持胸外按压。气管内插管的选择优于喉罩（LMA），因为移动设备和（或）心肺复苏，会引起 LMA 移位。显然，对于循环不稳定的患者，气管内插管是首选，但如果插管困难，LMA 可以作为临时解决方法。PCI 期间，患者在处于高度抗凝状态，出血伴

气道梗阻在这种情形下是极其凶险的。

主动脉内球囊反搏与经皮心室辅助装置

主动脉内球囊反搏（IABP）是经皮插入到主动脉增加心肌氧灌注和心排血量的机械装置（参见第 68 章）。球囊距离锁骨下动脉远端大约 1 英寸，分别在舒张期和收缩期膨胀和放气，提供反搏，可增加冠状动脉血流量和心肌氧供和提高心排血量。球囊泵由程控系统控制，由操作者选择在不同时间间隔膨胀气囊，与心电图轨迹或导管远端头压力换能器关联。IABPs 在清醒镇静状态下通常可以成功安置，除非患者血流动力学不稳或呼吸功能受损，在这种情况下，团队会寻求麻醉医师的援助。

经皮心室辅助装置（PVADs）在高风险的 PCI、心肌梗死致心源性休克或其他心功能不全患者中提供正性肌力支持。临床上多种 PVADs 可用，TandemHeart 装置（CardiacAssist，Philadelphia，Pa）是一种经皮左心房到股动脉旁路系统，由一个穿隔插管、动脉插管和位于外部的离心血液泵组成，它可以提供高达 4L/min 的血流速度[71]。另一种经皮左心室辅助装置是 Impella Recover（ImpellaCardiosystems，Aachen 德国），该设备有两种尺寸，一个 2.5L 和 5.0L 系统，并通过股动脉逆行插管跨主动脉瓣至左心室。这种泵不需要间隔穿刺，尺寸更小，更容易植入，导管系统内可置入微轴泵，从而避免需要体外血液。应用 Impella 装置，可以实现 2.5L/min 或 5.0L/min 的心排血量[72]。术中需要麻醉医师，因为患者状态不稳定和（或）呼吸道或血流动力学不稳的可能性大。根据手术要求和患者状态，选择镇静或全身麻醉。这些设备实现的心排血量，可完全取代左心室功能，血流量可能没有搏动，所以脉搏血氧饱和度和无创血压计可能无法正常工作。然而，在手术过程中可通过动脉插管有创监测，如果可能应在手术开始前与心脏科医师讨论麻醉方式的选择，可能的术后治疗和预后等相关事宜。

经皮房室间隔封堵

如经 TEE 引导行房室间隔缺损封堵术需要全身麻醉（也见第 46 和 47 章），如果应用心腔内或血管内超声心动图，可能不需要全身麻醉。对于房间隔缺损（ASD），已有几种封堵器经过了美国食品和药品监督管理局（FDA）批准。迄今为止，尚无针对曾发生不明原因卒中的卵圆孔未闭（PFO）患者经皮介入封堵

的前瞻性随机对照研究[73]。FDA 并没有批准使用经皮封堵器植入卵圆孔未闭患者，来预防可能复发的不明原因卒中。保险公司越来越不愿意支付这些手术费用。

Amplatzer 封堵器和 CardioSEAL 封堵器是临床上常用的封堵器。Amplatzer 封堵器呈双盘状，中间由腰部相连，伞盘是由镍钛合金丝编织而成，内部附着涤纶织物，涤纶织物为植入后提供了组织生长的表面[74]。CardioSEAL STARflex 封堵器由两个自膨胀涤纶贴片覆盖的伞盘构成，与房间隔各面贴合。伞盘是由四个由中心向外辐射状的金属臂彼此连接而成。该封堵器含有由自中心机制，镍钛环连接的双伞[75]。PFOs 经皮封堵术较 ASDs 经皮封堵术容易，ASD 患者术前需确认右心室功能、肺动脉压和分流量，对于制订最佳的麻醉方案是非常重要的。PFO 和 ASD 封堵成功率从 79% 至 100%[76]。

这些封堵器也可用于治疗其他类型的缺损，如瓣周漏和肌部或膜周部室间隔缺损（VSDs）（先天性或获得性）。据报道，VSDs 可封堵率约为 96%，主要并发症发生率为 2%[77]。经 TEE 可观察到病变处左到右分流。外伤性（心肌梗死后）VSDs，血流动力学通常不稳定，尝试封堵过程中并发症较常见。组织的完整性常受到损害，植入封堵器困难。缺损位置的可视化和封堵器的引导具有挑战性。心梗后 VSDs 患者更可能出现各种并发症[78]。

心导管室植入的任何器械都可能出现并发症，包括空气栓塞、封堵器栓塞、移位、血栓形成、心律失常、低血压、瓣膜功能不全、心肌穿孔、损伤非靶结构组织等。至关重要的是，这些并发症得到及时发现和迅速处理。快速有效的沟通至关重要。如经 TEE 引导，术中不良事件可能最初由麻醉医师发现。

通常需要在术中应用超声心动图引导封堵器安置并确认效果。TEE 可由心脏科医师、麻醉医师或者超声技师来实施，这取决于治疗机构的偏好和人员的可用性。如果使用 TEE，一般将选择全麻。如果心脏麻醉医师负责管理麻醉，其可在术中逐步引导手术操作，还可同时整合麻醉相关参数。虽然对于术前患者评估，二维超声心动图是最广泛应用的超声技术，通过超声心动图的三维成像，多排 CT 和心脏 MRI 也可以协助分析心内结构的细节。术中经 TEE 三维超声成像目前也可应用[79]。心腔内超声心动图（ICE）可用于引导手术，但是这必须由心脏科医师执行，因为操控是在腹股沟处进行。在 TEE 不可用或由于合并症无法执行的情况下，ICE 是一个合理的选择。

如果需要动脉监测，而心脏科医师不打算经股动脉途径，麻醉医师应该放置桡动脉监测。如果患者状态可能不稳定，应准备两条静脉通路 [和（或）中央静脉通路]。

外周动脉疾病

外周动脉疾病影响约 8 百万美国人（参见第 69 章），患病率随着年龄的增加而升高，在非洲裔美国人中更常见，其主要症状是间歇性跛行和静息疼痛。间歇性跛行的症状是由于动脉血流量不足及下肢缺血，症状包括疼痛、疲劳感或其他不适，休息后症状减轻。症状最常出现在近端狭窄动脉供应的肌肉床，臀部或大腿跛行与主动脉或髂动脉阻塞相关。小腿跛行通常是由于股动脉或腘动脉狭窄引起，胫骨或腓骨疾病常导致的踝关节或足部跛行[80]。

根据 ACC 和 AHA 指南，在间歇性跛行的患者中遇到以下的任何一个情况时应考虑实施经皮血运重建术：

1. 跛行症状明显患者。
2. 患者能够从改善运动中获益。
3. 康复和药物治疗效果不明显。
4. 手术风险效益比合理。
5. 病变特点提示干预风险低，一次性和长期的高成功率；和（或）患者存在危及肢体的缺血，表现为静息痛、缺血性溃疡或坏疽[81]。

在心血管科医师行外周血管介入术时麻醉医师可能起到关键作用，由于静息症状和其他相关的合并症，这些患者术中无法平躺。此外，手术本身可能造成患者短暂性疼痛性缺血，患者出现体动反应，降低手术成功的可能性。

经皮瓣膜修复和置换

目前，针对二尖瓣关闭不全和主动脉瓣病变的经皮治疗技术是可行的，相关器械和手术方法的研究正在进行（参见第 67 章）。这项技术的出现是介入心脏病学领域又一重大突破，也意味着与传统外科和内科治疗结构性心脏病的交叉融合。

经皮二尖瓣修复

目前，对于有症状的二尖瓣关闭不全或二尖瓣关闭不全伴左心室射血分数 <60% 患者，手术修复治疗是最常用的方法。然而，目前正开展评估经皮二尖瓣修复技术，包括冠状静脉窦瓣环成形术、直接瓣环成形术、瓣叶修复或其他[82]。

应用冠状窦来收紧二尖瓣环的装置，这种方法的安全性和有效性仍未确定。另一种方法是经皮植入夹样装置（MitraClip，Abbott Vascular，Abbott Park，IL）达到 Alfieri 边到边修复（Evalve，SanFrancisco，CA）。经房间隔穿刺后，二尖瓣夹定位在二尖瓣孔的中心，打开夹子，进入左心腔然后回拉以接触二尖瓣瓣叶，随后关闭造成双孔二尖瓣 [82]。该技术需全身麻醉，透视及 TEE 在术中协助引导定位 [76]。

经皮主动脉瓣置换术（经导管主动脉瓣置换术）

在美国，经皮主动脉瓣置换术或经导管主动脉瓣置换（TAVR）是一个相对较新的治疗主动脉瓣狭窄方法。在手术过程中，瓣膜被压缩在导管内，经股动脉放至主动脉环，当瓣膜在理想位置球囊扩张成型时，行快速心室起搏，以减少心排血量。经心尖或经主动脉行经导管瓣膜置换术需多学科协作在杂交手术室进行，未来该技术的改良术式有可能用作置换其他部位的瓣膜。

经导管瓣膜置换的理念最初在 20 世纪 90 年代初提出。在欧洲 2002 年 Cribrier 首次在人体开展了经皮心脏瓣膜置换术 [83-84]。在美国，Edwards SAPIEN 介入瓣膜在 2011 年 11 月获得 FDA 批准 [85]。目前，主要有两种介入瓣膜用于 TAVR：美敦力的 CoreValve（美敦力公司，明尼阿波利斯，MN）和 Edwards Lifesciences 公司 SAPIEN（爱德华生命科学，欧文，加利福尼亚州）介入瓣膜。CoreValve 介入瓣膜是采用猪心包瓣叶，缝合至镍钛合金支架，构成自膨胀式人工支架瓣膜。SAPIEN 介入瓣膜是采用牛心包瓣叶，缝合至需球囊扩张的金属支架上，构成球囊扩张式人工支架瓣膜。

在严重主动脉瓣狭窄高危患者中，TAVR 术后 1 年生存率不劣于手术主动脉瓣置换。然而，与手术主动脉瓣置换相比，TAVR 术后 1 年脑血管事件的风险增加，30 天血管并发症风险较高。经导管主动脉瓣置换后的患者显示 30 天症状改善，但在 1 年随访时组间没有显著差异。

对于适用于传统手术治疗的患者，采用新一代经皮主动脉瓣行 TAVR 与传统手术置换比较的临床试验正在进行。随着临床研究结果的报道，TAVR 对于无法耐受传统心脏手术的高危患者，是另一个替代传统手术的可行选择 [86-87]。

这项技术改变了治疗结构性心脏病的模式和介入心脏病学的技术范围，手术和患者状况都比较复杂。内科和外科治疗范围开始重叠，麻醉医师必须准备处理这个具有挑战性的新领域。

在我们研究机构，所有经皮瓣膜修复术均在全身麻醉下进行，采用透视和 TEE 引导。术前 CT 检查获得瓣膜大小和解剖信息，TEE 3D 技术可以在术中使用，在支架瓣膜释放前后确认解剖信息。患者通常高龄且伴有严重瓣膜病变及随之而来的并发症，沟通和协调是非常关键的。

在经皮瓣膜置换和修复术中，房间挤满了工作人员和设备。由于患者合并症及操作技术的原因，要花时间准备可能出现的问题的对策。术前应召开小组会议，患者的病史往往值得跨学科推敲和讨论。应安排两条外周静脉通路，建议危重患者采用 Swan-Ganz 导管。如果应用 TEE，气管插管是必需的。患者被快速起搏时，无创血压袖带可能无法正常工作，所以还需动脉监测。沟通和无障碍获得影像对于术中介入瓣膜的成功定位释放是至关重要的，可能需要多次尝试，以确保导管和介入瓣膜释放在适当位置及良好的效果。患者术中可能出现血流动力学不稳定、心肌缺血或明显的心律失常，麻醉医师和心脏科医师之间不断的沟通是至关重要的。

经股动脉 TAVR 可以在心导管室或杂交手术室中进行，需足够的空间来确保全身麻醉、TEE、心肺辅助循环以及术者操作空间。经皮经股动脉途径需要足够的血管直径，但随着技术的发展，小尺寸鞘管和更灵活的支架瓣膜将问世。在未来股动脉途径将不受限于曲折髂动脉条件或动脉斑块的影响。

采取经股动脉途径的病例，一般首选气管内插管全麻，虽然在美国和欧洲一些机构，有患者仅需镇静在有意识的状态下完成手术的成功报告。有创动脉压监测和中心静脉是必要的，拔管的时机要合理考虑患者的合并症和手术过程的允许。

虽然在欧洲的研究机构有仅使用 ICE 和（或）透视成功实施 TAVR 的报告，我们的经验是 TEE 起着至关重要的作用（参见第 46 章）。在介入手术前，主动脉三叶瓣狭窄应予以确认，TAVR 不能在二瓣叶型主动脉瓣上进行。应术前评估主动脉瓣关闭不全的程度，当主动脉瓣球囊扩张成形术后出现的严重瓣膜关闭不全时，术前存在轻度到中度主动脉瓣关闭不全可能有保护作用。射血分数、二尖瓣及三尖瓣关闭不全程度、存在二尖瓣环钙化与二尖瓣狭窄、估测肺动脉压和冠状动脉口起点位置都是有用的测量。主动脉瓣环的精确测量有助于选择人工支架瓣膜尺寸，在支架瓣膜定位过程中，实时超声引导可以评估瓣膜位置、瓣膜释放、瓣膜功能快速评估、是否存在瓣周漏和室壁运动异常，都是至关重要的。

随着技术进步，适用范围和情况会发生变化。目前，在我们的机构，以下列出了经股动脉途径行 TAVR 的步骤：

经股动脉行 TAVR 的关键技术步骤：

1. 放置静脉通路与动脉（A-line 动脉导管监测），麻醉诱导。
2. 放置肺动脉（PA）导管，更大的通路，监测脑 SvO$_2$。
3. 进行 TEE 讨论，整个团队对其预期和意外发现进行评价。
4. 建立股动脉血管系统：动脉鞘、对侧股动脉闭塞球囊、置入静脉起搏器。
5. 执行标准的球囊主动脉瓣成形术：确认大小和扩大瓣口。
6. 评估快速心室起搏。
7. 最大化输送鞘（27F）或合适的引导管。
8. 先进的支架瓣膜，通过透视和超声心动图评估位置。
9. 在快速心室起搏中释放支架瓣膜。
10. 评估瓣膜位置和功能。
11. 移除输送鞘和完全闭合血管。

常见的并发症和补救

血管并发症　移除鞘管时可能造成股动脉撕脱，预留在对侧股动脉球囊可顺势闭塞远端主动脉控制出血。出现血管并发症时，能够有效防止致命出血。如果无法经皮进入，手术进入主动脉分叉血管是可行的，这种情况下行手术血管修复是必要的。所有这些潜在的不良事件需要麻醉医师保持警惕。

起搏故障　经静脉起搏用于建立快速心室起搏并达到支架瓣膜释放时接近零的心排血量。瓣膜成形或支架瓣膜释放后，如果房室结功能障碍发生，释放后起搏可能是必要的。沟通不良在快速心室起搏过程中可能带来灾难性的结果。球囊瓣膜成形术中起搏器捕获缺失，会在球囊扩张时过度牵拉原位瓣膜，在释放支架瓣膜时，心室射血能引起瓣膜栓塞。

瓣膜异常展开　瓣膜待继续球囊扩张时释放展开时间显著不够，支架瓣膜不适当展开，可导致明显的主动脉瓣关闭不全。这种情况下植入额外支架瓣膜（瓣中瓣）可能是必要的。

术中可能出现多次血流动力学变化，多学科间沟通是必不可少的。患者对球囊瓣膜成形术反应存在个体差异，新出现的主动脉瓣关闭不全可能需要强力支持，同时需快速导入和释放展开瓣膜。在球囊和被挤压的瓣叶穿过瓣膜孔时保持体循环血压，正性肌力支持可能是必要的。侵入性监测通常反映低心排血量、SVO$_2$ 降低和肺动脉压力增高，笔者经常使用各种浓度的肾上腺素、去甲肾上腺素推注及抗利尿激素。

瓣膜栓塞　由于起搏捕获不足或不适当的高位释放，心室射血时支架瓣膜进入主动脉造成栓塞。一旦瓣膜在主动脉栓塞，在血管内无法回退。有报道支架瓣膜卡在降主动脉仍可耐受，然而第二个支架瓣膜必须在主动脉瓣位置定位释放。如果释放位置过低，支架瓣膜有可能进入心室，这种情况需要手术取出，如果并发症严重可能会是致命性的。

冠状动脉闭塞　如果钙化或原主动脉瓣闭塞冠状动脉口，则可导致冠状动脉闭塞。先期行冠状动脉旁路移植术可起到部分保护作用，可在高危患者放置冠状动脉导丝，需要成熟介入技术以重新开放闭塞的冠状动脉。处理室壁运动异常、ST 段变化和血流动力学损伤时，跨学科沟通是必要的。

需要体外循环　在经股动脉行 TAVR 时，心力衰竭可能需要心肺支持。关于支持方案各家机构不尽相同，一些机构即使在非手术室的心导管室也备有体外循环机，其他一些机构备有经皮 VAD 支持设备。

神经学事件　急性卒中可能通过脑血氧饱和度读数的非双向改变被检测到。在 PARTNER 临床研究中队列 A 患者呈现较高的卒中发生率，可能与球囊扩张钙化原位瓣膜，应用尺寸较大球囊穿过瓣膜附属结构有关。麻醉医师建议对神经系统进行早期评估。

随着患者要求的提高，麻醉医师和心脏科医师需在心导管室和电生理治疗室为目标人群提供安全高效的服务。麻醉医师是唯一训练有素的可照顾这类复杂状况患者的专业人员，同时允许心脏科医师专注于介入手术。麻醉医师协同心脏科医师，需建立跨学科指南，在心导管室和电生理治疗室处理患者的复杂状况。伴随病情复杂患者持续增长和尖端科技的不断涌现，导管室介入手术的需求可能将继续增长。心脏科医师和麻醉医师之间的协作越来越有必要，重新划定医疗专科界限可能是成功的关键。我们的目标是提高介入手术的安全性和有效性，在传统非手术室推进医疗前沿的发展。

前方的路 —— 介入超声心动图麻醉医师成为共同操作者

经皮介入手术治疗结构性心脏疾病的数量在增加，范围在扩大，需要多学科投入精力。在手术室内心脏麻醉医师通常在体外循环前后应用 TEE 诊断心脏结构问题和评估手术修复效果。在导管室，需要使用全身麻醉完成复杂手术的病例越来越多，这就要求心脏麻醉医师在新的背景下进行这项服务。

与在传统手术室一样，诊断性超声心动图在导管室也是重要的。然而，导管室实施 TEE 的新特点是需对技术性很强的复杂心内操作进行逐步指导（见第 46 章）[88]。透视作为介入心脏病学手术的传统成像方式，较多辐射暴露，需经静脉造影，并且可能在时间上和空间上不精确。介入性 TEE 在定位或移除装置、植入瓣膜、修复瓣周漏或其他结构缺损时，可提供精确的辅助成像。此外，心脏麻醉医师了解在麻醉监护中 TEE 的意义，有能力根据心功能需要应对血流动力学变化。在修复时，对心脏结构性缺陷而致心功能变化方面的全面了解是至关重要的。在导管室或杂交手术室治疗结构性心脏病，心脏麻醉医师成为共同操作者，提供影像、控制血流动力学，观察心脏功能，一步一步指导介入医师操作。实时三维成像引导导管定位、球囊扩张或器械植入是介入心脏病学领域又一个新的重要组成部分，这是一个体现时间敏感性、超高精准度的事业。对于心脏麻醉医师，是在心脏内成像领域相对较新的技术，比起在传统手术中麻醉医师的工作仅是维持患者的稳态，无疑这项技术重新定位了麻醉医师的重要作用。

在房室间隔封堵术、瓣周漏修复术和经导管瓣膜置换术中行介入性 TEE。如在传统手术室，术前介入性 TEE 全面评估心脏结构和功能，包括原始结构性病变和病理改变。团队成员之间的有效沟通是至关重要的，因为如果相互不理解，二维和三维 TEE 会失去价值[89-90]。为此，当从透视和超声心动图图像观察到解剖或临床情况异常时，可以互相补充。如果矛盾的解释出现时，应当讨论每种成像方式的数据资料。

TEE 包括二维图像及辅以实时三维数据采集的多普勒成像。为清楚时间和空间细节，在二维和三维多普勒成像间转换是必要的，以利于精确布置导线和导管。例如，封堵瓣周漏或肺静脉狭窄支架置入术，可能需要两种成像方式。实时三维成像通过允许在所有方向上获取影像信息，可以清楚地显示器械和装置接近目标结构性缺损，实现原位结构再现。在传统手术室开胸体外循环下 TEE 影像可以和实际解剖相结合，但经皮介入手术无法实现。因此准确成像和解读至关重要。

在 TAVR 术中，介入超声心动图对于优化瓣膜植入位置和诊断并发症非常重要。TAVR 瓣膜展开后，需进行全面的 TEE 检查。评估瓣膜功能，确认无冠状动脉开口处闭塞，测量跨瓣压差，评估瓣膜周和中央漏，讨论是否需要任何补救措施。这要求和手术者及心脏科医师共同商讨。

随着技术的发展，经皮手术治疗结构性心脏病将变得更加复杂。随着相关器械的不断完善，目标人群数量将增长。患者先天、后天以及手术造成心脏结构性缺陷将适用介入治疗[91]。TEE 的出现成为心脏麻醉领域的新革命，心脏科介入医师和麻醉医师优化合作的发展，提供了多学科稳健互动的基础，构建了麻醉医师推动临床实践进步和占据医学最前沿的平台。

前方的路：走向综合策略

随着技术的进步，内科操作趋于更加复杂化。随着人口老龄化和内科治疗效果的提升，急性疾病往往转变为慢性。在当前，针对疾病的微创治疗、非手术治疗方法的探索将持续扩大。这对麻醉的需求不断升级，但因为操作人员绝大多数为内科医师，而非外科从业人员，所以对麻醉医师的需求并不一致。因此，有时麻醉医师服务了并不需要他们服务的患者，相反，一些病例本来应该参与其中但没有被要求参与，直到危机发生时才被需要。解决人员配备问题非常复杂；对于介入手术，顺利度过这一天，完成手术成为主要目标，而效率和最优化医疗成为次要的目标。当政治和财政日益主宰医师做什么和给谁治疗，麻醉医师必须肩负起进一步加强患者所接受治疗的安全性和舒适性的使命。重新规划医学专家的治疗界限是成功的关键。

很明显我们必须突破手术室限制，扩展我们的专业领域。要使我们的服务包含非手术室区域需要构建一个新的服务模型。不仅是新兴市场在涌现，财政政策也在变化。我们不应该在医学进步的机遇中中断我们的专业发展或使麻醉学显得不合时宜。对于传统外科疾病，新的微创手术方法解决方案改变了在哪里做，给谁做，怎样做，以及在何种情况下选择外科手术或经皮介入治疗等问题的标准。

在过去的 30 年中，麻醉医师在手术室范围内革命性地创造了安全、可靠的实践经验。是时候我们也在非手术室范围内发挥作用做同样的事了。麻醉医师应超越传统在手术室的角色，我们可以提供扩大服务，例如在 ICU 内或外承担监护的责任，作为手术住院医师和治疗整合人员，并作为非手术室的创新者。如果这些在新兴医疗市场结构中被忽视，我们就放弃了我们对患者和医疗的真正责任。我们必须思考麻醉学科作为内科专科的生产力和可持续性。然后，何为有效的策略呢？

运作效能

运作效能是成功的竞争战略和财政可持续性的重要组成部分。这不仅意味着创新，更要有能力管理一个更成功更广阔的活动范围，而不是简单地去竞争。我们必须提供更好更灵活的服务，比竞争对手更好的可量化的结果。对于我们来说，竞争包括：①术者认为不需要麻醉协助，②其他非麻醉专业人员，③公司设计和生产的有给药能力和监护分析能力的设备。更好的结果需要由数量和质量数据等证据证实。因此，记录保存和数据分析必须成为手术的重要组分。此外，运营效能需要优化资源管理：规划是关键，临时管理是不可接受的。

成本、唯一性和增值

麻醉医师经过培训并且有经验向非手术室领域提供卓越的、集成的、具有成本效益的服务。在医疗专业化和精细化不断提升的时代，特别是在此情况下有责任的医疗机构和捆绑支付兴起，这些都是成功的关键指标。

样本花费统计数据表明，合理有效配备麻醉医师可使整个医疗系统的成本小于开始无麻醉医师参与但最后在紧急情况下麻醉医师参与救治所消耗的成本。花费包括：①延迟手术费用；②麻醉不足或过度镇静而停止手术；③患者因此住院；④重新安排和重做手术的费用消耗令人生畏。但成本并不总是很明显，因为它们是分布在多个中心。

有麻醉服务的内科和外科医疗机构也可以从麻醉学科中获益。然而，麻醉医师的回报远不能体现他的付出。空闲时间和工作时间几乎没有分别，且没有规律。如果外科医师可以随心所欲地安排手术，如在手术开始 5min 前安排手术，或在最后时刻改变手术和患者，那非手术室也会和在手术室里一样不规律运作。

战略地位

对于麻醉医师，当客户或潜在客户的需求以最小的成本得到满足时其战略地位才会显现。洞悉市场环境，社会背景分析，及其他市场评估标准工具有助于规划麻醉学使命以及修订与需求匹配的核心竞争力

（生产线）。客户不只是患者；也是术者和第三方付款人。如果我们为术者能够提供一个更安全、更舒适、更高效率和成本效益更好的环境，麻醉医师的参与价值就会明确。如果我们通过辅助杂交手术和科室间沟通，建起内科和外科治疗的桥梁，对于手术者、患者、保险公司、监管机构和政府机构，我们的存在价值将是不容置疑的。

财政来源和团队合作

获得第三方付款人对整合多学科医疗的理念坚定支持，需要跨学科协作努力。这样的医疗机构普及后，可以预期保险公司将大范围捆绑销售这样理念的保险项目。麻醉与内科医师的关系将被迫加强。只有内科医师认识到麻醉医师的参与价值时，这些理念才会得到增长和发展。团队协作的未来依赖于治疗效果提升和财政上成功支持。

团队建设要基于共同经验和共同语言的相互交流，因此，才有了内科医师与专科麻醉医师的结合。通常内科医师进行介入手术与传统外科手术具有相同的最终目标，但他们缺乏麻醉医师在手术室获得的手术视角。整合内科和外科视角，可以而且已经被用来解决新问题，避免非手术室的失误。在导管室心脏麻醉医师对经皮器械植入和先天性心脏病治疗中的贡献是一个很好的例子。类似的在内镜室需超声引导参与，在放射介入的情况下也是可能的。孤岛间需桥梁构筑团队。凸显整合益处的时代即将到来。为什么不做好准备，先发制人呢？

可持续发展战略：关键点

有效的策略可维持一个动态的、有利润的市场存在。麻醉医师有两个相关平行的重点：创建和维护一个稳定而灵活的客户群，并实现财政的可持续性。

运作效能将确保适当的资源分配从而允许创新。扩大医疗培训和非手术室的参与都有助于增加核心竞争力，这也将为现行服务的更加丰富提供基础。团队建设将确保手术者理解密切合作的意义和建立更好的综合财务基础。重新定义界限和消除孤岛会提高整合度、生产力和整体医疗水平。总体战略必须是保持我们的专业对于客户和潜在客户是不可缺少的，同时改善治疗效果和促进医疗进步，提高患者生活质量。

如果我们有数据证明获益存在，我们的专业知识将产生与之相匹配的回报。我们在非手术室领域中参与，和在手术室中一样可以刺激和推动医药发展。随着技术层出不穷和多样化，内科和外科治疗方法之间的区别变得模糊。追求创新一直是麻醉医师的特征，

如果麻醉学科希望生存，我们必须继续在新领域追求创新，努力建立桥梁。

如同实践不断拓宽医疗知识，麻醉学迫切需要采用更广泛、更务实的发展规划。如果这样的机会及其相关知识的挑战被忽略，麻醉学作为重要的医学专科，其地位可能受到威胁。如果接受挑战，麻醉学将会成为改进和推进医学科学的排头兵。随着本书的出版，将不断有新兴技术挑战 NORA 案例的现行治疗方法。这里介绍的一些信息可能已经过时，手术者、场所和设备将继续革新。无论场地还是技术，麻醉医师仍然是重要的守护者，能够整合医疗资源，保证患者安全和确保手术高效。当我们超越了手术室领域，时刻保持警惕、致力于团队合作、互相尊重和有效沟通仍是成功的关键。

参 考 文 献

见本书所附光盘。

第 91 章 极端环境（高压、低压和太空）中的临床治疗

Richard E. Moon • Enrico M. Camporesi

王 颖 译 戚思华 审校

要 点

- 高压氧环境下（hyperbaric oxygen，HBO）[在压力升高的环境中吸氧，通常 2～3 个大气压（ATA）] 引起动脉血和组织 PO_2 升高，而动脉血 pH 或 $PaCO_2$ 无明显变化。
- 在 HBO 治疗期间，心排血量和肺血管阻力降低，体循环血管阻力增加。
- 适用于 HBO 治疗的急性疾病包括 CO 中毒（基于随机对照研究）、气泡损伤（气体栓塞和减压病）和软组织坏死性感染。
- 应基于临床标准决定是否使用 HBO 治疗动脉气栓或减压病的患者，包括：出现的症状、体格检查的异常或虽无症状但最近数小时内有动脉气体栓塞史。神经生理学测试和影像学检查均无帮助，仅在极少情况下需要排除其他疾病时才可能有用。
- 应基于临床标准决定是否使用 HBO 治疗 CO 中毒的患者，包括：存在意识障碍或其他神经学表现、怀孕或严重 CO 中毒 [如：碳氧血红蛋白峰值（HbCO）> 25%]。HbCO 水平（浓度）与疾病的严重程度相关性较差，一般仅用作诊断。
- 氧气诱发的惊厥罕见且具有自限性。恰当的处理方法应为中止吸氧。惊厥发作期间不应改变舱内压，因为此时减压可导致肺气压伤（气胸或纵隔气肿）和动脉气栓。
- HBO 预处理可减轻心脏手术和有创心脏操作导致的部分不良反应（见第 67 章）。
- 治疗急性高原病的原则包括降低海拔并给氧。如果无法做到，推荐应用地塞米松和乙酰唑胺治疗急性高原病（acute mountain sickness，AMS）或高原脑水肿（high-altitude cerebral edema，HACE）。高原肺水肿（high-altitude pulmonary edema，HAPE）的推荐治疗措施包括使用能降低肺动脉压力的药物如硝苯地平、一氧化氮或磷酸二酯酶 -5 抑制剂（如西地那非）。
- 对高原习服良好的相对健康患者实施麻醉时，应最小量给氧，仅需维持动脉血氧饱和度接近基础水平（而非正常水平）。长期高浓度给氧可能会逆转患者的习服。
- 当环境压力改变时，麻醉剂蒸发器（地氟烷的蒸发器例外）输出麻醉剂的浓度改变，但其分压保持恒定。因此，在高压舱或高原地区实施麻醉时不需要调节蒸发器的设置。地氟烷蒸发器输出麻醉蒸汽的浓度是固定的，因此在高原使用时需上调地氟烷的设定浓度。
- 经历太空飞行之后的灵长类动物在接受小手术麻醉后出现了意外并发症。对于太空飞行期间或之后实施椎管内麻醉或全身麻醉的生理学和药理学作用目前仍知之甚少，但应包括低血压、对非去极化肌松剂和 α- 肾上腺素能激动剂的耐药及琥珀酰胆碱导致的严重高血钾（见第 34 章）。

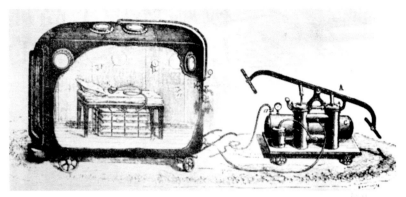

图 91-1　1879 年由 Fontaine 描述的移动高压治疗室 [1]。在治疗室中，氧化亚氮的储存罐置于治疗台下，患者吸入 1.25 ~ 1.33 ATA 的氧化亚氮和氧气混合压缩气体，吸入气中的氧分压（PO_2）相当于在 1 ATA 下吸入 26% ~ 28% 的氧气

高压医疗始于 19 世纪，当时已观察到患有减压病（decompression sickness，DCS）的潜水员及在压缩空气环境中工作的工人经再加压后临床症状得以改善。高压空气随后被用于治疗多种疾病，包括结核病、心力衰竭、肺气肿、支气管炎、哮喘、哮吼、百日咳、贫血、厌食症、消化不良、白带、月经过多、神经痛和抑郁症，但缺乏科学依据。一个特例是 1879 年 Fontaine[1] 将移动高压舱用于麻醉和手术，他向患者提供压缩至 1.25 ~ 1.33 个绝对大气压（atmospheres absolute，ATA）的氧化亚氮和氧气的混合气（图 91-1）。Fontaine 高压舱中吸入气氧分压（PO_2）相当于 1ATA 时 26% ~ 28% 的 O_2，这或许是首次在麻醉中提高 PO_2，但肯定是第一次应用高压氧化亚氮。

虽然已有使用高压氧治疗 DCS 的建议 [2]，且有相关病例报道 [3]，但直至 20 世纪 60 年代初，这仍属于孤立的医学罕见病例现象。使用高压氧进行氧合支持疗法在少数适应证中被证实无效，如新生儿透明膜病 [4] 和心脏手术 [5-6]。但随机对照研究和大量临床实践证实，HBO 治疗（HBOT）对其他适应证有效，如一氧化碳（carbon monoxide，CO）中毒、动脉气栓（arterial gas embolism，AGE）和 DCS。海下和高压医学会（the Undersea and Hyperbaric Medical Society，总部在 Durham，NC）定期对高压治疗的适应证进行复审。该医学会每 2 ~ 3 年对其出版的附有治疗适应证目录的大量书目进行一次更新 [7]。实验室和临床数据均支持利用 HBO 可治疗一些急性或慢性疾病（框 91-1），此时常需要麻醉医师对处于这种特殊环境的患者进行管理。

在 19 世纪，登山运动和高原气球飞行的盛行引发了对高原的生理学和医疗方面的兴趣 [8]。随着乘坐

框 91-1　有效高压氧治疗的适应证
气泡损伤
＊空气栓塞 [7, 83, 85]
＊减压病 [83, 85]
中毒
＊一氧化碳 [7, 41, 47-49, 54-55]
氰化物 [41]
四氯化碳 [323-324]
硫化氢 [41]
感染
＊气性坏疽 [7, 100-103]
＊其他软组织坏死性感染 [7, 102-103, 325-326]
＊慢性难治性骨髓炎 [7, 93, 327]
＊颅内脓肿 [7, 328]
毛霉菌病 [329-330]
急性缺血
＊挤压伤 [7, 331]
＊损伤的皮瓣 [7, 332]
＊视网膜中央动脉阻塞，视网膜中央静脉阻塞 [333-334]
慢性缺血
＊放射性坏死（软组织、放射性膀胱炎、放射性骨坏死）[7, 335-337]
＊缺血性溃疡，包括糖尿病溃疡 [7, 11, 338-342]
急性低氧血症
＊特殊失血性贫血（输血延迟或未能输血）[7]
治疗性肺灌洗时行氧合支持 [104-105]
热损伤
＊烧伤 [7, 343-346]
螯刺毒害作用
棕隐士蜘蛛咬伤 [347-348]
其他
原发性突发神经性听力丧失 [349]
＊海下和高压医学会批准的 HBO 治疗适应证 [7]

表 91-1　陆地海拔高度的范围

海拔高度*		环境压力		
(ft)	(m)	(ATA)	(mmHg)	注释
		0.32	235[†]	志愿者持续暴露的最低压力（低压舱研究：珠穆朗玛峰工作舱）[350-351]
29 028	8 848	0.35	263[†]	珠穆朗玛峰：地球上的最高点
20 320	6 194	0.45	345	美国阿拉斯加的 McKinley 山（Denali）：北美最高点
19 521	5 950	0.49	372[†]	智利的 Aucanquilcha 矿山：人类长期居住的最高海拔地区[352]。矿工们居住在村内海拔较低的位置（Quilcha，5334m）
17 716	5 400	0.51	384	埃佛勒斯峰（珠穆朗玛峰）营地
17 060	5 200	0.54	409	玻利维亚的 Chacaltaya 滑雪胜地（最高点为 5422m）
16 733	5 100	0.55	414	秘鲁的 La Rinconada：海拔最高的永久居住城镇
	5 050			智利阿塔卡马大型毫米级射电望远镜。配备使氧气浓集达 27% 的设备[353]
14 110	4 301	0.58	458	美国科罗拉多州的 Pike 峰[216]
13 796	4 205	0.60	460[†]	美国夏威夷的 Mauna Kea
		(0.57 ~ 0.63)	(433 ~ 479)[†]	(Keck 天文台)[354]
11 910	3 630	0.65	497	玻利维亚的 La Paz
10 500	3 200	0.69	524	犹他州的 Alta 滑雪胜地
10 430	3 179	0.69	525	美国科罗拉多州的 Leadville：北美海拔最高的城市（人口 3 000）[355]
9 321	2 841	0.67 ~ 0.68	507 ~ 516[†]	南极洲的南极考察站[356]
9 249	2 819	0.72	549	厄瓜多尔的 Quito
7 546	2 300	0.77	583	墨西哥的墨西哥城
5 280	1 609	0.83	633	美国科罗拉多州的丹佛和瑞士的 Zermatt
4 500	1 372	0.86	650	加拿大的阿尔达班佛和尼泊尔的 Katmandu
0	0	1.00	760	海平面

ATA，绝对大气压；ft，英尺。
* 表中所示为珠穆朗玛峰和几个至少部分时间有人类居住的地区的海拔高度和大气压。大气压是根据 West 运算法则计算得出[357]，以上数据除去标有星号[†]的，都经直接测量获得[351]

飞机、从低海拔到高原地区旅行和在高原地区工作和生活的人越来越多（表 91-1），高原性低氧所致生理反应的相关知识应用更为广泛。因此，近年来大量工作致力于探索此类疾病的预防及治疗技术。

太空旅行对机体的影响主要由微重力状态、辐射和封闭状态所致。远程太空任务（如火星旅行）中至关重要的医疗支持是了解这些影响并研发治疗宇航员伤病的方法。

气压增高对生理的影响

气 压 增 高

环境压力改变的一些影响总结于图 91-2。

增加环境压力会伴有明显的绝对热量的生成，而减压则产生冷却作用，这导致了加压过程中舱内温度升高，而减压过程中则发生明显的冷却作用和水珠凝结。此现象可能限制了载人舱加压的速度，以确保温度处于舒适的范围内。

此外，积存于体内腔隙中的气体在加压和减压过

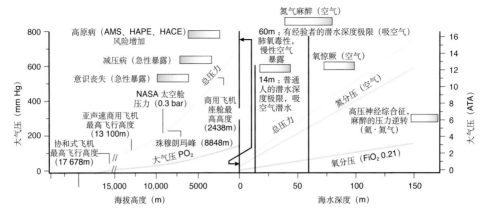

图 91-2 环境压力与海拔高度和海水深度的关系。环境压力和海水深度呈线性关系，而与海拔高度却呈非线性关系。由于空气在吸入的过程中被湿化，因而吸入气 PO_2 与大气 PO_2 相比轻微降低。然而在高海拔处，吸入气 PO_2 的降低占整个环境气压的比例增加。图中显示了吸入氧浓度为 21% 时不同水深 PO_2 值。随着深度增加，吸入气 PO_2 最终将超过肺毒性极限（≈14m 深处）和中枢神经系统毒性极限（≈70m 深处）。高压神经综合征和麻醉的压力逆转阈值（在无麻醉性气体环境中观察）为 150 ~ 200m 深。图中蓝色条形阴影部分显示风险由低（浅色阴影）到高（深色阴影）的海拔高度和水深范围。AMS，急性高原病；HACE，高原脑水肿；HAPE，高原肺水肿

表 91-2 压力单位

绝对大气压 (ATA)	绝对压力 (mmHg)	压力计压力 (mmHg)	海水深度英尺数 (fsw)	海水深度米数 (msw)
1	760	0	0	0
2	1 520	760	33	10
3	2 280	1 520	66	20
6	4 560	3 800	165	50

程中会被压缩或膨胀，包括中耳、鼻旁窦、肠腔、气胸以及监测和生命支持系统中的气体。气体容积的改变遵循 Boyle 法则：

$$PV = 常数$$

因而，当环境压力（P）加倍时，充满气体的腔室容积（V）将减半。该效应也是高压治疗气体导致的病理状态如动脉气栓和减压病（见下文）的主要有利基础之一。

临床所用的气压单位和通常高压环境中所用的气压单位的比较见表 91-2。

氧分压增高

在环境压力增高的情况下，吸氧会使肺泡氧分压（P_AO_2）升高。P_AO_2 可根据氧气的肺泡气体方程式计算：

$$P_AO_2 = FiO_2\,(P_b - PH_2O) - P_ACO_2 \cdot \left(FiO_2 + \frac{1 - FiO_2}{R}\right)$$

其中 FiO_2 为吸入气氧浓度，PH_2O 为体温条件下的饱和水蒸气压力（通常为 47mmHg）；P_ACO_2 为肺泡 CO_2 分压（PCO_2），假定与动脉血二氧化碳分压（P_ACO_2）相等；R 为呼吸换气率（respiratory exchange ratio）（在静息状态下通常约为 0.8），从计算的 P_AO_2 值可估计动脉血氧分压（P_aO_2），前提是假定动脉 / 肺泡 PO_2 比值（a/A）保持不变[9]。在 1ATA 下，动脉血中以溶解形式携带的氧含量极低。当 P_aO_2 在 1 000 ~ 2 000mmHg 范围内升高时，溶解氧的含量显著升高（表 91-3）。

PaO_2 增加至少发挥 4 种药理学效应：

1. 增加血氧含量
2. 血管收缩
3. 抗感染作用（特别是抗厌氧菌感染）

表 91-3　14 名正常受试者暴露于高海拔和高压氧下平均血液酸-碱比和心血管反应

绝对大气压 (ATA)	吸入气体	动脉血						混合静脉血				CO (L/min)	MAP (mm Hg)	MPAP (mm Hg)	PAWP (mm Hg)	SVR (dyne/s)	PVR (dyne/s)
		PCO$_2$ (mm Hg)	pH	PO$_2$ (mm Hg)	SpO$_2$ (%)	溶解氧 (ml/dl)	总氧含量* (ml/dl)	PO$_2$ (mm Hg)	pH	PCO$_2$ (mm Hg)	SpO$_2$ (%)						
0.56 (海拔 4572m)	空气	38	7.46	32	73.4	0.1	18.2	30	7.44	36	57.1	9.1	87	18	10	762	83
1	空气	94	7.40	37	95.7	0.3	18.4	43	7.39	42	75.5	6.5	86	13	9	1061	64
3	100% O$_2$	1542	7.42	36	99.1	4.6	22.7	399	7.37	43	97.7	5.8	95	12	9	1286	41

Data from McMahon TJ, Moon RE, Luschinger BP, et al: Nitric oxide in the human respiratory cycle, Nat Med 8:711-717, 2002.

ATA, 绝对大气压；O$_2$, 氧气；PCO$_2$, 二氧化碳分压；PO$_2$, 氧分压；MAP, 平均动脉压；MPAP, 平均肺动脉压；PAWP, 平均肺动脉楔压；SVR, 体循环阻力；PVR, 肺循环阻力。
* 假定 Hb = 13g/dl

4. 抑制受伤组织的内皮与中性粒细胞黏附

增加动脉血氧含量为 HBO 治疗缺血状态（例如未愈合的缺血性伤口）提供了理论基础。组织 PO_2 可通过经 PO_2 电极进行测定[10-11]。提高 PaO_2 可增加组织 PO_2，即使是缺血组织也同样如此，而 HBO 治疗创伤性水肿（如挤压伤）可通过上述第二种效应即血管收缩作用进行解释。HBO 引起血管收缩的机制可能是其增加了过氧化物的生成[12]以及降低 NO 从循环中的 S-亚硝基血红蛋白中释放[12-14]，从而增强了对 NO 的灭活。

血氧含量增加和血管收缩这两种效应导致的血流动力学变化[14-15]见表 91-3。此过程中平均动脉压也轻度升高。HBOT 对去神经支配的心脏[16]或自主神经阻滞的动物[17]的作用研究表明，HBOT 对心肌收缩性并无内在影响；在正常动物或人，HBOT 则可致其心率减慢、心排血量降低和体循环阻力增加[14-15, 18]；此外，HBO 还可降低麻醉状态下犬和清醒状态下人的肺血管阻力[14, 19]。在 2 ATA 下，吸入 100% 的氧气对清醒状态下犬的冠状动脉血流量无影响[18]，然而在 3 ATA 下吸入 100% 的氧气时，冠状动脉血流量和心肌氧耗均降低[17]。超过一定压力范围给氧可使脑血流量降低，而在 2 ATA 下肝、肾和肠系膜血流量不变[18]。

在各种疾病状态下（见下文）HBOT 还对微循环和细胞产生影响。

惰性气体分压增高

吸入混合气体时，惰性气体（通常是氮气）分压增高与麻醉样（narcotic-like）效应有关，这一现象可通过 Meyer-Overton 假说推测出来。根据 N_2 在橄榄油中的溶解度，N_2 的麻醉效能约为氧化亚氮的 0.03 ~ 0.05 倍。在 3 ATA（吸入空气）下，大多数人均有轻度欣快感；在 6 ATA 下，一些人可能会出现记忆力丧失和判断力减弱；在 10 ATA 下，部分人的意识消失。N_2 产生的麻醉效能与酒精中毒相似，环境气压增加 1.5 ATA 的麻醉效能相当于喝一杯马提尼酒。氦气的麻醉效能比 N_2 低，氢气也有镇痛类效应，而氦气的麻醉效能最低，几乎为零。将动物暴露于高氮气分压中，发现黑质纹状体通路中多巴胺能神经元的 $GABA_A$ 受体激活，这使得多巴胺的释放减少[20]。

绝对压力增高

高压神经综合征

高气压能导致一系列症状，包括震颤、共济失调、恶心和呕吐，即所谓的高压神经综合征（high-pressure nervous syndrome，HPNS）[21]，通常发生于环境压力超过 15 ~ 20 ATA 时。该综合征发生于吸入氦-氧混合气的深海潜水加压期并被首次报道。缓慢加压以及在混合气体中加入具有麻醉作用的气体（如氮气）能改善 HPNS[22]。HPNS 的发病机制可能与纹状体内多巴胺增加有关[23]。

麻醉的压力逆转

动物实验表明，高压能逆转全身麻醉效应。提高不含麻醉性惰性气体的吸入气体压力能减弱吸入和静脉麻醉药的效果。不同吸入麻醉药在 50 ATA 下作用于小鼠，其半数有效量（ED_{50}）约增加 20%；在 50 ATA 和 100 ATA 下，巴比妥类药物的有效剂量增加 30% ~ 60%[24]。在 90 ATA 的氦-氧混合气环境中，大鼠地西泮的 ED_{50} 显著增加[25]。在 31 ATA 下，丙泊酚使蝌蚪翻正反射消失的半数最大效应浓度（EC_{50}）增加 19%，而在 61 ATA 下，增加 38%[26]。同样方法，在 31 ATA 下，右美托咪啶的 EC_{50} 几乎是 1 ATA 时的两倍，而在 61 ATA 下则为 1 ATA 时的 2.5 倍[27]。在 80 ATA 下，如果以对伤害性刺激发生反应衡量，地氟烷的最低肺泡有效浓度（MAC）增加 19%[28]。压力逆转全身麻醉的机制并不十分清楚，但可能继发于压力作用于细胞膜产生的理化效应[29]，或可能与压力改变神经递质的释放有关[23]。然而，在 HBOT 的压力范围内（上至 3 ~ 6 ATA），压力对镇静或麻醉药物的影响没有显著的临床意义。

高压环境对药物分布的影响

少数实验研究了环境气压增高对药物分布和药物作用的影响。有研究表明清醒犬暴露于 6 ATA 气压下且环境 PO_2 达 2.8 ATA 时，环境气压或 PO_2 升高都将导致肝血流减少。在 1.3 ATA 时，血浆容量明显增加。压力再增加时血浆容量逐渐向 1 ATA 水平恢复。同样研究发现环境气压对血浆容量的影响是不一致的，但 PO_2 升高会使血浆容量降低[30]。

6 ATA 的高压对大多数药物的药代动力学和药效学影响不大，环境气压升至 6 ATA，吸入 PO_2 达 2.8 ATA 时，哌替啶[31]、戊巴比妥[32]、茶碱[33]和水杨酸[34]的药代动力学不受影响。

已有报道，在一项正常人潜水至 650m（66 ATA）的研究中，采用苯二氮䓬类药物、氯丙嗪和碳酸锂治疗高压诱发的躁动、幻听幻视和躁狂等症状[35]。每日给予 120mg 地西泮和 60mg 替马西泮难以控制上述症状，而每日给予 300mg 氯丙嗪方可有效控制；给予传统剂量的碳酸锂，其药代动力学不变。虽然此项研究显示氯丙嗪的临床效果较好，但地西泮未达到预期治疗作用是由于患者的状态，还是由于压力逆转现象尚不明确。

总之，根据临床经验和已发表的文献表明，在HBOT 的临床应用压力下，传统胃肠外给药的推荐剂量可能是安全的。

针对特殊综合征的治疗原理

一氧化碳中毒

血红蛋白（Hb）与 CO 的亲和力远高于与 O_2 的亲和力（约为 O_2 亲和力的 200 倍）。CO 与 Hb 结合形成碳氧血红蛋白（COHb）产生 2 种主要效应：首先，与 CO 分子结合的 Hb 不能再参与 O_2 的运输，导致功能性贫血；其次，剩余 Hb 对 O_2 的亲和力增加（Hb-O_2 解离曲线左移），导致毛细血管内血液中 O_2 向组织释放的能力降低，因此组织 PO_2 降低。起初认为仅仅这些效应即可解释 CO 的毒性，然而越来越多的证据表明，CO 与细胞内色素结合（如细胞色素 a、细胞色素 a_3、肌红蛋白）以及氧化应激可能在 CO 毒性中发挥更重要的作用[36-44]。接触 CO 还引发血管内血小板 - 中性粒细胞聚集和中性粒细胞激活[44]，这些机制导致 CO 对包括心脏和脑在内的多器官系统的毒性[41,45]，免疫介导的作用也参与其中[46]。

CO 中毒的临床表现包括头痛、恶心、呕吐、头晕、心肌缺血、意识丧失和孕期胎儿窘迫，持续或延迟出现的神经后遗症常发生于一个明确的清醒期之后[47-48]。导致永久性后遗症增加的风险因素包括年龄（≥ 36 岁）和较长时间接触 CO[49]。

诊断 CO 中毒应具备接触史（内燃机的废气、着火、使用气体或燃油取暖不当以及使用木炭或煤气烧烤，接触含二氯甲烷的染料清除剂，其中二氯甲烷可被肝代谢成 CO）。检测到动脉或静脉血中 COHb 水平升高可确诊 CO 中毒。中毒患者抗凝血样中的 COHb 浓度数日内可保持稳定。因此，如果某些机构不能检测 COHb，可在接诊患者时采集血样并将血样和患者一同转运到其他机构检测以确诊 CO 中毒。在使用某些四波长实验室血氧测量计时，胎儿血红蛋白（HbF）可造成 COHb 的读值假性升高[50]。出生后的最初数周，正常婴儿中的血样 COHb 可误报达 7% ~ 8%。

在到达急诊室时测得的血 COHb 水平与临床情况相关性较差，因此不应将其作为确定是否需要治疗的

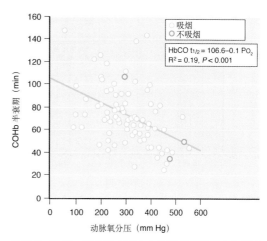

图 91-3　93 例一氧化碳（CO）中毒患者的碳氧血红蛋白（COHb）的消除半衰期（$t_{1/2}$）。尽管数据分散，显然在较高的氧分压（PO_2）下 CO 与血红蛋白解离更快 *(Redrawn from Weaver LK, Howe S, Hopkins R, Chan KJ: Carboxyhemoglobin half-life in carbon monoxide–poisoned patients treated with 100% oxygen at atmospheric pressure, Chest 117: 801-808, 2000.)*

表 91-4　在 1 ATA 及 2.5 ATA 下吸入空气或纯氧时的一氧化碳消除半衰期

吸入气体	平均半衰期 (min)*	例数
空气，1 ATA	214	10
氧气，1 ATA	43	15
氧气，2.5 ATA	19	10

ATA，绝对大气压。
* 平均值数据来自 Pace 等[54]

唯一标准。由于细胞内 PO_2 较低，CO 从细胞内的结合位点清除较慢。所以即使 COHb 水平正常，也可能存在明显的反应迟钝、呕吐和头痛等症状。

CO 中毒患者的脑部影像学可表现为多种异常，包括苍白球和皮质下白质密度降低、大脑皮层病变、大脑水肿、海马病变、灰 - 白质分化缺失和白质高强度[51-53]。脑部影像学可排除其他病变并提供有关预后的信息[51]，但对确定哪些患者应接受 HBO 治疗并无帮助。

氧疗是 CO 中毒的基本治疗方式。HBO 缩短 COHb 的半衰期，这表明高氧分压促进 CO 从血液中清除。图 91-3 显示了一组给予高压氧治疗的 CO 中毒患者的 COHb 半衰期，HBO 治疗使 COHb 半衰期进一步缩短，2.5 ATA 下约为 20min（表 91-4）[54]。此外，在 CO 从 Hb 和其他重要的携 O_2 蛋白移除过程

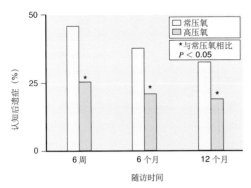

图 91-4 一项关于高压氧（O_2）治疗 CO 中毒认知后遗症的前瞻性随机试验研究。如果任一项神经心理子测验的 T 值低于平均校正人口统计标准化 T 值 2 个标准差（standard deviations, SD）以上，或者两项及以上的子测验 T 值低于平均值 1 SD 以上，则可确定有认知后遗症。如果患者存在记忆、注意力和专注困难，则任一项神经心理子测验的 T 值低于平均校正人口统计标准化 T 值 1 SD 以上，即可确定存在认知后遗症 *(Drawn from data reported by Weaver LK, Hopkins RO, Chan KJ, et al: Hyperbaric oxygen for acute carbon monoxide poisoning, N Engl J Med 347:1057-1067, 2002.)*

中，血浆中溶解 O_2 增加可维持组织氧合。大量的证据表明，HBOT 可降低 CO 中毒早期和晚期神经症状的发病率[55]。尽管有一项比较高压和常压氧气的随机前瞻性试验结果表明 HBO 无明显益处[56]，但在另外四项试验中，与在 1 ATA 下治疗相比，HBO 治疗可改善预后（图 91-4）[47-48, 57-58]。

应用 HBO 治疗 CO 中毒的常用指征如下：

神经系统损害病史（包括眩晕、意识丧失）
心脏疾病的证据（心肌缺血、心律失常、心室衰竭）
COHb 水平高于正常值 25%

胎儿对 CO 毒性尤为敏感，因而具备上述标准或存在胎儿宫内窘迫的孕妇应当接受 HBO 治疗。诸多病例报告[59-61]、系列研究[62-63]和一项述评[64]均认为，CO 中毒治疗不充分对于母体和胎儿极为危险，而应用 HBO 治疗理论上对胎儿利大于弊。目前实施 HBO 治疗方案的潜在副作用尚未在临床实践中得到证实。

气体栓塞和减压病

气体进入动脉循环（arterial gas embolism，AGE）通常发生在潜水员上浮过程中使用水下呼吸器吸入压缩气体发生肺气压伤时。然而在某些临床情况下也可以发生医源性气体栓塞，如体外循环期间、诊断性动脉造影或血液透析过程中误注空气（见第 67 章和 90 章）。此外，大量气体可能进入静脉系统（见第 49 章和 70 章），例如患者坐位接受神经外科手术操作、血液透析、背部大手术、全髋关节置换术、剖宫产术、腹腔镜检查、子宫内激光手术、关节镜检查（气体从有故障的气动电钻中逸出）以及使用过氧化氢冲洗或经口摄入（由于组织中气态氧与血症氧化氢酶的精确反应）。静脉气栓（VGE）也可发生在中心静脉导管与大气相通时。重症 VGE 可发生在口 - 生殖器性交过程中经阴道吹入空气后[65]。VGE 也可发生于进行呼气末正压通气（PEEP）的急性呼吸窘迫综合征（ARDS）患者[66]。当大量静脉气栓超出了肺血管系统滤过气体的能力时，气泡便进入动脉循环。潜水员使用水下呼吸器时，即使很少量的静脉气体（如潜水减压过程中发生的 VGE）也可经未闭合的卵圆孔通过跨心房途径引起神经综合征[67-68]。

气栓不仅造成血管阻塞，而且气泡与血管内皮的相互作用还使毛细血管通透性增加、液体外渗[69-70]以及内皮细胞功能损害[71]。麻醉状态下兔动脉气栓的模型显示了气栓的另一个影响[72-73]：颈动脉内少量气体即可在通过大脑微循环时产生血管麻痹、脑血流延迟恢复和神经生理性损伤。中性粒细胞减少症时这种血流减少现象消失，因此认为中性粒细胞可能是该效应所必需的[74]。大脑血流延迟恢复的现象可能是临床观察到的 AGE 后早期神经学改善之后又恶化的原因[75]。

组织或血液气栓的病理学效应所致的相关综合征即为 DCS，可见于飞行员和使用压缩气体的潜水员。在这种情况下，环境压力降低的速率足以使局部组织储存的惰性气体过饱和，导致在原位组织储存气体形成气泡。AGE 的典型症状包括意识损害、轻度偏瘫或癫痫发作，但都可能不严重。DCS 通常表现为关节痛、感觉异常、运动无力、膀胱或肠道括约肌功能障碍、眩晕、耳鸣或听力丧失[76-77]。

AGE 和 DCS 这两种类型气栓疾病的治疗原则多数情况下是相同的。急救治疗包括氧疗[78]，高 PO_2 导致气泡溶解速率增加，这是因为较高的分压梯度能使气泡内的惰性气体重新弥散到周围的组织和血液中。血管内气泡导致内皮渗漏、血浆外渗和血液浓缩[69, 79]。通过对动物[81]和人类[69]的观察已证实：液体复苏可补充血管内容量、减轻血液浓缩并改善微循环血流[80]。但是，输入过多的液体会使心肺减压病患者（继发于 VGE 的肺水肿）的肺气体交换恶化，积极的液体治疗不适于单纯性 AGE[80]。尽管大脑 AGE 导致的毛细血管渗漏可增加颅内压（ICP），但对麻醉状态下猪进行的研究表明，过度通气并无益处[82]。

HBOT 是 AGE 和 DCS 确切的治疗措施[83]。压力升高能使气体体积缩小从而进一步加速气体的溶解。HBOT 对潜水或航空迅速减压所致气体栓塞的有效性已得到了充分证明[84-85]。尽管有一些证据表明，即使在栓塞事件发生和治疗之间相隔多时或多日，HBO 治疗仍能有效改善神经学症状[86-88]，但治疗不及时则很难改善严重的症状[89]。治疗 AGE 时通常将环境压力调至 2.8 ~ 6 ATA 之间（见后面治疗策略部分）。

应该完全根据临床评估决定是否给予复压治疗[83]。大脑和脊髓成像（如 CT、MRI）仅适用于排除其他病理状态，如出血以及高度怀疑患者的症状非气栓所致。只要 AGE 患者的脑 CT 成像显示存在空气，就需给予 HBO 治疗[90]；然而，只有少数 AGE 或 DCS 患者的脑成像显示异常[88-89]，并且无论是 CT 还是 MRI 发现的异常一般都不具有特异性。但无论有无气体均不能预测其对高压治疗的反应[88-89]。用单光子发射计算机成像技术（single-photon emission tomography，SPECT）或正电子发射成像技术（positron emission tomography，PET）[91]进行脑的核成像，均不能对气泡导致神经性损伤患者的治疗提供有用的临床信息。

急性感染

厌氧菌对组织 PO_2 升高特别敏感。高张力氧抑制梭状芽孢杆菌 α- 毒素的产生[92]。其他机制包括逆转低氧激活的中性粒细胞功能[93-95]、提高巨噬细胞白介素 -10（IL-10）的表达[96]以及抗炎症作用[97-99]。一系列临床研究和数据分析结果均证实[100-103]，在梭状芽孢杆菌和非梭状芽孢杆菌感染中采用 HBO 治疗是有益的。

动脉氧合的支持

HBO 是治疗性肺灌洗期间支持动脉氧合的一种安全有效的方法，此期间的氧合必须通过对侧（非灌洗侧）肺维持[104-105]。根据我们实施的 100 多例次肺灌洗的经验，采用该技术均可成功的维持动脉氧合，且无并发症发生。通过向需要灌洗的肺临时以 5% ~ 6% 的氧 / 氮平衡气通气，可模拟肺灌洗时肺气体交换过程，即将该侧肺 P_AO_2 降至混合静脉血 PO_2 水平，从而使氧气的交换局限在对侧肺部。5min 以内出现低氧血症预示实际肺灌洗期间可能发生低氧血症。

严重贫血时氧运输的维持

即使在没有 Hb 的条件下，HBO 治疗仍能将血浆中的动脉氧含量增加至临床有效水平以支持组织氧供。因而对于严重贫血患者，在交叉配血等确切治疗之前 HBO 治疗可作为临时支持（见第 61 章）。

未来方向

术前高压氧

预适应（preconditioning）是指应用一种微小侵害以激活内源性保护机制，减小随后侵害导致的形态学和功能后遗症。缺血预适应（ischemic preconditioning，IP）是指应用短时程缺血激活内源性保护机制，以减轻随后的缺血性侵害的损伤。首次于犬心肌发现具有缺血预适应现象，随后发现这一现象也存在于大脑。此后在药理学领域进行了大量研究以识别其他导致预适应的药物，如吸入麻醉剂、脂多糖、高温、中枢神经系统（CNS）癫痫发作、低氧和高氧症以及新近的高压氧。

已有几项临床试验提供的证据表明，在心脏或其他外科手术前的 HBO 治疗可改善预后。Sharifi 及其同事描述，在急性心肌梗死患者中使用 HBO 治疗可以抑制经皮冠状动脉介入治疗后的血管再狭窄[106]。2005 年，Alex 等观察到，在体外循环下冠状动脉旁路移植术（CABG）前用 2.4 ATA HBO 重复预处理 3 次可降低术后神经心理功能障碍，有利于调节炎症反应[107]。Yogaratnam 等报告，在体外循环 CABG 术前，采用一个时程的 2.5 ATA 下 HBO 治疗进行预适应，可降低术中失血量、ICU 停留时间、减少术后并发症，同时可改善 CABG 术后左心室每搏功[108]。Li 等证实，接受体外循环或非体外循环下 CABG 术的患者，HBO 预适应可降低脑和心肌生化标记物的释放；而接受体外循环的患者采用 HBO 治疗预适应可缩短 ICU 停留时间、减少正性肌力药物的使用[109]。

目前还不清楚 HBOT 保护作用的机制，但这不涉及通过增加组织 O_2 贮存的代谢支持因素，因为在 HBO 暴露后组织和血液的氧在几分钟内就消耗殆尽了。脑损伤的病因可能是多因素的，包括脑微栓子、全脑低灌注、炎症反应、脑温调节、遗传易感性[110]。因此，HBOT 的保护机制可能包括：通过增加 ROS 生成导致了 HBOT 诱导的氧化应激，继而诱发与缺血再灌注相似的缺血耐受；或者，HBOT 预适应可通过降低组织白细胞的补充和激活、减轻缺血再灌注损伤、减轻组织水肿、防止细胞坏死、减少组织凋亡来改善组织预后和保存[111-112]。另一个可能的机制是抗氧化酶上调，正如在一个肝缺血模型中表现出来的那样[114]，超氧化物歧化酶[113]、也可能有血红素氧合酶-1表达上调。在一些特定的操作之前或之后应用HBOT可能是有益的，HBOT的作用仍需要通过大型的临床试验来确定。

卒　中

有几项大鼠大脑中动脉闭塞模型研究证实了HBOT的有益作用[115-118]。在症状出现5h内接受治疗的、未经选择的急性卒中的一系列病例中，HBO治疗使一些患者症状改善，这些患者的动脉血PO_2为1100～1300mmHg[119]。几项已完成的临床研究结果显示利弊不一[120]，其原因可能是因为没有及时开始HBO治疗[121]或者是使用了未达治疗剂量的PO_2。一项双盲研究表明，急性卒中后给予HBO治疗改善了预后，此发现表明该治疗对神经可塑性有一定影响[122]。

高压氧的治疗系统

传统的高压治疗方法是使用一个能容纳2例或多例患者的多人治疗舱（图91-5）。治疗舱的大小差别很大，小的仅能容纳2例患者，用于运转患者，而大的直径可达20英尺或更大，能舒适的容纳多达12例患者及陪护。多人治疗舱中的空气被压缩，患者通过头罩（图91-6）、面罩或气管内导管吸氧。陪伴的医护人员可快速到达患者身边，因此监测和复苏操作相对直接。然而，多人治疗舱占用空间较大且费用昂贵。

单人舱仅够容纳一位患者（图91-7）或伴有一名

看护的小儿。舱壁大多由有机玻璃制成以便密切观察患者。治疗舱通常使用压缩纯氧。单人舱的优点是花费较低、安装简单。将氧气接口与医院的供氧系统连接方可使用治疗舱。这种治疗舱操作相对简单，但不能直接接触到里面的患者。由于监测距离过远，不能

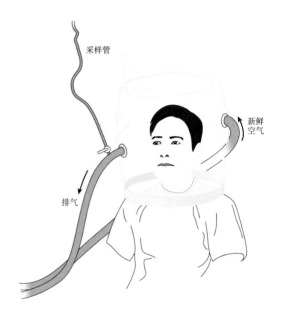

图91-6　多人治疗舱内应用的头罩环路。新鲜气体（100% O_2）以恒定的速率（＞30L/min）通过头罩。废气可排出治疗舱或通过一个CO_2吸收器再循环。采样管与废气管连接以监测患者的呼出气

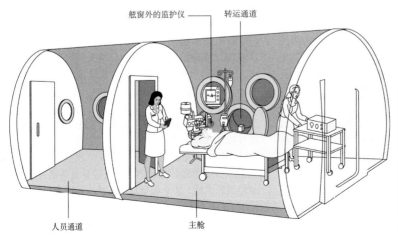

图91-5　能够容纳一例或多例患者和看护人员的多人高压治疗舱。治疗舱内的气体是压缩空气。患者通过面罩、头罩或气管导管吸入100%氧气。考虑到用电安全，监护仪通常放置于治疗舱外，通过舷窗进行监测。医师、护士或其他人员以及药物、食物和血样通过工作人员通道和转运通道进出治疗舱，这样可避免让患者反复加压和减压

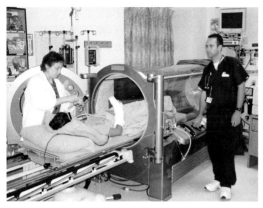

图 91-7　单人治疗舱。这种治疗舱只能容纳一例患者或伴有一名看护的小儿。患者躺在轮床上进出治疗舱。舱内气体通常为 100% O₂。治疗舱由透明的有机玻璃构建以方便观察。左侧舱门体上的贯穿设计可用作监测、静脉输液和控制舱内的呼吸机 *(Photograph courtesy Dr. Lindell Weaver).*

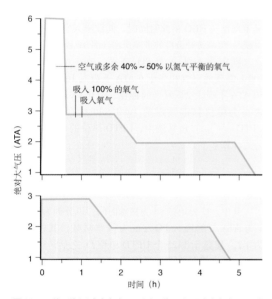

图 91-8　美国海军治疗方案。上图，美国海军治疗方案 6a。该方案偶尔用于治疗动脉气栓。在 6ATA 下可给予空气或 40%～50% 氧气 30min。下图，美国海军治疗方案 6。该方案最初是为治疗减压病而设计的，但目前该方案也常用于治疗气栓。蓝色区域代表吸入 100% 氧气；白色区域代表吸入空气阶段（见图 91-10）*(From U.S. Navy Department: U.S. Navy diving manual, rev 6, vol 5: Diving medicine and recompression chamber operations, NAVSEA 0910-LP-106-0957, Washington, DC, 2008, Naval Sea Systems Command.)*

进行紧急气道处理。因为在减压前不能用针头或胸管进行胸膜腔减压，治疗期间发生的气胸特别是张力性

框 91-2　Duke 修正的对看护人员减压方案
标准空气减压 　在标准海军深度分界线的 2ft 内，应用下一个最大深度 　在标准海军时间分界线的 2min 内，应用下一个最大时间 　吸压缩空气潜水后在舱内减压期间，从相当于 50fsw（2.5 ATA）深处上升至水面过程中吸入 100% 氧气，或吸纯氧 15min，采取时间短的方案。 减压时间 　68～30 fsw（3.06～1.9 ATA）：3min 　30～20 fsw（1.9～1.6 ATA）：1min 　20～10 fsw（1.6～1.3 ATA）：1min 　10 fsw（或最后停止）～"水面"（1.3～1.0 ATA）：5min 方案 6 或 6A 　当扩展 USN 方案 6 和 6A 时，根据 60fsw（2.8 ATA）时的时间以延长，看护人员应在 30fsw（1.9 ATA）吸入 100% 氧气 30～90min（不延长），60min（1 次延长），90min（2 次延长）。看护人员在从 30 fsw（1.9 ATA）上升至水面（1ATA）的过程中始终吸入 100% 氧气

fsw，海水英尺

气胸可能致命，然而这种并发症极其罕见。此类治疗舱的一个小缺点是环境压力最高仅为 3 ATA，并且由于应用时的原因（在心理上对禁闭的厌恶）限制了治疗次数。此外，在某些治疗方案中（见下文）为了降低氧中毒的风险需要间断吸入空气，这就要求安装额外的气体传输系统。然而，目前单人舱技术允许从舱外进行静脉输液、有创血管内监测、机械通气以及使用可调节的胸膜腔引流系统[123-124]。

高压氧治疗方案

理想情况下，有 HBO 治疗适应证的患者暴露于 HBO 的时间应该没有限制，应持续至症状改善为止。但是，有以下多种因素限制了 HBO 治疗的剂量与持续时间：

氧毒性
给陪伴患者的护理人员（或其他看护人员）减压的义务
完善的监护
在封闭环境中患者感到孤独和厌烦

确定治疗方案应考虑两方面因素：一方面是氧分压和治疗时间；另一方面是氧毒性和其他实际的限制因素。世界各国的海军为治疗潜水员 DCS 和气栓制定了最初的 HBOT 方案（图 91-8）。

美国海军方案 6 规定起始治疗压力为 2.8ATA［相当于 60 英尺海水深度（fsw）或 18m 海水深度

（msw）]，然后缓慢减压至 1.9 ATA（30 fsw）（框 91-2，图 91-8）。在吸入纯氧期间，为降低氧毒性可间断吸入 5min 或 15min 的空气（见下文）。该方案仍然是全球多人舱内 DCS 的主要治疗方案。如症状和体征未完全缓解，可每天按美国海军表 6 中的方案重复治疗或进行每日 1~2 次的更短期治疗。

"饱和"治疗指长期暴露于增加的高压下（如 2.8 ATA），不限定时程（一般 1~2 天）直到状态稳定为止。如患者可耐受应根据推荐治疗方案进行间断吸氧。由于饱和治疗导致患者和看护人员的氮气吸入量增加，因而必须更加缓慢减压，通常超过 24~36h[125]。尽管这种治疗可避免间歇治疗理论上的缺陷——气泡溶解失败，但需花费大量人力。由于用于饱和治疗的高压舱需要额外的硬件（如 CO_2 吸收器）和工作人员，因此在军事和商业潜水之外的应用受到限制。

对气性坏疽或其他威胁生命的厌氧菌感染的治疗方案见图 91-9。治疗方案为 3 ATA 下 85min，随后用 33min 为看护人员减压至 1.3 ATA 时停止。这样设计治疗方案的目的是在不增加高氧癫痫风险的条件下使 PaO_2 达到最大（从而增加氧气相关的组织杀菌活性）。

对 CO 中毒的治疗方案不一。然而，Weaver 报告的方案（3 ATA 下 60min，2 ATA 下 60min 外加空气中断和加压 / 减压的时间）被证明有效，推荐至少在首次治疗中采用 3 ATA[48]。

应用 HBO 治疗慢性疾病时（如放射性坏死）通常采用环境压力较低、时间较短的治疗方案。最常用的方案是 2.0~2.5 ATA 下 1h~2h（见图 91-9），每日 1~2 次。在这种较低环境压力下，氧毒性的风险最小且大多数患者能很好地耐受治疗。

HBO 治疗的不良反应

氧 中 毒

大量证据支持氧中毒源于氧自由基的过度产生（如超氧化物、羟自由基和单线态氧）这一观点。在高氧分压下，自由基产生的速率超过机体的清除速率[126]。在 1 ATA 下供给 O_2，氧中毒的表现几乎仅限于肺部。但是在接触高压氧期间，其他器官也会受到影响。

HBO 治疗期间氧中毒主要影响肺、中枢神经系统和眼。清醒患者肺毒性的先兆症状为气管支气管激惹，即出现咳嗽和烧灼样胸痛。长时间进行 HBO 治疗可导致肺活量降低，持续给 O_2 则会导致 ARDS。当极少情况下需延长 HBO 治疗时间时，间歇吸入空气（"空气中断"）可减缓肺毒性的进展速度（图 91-10）。

氧中毒与吸入气 PO_2 有关。在 1 ATA 下吸入 100% 氧气的毒性相当于 6 ATA 下吸入 16.7% 氧气或 50 ATA 下吸入 2% 氧气的毒性。量化 O_2 暴露的方法之一为单位肺毒性剂量（unit pulmonary toxic dose，UPTD）[127]。在该系统中，UPTD 单位的数值由以下公式计算：

$$U = t \cdot \sqrt[m]{0.5/(P - 0.5)}$$

其中，U 为单位；t 为接触时间，以分钟为单位；P 为 ATA 下的吸入 PO_2；m 为斜率常数，其经验值为 1.2。暴露于 1425 个 UPTD 单位 O_2 之后，肺活量（VC）平均降低 10%；暴露于 2190 个 UPTD 单位 O_2 之后，VC 平均降低 20%。已观察到，即使在 2 ATA 环境下延长暴露于 O_2 的时间，VC 降低达到对照组的 40%[127]，也可完全恢复。

应用包含 UPTD 模型中的数据且比 UPTD 模型更大的数据集进行再次分析可得出不同的预测公式：

$$\%\Delta VC = -0.009 \cdot (P - 0.38) \cdot t$$

其中，P 和 t 的意义与上面的公式相同[128]。

根据已发表的数据，Arieli 等总结出以下公式[129]：

$$\%\Delta VC = -0.0082 \cdot t^2 (PO_2/101.3)^{[4, 57]}$$

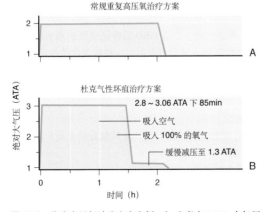

常规重复高压氧治疗方案

杜克气性坏疽治疗方案

2.8~3.06 ATA 下 85min

吸入空气
吸入 100% 的氧气
缓慢减压至 1.3 ATA

绝对大气压（ATA）

时间（h）

图 91-9 临床高压氧治疗方案实例。A. 患者在 2ATA 大气压下吸入 100% 氧气 2h。该方案一般用于慢性疾病（如放射性骨坏死）的反复治疗。B. 治疗方案常用于治疗气性坏疽。患者和看护人员在 2.8~3.06 ATA 下（图中所示为 3ATA）持续 85min。患者吸入 100% 氧气，间断吸入空气 2 次，每次持续 5min，以降低肺脏和中枢神经系统的氧毒性。依照美国海军标准空气减压方案，至 1.3ATA 时停止减压。此方法有利于对在 3ATA 下吸入空气的护理人员的安全减压

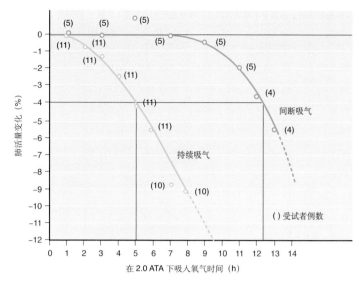

纵坐标：肺活量变化（%）
横坐标：在 2.0 ATA 下吸入氧气时间（h）

间断吸气
持续吸气
( ) 受试者例数

图 91-10 在 2 ATA 下随着吸入 100% 氧气时间的延长人类肺活量（VC）降低。图中显示了间断吸氧（20min 氧气，5min 空气）与持续吸氧相比在预防肺氧毒性中的重要性。括弧内的数字表示受试者例数 *(From Clark JM: Oxygen toxicity. In Bennett PB, Elliott DH, editors: The physiology and medicine of diving, Philadelphia 1993, Saunders, pp 121-169.)*

其中，t 为时间，以 h 为单位。PO_2 为压力，以千帕（kPa）为单位。

虽然这些算法对暴露于氧气的人群安全具有指导意义，但是人群中的个体差异很大，依据这些算法不能精确预测每例患者肺氧中毒的具体进展[130]。此外，湿度[131]、循环中儿茶酚胺和皮质类固醇激素的水平、肺内白细胞的聚积（如肺炎）和循环中的内毒素均可影响氧毒性。而对肺毒性的进展更为有用的指导是患者的症状，包括咳嗽和吸气时中央型烧灼样胸痛。患者在日常反复 HBO 治疗期间并不出现这些症状，但在 2.8 ATA 下 O_2 接触时间过长（例如当治疗神经减压病时）就会出现以上症状。无临床症状的患者 VC 通常改变很少或无改变。在反复 HBO 治疗期间，1s 用力呼气量（FEV_1）改变轻微[132]，其临床意义尚不明确。

一些抗肿瘤药物，如博来霉素[133] 和丝裂霉素 C 可增加机体对氧中毒的易感性[134-135]，患者对本应很好耐受的吸入 O_2 表现为致死性的肺氧毒性作用（ARDS 和呼吸衰竭）。尽管我们已采用 2 ATA 下 2h 的 HBO 剂量反复治疗（起初每日一次，随后增加至每日二次）数例很久以前使用过博来霉素的患者，但是以往接触过这些药物的患者在 HBO 治疗时发生肺氧毒性的风险尚不清楚[136]。偶尔确有患者出现轻微的肺氧毒性症状，如胸骨后胸部紧缩感，但尚无一例发生重度的肺氧毒性。提示这些药物产生的肺氧毒性倾向在停药后数周内都逐渐消失。

中枢神经系统（CNS）的氧毒性表现为恶心、呕吐、麻木、抽搐、眩晕及嗅觉、听觉或味觉障碍，更为严重的表现为非局灶性强直/阵挛性癫痫发作[137-138]。随着 PO_2 升高和暴露时间延长，癫痫发作的概率增加。在一项研究中，36 名潜水员在 3.7 ATA 下吸入 100% O_2，所有受试者在 100min 或更短的时间内均发生了以上一种或数种症状[137-138]。在临床实践中，当环境 PO_2 达到 2.5 ATA 时，接受 HBO 治疗的患者发生抽搐者罕见（典型情况为发生率 0.008% ~ 0.035%[139]），且通常伴有其他的诱因（通常是低血糖）。在治疗急性适应证如 CO 中毒时，抽搐发生的可能性也增加[140]。某些代谢因素可降低惊厥阈值，如给予大剂量青霉素（如治疗梭状芽孢杆菌感染）、脓毒症和低血糖。

对高氧惊厥的处理为立即降低吸入氧分压直至惊厥停止。因此，一些医师常规应用抗惊厥药物如苯巴比妥、苯妥英钠或苯二氮䓬类药物。当患者正处于惊厥发作时一般不主张治疗舱减压，因为此时患者气道闭合不能呼气，减压可导致肺气压伤。即使继续 HBO 治疗，高氧惊厥也无后遗症，且极少再次发作。因此不应因出现 CNS 氧毒性而停止进一步的 HBO 治疗。尚无证据表明高氧惊厥在已有惊厥患者中更常见。

HBO 治疗对眼的急性影响表现为视野狭窄[141]，一般仅在 PO_2 达到 3 ATA 或更高时出现，而在常规 HBO 治疗中罕见。对亚急性或慢性的视觉影响表现为晶状体折射率的改变，进而导致近视[142-143]。这种折射率的改变发生在为期数周的间歇 HBO 治疗期间，通常也会在相同的时间段内消失。但有些患者尤其是老年人会有一定的近视后遗症[144]。

怀孕期间需要行急性 HBO 治疗的女性，其胎儿发

表 91-5　一组健康志愿者在低压舱内或珠穆朗玛峰上暴露于不同海拔高度时静息血气和心率值（均数 ± 标准差）

海拔高度 (ft)	气压 (mmHg)	PaO_2 (mmHg)	SaO_2 (%)	$PaCO_2$ (mmHg)	pH	HR (次/分)	通气量 (L/min)	资料来源
0	750	99 ± 9	99 ± 1	34 ± 4	7.43 ± 0.03	78 ± 15	11.0 ± 3.0	*
5 000	632	78 ± 8	94 ± 4	33 ± 3	7.42 ± 0.04	92 ± 16	12.3 ± 2.1	*
10 000	523	57 ± 6	89 ± 4	33 ± 4	7.42 ± 0.03	95 ± 13	11.4 ± 2.5	*
15 000	429	41 ± 7	78 ± 8	29 ± 4	7.47 ± 0.03	104 ± 16	13.4 ± 3.0	*
20 000	347	41 ± 2	76 ± 2	20 ± 1	7.50 ± 0.02	85 ± 14	20.9 ± 6.3	†
25 000	282	37 ± 1	68 ± 2	13 ± 1	7.53 ± 0.01	94 ± 15	36.6 ± 7.9	†
27 559	272	25 ± 5	54 ± 18	13 ± 2	7.53 ± 0.06			‡
29 000	240	30 ± 1	58 ± 1	11 ± 1	7.57 ± 0.03	101 ± 14	42.3 ± 7.7	†

$PaCO_2$，动脉血二氧化碳分压；PaO_2，动脉血氧分压；SaO_2，动脉血氧饱和度。
* 杜克大学，低压舱，未习服者 [180, 358]。
† 珠峰行动 II，低压舱，已习服者 [189]。
‡ 珠峰地区研究，低压舱，已习服者 [359]。

生晶状体后纤维增生症的风险已日益受到关注。尽管许多孕妇曾接受过单次 HBO 治疗（如治疗 CO 中毒），但我们并未发现婴儿出生后发生晶状体后纤维增生症。由于孕妇已有的急性疾病（如 CO 中毒 [60, 62, 64, 145-146]）对胎儿的威胁更大，因此怀孕并不是 HBO 治疗的禁忌证。

惰性气体的摄入

在高压环境下吸入空气可导致氮气麻醉——由于氮气的麻醉特性而产生剂量依赖性的大脑功能减退。在大多数情况下，该特性仅在环境压力超过 4 ATA 时出现，而此压力仅用于治疗重症 AGE 或 DCS。理论上氮气的摄入也导致减压期间和减压后发生 DCS（见前）。但是，由于舱内减压方案很保守，所以很少有 DCS 发生（大多数高压设施采用美国海军压缩空气减压方案 [147]）。另外，患者在减压前即刻和减压期间吸入一段时间 100% 氧气可增加其安全性（表 91-5）。高压舱内看护人员很少有 DCS 发生，即使发生通常也较轻，一般表现为轻度的关节疼痛。氮气麻醉和 DCS 仅发生在多人高压舱内的看护人员，而患者因吸入 100% 氧气却不易发生。

气 压 伤

当环境压力改变后，体内含有气体的间隙内压力必须与环境压力相平衡或容量随之发生改变。顺应性好的间隙如胃肠道很容易发生体积改变，而由坚硬组织包绕的腔隙（如肺、鼻旁窦和中耳），其内自由进出的流动气体遇到阻碍则可发生组织破裂和出血。实际上患者使用高压舱最常见的副作用是中耳压力难以平衡 [148]。清醒患者可通过采取数项措施达到这种平衡，例如间断进行 Valsalva 动作、捏紧鼻吞咽、下颌前伸或在加压过程中简单地间断吞咽。有头和颈部照射病史以及急性呼吸道感染的患者尤其危险。通过局部应用鼻黏膜血管收缩剂 [如 0.05% 羟甲唑啉（安福能)] 有利于压力平衡。对于已应用以上措施仍不能平衡中耳压力或反应迟钝以及已气管插管的患者，需行鼓膜切开术或鼓室造孔插管术。理论上咽鼓管梗阻的患者应用 HBO 治疗可导致迷路窗破裂。但这种情况在 HBO 治疗期间尚未见报道。

肺气压伤最可能出现在减压期间。在局部通气不足的区域可导致肺压力过度增加和肺泡破裂进而造成气胸、纵隔气肿或 AGE [149-150]。可能由于通常采用了慢速减压，HBO 治疗期间的肺气压伤极其罕见。

虽然在加压后气胸的范围减小、气体吸收更迅速，但是在减压过程中如肺内空气持续泄漏则可导致张力性气胸 [149]。HBO 治疗前发现的气胸通常以置入胸腔引流管、水封或 Heimlich 瓣治疗（这种情况下，在单人舱治疗前，通常需置入胸腔引流管）（见第 66 章和 81 章）。在舱内加压期间使用某些商业化的胸膜吸引调节器必须格外小心，因为其可能产生很高的胸膜腔负压 [151]。多人舱内的护理人员可通过调节舱内胸腔引流装置的手动减压阀减轻过度的抽吸作用。

尽管 HBO 治疗存在潜在的不良反应，但是严重并发症极其罕见 [148]。

高压治疗的实践

患者的监测

尽管在压缩空气中声学特性会改变，但是使用标准的血压计和听诊器测量血压并无困难（见第 44 章）。为避免密闭环境的污染，推荐使用优于水银压力计的无液压力计。心电图监测和血管内压力监测需要换能器电缆通过治疗舱壁与舱外的前置放大器相连接。使用标准的重症监测仪可同步测量动脉压、肺动脉压以及用热稀释法间断测量心排血量。如果用加压袋用于驱动连续流动系统，那么在舱内加压期间必须为加压袋重新加压，在减压之前或减压期间则必须放气。在加压和减压期间肺动脉导管球囊开口应向舱内开放。

如果在除颤电极板的附近存在可燃材料和发生火花，则除颤可能引发火灾（见第 109 章）。在皮肤和电极之间使用低阻导电胶 [152] 或预先使用可传导的一次性电极板可最大限度地减少火花和热量的产生 [153]。为避免设备发生压力相关性故障，除颤器需置于舱外通过贯穿舱壁的高压电线与患者相连。尽管担心引发火灾，但是在多人舱内已实施过多次除颤，未发生过电击、火灾或爆炸 [154-155]。在有压缩氧气的单人舱内不能安全进行电击除颤。

静 脉 输 液

在多人舱的 HBO 治疗中，输液器内的空气在加压阶段压缩，在减压阶段膨胀（这会驱使气体进入静脉血管）（见第 59 章）。大多数静脉输注泵在高压舱内的高压下运转良好［尽管仍存在用电安全问题（见后）］。玻璃瓶最好置于舱外，因为其在减压过程中可能发生爆裂。

在加压的单人舱中给患者输液需要一个可经受压力变化的输注泵（跨舱壁的压力梯度高至 3 ATA 或 1 500mmHg）。在未连接输注泵的情况下，单向阀阻止患者的血液反流。当患者在舱内时，采用硬质的动脉压力换能器管道将有助于防止其扭曲。

动脉血气评估和呼吸器管理

测定高压舱内患者的动脉血气可能得出错误的

结果（见第 63 章和第 103 章），原因来自两方面：在 1 ATA 下，氧张力超过环境压力时就会使氧过度饱和，因而氧气会迅速从血液中弥散出来降低其张力；而当 PO_2 值超过约 700mmHg 时，由于氧电极不可能精确校准，会产生其他错误（推断错误）。因此，在高压舱内测量血气体张力应采用与之相符的校准分析器。如果不能提供这样的设备，应对减压至 1ATA 的血样进行快速分析得到精确程度可被接受的结果 [156]。

另一种方法是以 1ATA 下的测量结果为基础估计高压下的 PaO_2，这就需要 1ATA 下测得的 PaO_2 和计算出的 P_AO_2，而二者之比（PaO_2/P_AO_2，或 a/A 比）是恒定的 [9, 157]。以此为基础，可利用 1ATA 下的动脉血气值和如下公式预测高压下的 PaO_2。

需通过肺泡气体方程计算 PaO_2：

$$P_AO_2 = (Pb - P_{H_2O}) \cdot FiO_2 - PaO_2 \cdot \left(FiO_2 + \frac{1 - FiO_2}{R} \right)$$

其中 Pb 和 P_{H_2O} 分别为环境压力和饱和水蒸气压力，R 为呼吸换气率。如果 $FiO_2 = 0.2$，$R = 0.8$，体温 = 37℃，那么该公式可简化为：

$$P_AO_2 = (Pb - 47) \cdot 0.2 - 1.2 \cdot PCO_2$$

在 1 ATA 下计算出 PaO_2、测出 PaO_2，就可获得 a/A 比。当环境压力增高，吸入 100% O_2 时，PaO_2 的预测值可通过如下公式获得：

$$PaO_{2(pred)} = a/A \cdot [(760 \cdot ATA - 47) - PaCO_2]$$

其中 ATA 为绝对大气压下的舱内压。虽然尚无 HBO 治疗的剂量 - 反应曲线，但在常规长期治疗中使 PaO_2 达到或大于 1 000mmHg 是一个合理的目标，在治疗急性坏死性感染中应尽可能提高 PaO_2 的水平（图 91-11）。

监测组织氧合的更好指标为混合静脉血 PO_2（$P\bar{v}O_2$），在无左向右分流时 $P\bar{v}O_2$ 可准确合理地估计组织平均 PO_2[158]，因此，$P\bar{v}O_2$ 数值低表明尽管予以 HBO 治疗，但由于心排血量不足，仍存在组织氧供不足。

pH 和 PCO_2 的正常值在临床静息高压条件下与 1 ATA 下的正常值相同 [14]。血样中的 PCO_2 以及 pH 在减压后无明显改变。

在高压环境中实施机械通气面临诸多挑战（见第 103 章）。理想的机械通气要求包括：体积小、不用电、不用易燃润滑剂，可基于容量环广泛调节潮气量

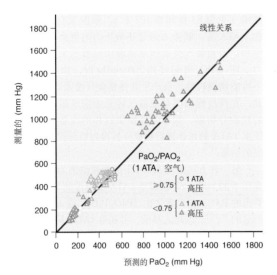

图 91-11 环境压力增高时动脉血氧分压（PaO₂）测定值与预测值关系曲线。假定动脉 - 肺泡 PO₂ 比（PaO₂/PₐO₂ 或 a/A 比）恒定，根据在室内空气下测定的动脉血气值计算预测的 PaO₂。图中所示既有肺功能正常患者的数据（a/A 比 ≥ 0.75），又有气体交换异常患者的数据（a/A 比 < 0.75）。显然，通过这种方式预测的 PaO₂ 与实际测得的 PaO₂ 接近 *(From Moon RE, Camporesi EM, Shelton DL: Prediction of arterial PO₂ during hyperbaric treatment. In Bove AA, Bachrach AJ, Greenbaum LJ Jr, editors:Underwater and hyperbaric physiology IX. Proceedings of the ninth international symposium on underwater and hyperbaric physiology, Bethesda, Md, 1987, Undersea and Hyperbaric Medical Society, p 1127.)*

和呼吸频率、安装时需要较少调整、可提供呼气末正压、间歇指令通气和辅助 / 控制呼吸模式[159]。此外，理想的呼吸机驱动气源应把静电积聚导致燃烧的风险降至最低。

当环境压力增高时气体密度也成比例增加，而气体黏滞度的改变相对较小。因此，在湍流区（如大气道内）呼吸道阻力增加。在潮式呼吸时，呼吸传导率（阻力的倒数）的测定结果[160]表明，呼吸传导率根据如下公式随着气体密度的变化而改变：

$$G = G_0 \rho^{\kappa}$$

其中 G 为气体密度为 ρ 时的肺传导率，G_0 是气体密度为 1.1g/L（1 ATA）时的传导率。κ 为常数，平均值为 –0.39。根据该公式预测，在 6 ATA 下肺传导率会降低 50%，相当于肺阻力增加 1 倍。此外，较高的气体密度导致通气的有效分布较差，表现为生理无效腔量增加[161]。这两种现象的影响导致机械通气时气

道压力增高和对通气的需求增加。如果呼吸机设置不能补偿增加的无效腔量，PaCO₂ 将升高。

已在高压舱中使用并测试了多种呼吸机（见第 103 章）。压力转换型呼吸机已成功应用，因其结构紧凑简洁，极大满足了体积小的需求。但随着环境压力的改变，需要不断调节频率和转换压力。尽管在压力升高时呼吸频率可能发生一些改变，但是容量转换型呼吸机也运转良好[159, 162]。

有两个特殊的安全因素需要考虑。首先，在任何输送富含 O₂ 的呼吸机内都有可能因 O₂ 积聚或 O₂ 泄漏至舱内而发生燃烧危险。这种危险通常可通过细微的改变消除（例如气动呼吸机采用空气替代氧气驱动风箱[159]）。燃烧危险可通过使用惰性气体如 100% 氮气（见后）冲洗呼吸机而大幅度减低。充满空气的气管导管套囊在加压期间体积趋于减小而在减压期间又再度膨胀。在加压和减压期间可通过手动调节套囊内的空气压力维持适宜的套囊膨胀容量，或改用水充注套囊。

舱内气体成分控制

治疗舱的气体安全包括对 O₂、CO₂ 和微量气体浓度的控制。在多人治疗舱中有必要使患者吸入尽可能高浓度的氧（通常为 98% 或更高），而同时舱内氧浓度应接近 21% 以使燃烧的危险降至最低。在某些高压治疗室中常规监测头罩中的氧浓度。而在其他高压治疗室内，由于通过头罩的氧气流速较高，因此氧浓度也可能较高。从头罩、面罩和呼吸机漏出的氧气会提高舱内环境气体的氧浓度。通常以 23% 左右作为氧浓度上限标准，可通过向舱内输送空气或少量 100% 氮气以降低氧浓度。

吸入 CO₂ 浓度显著升高将增加 CNS 氧中毒的风险。因此，头罩内 CO₂ 的上限值标准为 1%"水面当量"的 CO₂，其分压为 7.6mmHg。应用无二氧化碳吸收剂的（开放回路）系统，头罩内氧气流量在 40 ~ 60 L/min（在舱内压力下测定）时，通常足以维持 CO₂ 浓度在上述水平。舱内 CO₂ 分压一般限制在 0.5%"水面当量"（3.8mmHg）以下。

可能进入治疗舱内的微量气体包括 CO 和碳氢化合物，这些物质来自有故障的压缩机或压缩空气设备吸入附近的汽车尾气。挥发性气体如皮肤消毒液中的酒精蒸气和从血压计的汞柱中泄漏的汞蒸气都有可能污染舱内空气。由于微量气体的药理学或毒学作用与其分压有关，因此在一个大气压下无毒害作用的微量气体浓度在高压环境下可能具有毒性。高压舱内不应

有任何形式的汞，因为汞泄漏可导致舱内人员急性中毒。

使用电池可能影响舱内大气调控以及有燃烧的危险。所有电池均会释放少量氢气，但通常并未达到危险剂量。理论上，锂/二氧化硫电池有释放二氧化硫的风险。同样的，也应反对使用汞电池（目前在美国禁用）。尽管已发现在环境压力极高时（40~60 ATA）会暂时失效，但碱性电池相对安全。

燃烧危险

虽然高压舱内极少着火，可一旦发生均为致命性的。环境压力增高时燃烧速度极快且极具破坏性，以至于灭火系统可能无效（见第 88 章）。已发生数起由暖手器、喷火花的玩具以及其他经由患者衣物带入治疗舱的起火源引起的高压舱内燃烧事故。采取以下措施能最大限度地减少燃烧危险：

控制舱内氧浓度（单人舱除外）；
尽可能少地在舱内使用可燃性物质；
控制热源和火花源；
配备舱内灭火系统。

正如前所述，氧浓度的增加使燃烧率呈几何级增加，因此必须严密监测舱内的 O_2 浓度。当环境压力升高时，即使 O_2 浓度为 21%，燃烧也会更迅速。推荐使用棉制服装，因为这样能降低静电的危险。清除发油和湿头罩内的 O_2 可降低头发燃烧的风险。在高氧张力时碳氢润滑剂（如润滑担架车轮）与铝接触可发生自燃，故应以不易燃的碳氟润滑剂替代。

应尽可能减少电器设备产生的电火花。香烟打火机、火柴和其他起火源不应带入治疗舱内。在高压治疗期间，插拔电源线均可产生火花，在加压前将所有电线均插入插座可消除电火花。在多人治疗舱中，可通过在电器外罩上钻好的小孔注入 100% 氮气以降低电器设备（如静脉输液控制器）的可燃性，为了将氧浓度维持于不诱发燃烧的水平，注入氮气的流速需足够（一般流速为每分钟 2~3 倍内部容积）。在单人舱内使用的电力系统必须符合专门的规则，包括指定类型的开关、地线和绝缘装置。[123]

高浓度的挥发性麻醉剂在 1 ATA 下易燃。然而，异氟烷和七氟烷的 Dräger 蒸发器已被检测可（Drägerwerk AG，吕贝克，德国）在高达 3ATA 下100% 氧气的条件下使用，尚无证据表明其在室温下自燃。根据在高压环境中使用氟烷的经验表明，无任何有关燃烧的报道，且在 1 ATA 下吸入 100% 氧气可阻燃。在无火源的情况下，高压环境中任何现代氟化麻醉剂都不具有失火的危险。

接受高压氧治疗患者的安全性评估

除了确保患者的疾病是 HBO 治疗的适应证外，全面评估患者接受 HBO 治疗的有效性和安全性十分重要，应注意以下问题：

能否使 PaO_2 达到足够高；
患者能否平衡中耳压力；
可逆性阻塞性肺疾病以及肺大泡能否控制到最佳状态；
患者是否易患幽闭恐惧症。

前面已描述过高压舱内 PaO_2 的预测计算。例如患者有肺疾病或肺损伤达一定程度的患者在治疗期间 PaO_2 不会超过 1000mmHg。因此，除非是气栓病，否则很难从 HBO 治疗中获益。

患者捏住鼻子或做 Valsalva 动作时用耳镜直接观察鼓膜，可在治疗前评估中耳平衡压力的能力。鼓膜的运动反映咽鼓管的功能及其平衡中耳压力的能力。如果耳气压伤不可避免（例如智力障碍或存在气管内导管）或存在易导致内耳损伤的情况（如镫骨足板切除术），在 HBO 治疗前可进行鼓膜切开术或置管术。尽管大量临床经验表明气压伤发生的可能性很低，但是肺大泡仍被认为是 HBO 的相对禁忌证。

对于需要接受 20~30 次 HBO 治疗的患者，定期检查患者的视敏度有助于发现高压性近视。

由于大多数高压舱系统都比较狭小，因此不能忍受密闭空间的患者可能需要抗焦虑治疗以利于耐受 HBO 治疗。

环境压力增高下的麻醉实施

一项递交给美国麻醉医师学会委员会关于 HBO 治疗下麻醉实施问题的综述报告已经发表[163]。报告中探讨了许多问题，包括氧化亚氮作为基础麻醉药应用的潜力。

早在 20 世纪 50 年代，在 3 ATA 下自主呼吸吸入100% 氧气的麻醉即用于放射治疗[164]。先给予患者苯巴比妥 250~750mg 和哌替啶 100mg；对有些患者还需给予氯丙嗪 50mg，注射琥珀胆碱和气道表面麻醉之后实施气管插管，患者保留自主呼吸。

高压治疗过程中偶尔可能需要麻醉。Ross 等[165]

讨论了在饱和潜水系统中（如在北海油田）为受伤的潜水员提供看护时，高达 35 ATA 的压力对麻醉的挑战。因为存在污染舱内环境的问题，他们建议采用静脉麻醉剂实施全麻。在条件允许的情况下，推荐采用区域麻醉。因为曾报道约 10 ATA 左右的压力对肌肉松弛有一定的逆转作用，应通过滴定给药的方式使肌肉松弛剂达到最佳效果。

自 20 世纪 60 年代以来，在高压环境情况下应用各种麻醉剂为以下手术实施了麻醉，包括颈动脉内膜剥脱术[166]、剖宫产术[167]、对肺泡蛋白沉积症患者进行治疗性肺灌洗[104-105]、饱和潜水下行急诊手术[168]、心内直视手术[169] 以及用于增强肿瘤放疗的疗效[170]。

吸入麻醉

任何类型的吸入麻醉剂均可能污染密闭治疗舱内的大气，尤其是在高压环境的情况下对舱内的医务人员可产生药理学作用。Russell 等[154] 曾报道舱内空气中氧化亚氮的浓度为 2 500ppm，需要以高流速空气（3 500L/min 的空气）对治疗舱进行通风才能使氧化亚氮浓度降至 25 ~ 75ppm[171]。

氧化亚氮 在高压舱中环境压力升高使氧化亚氮（nitrous oxide，N_2O）分压超过其最低肺泡浓度（MAC），此时可使用 N_2O 麻醉[171-173]。尽管在两个研究中 N_2O 的麻醉诱导迅速（小于 60 秒），但是同时伴有呼吸急促、心动过速、高血压、出汗、肌肉僵直、四肢紧张性痉挛、静眼和角弓反张。在麻醉 2 ~ 4h 后，大多数患者能迅速从麻醉中苏醒，但随后大多数出现恶心和呕吐，且常较严重（见第 97 章）。

在高压环境下实施 N_2O 麻醉的潜在问题是组织在减压过程中可能发生 N_2O 过饱和，导致 N_2O 气泡形成。Russell 等[171] 采用经验性阶段减压法使患者在 1.3 ATA 时停止减压 30min 并吸入 100% O_2，未发现上述问题。若患者吸入一种气体而周围存在另一种可溶性更高的气体时，即使不减压也会形成气泡。例如在 5 ~ 7ATA 的氦 / 氧混合气环境中吸入空气时，由于氮气迅速弥散入组织造成局部惰性气体压力超过环境压力（等压气体逆向弥散），会导致荨麻疹和前庭功能障碍[174]。若一个人在氦气环境中吸入 N_2O/O_2 混合气，即使是在正常大气压下也会发生上述现象[175]。因此，在氦 / 氧混合气环境中绝对不能使用 N_2O。

使用高压 N_2O 的另一个危险是在减压过程中大量溶解的气体进入肺产生稀释效应，造成稀释性低氧。这种情况可通过在减压前吸入数分钟富含氧气的混合气加以预防。

对于近期使用水下呼吸器潜水或患有减压病的患者，因为 N_2O 可能会导致组织或血液内气泡增大、疼痛或神经症状复发，即使是在 1 ATA 下也应避免使用 N_2O。表面上自愈的减压病患者在接受 N_2O 麻醉后可出现神经症状[176]。

卤化麻醉剂 吸入麻醉剂对患者的作用不是与其肺泡浓度而是与其分压成正比。例如 1 ATA 下 1% 氟烷（分压为 7.6mmHg）的作用相当于 2 ATA 下 0.5% 氟烷（分压相同）的作用。麻醉剂专用校准蒸发器内的麻醉剂浓度随环境压力的改变而改变，但其输出分压保持不变（图 91-12）。由于气体密度的增加影响流量比，因此在实践中输出分压在一定程度上取决于环境压力。在 3 ATA 时，观察到 Fluotec 挥发器输出的氟烷分压轻度升高（见图 91-12）[163]。我们对一种七

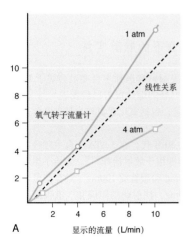

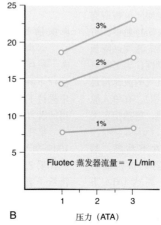

图 91-12　麻醉剂挥发系统在环境压力增高时的工作情况。A. 显示转子流量计系统的流量特征。在 4 ATA 时实际输出流量低于转子流量计显示流量的 60%；B. 以 Fluotec 挥发器输出氟烷时的分压作为环境压力的函数。在 3 ATA 下，氟烷浓度为 2% 和 3% 时，输出分压仅轻度增加 *(From Committee on Hyperbaric Oxygenation: Fundamentals of hyperbaric medicine, publication no. 1298, Washington, DC, 1966, National Academy Press.)*

氟烷蒸发器的测定表明，环境压力升至 3 ATA，输出的七氟烷分压仍保持恒定。

由于气体密度增加，因此在 1 ATA 下校准的转子流量计在环境压力升高时显示值虚高。McDowell 报道转子流量计的流量有如下关系[177]：

$$Flow_{actual} = Flow_{read} \cdot \sqrt{\frac{\rho_1}{\rho_P}}$$

其中 $Flow_{actual}$ 和 $Flow_{read}$ 分别为实际的流量值和读出的流量值，ρ_1 和 ρ_P 分别为 1 ATA 和 P ATA 下的气体密度。其他研究者也已证实在高达 4 ATA 时转子流量计流量不准确（见图 91-12）[163]。

静脉麻醉

静脉麻醉剂有相似的特性，在临床常用的环境压力范围内不受影响（见第 30 章）。在环境压力高达 6 ATA 时，哌替啶[31] 或苯巴比妥[32] 的药代动力学无明显改变。在环境压力高达 3 ATA 时，对于治疗性肺灌洗，我们采用常规剂量的氯胺酮和苯二氮䓬类药物或丙泊酚以及麻醉性镇痛药和非去极化肌松药实施全麻。

区域麻醉

在高压环境中，由于不需要机械通气，区域麻醉可能既安全又有效（见第 56 章和 57 章）。已有人在环境压力为 6.75 ATA 的氦 / 氧混合气环境中局部注射利多卡因辅以注射哌替啶实施了肠切除手术[168]。尤其应注意确保无菌技术，因为高压舱内温暖、湿润的环境可促进细菌生长，特别是在饱和舱内。

海拔高度的影响

全球约有 1.4 亿人终年生活在海拔超过 2500m 的地区[178]，同时每年可能有同样数量的人到达高海拔地区，他们中的很多人需要医疗保健。因此，确实需要麻醉和重症监护人员了解这种环境下人体的生理状态。

与环境压力和水深度之间的关系不同，大气压和海拔高度的关系是非线性的（见图 91-2）。海拔高度对生理的影响主要取决于以下 3 个变量的降低：吸入气 PO_2、环境压力和气体密度。长时间置身于高海拔地区或处于极度高海拔环境可能伴随出现一些可影响生理反应的额外因素，比如低体温、劳累、脱水、晒伤和红细胞增多症。孕妇和伴有缺氧情况的人如脑血管疾病、先天性心脏病、冠状动脉疾病和低氧性肺疾病患者可能具有更高的风险，需进行医疗评估[179]。

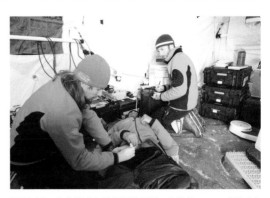

图 91-13　在考德威尔珠峰探险期间，在海拔 6400m 高度（大气压 350mmHg），从股动脉取得的血气样本。测量值为 Grocott 报告[359] *(Photograph courtesy Caudwell Xtreme Everest.)*

低　氧

生理改变

高原地区发生低氧血症的主要原因是吸入气 PO_2 降低，且肺循环中的红细胞不能与肺泡气达到充分平衡（弥散不平衡）[180] 和通气血流比值（$\dot{V}_A/\dot{Q}$）失调加重[181] 使低氧血症进一步恶化。

血气和心率对急性低氧的急性反应见表 91-3 和表 91-5。心率和心排血量增加[182]，全身血管阻力降低，肺血管压力增高[183]。器官血流包括脑血流相应增加。低氧也会诱发呼吸增强（通过呼吸频率增加），但程度因人而异。一个站在珠穆朗玛峰顶峰（大气压为 263mmHg）呼吸空气的人，其呼气末 PCO_2 为 7.5mmHg，而 PaO_2 为 37.6mmHg[184]。动脉血采自后来一次探险的近山顶高度（图 91-13）。这种低碳酸血症有如下作用：增加 Hb 与 O_2 的亲和力（Hb-O_2 解离曲线左移）从而提高肺内血液的氧合，同时干扰了 O_2 由组织毛细血管向线粒体转运。但总体上对 O_2 转运的影响是有益的[185]。

低氧血症可能在睡眠期间尤为明显。图 91-14 描绘了在一个模拟海拔高度为 4572m 的低压舱内，测定由睡眠转向清醒的连续脉搏血氧饱和度，显示 SpO_2 呈呼吸周期性变化和循环式波动。在 1 ATA 下有中度睡眠呼吸暂停的患者在高海拔地区存在严重中枢性睡眠呼吸暂停的风险[186]。

急性暴露于 4000 ~ 5000m 的海拔高度可造成 PaO_2 降至近 40mmHg，Hb-O_2 饱和度降至约 75%，急性置身于轻度低氧环境中对 CNS 功能仅有轻微的影响。Crow 和 Kelman 发现，当正常人置身于模拟海拔高度为 3658m（吸入气 PO_2 为 92mmHg）时，自由回

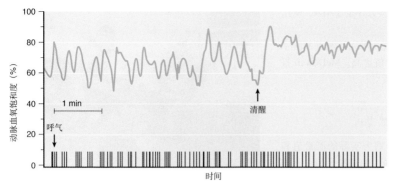

图 91-14 在相当于海拔 4572m 的低压舱中的脉搏血氧饱和度和呼吸模式（图底部的钉状线代表呼气）。睡眠期间呈周期性呼吸和外周血氧饱和度（SpO₂）波动，当清醒后呼吸形式更加规律、SpO₂ 更加稳定

忆和视觉扫描能力并没有下降[187]。而严重低氧可导致脑病和意识丧失。衡量上述情况的标准为有效执行时间（effective performance time，EPT），定义为个人能有效执行飞行任务的时间[188]。在海拔 5500m 时的 EPT 为 20～30min，而在 8500m 时减少至 2.5～3min，在 9100m 时为 1～2min。

渐进地或长期置身于高原地区会发生一系列适应性反应，使人维持良好的生理功能并可进行大量的体力劳动，而刚到高原地区者则几乎不能正常工作。例如那些已适应高原环境者在无补充氧供的条件下可登上珠穆朗玛峰，而突然达到此海拔高度者常表现为迅速意识丧失。在一项历时 40 天的低压舱研究中，受试者暴露于逐渐降低的大气压下，直至模拟海拔高度为 8848m。虽然受试者的 PaO₂ 平均仅为 30mmHg（动脉 Hb-O₂ 饱和度为 58%）[189]，但仍可以在功率为 120W 的运动测力计上进行活动。该研究还发现，血红蛋白浓度由 13.5g/dl 升至 17.0g/dl（血细胞比容由 40.4% 升至 51.9%）。红细胞增多症的形成可能是机体耐受低氧的多种机制之一，但机体的适应性机制仍未完全了解。

另一个适应性机制是血浆碳酸氢盐逐渐降低[189]，脑脊液（CSF）碳酸氢盐降低出现得更早[190]，这有助于抵消早期呼吸性碱中毒。受试者在低压舱中经过约 40 天的模拟"攀登"珠穆朗玛峰，静息血清碳酸氢盐由 22.2mM 降至 9.9mM，pH 由 7.43 升至 7.56[189]。其他适应性改变包括血细胞比容升高和毛细血管密度增大，无疑还有其他仍未知的机制。

尽管存在适应性机制，在攀登 7000m 或更高的海拔高度时，分别对登山前后的探险者进行详细的神经心理学测试，结果表明存在持续的执行能力轻度受损[191-192]。这种长时间置身于极高海拔后的神经心理学损害与活跃的低氧通气反应有关[191]，可能是由于脑血管收缩增强和脑氧供减少所致。

母体低氧对胎儿的影响

母体低氧对胎儿影响的资料极少（见第 77 章），但以胎心率（fetal heart rate，FHR）的改变作为观察点，胎儿对母体中度低氧相对能够耐受。让 5 例初次妊娠、孕期为 36～38 周的妇女吸入 15% 的 O₂（吸入 PO₂ = 108mmHg，相当于海拔 2500m 的高度）4min，FHR 每分钟仅增加 2～3 次[193]。该研究者还发现，28 例孕妇吸入低至 10% 的 O₂（吸入 PO₂ = 71mmHg，相当于海拔 5300m 的高度）20min，其中 8 例的 FHR 无变化。孕期 35～41 周的孕妇吸入 10% 的 O₂ 10min，FHR、心率变异性或胎儿脐动脉和大脑中动脉多普勒测速均无显著改变[194]。由于子宫血流增加，此种程度的急性低氧对健康胎儿未产生可察觉的作用。因此，快速置身于海拔 2 500～3 000m 的高度时可能不会对胎儿产生任何负面影响。

对于长期置身于高原地区的孕妇，还有其特殊的适应性改变，包括胎盘毛细血管容量增加和绒毛膜厚度下降[195]。即使是出生在 4329m 的高原地区的婴儿，其头皮静脉氧张力也与出生于海平面的婴儿相接近[196]。因此，母体氧供显著减少对胎儿的氧耗无任何影响，胎儿可以耐受。

出生在高原地区的婴儿

与成年人一样，婴儿的 SpO₂ 随着海拔的上升而下降，但是这种下降也取决于活动量（睡眠中更低）、生后年龄（图 91-15）以及种族[197]（见第 77 章）。围生期低氧似乎可钝化成年后的低氧通气驱动反应[198]。

在海平面水平，肺动脉压力在出生后 24h 内降至正常水平，而在高原地区，肺动脉压力通常在出生后数周或整个婴儿期均维持在较高的水平[197]。在科罗拉

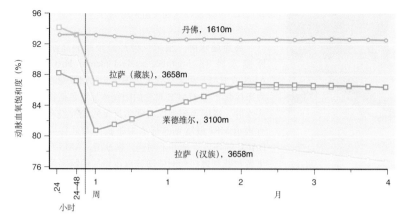

图 91-15 出生在不同海拔高度地区婴儿的动脉血氧饱和度（SaO$_2$）。在中国拉萨（海拔高度为 3658m）出生的婴儿中，中国汉族婴儿的 SaO$_2$ 越来越低，而藏族的婴儿 SaO$_2$ 仅在刚出生后短时间内轻微降低，随后维持稳定。SaO$_2$，动脉血氧饱和度 *(Redrawn from Niermeyer S: Cardiopulmonary transition in the high altitude infant, High Alt Med Biol 4:225, 2003.)*

多的莱德维尔（海拔高度为 3179m）相继出生的 35 例足月婴儿，在出生后的头 3 个月中有 17% 因肺动脉压升高或呼吸衰竭需要吸氧或（和）机械通气[197]。出生于高原地区的婴儿向成人型循环过渡的过程更漫长，并且卵圆孔未闭和动脉导管未闭的发生率增加[199]。对出生在玻利维亚的拉巴斯（海拔高度为 3700 ~ 4000m）的 16 例婴儿的研究中，6 个月大的婴儿中有 7 例发生卵圆孔未闭[200]。早产儿出生后发生急性低氧（吸入 15% O$_2$）会产生反常的低通气、周期性呼吸和呼吸暂停[201]。患有 21 三体综合征（Down 综合征）的婴儿发生高原肺水肿（high-altitude pulmonary edema，HAPE；见后）的风险增加[199]。围生期肺动脉高压使婴儿在成年后更易发生低氧性肺血管过度收缩[202]。

高原环境对儿童的影响

尽管在高原地区 SpO$_2$ 较低，居住在海拔高度达 3000m 地区的儿童 SaO$_2$ 一般保持在 90% 以上[203]。到海拔高度达 3500m 地区旅行的正常儿童，心肺功能的改变与成人相似[204]。在高原地区出现严重的低氧血症可提示存在以往未确诊的心肺异常，如 Pierre-Robin 综合征或气管软化 - 喉软化[199]。

高原病

高原病由一组亚急性和慢性综合征组成，持续暴露于低氧导致其基础的病理生理学改变。这些症状详见以下部分，也可从详细的综述中获取更进一步的信息[205-208]。荒野医疗协会已发表关于预防和治疗急性高原病的指南[209]。

急性高原病 急性高原病（acute mountain sickness，AMS）最常见的症状为头痛、食欲减退、恶心呕吐、失眠、共济失调以及周围水肿[210]。AMS 可以在进入海拔 2500 ~ 3000m 以上数小时后出现，但有些人更易患 AMS，可在较低的海拔高度即出现 AMS。在美国落基山（Rockies，海拔为 1920 ~ 2960m），去滑雪胜地的游客大约有 25% 发生 AMS[211]。

预防登山运动员 AMS 的措施包括缓慢攀登（约 300m/d）或其间在海拔约 2000m 左右的中海拔高度停留数天[209-210]。药物预防措施包括应用乙酰唑胺[212]，其部分作用认为是通过碳酸氢盐利尿从而增强低氧导致的通气反应[213]。然而，其他可能的机制还包括组织呼吸性酸中毒、通过减少周期性呼吸（由于反常的抑制了颈动脉体对 CO$_2$ 的反应）从而改善睡眠质量以及利尿作用[214]。乙酰唑胺的有效剂量范围为 250 ~ 700mg，在海拔升高之前一天开始每日口服[205,209,215]。

尽管在高原地区大多数 AMS 患者在数天之后可自愈，但 AMS 还可通过降低海拔高度和给氧而得到有效治疗。仅仅降低海拔 500 ~ 1000m 通常就可以使 AMS 患者的症状缓解。应用脚踏泵操控的便携充气式高压舱（Gamow 袋或类似产品）模拟海拔高度降低也同样有效（图 91-16）。根据海拔高度，仅将该舱充气至 2psi（100mmHg）就相当于降低海拔 1500 ~ 2000m[205]。剂量为每 6h 应用 4mg 的地塞米松对 AMS 也有效，一旦停药症状就会再次出现[216-217]。也可使用银杏叶，但结果不一[218-219]。乙酰唑胺对治疗与 AMS 有关的失眠症有效。镇静 - 催眠剂可抑制通气并恶化低氧血症，因此应谨慎应用。唑吡坦（zolpidem，10mg 口服）和扎来普隆（zaleplon，10mg 口服）均可改善高原环境下的睡眠质量，二者似乎均不抑制健康年轻人的通气反应[220-221]。

可以想象，在海平面高度，低氧血症时也可发生 AMS 症状。曾有人指出与阻塞性睡眠呼吸暂停和阿片

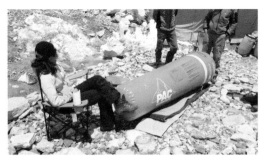

图 91-16　珠穆朗玛峰大本营的便携式治疗舱。用一个脚踏泵可使袋内的压力升高至 2psig（约 100mmHg）。该设备可有效降低袋内者的"海拔高度"，以此提高氧分压（PO₂）。当既不能给氧又不能真正降低海拔高度时，使用这些治疗袋可治疗高原病 (Photograph courtesy Caudwell Xtreme Everest.)

有关的头痛可能就是"AMS"的一种形式，继发于呼吸抑制导致的低氧血症。

高原肺水肿　高原肺水肿（HAPE）比 AMS 少见得多，但更严重，发生于到达高原地区数天之内的一小部分易感人群[183]。当肺血管流量或压力非常高时有发生 HAPE 的趋势（如缺乏肺对侧对同侧的肺动脉）[222]，这就提示了 HAPE 血流动力学的病理生理过程。对 HAPE 患者的监测显示存在肺动脉高压、正常肺动脉楔压但肺毛细血管压力升高（采用单侧阻断法评估）[223]。HAPE 患者的支气管肺灌洗液蛋白含量高，提示肺泡 - 毛细血管层破坏或通透性增加[224-226]。

预防 HAPE 的措施包括缓慢升高海拔。存在已知发病诱因的患者如单侧肺动脉缺如者应避免到高原地区。对已知 HAPE 易感的登山者，预防措施可能包括服用硝苯地平（20mg 缓释剂型 /8h）[227]、他达那非（10mg，每日 2 次）或地塞米松（8mg，每日 2 次）[228]，吸入沙美特罗似乎也是一种有效的预防药物[229]。尚无随机研究证实是否乙酰唑胺能阻止 HAPE 发生，但根据动物研究和其可提高低氧期间 PaO₂ 的情况，至少说明乙酰唑胺可能部分有效[230]。

HAPE 的治疗措施包括降低海拔高度、给氧或二者合用[205]。如果不能降低海拔高度或者无法吸氧，就应采用药物降低肺动脉压。硝苯地平（10mg 舌下含服）继以每 6h 给予 20mg 的口服缓释剂用于 HAPE 已获成功[231]。也可以服用肼屈嗪、酚妥拉明或吸入 NO 降低 HAPE 患者的肺动脉压[231-234]。其他推荐的治疗措施包括：可降低肺动脉压的药物（如前列腺素[235] 和磷酸二酯酶抑制剂如西地那非[235]）或者利于肺泡液体清除的药物（如 β₂ 受体激动剂[229]，在 Gamow 袋中重新加压[205] 以及呼气期气道正压[236]）。

高原脑水肿　最罕见但却最致命的高原病是高原脑水肿（high-altitude cerebral edema，HACE）。当 AMS 或 HAPE 患者存在共济失调、意识改变时可作出临床诊断[237]。HACE 患者的阳性体征可包括视神经乳头水肿、视网膜出血以及偶尔可见的脑神经麻痹[228]。有报道 MRI 最常见的征象为胼胝体局灶性异常[239]。HACE 的病理生理并不明确。据推测，AMS 和 HACE 患者对低氧血症期间伴随脑血流增加的脑容量上升的适应能力有限[205, 240]。

HACE 治疗属于急诊医学，理想的治疗应包括撤离或降低海拔高度并吸氧。尽管降低海拔高度 500 ～ 1000m 对 AMS 通常有效，但治疗 HACE 却需要降得更低。使用 Gamow 袋也有效。推荐的辅助治疗包括：立即给予地塞米松 8mg，然后每 6h 给予 4mg。如果不能降低海拔高度，每日给予乙酰唑胺（两次 250mg）可能也有效[205]。

慢性高原病（Monge 综合征）　慢性高原病定义为出现在原住民或长期生活在 2500m 海拔以上的居民中的一个临床综合征，该病的特征为严重的红细胞增多症（女性患者 Hb ≥ 19g/dl；男性患者 Hb ≥ 21g/dl）、严重低氧血症，并且有些病例有中度或重度肺动脉高压，可演变为肺心病导致充血性心力衰竭[241]。其他临床表现包括头痛、眩晕、呼吸困难或心悸、睡眠障碍、疲乏、局部发绀、手掌和足底灼热、静脉曲张、肌肉和关节疼痛、食欲不振、注意力不集中及记忆力减退[241]。作出诊断需要排除导致低氧血症的其他情况，如发绀型心脏病和慢性肺疾病。通常放血至少可暂时改善临床症状、提高工作能力，而降低海拔高度则可完全缓解症状。慢性高原病的其他推荐治疗方式包括使用血管紧张素转换酶抑制剂、D₂ 多巴胺受体拮抗剂多潘立酮、乙酰唑胺、呼吸兴奋剂甲羟孕酮和阿米三嗪[242]。硝苯地平和西地那非均可有效降低肺动脉压力[242]。

环境压力降低

在飞机上，海拔高度急剧增加时可由于大气压降低和氮气过饱和而导致 DCS。虽然曾有关于飞机快速升至仅 2437m 的高度时即发生 DCS 的报道[243]，但通常 DCS 仅发生于飞行超过海拔 5000 ～ 6000m 的机舱内压力下[244]，一般仅在军用飞机内发生。在使用水下呼吸器潜水之后 12 ～ 24h 内置身于较低的机舱海拔高度（2400m 或更低）如商业飞机中也会发生 DCS[245]。

为减少发生 DCS 的风险，对计划快速减压至低大气压（如空军飞行员、宇航员）的人，根据所要达到的海拔高度需通过提前持续吸纯氧数分钟至数小时的方法以去除组织中的氮气。不过，已有报道即使飞行员充分预先吸入氧气后仍发生 DCS[246-247]。

较低的环境气压提示气体密度降低，导致较低的呼吸阻力。0.5 ~ 5 ATA 的大气压力对健康人气道阻力的影响可用下面 2 个公式之一进行评估[248]：

$$R_P/R_0 = 0.057 + 0.44 \cdot P_{ATA}$$

或

$$R_P/R_0 = P_{ATA}^{0.59}$$

其中 P_{ATA} 是以 ATA 表示的环境气压，R_P 为在此环境气压下的气道阻力，R_0 是在 1ATA 下的气道阻力。例如在环境气压为 0.5 ATA 时（5486m），气道阻力减小约 20%。静息时，与在海平面相似程度的低氧条件相比，海拔高度上升造成的呼吸方式的变化更为轻微[249]。

高原条件下的其他环境应激

处在高原环境的人要面对低温、大风和紫外线辐射，因此低氧的影响还同时伴随着低体温、脱水、冻伤和晒伤。鉴于高原地区脑卒中[250]、血栓性静脉炎以及肺栓塞[251] 的发生率较高，因此有人怀疑长时间低氧可导致血液高凝状态[252]。实际上，在低压舱中快速暴露于高海拔可导致部分凝血酶原时间缩短[229]、凝血酶原片段 1 与 2 增加、凝血酶 - 抗凝血酶复合物以及Ⅶ a 因子的活性升高[254]。

高海拔环境下的麻醉

基本原则

由于高原地区环境 PO_2 降低，围术期低氧的风险可能增加，尤其是对初次进入高原地区者。阿片类药物可抑制急性低氧所致的呼吸深快和心动过速。已有报道使用硫喷妥钠同时吸入空气或氧化亚氮麻醉后会出现麻醉后头痛和意识恢复减慢的情况[255]。当麻醉期间实施辅助或控制通气且术后给予吸氧时，则不会发生这些并发症，表明术中或术后的低氧血症可能是其病理生理因素。另一方面，长期居住在高原地区的人对低氧血症的耐受性更强，在这些人中其他因素可能是重要的，包括较高的血细胞比容、肺动脉高压、较低的 $PaCO_2$ 和碳酸氢盐浓度[189]。因肾潴留碳酸氢盐可减弱换气动力，为了防止上述情况，对需要控制呼吸的患者应将他们的 $PaCO_2$ 维持在其基线水平而非传统的正常范围内。同样，把 PaO_2 维持在海平面高度时的正常范围内则会导致患者适应能力丧失并难以重新适应吸入室内空气。

有报道在高原地区手术创面的渗血增加[256]，这是由于静脉压较高、血容量过多、血管舒张以及毛细血管密度增加所导致的。Camporesi[257] 针对高压和低压环境下的麻醉问题进行了综述。

麻醉设备

在海平面、海拔 5000 英尺（1524m）和海拔 10 000 英尺（3048m）高度[258] 比较 Fluotec Mark Ⅱ 型和 Drager 麻醉机的氟烷蒸发器的性能，无论在任何设定下，它们输出氟烷的百分比均随海拔高度的升高而增加，但其分压却保持恒定。因此，蒸发器设置不变时使用这些设备，麻醉剂效能不会因海拔而改变，将保持恒定（见第 29 章）。

海拔高度对漂浮线轴或浮球式气体流量表的影响也进行了测试[258]。在模拟海拔 10000 英尺（3048m）高度，N_2O 和 O_2 流量表的流量读数均低于实际流量，该百分误差逐渐增至 4L/min，此时 2 种流量表的误差约为 20%，因此，当低流量 O_2 与高流量 N_2O 混合时，就可能引起危害。除非使用 O_2 分析器，否则供给 O_2 的比例会显著低于流量表测量的结果。

在高原地区，文丘里式气体混合装置供给的 O_2 浓度比在海平面时趋于更高[258]。在海拔 10 000 英尺（3048m），在海平面设置为输出 35% O_2 的面罩实际上输出 O_2 达 41%。

镇静

标准海平面下的镇静催眠药剂量在高原处可使未习服者的呼吸抑制加重（见第 89 章和第 90 章）。口服小剂量乙醇（50g，所产生的血浆乙醇浓度估计为 65mg/dl，在海平面水平对通气无影响）在海拔急剧升高达 3000m 后使血 PCO_2 平均升高 1.5mmHg[259]。在海拔 3000m 的高度，地西泮（5mg 口服）和替马西泮（10mg 口服）[260] 均显示对呼吸有显著影响。另一方面，在 5300m 处，替马西泮（口服 10mg）可改善睡眠质量并在睡眠期间对部分已习服环境的登山者可减少氧饱和度降低发生的次数[261]。不同研究的差异可能是由于对高海拔适应程度不同所引起的。在健康年轻人紧急暴露于高原环境时，唑吡坦（10mg 口服）和扎来普隆（10mg 口服）均不会对睡眠期间的 SpO_2 产生不利影响[220-221]。

全身麻醉

在玻利维亚的拉巴斯（海拔 12 000 英尺）Bandolz-Frank 报道了大约 900 例全身麻醉，几乎未出现问题[262]。对于成年人采用短效巴比妥如硫喷妥钠实施麻醉诱导，继以乙醚或静脉输注普鲁卡因维持麻醉，大多数患者保留自主呼吸。在巴比妥酸盐诱导后，有时需要使用呼吸兴奋剂尼可刹米来重新恢复自主通气。1933 年的英国珠穆朗玛峰探险活动中，在西藏海拔 14 000 英尺高度，为便于固定断裂的锁骨给一位藏族患者实施了短时开放点滴氯仿麻醉，导致了心搏呼吸骤停，经过体外心脏按压和心内注射呼吸兴奋剂尼可刹米后呼吸和循环恢复。1h 后患者充分恢复，甚至

表 91-6　在高原环境下 50% N2O 对健康志愿者痛阈的影响*

海拔高度（m）	大气压（mmHg）	疼痛阈值增幅（%）	不良反应
0	760	71.5	恶心 3 例，半昏迷 2 例
1 460	636	40.0	无
3 300	517	19.0	无

* 在每一海拔高度，用弹簧秤对胫骨前侧面施加压力测量 20 名患者的痛阈。在一个高压舱中模拟海拔高度。固定浓度的氧化亚氮其效能随海拔高度升高逐渐降低。

Data from James MFM, Manson EDM, Dennett JE: Nitrous oxide analgesia and altitude, Anaesthesia 37:285-288, 1982

可以吸烟[263]。Firth 和 Pattinson 提供[263]了其他的案例和有关高原环境下麻醉药物应用的综述。

麻醉气体的效能与其分压成正比。因此当大气压下降时，固定浓度的吸入麻醉药效能较低。已发现在海拔 3300m 高度，50% N2O 提高健康志愿者痛阈的效能显著降低（表 91-6）[264]。据报道，在低压舱中 375mmHg 的大气压下（相当于海拔高度 5490m）采用氟烷全麻诱导成功[265]，苏醒平稳迅速。

由于一些山区不能提供吸氧设施和条件，此类地区迫切需要选择一种对呼吸抑制最轻的麻醉技术。已有报道，在海拔 1830m 地区对 23 例需要全麻的患者实施了保留自主呼吸的氯胺酮麻醉[266]，其中 2 例患者出现显著的氧饱和度降低，但时间短暂，恢复迅速。作者认为对于设立在高海拔地区的无供氧条件的乡村医院，此麻醉方法较为实用。

已报道在尼泊尔的 Kunde 医院（图 91-17，海拔 3840m），连续入选的 11 例患者（ASA Ⅰ～Ⅱ级）需在全麻下实施短小手术的麻醉方案，静脉给予阿托品 0.02mg/kg 和咪达唑仑 0.05mg/kg，随后给予氯胺酮（总量 1～6mg/kg）[267]。其中 9 例患者行脱位或骨折复位术，1 例患者（9 岁）行面颊撕裂伤缝合术，1 例患者行脓肿引流术。氯胺酮的诱导剂量为 1mg/kg 静脉注射，注射时间超过 1～2min，然后逐渐追加剂量直至维持有效麻醉。吸入室内空气时，SpO2 的基础值为 86%～91%。11 例患者中有 3 例在 SpO2 降至 80% 以

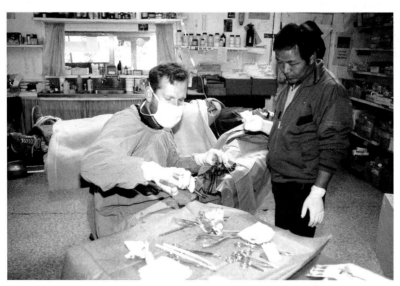

图 91-17　尼泊尔（海拔 3840m）的 Kunde 医院，上文所述进行一系列全麻的医院[267]。照片展示了 David Murdoch 医师在 Kami Temba Sherpa 协助下工作（照片由 Lynley Cook 博士惠赠）

下达 1min 且未能通过托下颌或声音 / 触觉刺激来纠正低氧，因而通过 O_2 浓缩器给予吸氧。两例来自低海拔地区的居民需要在恢复期吸氧 20min，而 9 名高原地区的居民中仅有 1 人需要吸氧。据报道在海拔更高的地区（4243m）将氯胺酮用于一例 22 岁女性控制产后出血[268]。仅需静脉注射 25mg 氯胺酮（约 0.5mg/kg）就可达到深度全麻，且出现了 5min 左右的呼吸暂停，需要吸氧和控制气道。20～25min 的手术需要氯胺酮的总量仅为 50mg。作者认为低氧血症和血流动力学不稳定的复合因素是低剂量氯胺酮超常作用的原因。

与居住在 300m 低处的居民相比，在高于海平面 3500m 处为高原原住民（术前 SpO_2 平均为 88.5%）实施伍用芬太尼的麻醉时，需要丙泊酚的剂量更大[269]。与低海拔地区居民相比，高原地区居民静息心率较慢，对手术应激的心率反应也显著减弱。

区域麻醉

据报道蛛网膜下腔阻滞麻醉可导致发生率极高的硬脊膜穿刺后头痛[255]，可能的原因包括脑脊液压力的慢性升高、脱水以及高原地区居民的 CNS 对颅内压变化的敏感性改变[255]。在 20 名年轻的山地原住民中使用 25G 穿刺针获取 CSF 样本并无头痛的报道[255]。

围术期供氧

在高原地区正常情况下，因低氧驱动呼吸导致过度通气使 PaO_2 升高。应用麻醉药或麻醉性镇痛药均可弱化低氧性呼吸驱动，从而可致低氧。低氧引发的症状包括易怒、意识模糊和烦躁不安，可被误认为是疼痛引起的反应，如错误地给予额外的麻醉性镇痛药会使病情更复杂。据报道，镇痛药导致的呼吸抑制可能是一名居住在海拔 4300m 的夏尔巴人因手指冻伤行清创术发生死亡的原因之一[265]。因此，如果应用阿片类镇痛药，患者必须吸氧。

监测

电化学和顺磁氧气分析仪均可测量 PO_2 而不是 O_2 百分比（见第 44 章）。因此，如果以"百分数"显示，那么实际的百分比将会虚低，除非将分析仪依海拔高度进行校准。然而，从生理学角度来说，重要的是 PO_2。二氧化碳分析仪也是测量 CO_2 分压。在高海拔处，由于呼气末 PCO_2 常在正常范围内（或略低），数值将不受海拔高度的影响。

在一架非承压或部分承压的飞机中，抽空空气将使密闭空间的气体产生容量膨胀，比如气管导管套囊和肺动脉导管气囊。

危重患者的航空运输

危重患者航空运输的重要问题包括：在空间和资源有限的环境下监测和干预以及海拔高度本身相关的问题的挑战[270]（见第 81 章）。环境压力降低导致固定容量气体容积膨胀，例如气管导管套囊和气胸时。在海拔 5000 英尺和 10 000 英尺（1524m 和 3048m），容积分别增加 20% 和 45%。因此需要调整套囊的压力。与此类似，颅腔积气的气体容积也被认为将增加并导致 ICP 升高。这一问题在一项综述中已被评估：在一个海拔高度为 5000～80 000 英尺的舱内，21 名患有创伤后颅腔积气的患者通过军用飞机（8h 飞行时间）从伊拉克疏散到德国兰施图尔地区医疗中心；2 名患者有脑室内引流；在转运期间和到达目的地之后 24h 内，没有一例患者经历出现临床神经功能恶化[271]。颅脑损伤最严重的一名患者的基础 ICP 为 25～30mmHg，仅仅在起飞和水平飞行过程中出现了暂时的 ICP 升高，均自行恢复。鉴于该机舱海拔高度是在一般商业飞行（见后）的高度范围内，动脉 PO_2 的轻度下降可通过给 O_2 进行处理。

在加拿大安大略省，一个用紧急民用运输机运输 19 228 架次成人患者的回顾分析表明，固定翼飞机或直升飞机，在 5% 架次中至少发生一例严重事件[272]。血流动力学恶化是最常见的严重事件，发生在 3.2% 架次中。意外拔管并不常见（0.1% 例次），但需气道处理者占 0.7% 例次（气管插管、喉罩置入或环甲膜切开术）。经口和经鼻一次插管成功率分别为 64.5% 和 75.0%。实施了 63 例胸腔穿刺引流术（0.33%）。在 1.25% 例次中实施了心脏复苏术（大多为胸外按压、除颤、心脏复律或体外起搏）。

商 业 飞 行

飞机飞行的临床影响

在商业运营的飞机飞行中，要求机舱内的压力不低于海拔 8000 英尺（典型机舱海拔高度为 1500～2438m）的大气压。在飞行期间环境空气 PO_2 会从海平面的 159mmHg 降低至 118mmHg。在商业飞行期间，一项已发表的观察报告表明机舱海拔高度有时达 8549 英尺[273]。尽管会发生与高海拔相关的综合征，如不适和疲劳，但正常人一般均可较好地耐受随后发生的轻度低氧血症（通常 SaO_2 > 90%）[274]。已有报道正常人肺动脉压轻度升高[275]，在易感人群中临床改变更明显[276]。周围大气压力的变化可诱发耳和鼻窦的气压伤以及由于肠管内气体扩张导致的疼痛。晕动病现已罕见。不能移动以及可能出现的低氧血症可导致更为严重的后果，包括静脉血栓形成[277-278]。通过空运传播传染病的情况已有报道[278]。一些综述已经探讨了空中旅行的医疗指南[279-280]。

商业飞行中氧合的预测

由慢性阻塞性或限制性肺疾患导致有气体交换障碍的患者在飞行中可发生显著的低氧血症[281-282]以及呼吸困难、水肿、喘息、发绀和胸痛等症状[283]。

为了预测海拔高度对肺脏疾病患者动脉氧合的影响，可将患者置身于模拟海拔高度的低压舱中，测量SpO_2和（或）动脉血气。其他方法包括给予通过预混达到和目标高度空气一样的吸入氧分压的（通常是15%氧气）[284]低氧气体，或应用专门设计的能够输送30%~40%氧气及100%氮气的文丘里面罩[285-286]。以海平面血气值为基础的预测算法也已成功使用[287]。某高海拔预测的PaO_2($PaO_{2\ alt(predicted)}$)可根据地平线水平的血气指标（$PaO_{2\ GL}$，$PaCO_{2\ GL}$）、地平线水平计算的肺泡PO_2($P_AO_{2\ GL}$)和某海拔高度下肺泡PO_2($P_AO_{2\ alt}$)通过以下公式计算：

$$PaO_{2\ alt\ predicted} = P_AO_{2\ alt} \times (PaO_{2\ GL}/P_AO_{2\ GL})$$

一些其他预测公式的系统测试也已有报道[286, 288]。在6min步行试验之后进行SpO_2监测可提供更好的预测准确性[289]。

推荐因固有心或肺疾病所致低氧血症的患者在飞行中吸氧[290]。Stoller对此程序的细节作出了综述[287]。

飞行中的紧急情况

商业航空公司报道，每百万乘客中有1~75人在飞行中发生医疗事件[291]。最常见的是昏厥、胃肠不适、轻微外伤及心脏、肺或神经系统问题。所有美国商用飞机均配备了医药箱，要求由一名飞行乘务人员携带以便为病情严重的乘客进行紧急处理。此外，所有有效载荷超过7500磅的美国商用飞机上都配备有自动体外除颤器。飞行中的死亡事件极少见（死亡率为0.01~0.8人／百万乘客）。在一项以美国航空公司为主的为期一年的经验研究中（1999—2000年），据估计大约一半的航班中都会有一名医师在飞机上[291]。Silverman和Gendreau已概括了评估飞行中急诊的指南[279]。设有可供咨询的地面医师的系统可以帮助决定有关飞机转航的问题。

太空医疗

太空飞行期间的生理和医疗问题

宇宙飞船发射的数分钟内，当飞船加速至轨道速度（通常俄罗斯的Soyuz飞船为4G）时重力增加。在太空期间，宇航员的主要生理应激是失重（微重力），该现象导致左心室舒张末容量增加，但矛盾的是同时伴随中心静脉压降低[292]。血液的重分布引起颜面水肿、尿量增加，因而血容量减少（达20%或更多）直至着陆后[293]。到达轨道后不久，大多数宇航员感到自限性头晕、嗜睡、恶心及呕吐[294]。在返航期间，宇航员在没有抗超重飞行衣的条件下又会经历重力增加。一般Soyuz飞船为4~5G，但也可高达6~7G。为增加血浆容量，在返航之前的4h内，宇航员常饮入4L的电解质液。然而着陆后，宇航员一般会感到一定程度的体位性不适[295]，常再次出现恶心呕吐[294]。直立性低血压与血容量不足、腿部肌张力下降、内皮细胞一氧化氮合酶（eNOS）表达增加及α-肾上腺素受体表达下调[296]有关。在轨道上停留数天后可观察到左心室重量降低[297]，可能的原因是心脏萎缩[298]或脱水[299]。甚至在执行短期任务后可发生骨骼肌萎缩[300]。

航天飞机和国际空间站的舱内压为760mmHg。但在太空行走（extravehicular activity，EVA）期间，宇航服的内压为4.3 psi(222mmHg)。在EVA期间宇航员通过吸入100% O_2防止低氧，但压力降低有引起DCS的潜在风险[301]。为了通过降低组织氮含量来降低气泡形成的可能性，宇航员预先吸入100% O_2约4h。如果在EVA期间宇航服破裂，宇航员的环境压力迅速降至零，这将导致低氧并形成广泛的气泡，即所谓的体液沸腾（因环境压力低于饱和水蒸气压力而导致的体液沸腾）。

失重导致骨质脱钙，长时间宇宙飞行会导致明显的骨质疏松。由此引起的高钙尿症以及发生肾结石的可能性增加，这成为人类星际旅行的主要障碍。

太空中的紧急医疗救治面临很多挑战，包括液体容量改变对药物分布的作用、低血容量、机械力实施困难（如插管）以及供给和专业技能限制[302]。对于在国际空间站不能充分治疗的紧急医疗状况，联盟对宇航员进行的评估可能长达24h。出血造成的低血容量可因供给量有限而不能得到充分治疗，而且在返航过程中已存在的容量缺失和重力增加将加重低血压。静脉输注液体的气液表面会产生气泡（图91-18）。因此，飞行前静脉输液袋必须排气或串联过滤器滤除气泡。在微重力条件下，全麻或区域麻醉的生理学影响

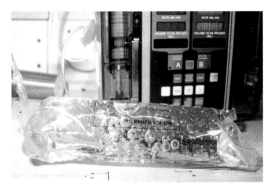

图 91-18　微重力状况下配有输液泵的静脉输液袋内的空气。失重环境使液体袋内的气体难以用通常方式排出。必须在飞行前就将静脉输注液体袋气体排出，气泡必须用串联过滤器去除 *(Courtesy National Aeronautics and Space Administration.)*

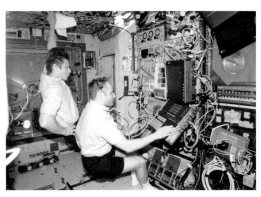

图 91-20　航天飞机上的超声诊断测试。宇航员 Mike Finke 正在一名地面医师的指导下操作超声波成像仪 *(Courtesy National Aeronautics and Space Administration.)*

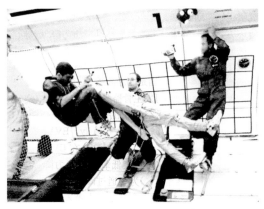

图 91-19　在微重力条件下对自由漂浮的人体模型的气管插管。操作者通过双膝夹住模型的头部使其稳定 *(From Groemer GE, Brimacombe J, Haas T, et al: The feasibility of laryngoscope-guided tracheal intubation in microgravity during parabolic flight: a comparison of two techniques, Anesth Analg 101:1533- 1535, 2005, with permission)*

尚不清楚。传统的麻醉蒸发器依赖重力保持液体位于底部。因此，需要为在太空中使用而重新设计。此外，实际的限制还包括需要防止挥发性麻醉气体或呼出氧气（失火危险）对密闭环境的污染。

　　颜面水肿可能导致气管插管困难。喉罩（laryngeal mask airway，LMA）、带套囊的口咽气道以及插管型喉罩（intubating LMA）都已在用中性浮力罐模拟微重力的条件下成功演示[303]。在一项飞行器上短期微重力条件下使用人体模型的研究表明，使用喉镜和标准的气管导管（图 91-19）、食管 - 气管联合导管（Nellcor，Pleasanton，Calif.）以及插管型喉罩可成功

插管[304-305]。然而，在微重力条件下一名非医师的操作人员使用传统喉镜进行气管插管常常失败[304]。所有的插管技术中，患者和操作者均需要保证安全[304]。在微重力条件下胃食管反流更常见。因此，全麻期间误吸发生的可能性更大。

　　像远程指导超声检查这样的飞船承载诊断工具也在发展（图 91-20）。Komorowski 等已对在太空提供麻醉的挑战进行了概述[306]。

　　人们正在考虑用远程遥控的机器人来替代飞船上的外科医师进行手术。事实上，身在纽约的医师已成功对处在法国斯特拉斯堡的一位患者实施了机器人腹腔镜下胆囊切除术。外科医师开始操作至监测器探测到该操作的整个延迟时间约为 155 毫秒[307]。在加拿大安大略省汉密尔顿市的麦克马斯特大学的一个外科中心，通过使用互联网连接成功地为 250 英里以外的北部湾实施了几例机器人手术，仅延时 135 ~ 140 毫秒[308]，而可接受的延迟时间界限约为 330 毫秒。在星际飞行期间（延迟时间长得多），是否可通过训练或提高技术从而开展此类手术尚未可知。

返回地面后的生理和医疗问题

　　太空医疗上的挑战可能延伸至着陆后。在太空停留 14 天后，2 只恒河猴在着陆后 24h 内由一名合格的兽医麻醉医师对它们实施全麻（肌注氯胺酮 10mg/kg，随后吸入 1% ~ 1.5% 的异氟烷 3.5 ~ 4h）以进行活组织检查。其中一只恒河猴出现误吸而未能成功复苏，另一只在苏醒后 3h 出现难以解释的嗜睡和颜面水肿[309]。根据这次经历可推断，广为接受的标准医疗技术可能

对太空飞行着陆后不久的宇航员实施麻醉并不安全。

研究者已经阐明了一些特殊的挑战，可以在两篇出色的综述中找到其详细内容[310-311]。与麻醉风险最为相关的一些问题如下。

低血容量和肾上腺素能低反应性

飞行后很多宇航员不能耐受直立体位。部分原因是低血容量，但同时也是由于肾上腺素能反应的功能紊乱[312]。有飞行后立位耐受不良的宇航员对去氧肾上腺素的升压反应与飞行前没有区别，但低于那些能耐受急速改变为立位的宇航员[313]。心血管系统去适应、心室萎缩和动脉硬化的改变也发挥了作用[298-299, 314-315]。飞行后即刻对全身麻醉和椎管内麻醉的血流动力学反应包括预期外的低血压，但迄今为止原因还不清楚。

电解质紊乱

已有报道宇航员执行航天任务后发生血清钾和镁的降低，可能的原因为饮食摄入量减少[316-317]。在阿波罗15号任务期间，已经观察到低钾血症引发的心律失常[318]。

琥珀酰胆碱引发的高钾血症

由于制动和失用导致的骨骼肌萎缩使乙酰胆碱受体增加，从而对琥珀酰胆碱的敏感性增高（见第34和35章）而胆碱酯酶活性降低[319]。根据从神经-肌肉疾病患者以及制动四肢的患者得到的数据显示，此类患者对非去极化神经肌肉阻滞剂存在耐药可能[320]。

在制动的重症监护患者中，使用琥珀酰胆碱被认为可能导致严重的高钾血症和心搏骤停[321-322]。研究人员提示，由于存在骨骼肌萎缩，宇航员可能面临相似的风险[311]。

小　结

危重患者应用HBO治疗日益广泛，对熟练应用此技术的人员需求增加。设计并规划有效的监测预案将使血流动力学和氧合被控制到最佳状态；对包括患者选择、监测和舱内流程等细节的专注将最大程度的保证患者在此环境下的安全；对作用机制的研究和进一步的临床试验研究将有助于制订最佳的治疗方案。防治氧中毒的进展可延长目前的安全治疗期，从而更加积极有效地治疗缺血和感染综合征。

急性暴露于高海拔引起的环境压力降低及随后的低氧可导致明确的生理学改变，后者常引起临床症状，防治方法如前所述。由于低氧和环境压力降低，同时在高原环境下往往不能得到最理想的设备，要在高原环境下安全实施麻醉需要对海平面实施的麻醉技术进行调整。

太空麻醉展现出独一无二的挑战性，这种挑战甚至延伸至返回地球着陆之后。

参 考 文 献

见本书所附光盘。

第六部分

儿科麻醉

第92章　小儿区域麻醉

Christophe Dadure • Chrystelle Sola • Bernard Dalens • Xavier Capdevila

王汉兵 译　杨承祥　彭书峻 审校

致谢：编者和出版商感谢 Bernard J. Dalens 博士在前版本章中所作的贡献，他的工作为本章节奠定了基础。

要　点

- 过去的 30 年里，区域麻醉在小儿中的应用不断增加。
- 区域麻醉已经成为小儿患者术中和术后预防及治疗疼痛的可供选择的主要手段之一。
- 近年来，外周神经阻滞替代椎管内神经阻滞，减少了不良反应的发生率。
- 越来越多的区域阻滞方法施用于小儿后被证明是安全有效的。
- 小儿区域麻醉设备和穿刺技术的改进，促进了区域麻醉在小儿中的常规应用。
- 外周神经置管技术已经成为了常规操作。
- 安全有效的区域麻醉技术改善了疼痛管理，促进了术后早期运动功能的恢复，适用于家庭治疗，有利于儿童的康复。
- 传统观点认为，神经刺激仪是神经丛定位的金标准，而今超声引导越来越多地应用于儿童区域麻醉。
- 超声引导下区域麻醉技术的优点是，使目标神经和周围区域以及注药后局麻药的扩散具有可视性。
- 超声引导下的外周神经阻滞可以减少局麻药的使用剂量和穿刺次数，缩短起效时间并且延长感觉阻滞时间。
- 为了避免局部或全身神经毒性的发生，应该精确计算局麻药的用量，包括局麻药的容量和浓度。

小儿区域麻醉经常辅助应用于全身麻醉，在手术患儿和非手术患儿的多模式镇痛中起到重要作用，并且可以提供良好的术后镇痛。小儿穿刺针和导管的改进使小儿区域麻醉更加安全和容易操作。大量回顾性和前瞻性研究表明，小儿区域麻醉并发症的发生率低，小儿区域麻醉尤其是外周神经阻滞不会产生严重的后遗症。心脏毒性较低的长效局麻药如罗哌卡因、左布比卡因的应用增加了小儿区域麻醉的安全性。事实上，目前所有的神经阻滞技术在小儿中的应用都得到了评估，我们可以对其适应证、禁忌证及不良反应做出准确的界定。本章节将详细介绍各种区域麻醉方法。

连续外周神经麻醉是小儿区域麻醉的最新进展之一。单次剂量的局麻药其作用时间有限，可以用于部分小儿手术，但不能满足许多大型手术的麻醉需求。小儿矫形外科大手术会引起强烈的和长时间的术后疼痛，因此在这类手术中应用连续外周神经阻滞非常重要。

超声成像技术在区域麻醉中的应用是区域阻滞的第二次革命（见第58章）。应用超声影像的优势在于能观察到局麻药的扩散。毫无疑问，超声引导提高了区域麻醉的麻醉质量，在局麻药扩散不恰当的情况下可以调整穿刺针的位置，减少小儿局麻药的用量。

小儿与成人的差异

解剖差异

成长过程中的体型改变

小儿与成人之间最明显的差异是体型。"正常"足月新生儿体重为 3 ~ 3.5 kg，身高 50 cm，而 10 ~ 15 年内体重将增加 12 倍以上（>1200%），身高增长 3 倍以上（>300%）。早期发育阶段，脊髓占据了整个椎管，但随后脊椎生长的速度超过脊髓[1]，尾端脊神经、脊髓以及各层被膜在椎管内受到"牵引"。出生时，硬脊膜终止于骶椎的四分之三水平，脊髓末端（脊髓圆锥）在 L_3 至 L_4 水平。1 岁末时上述解剖结构才达到成人水平，即脊髓圆锥终止于 L_1 水平、硬脊膜达 S_2 水平。

整个婴儿和儿童时期的解剖关系和标志都在不断地变化，增加了区域麻醉技术的难度。因此，操作者必须熟悉发育解剖学，用准确的辅助技术对解剖间隙和神经干进行定位。

先天畸形、遗传性疾病、胎儿 / 新生儿窒息导致的后遗症（脑性瘫痪）是儿科常见和特有的情况。这会引起骨 / 关节和神经结构的生长异常和畸形，并在儿童期趋于恶化。

影响局部神经阻滞适应证和实施的主要解剖、生理因素见表 92-1。

骨骼骨化和骶椎融合延迟

新生儿的骨骼，包括椎骨，大多为软骨。由于软骨抵抗穿刺力的能力低，易被锐利的针尖刺入，从而导致骨化中心损伤，影响骨或关节的发育。因此，神经阻滞期间应尽可能避免触及骨质，特别是婴儿。X 光和超声也较易透过软骨。

脊柱弯曲的形成

出生时，脊柱仅有一个弯曲，无论在哪个椎间隙行硬膜外穿刺，进针方向都相同。但脊柱弯曲并不固定，整个儿童期的脊柱都具有可塑性，脊柱弯曲容易被强制的屈曲抵消，这是儿童期的一个主要优势（骨赘除外）。

筋膜连接疏松和硬膜外脂肪的流动性

筋膜和神经血管周围鞘与其覆盖的结构（例如神经、肌肉、肌腱、血管）连接疏松。这使得局麻药容易扩散，不论使用何种区域麻醉技术都能获得完善的神经阻滞效果，但偶尔也会意外地扩散到较远处的神经或其他解剖间隙。婴儿和较小的小儿（6 ~ 7 岁以下）的硬膜外脂肪流动性很强。硬膜外脂肪具有流动性且包绕脊髓神经根的鞘膜较疏松，使注入硬膜外间隙的局麻药持续地渗漏。因此，硬膜外阻滞时需要相对较大的局麻药容量（可达 1.25 ml/kg）才能达到预期的麻醉效果。

神经纤维髓鞘化不完善

胎儿时期颈神经分节开始髓鞘化，随后向头侧和尾侧延伸[2-3]，但髓鞘化过程在 12 岁前都未停止。婴儿髓鞘化的神经纤维非常少，这也是他们不能行走的主要原因。这种情况导致的主要药理学结果是局麻药容易渗透进入神经。成人应用的局麻药浓度至少是小儿的 2 倍，但小儿应用浓度较低的局麻药就可获得与前者相同的神经阻滞效果。小儿神经阻滞的起效时间缩短，但同时阻滞持续的时间也相应缩短，这是因为局麻药被髓鞘包裹后的进行性释放减少；再者，婴儿局部血液循环丰富，局麻药被血液吸收较多。

疼痛的感知

躯体痛觉是一种主观感觉体验，由三种主要成分混合产生[4]：动机指令（motivational-directive）、感觉辨别（sensory-discriminatory）和认知评价（cognitive-evaluative）。动机指令由无髓鞘的 C 纤维传导（"慢"痛或"真实"痛），引起保护性反射，例如自主神经反应、肌肉收缩、肌紧张。C 纤维在胎儿早期就具有了完善的功能。C 纤维与背角神经元的联系在出生后的第二周才成熟。但是，由 C 纤维传递到背角的伤害性刺激能引起持续性反应[5-6]，这可能是因为 P 物质大量产生后，引起周围的神经元广泛去极化。出生后两周内 P 物质的背角受体数量减少，新生儿对伤害性刺激的过度反应逐渐消失，刚出生时并不成熟的抑制性控制通路也逐渐完善。

新生儿期的疼痛性操作能使随后婴儿和儿童期的疼痛反应发生改变[7]，这种改变取决于婴儿的发育阶段（足月抑或早产）和婴儿对疼痛的累积体验。足月的新生儿对后期伤害性操作的反应表现为行为反应性增加，而早产的新生儿反应性减弱。疼痛性操作之前给予麻醉药（局麻药或阿片类药），婴儿对操作的疼痛表现和痛觉长期改变的幅度会减小[7]。

小儿无法向医务人员准确表达不适与痛苦，致使小儿疼痛的认定与诊断非常困难。过去 20 年间，小儿疼痛引起了广泛的关注。人们已设计可靠的、与年龄

表 92-1　小儿期影响区域阻滞选择或实施的主要解剖与生理因素

儿科因素（主要为婴儿期）	导致的危险	对区域麻醉的影响
脊髓末端位置较低	直接损伤脊髓的风险增加	尽可能避免在 L_3 以上硬膜外穿刺
硬脊膜囊投射位置较低	意外穿破硬脊膜的风险增加	检查有无脑脊液流出（包括骶管阻滞） 建议在较低位置行硬膜外穿刺
神经纤维髓鞘化尚未完成	局麻药液易进入神经内	起效时间缩短，低浓度局麻药即可产生成人较高浓度局麻药的效果
骨骼为软骨性结构	锐利穿刺针穿刺时阻力下降 骨化中心直接损伤和细菌污染的风险增加，进而影响骨/关节的生长	避免使用过细、尖的穿刺针；宜使用针体短、针尖斜面短的穿刺针 进针时不可过分用力；遇到阻力时，停止进针
骶椎尚未融合	存在骶骨椎间隙	整个儿童期能实施骶部椎间隙入路的硬膜外穿刺
脊柱的弯曲尚未形成	颈椎生理弯曲（3～6 个月） 腰椎生理弯曲（8～9 个月）	6 个月前硬膜外穿刺针方向与脊柱水平相同，之后随脊柱弯曲调整方向
尾骨轴改变，骶裂孔不生长	随着年龄增长，骶裂孔相对变小	6～8 岁后，骶裂孔定位更为困难（骶管阻滞失败率增加）
髂棘的骨化和生长尚未完成	婴儿 Tuffier 线（两侧髂前上棘连线）平 L_5 或更低水平	Tuffier 线平对 $L_5 \sim S_1$ 椎间隙，而不是 $L_4 \sim L_5$ 椎间隙
硬膜外脂肪的流动性增加	6～7 岁前，局麻药扩散随着年龄增长而增加	6～7 岁前，使用骶管麻醉能取得很好的阻滞效果
神经鞘和腱膜与其覆盖的结构连接疏松	局麻药沿神经走向的扩散能力增加，有渗透到远处解剖间隙的危险，可阻滞远端神经	局麻药沿脊神经根处渗漏出椎管，硬膜外阻滞时需较大容量的局麻药 只需较小容量的局麻药就可产生很好的周围神经阻滞效果
酶尚未成熟	局麻药代谢较慢（通常被其他酶途径代偿）	特征为药物的机体平均滞留时间与半衰期延长，易蓄积（特别是重复注射和持续输注局麻药后）
细胞外液含量高	局麻药（以及大多数药物）的分布容积与机体平均滞留时间增加	单次注射后药物峰值浓度（C_{max}）降低，但是重复/持续注射后蓄积
血浆蛋白含量低（HSA 和 AAG）	竞争结合 HSA 的非特异性结合位点 AAG 特异结合局麻药的能力有限，导致血浆游离局麻药浓度增加	所有局麻药的未结合的游离部分增加：全身毒性反应的风险增加
心排血量与心率增加	局部血流增加，导致局麻药全身吸收增加	局麻药全身吸收增加（T_{max} 降低，阻滞时间缩短） 添加肾上腺素的效应增强：血管收缩作用可减少吸收（从而减少毒性反应），延长阻滞时间
交感神经发育不成熟，心脏自主神经适应能力低下，下肢血管床较小	椎管内阻滞期间血流动力学稳定	不必液体预扩容或使用血管收缩药
体形和概念化尚未形成，焦虑	患儿不能对自己身体部位精确定位 不理解"异感"的概念 难于配合	须使用定位技术对神经/间隙进行定位，而不依靠患儿配合 大多数患儿需要行深度镇静或全麻（特别是实施"危险"技术操作时，以避免患儿在阻滞过程中的关键阶段惊恐发作）

AAG，α_1- 酸性糖蛋白；C_{max}, 血浆峰浓度；HSA，人血清白蛋白；T_{max}, 达 C_{max} 的时间

相关的疼痛评分表来评价疼痛的严重程度和治疗的有效性。

局麻药和辅助药的药理学

小儿用药的药理学特性主要受两个因素影响：①某些代谢途径不完善，被其他的生化途径替代；②生长过程中体表面积逐渐增加。根据体表面积计算药量与成人相同（或按比率）[8]。由于体表面积不易获得，临床上一般根据体重计算药量。随着小儿生长，用药量需要不断地调整，用药量错误并不少见。

局麻药

局麻药的药物特点和作用机制在本书其他章节已有详细叙述（见第 36 章）。两者在小儿期基本相同，仅药代动力学的特点可能有较大差异，特别是新生儿和婴儿[10]。

局麻药的固定

简言之，与成人相比，婴儿局麻药固定减少，扩散增加。特别在硬膜外间隙，由于硬膜外脂肪流动性增加以及聚集的脂肪少，局麻药更易扩散。上述改变导致的主要结果是：①局麻药起效时间缩短；②局麻药沿纵向扩散和周围扩散更为广泛；③局麻药局部结合部位的二次释放减少，作用时间更为短暂。

局麻药向靶点的扩散　局麻药作用的靶点是神经纤维的电压依赖性 Na^+ 通道。非离子化的分子才能透过生物膜，其速度取决于神经鞘膜的数量和厚度（随年龄增加而增加）。

全身吸收和分布

血浆蛋白的结合　非离子化的局麻药能自由地穿过注射部位附近的毛细血管壁。由于婴儿的心排血量和局部血流量是成人的 2 ~ 3 倍，局麻药的全身吸收会相应增加。血管活性药（如肾上腺素）能有效延缓局麻药的全身吸收。

局麻药进入血管床后，主要与人血清白蛋白（HSA）、α_1- 酸性糖蛋白（AAG）或 α- 酸性黏蛋白结合。局麻药与 HSA 的亲和力低，很多药物与其竞争结合位点。出生后的第一个月，血浆 HSA 的水平低，尤多见于早产儿和禁食的婴儿。因此，HSA 防止局麻药全身毒性和预防术后毒性反应的作用减弱。局麻药与 AAG 的亲和力是 HSA 的 5000 至 10000 倍，因此 AAG 能有效防止局麻药全身毒性反应（后者的发生取决于非结合、游离的局麻药）。但是，出生时 AAG 的血浆浓度也很低（0.2 ~ 0.3 g/L），在 1 岁前也未达到成人的水平（0.7 ~ 1.0 g/L）[11-13]。

出生时，能结合局麻药的两种蛋白的血浆浓度低，因此婴儿血浆中局麻药的游离成分增加。即使 AAG 的血浆浓度在术后会增加（除非发生肝功能不全），在此年龄段所有氨基酰胺局麻药的最大剂量也必须大幅度减少[13]。另一方面，手术的应激，尤其是婴幼儿感染或接受急症手术时，血浆 α- 酸性黏蛋白的浓度会升高[11]。血浆 α- 酸性黏蛋白浓度的升高能改变游离罗哌卡因的比例，增加结合型罗哌卡因的浓度，因此可以防止局麻药全身毒性的发生[14]。这可以大幅减少局麻药单次注射后的毒性作用，可以使局麻药的浓度处于安全范围。

红细胞储存　局麻药进入血流后会分布到红细胞上，这部分占局麻药总量的 20% ~ 30%，取决于局麻药的种类和血细胞比容。红细胞储存通常对局麻药的药代动力学影响较小，除非存在下列情况：

- 新生儿：血细胞比容高（可超过 70%）和红细胞增大（生理性巨红细胞症）使得局麻药持续"被捕获"，导致单次注射后血药峰值浓度（C_{max}）降低，但二次释放增加。因此，所有局麻药的半衰期延长。
- 婴儿：生理性贫血减少红细胞对局麻药的储存，当血浆蛋白结合位点饱和后（接近中毒的血液浓度），防止局麻药全身毒性反应的效应降低（仅指单次注射）。

硬膜外间隙局麻药的吸收　硬膜外局麻药的吸收已能被很好地评估。小儿和婴儿的局麻药动力吸收已有报道，但较年长患儿的局麻药血浆浓度曲线的双相性形状不明显。虽然达到血药峰值浓度（C_{max}）的时间（T_{max}）基本不变（如布比卡因的 T_{max} 不随年龄改变，大约是 30 min）[15]，但血浆峰值浓度和浓度下降曲线的坡度增加。

罗哌卡因是个明显的例外。婴儿骶管或腰部硬膜外注药后，罗哌卡因的 T_{max} 延长至 2 h，C_{max} 也增加[16]。这一不典型的药代动力学特征可用以下因素来解释，如酶不成熟，全身吸收缓慢，分布容积减少[17-18]。另外，罗哌卡因具有内源性血管收缩的作用，如同局麻药中添加了肾上腺素，这也可能发挥了一定作用。无论如何，由于很多婴儿手术时间短，年长患儿在骶管 / 硬膜外阻滞后 2h 内（即达到血浆峰浓度之前）就会离开手术室和麻醉后恢复室（PACU），因此不能忽

视 C_{max} 和 T_{max} 的增加。

左布比卡因的药代动力学特征与罗哌卡因类似。2 岁以下婴幼儿骶管注射 2 mg/kg 左布比卡因后，C_{max} 的范围为 0.41 ~ 2.42μg /ml（0.91 ±0.40μg /ml），高于注射同等剂量的消旋布比卡因[19]。由于其血浆清除率减少，未满 3 个月婴儿的 T_{max} 值也相应延长（婴儿为 50 min，成人为 30 min）[20]。

重复注射时，要减少硬膜外的给药剂量，使 C_{max} 值保持在首次注射后的相同范围内。第二次注射时应注意以下两点：

- 降低到首次剂量的三分之一。首次注射利多卡因、甲哌卡因或丙胺卡因后，30 min 内不可行第二次注射，而布比卡因、左布比卡因或罗哌卡因 45 min 内不可行第二次注射。
- 或第二次剂量为首次剂量的二分之一。但间隔时间为首次注射利多卡因、甲哌卡因、丙胺卡因 60 min 后或布比卡因、左布比卡因、罗哌卡因 90 min 后。

如果需要多次注射，剂量应该减少到第二次剂量的二分之一（首次剂量的六分之一），间隔的时间与第二次注射相同。

为获得术后 24 h 内的稳态浓度，可采用持续输注的方式。青少年患者以 0.3 mg/(kg·h) 速率持续输注布比卡因、左布比卡因或以 0.4 mg/(kg·h) 速率给予罗哌卡因，可达到此目的。

婴儿的给药速率必须减慢[21-22]。未满 4 个月的婴儿，布比卡因给药速率须小于 0.2 mg/(kg·h)（或其他等效剂量的局麻药），大于 4 个月的婴儿以 0.25 mg/(kg·h) 速率给药。由于不能达到稳态的血浆浓度，即使是"安全"的输注速率，未满 4 个月的婴儿（有时候 4 ~ 9 个月）也可发生全身毒性反应，甚至是在给药后 48h 时。该年龄群体在给药 24 h 后可获得稳定的峰值浓度，因此宜选择左布比卡因[23]或罗哌卡因[24]，不宜选用消旋布比卡因。

其他注射部位的吸收　局麻药在婴儿的黏膜部位吸收增加[9]。长期以来，人们认为黏膜表面麻醉禁用于该年龄群体。但是只要做好某些预防措施，该技术仍可安全应用：选择特制的透黏膜纱布片[25]或喷洒稀释的利多卡因[26-27]；要认识到利多卡因表面麻醉会使喉软骨进一步软化[28]。

经皮应用 EMLA（利多卡因和丙胺卡因的混合物）乳剂后，血浆峰值浓度出现在 4 h 后，且维持在低水平[29]：利多卡因不超过 200 ng/ml，丙胺卡因不超过 131 ng/ml，即使未满 6 个月的婴儿也是如此。

腔隙阻滞（例如髂筋膜、脐、腹股沟、阴部阻滞）时，局麻药的吸收与硬膜外阻滞时的双相曲线相同[30-33]。由于吸收面积大，注入高浓度局麻药经常导致很高的血浆峰值浓度（偶尔可达到有中毒可能的血浆峰值浓度），特别是使用 0.5% 罗哌卡因时[33]。但使用较低浓度局麻药后，其血浆浓度会很低。

外周神经阻滞时，局麻药吸收也呈相似的双相曲线，但 C_{max}、T_{max} 不同。后两者取决于局麻药本身、是否添加肾上腺素、注射的部位，注射位置越在远端，吸收过程越缓慢（与成人相同）。

肺摄取　氨基酰胺类局麻药进入静脉血流后，一部分与血浆蛋白结合，一部分被红细胞储存，然后到达右心室，再进入肺循环，被肺摄取。随后其在肺静脉的血浆浓度、体动脉循环血浆浓度（特别是冠状动脉和脑动脉）持续降低。因此，肺摄取起到了临时防止毒性反应的作用。但某些药物如普萘洛尔能降低肺摄取，抑制这种保护效应。右向左分流心脏病的小儿肺血流减少，局麻药的动脉血浆浓度会显著增加，即使少量局麻药也可导致全身毒性反应[34]。

分布容积　静脉注射氨基酰胺类局麻药后的分布容积稳定，为 1 ~ 2 L/kg（表 92-2）。其他部位注射局麻药后，由于"反转"效应，计算的分布容积通常显著增加，尤其见于长效局麻药。婴儿和新生儿的细胞外液含量增加（表 92-3），所有局麻药的分布容积比成人大，这会导致以下结果：①所有局麻药的血浆峰值浓度明显降低，单次注射后的全身毒性危险减少；②反复注射时，药物血浆浓度增加，清除半衰期延长，清除减少。

肝对酰胺类局麻药的摄取及清除　短效酰胺类局麻药的肝摄取率很高（利多卡因为 0.65 ~ 0.75），该指标主要取决于肝的血流量而不是药物的血浆浓度。有关左布比卡因在小儿中应用的研究资料很少。出生后几个月的小儿，单次注射左布比卡因后的清除率增加，但持续输注时（即使是 0.0625% 左布比卡因），其清除率降低的程度与消旋布比卡因相同，且血浆浓度不能达到稳态水平[20]。

胎盘转移　孕妇胎盘对局麻药的摄取会持续地影响其在组织的分布。血浆蛋白结合率会影响药物的胎盘转移：利多卡因在胎儿脐静脉血和产妇动脉血中浓度之比大约为 0.73，丙胺卡因为 0.85，而布比卡因只有 0.32。药物的旋光性可能也有一定的影响，至少布比卡因如此。与肾上腺素合用时，右布比卡因的胎盘转移远超过左布比卡因[35]。绝大多数酯类局麻药可被快速分解代谢，不会发生胎盘转移。丁卡因和可卡因分解缓慢，仅用于表面麻醉或脊髓麻醉（仅丁卡因）。

表 92-2 酰胺类局麻药药代动力学参数的年龄相关差异

局麻药	蛋白结合率（%）	稳态分布容积（Vdss）(L/kg)	清除率 [ml/(kg·min)]	消除半衰期（h）
利多卡因				
新生儿	25	1.4 ~ 4.9	5 ~ 19	2.9 ~ 3.3
成人	55~65	0.2 ~ 1.0	11 ~ 15	1.0 ~ 2.2
甲哌卡因				
新生儿	36	1.2 ~ 2.8	1.6 ~ 3	5.3 ~ 11.3
成人	75 ~ 80	0.6 ~ 1.5	10 ~ 13	1.7 ~ 6.9
布比卡因				
新生儿	50 ~ 70	3.9（±2.01）	7.1（± 3.2）	6.0 ~ 22.0
成人	95	0.8 ~ 1.6	7 ~ 9	1.2 ~ 2.9
左布比卡因				
婴儿	50 ~ 70	2.7	13.8	4
成人	95	0.7 ~ 1.4	28 ~ 39	1.27±0.37
罗哌卡因				
婴儿	94	2.4	6.5	3.9
成人	94	1.1 ±0.25	4 ~ 6	1.15 ±0.41

表 92-3 不同年龄段体液分布的差异

体液分布	早产新生儿（%）	足月新生儿（%）	婴儿（%）	儿童（%）	成人（%）
液体总量	80 ~ 85	70 ~ 75	65	55 ~ 60	50 ~ 55
细胞内液	20 ~ 25	30 ~ 35	35	35 ~ 40	40 ~ 45
细胞外液	55 ~ 60	45	30	20~25	20

由于两者的全身吸收速率缓慢，血浆浓度非常低，因此不必顾虑胎盘转移。

代谢 酯类局麻药由血浆胆碱酯酶迅速水解。刚出生时的血浆胆碱酯酶活性很低（这并不会导致不良反应），此后逐渐增加，至 1 岁时活性可逐渐达到成人水平 [36]。氯普鲁卡因的消除率最快 [4.7 mol/(ml·h)]，普鲁卡因较慢 [1.1 mol/(ml·h)]，而可卡因仅 0.3 mol/(ml·h)。氯普鲁卡因和普鲁卡因也有一部分通过肝胆碱酯酶分解代谢。

酰胺类局麻药在肝内的分解代谢主要通过两种酶促反应：第一时相，在肝微粒体酶系细胞色素 P450 的作用下发生氧化反应；第二时相，第一时相的代谢产物与葡萄糖醛酸或氨基酸残基结合，生成易于排出体外的无毒性水溶性化合物。

出生后几个月内，人体肝细胞色素 P450 氧化酶（CYP450）的活性很低。布比卡因在成人主要是由

CYP3A4 分解，但婴儿体内缺乏此酶。然而，婴儿体内胎儿型 CYP3A7 的活性很高，其对布比卡因的分解能力与 CYP3A4 相当 [9]。罗哌卡因和左布比卡因 [20] 主要被 CYP1A2 分解（3 岁前此酶的功能尚不完善），小部分被 CYP3A4 分解。小儿的肝细胞色素 P450 氧化酶虽不成熟，但临床意义有限（清除率低、延迟的 T_{max} 和增加的 C_{max} 仅见于罗哌卡因，但仍在临床可接受的范围内），这并不妨碍这些局麻药在新生儿和婴儿中的使用。

刚出生时，药物在体内代谢的第二反应时相，特别是与葡萄糖醛酸的结合反应并不完善，这种情况一直持续至 3 岁。但在出生后 1 个月，其他的结合反应途径如与硫酸基团的结合，却很活跃，且非常有效。

消除半衰期 消除半衰期（$t_{1/2}\beta$）取决于药物的分布和代谢。可以通过以下公式计算（Cp 为血浆清除

率，Vdss 为稳态分布容积)。

$$t_{1/2}\beta= (0.639 \times Vdss) /Cp$$

1 岁以上小儿与成人的消除半衰期基本相同，主要是因为增加的 Vdss 被增加的 Cp (部分与小儿肝的高血流量相关，其肝血流量占体重 4%，而成人仅为 2%)所代偿。1 岁前，所有局麻药的清除率低且消除半衰期延长(见表 92-2)，重复注射时容易蓄积。但 Bricker 和其同事[37]的研究表明，婴儿和成人之间的药代动力学参数没有差异。

局麻药的全身毒性 据报道，利多卡因和甲哌卡因血浆浓度达 7～10μg/ml，布比卡因血浆浓度达 1.5～2μg/ml (术中)或 2～2.5μg/ml (术后)时就会出现神经系统毒性反应症状。 然而有报道，布比卡因血浆浓度超过 4μg/ml 也未曾出现任何临床毒性反应。通过对成年志愿者的研究，以下局麻药在血浆中游离状态时的毒性阈值已经确定：

- 未结合布比卡因为 0.3μg/ml
- 未结合左布比卡因或罗哌卡因为 0.6μg/ml

婴幼儿局麻药血浆蛋白结合率较成人低，发生全身毒性的风险更大，所以心脏毒性反应与中枢神经系统毒性反应常同时发生，而非在中枢系统毒性反应之后发生。关于局麻药的更多信息见第 36 章。

阿片类药物

阿片类药物用于婴幼儿椎管内麻醉时，消除半衰期明显延长[38]。椎管内注射吗啡 10 min 内达到血浆峰值浓度，但这个浓度非常低，不能达到临床镇痛水平[39-40]。阿片类药物在脑脊液中的消除半衰期与血浆消除半衰期相同，但硬膜外注射阿片类药物后，脑脊液中的浓度很高，需要经过 12～24 h 才能降低到最小有效浓度(约 10 ng/ml)。因此，儿童椎管内注射阿片类药物后，24h 内要密切观察其生命体征，而且门诊手术不适合椎管内注射阿片类药物。表 92-4 列出了椎管内麻醉药的常用剂量。短效脂溶性阿片类药物(芬太尼、舒芬太尼)都可用于镇痛。但是，与成人相同，它们并不能明显延长术后镇痛的时间，除非反复注射或持续输注。阿片类药物镇痛作用主要是全身性的，可能会导致患者急性呼吸抑制(突然窒息)。这与成人患者硬膜外 / 鞘内注射吗啡过量后患者先有皮肤瘙痒、嗜睡、

继而呼吸频率减慢，然后出现进行性或延迟性呼吸抑制的情况不同。

其他辅助药

肾上腺素(5 mg/ L 或 1 / 200 000)常与局麻药混合使用，特别是用于 4 岁以下的小儿时，可降低局麻药血浆峰值浓度[30]并延长局麻药作用时间[41-42]。小儿对肾上腺素致心律失常的作用非常敏感，故合用肾上腺素时，还可以早期发现药物(试验剂量)误入血管。但肾上腺素是否会引起脊髓缺血一直存在争议，尽管事实证明这种担心是没有必要的[46]。对新生儿和婴儿区域阻滞添加肾上腺素时，许多麻醉学家推荐使用低浓度肾上腺素(2.5mg/ L 或 1 / 400 000)；此时布比卡因在骶管的吸收率可下降 25%[42]。

可乐定为 α_2 - 肾上腺素能受体激动剂，与肾上腺素一样，其与局麻药配伍用于小儿椎管内[43-45]或外周神经阻滞时有很多优势(见表 92-4)[46]：可增加(2 倍)神经阻滞的持续时间且不引起血流动力学紊乱；减少局麻药的血浆峰值浓度；手术后还可以维持 1～3h 的轻度镇静(这并不影响患者出院)。混合使用可乐定时，无需为术后镇痛留置导管，从而降低并发症及费用。可乐定在婴幼儿体内的代谢途径尚不完善，其清除率仅为成人的三分之一[47]。可乐定引起婴幼儿呼吸抑制已有报道[48-49]，因此 6 个月内的小儿应尽量避免使用。

氯胺酮，尤其是 S- 氯胺酮，有阻断 N - 甲基 - D - 天冬氨酸(NMDA)受体的效应，对钠离子通道的影响与局麻药相似(与局麻药的结合位点相同)，其作为辅助药已引起人们的关注。与局麻药混合使用时，0.25～0.5mg/kg 氯胺酮能显著延长局麻药的镇痛时间[44-50]且无明显副作用。

表 92-4 小儿区域麻醉常用的辅助药及使用剂量

辅助药	推荐剂量	最大剂量
吗啡		
硬膜外给药	30μg/kg	50μg/kg
鞘内注射	10μg/kg	20μg/kg
芬太尼(硬膜外给药)	1～1.5μg/kg	2.5μg/kg
舒芬太尼(硬膜外给药)	0.25～0.5μg/kg	0.75μg/kg
可乐定(硬膜外或周围神经给药)	1～1.5μg/kg	2μg/kg
氯胺酮*(硬膜外给药或偶用于周围神经给药)	0.5mg/kg	1 mg/kg

* 不含防腐剂的氯胺酮(最好是不含防腐剂的 S- 氯胺酮)

还有很多药物曾被用作区域阻滞时的辅助用药[51]，尽管已证明其中一些具有镇痛作用（糖皮质激素、丁丙诺啡、新斯的明、曲马朵、咪达唑仑、可生物降解的布比卡因/聚酯微球），但副作用大，从而限制了它们的使用。此外，因涉及伦理问题，它们不能用于小儿。

生 理 因 素

手术引起新生儿、婴儿、小儿的神经内分泌应激反应[4, 52]，导致代谢状态和免疫功能发生改变[53]。硬膜外麻醉能减少甚或消除这种应激反应[54-56]。8岁前的小儿在实施中段硬膜外阻滞时，不影响左心室功能及血流动力学平稳[57-58]。硬膜外阻滞不会引起体循环或肺循环平均动脉压、左心室舒张末期容积、左心室射血分数、左心室周径纤维平均缩短速率的改变[59]。硬膜外阻滞期间，肺多普勒血流速度降低，可能是由于肺动脉阻力增加的原因。小儿硬膜外阻滞前，不推荐预先输注盐水。即使是青少年，也很少需要液体扩容或使用血管活性药物。

心 理 因 素

小儿对手术室新环境产生恐惧，绝大多数存在无法控制的焦虑感[60-61]。他们觉得被父母遗弃，置身于一群拿着注射针来威胁他们的陌生人中。此外，年龄小于10岁的儿童对身体还没有完全的认识，还不能清楚辨别相邻近的部位，比如前臂和上臂。年幼的患儿还无法理解异感和有差别的阻滞状态（"触觉"不是"疼痛"）。因此，需要使用不依赖患者合作的方法（阻力消失感、神经刺激器、超声技术）对神经干和某些解剖间隙进行定位。婴儿和大多数儿童对注射针会感到焦虑不安和恐惧。为了避免患儿在区域阻滞操作过程中惊恐发作和躁动，实施镇静或浅全麻是必需的。

区域麻醉对心理有明显的影响。术后无痛可以改善患儿、家属及护士的心理舒适感。外科医师也乐于为安静、易处理的患者诊疗。临床上，有时可以观察到区域麻醉的不良心理影响：术后持久的运动（甚至感觉）功能丧失会引起小儿（尤其是3～5岁）和父母的恐惧感，即使是术前已经充分解释此种预期的围术期情况。友好的环境、医护人员的同情心以及对区域麻醉药的作用做进一步解释，可以减轻这种术后焦虑。除非手术需要，任何情况下都应该牢记避免阻滞运动神经。

适应证、禁忌证和并发症

适 应 证

小儿区域麻醉的适应证跟成年人并不完全相同，这不仅是因为外科情况有明显的不同，还因为区域阻滞是一种用于已被麻醉小儿的镇痛技术，而不是有意识或轻度镇静的患者。

麻醉适应证

有时候，较大的儿童和青少年愿意保持清醒状态在区域麻醉下实施手术。如果区域阻滞可以提供充分的镇痛，没有任何理由拒绝这种麻醉方式，特别是短小手术。

有时候，某些特殊原因致使小儿全身麻醉会有严重并发症风险时，可以考虑局部阻滞的方法[62]：

- 睾丸扭转或嵌顿疝有随时破裂的风险，而患儿未禁食。
- 不足60周的早产儿行腹股沟疝修补术，术后有窒息的风险。
- 严重的急性或慢性呼吸功能不全。
- 患儿有严重的代谢或内分泌失调的紧急情况。
- 神经肌肉疾病、重症肌无力或某些类型的卟啉症。
- 某些类型的多发畸形综合征及骨骼畸形。

Chiari综合征患儿的颈椎不稳定，而全身性软骨发育不全及唐氏综合征患儿常伴有颈椎不稳定（气管插管有导致四肢瘫痪的危险）。患儿合并面部畸形、小口及下颌骨畸形可能导致插管困难，对这类患儿实施全麻的风险较大。此外，大疱性表皮松解患儿的全麻管理非常棘手，此时可以选择区域阻滞，风险较小[63-65]。只要注意采取适当的措施防止筋膜室综合征的隐匿发展（见后），四肢创伤患者施行外周神经阻滞有诸多优点：减轻患儿疼痛的同时不影响对头部创伤的观察，血流动力学平稳，有利于伤口包扎，暂时稳定骨折。

术中/术后镇痛及操作性疼痛

镇痛是小儿应用区域阻滞的主要指征，可为很多门诊或住院手术患儿提供最佳的利益/风险比，包括：矫形外科（包括脊柱侧凸矫正）、胸外科、泌尿外科、上腹部和下腹部的手术[66-68]。心脏手术能否实施区域阻滞仍有争议[69-70]，很多麻醉医师不愿意对使用了抗凝药物的患儿实施神经阻滞。

操作性疼痛可以早期预见，大多可以通过区域阻滞或浸润麻醉预防[71-73]。周围神经置管的指征取决于预期的术后疼痛的时程[74]，同样伴有强烈术后疼痛的手术（大型的整形手术、手足的截肢手术）、术后疼痛管理、持续数天的疼痛的体格检查（膝关节或踝关节松解术、圆韧带成形术）都是置管的良好指征。然而在术后镇痛的过程中确保没有任何干扰因素的存在非常重要，置管技术不应影响手术的结果。

大部分区域阻滞的适用性及利益／风险比的比较评估见表92-5。

非手术疼痛的处理

局部神经阻滞技术可以用于减轻如带状疱疹、获得性免疫缺陷综合征（AIDS）、黏膜／皮肤损伤及癌症等内科疾病所致的疼痛[75-76]。镰状细胞病小儿发生血管阻塞危象或胸部综合征时，会出现顽固性疼痛，其他方法不能缓解时，可采用硬膜外镇痛，前提是疼痛局限在一定区域，且同时存在的发热并非由菌血症引起[77-78]。

慢性疼痛和姑息治疗

小儿慢性疼痛并非人们认为的那么少见。硬膜外阻滞、星状神经节阻滞及连续周围神经阻滞常用于治疗小儿慢性疼痛，特别是幻肢痛和复杂性局部疼痛综合征

表 92-5　　小儿各种区域麻醉技术的适用性及优点及超声引导可行性评估

麻醉方法	操作难度*	利益／风险比	超声引导可行性	是否置管
椎管内阻滞				
蛛网膜下腔阻滞	+ ~ ++	+++	中度	否
骶管阻滞	+++	++++	容易	偶有
腰段硬膜外阻滞	+++	+++	困难	是
胸段硬膜外阻滞	+++	+++	困难	是
骶段硬膜外阻滞	++	++	困难	是
颈段硬膜外阻滞	避免	极低	避免	避免
肢体神经丛和周围神经阻滞				
肌间沟阻滞	++	++	中度	偶有
肌间沟旁路阻滞	+++	++++	中度	是
锁骨下阻滞	+++	+++	中度	是
腋窝阻滞	++++	++++	容易	偶有
腰丛阻滞	+++	++	困难	偶有
股神经阻滞	+++	++++	容易	是
近端坐骨神经阻滞	++ ~ +++	+++	中度	是
臀下坐骨神经阻滞	+++	++++	容易	是
腘窝坐骨神经阻滞	+++	++++	容易	是
末梢神经阻滞	++ ~ +++	+++	不可行	否（踝部胫神经阻滞除外）
躯干部神经阻滞				
肋间神经阻滞	++	+	不可行	偶有
胸膜神经阻滞	++++	0 ~ +	不可行	是
胸椎椎旁神经阻滞	++	+	困难	是
腹直肌鞘阻滞	++++	+++	容易	否
髂腹股沟／髂腹下神经阻滞	++++	+++	容易	偶有
经腹横肌平面阻滞	++++	+++	容易	偶有
阴茎神经阻滞	++++	++++	中度	否
阴部神经阻滞	+++	+++	困难	否
面部神经组织				
三叉神经浅支阻滞	++++	++++	中度	否
腭弓上上颌神经阻滞	+++	+++	中度	偶有
下颌神经阻滞	+++	+++	困难	否
其他麻醉技术				
Bier 阻滞	++ ~ +++	+	不可行	否
伤口浸润麻醉	++++	+++	不可行	是
表面麻醉	++++	++++（皮肤）黏膜	不可行	否

（CRPS），可减轻疼痛、协助理疗并促进康复[79]。用长时的外周置管技术治疗慢性左髋部脱白这种棘手的难治性疼痛已有报道[80]。红斑性肢痛症很罕见，但疼痛非常剧烈，连续硬膜外阻滞可以有效缓解患者的疼痛[81]。当药物治疗的效果不佳或副作用太多时，可用区域阻滞控制由原发癌或转移癌引起的癌痛。实际上，所有的区域阻滞技术包括硬膜外阻滞、鞘内注射、腹腔神经丛阻滞、臂丛阻滞在小儿终末期疼痛的应用都有报道[82-83]。

非止痛性适应证

在某些特定的情况下，局部神经阻滞不止有镇痛的优点。严重创伤时，交感神经阻滞对保护 / 改善上肢或下肢的血液供应非常重要。现已证实，连续硬膜外阻滞可有效治疗川崎病、麻醉药误注入动脉[84]、含肾上腺素局麻药阻滞阴茎神经及严重冻伤所致的血流灌注不足。腋神经和星状神经节阻滞也可有效治疗急性上肢血流灌注不足[85]。

禁忌证和限制

椎管内阻滞的绝对禁忌证

禁忌应用小儿椎管内阻滞的病情包括：①严重的凝血功能障碍，可见于先天原因（血友病），或后天原因（弥散性血管内凝血），或医源性；②严重感染，如脓毒症或脑膜炎；③脑积水及颅内肿瘤进展期；④局麻药过敏（即使是酯类局麻药也非常罕见）；⑤某些化疗药（如顺铂）易引起亚临床的神经损害，区域阻滞会加重神经损害；⑥未纠正的低血容量；⑦任何原因（感染、血管瘤、营养不良或肿瘤、文身）导致的穿刺部位皮肤或皮下组织的损伤。父母拒绝椎管内阻滞是一个非医学的绝对禁忌证。

有时虽然属于禁忌证，但根据患者的病情和治愈的可能性（至少暂时性的），仍可考虑使用区域阻滞。只要与其他镇痛技术相比时椎管内阻滞利大于弊，血友病患儿在纠正低血容量及补充Ⅷ因子后、脓毒症患者经有效的抗生素治疗后[86]，可以实施椎管内阻滞。一些学者认为，预防性使用抗生素后，可对安装分流装置的患儿实施骶管阻滞[87]。

周围神经阻滞的绝对禁忌证

局麻药过敏是周围神经阻滞唯一的绝对禁忌证。凝血功能障碍患者实施外周神经阻滞风险较椎管内阻滞低，但操作时要谨慎，避免损伤动脉，特别是在压迫动脉困难或不可能压迫的部位操作时（锁骨上臂丛

神经阻滞、腰神经丛阻滞）。若利大于弊，脓毒症患者实施周围神经阻滞则不属禁忌证。需注意注射部位的感染，尤其是需要置管的患者。周围神经阻滞对血流动力学影响轻微，因此低血容量时并不禁忌。

存在骨筋膜室综合征风险的患者

疼痛是骨筋膜室综合征的主要症状，通常认为任何减轻疼痛的治疗包括区域阻滞都属于禁忌，因为疼痛减轻后会掩盖患者的临床症状，从而延误"拯救性"的手术治疗。但是医学和伦理学均不认同这种对疼痛不予处理的方式[88]。小儿骨折常见，但很少并发骨筋膜室综合征[90]。无论是否进展为骨筋膜室综合征，患儿都会有剧烈的疼痛[90]。大不列颠国家儿科硬膜外审计报告（the national pediatric epidural audit in Great Britain）已证实，适度的镇痛包括连续硬膜外阻滞[89]并不妨碍对病情的早期诊断[90]。

剧烈的疼痛并不是骨筋膜室综合征的早期症状，而是晚期，甚至可能是非常晚期的症状。有骨筋膜室综合征风险的患者必须得到严密监测，但绝大多数时候，即使是大学附属医院也无法做到。另外，要积极采取预防措施：不要使用闭合石膏固定，并且固定时关节弯曲角度不能大于 90 度[91]；肱骨髁上骨折的闭合复位，要反复观察肢体末梢血流灌注及组织氧合情况；无创监测骨筋膜室压力，即使该监测并非百分之百的可靠。对于有骨筋膜室综合征高风险的患者（例如肱骨骨折移位、胫骨或桡骨髓内钉固定、反应迟钝的患者），应该在其骨折处附近的筋膜室行压力有创监测：监测方法简单，费用不高，只需一个静脉导管，一条静脉输液管和一个压力测量仪（如同测量中心静脉压）[92-93]。

血红蛋白疾病

镰刀形红细胞贫血病患儿在出现低氧血症或血流缓慢（如血液浓缩、休克、外科止血带）引发广泛微血栓导致患儿出现反复剧烈的疼痛时，容易发生溶血[94]。如患者有缺氧（呼吸系统疾病）或血流动力学紊乱（大出血手术、使用止血带）的风险，应避免实施区域阻滞（尤其是椎管内阻滞）。

骨及关节畸形

轻微或局限性的脊柱畸形（半椎体、隐性脊柱裂、脊柱骨软骨病）仍然可以实施椎管内阻滞，但严重的畸形如脊椎融合、脊髓脊膜突出、开放脊柱裂以及脊椎显著前移则为椎管内阻滞的禁忌证。脊髓栓系综合征并不少见，也常被误诊。椎管内阻滞时，脊柱

过度弯曲或伸展，有时会造成患儿脊髓永久性损伤，从而增加其总体并发症。如果腰骶部棘突线的皮肤有丛生性毛发或营养障碍性皮损，或有轻度骨盆神经功能失调的情况（轻度括约肌功能失调，会阴部感觉障碍），应考虑是否有脊髓栓系综合征。尽管有些学者认为脊髓栓系综合征并非椎管内阻滞禁忌证[95]，但最好选择其他的麻醉方式。很多儿科综合征（如脑性瘫痪、脊柱侧凸）常合并骨、关节畸形，实施局部阻滞技术时较为困难，但并非禁忌。

先前存在的神经功能障碍或疾病

已控制的癫痫并不是区域麻醉（包括椎管内阻滞）的禁忌。尽管并没有资料支持区域阻滞会使这些情况恶化[96]，但长期以来，先前存在的中枢神经系统障碍和退行性轴突疾病被认为是区域阻滞的禁忌，至少是相对禁忌。最近一项对 139 例小儿患者的研究显示，先前存在神经系统功能障碍的患者实施椎管内阻滞后，并未出现不良神经后果（对照研究）[97]。

并　发　症

小儿区域麻醉并发症与成人基本相似。最近的一项大型流行病学调查表明，小儿区域阻滞并发症的概率为 0.12%，两个主要的危险因素是年龄和椎管内阻滞[98]，它们可以划分为局部的、区域的和全身的（或系统的）。

局部并发症

主要有以下四种局部并发症：

1. 穿刺针损伤神经及周围解剖结构。
2. 组织碎片或上皮细胞异位并形成压迫性肿物（尤其椎管内）[99]。
3. 神经毒性溶液的注射（如终末动脉附近注射肾上腺素）。
4. 穿刺点周围渗漏，尤其是留置导管，这可能导致部分阻滞失败及细菌感染（极少见）。

这些局部并发症通过恰当的处理及标准的预防措施（合理的防护及无菌技术）可以很好地避免。导管隧道及轻度紧压的敷料可以减少导管周围渗漏。

区域麻醉药具有局部神经毒性作用。对神经根具有保护作用的鞘磷脂在小儿中不是很丰富或缺失，使得神经对局麻药更加敏感。在动物实验中已经明确地表明，神经纤维对局麻药的敏感性与年龄成负相关[100]。然而

在大部分情况下，局麻药都注入到了肌肉周围。在人体和动物实验中都已证明局麻药具有肌肉毒性[101]，主要是通过损伤线粒体引起的，这在幼年动物中也得到了证实[102]。通过对成年大鼠和幼年大鼠持续外周神经输注布比卡因，作者发现布比卡因对幼年大鼠肌肉、线粒体和超微结构的毒性作用更加显著[102]，因此强调了在年轻患者中应该使用低剂量的局麻药。

全身并发症

全身并发症通常是由意外静脉注射局麻药引起的，也可见于局麻药剂量使用过大时[10, 103]。局麻药的全身毒性通常有两种类型：神经毒性和阻滞钠钾通道引起的心脏衰竭。神经毒性的早期征兆（耳鸣、心神不安、口腔内有金属味）可以被全身麻醉所掩盖。因此主要的不良事件有心脏传导阻滞、心律失常（心动过缓或心动过速）和房室传导阻滞。QRS 波增宽、心动过缓和尖端扭转型室性心动过速会在心房纤颤或心脏停搏后产生[104]。然而，布比卡因发生心脏毒性或神经毒性的血浆浓度要比罗哌卡因低[105]。这种毒性可以因为血浆结合蛋白浓度的降低而加剧，主要是 α_1- 糖蛋白酸，可以引起游离型的局麻药的比例增加。出生时 α_1- 糖蛋白酸的血浆浓度较低，并随着年龄的增加而逐渐增高，到 10 个月时达到成人水平[106]，因此在持续输注的过程中必须更加注意。在非常年幼的小儿或持续输注以后（> 48h），局麻药的用量必须减少。

儿童局麻药的全身并发症可以威胁生命的安全，应该与成人一样采取同样的处理措施。儿童与成人最主要的差别是心血管系统并发症没有预先的神经征兆，但却与大脑的毒性同时发生[107]。除了药代动力学的因素以外，小儿过快的心率也会增加局麻药引起的心脏毒性。即使在使用罗哌卡因时发生了中毒事件，小剂量的肾上腺素也可以使情况快速好转[108]。局麻药中毒的主要表现是心室传导阻滞，其治疗措施包括供氧、心脏按压和给予单次注射 1 ~ 2μg/kg 肾上腺素并逐步递增。如果心室纤颤一直持续，就需要施行除颤（2 ~ 4 J/kg）。尽管必须首先采取复苏的措施，局麻药中毒的特殊处理措施还包括及时给予脂肪乳剂（Kabivitrum, Stockholm, Sweden）。小儿推荐的脂肪乳剂给药剂量是浓度 20% 的脂肪乳剂 2 ~ 5 ml/kg 静脉注射。如果心功能不能恢复，则应该重复给予脂肪乳剂[9]。

流行病学

可获得的儿科信息是非常有限的，在 ASA 首份

已结案的医疗事故索赔报告中，有 238 个儿童案例（10% 索赔），但仅 7 例涉及区域阻滞[109]。然而，那时区域阻滞并未在美国儿童中普遍开展，因此，从这份报告中获得的并发症发生率低没有太大的实际意义。1996 年，法语国家儿科麻醉医师协会进行了一项为期一年的前瞻性研究，评估了 85 412 例儿科麻醉方案，其中包括 24 409 例区域麻醉[110]。有 23 例并发症（无后遗症、无死亡、无法律后果）发生在椎管内阻滞。2000 年，澳大利亚医疗事件监测研究涉及 2000 例索赔案，其中 160 例与儿科区域阻滞相关（83 例硬膜外麻醉、42 例脊髓麻醉、14 例臂丛阻滞、4 例静脉区域阻滞、3 例眼部阻滞和 14 例局部浸润）[111]。最大的并发症是循环问题，有 24 例用药问题（10 例用错药，14 例不当用药）。2007 年，大不列颠国家儿科硬膜外审计报告 10 633 例硬膜外阻滞中有 96 例意外事件发生[90]：

- 56 例（0.53%）与硬膜外穿刺及麻醉维持有关，绝大部分无严重后遗症发生，仅一例留有马尾综合征（药物输注程序错误所致）。
- 40 例（0.38%）主要为褥疮[31]，与硬膜外连续输注技术有关。

新生儿期区域麻醉并发症发生率明显增高，主要为用药错误和局麻药毒性反应，与留置导管无关。有 28 例感染相关并发症，主要为轻微的皮肤感染，骶管内置管并不增加感染的发生率。6 例年龄大于 8 岁的儿童发生脊椎穿刺后头痛。4 例发展为筋膜室综合征，但经硬膜外输注后并未掩盖病情。

从 2005 年 11 月到 2006 年 10 月，法国的 47 家医院进行了关于小儿接受区域麻醉的大型流行病学调查[98]。如之前 Rochette 及其同事研究的一样[112]，法国的麻醉医师现在已经用周围神经阻滞逐渐替代椎管内麻醉，包括置管技术。一项为期一年的前瞻性调查对 31132 例接受区域麻醉后的并发症和副作用进行了研究，结果发现并发症非常少（只有 40 例），也没有严重的并发症，也不会引起后遗症。这篇研究报道的并发症非常低，仅有 0.12%，比椎管内麻醉的并发症低 6 倍。年龄也是一个危险因素，因为 6 个月以下的儿童的并发症比 6 个月以上儿童的并发症要高（6 个月以下的是 0.4%，6 个月以上的是 0.1%），这其中有 15 例发生了心脏毒性。留置导管并不会增加并发症的发生率。

总之，局部阻滞技术，主要是椎管内阻滞，其不良反应（约 0.5%）一般比较轻微，但偶尔也较严重。主要原因为术前（错用药物）和术后（褥疮）防范不足引起。同时，在确保完善的监护下筋膜室综合征都可以被及时发现。

材料、方法和药物的选择

正确选择阻滞方法

阻滞方法的选择应建立在解剖学基础上。首先，感觉神经阻滞必须覆盖所有可能接受伤害性刺激的区域（如手术野、移植皮肤或移植骨、上止血带处和引流处）。其次，对阻滞方法可能存在的并发症需从患者的一般情况、体位要求及该阻滞方法本身固有的不良反应来评价。最后，应该预计术后疼痛的时间，区域阻滞技术应该提供完善的镇痛，将镇痛药的用量降到最低。麻醉医师将选择以下方法：

- 单次注射短效或长效局麻药。
- 单次注射局麻药及辅助药。
- 留置导管多次或持续注射局麻药。

神经阻滞针具及导管的选择

硬膜外麻醉（骶管、腰段、胸段）常使用 22 ~ 17 号，长度为 50 ~ 90 mm 的图奥针（Tuohy needle）。更短的 Tuohy 针（25mm）更多用于新生儿和婴儿，但供货少。过去各种类型的穿刺针都曾用于骶管阻滞，现在认为不可取，要求使用有斜面且带管芯的短穿刺针或静脉穿刺套管针。

早产儿脊髓麻醉可选择新生儿腰穿针（22 号）或更细的脊髓麻醉针（短于 50mm）。穿刺针尖端的设计并没有成人穿刺针那么重要，因为小儿发生穿刺后头痛的概率非常低[113-114]。最重要的是穿刺针末端与开口的距离应尽可能小，以免当穿刺针未完全穿透硬脊膜而造成硬膜外腔漏药。在婴幼儿使用笔尖式穿刺针并不能改善麻醉效果，反而使局麻药在硬膜下腔扩散而降低脊髓麻醉的成功率。儿科患者区域阻滞推荐穿刺针的小结见表 92-6。

麻醉溶液的选择

局麻药的选择与成人不完全一致，因为区域阻滞技术主要目的是用来镇痛而并非麻醉，应考虑：①手术部位及大小；②预计术后严重疼痛的时间；③住院及尽早出院。常用剂量见表 92-7。

利多卡因和甲哌卡因多用于门诊手术，对于住院

表 92-6　小儿区域阻滞推荐用器具

阻滞方法	推荐器具	替代器具
皮内注射和掌部阻滞	皮内注射针（25G）	无
皮下浸润或区域阻滞	标准肌注注射针（21～23G）	皮内注射针（25G）
筋膜腔隙阻滞（胸椎旁阻滞、腹直肌鞘阻滞、髂腹股沟神经 - 髂腹下神经、阴部神经、阴茎神经）	短（25～50mm）和短斜面（45°～55°）针	硬膜外针（肋间神经阻滞）新生儿脊髓麻醉针
周围神经阻滞或神经丛阻滞	适当长度穿刺针并连接神经刺激器（0.5～1mA）绝缘的21～23号短斜面针专用留置管（持续给药技术）	带鞘的笔尖式穿刺针无鞘穿刺针只适合在超声引导下使用硬膜外导管（持续给药技术）
脊髓麻醉	脊髓麻醉针（24～25G；30、50或100mm长，Quincke 斜面，带针芯）	新生儿腰麻针（22G，30～50 mm 长）Whitacre 脊髓麻醉针
骶麻	短（25～30 mm）和短斜面（45°）带针芯针	静脉套管针（22～18 G），尤其适用于硬膜外置管儿科硬膜外麻醉（偶用脊髓麻醉）穿刺针
硬膜外麻醉	Tuohy 针（22、20、19/18 号）；无阻力注射器和硬膜外导管	Crawford、Whitacre 或 Sprotte 合适大小的硬膜外穿刺针无阻力注射器和中号硬膜外导管

表 92-7　神经阻滞局麻药推荐常用剂量及最大剂量（静脉区域阻滞及脊髓麻醉除外）

局麻药	常用浓度（%）	普通溶液最大剂量 (mg/kg)	加肾上腺素最大剂量 (mg/kg)
酯类			
普鲁卡因	1~2	7	10
氯普鲁卡因	2~3	7	10
酰胺类			
利多卡因	0.25～2	5（或400mg）	10（或700mg）
甲哌卡因	0.25～2	5~7（或400mg）	尚无
布比卡因	0.125～0.5	2（或150mg）	3（或200mg）
左布比卡因	0.125～0.5	3（或200mg）	4（或250mg）
罗哌卡因	0.1～1.0	3（或300mg）	尚无（并且不推荐）

患者罗哌卡因、左布比卡因和布比卡因更常用。左布比卡因和罗哌卡因由于具有更低的心脏毒性而常用于持续输注给药[115]。罗哌卡因可以产生不同的神经阻滞效果[116]，与布比卡因相比具有更低的肌肉毒性作用[117]。血管外注射以后，罗哌卡因的血浆达峰浓度要比布比卡因慢，有时注射2小时后才达峰值浓度[118]。罗哌卡因这种达峰效应的延迟可以减少最大血浆浓度，可以减少毒性的发生，这在一些儿科研究中已经证实[18, 118]。即使幼儿游离和总血浆罗哌卡因浓度比较高，罗哌卡因及其代谢物并不受局麻药输注时长的影响。对于3个月以下的婴儿，罗哌卡因硬膜外持续给药不应超过36h[119]。罗哌卡因的清除率随年龄的增加而增加，但在每个年龄段的输注模式保持不变。罗哌卡因用于持续输注48～72小时比布比卡因更合适、更可控、更安全。随着输注时间的延长，布比卡因的血浆浓度增加清除率降低[120]。有关儿童人群神经旁连续输注局麻药的药代动力学的研究较少，儿童中连续区域麻醉的安全性依赖于使用低浓度局麻药，以降低其吸收入血的毒性反应。此外，可乐定和氯胺酮可以改善阻滞效果和延长阻滞时间，但不影响早期出院。在许多情况下使用上述药物时可提供完善的术后镇痛而不需留置导管和进行持续输注。

许多年来，持续硬膜外麻醉被认为是适合治疗持续疼痛的唯一技术。最近研究表明，周围神经置管技

术更为有效 [67]。与持续硬膜外阻滞相比，其并发症少，适应证广，对于部分儿科患者甚至适合出院后院外治疗 [79]。持续输注或按需注射 2 ~ 5ml/h 低浓度的左布比卡因或罗哌卡因（0.1% ~ 0.2%）是外周神经置管阻滞技术中最好和最安全的选择。

患者自控的持续输注更适合于儿童，在达到同样镇痛效果的情况下可以减少局麻药的用量 [121-122]。Duflo 及其同事 [122] 比较了接受髂筋膜和髋部置管持续输注 0.2% 的罗哌卡因 0.1 ml/(kg·h) 和患者自控的区域麻醉 [背景输注 0.02 ml/(kg·h)，单次追加 0.1 ml(kg·30min)]，结果表明患者自控的区域麻醉每小时局麻药的用量要少。与标准组相比，患者自控的区域麻醉的罗哌卡因的血浆浓度要低（24h 血浆浓度分别是 0.31mg/ml 和 0.86mg/ml，48h 血浆浓度分别是 0.31 mg/ml 和 0.52mg/ml）。最近的一项研究比较了小儿接受连续硬膜外阻滞和连续腰大肌阻滞时罗哌卡因的血浆浓度 [123]。在连续腰大肌阻滞中，局麻药的用量是 0.2% 的罗哌卡因 0.2 mg/(kg·h)，罗哌卡因的平均血浆浓度不超过 0.59 μg/ml，比连续硬膜外阻滞时罗哌卡因血浆浓度要低。

区域麻醉的解剖定位

人 工 定 位

区域麻醉技术的成功依赖于给予的局麻药是否接近神经及其周围间隙，源于神经阻滞时解剖结构的限制和筋膜对局麻药较少的渗透。少部分神经阻滞可以不在神经刺激仪或超声的引导下进行人工定位，这些技术在儿科麻醉或镇静的情况下是可行的。

不借用任何设备实施区域麻醉有一些要点需要遵循：

- 熟练掌握不同年龄小儿的解剖学基础，对穿刺位点的解剖学标志可以进行良好的定位。
- 确定局麻药扩散的解剖间隙，以阻滞目标神经。
- 确保不存在损伤其他周围结构的风险（如血管、神经、器官）。

中轴阻滞（包括骶管阻滞、硬膜外或腰麻）属于不需要借助其他设备就可以完成的阻滞类型，虽然目前已有建议用超声引导进行穿刺。硬膜外麻醉的实施得益于落空感的存在，腰麻时穿透到蛛网膜下腔可以通过穿透硬脊膜（坚实的纤维结构）来进行确定：可以感受到一个轻微的突破感，接下来会有脑脊液流出。

对于骶管阻滞，可以通过穿透骶尾部隔膜时阻力的增加和消失来定位。大多数的肢体外周神经阻滞可以通过使用神经刺激仪或超声引导进行定位。对于神经干的阻滞，在过去很长一段时间内是通过解剖标志来进行定位的，现在除了阴茎阻滞以外（需要借助超声进行评估）的神经阻滞均得益于超声引导的定位。阴部神经的阻滞虽然可以通过解剖标志来进行定位，也可以通过神经刺激仪 [124] 或超声引导 [125] 的定位来更靠近神经。面部三叉神经的浅丛在很长时间内是通过解剖标志进行定位的，现在可以通过超声引导进行定位 [126]。还有其他的一些阻滞技术，比如异感、经动脉的腋窝神经阻滞、借助听诊的骶管阻滞（在注射液体的过程中用听诊器听诊尾椎）这些都不应继续使用。

电刺激

超声引导下神经阻滞是小儿和成人区域阻滞的一次革命，尽管其使用逐渐增多，电刺激仍然是小儿和成人神经定位的金标准。神经刺激设备已经有了很大的改善，临床应用也更加安全。穿刺前确定针尖的进针部位可以减少试穿的次数，降低神经损伤的可能性 [127]。

对于神经丛和神经干阻滞，麻醉医师应该使用神经刺激仪来诱发肌肉颤搐。神经刺激仪阳极应该远离神经阻滞位点。神经刺激仪可以提供时长 50 ~ 100 微秒、频率 1 ~ 5Hz 的电刺激方波。初始输出电流是 2 ~ 2.5mA，不断进针直到可以诱发出所需的肌肉运动，在 0.5 ~ 0.8 mA 时肌肉仍然继续收缩，是判断针尖位置正确的标准，此时针尖距离神经大约 1 mm 或在神经筋膜鞘内。0.5 mA 或低于 0.5 mA 被认为是成人实施成功的神经阻滞可接受的指标 [128]。如果电流低于 0.5mA 时，小儿肌肉收缩依然存在，应该退针以避免神经内注射和损伤神经 [129]。Gurnaney 及其同事 [130] 评估了全身麻醉下接受外周神经阻滞的小儿，观察诱发运动反应的最低电流、阻滞的成功率和神经并发症发生率之间的关系，发现低强度的电流刺激（<0.5 mA）和高强度的电流刺激（0.5 ~ 1.0 mA）时外周神经阻滞的成功率相似，结果表明可能不需要通过调整针尖的位置靠近神经而获得一个低强度的刺激电流（<0.5 mA），因为这可能会增加神经内注射的风险。更为重要的是，为已麻醉的小儿实施外周神经阻滞的过程中，针尖不应置于神经束内。降低强度至 0.5 mA 持续 0.1 毫秒的电流刺激，如果肌肉运动消失即可以保证针尖未接触神经束。在一项成人临床研究中，Bigeleisen 及其同事 [131] 比较了超声引导下锁骨上神经阻滞时神经内和神经外电流刺激阈值，研究了最小刺激电流与针尖置入神经

内的关系，结果表明 54% 的患者神经内刺激阈值在 0.2 ～ 0.5mA 之间，穿刺针在神经内时 10% 的患者刺激阈值超过 0.5mA。因此，低于 0.2 mA 持续 0.1 毫秒的电流刺激仍诱发出肌肉反应时，针尖可能位于神经内，需要避免此种情况发生。

儿童不同于成人，外周神经位置较浅，可以经皮肤定位。神经体表投影画线能提高儿童外周神经阻滞的成功率[132]，该技术有助于确定穿刺时皮肤进针点，因此可以减少试穿的次数，降低神经损伤的风险。

神经刺激仪可以用作超声引导的培训，结合使用神经刺激仪有助于增加学员的信心，减少指导者的焦虑。新手练习过程中常见的错误包括不能区分邻近回声区的结构[133]。

超声引导技术

小儿超声引导下区域神经阻滞已经逐渐引起了大家的关注。这种技术的好处是使目标神经及其间隙和局麻药的扩散具有可视性。

现今，超声仪器的分辨率得到显著提高，小儿区域神经阻滞的绝大多数外周神经在超声下都可视。然而，神经并不是静态的结构，它会因为小儿体位的变化、施加探头的压力、进针的过程和局麻药的注射而发生改变。在小儿用 25mm 表面积的线阵超声探头（或者年龄稍大的儿童使用 38mm 表面积探头），可以提供没有失真的方形图像。8 ～ 13MHz 频率的探头可以为上肢浅表结构提供良好的分辨率（如腋窝神经阻滞），也可以为下肢提供良好的穿透深度（如腘窝神经阻滞），高频可以为浅表结构提供敏锐的影像。原则上用来实施外周神经阻滞的穿刺针都可以在超声引导下应用。在体研究表明，穿刺针的可视性主要取决于穿刺针的直径和进针角度[134]。实施外周神经阻滞时应用小平面的针尖有助于针尖的精确定位及减少小儿的疼痛感觉[135]，这对于没有接受全麻或镇静的小儿是非常有意义的。保持穿刺过程和部位的无菌是进行超声引导下穿刺的首要条件，在单次或连续神经阻滞过程中应该使用无菌单。

超声引导下最简单的神经阻滞是腋神经阻滞、股神经阻滞、髂筋膜阻滞、骶神经阻滞、髂腹股沟神经阻滞和脐周阻滞[136]。上述神经阻滞实施时比较安全，也容易学习。超声引导下区域神经阻滞最主要的优点是可以看清楚不同的组织解剖结构和穿刺针针尖的位置，小儿超声引导下神经阻滞的优点还包括，运动和感觉阻滞起效快[137]，感觉阻滞的持续时间更长[137]，阻滞的质量更好[137-138]，局麻药的用量减少。超声引导在中轴神经阻滞中的应用可以分辨不同组织结构，脊

髓、棘突、黄韧带、硬脊膜、脊髓圆锥和脑脊液都可以辨别，提供脊髓、硬膜外腔以及皮肤至硬膜外腔之间距离的信息[140]。最后，在骶神经阻滞中超声显像可以评估骶管的解剖结构，尤其是骶裂孔和硬膜囊的关系，发现隐性脊柱裂[141]。最近，超声引导下实施骶管阻滞比寻找落空感更具有优势。注入盐水或局麻药后硬膜前移是阻滞成功的标志[142]。超声引导可以减少试穿的次数，提高了中轴阻滞的安全性和有效性。不过，随着小儿年龄增大，组织骨化不断进展，图像的质量改变很快[143]。

表 92-5 显示超声引导下大部分区域神经阻滞可行性的比较。

安全要点、注意事项和出院标准

实施区域神经阻滞所需的环境条件

区域神经阻滞是麻醉技术之一，因此必须在配备有监护仪、麻醉药品和复苏设备（包括麻醉药和抢救药品）的情况下才能实施。另外麻醉医师必须配备专业辅助人员，以协助患者监护和急救。手术室是保证任何类型区域麻醉安全实施的最佳场所。

镇静和全身麻醉

成人在接受或不接受镇静的清醒状态下就可以实施区域神经阻滞，一般不需要施行全麻。部分小儿患者也可以进行同样的处理，有时小儿也会主动要求在清醒时实施神经阻滞[144]。然而，大多数儿童都需要在非清醒时接受神经阻滞。如果全身麻醉不是禁忌，浅全麻下实施区域阻滞已被广泛接受[68, 98, 145]。

实施阻滞技术时患者的监护与安全措施

监护与麻醉记录单

即使患者未行全身麻醉，手术所采用麻醉方法主要为区域麻醉，麻醉医师术中也应始终常规监测心电图、血压、体温、呼吸频率及脉搏氧饱和度。实施区域麻醉前必须建立静脉通道[146]，并在麻醉记录单上详细记录患者生命体征参数、区域麻醉的方法及局麻药的剂量。

注射方法

成人与儿童的注射方法相同，最重要的是在 30 ～ 60s 内评估含肾上腺素溶液的试验量（0.1ml/kg，不超过 3ml，含 0.5 ～ 1μg/kg 肾上腺素）对心电图的影响：

出现任何 ST 段抬高或 T 波增高[147-149]，伴有血压升高但仅偶伴有心动过速，提示误入血管，必须马上停止注射。对肾上腺素有禁忌者，可改用异丙肾上腺素 $0.05 \sim 0.1\mu g/kg$[150]。

阻滞效果的评估

每次阻滞完毕后，在切皮前均应评估镇痛的效果和范围。然而，即使是清醒的儿童，这种评估也比较困难。轻掐皮肤是感觉神经测试最可靠的方法，尤其是浅麻醉的儿童。术后也应对患者的阻滞区和非阻滞区进行比较，此时要求评估者获得患儿信任，而且患儿看不见评估者的具体操作，也不受评估者或患儿家属的影响。在健康志愿者中使用神经刺激器进行不同阈值的电刺激来评估镇痛效果已被证实有效，但在儿童中获得的数据却很有限。皮温测试不适用于患儿，瞳孔反射（镇痛不全患儿受到刺激时瞳孔扩大 0.2mm）也不适用于临床[151]。

防范与医疗操作无关的诉讼

尽管进一步的检验分析大多不能确认是区域阻滞导致所指责的损伤或不良后果，但一旦区域阻滞患者出现不良事件，首先就归因于阻滞技术本身。为了最低程度地减少与医疗操作无关的诉讼，应遵守框 92-1 列出的推荐。

恢复室的术后监测

与接受全身麻醉的患儿一样，所有区域麻醉复合全身麻醉的患儿术后必须转运到 PACU 进行监护并保证呼吸循环的稳定。除了标准的麻醉后监护外，还需反复评估阻滞范围。应尽可能避免阻滞运动神经，如果出现运动神经阻滞，则应注意查证其阻滞范围是否与被阻滞的神经所支配的区域相一致。运动神经阻滞会给患儿带来不适感，应安慰患儿及其父母，反复告诉他们这只是暂时性的。须仔细护理患者，常规检查患者体位以免压伤，并防止患儿出现某些可能损伤阻滞区域的不恰当动作以及扯掉敷料。时刻要注意有发生骨筋膜室综合征的可能，并反复评估相应肢体的血运情况及镇痛效果。

椎管内麻醉后应注意有发生尿潴留的可能，但大多数情况下并不要求患儿离室时排空膀胱。对于婴儿及不能自理的小儿则应更加谨慎，应在 PACU 观察直至排尿后或用超声探头检查膀胱尿量不多后方能离开复苏室。尿道下裂术后的患儿尤应注意，因为该类手术术后尿潴留的发生率比其他手术高[152]。

框 92-1　避免与各种区域或局部麻醉技术无关的医疗诉讼的基础安全建议

1. 仔细评估患者体格状况，获取实验室检查、影像学检查及其他任何有用的检查结果。
2. 选择风险最小的阻滞技术。
3. 即使是急诊手术，也应向患儿家属说明计划实施的麻醉管理方案（包括有利之处及潜在风险）。
4. 讨论阻滞失败的可能性并阐明补救方法。
5. 取得麻醉的书面同意。
6. 按照在全麻下实施相同手术的要求来管理和监测患者。
7. 详细填写麻醉单，包括监测项目、生命体征、阻滞方法、药物剂量和不良反应。
8. 处理一切并发症并提供包含有确切时间的所有处理措施相关记录。
9. 所有儿科患者应转送到儿科急症监护病房并适当监测生命体征，反复评估阻滞的程度及范围，并在麻醉后记录单上详细记录。只有患儿恢复达到各项客观标准后方能离开。
10. 所有硬膜外或鞘内注射吗啡的患者必须在能够进行常规或连续呼吸功能监测的病房监护至少一晚（首 6h 为每小时监测一次，之后为每 2h 一次）。

麻醉方法为区域阻滞的成人患者，术后常不需进入麻醉后复苏室进行监护。但儿童即使未给任何镇静药，也应送入复苏室：适当的监护及专业护理可以促进患者术后即时并发症的恢复[153]。对于短小手术，外部刺激的突然停止可能会出现一代代偿性的不良反应（尤其是血流动力学和呼吸方面），及早发现可避免对患者造成危害。同时，如前所述，罗哌卡因和左布比卡因在婴儿均有较长的达峰时间（长达 2h）和峰值浓度，对于时间短的手术，可能在局麻药达到血浆峰值浓度前手术就已经结束，因此，建议该类患儿在 PACU 至少监测到神经阻滞后 2h。

单次阻滞离室标准

转出 PACU 的标准与全身麻醉相同（Aldrete 评分或在相关研究机构有专门适用于儿科患者的评分），如无运动神经阻滞，一般 30min 内可以离开 PACU。否则，则要视患儿的运动功能恢复情况而定。即使是有家人细心照顾的乖巧小孩，离开 PACU 前也必须恢复部分运动功能，对于顽皮的小孩运动功能则必须完全恢复方能离开 PACU。此外，保护性敷料（包括石膏）可防止损伤患肢。除非家庭条件不允许，持续的感觉神经阻滞并非患者早期离院的禁忌证。出院时应给予患者镇痛药口服并嘱其规则服用，以预防患儿感觉阻滞消退后发生的剧痛[154]。绝大多数辅助用药并不妨碍患儿早期离院，但椎管内或鞘内应用阿片类药尤其是吗啡者，当晚应在医院留观。

连续阻滞技术的管理

　　需要重复、按需或持续硬膜外给药的患儿必须住院并适当监护。偶有部分慢性痛或终末期癌痛患儿可以带硬膜外导管出院治疗。如外科护理不要求住院，那么行连续外周神经阻滞的成人患者也可带管出院。此类连续阻滞技术对于儿科患者而言还比较新颖[74]，也未广泛应用。儿科整形手术尤其喜欢此种镇痛方式。有研究报道，采用家庭监护的行外周神经阻滞的患儿并发症发生率低且镇痛效果好[155-156]。有一个研究机构甚至在患儿家中采用外周神经置管连续阻滞技术治疗患有复杂性区域疼痛综合征的小儿[79]。用于注射局麻药的一次性弹力装置有助于简化患儿的这种家庭医疗并减少护理费用。或许这种治疗模式在不久的将来会获得广泛的认可，但目前尚需评估。

椎管内麻醉

骶管阻滞

　　骶管阻滞可能是全世界最常用的小儿硬膜外阻滞技术。然而在某些喜欢使用外周神经阻滞技术的国家却较少使用此技术[98]。此技术简单，易于实施，并发症少。

　　骶管阻滞能明显减少手术应激反应[157-159]。其完全或部分失败率仅为3%～11%[160]，尤其是大于7岁的儿童。

骶裂孔解剖

　　小儿骶骨解剖特殊。1岁以前，5个骶椎易于识别且外观与腰椎相似。每个骶椎有5个原始骨化中心，并于2～6岁融合，这是由于此阶段小儿身体开始直立，需学习步行且椎体需承受机械应力。

　　骶裂孔是由第5（或第4）骶椎椎弓融合不全形成的U型或V型孔，两侧有可触及的骶角，由骶尾韧带（黄韧带在骶尾部的延续）覆盖。儿童（10个月到18岁）骶裂孔顶点至硬脊膜终点距离约为（30±10.4）mm（13.6～54.7mm）[161]。2个月至7岁小儿皮肤至骶骨前壁的平均距离为21mm（10～39mm）[140]。患儿体重及年龄对皮肤到硬膜外腔的距离影响轻微（见图92-1）。对大多数患儿而言，25mm长的穿刺针即足以到达硬膜外腔且不容易穿破硬脊膜。

　　随着年龄的增长，骶管的中轴发生变化；骶裂孔变得定位困难，间隙变窄。同时，硬膜外腔脂肪增厚，从而限制了局麻药的扩散。这些变化增加了年龄大于

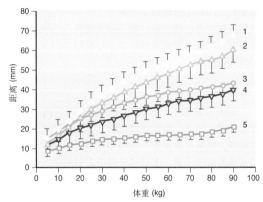

图 92-1 不同椎间隙水平及骶裂孔从皮肤至硬膜外腔或蛛网膜下腔的距离。1，脊髓麻醉；2，腰段硬膜外途径（中路）；3，胸段硬膜外途径（中路）；4，骶部硬膜外途径；5，骶管途径

6～7岁的儿童实施骶管阻滞的难度，故该方法不太适合于该类儿童。

　　适应证、禁忌证及并发症　大多数脐部以下的外科手术推荐应用骶管阻滞，包括腹股沟疝修补术、泌尿科手术、消化道手术和骨盆及下肢矫形外科手术[163]。通常在浅镇静下行骶管阻滞，对于后孕周数小于50～60周早产婴儿也可以在完全清醒时麻下进行，可单次注射[164-165]，也可留置硬膜外导管以便重复或连续注射局麻药[166]。

　　禁忌证主要包括骶管畸形（脊髓脊膜膨出、脊柱裂）、脑膜炎和颅内高压。

　　如果使用恰当的穿刺器械，骶管阻滞并发症少且轻微[90,98]。但值得注意的是，如果穿破硬脊膜并注入局麻药，也可导致循环衰竭及呼吸停止（呼吸暂停）。

操作技术

　　操作时患儿取侧卧位，非麻醉状态下的早产婴儿取俯卧位，骨盆下面垫以卷好的毛巾或双腿屈曲呈青蛙状。两个骶角位于V型骶裂孔两侧，可沿着棘突在骶尾关节水平进行触摸定位（图92-2）。两侧髂后上棘与骶裂孔形成等边三角形，但在临床实践中，当不能触及骨性标志时，这种解剖特征对骶裂孔的定位并无帮助。骶管穿刺技术如图92-3所示。

　　骶管阻滞主要采用单次注射法，偶行硬膜外置管重复或连续给药。任何硬膜外阻滞的导管置入长度一般为2～3cm。由于婴儿硬膜外腔脂肪具有流动性，更深置入容易将导管至腰椎乃至胸椎水平，这种技术仅限于专家谨慎实施，且必须控制导管尖端的最终

位置，其误置率可高达 28%[167]。可通过对比增强的 X 线检查或以下技术确认：

- 相当高强度的神经刺激（这种技术的安全性尚未确定）[168-169]。
- 记录导管金属线的心电图，并将其与将电极放在导管尖端应在的相应棘突线上获得的心电图进行比较，两者一致时即为导管顶端所在位置 [170]。这是一种巧妙的无创方法，但这种继发的心电图在一些患者中很难获取（尤其是当患者清醒或活动时）。
- 超声引导 [171] 是最有前景的无创技术。

推荐通过导管隧道来减少细菌感染 [172]。阿米替及提出的容量方案尽管已发表多年，但目前仍然是最可靠的依据：

- 0.5ml/kg，所有骶部皮肤区域可被阻滞。
- 1.0ml/kg，所有骶部及腰部区域可被阻滞。

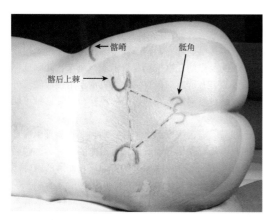

图 92-2　侧卧位时骶管阻滞体表标志。两个髂后上棘形成等边三角形，其顶点为 V 型骶裂孔，骶裂孔两侧为骶角

- 1.25ml/kg，麻醉范围至少到中胸段。

然而，当骶管阻滞注射量达 1.25ml/kg 时有扩散平面过广的风险（T$_4$ 以上）[173]，因此局麻药用量最好不超过 1.0ml/kg。Hong 及其同事 [174] 力求寻找骶管阻滞时镇痛效果及局麻药扩散两者之间的最佳方案。作者比较了相同总剂量的局麻药（罗哌卡因 2.25 mg/kg），一组为高容量低浓度（0.15% 罗哌卡因 1.5 ml/kg），另一组为低容量高浓度（0.225% 罗哌卡因 1 ml/kg），结果发现，高容量低浓度组的局麻药扩散范围明显广于另一组，阻滞平面分别为 T$_6$（T$_3$ ~ T$_{11}$）和 T$_{11}$（T$_8$ ~ L$_2$）。此外，高容量低浓度组能提供更长时间的镇痛（554.5min vs. 363min）。导管置入后应减少重复注射，避免全身毒性反应。第二次注射与首剂量之间应间隔至少 60min（短效局麻药）或 90min（长效局麻药），且剂量减半。再次注射剂量应是第二次剂量的一半（1/6 初始剂量），间隔时间相同。

超声促进了骶管阻滞在小儿中的应用，可通过超声对骶骨的解剖进行初始扫描评估（见图 92-4），了解骶裂孔到硬脊膜囊的距离，了解有无椎管闭合不全 [141]。Roberts 及其团队 [171] 通过骶管阻滞时注射试验量的生理盐水论证其超声图像值，用以确认穿刺针的正确位置。作者认为，注射生理盐水时硬膜的移位是阻滞成功的标志。他们发现，超声引导下骶管阻滞成功的敏感性为 96.5%，特异性为 100%，阳性预测值为 100%。超声也比 Swoosh 试验更能准确判断穿刺针的位置 [142]。最近，Shin 及其团队 [175] 发现，对小儿进行骶管阻滞或骶椎间隙阻滞前先用超声扫描骶部解剖有助于明确骶裂孔位置和硬脊膜囊水平。

椎间硬膜外麻醉

解剖和生理

硬膜外腔环绕脊髓，硬脊膜从枕骨大孔延伸到

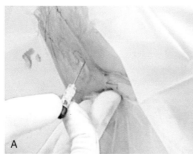
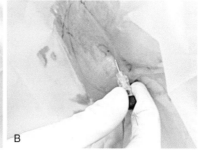

图 92-3　骶管穿刺技术。A. 从右骶角皮肤处进针。B. 穿破骶尾韧带后朝头端重新调整针头方向

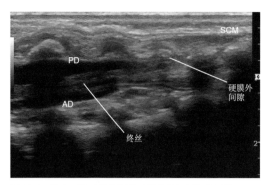

图 92-4　超声引导下骶管阻滞时骶骨的解剖超声图像。AD, 硬脊膜内层；PD，硬脊膜外层；SCM，骶尾膜

骶裂孔。硬膜外腔后方为椎弓板及黄韧带，与椎旁间隙和神经根囊自由相通。由于蛛网膜颗粒的突起，硬膜囊靠近脊神经节的地方与蛛网膜下腔连接紧密，使局麻药容易通过。婴儿及 6～8 岁以下的小儿硬膜外腔内有丰富的血管及淋巴管，并填充有疏松的脂肪组织。

小儿行中枢阻滞的一个主要标志是两侧髂嵴连线——Tuffier 线。该线在小儿中成比例缩短，1 岁以内婴儿髂嵴连线与棘突连线交点为 $L_5～S_1$，而 1 岁以上儿童及成人则为 $L_4～L_5$[176]。58.3% 的患者屈曲脊柱时（如硬膜外阻滞体位）会改变 Tuffier 线与脊柱的交点水平。小儿椎骨的活动性和韧带弹性可改变脊髓在椎管内的位置。坐位时脊髓后移并靠近椎弓，此时硬膜外腔较难识别。侧卧位时脊髓向前移，远离黄韧带并增加了硬膜外腔间隙。因此小儿应优先选择侧卧位下行硬膜外麻醉（图 92-5）。

硬膜外注射将产生明显的压力改变。在 20 例婴儿患者置入 20 号硬膜外导管后，Vas 与其同事检测到了下列变化[177]：

- 穿透硬膜外腔的压力为：$1±10$ mmHg（-17 到 16 mmHg）
- 以 1ml/min 速度注射局麻药的峰压为：$27.8±18.6$mmHg，注射完后 1min 剩余压为 $12±5.5$mmHg.
- 以 0.5ml/min 速度注射局麻药的峰压为：$15.2±9.5$mmHg，注射完后 1min 剩余压为 $14.8±5.4$mmHg。

人出生时脊柱只有一个生理弯曲：脊柱后凸。学会行走后才出现腰椎前凸。在其之前脊柱是直的，如进行硬膜外穿刺，穿刺针应垂直于背部平面。此外，出生时腰椎骨化不全，穿刺时有损伤软骨组织的风险。

适应证与禁忌证

小儿可以较好地耐受硬膜外麻醉且血流动力学稳定[58, 178]。硬膜外麻醉主要用于腹部、腹膜后、骨盆以及胸部手术[179-180]，包括漏斗胸修补术[181] 及脊柱侧弯手术[182]，此类手术多倾向于双管阻滞[183]。在某些医院甚至用于心外科手术[70, 184]，但这存在争议，大多数学者因抗凝而将硬膜外阻滞列为禁忌。

椎间隙的选择还存在争论，主要取决于患儿的年龄及麻醉医师的经验。脐部以下的手术如采用单次阻滞，婴儿及年幼儿常选择骶管阻滞，而年长儿则选择腰段硬膜外麻醉。如需置管，则更常选用腰段硬膜外麻醉以减少肛周附近细菌感染的风险，尽管这种可能性很小[90]。

如需阻滞上胸段感觉神经，则胸段硬膜外阻滞最可靠，但是有损伤脊髓的风险，因此要求麻醉医师必须要有熟练的专业技术。有学者建议，如麻醉医师不习惯采用婴儿胸段硬膜外阻滞，可考虑经骶管朝头端置入较长的导管以到达胸段[185]。此法同样要求麻醉医师技术熟练且要一定的运气：即使是技术熟练者导

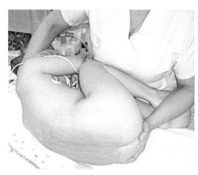
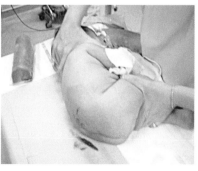

图 92-5　10 岁男孩（左图）和 4 个月女婴（右图）侧卧位时硬膜外穿刺

管误置率仍高达 30%[167, 186]，还可能导致严重的并发症（如脊髓、血管损伤，细菌感染、退管时神经根周围损伤或受压变形等）[187-189]。

硬膜外阻滞的特异性禁忌证包括脊柱及脊髓严重畸形（非隐性脊柱裂）、脊髓损伤及肿瘤、脊髓栓系综合征等。在绝大多数情况下，有脑积水、颅内压增高、不稳定癫痫或颅内顺应性降低等病史的患儿不宜选用硬膜外阻滞，但上述并非绝对禁忌证，取决于患者的病情[190]。同时，有脊柱手术史患者可能会导致硬膜外阻滞或腰麻穿刺困难甚至失败，但除非有脊髓损伤，否则这并非硬膜外阻滞的禁忌证。

技术

腰段硬膜外麻醉　$L_2 \sim L_3$ 间隙（脊髓圆锥最低点）以下椎管内麻醉通常采用中路法（图 92-6）。穿刺技术和成人基本一致。对于棘突异常或脊柱畸形患者可采用旁正中法。小儿取半俯卧位，使操作的地方位于最底端，脊柱尽量弯曲，增加椎间隙距离。坐位姿势只能在清醒患儿中使用。

阻力消失法（LOR）所使用的媒介存在争议，有人选择空气，有人选择生理盐水。根据 Ames 的调查，更多人倾向于使用生理盐水[191]。但是，对于新生儿和婴儿，空气（或者 CO_2）可能更为灵敏。

皮肤到硬膜外腔的距离与患者年龄和体型相关（图 92-1），6 个月到 10 岁小儿约为 1mm/kg[192]。应用超声探头可以准确测量皮肤到黄韧带以及皮肤到硬脊膜的距离（图 92-7）。

当针头进入硬膜外腔，去掉注射器，无液体（血液或脑脊液）流出，然后经硬膜外针或硬膜外导管缓慢注射局麻药。2 岁以下小儿在注药期间将超声探头

平行放置在棘突连线上时可看见硬脊膜向内凹陷[143]。通过使用超声可以看清椎管、脊髓位置、黄韧带以及棘突的解剖（见图 92-7）[193]。置管不宜超过 3cm，以免发生卷曲、打结或偏向一侧并导致导管堵塞。隧道导管可以减少导管脱出和细菌感染的发生率[194]。和骶管阻滞相同，如需置入较长的硬膜外导管，应严格控制好导管尖端位置。

局麻药所需容量取决于手术所需的最高镇痛平面，每阻滞 1 个神经节段约需要 0.1ml/ 岁的局麻药[195]。常用剂量为 0.5 ～ 1ml/kg（最大剂量为 20ml），可使 80% 的患者感觉阻滞平面上限达 $T_6 \sim T_9$ 之间。

许多小儿外科手术使用单次硬膜外麻醉即可，尤其是辅用可乐定（1 ～ 2μg/kg）、氯胺酮（0.25 ～ 0.5mg/kg）和吗啡（30μg/kg）等辅助药时。大手术术后疼痛时间长，需留置硬膜外导管并注射局麻药进行术后镇痛（表 92-8）。

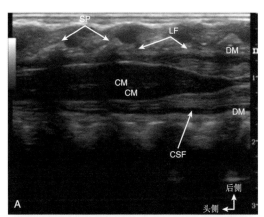

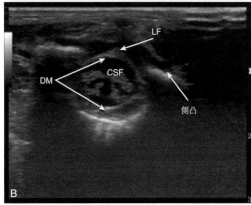

图 92-7　脊髓圆锥横向（A）及纵向（B）超声图像。CM，脊髓圆锥；CSF，脑脊液；DM，硬脊膜；LF，黄韧带；SP，棘突

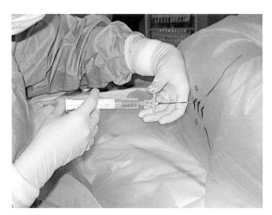

图 92-6　腰段硬膜外麻醉时的生理盐水阻力消失法

能理解患者自控镇痛概念并愿意使用这种方法的年龄稍大的儿童，可以选择硬膜外患者自控镇痛（PCEA）。一项针对 128 例 5 岁以上小儿进行的前瞻性研究结果显示，PCEA 的成功率为 90.1%，分别有 6.1% 和 3.8% 的儿童因副作用或镇痛不全中断 PCEA [196]。局麻药为 0.0625% 或 0.125% 布比卡因复合芬太尼 2 ~ 10μg/ml，背景剂量小于或等于 0.2ml/（kg·h），每 15 ~ 30min 追加负荷量为 1 ~ 3ml [布比卡因最大剂量 0.4mg/（kg·h）]。

另一项对 58 例行下肢矫形手术的小儿（年龄 7 ~ 12 岁）进行的前瞻性研究比较了给予 0.2% 罗哌卡因持续输注 [0.2ml/（kg·h）] 与 PCEA（背景剂量 1.6ml /h，负荷量 2ml，锁定时间 10min）两种镇痛效果，结果两组均获得相同的疼痛评分，但 PCEA 组每小时罗哌卡因的需要量仅为持续输注组的一半 [121]。

骶部硬膜外麻醉　由于骶椎在成年以前未融合，因此儿童可选择 S_2 ~ S_3 间隙进行骶椎硬膜外阻滞，其定位方法为两侧髂后上棘连线与脊柱交点下方 0.5 ~ 1cm，其他骶椎间隙也可以作为麻醉穿刺点 [197]。操作方法与腰段硬膜外麻醉相同。因骶椎棘突已经萎缩，Tuohy 针头可朝头端（但更常朝尾端）进针，以针尖圆凸部分接触硬脊膜从而减少其意外穿破。硬脊膜囊多终止于 S_2，因此也有穿破硬脊膜的风险。值得注意的是，与腰段硬膜外麻醉比较，骶部皮肤到硬膜外腔

的距离更短（见图 92-1）。如必要，可以置入硬膜外导管（方法与腰部硬膜外麻醉相同）以提供术后长时间的镇痛。

无论是对因皮肤损伤而禁忌行骶管阻滞的婴儿，还是对骶管阻滞较难实施且效果不确切的年龄大于 6 ~ 7 岁的小儿，骶部硬膜外阻滞均是一种良好的替代方法。骶部硬膜外阻滞所使用局麻药的剂量及容积与骶管阻滞相同。超声影像可以准确测量从皮肤到硬膜外腔的距离，使进针过程、导管置入及局麻药的扩散都在可视下进行。

胸段硬膜外麻醉　胸段硬膜外阻滞适用于大手术的长时间术后镇痛，因此，要求留置硬膜外导管以便重复或连续给药。由于胸段硬膜外阻滞主要用于胸部及上腹部手术，且有脊髓损伤的风险，因此较少应用于小儿。1 岁以内的婴儿，因脊柱只有一个弯曲（尤其屈曲时），穿刺方法与腰段硬膜外阻滞相同，应垂直于棘突连线进针。随着年龄的增加，脊柱弯曲形成，其穿刺方法越来越接近于成人，Tuohy 穿刺针应向头端与皮肤成 45 度角进针。也可采用旁正中入路，但儿童较少采用。使用超声可以看见婴儿硬脊膜位置、Tuohy 针的进针过程，很多情况下甚至可以看到硬膜外导管的置入过程及其最终位置 [198]。

颈段硬膜外麻醉　小儿颈段硬膜外麻醉无手术适

表 92-8　儿科患者硬膜外麻醉常用剂量及给药方案

药物	初始剂量	持续给药（最大剂量）	重复注射
布比卡因 左布比卡因	溶液：0.25% 含 5μg/ml（1/200 000）肾上腺素 剂量： <20kg：0.75ml/kg 20 ~ 40kg：8 ~ 10ml [或 0.1ml/（岁·神经节段）] >40kg：与成人一致	<4 个月：0.2mg/（kg·h）[0.125% 浓度 0.15 ml/（kg·h）或 0.0625% 浓度 0.3 ml/（kg·h）] 4 ~ 18 个月：0.25mg/（kg·h）[0.125% 浓度 0.2ml/（kg·h）或 0.0625% 浓度 0.4ml/（kg·h）] >18 个 月：0.3 ~ 0.375mg/（kg·h） [0.125% 浓度 0.3ml/（kg·h） 或 0.0625% 浓度 0.6ml/（kg·h）]	每 6 ~ 12h 给予 0.25% 或 0.125% 溶液 0.1 ~ 0.3ml/kg（根据疼痛评分）
罗哌卡因	溶液：0.2% 剂量：ml/kg，方案与布比卡因相同（见上）	与布比卡因相同的年龄相关输注速率 mg/（kg·h）（罗哌卡因常用浓度为 0.1%、0.15% 或 0.2%） <3 个月的婴儿输注时间不超过 36h	每 6 ~ 12h 给予 0.15% 或 0.2% 溶液 0.1 ~ 0.3ml/kg（根据疼痛评分）
辅助用药	<6 个月婴儿避免应用 芬太尼（1 ~ 2μg/kg）或舒芬太尼（0.1 ~ 0.6μg/kg）或可乐定（1 ~ 2μg/kg）	仅选用一种辅助药： 芬太尼：1 ~ 2μg/ml 舒芬太尼：0.25 ~ 0.5μg/ml 吗啡：10μg/ml 氢吗啡酮：1 ~ 3 μg/ml 可乐定：0.3 ~ 1μg/ml	吗啡（无防腐剂）每 8h：25 ~ 30 μg/kg

应证，极少数情况下可用于慢性疼痛的治疗或防止上肢（如肱骨骨肉瘤）截肢前的幻肢痛，但几乎只用于青少年，穿刺方法与成人相同。

脊髓麻醉

解剖生理

1 岁以内的婴儿脊髓及硬脊膜终止点比年长儿低（见骶管阻滞部分）。根据年龄的不同，脑脊液的容量变化较大，新生儿超过 10ml/kg，小于 15kg 的婴儿 4ml/kg，儿童 3ml/kg，青少年和成人 1.5～2ml/kg。脑脊液在脊髓和大脑的分布也随年龄不同而不同：儿童一半的脑脊液分布于脊髓蛛网膜下腔，而成人仅占 25%。这主要与药代动力学有关，也解释了为何婴儿或小儿脊髓麻醉时需要较大剂量的局麻药。

婴儿脑脊液压力在仰卧位时较低[199]，全麻时更低。脊髓麻醉时，进针应慢，每次进针前均应观察穿刺针是否有脑脊液流出。

5 岁以上小儿脊髓麻醉后的临床表现与成人相同，然而年龄更小的小儿却能保持血流动力学稳定，无明显的低血压及心动过缓[200]，即使是有心脏畸形的患儿也是如此[201]。但是，有报道称，1.5～5 个月大的婴儿在注射 0.5% 布比卡因 0.8ml/kg 10min 后，平均动脉压降低[202]，这种血压的降低具有时限性，可耐受，且静脉输液可迅速纠正。也有报道认为后孕周数 41 周龄的早产儿平均动脉压降低时伴有脑血流减少[203]。

适应证与禁忌证

儿科患者脊髓麻醉的适应证有限。后孕周数小于 60 周的早产婴儿腹股沟斜疝修补术是脊髓麻醉的一项适应证[204-205]，因为这类患儿全麻甚至浅镇静下手术后也易发生呼吸暂停[206]。而且即使是单纯脊髓麻醉，术后也可能发生呼吸暂停（包括术前），此类风险高的婴儿应留院观察。其他适应证很少，主要是择期下腹部或下肢手术[207-209]，偶用于心脏外科或心导管手术[210-211]，但存在争议。

操作方法

脊髓麻醉的穿刺方法与腰穿相似（图 92-8），患者可以取侧卧位或坐位（图 92-9）。

目前最常用的局麻药为重比重的丁卡因或布比卡因，也可用等比重的布比卡因[207]。尽管罗哌卡因[212]及左布比卡因[213]目前还不允许用于儿科患者脊髓麻醉，但将来可能会成为一线用药。

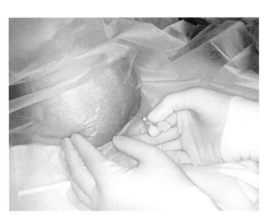

图 92-8 1 月龄女婴坐位下行脊髓麻醉

药物和剂量

最常用的药物为 0.5% 丁卡因和 0.5% 布比卡因。达到较低平面的常用剂量为 0.5～0.8mg/kg，高平面（T_2～T_4）则为 1mg/kg。两种药物的阻滞持续时间均约为 60～75min。新生儿和婴儿如使用酰胺类局麻药其神经毒性的风险可能会增高，黄疸患儿风险更高[214]。从新生儿到青少年的常用剂量如表 92-9 所示。

小儿年龄越大，所需剂量越小。6 个月～14 岁儿童使用 0.5% 重比重布比卡因 0.2 mg/kg，阻滞成功率达 98%。最近有学者对 1～17 岁患者使用 0.5% 罗哌卡因 0.5 mg/kg、1～14 岁患者使用 0.5% 左布比卡因 0.3 mg/kg，均获得良好的阻滞效果。有儿科文献认为辅助药可乐定 1μg/kg、芬太尼 1μg/kg 及吗啡 4～5μg/kg 可延长脊髓麻醉阻滞时间（见表 92-9）。

不良反应及并发症

新生儿及婴儿脊髓麻醉操作比较困难，总失败率达 10%～25%[206, 215]。其最大局限性就在于阻滞时间短且无残余镇痛作用。常需考虑好备选方案（清醒骶麻）或辅助镇痛技术（髂腹股沟或髂腹下神经阻滞）。8 岁以下小儿很少发生穿刺后头痛，但并非绝对，笔尖式腰麻针可能增加其发生率[216]。所有腰段硬膜外麻醉并发症在脊髓麻醉时都有可能发生。

上肢神经阻滞

解　剖

支配上肢的臂丛神经主要由 C_5～T_1 脊神经前支组成。神经根出椎间孔后经斜角肌间隙（前斜角

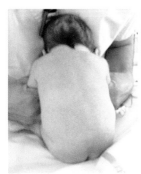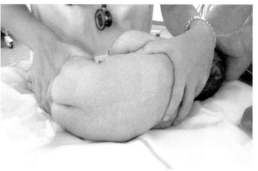

图 92-9　坐位或侧卧位下脊髓麻醉

表 92-9　脊髓麻醉时局麻药常用剂量

局麻药	剂量	持续时间 (min)
新生儿		
0.5% 丁卡因	0.6 ~ 1mg/kg	60 ~ 75
0.5% 布比卡因	0.5 ~ 1mg/kg	65 ~ 75
0.5% 罗哌卡因	1.08 mg/kg	50 ~ 70
0.5% 左布比卡因	1 mg/kg	75 ~ 90
婴儿到青少年		
0.5% 布比卡因	0.4 mg/kg（5 ~ 15kg）	
0.5% 丁卡因	0.3mg/kg（< 15kg）	
0.5% 左布比卡因	0.4 mg/kg（5 ~ 15kg）	
0.5% 罗哌卡因	0.3mg/kg（> 15kg）	
	0.4 mg/kg（5 ~ 15kg）	
	0.3mg/kg（15 ~ 40kg）	
	0.25mg/kg（> 40kg）	
	0.5mg/kg（最大剂量 20mg）	
辅助用药		
可乐定	1μg/kg（新生儿）	
芬太尼	1μg/kg（< 1 岁的婴儿）	
吗啡	4 ~ 5μg/kg（所有年龄段）	

肌与中斜角肌之间）穿出。与成人相同，小儿臂丛神经纤维也是由脊神经根先合成 3 干（上、中、下干），在锁骨和第一肋之间各神经干分成前后两股共 6 股，这 6 股围绕腋动脉重组成三束，并根据它们与动脉的关系分别命名为外侧束、内侧束以及后束（图 92-10）。正是因为臂丛神经纤维如此复杂的重新分配组合，麻醉阻滞的范围很大程度上取决于麻醉医师注射局麻药的具体部位。解剖知识对于预测运动和感觉神经阻滞的范围至关重要，并决定了某一特定手术最适合使用哪种神经阻滞入路（彩图 92-11）。

婴儿臂丛神经与肺尖及胸膜顶的解剖关系与成人有着显著的差异。锁骨与第一肋形成胸廓上口，婴幼儿的肺尖及胸膜顶通过胸廓上口与颈部相通，锁骨下血管及低位臂丛神经在胸膜顶处交汇。因此婴幼儿在锁骨下或邻近部位进行穿刺，都极有可能穿破胸膜。尽管存在大量的胚胎学及解剖学证据，围神经血管鞘这个概念一直受到强烈质疑，但最近一项放射性研究却肯定了这个概念，甚至指出可精确测量腋鞘的容量（成人为 5.1 ~ 9.5ml）[217]。

超声成像可精确地识别壁胸膜、锁骨下及腋窝血管，可连续监测穿刺针针尖的位置，提高了锁骨上及锁骨下入路臂丛神经阻滞的安全性。超声结合神经刺激仪进行神经定位可避免神经内注射。

Roberts[136] 建议从简单的神经阻滞法做起。肌间沟入路及锁骨周围入路技术难度较高，必须由受过专业培训的麻醉医师实施。腋路及前臂神经阻滞相对容易，尤其是对于超声引导下区域阻滞的初学者。

臂丛神经阻滞适应证主要为清醒或全麻下行上肢急诊或择期手术的患儿[218-220]，尤其适用于门诊手术，并可提高患者满意度：

- 儿科患者腋路臂丛神经阻滞是首选（尤其是手及前臂的手术）。该法优点主要在于易于操作，安全性高，成功率高以及并发症少。
- 随着超声引导技术的发展，越来越多的麻醉医师选择锁骨下喙突旁入路行臂丛神经阻滞。该法可为上肢提供完善的阻滞效果。与腋路比较，该法更易于置管，患者感觉更加舒适，且导管容易固定，意外脱落的机会较少。
- 锁骨上臂丛神经阻滞适用于肩部及手臂近端（包括肘部）手术。婴儿应慎重选择经锁骨上入路进行臂丛神经阻滞，因为该部位臂丛神经紧邻胸膜顶，但超声引导可减少意外穿破血管和胸膜的风险。在超

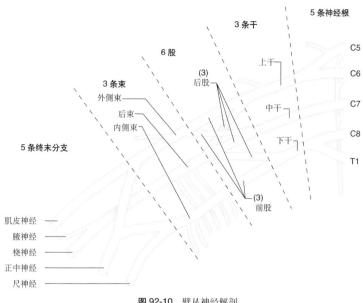

图 92-10　臂丛神经解剖

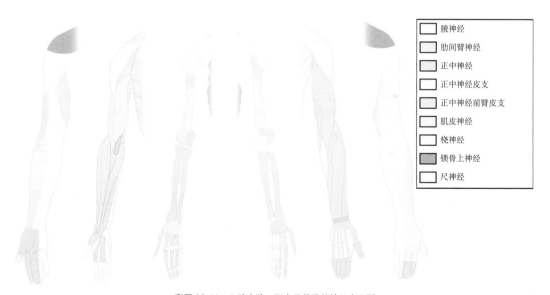

彩图 92-11　上肢皮肤、肌肉及骨骼的神经支配图

声引导神经阻滞技术出现前，斜角肌旁或改良的斜角肌间隙入路（事实上两种方法的针尖均在肌间沟）臂丛神经阻滞是较为安全的方法。
- 上肢远端手术（手或单根手指的手术）或近端神经阻滞不完善时，可行臂丛远端神经阻滞。

颈部臂丛神经阻滞

由于潜在的并发症（气胸、误入椎动脉及鞘内），而且儿童也很少有单独的肩部手术，因此，儿童较少使用颈部臂丛神经阻滞。

肌间沟入路

肌间沟入路旨在进入 C_6 横突附近的肌间沟顶点。患儿取颈肩部垫高仰卧位，手臂伸展置于胸壁侧方，头稍微偏向对侧。

体表标志包括环状软骨、C_6 横突前结节（Chassaignac 结节）及肌间沟。穿刺点为肌间沟的 Chassaignac 结节，位于胸锁乳突肌的外侧缘后方。穿刺针与皮肤呈 80° 角（非垂直），稍向尾端及背侧，朝锁骨中点进针，直至接近臂丛神经其中一干（而非神经根）并引出上肢的肌颤搐，任何远端的肌颤搐及肱二头肌、肱三头肌及三角肌肌颤搐均可（图 92-12）。膈肌收缩表明刺激到膈神经，针尖过于靠前。相反，如果刺激到斜角肌，说明穿刺针过于靠后。Borgeat 等 [221] 提出一种成人改良穿刺法，可用于儿童，该法与经典法进针点相同，但进针偏外侧朝锁骨中点进针，直至接近臂丛神经其中一干（而非神经根）并引出上肢的肌颤搐。由于肌间沟入路并发症较多，如同侧膈神经阻滞，损伤血管（如椎动静脉）及颈部硬膜外阻滞/蛛网膜下腔阻滞，故在小儿中较少采用。

超声技术可显示颈部大血管、斜角肌腱膜及 C_5 ～ C_7 臂丛神经根，能增加肌间沟臂丛神经阻滞的安全性 [137, 222]。超声探头横斜向放置于平环状软骨水平（图 92-13），图像上面是胸锁乳突肌，在前斜角肌和中斜角肌之间的肌间沟为独立的圆形或椭圆形低回声暗区，可见臂丛神经干或神经根。内侧为颈内静脉和颈动脉（见图 92-14）。超声联合神经刺激仪

下采用平面内技术，从探头外侧（后）向内侧（前）朝目标神经进针。穿刺针的精确定位可明显减少局麻药用量 [223]。

斜角肌旁路

Dalens 及其团队 [224] 提出斜角肌旁路臂丛神经阻滞法，目的在于使穿刺针既可到达斜角肌间隙，又可远离胸膜顶及颈部大血管。其体表标志为锁骨上缘和 C_6 横突（可于肌间沟内触及，位于平环状软骨平面、胸锁乳突肌后缘）。C_6 横突体表投影与锁骨上缘中点连线的上 2/3 与下 1/3 交汇处为穿刺点（图 92-15）。该法成功率高，安全性好。偶可发生低位臂丛神经（如尺神经或正中神经的内侧分支）阻滞不完善的情况。该入路几无并发症发生 [225]。

锁骨上臂丛神经阻滞

与其他入路比较，由于该部位接近胸膜，因此锁骨上入路行臂丛神经阻滞发生气胸的风险较高。采用平面内技术在超声引导下进行操作使进针全过程实时可视化，这大大避免了不慎穿破胸膜的风险。

目前已有数篇文献报道成人超声引导下锁骨上臂丛神经阻滞，但小儿的相关报道却极少 [226-227]。臂丛神经干在肌间沟下部汇合并包绕锁骨下动脉。该入路的优点在于臂丛在此处最为密集。将高频探头平行放置于相对于锁骨的冠状斜切位（图 92-16）。臂丛神经（干或股）表现为位于锁骨下动脉（搏动性的低回声区）外、后及上方的低回声结节状暗区，在第一肋（曲线状的高回声区）上方（图 92-17）。应注意采用

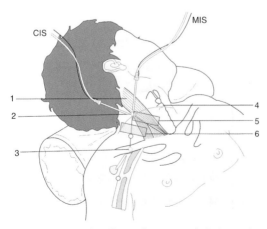

图 92-12　肌间沟臂丛神经阻滞。CIS，经典法（Winnie）；MIS，改良法（Borgeat）；1，胸锁乳突肌；2，Chassaignac 结节体表投影；3，锁骨中点；4，环状软骨；5，经典法探头位置；6，改良法探头位置

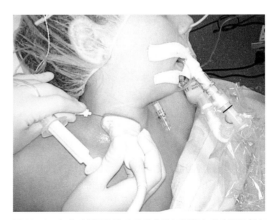

图 92-13　超声引导肌间沟入路臂丛神经阻滞患者头部及超声探头位置，采用平面内技术进针

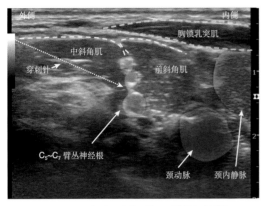

图 92-14 肌间沟入路臂丛神经阻滞的超声图像

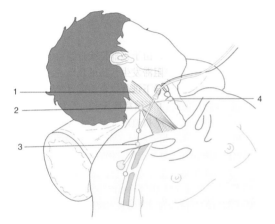

图 92-15 斜角肌旁路臂丛神经阻滞。1,胸锁乳突肌;2,Chassaignac 结节体表投影;3,锁骨中点;4,环状软骨

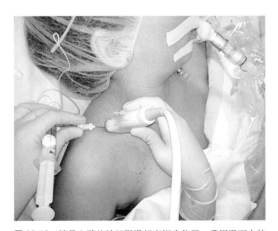

图 92-16 锁骨上臂丛神经阻滞超声探头位置,采用平面内技术进针

彩色多普勒超声以免将局麻药注入邻近血管内(如肩胛上动脉或肩胛背动脉)(图 92-18)。在直视下采用平面内技术由外向内将穿刺针朝第一肋与锁骨下动脉构成的夹角进针(见图 92-17)。锁骨上入路的成功标志就在于看见局麻药在该夹角处扩散。

超声引导增加了锁骨上臂丛神经阻滞的安全性,因此对于经验丰富的麻醉医师而言,该法可能是最为可靠且有效的臂丛神经阻滞方法之一[223]。

锁骨下臂丛神经阻滞

锁骨下入路

随着超声引导技术的发展,锁骨下臂丛神经阻滞备受关注。锁骨下臂丛神经阻滞可阻滞股(锁骨旁)或束(喙突旁或喙突下)。锁骨下臂丛神经阻滞法有两条主要路径:锁骨中路和喙突旁路。两种入路患儿均取颈肩部垫高仰卧位[228]。与腋路比较,该法置管容易且导管易于固定。

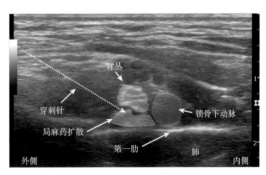

图 92-17 锁骨上臂丛神经阻滞的超声图像

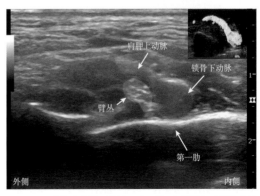

图 92-18 彩色多普勒下锁骨上臂丛神经阻滞的超声图像及周围血管影

锁骨中点入路

锁骨中点入路有垂直法及前外侧法两种。垂直法穿刺时，穿刺针紧临锁骨下缘中点并垂直于皮肤进针，直至同侧上肢出现肌颤搐。尽管有报道指出此方法用于患儿没有严重并发症发生[226, 229]，但该法的穿刺路径有损伤胸膜顶及肺尖的风险，因此不建议小儿选择该法行臂丛神经阻滞。

前外侧法用于小儿患者更为安全。患儿取仰卧位，患儿上肢紧贴身体旁。肩胛骨的喙突、锁骨下缘及三角肌胸大肌肌间沟均为前外侧法的定位标志（见图92-19）。穿刺点在锁骨下缘中点下1cm处，向背侧30°~45°，向外30°，平行于三角肌胸大肌肌间沟朝腋窝进针。目的是进入肩胛骨喙突内侧1~1.5cm处神经血管鞘内，直至引出上臂、前臂或手部的肌颤搐。

喙突旁入路

喙突旁内侧入路是小儿患者目前最常用的锁骨下臂丛神经阻滞方法。该法建议结合神经刺激仪进行神经定位，其并发症发生率最低。在三角肌胸大肌间沟尾端，距喙突内侧缘及尾侧1~2cm（根据患者的年龄）处为穿刺点（见图92-19）。上臂外展90°（而非紧贴躯干），使臂丛靠近皮肤，且利于局麻药的扩散[230]。穿刺针与皮肤垂直进针，直至引出上肢的肌颤搐。

超声引导锁骨下臂丛神经阻滞

如果不同时使用超声引导，仅在神经刺激仪下行喙突旁内侧入路臂丛神经阻滞，操作虽然灵活简便，但安全性低，可能会穿破胸膜。患侧上肢伸展贴于躯干，或外展110°同时屈肘90°，使神经血管鞘远离壁层胸膜并处于松弛状态，利于局麻药的扩散。有用的超声标志为位于神经束内侧深部的腋动静脉，其中静脉位于动脉的内侧尾端。胸大肌和胸小肌大多位于神经血管组织的上方。

常用两种主要的锁骨下入路。一种为近端法，探头平行放置于锁骨下缘，神经束位于腋动脉外侧（图92-20）。另一种为喙突旁入路，将探头矢状放置于喙突内下侧，可以看到臂丛神经的短轴图像（图92-21）。包绕动脉的神经束具体位置个体解剖差异较大。通常，外侧束最容易看见，内侧束位于动静脉之间，后束位于动脉深面且最难辨识。采用平面内技术使穿刺针由外（表面）向内（深面）朝动脉后方进针，使局麻药在动脉后方靠近后束的位置扩散（图92-22）。

腋路臂丛神经阻滞

腋路臂丛神经阻滞时，局麻药可充分浸润臂丛神经在腋窝的各终末分支，因此，小儿臂丛神经阻滞常选腋路。对于肘部、前臂及手的手术，该法简单安全。儿童有数种腋路法，不同方法其临床麻醉效果相近。与成人相比，儿童不采用经动脉入路法，其原因在于儿童容易出现血管痉挛，且有缺血坏死的潜在风险。与成人不同，患儿采用单次注射即可阻滞支配前臂和手部的所有神经[231]，但是50%病例的肌皮神经例外。解决这个问题最有效的改良法为经喙肱肌入路臂丛神经阻滞。患儿取仰卧位，患侧上肢外展并后旋90°[218]。喙肱肌与

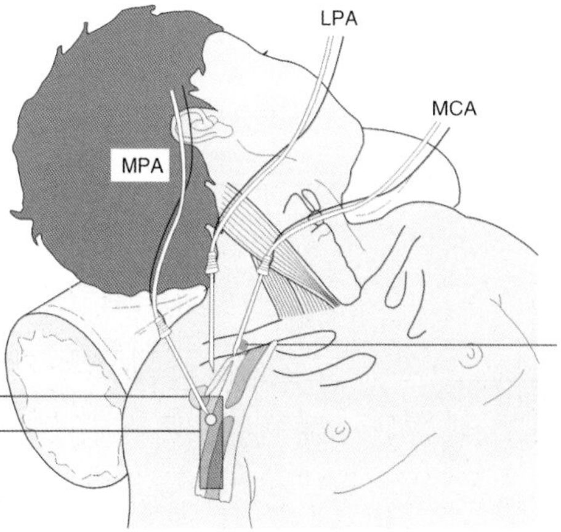

图 92-19 锁骨下臂丛神经阻滞。LPA，喙突旁外侧入路；MCA，锁骨中点入路；MPA，喙突旁内侧入路；1，超声探头；2，肩胛骨喙突；3，锁骨中点

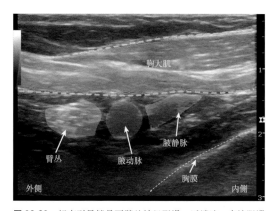

图 92-20 超声引导锁骨下臂丛神经阻滞，近端法。在该阻滞平面，胸大肌是血管神经束表面可视的主要肌肉，胸小肌位于远端。血管神经束中，腋静脉位于最内侧，动脉在中间，最外侧为臂丛神经

如用超声引导技术，高频探头应与手臂长轴垂直放置以获得神经血管鞘的短轴图像。穿刺时应严格采用多点注射法。该处正中神经、桡神经和尺神经均位于腋动静脉附近。但不同患者神经的具体解剖位置关系变异很大[232]。大体上而言，正中神经位于动脉外侧与肱二头肌之间，尺神经位于动脉的内上方，桡神经位于动脉下方。可通过从远端向腋窝方向移动探头以辨识各根神经。在超声波平面下进针时，穿刺针全程可视（图 92-24）。针尖可精确置入到三根神经的附近，退针时，也可精确退到喙肱肌和肱二头肌短头间的肌皮神经旁。

腋路臂丛神经阻滞非常安全。意外损伤动脉是最不希望出现的并发症，偶可引起短暂性供血不足或形成血肿。局麻药注入神经纤维内最为可怕，被认为是永久性神经损伤的主要病因，且全麻的患者不易发现。在一项前瞻性研究中，Biegeleisen 等[131] 在志愿者身上通过超声引导刺中腋神经干（令人意外的是该研究居然得到伦理委员会的许可），并进行神经内注射，注射后即刻及注射 6 个月后评估神经功能，未发现一例运动及感觉功能障碍。不论该研究本身是否具有争议性，其结果却非常有趣地显示，神经内注射可能并非如大家既往所认为的那么有害，如非神经束内注射

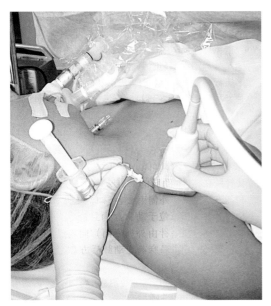

图 92-21 喙突旁入路锁骨下臂丛神经阻滞探头位置，采用平面内技术进针

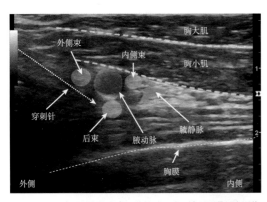

图 92-22 超声引导下喙突旁入路锁骨下臂丛神经阻滞超声图像

胸大肌下缘交叉处为穿刺点（图 92-23），向后经喙肱肌的外上部（肌皮肌位于其内），朝肱骨的内侧缘进针。如使用神经刺激仪，可发现穿刺针常先经过肌皮神经（建议在退针时进行阻滞），继续进针至血管神经鞘旁[217]，直至引出手及前臂肌颤搐。在此处神经束已分为各个终末神经，穿刺针常最先触及正中神经。随之注入局麻药，退针时在肌皮神经旁再注入小剂量局麻药（0.1ml/kg，最大剂量 5ml）。所有上止血带的疼痛（由肋间臂神经支配）均可通过腋窝处皮下注射解决。

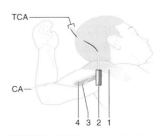

图 92-23 腋路臂丛神经阻滞。CA，经典入路；TCA，经喙肱肌入路；1，胸大肌；2，超声探头；3，腋动脉；4，喙肱肌

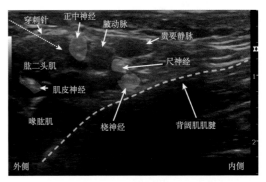

图 92-24 超声引导下腋路臂丛神经阻滞超声图像

（注射时阻力较大且可引起剧痛），甚至是无害的。然而，仍需注意避免神经内注射，尤其是超声影像有提示时（针尖位于神经内，注射少量局麻药时神经直径增大）。

如需连续阻滞，可进行腋窝神经血管鞘内置管，但导管难以固定。因此常选择导管易于固定且患者舒适度高的锁骨旁或肌间沟入路进行置管。

局麻药的容量影响神经阻滞的效果，采用不同的神经定位方法，所需的局麻药容量不同（表92-10）。使用神经刺激仪进行定位时，不能观察到局麻药在神经周围的扩散情况，因此，局麻药的推荐容量是根据获得完善的阻滞效果的概率制定的。如用超声引导技术，则可清楚地观察到局麻药在神经周围呈"甜麦圈"样扩散。临床实践证明，超声引导下神经阻滞技术可明显减少局麻药的用量。

远端神经阻滞

肘关节和前臂入路

单独使用神经刺激仪很难定位桡神经、正中神经及尺神经，如果盲目皮下注射局麻药，神经阻滞的失败率则会更高。因此，患儿很少在肘或腕部行桡神经、正中神经及尺神经阻滞。长期以来，远端神经阻滞的适应证仅限于作为辅助措施用于不完善的臂丛神经阻滞。

近来，在超声引导下，这些表浅神经更容易识别和定位，远端神经阻滞的适应证增多，而且仅需少量的局麻药（0.5ml/kg，最大量 1～2ml）即可达到完善的神经阻滞。随着超声的广泛应用，从腋窝到腕部的任何一点都可以阻滞正中神经和尺神经，但是在腕关节处，由于尺神经与肌腱超声影像相似，常常难以区分，因此需要谨慎辨别。

- 肘前窝的正中神经在肱动脉的内侧走行（图92-95）。前臂的正中神经位于桡动脉的内侧，桡骨的内上方（图92-26）。在腕部，正中神经走行于掌长肌腱和桡侧腕屈肌腱中间，所以很难区分神经与肌腱。

- 为避免尺神经沟内注射局麻药引起神经损伤，肘部的尺神经阻滞一般选择在肘部以上或以下几厘米。不能行肘管内阻滞，因为鹰嘴和肱骨内上髁之间的骨性神经沟空间狭小，神经很容易被压迫（图92-27）。腕部的尺神经紧邻尺动脉的内侧走行（图92-28A），是一个高回声的三角，从安全和简便的角度出发，我们一般追踪到尺神经近端，直到神经与动脉分离（图92-28B）。

- 桡神经在肱骨的后方下行通过肘部外侧，分为浅支和深支。在肘部上方，肱骨表面，肱肌下方可见到桡神经（图92-29）。

末端神经阻滞

麻醉医师很少将指间神经阻滞用于小儿，因为有其他更加安全的麻醉方法可以替代，如掌部或经掌鞘

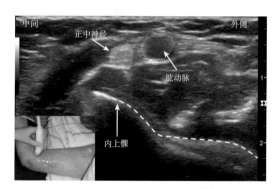

图92-25 肘部正中神经超声图像

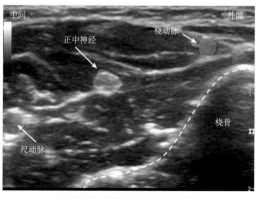

图92-26 前臂正中神经超声图像

表92-10 臂丛神经阻滞时局麻药注射剂量和输注速度：0.1%～0.2% 罗哌卡因或 0.125%～0.25% 左布比卡因（0.1% 罗哌卡因及 0.125% 左布比卡因均为新生儿所用浓度）

阻滞技术	单次注射剂量（ml/kg）	输注速度
锁骨上或锁骨下臂丛神经阻滞	0.3～0.5	0.1～0.2 ml/（kg·h）
肘部神经阻滞	0.1～0.2	—
腕部神经阻滞	0.05～0.1	—

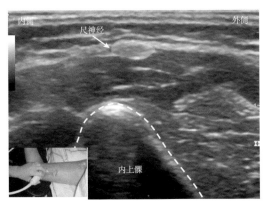

图 92-27 肘部尺神经超声图像

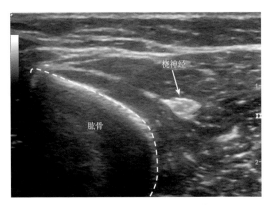

图 92-29 肱骨中段桡神经超声图像

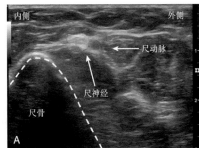

图 92-28 腕 部（A）和前臂（B）尺神经超声图像

神经阻滞以及皮下浸润。

指屈肌腱的滑膜鞘和纤维鞘之间有一狭小腔隙，其近心端与中间三指掌骨头相连（该腔隙在拇指及食指处较狭长），经掌鞘神经阻滞时[233]，将局麻药注入该腔隙即可。与指间神经阻滞相比，经掌鞘神经阻滞因远离动脉，操作安全，单点注射更简便，即使对于清醒患儿也只会感觉轻微的疼痛。该法存在滑膜鞘被细菌污染的风险，所以阻滞部位有感染病灶的应列为禁忌证。掌骨头为体表标志。掌心向上时，可扪及相应的掌骨头，用 25 ~ 27G 皮内针垂直手掌刺向掌骨头体表投影的中点处（图 92-30），直至触及骨质。为避免药物注入骨膜下，注药前可退针少许，再注入局麻药（1% 或 2% 利多卡因，不加肾上腺素）。

改良的单次掌骨神经阻滞避免了液体进入腱鞘，一定程度上可以避免注射感染的发生。用 25G 穿刺针在掌心相应的位置进针[234]。

需要注意的是，经掌鞘神经阻滞或者掌骨神经阻滞都可能出现仅阻滞两指节的神经和近指节的掌侧神经。

下肢神经阻滞

腰丛神经阻滞

解剖

腰丛由 L_1 ~ L_4 神经前支组成，有时部分 T_{12} 神经和 L_5 神经也会加入，位于椎旁内的腰大肌间隙内，腰大肌间隙的前壁是腰大肌，后壁是腰方肌。腰丛发出支配下肢的 4 个分支：股神经、股外侧皮神经、闭孔神经和生殖股神经。髂筋膜覆盖于腰大肌及髂肌，腰丛自腰大肌发出后，其分支在髂筋膜下走行各不相同。将足量的局麻药注入髂筋膜的内面，局麻药可沿该筋膜扩散，并浸润腰丛，即髂筋膜腔隙阻滞。

腰大肌间隙阻滞（腰丛神经阻滞）

患儿取侧卧位，患侧向上。患侧髂后上棘、两侧髂嵴与第 5 腰椎棘突为体表标志。腰丛神经阻滞有 3 种入路，各入路穿刺点分别如下（图 92-31）：

1. 患侧髂后上棘与 L_5 棘突连线的中点处（改良的

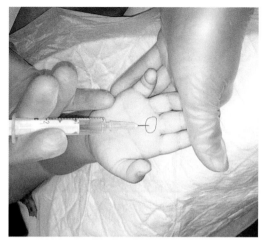

图 92-30　经掌鞘神经阻滞 扪及的掌骨头

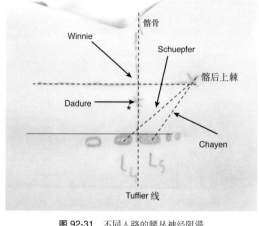

图 92-31　不同入路的腰丛神经阻滞

Chayen 入路)。

2. 患侧嵴间线 (Tuffier 线)，L$_4$ 棘突与经髂后上棘平行脊柱的连线的 3/4 处 [235]。

3. 患侧髂后上棘与 L$_4$ 棘突连线内 2/3 与外 1/3 处 [236]。

　　无论选择哪种入路，穿刺针都应垂直皮肤进针，直至引出同侧股四头肌颤搐。并发症包括：误入血管导致心搏停止，腰大肌血肿，局麻药误入椎管内，进针过深损伤腹膜后脏器 [237-238]。所以，应该由有经验的麻醉医师进行操作，可以根据患者的年龄、体重和腰大肌的解剖结构评估进针的深度。

　　腰丛神经阻滞适用于髋部和股骨的手术 (髋关节和股骨干切开术)。这些手术都需要同时阻滞支配髋关节的三支神经：股神经、股外侧皮神经和闭孔神经。术后的 48 小时内，腰丛神经阻滞都可以提供良好的术后镇痛作用。有研究采用超声波扫描腰丛神经发现，患儿体重与腰丛神经阻滞的穿刺深度关系比年龄更密切 [239]。连续腰丛神经阻滞能够为患儿的髋部和股骨手术提供良好的镇痛作用 [123, 235, 240]。有研究比较了小儿髋关节和股骨手术使用连续腰丛神经阻滞和连续硬膜外阻滞作为术后镇痛 [123]。与连续硬膜外阻滞相比，连续腰丛神经阻滞不仅有同样良好的术后镇痛作用，而且副作用少，罗哌卡因的用量也减少。

股神经阻滞

　　患儿取仰卧位，最好患肢轻度外展。腹股沟韧带及股动脉是体表标志。穿刺点取腹股沟韧带下 0.5～1.0cm（非腹股沟皱褶处），股动脉外侧 0.5～1.0cm 处

（图 92-32），穿刺针可垂直于大腿前部向后进针，也可与大腿前部呈 45°角向头侧、后侧进针（特别是需要置入导管时，穿刺针应与大腿前部呈 45°角），针尖朝脐的方向，直至引出股四头肌肌颤搐。

　　超声显像技术使神经阻滞更加容易实施 [139]。超声探头放置于腹股沟韧带稍上方，与腹股沟韧带平行（图 92-33 和 92-34）。

　　适应证包括股骨干和膝关节的手术。股神经 [241] 或者髂筋膜腔隙神经 [242-243] 置管都是连续镇痛的好方法。但是这两种方法在小儿身上尚未证实其有效性 [244]。髂筋膜腔隙神经阻滞不需要神经刺激仪和特殊体位，较少误入血管，对于股骨骨折患者操作也会相对容易。

髂筋膜间神经阻滞

　　此阻滞法是将局麻药注射至髂筋膜下 [244]。局麻药在髂筋膜内扩散，浸润腰丛发出的支配下肢的神经，其扩散程度取决于药物容量。髂筋膜腔隙神经阻滞时，患儿常取仰卧位（见图 92-32）。该法常可同时阻滞股神经和股外侧皮神经，通常也可阻滞闭孔神经近端分支（该支发出小分支支配髋关节）。超过 70% 的患者，腰丛近端分支如生殖股神经也可被阻滞。

　　目前尚未在小儿身上进行股神经阻滞和髂筋膜腔隙神经阻滞的比较 [244]。髂筋膜腔隙神经阻滞股外侧皮神经、闭孔神经和生殖股神经阻滞具有优势。而血管旁股神经阻滞误入血管的概率高。此外，对于骨折患者，髂筋膜间神经阻滞不需要神经刺激仪和特殊体位，操作相对更容易。

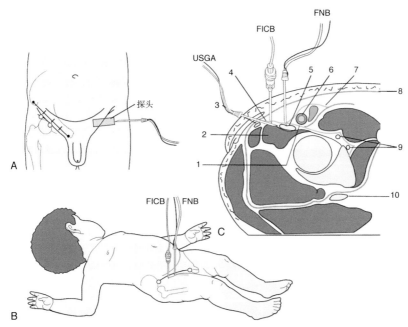

图 92-32　股神经阻滞及髂筋膜腔隙阻滞。A. 体表标志和探头位置。B. 患者体位。C. 大腿横截面。FICB，髂筋膜腔隙阻滞；FNB，股神经阻滞；USCA，超声引导法；1，髂耻弓；2，腰大肌；3，股外侧皮神经；4，髂筋膜；5，股神经；6，股动脉；7，股血管鞘；8，阔筋膜；9，闭孔神经分支；10，坐骨神经

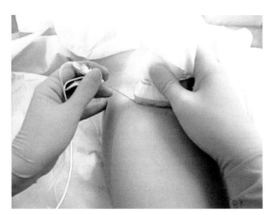

图 92-33　平面内技术行股神经阻滞

采用超声辅助髂筋膜腔隙神经阻滞比使用神经刺激仪具备更多优点，例如术后镇痛时间更长，局麻药量更少[139]。超声辅助下只需要 0.15ml/kg 的局麻药，镇痛时间长达 508±178min，而使用神经刺激仪需要 2 倍的药量即 0.3ml/kg，镇痛时间只有 335±69min[139]。

长效局麻药术后连续镇痛的单次注射量为 0.2 ~ 0.5ml/kg，持续剂量为 0.1 ~ 0.2ml/(kg·h)。患者自控

镇痛剂量设置为每次 0.1ml/kg（最大剂量 5ml，每小时最多 3 次）。只要没有禁忌证局麻药内均应加入肾上腺素。另外伍用少量的可乐定（1 ~ 2μg/kg）可以明显延长镇痛作用时间[46]。

在超声引导下股神经置管和髂筋膜腔隙置管操作都比较容易，而且能够有效发挥持续镇痛作用（图 92-35）。目前，Lako 等[243]比较患儿的骨盆手术术后应用连续股神经置管和静脉吗啡镇痛的镇痛效应和副作用。与吗啡组相比，股神经阻滞具备更好的镇痛效应，而且较少发生镇静和恶心呕吐的副作用。此外，Paut 等[242]证实在患儿股骨骨折手术和膝关节手术时可以安全使用布比卡因作为连续髂筋膜间隙术后镇痛的局麻药。单次注射量是 0.25% 加入肾上腺素的布比卡因，持续剂量是 0.1% 的布比卡因，维持 48h。他们发现小儿股神经置管应用布比卡因在安全血浆浓度之内，24h 和 48h 分别为 0.71±0.4g/ ml，0.84±0.4g/ ml。

其他腰丛神经阻滞

隐神经阻滞　小剂量局麻药阻滞隐神经常用于辅助坐骨神经阻滞。隐神经是感觉神经，不能被神经刺激仪识别，因此，虽然隐神经阻滞相关报道较多，但

失败率均很高（30% 或更高）。目前，虽然超声引导下隐神经阻滞尚未被认可，但其前景可喜。

经典隐神经阻滞时，患者取仰卧位，在膝关节处扪及腓肠肌内侧头前缘和胫骨结节，从胫骨结节到腓肠肌前缘画一直线，并与内外髁连线成 45 度角，沿此线皮下注射局麻药即完成隐神经阻滞术。该法操作简单，几乎无任何并发症，但失败率非常高。

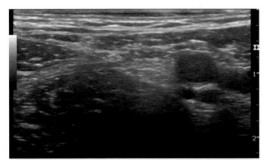

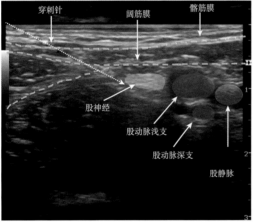

图 92-34 股神经阻滞操作超声图像

隐神经位于大腿上部的收肌管内，与股内侧神经邻近。因为隐神经、股内侧神经的这种解剖特点，可同时行隐神经及股内侧神经阻滞。股内侧神经是混合神经，较易被神经刺激仪识别。定位后在局部注射局麻药，即可同时阻滞隐神经及股内侧神经。股动脉、腹股沟韧带和缝匠肌上缘是隐神经/股内侧神经阻滞的体表标志（图 92-36）。缝匠肌上缘，股动脉旁开0.5cm 处为穿刺点。使用绝缘的带斜面的短针，于穿刺点垂直皮肤进针，直至引发股内侧肌肌颤搐，使用局麻药 0.1 ~ 0.2ml/kg 即可同时阻滞两条神经，获得完善的小腿内侧、足内侧镇痛。

经缝匠肌入路，可穿过缝匠肌下和大收肌肌腱之间的脂肪垫。于髌骨上缘可扪及缝匠肌内侧缘，此处即为穿刺点。穿刺针向内向后与尾端成 45 度角缓慢进针，针尖朝股骨内髁，至缝匠肌下脂肪垫时（隐神经即穿行于其中），有明显的落空感。静脉旁路法，是在大腿内上侧的隐静脉的内外两侧分别进行盲穿的一种阻滞方法。目前，在超声显像技术辅助下，该阻滞方法得到了改进。超声显像技术易于识别隐静脉，当穿刺针沿探头中轴线进针时，可清晰地看见穿刺针向血管方向行进的整个过程，以及局麻药的扩散情况。

股外侧皮神经阻滞 儿童很少单独使用股外侧皮神经阻滞，其主要适应证是用于辅助股神经阻滞。超声引导技术也可用于股外侧皮神经阻滞。

闭孔神经阻滞 患儿取仰卧位，下肢轻度外展外旋（如病情允许）。长收肌肌腱与耻骨肌内侧缘之间的肌间沟为闭孔神经阻滞的体表标志，闭孔神经阻滞的穿刺点在该肌间沟的股骨大转子水平处。在神经刺激仪辅助下，穿刺针应严格按照由浅入深的顺序进针，直至引出长收肌、短收肌的肌颤搐（刺激了闭孔

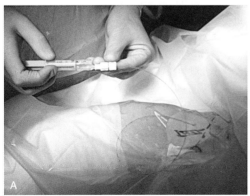

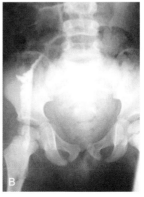

图 92-35 放置股神经导管（A）导管在造影下的定位（B）

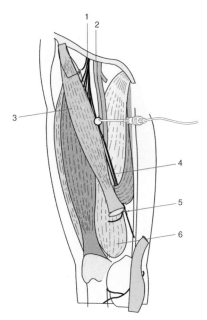

图 92-36　隐神经 / 股内侧神经阻滞。1，股神经；2，股动脉；3，缝匠肌；4，隐神经；5，支配缝匠肌的运动神经；6，股内侧肌

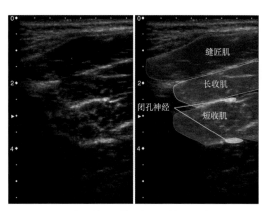

图 92-37　闭孔神经阻滞：大腿前内侧的超声显像图

神经的前支）。穿刺针可继续进针 1 ~ 2cm，直至引出大收肌肌颤搐（刺激了闭孔神经的后支），注入局麻药总量的一半（总量为 0.1ml/kg，最大剂量为每根神经 5ml），退针至闭孔神经前支，再次用神经刺激仪定位后，注入剩下的半量局麻药。

　　闭孔神经阻滞也可在超声成像技术辅助下完成。探头置于耻骨结节下，中轴平行于腹股沟韧带，识别出缝匠肌和长短收肌腱膜后，即可在长短收肌之间找到闭孔神经前支，而后支则位于短收肌和长收肌之间（图 92-37）。

坐骨神经阻滞

解剖

　　骶丛由 $L_4 ~ L_5$ 的前支，$S_1 ~ S_3$ 和 S_4 的部分组成。骶丛位于骶骨前到梨状肌的表面。骶丛发出股后皮神经（也称为小坐骨神经）和坐骨神经支配下肢。坐骨神经阻滞通常是指阻滞这两条神经。这两条神经包裹在同一神经鞘内，穿出坐骨大孔后分开走行于大腿后侧。沿着大腿后侧中央下行至腘窝处分为腓总神经和胫神经两大分支。腓总神经绕过腓骨头和腓骨颈继续下行，分为皮支和深支。胫神经在小腿内侧，沿胫动

脉的后外侧下行，在内踝外侧穿出。终末端分支支配踝关节外侧和跖面。

适应证和禁忌证

　　坐骨神经阻滞被推荐用于小腿和足部手术，由于小腿内侧皮肤受隐神经支配，所以联合隐神经阻滞效果更佳。根据手术的不同，可以选择经腘窝或近段坐骨神经阻滞。坐骨神经阻滞无特殊禁忌证，同其他下肢神经阻滞相同，对存在骨筋膜室综合征风险的患者，需要密切监测，同时应稀释药物浓度以避免阻滞运动神经

近段坐骨神经阻滞

　　近段坐骨神经阻滞有多种阻滞方法，虽然这些方法的并发症发生率有显著差异，但如果实施成功，其阻滞范围相似。拟行近段坐骨神经阻滞时，麻醉医师必须考虑以下几点：①阻滞方法的并发症；②患者的体位；③所采用神经定位的技术；④是否需要置入导管；⑤麻醉医师应用该技术的经验。

　　臀下入路　臀下入路在小儿坐骨神经阻滞应用较多。这一入路患者的体位可以是仰卧位、侧卧位和俯卧位。患者取仰卧位，大腿弯曲成 90 度，膝关节弯曲90 度（图 92-38）。这种体位也适用于较小患儿。较大儿童选择侧卧位和俯卧位。穿刺点在坐骨结节和大转子的中点垂直线上。穿刺针水平垂直于皮肤朝股骨下缘刺入，直至引出小腿和足肌颤搐。此处神经位于沟内，位置较浅，穿刺容易成功。

　　超声引导下时，无论有无神经刺激仪，成功率都很高[245]。在患儿的关节或者足部手术可以使用连续

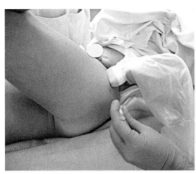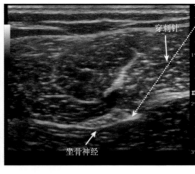

图 92-38　超声引导下平面内技术的坐骨神经阻滞

坐骨神经阻滞作为术后镇痛[245]。

　　外侧入路　行外侧入路坐骨神经阻滞时，患者取仰卧位[246]，患肢轻度内旋。穿刺针水平朝股骨下缘刺入（图 92-39）。如触及骨质则稍退针，略向后侧再进针，直至引出小腿和足肌颤搐。穿刺深度与患儿的年龄相关（图 92-40）。

　　侧入法的坐骨神经阻滞主要是适用于患儿的足部手术，但是需要局麻药的剂量大，由于患者体位的不配合还可能导致导管移位[247-248]。其穿刺点和方法参见下文。为了延长使用时间，导管需要用透明敷贴或者固定器固定。

腘窝坐骨神经阻滞

　　腘窝坐骨神经阻滞是一种简单、安全有效的方法，只需要少量局麻药就有良好的镇痛效果。对于儿童足部和踝关节手术，首选这种方法，并且容易置管。腘窝坐骨神经阻滞有两种入路：侧路和后路。侧路法，患儿取仰卧位。体表标志是在平膝盖上方的股外侧肌和股二头肌长头肌腱的凹槽内（图 92-41A）。后路法，患儿取俯卧位，最好是半俯卧位，非手术侧朝下。患儿后路腘窝坐骨神经阻滞的体表

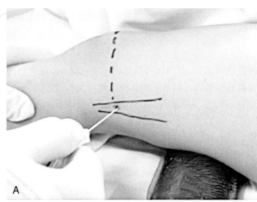

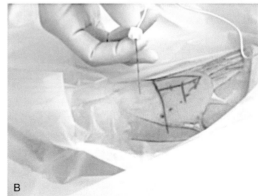

图 92-40　坐骨神经阻滞的侧入法（A）和改良的 Singelyn 后路法（B）

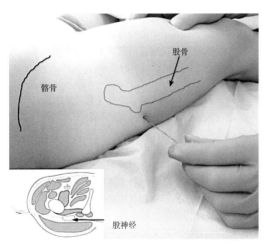

图 92-39　近段坐骨神经阻滞

标志（图 92-41B）用 Singelyn 法[249]。操作需要神经刺激仪定位。定位正确时神经刺激仪的输出电流为 0.6mA 即可诱发胫神经（足背屈）或者腓总神经（足外翻）的反应。

腘窝坐骨神经使用超声辅助引导操作比较容易，根据操作者的习惯选择平面内或平面外技术。超声可以清楚扫描坐骨神经的位置及其分支[245, 250]。坐骨神经一般走行于腘动脉的外侧，位置比动脉浅（图 92-41）。此外，应该在坐骨神经发出分支前进行阻滞才能取得较好的阻滞效果。

连续坐骨神经阻滞可以用于足部和踝关节手术的术后镇痛。远端坐骨神经阻滞操作容易，效果好，局麻药用量少，镇痛持续时间长[67, 156, 251-252]。有学者对患儿足部和踝关节手术使用连续远端坐骨神经阻滞和连续硬膜外阻滞作为术后镇痛进行比较[252]。结果显示这两种方法均有效，但是连续远端坐骨段神经阻滞较少引起尿潴留，较少发生恶心呕吐，局麻药用量少。越来越多的患儿选择在家里放置远端坐骨神经导管作为术后镇痛[79, 155-156]。

跖骨阻滞和纤维鞘内阻滞

跖骨（或跗骨）阻滞操作简单，能为脚趾手术提供良好的镇痛。患儿取仰卧位，在足掌侧触及相应的跖骨头，紧贴跖骨内侧缘，用标准肌肉注射针从足背进针，直到在足掌侧感觉到针尖及可见针尖轻微推动足掌侧皮肤，缓慢退针同时注入 1~3ml 局麻药，在同一跖骨外侧缘重复该操作，即可得到完善的阻滞效果。

在手指阻滞中应用的纤维鞘内阻滞可用于足部，当触及足底部相应跖骨头时，将少量的局麻药注入屈肌腱腱鞘周围的纤维鞘内即可。除了大踇趾之外，体表标志在其他脚趾难以确认，另外，由于足掌较厚，导致药液扩散困难，故此法不大确切。

躯干神经阻滞

躯干神经阻滞也常用于儿童胸腹部的手术。以前，胸腹部手术大多数采用硬膜外麻醉，但是有广泛运动阻滞、尿潴留、瘙痒、恶心呕吐，甚至发生脊髓损伤或硬膜外，血肿等并发症，儿童发生概率更高[98]。流行病学显示，躯干神经阻滞的副作用少，优于硬膜外麻醉，应用更广。腹部神经阻滞可以满足腹部的一些小手术要求。当然这些操作都需要超声的辅助。

腹部神经阻滞

经腹直肌鞘和脐部阻滞

经腹直肌鞘和脐部阻滞是沿着支配脐周感觉的第十肋间神经终末支将局麻药注入腹直肌内。可以为脐部手术或者腹中线切口的手术，比如脐部或者上腹部疝修补术、腹腔镜手术和幽门肌切开术等提供良好镇痛。现在这种麻醉方式应用得越来越多。

腹部的两侧分支都需要阻滞。一般使用低浓度 0.2%~0.5% 的长效局麻药，使用短斜针成 45 度角进行操作，阻滞神经的各个分支。局麻药的使用总量单侧 0.1~0.5ml/kg。使用超声辅助时药量可以大大减少。

采用突破感法的体表标志为腹直肌鞘的外缘与脐部的中点。已有小儿方面的文献介绍了两种方法，当穿刺针穿透腹直肌鞘时会出现突破感。

超声辅助可以降低腹腔脏器损伤和穿刺部位不准确的发生率[253]。与突破感法相比，超声引导可以明显增加阻滞成功率（88% *vs.* 44%）减少腹腔脏器损伤发生率（11.5% *vs.* 34.5%）和注射药物过于表浅（0% *vs.* 20.9%）[254]。超声下腹直肌鞘和脐部均有回声。超声探头水平置于脐上，穿刺针沿长轴内侧进针，穿过浅筋膜后继续向前进针，直至触及深筋膜（利于局麻

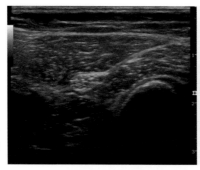
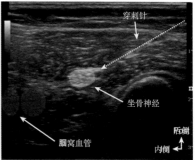

图 92-41　腘窝坐骨神经的超声图像。坐骨神经一般走行于腘动脉的外侧，位置比动脉浅

穿刺针

坐骨神经

腘窝血管

胫侧

内侧

药的纵向扩散），注射局麻药时超声下可见逐渐扩大的双凸型影像（图 92-42）。

髂腹下神经和髂腹股沟神经阻滞

　　腹股沟区由三条神经支配：髂腹股沟神经、髂腹下神经和生殖股神经。50% 的患者腹股沟管的感觉神经来自生殖股神经生殖支（男性也称之为精索外神经）。近年来，伴随着超声成像技术的发展[138, 255]，一些文献只关注阻滞髂腹股沟神经和髂腹下神经。毫无疑问，由于支配该区域内感觉神经的主干并未发生变化，因此麻醉效果欠佳。

　　髂腹下神经和髂腹股沟神经阻滞可以为腹股沟部位的手术提供良好的术中和术后镇痛要求，例如腹股沟疝修补术、睾丸固定术、鞘膜积液修复术或固定术。大量文献报道使用突破感法。由于这三条神经都位于靠近由腹外斜肌腱膜形成的腹股沟皮下环的同一筋膜层，故单次注药即可安全可靠地同时阻滞这些神经。体表标志为脐、同侧髂前上棘（ASIS）和腹股沟韧带中点。将髂前上棘和脐的连线分为四等份，穿刺点位于外四分之一与内侧四分之三交界（图 92-43）。各个平面的阻滞均使用短的穿刺针。其主要并发症是误入血管和穿刺过深导致腹膜或者腹膜内脏器损伤。另外，文献报道髂腹下神经 - 髂腹股沟神经阻滞扩散广泛而阻滞股神经，其发生率为 10%[256]。一般用长效局麻药按 2.5mg/kg 计算给药。如果手术需要可以行双侧阻滞。

　　超声辅助下行该神经阻滞既可以确定镇痛效果，又可以减少麻药的用量，具有明显优势。探头置于脐与同侧髂前上棘中间的连线。在这一位置，可以看到腹部的两块肌肉：腹横肌和腹内斜肌。神经阻滞点位于肌肉之间（图 92-44）。采用平面内或者平面外技术均可。Willschke 等[138] 研究发现，超声辅助比突破感法能够明显减少局麻药的用量（分别是 0.3ml/

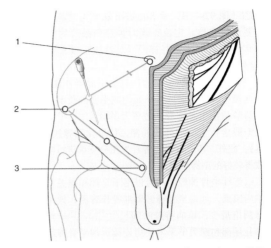

图 92-43　髂腹下神经和髂腹股沟神经阻滞。1，脐；2，髂前上棘；3，耻骨棘

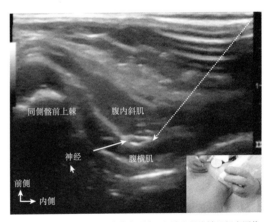

图 92-44　平面内技术阻滞髂腹下神经和髂腹股沟神经超声图像

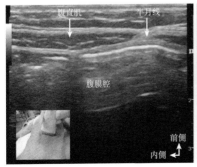

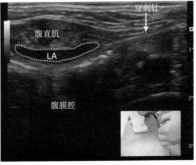

图 92-42　脐部神经阻滞超声图像。穿刺针靠近腹直肌后筋膜刺入和注入局麻药后形成双凸暗影

kg，0.15ml/kg，0.25% 左布比卡因）。他们发现超声辅助下局麻药的最少用量是 0.25% 左布比卡因 0.075ml/kg[257]。85% 突破感法发生穿刺针定位不准确，阻滞失败率达 45%[258]。

腹横肌平面阻滞

对于儿童的腹股沟手术，腹横肌平面阻滞可以替代髂腹下神经和髂腹股沟神经阻滞[259]。能够为腹部手术的提供良好的术后镇痛。单次给药后，局麻药通过腹横肌和腹内斜肌扩散可以同时阻滞髂腹下神经、髂腹股沟神经和 $T_9 \sim T_{12}$ 的部分神经。

Petit 三角（髂骨、背阔肌、腹外斜肌构成的空间区域）是腹横肌平面阻滞的体表标志，出现两次突破感后即到达准确的阻滞部位。第一次突破感是进入腹外斜肌筋膜，第二次是腹内斜肌筋膜。一般徒手进行腹横肌平面阻滞操作也比较容易，并发症较少。

对于儿童建议使用超声成像辅助引导。探头位于髂嵴与第十二肋骨之间连线、对锁骨中线的点，行平面内穿刺（图 92-45）。在超声辅助下操作更安全，可以分清不同肌群，观察到穿刺针及其走向和局麻药的扩散情况[260]。操作时需要分清楚不同肌群，但是神经可能不能直接看到。有人对超声辅助下腹横肌平面阻滞和髂腹下神经及髂腹股沟神经阻滞进行了比较。髂腹下神经及髂腹股沟神经阻滞比腹横肌平面阻滞的术后镇痛效果更好，可能是由于阻滞腹横肌平面时不能完全阻滞生殖股神经导致的。

阴茎手术的周围神经阻滞

阴茎神经阻滞

包皮和阴茎手术在儿童中很普遍。这种门诊手术要求 12 ~ 24h 的持续镇痛。阴茎主要由阴部神经的终末支阴茎背神经支配。使用长效局麻药物行耻骨下入路阴茎神经阻滞是这类手术镇痛的好方式。常用剂量是 0.1ml/kg（最大剂量 5ml）局麻药物作双侧局部麻醉。具体操作是垂直于皮肤穿刺，在 Scarpa 浅筋膜之后，耻骨之下的两个潜在间隙里注射适量的局麻药物（图 92-46）。在阴茎上轻柔绷紧 Scarpa 浅筋膜，即可更好地感觉到筋膜突破感（图 92-47）。这种阻滞方法简单且特别容易掌握[262]。阴茎神经腹侧注射阻滞与阴茎背神经阻滞联合应用于包皮环切手术，可以减少单纯阴茎背神经阻滞的失败率。

B 超可以显示 Scarpa 浅筋膜交汇处[263-264]。通过术后第一小时疼痛程度与术后第一次要求镇痛药物的时间比较，B 超引导下阴茎神经阻滞比筋膜突破感技术效率更高[265]。

阴茎神经阻滞并发症发生率很低（不加肾上腺素单独使用局麻药时，其并发症几乎为零），但也有在 Buck 筋膜下行局部浸润麻醉阻滞阴茎背神经引起并发症的报道。

使用肾上腺素和穿刺部位皮肤破损是阴茎神经阻滞的主要禁忌证。严重的并发症包括有误穿血管引起的背动脉损伤，穿刺时损伤海绵体，此时注射局麻药相当于静脉注射相同剂量的局麻药物引起的危险[266]。

一般适应证为择期手术如包皮环切术、包茎矫正

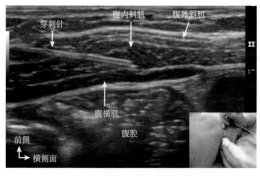

图 92-45　平面内行腹横肌阻滞的超声图像

（穿刺针、腹内斜肌、腹外斜肌、腹横肌、腹腔、前侧、横侧面）

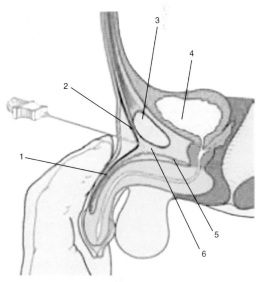

图 92-46　阴茎神经阻滞的耻骨下间隙原始穿刺通路。1，Buck 筋膜（阴茎筋膜）；2，Scarpa 筋膜；3，耻骨；4，膀胱；5，阴茎背神经；6，耻骨下间隙

术，或者急诊手术如减轻包皮挛缩、解放被紧身裤子拉链夹住的前部皮肤。

阴部神经阻滞

儿童包皮包茎手术使用阴茎神经阻滞的效果有随意性，有团体提倡使用阴部神经阻滞。阴部神经支配盆腔及其内容物，包括外生殖器的感觉和运动。体表标志是双侧坐骨结节和肛门。麻醉范围依赖于注射剂量。0.1ml/kg（最大剂量为5ml）的局麻药通常可以阻滞支配阴囊后部的会阴神经（这足以补充髂腹股沟神经、髂腹下神经和生殖股神经阻滞，以满足阴囊手术的需要），每侧采用0.3～0.4ml/kg（最多15ml）的局麻药可阻滞阴部神经所有分支，包括阻滞阴茎背神经，可为会阴部手术提供完善的镇痛。

阴部神经是混合神经，可利用神经刺激器进行准确定位[267]（见图92-48A）。预期的运动反应是肛门外侧括约肌收缩，建议从1.5到2.0mA强度开始刺激。当刺激强度为0.5到0.8mA间（0.1～0.2ms，1Hz）肌肉仍有反应时，认为针的位置是正确的。

目前超声引导法已用于成人神经阻滞，但仅半数患者可经超声辨认出阴部神经[268]。由于终动脉（阴部动脉）与阴部神经伴行，注射局麻药时应避免伍用麻黄碱。

Naja和同事[269]在60例接受包皮环切手术的儿童中，对使用神经刺激仪技术行阴部神经阻滞和使用筋膜突破感技术行阴茎背神经阻滞的两组患儿作比较，结果显示阴部神经阻滞组的疼痛评分和对镇痛的抱怨度显著降低，而患儿父母和外科医生的满意度更高。会阴神经在阴茎的神经分布中有重要的作用，在包皮环切手术中建议阻滞会阴神经。会阴神经和背神经是阴部神经的终末分支，单次注射阻滞阴部神经即可阻滞背神经和会阴神经。

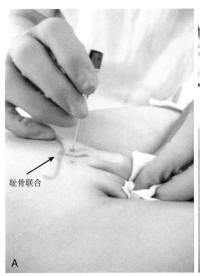

耻骨联合

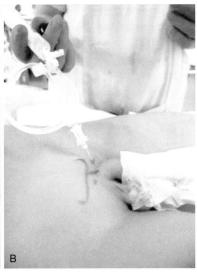

图 92-47 阴茎神经阻滞技术的步骤。在阴茎上轻柔用力绷紧 Scarpa 筋膜及感觉贴紧筋膜（A）。轻松注入局麻药物而没有阻力（B）

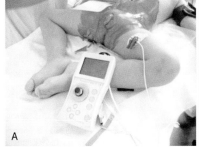

图 92-48 阴部神经阻滞过程的体位（A）和体表标志及穿刺位置（B）

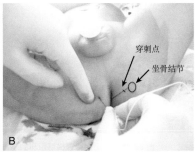

穿刺点

坐骨结节

肋间神经阻滞

肋间神经沿肋骨下缘走行，肋间隙是一个三角形的区域，包括：①后肋间肌、最内肋间肌、脏胸膜和壁胸膜组成的内侧缘；②由肋间内肌、肋间外肌和肋间筋膜（肋间外肌内筋膜增厚形成）组成的外侧缘；③由下肋骨构成的底部。肋间神经阻滞可以仅在一个肋间隙中注入局麻药完成，如同时阻滞邻近的数个肋间隙，可为开胸手术[270]、肝移植、胸腔引流和肋骨骨折固定等术中和术后提供充分的镇痛。

呼吸功能障碍的患者应避免行肋间神经阻滞，由于临床上可能出现迟发性气胸，故需对患者进行严密监测，且不适用于门诊患者。

肋间神经阻滞最安全的方法是患儿取半俯卧位，使用一根短的 22 或 20G 的 Tuohy 穿刺针（皮内穿刺针并不合适）沿腋中线穿刺（图 92-49）。

在阻滞区域中央肋间隙置入导管便于重复给药，导管也可在术中由外科医师直视下放置[271-272]。然而持续给药存在导致局麻药大量吸收的风险[273]。单次注药可为许多患者提供较长时间的充分镇痛，其原因可能是大剂量局麻药通过椎骨间隙扩散到远端（甚至对侧）肋间隙，甚至可能扩散到硬膜外间隙，因而应对患儿进行严密的呼吸功能监测，以免发生迟发性气胸。

胸椎旁神经阻滞

儿童的椎旁神经阻滞自 30 年前第一次提出[274]，已进行了很多相关的研究。该技术通过在胸椎旁间隙单次注射局麻药物，使药物在椎旁缓慢渗透，同时阻滞几个脊神经后支感觉神经分布的皮区，类似于神经丛阻滞。置入导管可以延长麻醉时间。椎旁神经阻滞可以提供躯体神经阻滞以及交感神经阻滞（交感神经链位于局麻药物渗透的区域）。首剂量为长效局麻药物 0.5ml/kg，以相同浓度的局麻药物 0.2～0.25ml/(kg·h) 持续注射维持麻醉。

解剖学上的体表标志为胸椎棘突，穿刺点旁开平行于椎体纵轴线，位于棘突水平，针尖必须接触椎体横突。确定儿童的体表标志如下[275]：

- 穿刺点：棘突旁开距离 10.2mm+ (0.12×千克体重) mm
- 间隙深度：18.7mm+ (0.48×千克体重) mm

椎旁间隙穿刺点视手术而定，通常胸部手术为 T_5～T_6 间隙，肋下（腹部）手术为 T_9～T_{10} 间隙。Tuohy 针通过肋横突韧带时，可以用阻力消失法定位椎旁间隙，通过选定平面的间隙也可通过神经刺激仪辨别相应脊神经。超声引导用于辨别横突、肋横突韧带，以及施行阻滞前测量皮肤到壁胸膜的距离[276]（图 92-50）。

儿童胸椎旁神经阻滞的适应证包括开胸手术[277]和一侧切口的上腹部手术（肾手术、胆囊手术、脾手术）的术后镇痛[278]，也有报道用于儿童单侧疝修补术[279]。禁忌证是有同侧开胸手术史的患者，以避免增加气胸和肺组织损伤的风险，以及脊柱畸形的患者以避免增加胸腔穿刺伤的风险。该阻滞还应该避免在可能出现严重并发症的患者使用（患有呼吸系统疾病通气功能差的患者）。

椎旁神经阻滞要求麻醉医师技术精湛。另外一种

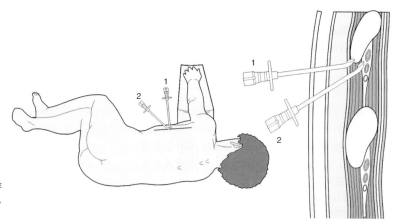

图 92-49 肋间神经阻滞。1，穿刺针与皮肤成 80 度角进针；2，向尾侧和背侧进针

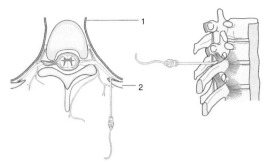

图 92-50 胸椎旁神经阻滞。1，壁胸膜；2，肋骨

可选择的阻滞方式是胸段硬膜外麻醉，脊髓直接损伤的风险相对更小。

其他躯干神经阻滞

胸膜间（或胸膜内）神经阻滞是在避免气胸的前提下在胸膜腔内注入局麻药，这一技术在数年前曾较流行，但在儿科手术中一直未被认可。其他躯干神经阻滞包括：椎旁神经节阻滞、生殖股神经阻滞、宫颈旁（子宫骶骨）神经阻滞和经骶骨神经阻滞，但均未用于小儿。

面部、头部和颈部神经阻滞

面部神经阻滞

面部所有感觉神经分布发自三叉神经（第五脑神经，或者迷走神经），$C_2 \sim C_4$ 颈神经根构成的浅表颈丛神经参与其中。

解剖学

第五脑神经是感觉和运动混合神经，感觉神经纤维在位于后颅窝颞骨岩尖三叉神经压迹处的三叉神经节（半月或三叉神经节）联合起来，节后纤维组成三条神经，如下：

1. 眼神经（V_1），支配前额、眉毛、上眼睑及鼻前部区域。
2. 上颌神经（V_2），支配下眼睑、上唇、鼻外侧部及鼻黏膜、脸颊、扁桃体窝的前部、上部牙齿和齿龈、上颌窦、硬腭和软腭。
3. 下颌神经（V_3），支配舌前 2/3 和皮肤、黏膜、牙齿以及颚骨。

无论在颅骨起源处的深部操作（V_2 和 V_3），还是在远端分布的面骨处浅表操作（V_1，V_2，V_3），都可以阻滞这些感觉神经末端（图 92-51）。

浅表三叉神经阻滞

行浅表三叉神经阻滞，局麻药需要紧贴由三叉神经分出的三条特别的终末浅表分支注射：额神经（由眼神经，V_1 分出）、眶下神经（上颌神经，V_2 分出）、颏神经（下颌神经，V_3 分出）。解剖上每一条神经与各自穿出的骨孔关系紧密，每个骨孔通常位于垂直于瞳孔中央的一条直线上。

成人的眶上孔在眼眶上沿、中线旁开约 2cm 处很容易触摸到（中外 1/3 处），针头（皮内注射针，成人 25G，儿童 30G）在眉毛下缘半厘米处向中线并向头侧刺入，针尖接近眶上切迹时回抽并注意没有穿刺到孔内，可注射局麻药物（$0.5 \sim 1$ml），形成皮下包块。滑车神经阻滞的体表标志是眉毛和鼻梁形成的夹角顶端，神经在此处穿行于骨上。针头继续向中线前进 1 厘米左右，再注射 0.5ml 局麻药物即可阻滞滑车神经。

上颌神经（三叉神经第二分支）终末分支到达眶下孔时，称为眶下神经，眶下动静脉与其紧密并行。它的分布包括皮肤、上唇黏膜、下眼睑和脸颊。阻滞方法有口内和口外操作两种。无论哪种方法都必须避免穿透眶下孔，以免最终可能损伤与眶下孔相连的眼球。

口内方法的体表标志包括可以触摸到的局限性骨性小孔、门齿和第一前白齿。针尖（25 或 27G）在犬齿或第一白齿水平的齿槽沟刺入颊黏膜，方向向上向

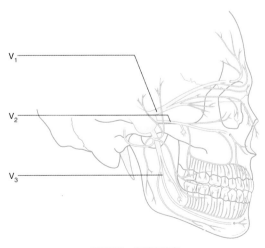

图 92-51 面神经分布

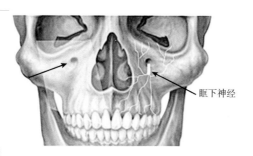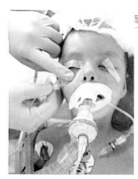

眶下神经

图 92-52 眶下神经阻滞步骤

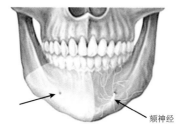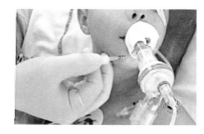

颏神经

图 92-53 颏神经阻滞步骤

外进入犬齿窝，在眶下孔放置一只手指以评估针尖的正确方向，以免损伤瞳孔。

口外方法的体表标志眶下孔可以在眼眶下沿触及，位于同侧瞳孔中央的垂直线与鼻翼水平线的交点。针尖（25 或 27G）垂直头部进针，向正中方向接近眶下孔，直到触及骨质（图 92-52）。

儿童的主要外科适应证是为唇裂修复术提供良好的围术期镇痛，减少阿片类用药量[280-282]。

颏神经是槽神经（下颌神经的最大分支）的终末分支，于颏孔穿出。颏孔位于下牙床，同侧瞳孔与下白齿的连线上。触摸到颏孔，旁开 1cm 穿刺进针，25 或 27G 针尖向中部前进，注意避免穿透颏孔（图 92-53）。

负压回抽后，以不同的阻滞方法入针均可注射 1 ~ 3ml 局麻药物。并发症有血肿、神经支配范围持续感觉异常、长时间麻木及局麻药物误入血管。

超声引导可以用于表浅三叉神经阻滞中的孔隙定位，简单安全。孔隙在超声成像中表现为骨面上的断裂（图 92-54）。

上颌神经阻滞

上颌神经从颅骨圆孔穿出并分成几支，除了中间支配硬脊膜的脑膜神经，其他分支（颧支、上牙槽神经、翼突腭和副交感神经分支、上腭和咽分支）都起源于面部的翼腭窝。在翼腭窝上部，上颌神经容易被

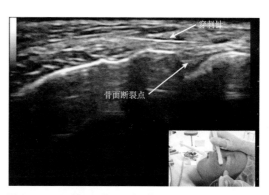

穿刺针

骨面断裂点

图 92-54 眶下神经阻滞的超声成像与面部探头位置。骨面的断裂指示三叉神经孔隙

接近并完全阻滞。阻滞范围包括下眼睑、鼻翼、面颊、上唇、颧骨和颧骨带、上颚带以及上颌骨。

儿童前颧骨接近上颌神经的翼腭窝入路是最为安全和可重复的[283]。患者仰卧位，头部正中稍转向对侧，进针点位于颧弓上缘和眼眶外缘形成的内夹角（图 92-55）。阻滞针（22 ~ 25G）垂直皮肤刺入约 10 ~ 15mm 到达蝶骨大翼，调整方向向下向后进入 35 ~ 45mm 深度到达翼腭窝（图 92-56）。负压回抽血液试验后，缓慢注射 0.15ml/kg、总量不超过 5ml 的局麻药物。

采用超声引导技术可把探头置于颧骨下区域，在上颌骨上方，与前额及水平面皆成 45°夹角（图 92-

57）。这种探测位置可以使由前方的上颌骨和后方的蝶骨大翼限制形成的翼腭窝显像。采用平面外技术入针。实时超声引导技术操作简单而且保证局麻药物注射在翼腭窝里（图 92-58）[284]。

下颌神经阻滞

下颌神经是三叉神经的最大分支，从蝶骨大翼的卵圆孔穿出颅骨。前干由支配颞肌、咀嚼肌、翼突、下颌舌骨肌、鼓膜张肌及腭帆肌的神经分支和颊神经组成。耳颞部、舌和下齿槽神经组成后干。

穿刺区域受限于上方的颧骨弓与耳屏前部及下方的下颌切迹（图 92-59）。穿刺点位于喙状突和颚骨下颌支的髁突之间的乙状切迹。为了避免损伤动脉，建议穿刺点尽量在颧弓和下颌切迹中心之间靠上的位置（图 92-59）。垂直穿透皮肤，穿刺针（22 ~ 25G）向翼突外侧板（深度为 2 ~ 4cm）前进，保持此深度向后下，诱导出下颌的向上抽搐。确定最小刺激强度（约 0.5mA）仍可引出抽搐，负压回抽血液试验后可缓慢注射 0.1ml/kg，最多 5ml 的局麻药物。神经刺激仪辅

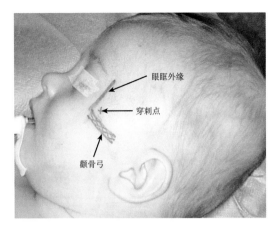

图 92-55　前颧骨上颌神经阻滞体表标志

（标注：眼眶外缘、穿刺点、颧骨弓）

助下的经皮穿刺过程更容易且成功率高。

鼻区阻滞：鼻睫神经阻滞与外鼻神经阻滞

鼻和鼻腔的神经支配构成比较复杂，包括三叉神

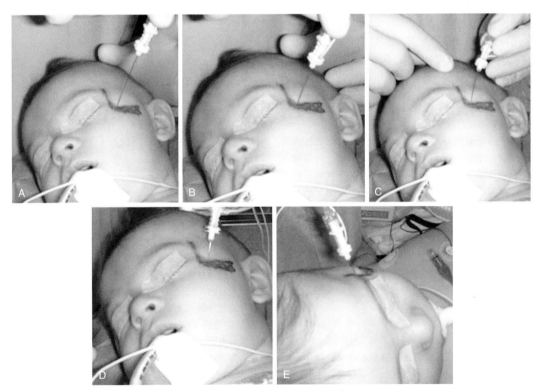

图 92-56　前颧骨上颌神经阻滞技术。垂直皮肤进针（A）前进 10~15mm 深度到达蝶骨大翼（B）。调整针尖方向向下向后（C）进入 35~45mm 深度到达翼腭窝（D 和 E）

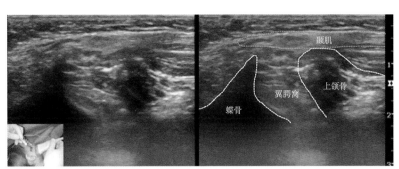

图 92-57 前颧骨上颌神经阻滞超声图像

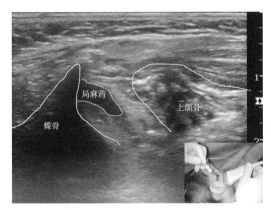

图 92-58 局麻药物注射的前颧骨上颌神经阻滞超声图像

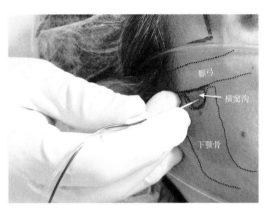

图 92-59 下颌神经阻滞步骤

经的眼支（V₁）和上颌支（V₂）。

鼻睫神经阻滞点位于筛骨孔旁，此后神经分为筛前神经鼻支和滑车下神经。25 ～ 27G 穿刺针在眼睛中点上方约 1cm 处，眼睑皱褶和眉毛连线的中点刺入，针尖向中向后指向眼眶上壁骨缝结合处，进入 1.5cm 深度，将到达筛骨孔。负压回抽试验后，注入最多 2ml 局麻药物[285]。

耳郭的神经阻滞

解剖学情况　耳郭的神经支配复杂，主要由三叉神经和颈丛神经构成。

三叉神经腭支的耳颞神经分支支配前表面的上 2/3。耳颞神经与颞浅动脉伴行，穿过腮腺向上向前到达耳道，后穿越浅层到达颧骨弓。

后表面和前表面的下 1/3 由颈丛神经的两个分支耳大神经和枕小神经支配。

耳大神经起源于颈丛神经第二和第三神经根，从胸锁乳突肌后侧缘穿出，向上分布（分为前支和后支）到腭部、腮腺和耳郭，支配耳郭下后部、耳垂和下颌

角的皮肤（与下颌神经相互补充）。

枕小神经起源于颈丛神经第二和第三神经根的腹侧神经干，分布到耳垂上部和枕骨侧面。

迷走神经（Arnold 神经）的耳支分布在外耳、耳道的大部分后侧壁（Ramsay Hunt 带状疱疹）以及鼓膜下部。

区域麻醉技术　除了 Ramsay Hunt 区域（图 92-60A），支配耳郭周围感觉的每个神经分支都可以被阻滞麻醉。

在颧骨后部上方，耳前位置，颞浅动脉的后面注射局麻药物可以阻滞耳颞神经。穿刺针（27G）在耳屏的前上方刺入。因附近有颞浅动脉故须谨慎操作。

耳大神经和枕小神经可以在耳后的乳突远侧被阻滞。穿刺针在耳垂下部的后方刺入，沿后沟的弧线前进。

环形阻滞技术下的局麻药物浸润可以为耳郭提供额外的麻醉效果（见图 92-60B）。

颈丛神经浅丛阻滞被广泛应用于麻醉枕小神经和

耳大神经的终末分支（见第 57 章）。这种麻醉阻滞有益于几种耳的有痛操作，例如脓肿或血肿的切开引流术[286]、耳或耳周围皮肤巨大撕裂伤的缝合术[287]、鼓室乳突手术或耳蜗植入术的耳后切开[288]、耳整形术[289]以及"板状"耳矫正术[280]。

鼓室乳突手术中，耳大神经阻滞提供良好的麻醉效果，减少阿片类药物的使用量，减轻术后疼痛和呕吐[288]（见第 96 章）。

迷走神经耳支阻滞用于控制鼓膜切开置管术、中耳整复术以及鼓膜破裂修补术的术后疼痛[286]。翻开耳屏，以 30G 穿刺针刺入耳屏，回抽试验后注入 0.2ml 局麻药物施行阻滞（见图 92-60 C）。

头部神经阻滞

枕大神经阻滞　枕大神经起源于第二颈神经根，在寰椎与枢椎间穿出，在头下斜肌与头半棘肌之间上行，后穿过头半棘肌。穿过斜方肌腱鞘后到皮下，稍低于上项线。枕大神经最常见于枕动脉接近中部的位置。枕大神经提供从枕骨隆突水平到顶部的后头皮大部分的皮肤神经支配。

枕大神经体表标志位于沿上颈部的乳突中点与枕外隆突连线约 2/3 远端，枕动脉中部。枕动脉的搏动很容易被触摸到，当触摸到神经分布的区域时会引出感觉异常或不适感。视患者的体型选择 25G 或 27G 的穿刺针，针尖呈 90 度角向枕骨部刺入，吸收试验后，注入 1～3ml 局麻药物。针尖拔出时压迫注射部位以促进神经浸润和防止出血。注射后头部的异常麻木显示枕大神经阻滞成功。

最近有报道超声引导下枕大神经阻滞可获得良好

的神经影像[290]。

头皮阻滞　头皮阻滞的经典方法为阻滞 7 条潜在的神经，包括颈段脊神经的分支和三叉神经的分支。

枕大神经、枕小神经以及耳大神经起源于颈 2 和颈 3 脊神经的腹侧、背侧分支。枕大神经向上移行至头顶，枕小神经支配耳后的皮肤。

三叉神经发出的眼支，通过额神经、眶上神经和滑车上神经，支配从前额到人字缝的皮肤。

起源于三叉神经上颌支的颧神经有两条分支，其中一条分支颧颞神经支配前额上很小的区域以及颞部。

耳颞神经起源于三叉神经下颌支，支配太阳穴后部的皮肤。

头皮阻滞用于成人和儿童的各种头颈部神经外科操作或慢性疼痛诊疗（很多由肌肉和神经源引起的不规则头痛）。麻醉头皮的常见原因有头皮裂伤修复术、异物清除术、头皮外伤探查术，以及脓肿或硬膜外血肿引流清除术。

头皮阻滞绝大部分采用浸润麻醉。支配头皮感觉的全部神经都趋于表浅和易于麻醉。为了阻滞整个头皮，需要沿着枕骨隆突经过耳郭上缘到眉毛所画虚线，用局麻药物（混合 1:200 000 肾上腺素）浸润一圈。沿头皮阻滞一圈大约需要 30ml。

最常见的并发症是穿刺部位血肿和注射误入血管。

颈部神经阻滞

颈丛神经阻滞　在儿科手术中，颈丛神经阻滞有

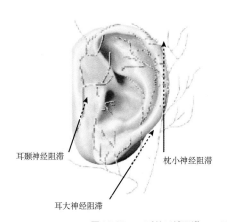
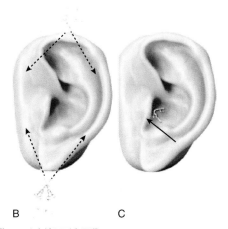

耳颞神经阻滞　　　　枕小神经阻滞

耳大神经阻滞

A　　　　　　　　　　　　　　　　B　　　　C

图 92-60　A. 耳的区域阻滞。B. 耳的环形阻滞。C. 迷走神经耳支阻滞

着极少但明确的指征——颈部淋巴结活检、甲状腺切除术[291-292]以及声带手术[293]。只需要沿胸锁乳突肌外侧缘表面浸润阻滞浅丛分支即可。

喉神经阻滞　喉神经阻滞用于清醒患者的短时间喉镜检查，或怀疑困难插管患者的辅助清醒气管插管，还可用于阻止或处理喉痉挛[294]。在已报道的几种方法中，最简易的是在舌骨终点背面旁皮下注射局麻药物（双侧）（图 92-61）。27G 皮下穿刺针紧贴舌骨终点刺入直到触到软骨，轻微拔出针尖并皮下注射 0.1 ~ 0.2ml/kg（最多 8ml）1% 利多卡因，常常获得满意的喉阻滞。

颈胸（星状）神经节阻滞　星状神经节阻滞过程相当危险，儿童只有极少但明确的指征：①先天性QT 间期延长综合征引起的快速室性心律失常[295-296]（建议阻滞左侧星状神经节）；②同侧上肢的严重循环紊乱。患有某些急性疼痛综合征如眼部带状疱疹[76]，或者罕见的慢性疼痛综合征如交感神经持续性疼痛综合征[297-298]的患者，可能适用此方法治疗。

其 他 方 法

静脉局部麻醉

静脉局部麻醉（Bier 阻滞）从未在小儿麻醉中得到广泛应用。目前这项技术已经过时，只在骨折修复术中仍有应用（一般在急诊室）[299-301]，方法与成人相同。采用驱血带或是向心引力进行患肢驱血，移除驱血带前在手臂近端上止血带，并充气至压力为收缩压的 2 ~ 3 倍，然后注射 0.5% 的利多卡因 1ml/kg（不超过 3ml/kg）。青少年可用丙胺卡因代替。小儿不容易耐受止血带引起的疼痛，且该方法曾有数个死亡病例的报道。

皮内注射

皮内注射常规用于成人麻醉覆盖深部目标组织表面的皮肤。除了用于非麻醉患儿行区域阻滞时穿刺点的麻醉外，儿童较少应用。用 25、27 或 30G 穿刺针斜面向下贴近皮肤进针，不穿过真皮层，注入少量（小于 0.5ml）局麻药（0.5% ~ 1% 的利多卡因或丙胺卡因，加或不加肾上腺素）。该处皮肤呈橘皮样，相关区域几乎立即获得麻醉效果。这种方法唯一的缺点是存在注射痛。

伤口浸润

一些成人研究显示持续的伤口导管是有益的[302-303]。而当前关于儿童使用持续的伤口导管文献报道很有限。Ouaki 和同事[304]评价了通过髂嵴导管持续输注罗哌卡因，用于为行上颌牙槽骨移植术的儿童取植骨后镇痛的效果。导管紧贴供体的髂骨膜放置，使用一次性橡胶弹性泵以 0.125ml/（kg·h）速度持续输注 0.2% 罗哌卡因 48h。研究结果显示疼痛评分很低，镇痛效果很理想，三个月后的慢性疼痛症状与文献对比也有所减少。

在 Dashow 和团队[305]的研究中，放置了一块布比卡因浸泡的吸收海绵复合布比卡因的伤口浸润在供体髂前上棘区，以处理儿童的术后镇痛。结果显示，这种区域麻醉方法明显降低疼痛评分，减少止痛药物的需求，以及缩短住院时间。

必须采取措施避免细菌污染和药物过量，特别对于大面积创伤或重复注射的病例。

参 考 文 献

见本书所附光盘。

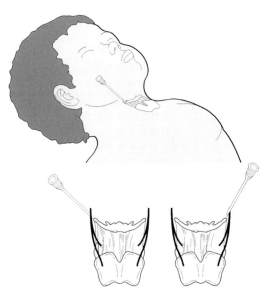

图 92-61　喉神经阻滞

第93章 小儿麻醉

Charles J. Coté

冯颖露　刘慧敏 译　王婷婷　夏中元 审校

要　点

- 在出生后的最初几周，新生儿的循环状况易"来回跳动"，即在成人型循环和胎儿型循环之间转化。缺氧、高碳酸血症、酸中毒、感染、低温及早产等因素增加了肺动脉压突然升高的潜在风险，继而导致血液经未闭的卵圆孔或可能重新开放的动脉导管分流到肺，这种情况在出生后十天内的新生儿中尤其容易发生。

- 新生儿心脏中起收缩作用的细胞少，致使心室顺应性较差，从而导致心脏对静脉容量超负荷的敏感性增加，对后负荷的耐受性差（如左右心室衰竭），且心排血量呈心率依赖性。此外，新生儿心脏钙储备不足，使得强效麻醉药对心脏抑制作用的敏感性增加，也使得新生儿依赖于外源性钙（如血中游离钙）并对低钙血症的负性肌力作用特别敏感，尤其在输注含枸橼酸盐的血液制品时，如输注新鲜冰冻血浆时。

- 新生儿气道与成人气道相比存在4点不同：喉位于颈部较高的位置，声门形状不同且与喉入口成角，声带成角，最狭窄部分位于声门下的环状软骨水平。因此，在新生儿，直喉镜片比弯喉镜片更有优势，且通常使用无套囊气管导管。

- 新生儿肾小球滤过功能和肾小管功能不成熟，但在新生儿期发育很快；在2岁时已接近成人水平。在出生后第一个月内，经肾排泄的药物（如抗生素）的给药次数变化很大。在此阶段，应特别注意避免因抗生素的血浆药物浓度过高而导致的药物毒性（如耳毒性）。

- 出生时新生儿肝代谢能力尚不成熟。部分细胞色素P450酶系（I相反应）已发育完全，而其他酶类约为成人的50%。增加药物水溶性的II相反应在新生儿期常不完善，直至一岁以后才能完整进行。新生儿肝功能的不成熟对某些药物如苯二氮䓬类药物、吗啡和咖啡因的代谢有重要临床影响。

- 麻醉药物过量有致新生儿和婴儿心功能异常的危险，这种危险性来自于众多因素的综合作用，包括心肌不成熟、新生儿心肌钙储备不足、氟烷和七氟烷蒸发器的"系统问题"，即两者可输送的最大的最低肺泡有效浓度（MAC）的能力不同，也就是说氟烷蒸发器可输送最高接近6MAC给新生儿，而七氟烷蒸发器最高仅能输送约2.5MAC。因此，麻醉药物引起的心搏骤停是蒸发器的设计以及新生儿对麻醉药物导致的心肌抑制作用特别敏感共同所致，特别是在由自主呼吸转为控制呼吸的过程中。

- 瑞芬太尼对于新生儿是一种独特的强效阿片类药物。与其他药物不同，新生儿瑞芬太尼的时量相关半衰期与年长儿和成人相似。因此，即使是对新生儿，瑞芬太尼也能快速诱发或终止强阿片类效应。然而，瑞芬太尼也会发生阿片类药物导致的心动过缓和胸壁强直。

- 早产儿若受孕后年龄小于60周和（或）存在贫血，有发生术后呼吸暂停

要　点（续）

的危险（如血红蛋白 < 10gm/dl）（译者注：原文如此，应该为 10g/dl）。手术时的孕龄和孕后年龄是术后发生呼吸暂停的独立危险因素。这类患儿使用区域麻醉可能会降低麻醉后呼吸暂停的发生率。所有吸入麻醉药物的使用，包括地氟烷和七氟烷，均可导致术后呼吸暂停的发生。

- 对大多数患儿而言，术前实验室检查（另见第 38 章）应尽可能少。需常规进行血红蛋白检测的群体应该是针对 6 月龄以下的婴儿用于评估生理性血红蛋白的最低值（尤其是有呼吸暂停潜在危险的早产儿），以及预计将出现大量失血的年长儿。通常无需术前进行胸部放射线检查。使用蒽环类药物化疗和有先天性心脏病的儿童以及合并有心脏异常的患儿，术前应进行超声心动图检查。接受化疗的患儿通常需要近期的整套血液系统检查结果，包括血小板计数。有癫痫史的患儿应进行术前评估，包括确定体内抗癫痫药物的血药浓度应达到治疗水平。

- 体温调节（另见第 54 章）对新生儿和婴儿特别重要。新生儿和婴儿因体表面积与体重的比值大而特别容易出现术中低体温。保持手术室温暖、使用加温设备如热气垫、对皮肤消毒液进行加温、使用适当的转运设备并在转运期间盖好被子，这些措施均有助于避免患儿出现低体温的危险。

- 术中液体治疗已经由经典的 Holiday 和 Segar 的 4-2-1 原则转变为围术期给予等渗溶液（乳酸林格溶液）20 ~ 40ml/kg。术后使用新的 2-1-0.5 原则（第一个 10kg 的补液量为 2ml/kg，10 ~ 20kg 的补液量为 1ml/kg，20kg 以上的补液量为 0.5ml/kg）。目前认为这种治疗方法可缓解术后常发生的抗利尿激素分泌失调，避免低钠血症。若患儿在术后 12h 仍不能进食，应该根据 4-2-1 原则给予 5% 葡萄糖 0.45% 氯化钠溶液。

麻醉医师必须清楚地认识到小儿和成人在生理学、药理学和心理学方面的差异。应特别注意早产儿和先天性异常的患儿。尽管麻醉引起的神经毒性值得关注，但是更重要的是关注一些基本要素：维持氧合、充足血流灌注和充分的镇痛／麻醉。本章将描述儿童独有的特点将如何影响麻醉的安全实施。

▌发育问题

受孕 8 周内器官开始形成，第二个 3 个月时（中期妊娠）器官功能发育，第三个 3 个月（晚期妊娠）胎儿体重增加主要是肌肉和脂肪。头 3 个月内（早期妊娠），任何生理或药理损伤或应激反应均可导致器官形成异常；中期妊娠可能出现器官功能发育异常；晚期妊娠可能出现器官小于正常或肌肉与脂肪不足。这些损伤和应激反应包括先天性病毒感染、药物影响（治疗性药物或消遣性药物）、营养不良（热量或血管内营养）或其他母体疾病。引起发育畸形的遗传因素同样可产生不良影响。以上这些影响胎儿正常生长发育的因素可导致各种生理异常，包括早产和一系列的先天性畸形。

早产是指胎儿在孕 37 周之前出生；过期妊娠是指胎儿在孕 42 周以后出生。新生儿体重低于 2500g 称为低体重儿。按体重和胎龄作图可将体重分为三类：小于孕周、符合孕周和大于孕周（图 93-1）。体重低于或超出孕周的新生儿常存在与母体疾病有关的发育异常（表 93-1）。出生时对新生儿进行仔细的体格检查和神经系统检查可准确评估其孕周。麻醉医师应当了解此类评估以便发现潜在的问题。对围产期病史包括怀孕期间（如母亲滥用药物、母体感染、子痫、糖尿病）、分娩中或分娩后（如胎儿窘迫、胎粪误吸、早产、产后气管内插管）的掌握，有利于评估可能产生的麻醉影响，为此在麻醉期间及麻醉后须作出特殊考量。在出生后的数周内将测得的体重、身高和头围记录在标准发育曲线上；如果偏离正常范围（如与发育线交叉），常提示存在严重的生理损害。麻醉医师应检查生长表，以评估小儿的发育情况。

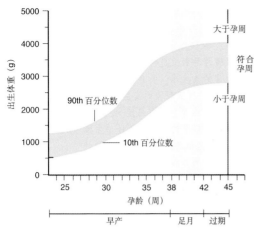

图 93-1 将新生儿按体重和孕周绘图，以确定新生儿是否小于、符合或大于孕周。小于或大于孕周极有可能存在各种问题，如代谢、发育、感染、结构异常，以及药物成瘾和戒断等 *(Modified from Battaglia FC: Intrauterine growth retardation, Am J Obstet Gynecol 106:1103-1114, 1970. Used with permission.)*

心血管系统

在出生后第一年里，心血管系统在生理和生长发育上发生了巨大的变化。在子宫内，大部分的心脏射血经胎盘穿过卵圆孔进入升主动脉（氧合血），而上腔静脉血（去氧合血）流至肺动脉和动脉导管。这种循环模式导致宫内胎儿肺血流很少。出生后，一系列事件改变了血流动力学的相互作用，使胎儿血液循环转变为成人型循环。在这些转变中，最重要的是胎盘脱离了循环系统；门静脉压下降，从而导致脐静脉闭锁使血液经过肺氧合。氧合的血液促使动脉导管闭合。在肺复张、血液直接与氧接触、丧失低阻力胎盘血流的综合作用之下，肺血管阻力下降而外周循环阻力快速上升。肺血管阻力在出生后的第一天开始下降，并在之后的几年内随肺血管结构的改变而持续性下降。左心压力的升高（外周循环阻力增高的结果）导致卵圆孔结构性关闭。至此，连接左右循环的 3 条通路都关闭。尽管动脉导管的关闭最初主要是由于动脉血氧浓度的升高，但是其完全闭合还需要动脉平滑肌的参与。早产儿多半缺乏这一组织，这可部分解释为何早产儿动脉导管未闭的发生率较高。动脉导管由于纤维化引起的完全性结构闭锁直到出生后 2～3 周才会出现。

在此关键时期，婴儿容易从成人型循环再次转为胎儿型循环，这一转变称为过渡型循环。很多因素（例如缺氧、高碳酸血症、麻醉药物诱发的外周或肺血

表 93-1　与新生儿体重和孕周有关的常见问题

孕周	体重	发生率增加的新生儿问题
早产 （<37 周）	小于胎龄儿	呼吸窘迫综合征 呼吸暂停 围生期抑郁症 低血糖 红细胞增多症 低钙血症 低镁血症 高胆红素血症 病毒性感染 血小板减少症 先天性异常 母体用药成瘾 胎儿酒精综合征
	适于胎龄儿	呼吸窘迫综合征 呼吸暂停 低血糖 低钙血症 低镁血症 高胆红素血症
	大于胎龄儿	呼吸窘迫综合征 低血糖；母亲患糖尿病的胎儿 呼吸暂停 低血糖 低钙血症 高胆红素血症
足月产 （37～42 周）	小于胎龄儿	先天性异常 病毒性感染 血小板减少症 胎儿酒精综合征 围生期抑郁症 低血糖
	适于胎龄儿	—
	大于胎龄儿	分娩创伤 高胆红素血症 低血糖；母亲患糖尿病的胎儿
过期产 （>42 周）	小于胎龄儿	胎粪吸入综合征 先天性异常 病毒性感染 血小板减少症 母体用药成瘾 围生期抑郁症 吸入性肺炎 低血糖
	适于胎龄儿	—
	大于胎龄儿	分娩创伤 高胆红素血症 低血糖；母亲患糖尿病的胎儿

From Coté CJ, Lerman J, Anderson BJ, editors: A practice of anesthesia for infants and children, ed 5, Philadelphia, 2013, Saunders

管阻力改变）都会影响这一不稳定的平衡，并可导致突然返回至胎儿型循环。这一转变一旦发生，肺动脉压迅速升高至体循环压的水平，血液流经未闭的卵圆

孔，随后动脉导管可能重新开放而使血液分流。这一系列反应出现恶性循环导致严重的缺氧，这可解释尽管以 100% 氧气进行通气，婴儿低氧血症仍不能很快缓解。大多数情况下，过度通气可以通过降低动脉 CO_2 分压（$PaCO_2$）使升高的肺动脉压降低至正常水平。

早产、感染、酸中毒、肺疾病等危险因素可使这种过渡型循环时间延长，并进一步导致高碳酸血症、低氧血症（误吸胎粪）、酸中毒、低温和先天性心脏病。对这类小儿尤其要注意保温、维持正常的 PaO_2 和 $PaCO_2$，并尽可能地减少麻醉造成的心肌抑制作用。

婴儿的心肌，尤其是具有收缩功能的心肌细胞量显著少于成人。这种结构上的差异加上收缩蛋白的差异导致婴儿心功能曲线左移，心室顺应性下降。生长发育中未成熟心肌易发生双室性心力衰竭、对容量负荷敏感、对后负荷增加的耐受力差，以及心排血量呈心率依赖性[1-2]。另一个问题是，由于肌浆网的不成熟，心脏钙储备低下，因此婴儿更多地依赖于外源性（离子）钙，并可能对有钙通道阻滞作用的吸入麻醉药物所造成的心肌抑制作用更加敏感。

呼 吸 系 统

当呼吸系统和心血管系统发育足够成熟到能满足血流经肺泡 / 血管床从空气交换氧时，呼吸系统方能维持生命。24 ~ 26 周孕龄以上的新生儿才有可能存活，尽管 22 ~ 24 周孕龄的新生儿也可能存活，但是存在较高的神经认知损伤的风险[3]。约在 8 岁以前，小儿的肺泡数目和大小将不断增加。随后呼吸系统进一步的发育表现为肺泡变大及气道变粗。足月儿发育完全成熟的肺泡表面活性物质有助于维持气道开放。早产儿因缺乏这种活性物质，可能发生呼吸衰竭（例如呼吸窘迫综合征）。

婴儿呼吸系统相对不完善。婴儿气道直径小，导致气流阻力增加；气体流动为层流时气道阻力与气道半径 4 次方成反比，湍流时气道阻力与气道半径 5 次方成反比。婴儿气道顺应性高且缺乏周围组织支撑，胸壁的顺应性也高，导致肋骨不能支撑肺，使胸内负压很难维持。因此每次呼吸均伴随功能性气道关闭。婴儿无效腔通气的比例与成人相似，然而耗氧量是成人的 2 ~ 3 倍。早产儿的呼吸作功接近成人的 3 倍，而在冷刺激（例如氧代谢需要量增加）或不同程度的气道受阻时呼吸作功更高。另一个影响呼吸的重要因素是膈肌和肋间肌的结构。大约 2 岁以后这些肌肉才发育为成人的 I 型纤维（图 93-2）[4]。因为 I 型肌纤维才能进行重复运动，任何增加呼吸作功的因素将很

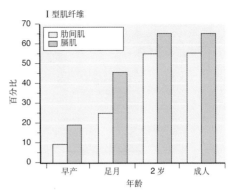

图 93-2 出生后 2 年内膈肌和肋间肌结构发生显著的变化。I 型肌纤维的数目与年龄成正比，这部分解释了呼吸作功增加时婴儿呼吸疲劳的原因 (Data from Keens TG, Bryan AC, Levison H, et al: Developmental pattern of muscle fiber types in human ventilatory muscles, J Appl Physiol 44:909-913, 1978.)

快导致婴儿呼吸肌疲劳。这些差异可部分解释婴儿呼吸频率快和血红蛋白去饱和快，以及气道阻塞的婴儿更易于发生疲劳和呼吸暂停的原因。

气道解剖上的差异解释了婴儿出现困难气道的可能性比青少年和成人大得多的原因。一般来说，婴儿气道与成人差异主要体现在 5 个方面[5]：①相对口咽而言较大的舌体增加气道受阻和喉镜检查困难的可能性。[然而，磁共振成像（MRI）研究认为该问题值得进一步讨论][6]；②喉位于颈部较高的位置（偏向头端），这使直喉镜片较弯喉镜片更有用；③会厌形状不同，短，肥，"Ω"形，与喉入口成角，这使喉镜操控更加困难；④声带成角，因此在盲插气管导管时，导管不易滑入气道而在声带前联合部受阻；⑤最后，婴儿喉呈漏斗状，最狭窄的部位在环状软骨处（图 93-3）。传统教学认为成人咽喉是圆柱形而婴儿呈漏斗形。然而，最新尸检资料表明大约 70% 成人咽喉最狭窄的部位也是位于平环状软骨的声门下区，但是开口比较大，使得通常所用的气管导管较容易通过声门下区进入气管[7]。婴儿或幼儿气管内插管时导管容易通过声带，但因为环状软骨水平处气管相对狭窄，在通过声门下区时可能就比较紧。因此，6 岁以下的儿童既往会优先选用无套囊气管导管。然而，随着气管导管设计研制的改进和一些前瞻性研究相结合，带套囊气管导管的应用也变得更加广泛，甚至可以用于婴儿[8-9]。尽管如此，应确保套囊周围存在适当的缝隙（不管套囊是否充气），以避免对气管黏膜造成损伤。Microcuff 气管导管可能会进一步提高带套囊气管导管的安全性[10]。这种导管使用的新材料非常柔软，套

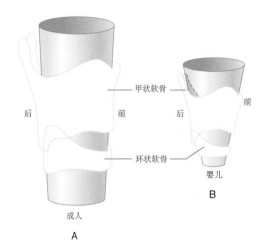

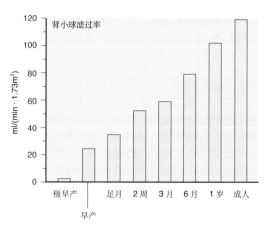

图 93-3 成人和儿童喉最狭窄的部位位于环状软骨水平。传统观点认为成人喉呈圆柱形，但是尸检资料表明成人（A）咽喉狭窄并不像婴儿（B）那么明显。婴儿喉最狭窄的部位在环状软骨水平；直至十几岁喉结构才发育成正常成人结构。这种解剖学差异是传统 6 岁以下的儿童优先选用无套囊气管导管的原因之一 *(From Coté CJ, Lerman J, Anderson BJ, editors: A practice of anesthesia for infants and children, ed 5, Philadelphia, 2013, Saunders.)*

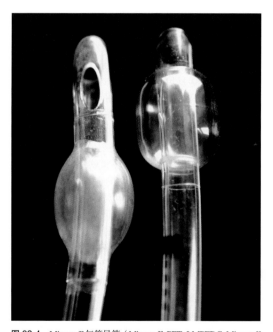

图 93-4 Microcuff 气管导管（Microcuff; PET; I-MPEDC, Microcuff GmbH, Weinheim, Germany, Kimberly-Clark USA）（右）拥有一个柔软的聚氨酯套囊，充气后能够均匀膨胀，套囊的位置比标准气管导管（左）更靠近远端。套囊这种构型使得压力更均匀地作用于气管黏膜，由于套囊位于环状软骨以下，可减少声门下区水肿形成的可能性，以及降低呼吸机相关性肺炎发生的风险

图 93-5 出生时肾小球滤过率显著不足，但是在出生后一年迅速发育。出生后数月内肾处理大量离子和水的能力也受限。这些发育上的变化，对于药物排泄和液体治疗有很大影响，尤其是在出生后的前 4 周。患病或早产的新生儿肾功能的发育成熟可能延迟 *(Data from McCrory WW: Developmental nephrology, Cambridge, Mass, 1972, Harvard University Press.)*

囊的形状更为独特（使得套囊侧密封闭压更为均匀分布），套囊的位置更靠近远端，因此可能会越过环状软骨的位置（图 93-4）[11]。因而，这种昂贵的气管导管通常被用于预期插管时间较长的儿童（以降低呼吸机相关性肺炎的发生率）[12]，而价格较低的气管导管仍常规用于短时间手术的气管内插管。

婴儿常被认为是鼻式呼吸。但是，约有 8% 的早产儿[孕后年龄（PCA）31～32 周]和 40% 的足月儿在鼻腔阻塞时可转为口式呼吸。5 个月后，几乎所有的婴儿均易转为口式呼吸。如果受阻超过 15s，大部分婴儿可转为口式呼吸。

肾

由于灌注压低肾小球及肾小管功能未成熟致使新生儿肾功能明显低下，早产儿表现更为明显（图 93-5）。肾小球滤过能力和肾小管功能近乎成熟发生在出生后 20 周左右，而早产儿会有延迟。肾功能在 2 岁才能完全发育成熟。因此，新生儿对水和电解质的处理能力相对不足，以肾小球滤过方式排泄的药物半衰期会相应地延长（例如抗生素，因此新生儿应延长给药的时间间隔）。

肝

出生时，新生儿的肝功能并未完全发育成熟。虽然肝中药物代谢所需的大部分酶系已经发育，但这些酶系的活性尚未被其所代谢的药物所诱导（激活）。随着婴儿的成长，药物代谢能力迅速增加，原因有 2 点：①肝血流增加导致更多药物被输送至肝；②酶系统发育并被激活[13]。细胞色素 P450 系统负责亲脂类药物的 I 相代谢。出生时该系统的活性接近成人的 50%，这意味着对一些药物（如咖啡因）的代谢能力降低。但是，这种情况并不适用于所有脂溶性药物，因为有些药物在新生儿体内代谢谢依赖于某些特异性的细胞色素酶。CYP3A（细胞色素 P450，家族 3，亚家族 A）从出生时就通常达到成人水平[14]，而其他一些细胞色素酶则缺失或不足[15]。II 相反应涉及结合反应，可增加药物的水溶性便于肾排泄[16]。这些反应在新生儿中通常较弱，导致出现黄疸（胆红素降解减少）和药物（及其活性代谢物）半衰期延长（如吗啡和苯二氮䓬类的半衰期长达数天）。其中有些反应的活性直到 1 岁以后才能达到成人水平。因此，对有些药物进行量化是非常重要的[17-18]。

早产儿肝糖原储备很少，且不能代谢大量的蛋白质。这种差异可解释为什么当饮食中包含太多蛋白质时，早产儿有发生低血糖和酸中毒的倾向而且体重不增加。此外，与年长婴儿相比，足月新生儿结合药物所需的血浆白蛋白和其他蛋白质要少（早产儿更少）（图 93-6）。这一情况在新生儿凝血功能障碍（如出生时即需要维生素 K），药物结合和药效动力学方面

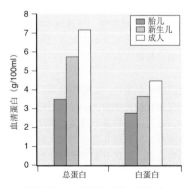

图 93-6　血清总蛋白和白蛋白在成熟过程中的变化。早产儿的总蛋白和白蛋白比足月儿少，足月儿比成人少。这个结果可能使与蛋白质高水平结合药物的药代动力学和药效动力学发生改变，因为药物与蛋白质结合越少，越容易产生临床效应 *(Abstracted from Ehrnebo M, Agurell S, Jalling B, et al: Age differences in drug binding by plasma proteins: studies on human foetuses, neonates and adults, Eur J Clin Pharmacol 3:189-193, 1971. From Coté CJ, Lerman J, Anderson BJ, editors: A practice of anesthesia for infants and children, ed 5, Philadelphia, 2013, Saunders.)*

具有重要临床意义。白蛋白水平越低，结合型药物越少，非结合型药物越多（非结合型药物才可以通过生物膜）。此外，新生儿期的病理性高胆红素血症可影响药物与白蛋白的结合，从而产生大量的非结合型药物，因此该效应对于蛋白结合率高的药物更为重要。

胃肠道系统

出生时，胃内 pH 值为碱性。出生后第 2 天，胃内 pH 值即处于年长儿童的正常生理范围。吞咽和呼吸的相互协调能力直至 4 个月到 5 个月大时才完全成熟，因此新生儿的胃食管反流发生率较高，早产儿尤为普遍。如果胃肠道系统发育有问题，出生后 24 ~ 36h 就会出现症状。上消化道异常表现为呕吐和反胃，下消化道异常则表现为腹胀和无胎便排出。

体温调节系统（另见第 54 章）

婴儿因体表面积与体重的比值大，皮肤薄，对冷刺激的处理能力有限，特别容易出现体温过低。冷刺激导致氧耗量增加和代谢性酸中毒。早产儿由于皮肤更薄和脂肪储存有限所以对冷刺激更加敏感。婴儿可通过寒颤和非寒颤（细胞）产热（棕色脂肪代谢）代偿热量的丢失。然而，出生后 3 个月内，寒颤能力很弱，使得细胞产热（棕色脂肪代谢）成为产热的主要途径。寻找围术期所有可能导致热量丧失的原因非常重要。将婴儿放在温暖的床垫上并升高手术室内温度（80°F 甚至更高）从而减少传导散热。将婴儿置于保育箱并盖上毛毯以减少对流散热。还应该盖住头部。在转送患儿过程中采用双层保育箱减少辐射散热。湿化吸入气体、应用塑料薄膜减少皮肤失水、加温皮肤消毒剂均可减少挥发散热。热气垫是最为有效的小儿保温措施。但必须避免温度过高，特别是新生儿。麻醉药物可影响很多体温调节机制，尤其是新生儿的非寒颤产热。

药理学和药效动力学效应

发育药理学

婴幼儿（尤其是新生儿）对药物的反应受到很多因素的影响：身体组成、蛋白结合、体温、心排血量的分布、功能器官（心脏、肝、肾）的发育程度、血脑屏障的成熟情况、肝肾的相对大小以及有无腹腔内压力增高（先天性腹裂或脐膨出闭合）或有无先天性畸形[13]。

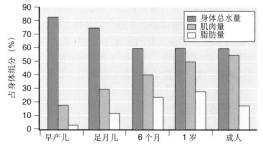

图93-7　在出生后头12个月内早产儿和足月儿身体构成变化迅速。体内含水量高使水溶性药物的分布容积增大，但因婴儿脂肪和肌肉含量较低，使得某些通过再分布于脂肪和肌肉而终止药效的药物再分布的空间变小。因此，身体的构成可显著影响药代动力学和药效动力学 *(Data from Friis-Hansen B: Body composition during growth. In vivo measurements and biochemical data correlated to differential anatomical growth, Pediatrics 47:264, 1971. From Coté CJ, Lerman J, Anderson BJ, editors: A practice of anesthesia for infants and children, ed 5, Philadelphia, 2013, Saunders.)*

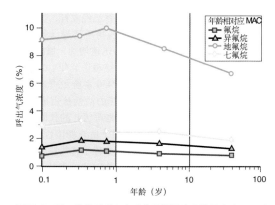

图93-8　以4种常用吸入麻醉药最低肺泡有效浓度（MACs）对应年龄作图。3～6月龄儿MAC最高，原因不明（数据来源于参考文献19～26）

吸入麻醉药

身体组成（包括脂肪、肌肉、水）随着年龄变化而变化（图93-7）。早产儿总含水量显著高于足月儿，足月儿高于2岁儿童。脂肪和肌肉含量随年龄增长而增加。新生儿身体组成的改变具有以下临床意义：①水溶性的药物分布容积大，首次剂量（mg/kg）通常要加大才能达到理想的血药浓度（如大多数抗生素及琥珀酰胆碱）；②由于新生儿脂肪少，因此依赖脂肪再分布来消除反应的药物其临床药效将延长；③在肌肉中再分布的药物的临床药效可能延长（如芬太尼，但此药在肌肉中的饱和量尚无定论）。

除了这些基本因素外，还有其他重要因素参与新生儿对药物的反应：①分布容积大继而导致药物清除延长；②肝肾功能不成熟；③蛋白结合率低而使药物清除发生改变。进一步干扰药代动力学和药效动力学的因素包括极早产和脓毒症、充血性心力衰竭、腹内压增加、控制性机械通气、依赖血管活性药物和营养不良[13]。所有这些因素导致药效动力学和药代动力学改变，使得新生儿临床表现出显著的个体差异。

年长儿趋向于成熟的肝肾功能和接近于成人的蛋白、脂肪和肌肉含量。年长儿与新生儿相比，肝肾重量相对于总体重的比例较大，供给肝肾的血流在心排血量中所占的比例也较大。这些因素通常表明，2岁以上儿童大多数药物的半衰期比成人短或接近成人。随着小儿逐渐进入成年期，很多药物的半衰期逐渐延长。总体而言，大多数药物的清除半衰期在早产儿和足月儿延长，从2岁到少年早期的儿童半衰期将缩短，进入成年期时逐渐延长。

儿童吸入麻醉药物的呼出气最低肺泡有效浓度（MAC）随年龄不同而变化（图93-8）。早产儿对麻醉药物的需要量比足月新生儿低，足月新生儿又比3个月大的婴儿低。婴儿的MAC比年长儿和成年人高。但MAC的这种年龄相关性改变的原因尚未得到充分解释。事实上，由于从麻醉药物过量（从心血管角度）到麻醉深度不够（满足气管内插管）之间的安全范围很窄，因此为获得满意的气管内插管条件而采取较深的麻醉深度将置婴儿于危险之中。避免在静脉通道建立前进行控制呼吸，迅速减少吸入麻醉药物，尤其要在给予肌松药后开始控制呼吸时，有时需要用阿片类药物代替吸入麻醉药物，这些措施都能提高麻醉安全性。

儿童因呼吸频率快、心脏指数高、心排血量分布至血流丰富器官的比例较大，导致对吸入麻醉药物的摄取更快。血药浓度快速上升及心脏功能尚未发育完善可部分解释为何婴幼儿在使用吸入麻醉药时更容易出现麻醉药物过量。血气分配系数与年龄有关，血气分配系数的差异也可造成婴儿肺泡中麻醉药物浓度上升更快。其他影响麻醉药物摄取的因素包括脱水（如过度禁食将使较小的婴儿相对脱水）及所采用的麻醉环路类型。例如，Mapleson D 型环路比闭合环路容量小，因此当从蒸发器进入环路中的药物浓度升高时，这种环路达到药物浓度平衡所需的容积也较小。对于 Mapleson D 型环路（极少应用于现代麻醉实践中），新鲜气流直接由气道进入患儿的肺中。影响新生儿麻醉药物过量的最重要的因素可能是蒸发器传送的麻醉药物的 MAC 值，例如氟烷蒸发器最高可传送 5.75 MAC，而七氟烷蒸发器为 2.42 MAC（表 93-2）。

七氟烷

七氟烷的血气分配系数与 N_2O 相似（另见第 25 和 26 章）。七氟烷的刺激性较异氟烷和地氟烷小，七氟烷可能在小儿诱导方面效果优于或近似于氟烷。与所有强效吸入麻醉药物一样，七氟烷的 MAC 在婴幼儿中最高：新生儿为 3.3%，1～6 月龄儿为 3.2%，超过 6 月的小儿为 2.5%[19-20]。七氟烷和氟烷在麻醉诱导期间的气道并发症的发生率相似（喉痉挛、支气管痉挛及屏气），但七氟烷的诱导速度更快。和氟烷相比，七氟烷诱导期间咳嗽的发生率较低（6% vs. 10%）而苏醒期兴奋的发生率增高了 33%（21% vs. 15%）（表 93-3）。七氟烷和氟烷均可导致剂量依赖性呼吸抑制，然而氟烷可降低潮气量并增快呼吸频率，七氟烷可同时降低潮气量和减慢呼吸频率。七氟烷麻醉的患儿在诱导早期需行辅助呼吸。除非吸入气中七氟烷的浓度显著下降（通常至 3%），否则这种辅助呼吸将在建立静脉通道的过程中可能导致麻醉药物过量[27]。

表 93-2　现有蒸发器能提供新生儿 MAC 倍数

药物	蒸发器的最大输出 (%)	MAC (%)	可能的最大 MAC 倍数
氟烷	5	0.87	5.75
异氟烷	5	1.20	4.2
七氟烷	8	3.3	2.42
地氟烷	18	9.16	1.96

From Coté CJ, Lerman J, Anderson BJ, editors: A practice of anesthesia for infants and children, ed 5, Philadelphia, 2013, Saunders.
MAC，最低肺泡有效浓度

七氟烷与氟烷在心血管效应方面也存在差异。3 岁以上儿童在应用七氟烷时常出现心率增快而收缩压不变，氟烷不影响心率但收缩压下降。研究发现，心率上升不显著而收缩压下降最显著的年龄组（新生儿为 34% ± 16%，小于 6 月龄儿为 26% ± 20%）对麻醉药物过量最敏感[19]。收缩压的这一变化与相同 MAC 浓度的氟烷相当[20]。据儿童围术期心搏骤停（Pediatric Perioperative Cardiac Arrest，POCA）汇总报道，控制通气与心搏骤停之间存在密切联系，一般心搏骤停发生于静脉通道建立之前[27]。七氟烷对婴儿的心血管系统也会造成致命的影响。尽管七氟烷心肌抑制作用比氟烷轻，但是两者安全性的差别并未被完全确认。因此，使用肌松剂以利于气管内插管或避免吸入高浓度七氟烷被认为是对于这一年龄群体更安全的方法。

所有强效麻醉药物的安全性与药物的使用方法、麻醉医师的经验及其他不明确的因素有关。若七氟烷麻醉诱导时新生儿出现呼吸暂停，应立即快速降低七氟烷的吸入浓度并给予辅助呼吸。在静脉通道建立后，必须对下一步采取的措施作出决定，如面罩给氧、声门上气道装置（例如喉罩）或行气管内插管。如果选用声门上装置，应先给予丙泊酚（1mg/kg），30～45s 后再置入。大多数患儿在该剂量丙泊酚下能保留自主呼吸，但少数可出现呼吸暂停并且需要辅助通气几分钟。如果选用气管内插管，以下两种方法可能比较安全：①将七氟烷的浓度调至 8%，同时机械通气一段较短时间（通常 1～2min）以迅速加深麻醉深度，自主呼吸消失后，给予 1～2mg/kg 丙泊酚并关闭蒸发器（确保不再继续给予 8% 浓度的七氟烷），然后插入气管导管；②如果要求肌肉松弛，应将七氟烷的浓度维持在 3.5%～4%（新生儿略低），注射适当的肌肉松弛

表 93-3　比较七氟烷与氟烷特性的 17 项研究统计摘要

存在的问题	七氟烷			氟烷			卡方值
	有	无	%	有	无	%	
喉痉挛	22	773	2.8	22	601	3.5	0.503
屏气	32	635	4.9	34	439	7.2	0.143
咳嗽	42	662	6.0	52	454	10.3	0.008
诱导期兴奋	92	556	14.2	58	423	12.0	0.338
支气管痉挛	2	604	0.33	2	436	0.46	0.856
苏醒期兴奋	169	645	20.8	102	573	15.1	0.006

数据来源于参考文献 19～26

剂（另见第 34 章），然后插入气管内导管。此时，应降低七氟烷吸入浓度或改用合适浓度的氟烷或异氟烷维持麻醉。不同种类的吸入麻醉药物对出院时间（即"出街就绪"）的影响并无显著差异。

与七氟烷有关的其他几个问题也值得注意。其中最危险的是与干燥剂发生放热反应[28-31]，导致火灾和爆炸（七氟烷和钡石灰）（另见第 109 章）。目前由于市场上不再供应钡石灰，因此也不会存在火灾和爆炸的危险[32-34]。这些事件的发生往往与回路中长时间预充高流量的氧气和随后高浓度的七氟烷相遇有关（如周一早上的第一次使用）。另一个问题就是七氟烷与 CO_2 吸附剂的相互作用可产生有毒代谢产物[35-36]。动物研究发现，复合物 A 显示出肾毒性，有无临床意义尚存在争议。长时间低流量（2L/min）七氟烷麻醉并未发现肾功能指标有明显的改变。看来七氟烷是一种安全的麻醉药物，甚至可用于长时间的手术。七氟烷麻醉时，新鲜气流量最好不低于 1L/min。新型但更昂贵的不含有强碱的 CO_2 吸附剂的应用可能会大大消除这些顾虑。

七氟烷麻醉的另一顾虑是苏醒期躁动的发生率明显高于氟烷（表 93-3）。苏醒期间七氟烷的躁动反应与疼痛无关，在 5 岁以下的儿童中发生尤其频繁。预先给予咪达唑仑或可乐定（口服或硬膜外）、酮咯酸、芬太尼或右美托咪定可降低躁动发生率[37]。汇集大量研究资料发现，分别使用七氟烷和氟烷麻醉时躁动的发生率相差很小（七氟烷 21% 和氟烷 15%）。七氟烷引起苏醒期躁动的问题引起重视主要是由于小儿常常在到达术后恢复室（postanesthesia care unit，PACU）时处于躁动状态。而使用氟烷麻醉，小儿被送入术后恢复室时仍处于部分麻醉状态，护士能用图表记录初次生命体征，随后小儿才开始躁动。不管哪种情况只需要使用小剂量芬太尼和丙泊酚就有效果而且持续时间很短（5 ~ 10min）[37]。另一个值得注意的问题是，在七氟烷诱导期间可出现癫痫样活动。至少没有一项细致的脑电图（EEG）研究记录到癫痫样活动，因此提示这些异常活动可能不如最初认为的那么严重[38]。

在采用吸入麻醉行保留自主呼吸的支气管镜检时，气道反射不能被充分抑制，有时需要联合静脉使用丙泊酚、小剂量瑞芬太尼，或在使用七氟烷时需要肌松剂。在支气管镜检的麻醉中，氟烷是一种优于七氟烷的吸入麻醉药，尽管目前应用得很少。由于氟烷的清除半衰期较长和对自主呼吸的维持，使其适用于需要间断脱离面罩的操作，如支气管镜检或唇裂修补后拆线手术。

氟烷

氟烷在美国应用已经显著下降，然而世界上其他国家仍然在广泛使用氟烷。氟烷无难闻气味，仍在那些因受财政预算限制七氟烷使用的国家应用于吸入麻醉诱导。研究显示，氟烷、恩氟烷和异氟烷在苏醒快慢上差异无临床意义。氟烷与地氟烷、七氟烷相比苏醒速度较慢（通常是 3 ~ 5min），这一发现虽然有统计学差异但无重要临床意义。为节省费用，作者常以七氟烷诱导麻醉而以氟烷或异氟烷维持麻醉。最为重要的是，诱导时氟烷和七氟烷的气道相关并发症比异氟烷或地氟烷要少得多。氟烷和七氟烷是儿童吸入麻醉诱导的合适选择。

1987 年的 1 份包含 7 例（1 例死亡）"氟烷性肝炎"的报道的结论提示儿童不宜反复使用氟烷（另见第 26 章）[39]。我们应当客观地对待这一报道。迄今为止，氟烷已应用于上百万儿童的麻醉。其中可能有十几例"氟烷性肝炎"的病例，包括 1 例或 2 例儿童死亡。该结果对任何药物而言都是相当可观的安全记录。因为"氟烷性肝炎"主要出现于成人，因此对十几岁的患者使用其他麻醉药物或技术可能很有意义。由于费用的原因，氟烷仍可能是贫穷国家最常用的强效麻醉药物。此外，包括七氟烷和地氟烷在内，所有强效麻醉药物在儿童中都有引起肝功能异常的报道。

氟烷的另一个问题是可增加心肌对内、外源性儿茶酚胺的敏感性而出现心律失常。大多数与氟烷相关的儿童心律失常主要是由高碳酸血症或麻醉深度不够所致[40]。儿童使用高达 $10\mu g/kg$ 的肾上腺素时发生心律失常的风险也很低。此外，在氟烷麻醉中心率通常很稳定或轻微减慢。如果氟烷麻醉的患儿发生心动过速，通常意味着麻醉深度不够或低血容量。这种情况与异氟烷、地氟烷和七氟烷完全不同，这三种药物可直接导致心动过速。

氟烷是一种强效的心肌抑制剂，对有先天性心脏病的新生儿和儿童影响巨大。在给危重患儿实施"麻醉"时为保证足够浓度的麻醉气体常常引起严重低血压。在这种情况下，改用短效阿片类药物复合低浓度的氟烷通常可达到满意的效果。POCA 研究报道了大量氟烷麻醉引起心搏骤停的病例，心搏骤停常发生在控制通气（可能并未降低吸入麻醉药的浓度）期间[27]。尽管氟烷和七氟烷均显示具有抑制心脏功能的作用，七氟烷的心肌抑制作用较氟烷轻[41-42]。但是据报道，1MAC 和 1.5MAC 的氟烷和七氟烷在儿童麻醉中对平均动脉压的影响均无显著差异[41]；1MAC 的氟烷和七氟烷在婴儿麻醉中对平均动脉压的影响无差异，但 1.5MAC

有显著差异。单纯给予阿托品即可消除这种差异。

异氟烷

异氟烷与氟烷相比有诸多优点：心肌抑制轻、心率稳定、脑氧代谢率降低（另见第 25 和 26 章）。异氟烷的这些特点对某些患儿而言是有利的。异氟烷的主要缺点是气味难闻，很多患儿不能接受这种气味，而且异氟烷麻醉时气道相关并发症（例如喉痉挛、咳嗽）的发生率较高。当异氟烷的吸入浓度迅速升高或由七氟烷突然变为异氟烷时，有时可观察到血压升高，尤其是青少年。其可能机制与地氟烷相同：肺部感受器受体兴奋导致交感活性升高及肾素-血管紧张素系统兴奋。异氟烷麻醉的患儿偶尔出现主要位于躯干的弥漫性皮疹。这些症状和体征随着异氟烷吸入浓度的降低而消退。

地氟烷

地氟烷的气体分配系数与 N_2O 相似（另见第 26 章）。但是，在小儿麻醉诱导期间地氟烷导致喉痉挛的发生率高达 50%，令人难以接受[43]。合理的做法是采用氟烷或七氟烷进行麻醉诱导后，改用地氟烷进行维持以及唤醒。这种转换，不同于转换为氟烷或异氟烷维持，由于地氟烷的气体分配系数有利于药物的排出，这在临床上可能具有重要意义。然而，转换成地氟烷对于较长时间的手术比短小手术更有意义，因为减少了长手术过程中药物的蓄积。快速唤醒对于神经外科和脊柱融合手术也很重要，因为可以尽早评估精神和神经方面的状况。一项儿童腺样体切除术的研究表明，地氟烷比七氟烷、氟烷苏醒更快，但地氟烷易引起苏醒期躁动[44]。经鼻给予芬太尼（$2\mu g/kg$）可降低地氟烷苏醒期躁动的发生率，但会增加术后呕吐的发生率[45]。

地氟烷的 MAC 与年龄相关：新生儿为 9.2%，1～6 月龄婴儿为 9.4%，6～12 月龄婴儿为 9.9%，1～3 岁为 8.7%，5～12 岁为 8%[22]。有趣的是，与其他强效麻醉药物不同，N_2O 和地氟烷的 MAC 无协同作用[46]。与其他吸入麻醉药物不同，地氟烷不经肝代谢。地氟烷与干燥的 CO_2 吸附剂相互作用可产生有毒性的一氧化碳（异氟烷可能也有此作用），在使用地氟烷之前将 CO_2 吸附剂湿化可预防这种作用。新型 CO_2 吸附剂不含强碱，安全性可能得以提高。

麻醉诱导药物

丙泊酚

丙泊酚脂溶性高，易快速进入血供丰富的器官，快速从这些器官中清除。丙泊酚的快速再分布、肝葡萄糖酯基化和肾清除率高的特点决定了其药效短暂（另见第 30 章）。与巴比妥类药物相似，年龄小的儿童（2 岁以下儿童 2.9mg/kg）比年长儿童（6～12 岁儿童 2.2mg/kg）的丙泊酚诱导剂量大。这种差异与年龄小的儿童中央室容积较大、清除较快有关[47]。丙泊酚的主要缺点是注射时疼痛，尤其是经小静脉注射时。只要 0.2mg/kg 的利多卡因（与丙泊酚混合）就可有效减轻注射痛，但不能完全消除。用一根止血带扎住血管，在给予丙泊酚前 15～20s 给予 1.0mg/kg 利多卡因（最多 40mg），随后在静脉液体点滴的情况下给予丙泊酚，一旦大部分丙泊酚进入静脉就松开止血带。这种"迷你型 Bier 阻滞"技术似乎对减轻疼痛极为有效。减轻疼痛的另一种方法是使用一根小号套管针（22～24G）经大的肘前静脉给药。丙泊酚经中心静脉给药特别适用于小儿放射治疗时简短和反复镇静。连续输注丙泊酚适用于小儿实施放射操作时进行镇静以及在转送中维持小儿麻醉，如从放射室转运到手术室。给予大剂量丙泊酚常伴有收缩压的轻度下降。丙泊酚麻醉术后呕吐发生率低。由于丙泊酚中含鸡蛋和豆油成分，故慎用于对鸡蛋或豆油过敏的儿童[48-49]。然而，一项研究发现，对于已知鸡蛋过敏的儿童给予丙泊酚麻醉，只有一例未发生过敏反应[50]。因此，鸡蛋过敏的儿童应避免给予丙泊酚。

应用丙泊酚最大的担心是丙泊酚输注综合征（例如乳酸酸中毒、横纹肌溶解症、心脏和肾衰竭），一般而言这与长期大剂量的应用有关〔常见于在重症监护室（ICU）使用很多天丙泊酚〕[51]（另见第 30 章）。除了有一例遗传性脂质代谢障碍患儿行脊柱侧弯矫正术使用了 $150\mu g/(kg \cdot min)$〔约 9mg/$(kg \cdot h)$〕丙泊酚输注 6.5h 出现外，健康儿童常规麻醉中没有这样的病例报道。这例报道结合另一项研究[52]提示，已知存在脂质代谢障碍包括一些线粒体疾病的儿童，使用丙泊酚应谨慎。然而，目前丙泊酚已经安全用于很多患有线粒体疾病的儿童，对丙泊酚输注综合征的关注只适用于那些脂质代谢障碍的儿童[55]。

美索比妥

美索比妥通常以 1% 的浓度、约 1～2mg/kg 的剂量静脉给药（另见第 30 章）。静脉给药伴随的问题包括灼烧感、呃逆、呼吸暂停、锥体外系症状。与硫喷妥钠相比，美索比妥的清除半衰期较短。直肠给药（10% 溶液）在放射检查时能提供有效镇静。一般给予 25～30mg/kg 能使患儿在 8～10min 内进入浅睡眠并可持续 20～40min。美索比妥麻醉时可能偶发阻塞性或中枢性呼吸暂停。因此，必须准备有效的通气工具，准确监护脉搏血氧是很重要的。因其可致癫痫发作，美索比妥禁用于颞叶性癫痫患儿。接受癫痫药物治疗的患儿通常需要更大剂量的美索比妥。

硫喷妥钠

大多数健康、术前未用药的儿童可静脉给予 2.5% 的硫喷妥钠（5~6mg/kg）进行麻醉诱导（另见第 30 章）。硫喷妥钠经肌肉和脂肪组织再分布而使药效消失。那些脂肪储备少的儿童尤其是新生儿或营养不良的婴儿，硫喷妥钠应减量（2~4mg/kg）。残留的巴比妥盐镇静作用可能导致麻醉时间延长，年长儿硫喷妥钠的总量控制在 10mg/kg 以下可将这种可能性降至最低。在禁用美索比妥的情况下，也可经直肠给予硫喷妥钠（10% 溶液，30mg/kg）。美国不再使用硫喷妥钠。

氯胺酮

氯胺酮可引起大脑皮层分离而出现镇痛和遗忘作用（另见第 30 章）。除静脉和肌内注射，氯胺酮还可经直肠（10mg/kg）、口服（6~10mg/kg）或经鼻（3~6mg/kg）给药。口服氯胺酮（4~6mg/kg）复合咪达唑仑（0.5mg/kg）及阿托品（0.02mg/kg）能够为患儿提供深度镇静。静脉给予小剂量（0.25~0.5mg/kg）氯胺酮可用于疼痛性操作的镇静和镇痛，而 1~2mg/kg 的剂量足以使镇静转为全身麻醉。更高剂量（高达 10mg/kg 肌内注射）可为麻醉诱导前（心脏手术）实施有创监测或静脉通道受限的患儿提供足够的镇静。氯胺酮对低血容量患儿的麻醉诱导很有利，但氯胺酮的个体差异相当大。分泌物增多是氯胺酮的主要副反应，常需给予减少腺体分泌的药物。氯胺酮的其他副作用包括呕吐和术后梦魇或幻觉，合用苯二氮䓬类药物可降低氯胺酮引起的梦魇发生率。尽管在应用氯胺酮后常可维持自主呼吸和保持呼吸道通畅，但也可能发生呼吸暂停和喉痉挛。

儿童应用氯胺酮的禁忌证包括急性上呼吸道感染（URI）、颅内高压、开放性脑外伤及精神障碍或癫痫发作。应用氯胺酮后咽反射消失，因此不能单独用于饱胃或食管裂孔疝患者的麻醉。氯胺酮也可作为硬膜外麻醉药物的一种成分用于硬膜外腔[56]。但是，**因一般氯胺酮制剂中所含防腐剂具有神经毒性，所以在硬膜外腔中应给予不含防腐剂的氯胺酮（另见第 30 章）。**

依托咪酯

依托咪酯是一种基于类固醇的全麻诱导药（另见第 30 章）。与丙泊酚一样，注射痛发生率高。考虑到其类过敏性反应和对肾上腺功能的抑制，限制了该药物在全麻中的大量使用。由于依托咪酯对心血管系统并无实质性的副作用[57-58]，因而对头部外伤和心血管功能不稳定的儿童中很有利，如心肌病儿童。依托咪酯在急诊科气道管理中应用越来越普遍[59]。在给予小剂量阿片类药物和肌松剂之前，常规给予 0.2~0.3mg/kg 的依托咪酯。依托咪酯常用于危重儿童的气管内插管术。因为有相当高比例的危重儿童，特别是那些对血管升压药耐受的儿童存在肾上腺皮质功能不全，对于这类需使用依托咪酯安全管理气道的患儿有必要补充类固醇[60-61]。一种新型超短效的依托咪酯类似物（环丙基甲咪酯）可能避免了对肾上腺功能的抑制，从而可以用于持续输注[62]。

镇静药和抗焦虑药

地西泮

小儿口服地西泮吸收比成人快。口服 0.1~0.3mg/kg 地西泮常能在 1h 内提供满意的镇静（另见第 30 章）。地西泮静脉注射痛强烈，不易耐受，也可经直肠给药。因肝是降解地西泮的主要器官，所以肝病患儿应慎用。新生儿地西泮的半衰期极长（80h），因此地西泮禁用于 6 个月龄以下或肝代谢途径尚不成熟的婴儿。

咪达唑仑

咪达唑仑为水溶性，因此通常无静脉注射痛（另见第 30 章）。因其水溶性的特征，**与脂溶性的地西泮相比，咪达唑仑需要 3 倍时间才能从脑电图上观察到最大镇静效果**。因此，临床医师在两次静脉给予咪达唑仑之间至少应等待 3min，以避免效应"叠加"[63]。与地西泮的清除半衰期（约 18h）相比，咪达唑仑的消除半衰期较短（约 2h），这有利于儿童术前用药。咪达唑仑是唯一经美国食品药物管理局（FDA）同意应用于新生儿的苯二氮䓬类药物，新生儿咪达唑仑的半衰期要长得多（6~12h）[64]。此外，有新生儿静注咪达唑仑后出现严重低血压的报道，而且给予芬太尼后发生低血压的可能性显著增加。肌内注射（0.1~0.15mg/kg，最大剂量 7.5mg）、口服（0.25~1.0mg/kg，最大剂量 20mg）、直肠（0.75~1.0mg/kg，最大剂量 20mg）、经鼻（0.2mg/kg）或舌下给药（0.2mg/kg），这些情况下咪达唑仑都能迅速吸收[65]。大多数儿童经鼻给药会出现不适。咪达唑仑可能加重了阿片类药物的呼吸抑制作用。与咪达唑仑有相互作用的药物主要有红霉素、钙通道阻滞剂、蛋白酶抑制剂，甚至葡萄柚汁可因抑制细胞色素 P450 而导致咪达唑仑代谢延迟。在这种情况下，应避免使用咪达唑仑或减量 50%[66]。经鼻给药可能会通过药物经神经连接（嗅神经）进入中枢神经系统而增加发生中枢神经系统毒性的可能性[67]。因为咪达唑仑神经毒性从未被验证，而且大多数儿童在经鼻给药时哭闹，作者认为通常应避免经鼻给予咪达唑仑。

右美托咪定

右美托咪定是一种选择性 α_2-肾上腺素能受体激动剂，具有抗焦虑、镇静和镇痛的特性（另见第 30 章）。关于这种新药用于儿童医疗有待进一步研究以阐明其确切的优缺点。目前严格控制的相关儿科研究非常少。一项纳入 36 名 2～12 岁的小儿的药代动力学试验显示右美托咪定的最终清除半衰期为 110min，并随着剂量增加会出现心率减慢（≤ 15%）和收缩压降低（≤ 25%），与成人相似[68]。10min 内分别以 2μg/（kg·h）、4μg/（kg·h）或 6μg/（kg·h）速度注射右美托咪定（0.33～1.0μg/kg），对麻醉诱导前 1h 内呼吸频率和氧饱和度无明显影响。只有一例儿童出现血压增高，但不能确定是否与药物有关。注意到所有儿童都出现了短暂的镇静，作者推荐缓慢静脉输注右美托咪定，最大程度降低大量静脉注射引起的任何血流动力学不良事件的可能性。右美托咪定作为单独的镇静药或复合其他镇静药，在小儿心导管检查和各种放射检查中已有描述[69-70]。右美托咪定也可用于纤维支气管镜插管[65]，小儿清醒开颅切开术的镇静[66]，可减少苏醒期躁动的发生[73-74]，也有利于停用阿片类药物[75]。此外，该药已经用于危重患儿的长时间镇静[76]。因此，该药对小儿的适应证似乎与成人相同。大剂量的右美托咪定［起始剂量 2～3μg/kg，随后维持剂量 1～2μg/（kg·h）］输注可发生严重心动过缓（心率 40 次/分）[77-78]，但给予格隆溴铵治疗会导致不明原因的持续严重高血压[79]。由于这些潜在的严重不良反应，不推荐使用大剂量的右美托咪定。一般认为，右美托咪定以 0.7～1.0μg/kg 起始剂量缓慢输注，输注时间超过 10min，随后维持输注 1～2μg/（kg·h），而深度镇静则需要联合给予阿片类、苯二氮䓬类或其他镇静药物[80]。

阿片类药物（另见第 31 章）

吗啡

吗啡是最古老、最常使用的长效镇痛药物。早期新生儿的研究提示吗啡的呼吸抑制作用比哌替啶严重，故吗啡是否可应用于新生儿（小于 10 日龄）仍存在争议。新生鼠脑内吗啡水平比成年鼠高，提示新生儿血脑屏障的通透性高，可能部分地解释新生儿对吗啡

更敏感[81]。这一推断演变成了一种共识，即婴儿对阿片类药物敏感。最近一些研究发现其药代动力学呈年龄依赖性。新生儿吗啡清除率较低，清除半衰期较长，从而导致小剂量吗啡可产生较高的血药浓度[82]。10 日龄以上的足月婴儿清除吗啡的速度快一些，达到了与成人相似的水平。

吗啡对小儿呼吸抑制的程度以及到什么年龄减轻的问题尚未解决。吗啡和芬太尼的呼吸抑制作用似乎存在差异，该差异可能与药物转运至大脑无关[83]。若果真如此，则主要是因为药效动力学的改变所致，而非简单地因为血脑屏障的发育不完全。吗啡须慎用于未行监测的新生儿和早产儿。超过 6 个月的小儿对吗啡的反应可能与成人相似。

哌替啶

由于哌替啶对新生儿呼吸抑制的程度比吗啡轻（另见第 31 章），因此哌替啶得到了足够的重视[84]。这一差别可能部分与哌替啶比吗啡的脂溶性高有关。与吗啡不同，哌替啶进入新生儿脑内的比例与年长儿相似。哌替啶与所有应用于新生儿的药物相似，在代谢和药物反应方面存在极大的个体差异。因为毒性代谢产物去甲哌替啶可聚集，哌替啶不适用长期或反复给药。很多儿童医院已将哌替啶从处方上删除。

芬太尼

芬太尼是婴幼儿最常用的阿片类药物（另见第 31章）。芬太尼的主要优点为起效快，作用持续时间短。芬太尼的脂溶性比哌替啶大，易于透过血脑屏障。小剂量芬太尼作用消失主要是药物再分布的结果，而大剂量则依赖于药物清除。大剂量芬太尼可达到长效阿片类药物的效果。

芬太尼诱导进入麻醉状态时，心血管反应非常稳定。芬太尼麻醉所需的剂量个体差异极大，与患者的年龄、外科手术、健康状况及使用麻醉辅助药物有关[85]。新生儿实施腹部手术时芬太尼半衰期比其他手术长；肝血流以及影响肝血流增多或减少的因素，如呼气末正压（PEPP）或血管收缩药的使用，都可能影响芬太尼的药代动力学。肝功能受损伴腹内压增加对芬太尼的药代动力学影响也很大[86]。因此，新生儿较之年长儿，芬太尼的药代动力学和药效动力学个体差异性更大。足月新生儿腹部手术麻醉芬太尼剂量为 12.5μg/kg[85]，而心脏手术则需要较大剂量（30～100μg/kg）（另见第 94 章）。该剂量对于术后需要控制呼吸的儿童是安全的，术后未行控制呼吸的儿童应使用更小剂量的芬太尼（2～10μg/kg）并复合其他麻醉药。因新生儿的心排血量由心率决定，

所以芬太尼引起的心动过缓可能需要给予抗迷走药物，如阿托品或泮库溴铵。

阿芬太尼

阿芬太尼比芬太尼清除更快，且药代动力学与剂量无关（另见第 31 章）。阿芬太尼的剂量越大，清除得也越多，该特点使其安全范围很广。儿童阿芬太尼的清除可能快于成人。与其他阿片类药物一样，新生儿及肝血流受损的患儿阿芬太尼的药代动力学和药效动力学的个体差异较大。

舒芬太尼

舒芬太尼主要用于心脏手术，其药代动力学与年龄也有明显相关性，尤其在出生头一个月（另见第 31 章和第 94 章）。舒芬太尼在儿童中的清除比成人快。有报道发现，若未同时给予迷走神经阻滞药，舒芬太尼可引起严重的心动过缓甚至心搏骤停，故应谨慎使用[87]。经鼻使用舒芬太尼（2μg/kg）也作为术前用药或镇痛，但可能会发生缺氧。

瑞芬太尼

瑞芬太尼是最近才用于儿童医疗的阿片类药物（另见第 31 章）[88]。其最大优点是半衰期极短。研究发现成人即使是长时间输注，其效应室浓度（对呼吸系统的作用）下降 50% 的时间约为 4min。一项研究瑞芬太尼儿童药代动力学的试验发现，其年龄相关的差异主要在于分布容积和清除容积的不同而不在于半衰期（图 93-9）[89]。与大多数药物的药代动力学不同，新生儿清除瑞芬太尼的速度比年长儿快！更有趣的是，与其他阿片类药物相比，不同患儿之间瑞芬太尼的药代动力学参数差异极小，尤其是婴幼儿和新生儿。因瑞芬太尼经血浆和组织非特异性胆碱酯酶降解，所以肝肾功能的发育程度也不重要。这也有助于解释

为什么婴幼儿与成人的瑞芬太尼半衰期差别极小。瑞芬太尼特别适用于肝、肾衰竭的婴幼儿。瑞芬太尼在新生儿优良的药代动力学特点允许其提供阿片类诱导的麻醉深度，同时又避免心血管抑制作用及术后机械通气。一项婴幼儿幽门环切术的多中心研究发现，与氟烷麻醉相比，瑞芬太尼麻醉术中血流动力学参数、拔管时间、PACU 停留时间、止痛药的需求或不良事件均无差异[90-91]。瑞芬太尼对必须迅速评估神经状态的年长儿的麻醉管理很有用。瑞芬太尼非常适用于心脏手术的患儿，因为其提供了满意的镇痛、维持心血管系统稳定及早期拔管并过渡到长效低剂量的阿片类药物（另见第 94 章）。

一些研究证实单次注射瑞芬太尼可替代琥珀酰胆碱[92-93]。一项研究发现 1.25μg/kg 瑞芬太尼复合 4mg/kg 丙泊酚可以满足所有儿童（2～16 岁）的气管内插管，但会引起较多的咳嗽反应。并且，与等效剂量的丙泊酚复合琥珀酰胆碱（1mg/kg）组相比较，瑞芬太尼组发生呼吸暂停的时间延长，没有一例瑞芬太尼组的儿童发生胸壁僵直[92]。另一项研究表明 2～12 个月的婴儿和 1～6 岁幼儿的成功气管内插管的 98% 有效剂量（ED_{98}）基本相同（约 2.9μg/kg）[93]。该研究的第二部分中，3μg/kg 瑞芬太尼复合 4mg/kg 丙泊酚用于 2～12 个月的婴儿，与使用 2mg/kg 琥珀酰胆碱复合 4mg/kg 丙泊酚相比，气管内插管反应和呼吸暂停时间基本相同。作者认为这些数据不能充分证明瑞芬太尼可完全代替琥珀酰胆碱进行快速气管插管。因为快速注射瑞芬太尼可能导致低血压和心动过缓，需使用抗迷走药物。

在新生儿和幼儿中，使用稀释浓度更低的瑞芬太尼（例如 5μg/ml）和用针头刺入注射端而绕过无效腔（或者预充无效腔）是有必要的，以确保药物起效不延迟[94-95]。在年长儿童，可用瑞芬太尼标准溶液 50μg/ml。一般而言，瑞芬太尼没必要给予起始剂量，

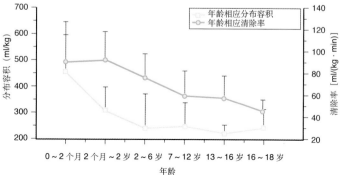

图 93-9 瑞芬太尼是新近用于新生儿的强效阿片类药物。瑞芬太尼与其他药物不同，其半衰期在新生儿与年长儿短，可能因其经血浆和组织非特异性酯酶代谢消除以及新生儿分布容积更大。该研究的重要性在于肝、肾功能的发育不成熟不影响瑞芬太尼的药代动力学 *(Data abstracted from Ross AK, Davis PJ, del Dear G, et al: Pharmacokinetics of remifentanil in anesthetized pediatric patients undergoing elective surgery or diagnostic procedures, Anesth Analg 93:1393-1401, 2001.)*

以 0.1μg/（kg·min）的输注速率给药，并根据需求追加或减量。两项研究比较了儿童与成人持续输注瑞芬太尼切皮时躯体和自主神经反射[96-97]。结果显示阻滞 50% 儿童躯体和自主神经反射所需的输注速度显著高于成人（约为 2 倍）。儿童与成人在瑞芬太尼需要量上如此不同的原因尚不清楚。但是，此研究在临床上很重要，因为提示了儿童可能需要：①开始输注速度要大些；②在评估最初反应后应快速增加输注速度；③辅助氧化亚氮或其他强效麻醉药；④增加其他镇痛药。在上下消化道内镜检查中，作者对小于 10 岁的儿童给予 100μg 瑞芬太尼复合 18ml 丙泊酚的混合液（瑞芬太尼终浓度为 5μg/ml），10 岁以上的儿童给予 50μg 瑞芬太尼复合 19ml 丙泊酚的混合液（瑞芬太尼终浓度为 2.5μg/ml），起始输注速度相当于 150μg/（kg·min）的丙泊酚，这种输注组合可以提供优越的操作条件。对于较大的儿童给予较小剂量的瑞芬太尼是为了避免呼吸过慢。一项研究显示这种输注组合在 6 个小时内都是稳定的[98]。

从临床要求和安全目的出发，瑞芬太尼应采用持续输注，并应由另一种持续输注的液体带入静脉。因为由静脉输液速率变化所导致的给药速率的变化将显著影响阿片类药物的用药速度[94-95]。新生儿和小儿，作者通常采用持续输注泵维持静脉液体的输注，并尽可能将瑞芬太尼的输注端接近静脉套管针。对于复杂病例，作者将开放一条单独的静脉通路用来给予所有麻醉药物。另一个极为重要的问题是，瑞芬太尼停止输注后即需镇痛处理。作者通常在停用瑞芬太尼前给予吗啡（0.05～0.2mg/kg，取决于预计的疼痛程度）或使用区域神经阻滞。在小儿脊柱手术中，作者也曾利用瑞芬太尼的迷走样神经作用来降低血压同时深度镇痛。因为小剂量吸入麻醉药或丙泊酚输注可用于抗焦虑和遗忘，所以这一方案可以避免干扰诱发动作电位或感觉电位。这种情况可能导致急性耐受[99]。

肌肉松弛剂（另见第 34 章）

去极化肌松药

琥珀酰胆碱水溶性高且迅速向细胞外液再分布。因此，婴儿静脉给予琥珀酰胆碱的剂量（2.0mg/kg）约为年长儿（1.0mg/kg）的 2 倍。琥珀酰胆碱是唯一可肌内注射给药的短效肌松药。婴儿肌内注射 5mg/kg、超过 6 月龄幼儿肌内注射 4mg/kg 可在 3～4min 内达到完全肌松。肌内注射给药后，骨骼肌松弛时间可持续长达 20min。将琥珀酰胆碱分两次注射或改变其浓度并不能使起效增快。在紧急情况下，琥珀酰胆碱可经舌内给药（通过颏下途径），将缩短肌松起效时间，因为琥珀酰胆碱经舌吸收比经外周骨骼肌吸收快。

静脉给予琥珀酰胆碱常出现心律失常，尤其见于氟烷麻醉过程中。预先静脉给予阿托品（而非作为术前用药肌内注射阿托品）可降低心律失常的发生率。给予琥珀酰胆碱首剂时可发生心脏窦性停搏，重复给药更为常见，这种停搏可发生于任何年龄的儿童。尽管年长儿心动过缓的发生率较低，但作者曾观察到 1 例 13 岁患儿在单次给予琥珀酰胆碱复合硫喷妥钠而未给予阿托品后约 30～45s 发生心搏骤停；这种心搏骤停发生于气管内插管前，给予 100% 纯氧通气和阿托品并给予胸外按压几次以促进阿托品进入循环即可迅速恢复。因此，对于所有儿童，包括青少年，在给予琥珀酰胆碱首剂之前应静脉给予阿托品，伴有心动过速者（例如心肌病）除外。

琥珀酰胆碱的并发症很严重，引起了人们的高度重视。琥珀酰胆碱的严重并发症包括横纹肌溶解和高钾血症（特别是小于 8 岁的男孩，可能伴有未发现的肌肉萎缩症）、咬肌痉挛及恶性高热，因此琥珀酰胆碱不应常规用于儿童[100-101]。琥珀酰胆碱使下颌肌张力增加（咬肌痉挛），这可能是一种正常变异。然而，咬肌痉挛（牙关紧闭）使张口困难，代表咬肌紧张到了极限，可能是与恶性高热相关的反应。作者曾 2 次观察到这种情况，两位患者均未发生恶性高热，但有 1 例患者第 2 天早晨肌酸激酶高于 20 000IU。

尽管存在很多问题，琥珀酰胆碱仍很重要，因为其为市面上唯一的超短效肌松药物，起效快、肌松完善。静脉注射琥珀酰胆碱应仅限于饱胃的患儿或为了解除喉痉挛。当必须控制气道而静脉通道的建立又遇到困难时，可选用肌内注射或颏下（舌内）给予琥珀酰胆碱。

目前有希望用更安全的方法替代快速顺序化插管和治疗喉痉挛（如大剂量罗库溴铵，1.2mg/kg）[102]。如果新型拮抗剂 Sugammadex 能被证明在儿童（见后续讨论）使用是安全有效的，并且能进一步证实 Sugammadex 具有拮抗儿童深度神经肌肉阻滞的能力，那么绝大部分与使用琥珀酰胆碱有关的威胁生命的不良反应将消失。在全世界很多国家，Sugammadex 已被证实为非常好的神经肌肉阻滞的拮抗剂。

非去极化肌松剂

比较婴儿与年长儿或成人对非去极化肌松剂的反应显示，通常婴儿对非去极化肌松剂更敏感，而且个体差异更大（另见第 34 章）。尽管按千克体重计算不同年龄的患儿，肌松剂的起始剂量基本相同，但由于新生儿的分布容积较大、肝肾功能较差而导致肌松剂清除速度较慢、药效延长，并在血药浓度较低时即可出现神经肌肉阻滞。

选择非去极化肌松剂取决于其副作用及所需的肌松时间。如果需要增快心率（如芬太尼麻醉），则泮库溴铵是合适的选择。维库溴铵、阿曲库铵、罗库溴铵和顺式阿曲库铵适用于婴儿和儿童短时间麻醉；这些药物也可连续输注给药。阿曲库铵和顺式阿曲库铵的特殊清除途径（Hofmann 清除和酯解）使其特别适用于新生儿和有肝肾疾患儿童。维库溴铵的优点在于无组胺释放，但与泮库溴铵一样，用于新生儿时肌松作用时间延长。

罗库溴铵的临床特点与维库溴铵、顺式阿曲库铵和阿曲库铵相似，但其优点在于可肌内注射给药。研究发现，新生儿肌内注射罗库溴铵 1mg/kg，1 岁以上的小儿肌内注射罗库溴铵 1.8mg/kg，可在 3 ~ 4min 内到满意的气管内插管条件，同时发现行三角肌肌内注射比股四头肌内注射更可靠 [103]。肌内注射罗库溴铵的起效时间与肌内注射琥珀酰胆碱相似，但肌内注射罗库溴铵的肌肉松弛持续时间约 1h，不适用于短小手术。静脉给予罗库溴铵（1.2mg/kg）的肌肉阻滞起效时间和插管条件与静脉给予琥珀酰胆碱（1.5mg/kg）相同 [102]。作者曾在预吸氧后以该剂量罗库溴铵复合丙泊酚（3 ~ 4mg/kg）对不适于使用琥珀酰胆碱的患儿进行快速顺序化诱导；若再复合给予利多卡因（1mg/kg）可获得更满意的气管

内插管条件。大多数儿童可在 45s 内插管。不足之处在于肌松持续时间为 45 ~ 70min。因此，这种方法仅限于长时间手术或不得不接受长时间神经肌肉阻滞的情况。相反，小剂量罗库溴铵（0.3mg/kg）复合吸入麻醉药物可在 3min 内获得满意的气管内插管条件，但是神经肌肉阻滞通常可在 15 ~ 20min 内恢复。

表 93-4 为肌松剂的常用推荐剂量。由于个体差异极大，婴幼儿长效肌松药应谨慎使用，起始剂量应从年长儿常规剂量的 1/3 ~ 1/2 开始使用。作者建议，所有新生儿和婴儿均应常规使用肌松药的拮抗剂，即使这些患儿的呼吸已完全恢复，因为呼吸作功可导致呼吸疲劳和呼吸衰竭。肌肉恢复的体征为婴幼儿能抬腿和上肢以及外周神经的四个成串刺激已恢复。

Sugammadex

Sugammadex 是一种能和骨骼外的罗库溴铵结合形成水溶性复合物的环糊精结构药物，它是罗库溴铵特异性的拮抗剂 [104-105]（另见第 35 章）。这种拮抗剂的优势在于它通过共价键起作用。由于 Sugammadex 由糖制得，所以其潜在的不良副作用极小 [105-106]。该药物也能拮抗其他甾体类松弛剂，如较少程度上拮抗维库溴铵和泮库溴铵的作用。这种拮抗的机制是降低血浆肌松药浓度，逆转血浆药物浓度和神经肌肉接头肌松药浓度梯度，将神经肌肉接头处的罗库溴铵游离出来 [105, 107]。因此，它拮抗罗库溴铵较新斯的明 / 阿托

表 93-4   儿童常用肌松药及其拮抗剂

药物	平均插管剂量 （mg/kg）	类别	大致持续时间
肌松药 *			
泮库溴铵	0.1	长效	约 45 ~ 60 min
顺式阿曲库铵	0.1	中效	约 30 min
维库溴铵	0.1	中效	约 30 min
罗库溴铵		与剂量相关	
	0.3	短效	约 15 ~ 20 min
	0.6	中效	约 30 ~ 45 min
	1.2	长效	约 45 ~ 75 min
拮抗药 †			
依酚氯铵	0.3 ~ 1.0 mg/kg + 阿托品 0.02 mg/kg		
新斯的明	0.02 ~ 0.06 mg/kg + 阿托品 0.02 mg/kg		

* 早产儿和足月新生儿（对药物可能更敏感）对肌松药的反应个体间的差异极大。因此，所有剂量均应根据反应调整。在复合强效吸入麻醉药时，推荐的插管剂量应减少 30% ~ 50%。
† 非去极化肌松药拮抗药的剂量应根据残留的神经肌肉阻滞程度而定（如剂量应根据临床作用调整）

品起效更迅速[108]。最重要的是，Sugammadex 不产生心血管反应，因此也不需要联合使用阿托品等药物。这一新的拮抗神经肌肉阻滞方法避免了新斯的明和抗胆碱能药的所有副作用，并能拮抗深度神经阻滞。这项令人兴奋的发现能真正停止在儿科临床实践中使用琥珀酰胆碱，除外在没有建立静脉通路时需肌内注射琥珀酰胆碱。即使在这种情况下，肌内注射罗库溴铵仍能被足够剂量的 Sugammadex 拮抗。可以肯定的是，Sugammadex 用于成人是令人满意的，如果其不良事件件极小，Sugammadex 也能改变我们目前的小儿麻醉现状。资料显示，Sugammadex 也可以被用于急救药物来快速拮抗罗库溴铵引起的过敏反应[109-110]。不幸的是，运营商将 Sugammadex 的定价很高，以至于由于财政上不可行而导致其不能作为常规使用（表 93-5）。因此，此阶段 Sugammadex 可能只被作为抢救药物来使用。

麻醉需要考虑的事项

术 前 准 备

对于手术患儿进行术前访视和术前准备比术前用药更重要（另见第 38 章）。在此期间，麻醉医师应评估小儿的病情、择期手术的必要性和患儿及家属的心理状况。麻醉医师亦需阐述麻醉诱导方法，解释诱导

表 93-5 根据患者体重和阻滞深度所需的拮抗罗库溴铵的费用*

阻滞深度	体重（kg）			
	3	10	20	70
轻度（4 次抽动并逐渐消退）2mg/kg	$1.4625	$9.75	$19.50	$67.90
中度（1 ~ 2 次抽动）4mg/kg	$1.95	$19.50	$39.00	$135.80
深度（无抽动）8mg/kg	$3.90	$39.00	$78.00	$271.60
浪费药物（单个患者使用；深度阻滞）	$93.60	$58.50	$19.50	$68.025†

Reproduced with permission from Coté CJ, Lerman J, Anderson BJ, editors: *A practice of anesthesia for infants and children*, ed 5, Philadelphia, 2013, Saunders.
* 目前为止罗库溴铵还未被美国食品药物管理局批准，因此以上价格是基于英国费用。
† 假定一瓶 200mg 和一瓶 500mg 的药物包装。
200 mg 费用：£ 60 约等于 $97.50 ($0.4875/mg)；
500 mg 费用：£ 149 约等于 $242.125 ($0.4843/mg)

可能出现的问题，并帮助减轻家属的顾虑。因为患儿父母的紧张情绪可传递至患儿，任何可减轻父母紧张的措施也可减轻患儿的紧张。因此，麻醉医师应尽可能详细地回答患儿和家属提出的问题，并说明为保障最大程度的安全所采取的措施。患儿和家属获得的信息越多，越容易缓解手术和住院的压力。其他术前措施，如影视、文字材料及院内引导，也均有帮助。游戏治疗也可以缓解压力。令人惊喜的是观察到儿童可沉迷于 iPad 视频游戏中，以至于他们在玩游戏时进入睡眠状态。

在病历回顾、体格检查并对手术大概开始时间和持续时间进行解释之后，麻醉医师应向患儿描述何为麻醉及如何保证良好的诊治。所有监护项目均应向患儿及家属解释。应让患儿明白，任何一个设备都不会伤害到他们，而且他们还可以观察到如何连接监测设备。在开放静脉通道前，应告知患儿将开始使用使其"麻木"的药。特殊监测项目，如动脉通道、中心静脉通道、胃管或尿管等，也应向家属交代清楚，并保证这些项目是在麻醉诱导后才放置的。这部分告知内容也是麻醉医师在手术室工作的描述。向家属解释"麻醉处方"与手术一样会根据患儿的病情进行调整，这一点很重要。作者偏爱用"麻醉处方"这个词，因为麻醉医师与外科医师或儿科医师一样，都是医师，让家属清楚地理解这一点很重要。

儿童只理解具体事物，因此必须注意避免误导。向患儿解释麻醉药物产生的"睡眠"与"正常睡眠"不同很重要。他们应该知道麻醉药物的使用是为了避免他们术中清醒及回忆手术。亦应向其解释麻醉药物的作用将在术毕消失，然后他们会苏醒并回到父母身边。这种解释无需花太多时间和精力即可消除儿童和家属对治疗的顾虑。

千万不可忽视疼痛问题。需要向儿童保证在其清醒时会尽可能地采取措施以减轻其疼痛。因此，应向其解释疼痛治疗措施，如局部神经浸润、连续硬膜外或骶管给药、患儿自控硬膜外镇痛、患儿 / 父母 / 护士三方控制镇痛（另见第 92 和 98 章）。PACU 或 ICU 的情况亦应向其解释以免其惊恐。

恐惧的儿童

由于过去的经历或缺乏理解，某些儿童十分害怕进入手术室。倘若见到一名正在流泪的儿童，如果能够与之交谈，麻醉医师应放下手头一切工作，坐在他的旁边，询问其真正关心的事情。有时儿童并不给予回应。在这种情况下，作者会询问这些儿童是否害怕

入睡、是否害怕会感觉到手术操作或害怕术后疼痛。通常他们能描述其所顾虑。如果这一办法亦无效果，作者会反复交代"**麻醉下的睡眠与在家的睡眠不同。在家里，爸爸或妈妈摇你，你会醒来。但在手术室里，无论医疗人员做什么你都感觉不到，也不会记得，药物停掉后，这些药物将被呼出，然后就会醒来并回到家人身边。**"

这种解释通常会让患儿停止哭泣。有时流泪是因为他们希望有父母在场安慰，即使年长的儿童也有这种情况。这一要求容易满足，而且通常会止住流泪。如果是过去的一段经历导致患儿焦虑，应调查一下是否有事情被误解，或是向患儿解释我们将采取措施避免这一问题再发生。对于曾经有过麻醉史的小孩，只要让他们自己拿着麻醉面罩，可使他们觉得自己能控制整个局面而不会哭闹。曾经有一个7岁的患儿写下这样的遗愿："**再见了我的小妹妹（玩具），再见了我的毯子。**"当作者问她这有什么含意时，她告诉作者说"**她今天要睡着了。而有时候，人睡着了就不会再醒过来。**"她是一个烧伤患儿，需要经历几次手术。作者于是对她解释：有的人是会睡着后就醒不来，但是他们通常都是心脏或脑部有问题的老人，还从没见过像她这种手术的小孩。作者询问她是否自己拿着面罩会感觉好些，事实上她确实这么做了，整个诱导过程很顺利，醒来后她很感谢我"**因为在此之前从未有医师跟她解释过。**"这个小故事告诉我们直接跟孩子交流的重要性，而与年龄无关。最后，有些儿童劝导无效，也不可能知道他们为什么焦虑，对于这类儿童应加大术前用药，例如联合口服咪达唑仑、氯胺酮和阿托品（另见之前讨论部分）。

禁　食

研究发现，儿童在麻醉诱导2～3h前不受限制饮用清流质（水、苹果汁），其胃残余容积或pH与标准禁食相比并无差别。该措施对儿童及其父母而言更人性化而且并不增加胃内容物误吸的风险。婴幼儿比成人代谢率高、体表面积与体重之比较大，而且比成人更容易脱水。这一改良的禁食指南可降低麻醉诱导期间低血容量的发生率。作者倾向于午夜以后不食用牛奶和固体食物，但诱导前3h可饮用不限种类的清流质。如果手术安排更改，作者仍需禁食2h（表93-6）。母乳喂养的婴幼儿可在麻醉诱导前4h最后喂一次奶。作者将母乳视为乳剂，因为其脂肪含量随母亲饮食的不同而有异，并且可导致胃排空延迟。美国麻醉医师协会（ASA）指南允许在诱导前6h给予清淡饮

表93-6　儿科患者禁食指南

类型	禁食时间 (h)
清流质*	2
母乳	4
婴儿配方乳	6†
固体（脂肪或油炸）食物	8

* 包括不含汁的清水，清茶或不含牛奶的咖啡。
† 美国麻醉医师协会（ASA）指南允许在诱导前6h"清淡饮食"（茶和简单的烤面包），但是，很难定义什么是小儿的"清淡饮食"

食，如面包和清流质等，但很多家长误以为是任何食物均可，包括蛋和熏肉[111]！

术 前 用 药

几乎所有镇静剂均可有效作为术前用药。关键问题在于麻醉医师自己的选择。是否需要术前用药必须根据病情、手术长短、麻醉诱导方法、患儿和家庭的心理状况来决定。6个月大的婴儿一般无需术前用药，但对害怕与父母分开的10～12个月大的婴儿需要术前用药。口服咪达唑仑是美国最常见的术前用药方法。口服0.25～0.33mg/kg咪达唑仑（极量20mg）通常可使小儿非常配合，离开父母时不哭闹[65]（另见第38章）。回顾既往麻醉记录对于明确小儿以前术前用药的反应也是很有用的。

术前用药可经口服、肌内注射、静脉注射、直肠、舌下或经鼻给药。所有途径都可靠而有效，但每一种都有其不足之处。口服或舌下给药无伤害，但药物起效慢或可能被吐出；成功的关键是药物的味道及患儿的配合程度。口服氯胺酮（4～6mg/kg）复合阿托品（0.02mg/kg）及咪达唑仑（0.5mg/kg，极量为20mg）可致患儿深度镇静。肌内注射给药有伤害并可能导致无菌性脓肿。静脉给药在打针和注射时都可能引起注射疼痛。直肠给药有时会造成患儿不舒服，造成排便，偶尔还会有烧灼感。经鼻给药尽管吸收迅速但易出现激惹问题。中等剂量氯胺酮肌内注射（2～4mg/kg）复合阿托品（0.02mg/kg）及咪达唑仑（0.05mg/kg）一般用于拒绝口服用药或既往小剂量术前用药效果不佳的患儿。肌内注射大剂量氯胺酮（高达10mg/kg）复合阿托品和咪达唑仑可用于静脉穿刺困难的患儿，以及那些诱导时必须有一条静脉通道的患儿（如先天性心脏病的患儿），可以为静脉穿刺提供良好的条件。

因为存在注射痛而且在麻醉诱导期间并不能显

著减轻喉反射，所以儿童不常规使用抗胆碱能药肌内注射。

上呼吸道感染儿童

上呼吸道感染（upper respiratory tract infection, URI）的儿童可能会出现严重的麻醉并发症，是麻醉医师最大顾虑之一。遗憾的是，由于每项研究对 URI 的定义不尽相同等多方面原因，导致有关 URI 及麻醉并发症的资料很难明确。对于上呼吸道感染的儿童是否可以实施手术及麻醉取决于很多因素。URI 可能是一种更为严重疾患的前驱症状之一，也可能仅仅是儿童常见的病毒感染，尤其是在冬季。URI 的儿童气道应激性高，而且有可能增加喉痉挛、支气管痉挛、插管后哮鸣、肺不张、肺炎及缺氧的发生率。既往曾被动吸烟的儿童气道相关性问题的发生率较高 [112-115]。避免气管内插管或使用声门上装置如喉罩（LMA）可降低这些并发症出现的可能性。然而，气道相关不良事件的发生率并不会因为给予抗胆碱能药或支气管扩张剂而降低 [116-117]。由于支气管高反应性可持续至 URI 后 6 周，因此手术推迟 6 周或更长才可避免气道并发症 [118-119]。URI 恢复期儿童同 URI 急性期儿童的气道相关并发症的发生率实际上是一样的 [112, 119-120]。如果患儿出现急性上呼吸道感染而且逐渐加重，就取消手术；有干啰音和咳痰患儿也取消手术；如果患儿病情平稳，不发热而且上呼吸道感染已有数天，作者通常会实施麻醉。作者主要的顾虑是那些手术时间长和术后需住院的患儿，因为这些患儿将暴露于其他免疫功能障碍的住院儿童中间。而对于术后回家的患儿，作者会告知家属和手术医师存在的风险增加，他们通常会选择实施手术。可以采取各种措施来成功地处理常见的并发症。利用氧气对付缺氧，使用沙丁胺醇和吸入麻醉药处理支气管痉挛，肌松剂处理喉痉挛，亦可对短小手术采取其他方法而不进行气管内插管。在最后 1min 才取消手术对患者家庭来说是不公平的，而且打乱了手术安排。当然，不应出于经济或社会方面的原因而将患者置于危险之中。避免在最后时刻取消手术的最好办法是由护士在手术前一天打电话询问患儿的健康情况。如果患儿有 URI，麻醉医师可打电话给家属，询问病史以决定下一步该如何做。这样可避免患儿在医院和家之间往返奔波，而且父母也可避免不必要的请假。对于某个患儿在某一天实施某一手术，医师最好自己根据临床情况来作出最佳决定。如果手术决定已上日程，应该做一记录以便术前讨论。

麻醉诱导

麻醉诱导方法的选择取决于许多因素：患儿的病情、手术过程、患儿的紧张程度、配合程度和交流能力（如由于年龄、发育延迟或语言障碍而不能交流）、是否饱胃及其他因素。

婴儿

因为小于 10 ~ 12 月龄的婴儿容易与父母分开，所以通常采用面罩进行诱导而不是术前用药。面罩诱导极简单，抓住麻醉回路末端的手握成杯状放在患儿的脸上或用一只手将面罩置于患儿脸上方，另一只手调节麻醉药浓度。给新生儿或较小的婴幼儿吸吮橡胶奶嘴或戴手套的手指常常能避免诱导期间的哭闹。当患儿意识丧失后，紧扣面罩以增加麻醉药吸入并降低手术室的污染。这段时间最危险，因为非常容易错误判断麻醉深度而导致心肌受抑制。一旦诱导完成，应迅速降低氟烷（降至 1.0% ~ 1.5%）或七氟烷（降至 3.0% ~ 4%）的吸入浓度，并维持这一水平或更低水平直至建立静脉通道。在静脉通道建立后，即可加深麻醉或使用肌松剂。在无静脉通道的情况下加深麻醉是危险的，若缺乏这种警觉性，一旦出现问题复苏会很困难。

第二个最危险的时间点是完成气管内插管即刻。如果在放入喉镜前未关闭蒸发器，很容易忘掉仍在吸入高浓度的麻醉药物，在检查呼吸音时会出现吸入麻醉药过量。因此，一名谨慎的麻醉医师在置入喉镜及气管内插管前即应停用所有的麻醉药物。Mapleson D 型环路因麻醉药物直接进入气道很容易导致麻醉药物浓度过高。相反，在重复吸入环路中可能需要更长时间才可使环路中的药物达到平衡，因此除非使用高流量的新鲜气体，吸入麻醉药物浓度是逐渐地上升（或下降）的。当由七氟烷转为氟烷或异氟烷时应特别小心，因为这些药物的心肌抑制作用具有叠加作用。

年长患儿

采用面罩进行满意的、无心理创伤的麻醉诱导需要年长患儿的理解和配合。1 ~ 4 岁患儿术前用药有利于麻醉诱导。麻醉诱导可采用多种技巧。一种方法是玩游戏。例如，让较小的儿童玩"吹气球"的游戏。稍大的小儿（4 岁以上）可在诱导期间接受催眠性暗示。麻醉医师可将麻醉面罩比喻成"一个飞行员的面罩"而氟烷或七氟烷的气味是"氧气"或"燃料"，暗示"飞机飞得越快越高，燃料气味就越浓"，可以有效地分散患儿的注意力。在进行面罩诱导期时，麻醉医师必须与患儿进行无干扰地交流，并每 3 次或 4 次呼吸后逐渐增加麻醉药物的吸入浓度，可使患儿平稳过渡至全麻状态。在许多地方，麻醉诱导期间，麻醉医师会用"游戏疗法"吸引患儿的注意力，有时会借助视频游戏的方式分散患儿的注意力。如果采用此方法，则需要旁人帮忙拿着游戏设备，避免患儿入睡后设备打到患儿面部。诱导期间，患儿可能会屏气，在这种情况下，不要使用辅助呼吸，因为辅助呼吸可诱发咳嗽或喉痉挛。麻醉医师必须明确气道阻塞和喉痉挛与屏气之间的区别。检查胸壁及腹部运动情况有助于明确气道阻塞，气道阻塞可导致胸腹的摆动样运动（当膈肌下降，腹壁膨起而胸壁不动）。患儿意识消失后，立即降低麻醉药物的吸入浓度并建立静脉通道。如果发生喉痉挛和上呼吸道阻塞，应关闭通气活瓣，在允许患儿自主呼吸的同时产生约 $5 \sim 10 cmH_2O$ 的气道正压以利于气体正常交换。如果该措施无效，则实施快速正压通气并避免胃胀气，通常可解除喉痉挛。当然，给予肌松剂也可消除喉痉挛。琥珀酰胆碱仍是紧急情况下的正确选择。

第三种诱导方法是使用带香味的面罩。有多种香味的面罩和润唇膏可供患儿选择以减少麻醉气体的难闻气味。患儿可选择一种自己喜爱的味道。

第四种诱导方法称为单次呼吸技术，要求患儿配合并能按指导进行呼吸。麻醉医师可使用麻醉面罩向患儿演示麻醉过程，患儿再按以下步骤重复：①深吸一口气并憋住；②完全呼出再憋住，然后在呼气末将面罩放在儿童面部；③再深吸一口气并尽可能憋住；④然后恢复正常呼吸。诱导前，呼吸环路中充满了 60% 氧化亚氮和 5% 氟烷或 60% 氧化亚氮和 8% 七氟烷。呼吸囊必须反复充放数次以保证整个环路充满 5% 氟烷或 8% 七氟烷。在面罩与环路的 Y 形接头连接后，重复步骤 1 至步骤 4，放置面罩时注意勿将气体对着眼睛（碰触睫毛），因为这样可能导致患儿恐惧。如果患儿十分配合，眼睑反射通常在 1min 之内消失。有时，会出现一些意外状况，比如患儿不能进行深呼吸，或患儿变得很恐惧，或面罩尺寸不合适等。如果患儿未完全进入麻醉状态，诱导时间会稍微变长，但患儿通常不会记得诱导过程。如果患儿在吸入麻醉药物前出现恐慌，则不应强行采用这种方法诱导，而应该代之以其他方案。

手术室里的父母

父母要求于麻醉诱导期间在场是人之常情。笔者认为，应当欢迎他们参与这一过程（常仅限于 1 人，而非父母双方），因为有时保证父母一方在场，避免患

儿与父母分开，可不用术前用药。但是，如果患儿病情需要，即便父母在场，也不应取消术前用药。在其他情况下，父母在场足以减轻患儿的焦虑，也可以减少术前用药量。但是，父母是否在场必须依患儿的发育情况和父母在场的必要性而定。新生儿或 6 个月龄的小儿完全信任陌生人，此时让父母在场并无任何意义。同样，术前用药量较大的儿童亦不必让父母在场。当然，饱胃情况下行快速诱导时父母亦不必在场。父母在场应对患儿有益才行，如果对患儿无益或医师觉得干扰治疗时，就不必让父母在场。总之，应将患儿的安全和护理放在第一位。有时可向父母解释参与此过程只是一种特殊待遇，而非其权利。各位医师和各个医疗机构可根据自身的情况决定如何操作。如果决定让父母到场，麻醉医师应向其解释可能看到的情形，并向其保证不用担心出了什么问题，以免受惊。首先，可以向父母解释"当人睡着的时候眼睛会向上转动"这是正常现象，其次告之他们，当患儿睡着时"喉咙中会发出响声"（如鼾声）也是正常的（笔者认为，不必向他们说明这种声音可能是气道受阻或是喉痉挛引起的）。最后，麻醉医师应指出"大脑常在入睡前变得兴奋"，因为，当患儿短暂吸入麻醉药物后常会突然变得躁动，手脚乱动或左顾右盼。患儿这一反应是预料之中的，并且很快就会完全进入麻醉状态。也可以进一步解释，即使患儿看起来像是清醒的，实际上根本记不得任何事情。这样，眼球转动、可能发生的气道阻塞以及麻醉诱导期间兴奋都已做出合理的解释，当出现这些状况时父母就不会害怕。麻醉医师须确保患儿父母坐下，并向其解释一旦患儿意识消失，他们亲吻患儿后必须离开，因为此时麻醉医师的注意力必须完全集中在患儿的安全上。

对于更小的患儿，笔者倾向于在其父母膝盖上施行麻醉。患儿面朝父母，父母抱着并帮助抓住患儿两臂于身侧以避免患儿抓到面罩。麻醉医师须向父母解释，在患儿入睡期间他们都应抱紧患儿，避免患儿身体变软后摔倒。当患儿意识消失后，麻醉医师将抱起患儿并放到手术台上。那时，父母可以亲吻一下孩子，然后回到家属等候区等待。如果与患儿父母存在语言障碍，可通过翻译人员解释这一过程，并让翻译人员在手术室帮忙完成无创性面罩诱导。此外，在麻醉诱导前，需对患儿进行脉搏血氧饱和度的监测。

直肠用药诱导麻醉

有些药物可经直肠使用来进行麻醉诱导或作为麻醉前用药，但是，目前已很少应用于临床。此方法的主要优点在于患儿可在父母怀抱中入睡，以咪达唑仑

为例，使用后可平稳地将患儿与父母分开。此方法对患儿的影响和测肛温差不多，但是仅用于穿尿布的患儿。使用此方法时，应避免让患儿看见对他们而言很大的肛管或注射器。直肠给予 10% 美索比妥（20～30mg/kg）可在 8～10min 内使 85% 幼儿及学步儿进入诱导阶段。除非患儿低头造成气道受阻，一般不会导致缺氧发生。此方法的主要缺点在于药物吸收显著延迟或增快。其他经直肠给药的药物包括 10% 硫喷妥钠（20～30mg/kg），咪达唑仑（1mg/kg，极量为 20mg），氯胺酮（6mg/kg）。

肌内注射诱导麻醉

药物，如美索比妥（10mg/kg）、氯胺酮 [2～10mg/kg，复合阿托品（0.02mg/kg）和咪达唑仑（0.5mg/kg）]，或单用咪达唑仑（0.15～0.2mg/kg），可通过肌内注射给药用于麻醉前用药和麻醉诱导。此方法的主要优点是效果确切，缺点是存在注射痛。

静脉诱导麻醉

静脉诱导麻醉是最可靠和最快的诱导方法。其主要缺点是建立静脉通道时，患儿可能非常痛苦并产生恐惧感。在面罩吸入诱导禁忌（如饱胃）时，宜采用静脉诱导麻醉。年长患儿通常可在给予 50% 氧化亚氮及局麻后进行静脉置管；此外，外用麻醉药膏 [如恩纳（EMLA），ELA-Max] 也可起到良好的镇痛效果。麻醉医师需要向患儿强调这一操作并不特别痛。有时患儿会在局麻操作时哭闹，当看见静脉导管时会变得更加歇斯底里。这时麻醉医师可采用以下两种方法：①不要让患儿看见静脉导管；②用一根针扎患儿的局部麻醉区域，让患儿看见针，询问患儿有无感觉。患儿通常在不痛后目瞪口呆并停止哭闹。

小儿气道管理

气管导管

对于大多数儿童，气管导管的型号和相对于牙槽嵴的插入深度基本是恒定的（另见第 55 章）。现有公式都是估算值，还需依据体格检查或患者的特殊体型来调整。表 93-7 为气管导管型号选择及推荐插管深度（起始于牙槽嵴）的指南。对于小于 6 岁的儿童，多使用无套囊的气管导管（见前文讨论）。图 93-4 展示的是新型带套囊气管导管与老式带套囊气管导管，新型带套囊气管导管相比有许多优点。如果使用带套囊气管导管，应当选择比无套囊气管导管小半号的气管导管，而且套囊压力应调至充气压达 20～30cmH₂O 时有

轻微漏气的程度。使用氧化亚氮麻醉期间应定期检查套囊的压力。如果使用无套囊气管导管，合适的型号是在充气压达 20～30cmH₂O 时轻微漏气。笔者认为，如无套囊气管导管（或未充气的带套囊气管导管）在气道峰压达 40cmH₂O 时仍不漏气，就应该换相邻更小号的气管导管并再次检查是否漏气。由此可见，依据气管导管漏气程度来确定患儿喉部尺寸是非常重要的。此外，依据笔者经验，每年都会在气管插管时遇到许多术前未发现的声门下狭窄的患儿（图 93-10）。

喉镜片

收治小儿的医院必须备有各种型号的喉镜片以便使用。通常，新生儿与学步儿因与年长儿有解剖上的差异而使用直镜片（见"呼吸系统"讨论部分）；因为 Wis-Hippel 1.5 号镜片面是平的，所以是适用范围比较广的镜片。年长儿既可选用弯镜片也可选用直镜片。有些患儿因面中部发育不良或其他解剖异常使用直镜片比弯镜片更具优势（表 93-7）。配有内置给氧通道的 0 号和 1 号喉镜片在新生儿清醒或镇静插管上具备独特的优势（图 93-11）。

饱胃患儿

饱胃患儿的处理应与饱胃成人一样，即均需实施快速顺序诱导并下压环状软骨（另见第 34 章和 55 章）。因耗氧量显著增加，儿童血红蛋白解离比成人快，新生儿比小儿快。此外，患儿可能因不配合而拒绝在麻醉诱导前吸氧（即拒绝预吸氧）。在这种情况下，为避免进一步加重患儿的不安情绪，最好行高流量给氧以提高周围环境中的氧浓度。另外，需

表 93-7 推荐儿科患者使用的气管导管型号、插管深度及喉镜片的型号

患者年龄	气管导管内径（mm）	直喉镜片的推荐型号	插管深度 *（cm）
早产儿（< 1250 g）	2.5 无套囊	0	6～7
足月儿	3.0 无套囊	0～1	8～10
3 个月～1 岁	3.5～4.0 有套囊	1	11
2 岁	4.5～5.0 有套囊	1～1.5	12
6 岁	5.0～5.5 有套囊	1.5～2	15
10 岁	6.0～6.5 有套囊	2～3	17
18 岁	7.0～8.0 有套囊	3	19

* 插管深度是指气管导管从上颌骨或下颌骨牙槽至位于气管中部导管末端的距离

年龄	ETT	2	2.5	3	3.5	4	4.5	5	5.5	6
采用无套囊气管导管周围漏气评估气道受阻百分率 （型号 ETT，内径：mm）										
早产儿		40								
早产儿		58	30			无梗阻				
0~3个月		68	48	26						
3~9个月	未见空隙	75	59	41	22					
9个月~2岁		80	67	53	38	20				
2岁		84	74	62	50	35	19			
4岁		86	78	68	57	45	32	17		
6岁		89	81	73	64	54	43	30	16	
		Ⅳ级	Ⅲ级		Ⅱ级		Ⅰ级			

图 93-10　评估气道受阻百分率的方法。放置无套囊气管导管（ETT）后，在麻醉环路和 ETT 连接的弯头外放一个压力计。当压力到达能听到漏气时，此时的压力与患者年龄及 ETT 的尺寸相匹配，可以评估喉部的狭窄程度。需要注意的是，这张表的数据是基于一个研究机构的研究成果，并且未描述气管导管的厂家，因此，所使用的气管导管的实际外径是不得而知的 *(Reproduced and modified with permission from Myer CM 3rd, O'Connor DM, Cotton RT: Proposed grading system for subglottic stenosis based on endotracheal tube sizes, Ann Otol Rhinol Laryngol 103:319-323, 1994.)*

要 2 根吸引管（如果一根堵塞，马上可用另一根）及 2 副合适的带手柄喉镜（如 Macintosh 2 型和 Miller 2 型镜片，如果发生灯泡、接触或电池故障马上可用另一镜柄）。在患儿吸氧过程中，可静脉给予阿托品（0.02mg/kg）以预防反射性心动过缓或琥珀酰胆碱及低氧所致的心动过缓。琥珀酰胆碱的神经肌肉阻滞效果起效快，故仍是这种情况下理想的肌松药选择。使用方法是，在注射硫喷妥钠（5~6mg/kg）或丙泊酚（3mg/kg）后立即给予琥珀酰胆碱 1~2mg/kg。当患儿意识消失后轻轻按压环状软骨。需要注意的是，麻醉前，麻醉医师应告诉患儿当他们睡着时会"觉得有人碰他们的脖子"，这是"正常"的。另外，头高位并不能明显降低患儿将酸性胃内容物误吸入肺的可能性。禁忌使用琥珀酰胆碱的患儿可给予罗库溴铵（1.2mg/kg）诱导。罗库溴铵与琥珀酰胆碱一样可在 30s 内提供满意的气管内插管条件[89]。但是，罗库溴铵的神经肌肉阻滞作用将持续 45~75min（另见前文及第 34 章）。氯胺酮（2mg/kg）适用于低血容量患儿的诱导。而血流动力学不稳定的患儿，如合并心肌病的患儿，应用依托咪酯（0.2~0.3mg/kg）诱导是一个比较好的选择。

困难气道

困难气道是指难以保持气道通畅而导致缺氧，或者气管插管时遇到困难的一种临床情况。困难气道的处理方法部分取决于是已知困难气道并有既往病史记

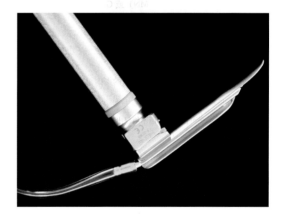

图 93-11　喷氧喉镜（Heine Optotechnik，D-82211 Herrsching，德国）是一种 Miller 1 号喉镜片，沿着镜片长轴的喷氧通路可以连接供氧。喷氧喉镜可以提高吸氧浓度（FiO2），尤其适用于氧耗量很高的清醒新生儿以及饱和度下降很快的患儿

录，还是预料之外的困难气道。在前一种情况下，应携带年龄匹配和型号合适的困难气道设备（表 93-8）到手术室，并安排有儿科气道管理经验的同事协助。在后一种情况下，应紧急推送困难气道设备到手术室并呼叫技术协作。笔者注意到，很多事故中最常见的问题是缺乏工具或工具不合适、缺乏技术协助、呼叫失败或延迟以及麻醉医师未能尽快行环甲膜切开。据此，最重要的措施就是配备一个儿科专用困难气道推车、熟悉其所载设备及使用方法以及随时可获得技

表 93-8　困难气道车的推荐设备

设备种类	推荐设备
通气道	从早产儿到成人的各种型号的口咽和鼻咽（喇叭形）通气道
气管导管	各种型号的带套囊和无套囊气管导管（无套囊气管导管型号最小到 2.0mm 内径）
导芯	各种型号的导芯
喉镜	各种型号和形状的喉镜 多种镜柄，备用电池 喷氧喉镜（Heine Optotechnik，D-82211 Herrsching，德国）
喉罩（LMAs）	1.0 ~ 6.0 的各种型号 ProSeal 喉罩，用于饱胃或高气道压才能成功通气的患者 用于大喉罩的大容量注射器
纤支镜插管	各种型号的纤支镜，包括能通过 2.5mm 内径气管导管的型号 光源 牙齿保护器 为纤支镜插管特制的口咽通气道 硅润滑剂
逆行插管的设备	逆行插管的设备（带导丝的穿刺针）
光导芯或视频喉镜 *	各种型号的光导芯或视频喉镜，包括能通过 2.5mm 内径气管导管的型号（Storz, Karl Storz GmbH & Co. KG, Tuttlingen, Germany）或 3.0mm 内径气管导管的型号（Shikani, Clarus Medical, Minneapolis, MN）或 GlideScope 视频喉镜（Verathon Inc., Bothell, Wash.）
气管导管交换器	适于各类儿科患者的型号
环甲膜切开设备	适于年长患儿的经皮环甲膜切开包（穿刺针、导丝、扩张器） 与静脉导管相似的喷射通气设备（18G、14G、13G），其对婴儿很有效
喷射通气设备	喷射通气的探针及与氧气接头匹配的连接器
二氧代碳监测器	用于非手术室区域

* 这些设备都必须是可使用的，而不能仅出现在物品列表中

协助。

对于可能存在插管困难的患儿，在诱导前至多给予轻度镇静，并用面罩维持自主呼吸。这样不至于在给予肌松剂、丧失自主呼吸前就措手不及。在患儿保留自主呼吸的情况下，可凭借呼吸音行气管内插管。当看不到正常气道解剖结构时，在气管导管内放一根导芯并将导管前端弯曲（弯曲 90°）以使导管尖端恰好位于会厌正后方（图 93-12A）；注意聆听并分辨气管导管出口处的呼吸音，当听到良好的气体进出声时，导管即可顺着导芯滑入声门（导芯勿进入）（图 93-12B）。这种插管技术使气管导管呈锐角放入而不对周围组织造成损伤。如果患儿自主呼吸消失，则不能使用该技术。另一种保留自主呼吸的插管技术是，利用一种特制面罩（Frie endoscopy mask, VBM Medical, Noblesville, Ind.46060）行纤维支气管镜插管。有经验的助手用干纱布或塑料牵引器将舌头拖至口腔外可有助于暴露声门（图 93-13）[121]。

经喉罩行纤维支气管镜插管需使用两根气管导管套在纤支镜上（在移除喉罩时利用第二根导将第一根导管维持于原位）。喉罩算是气道管理中最重要的设备，因其能在气管插管或环甲膜切开前有效地开放气道（表 93-9）。对于可能存在困难气道的新生儿，如 Goldenhar、Treacher Collins 或 Pierre Robin 综合征患儿，可在清醒状态下气道内给予利多卡因行表面麻醉（1% 喷雾以免过量），然后放置喉罩以利于清醒或镇静状态下指引纤维支气管镜插管。有经验的助手可扶住患儿头部并协助处理困难气道，这在大多数成功处理困难气道的过程中是至关重要的一环。值得注意的是，由于 ProSeal 喉罩较经典喉罩（吸气峰压约 15cm H_2O）能在更高的吸气峰压（约 25cm H_2O）时正常通气，因此 ProSeal 喉罩更适用于困难气道，特别是使用 ProSeal 喉罩后可进行胃吸引操作 [122]。另一种重要的气道管理设备是 Air-Q 喉罩（Mercury Medical, Clearwater, Fla.），其可作为纤维支气管镜插管的通道。

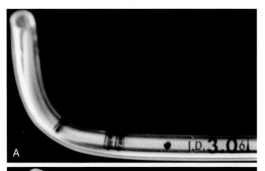

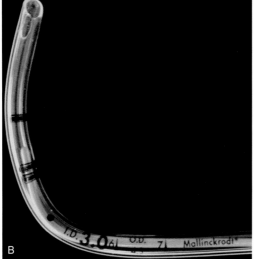

图 93-12 对于面中部发育不良或套有颈圈的患儿，应顺着舌面，以近 90° 弯曲角度进行气管插管。在气管导管内放一根导芯并将导管前端弯曲近弯曲 90°（A），注意聆听并分辨气管导管出口处的呼吸音，当听到良好的呼吸音时，导管即可顺着舌面弧度进入气管（导芯勿进入）（B）

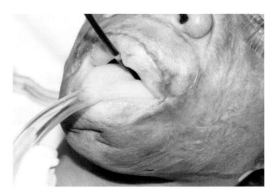

图 93-13 患儿面部烧伤合并重度张口受限，麻醉医师使用塑料吸引器吸住舌头便于将舌体向外牵引，以利于暴露声门。此技术特别适宜用在患儿口腔分泌物致舌面湿滑或张口度小时，其还可避免干纱布直接摩擦而损伤舌面 *(Reproduced with permission from Coté CJ, Lerman J, Anderson BJ, editors: A practice of anesthesia for infants and children, ed 5, Philadelphia, 2013, Saunders.)*

表 93-9　相对患者体重的喉罩型号*

喉罩型号	患者体重
1	≤ 5 kg
1.5	5 ~ 10 kg
2	10 ~ 20 kg
2.5	20 ~ 30 kg
3	30 ~ 50 kg
4	50 ~ 70 kg
5	70 ~ 100 kg
6	> 100 kg

* 厂家推荐（LMA North America）

Air-Q 喉罩拥有较大的管径，可允许带套囊气管导管通过。而其长度较短，有利于纤支镜插管成功后移除喉罩。需要注意，在使用 Air-Q 喉罩前务必检查所选的带套囊气管导管是否可以顺利通过喉罩。此外，一类有三种儿科尺寸的特殊的气管导管插管器，可在移除喉罩时防止气管导管移位（图 93-14）。当然，还有许多其他辅助气道管理设备，如 Storz 视频喉镜（Karl Storz GbmH, Tuttlingen, 德国）、GlideScope 视频喉镜（Verathon, Bothell, 华盛顿）、MultiView 视频喉镜（Medical Products International, 东京）及 Airtraq 视频喉镜（Prodol Meditec, S.A., Vizcaya, 西班牙）等，就不在本章中赘述。

　　如果患儿发展为"既不能通气又不能插管"时，必须马上手术建立人工气道。将布巾卷好垫在患儿肩下使喉前移，这是暴露喉部的重要措施。还应备齐各种供环甲膜切开的工具，包括分别适用于新生儿、年长儿和青少年的工具。适于年长儿的设备包括实施 Seldinger 术所需的器械（Seldinger 术流程：环甲膜穿刺，置入导丝，切皮，再经导丝置入带扩张器的导管）（如 Arndt and Melker kits, Cook Medical, Bloomington, Ind.）或使用增强型气管导管（Cook Medical）。静脉导管是最简单的环甲膜切开设备，可用于包括婴儿在内所有年龄段的患儿。使用时，可用 15mm 的接头将静脉导管与 3mm 内径的气管导管相连[123]。笔者认为，采用设计极为类似静脉穿刺针但内置 15mm 接头和侧孔的预成形导管更为有效。这种导管有 3 种型号（16G、14G 和 13G），并配置 Luer-

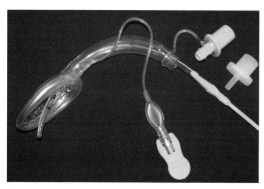

图 93-14　Air-Q 喉罩长度短、管腔大，有利于纤维支气管镜插管。移除喉罩时，利用气管导管插管器可保证气管导管不移位 *(Reproduced with permission from Coté CJ, Lerman J, Anderson BJ, editors: A practice of anesthesia for infants and children, ed 5, Philadelphia, 2013, Saunders.)*

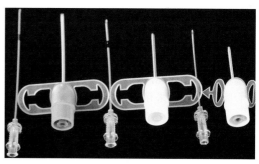

图 93-15　这种气道通气设备是在患儿"无法通气和插管"时紧急气道管理的最佳设备之一（通气导管，VBM Medical, Noblesville, Ind.）。其设计类似于静脉穿刺针，但配置有侧孔，麻醉医师较易掌握其使用原理，而且有小到可用于新生儿的型号。其配置一个 15mm 的转换头可与任何标准带呼吸囊的通气设备相连接，此外，还配置 Luer-lok 连接头以用于喷射通气。其有三种型号可供选择：16G（婴儿），14G（儿童）和 13G（成人）。使用时，建议起始氧流量为 0.5L/min，一旦确定胸廓随呼吸起伏后，可依据情况调节氧流量

lok 接头以进行经气管喷射通气（图 93-15）（通气导管，VBM Medical, Noblesville, Ind.）。其他紧急气道管理设备还包括带导芯的气管导管转换器（用法和导丝相似），其配置有 15mm 接头和 Luer-Lok 连接头（Cook, Inc., Bloomington, Ind.）（图 93-16）。当没有喷射通气装置时，有一个简单的办法可将氧气送到 Luer-lok 接口，就是在标准吸氧管的侧面剪一个孔，通过打开和关闭侧孔来输送氧气（起始氧流量 0.5L/min，可依据情况调节）。需要注意的是，在使用该技术时，需明确导管位置正确以避免气压伤，并确保患儿胸廓在呼吸之间放气回陷。总之，紧急气道管理设备需触手可得 [124]。

伴有喘鸣的儿童

下呼吸道阻塞的患儿存在呼气时喘鸣及呼气时间延长（如支气管炎、哮喘、下呼吸道异物）。而上呼吸道阻塞的儿童表现为吸气时喘鸣（如会厌炎、喉气管支气管炎、喉部或声门下异物）。当儿童受到惊吓或哭闹时可发生动力性气道塌陷（图 93-17），会显著加重气道阻塞并导致呼吸衰竭和低氧血症。因此，应尽量减少进行让儿童惊恐的操作，如抽血行血气检查、抽静脉血行血液检查及将患儿与其父母分开。此外，应该准备好困难气道设备车，配备好手术人员，并准备在一旦发生完全性气道阻塞、面罩通气或气管内插管术无效时行紧急气管切开术。

笔者发现下述措施对喘鸣患儿的麻醉诱导十分有效。为减轻患儿的惊恐，可让父亲或母亲陪同患儿一起进入手术室并在诱导期间抱住患儿（推荐采取半立位姿势）。因为需保留患儿自主呼吸，所以诱导时宜

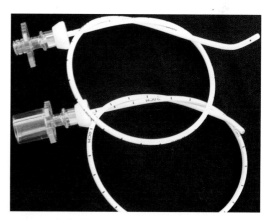

图 93-16　气管导管转换器通过尖端的侧孔输送氧气，并可以和喷射通气系统或配置 22mm 外径的标准转接头相连。将导芯放入该设备后，其可轻微弯曲用作气管内插管的探条

选氟烷或七氟烷混合氧气通过面罩通气进行诱导。当患儿意识消失后，麻醉医师将抱住患儿并轻轻放到手术台上，同时患儿家属应离开手术室。在浅麻醉下行局部麻醉后，建立静脉通道以便于取血样检查。静脉滴注乳酸林格液（20～40ml/kg），并给予阿托品（0.02mg/kg）或格隆溴铵（0.01mg/kg）。此时，加深麻醉深度更加安全。如果喘鸣加重或发生轻度喉痉挛，应关闭通气活瓣以产生 10～15cm H_2O 的呼气末正压。这些操作可减轻因患儿对抗气道阻塞而用力吸气所造成的气道动力性塌陷及咽喉肌张力消失引起的气道受阻的程度（图 93-18）。随着麻醉加深，有必要进行辅

助通气，但应尽可能保留患儿自主呼吸。

在达到喉镜暴露及气管内插管所需的麻醉深度之前，对气道梗阻患儿的麻醉诱导应缓慢进行。由于七氟烷蒸发器设定的最高吸入浓度仅能达到2.5MAC而氟烷蒸发器可达到6MAC，因此笔者一般会选择氟烷进行麻醉诱导（如果有的话）。此外，氟烷排除速度较慢，可为长时间的气道管理操作提供较好的麻醉条件。此外，饱胃是困难气道需要注意的第二个问题。**对这类患儿禁忌应用快速诱导麻醉。**对合并喉气管支气管炎或会厌炎的患儿通常需要应用无套囊气管导管，并且导管内径比正常情况下小0.5～1.0mm（见表93-7）；使用导芯也有利于气管插管。（困难气道管理的详细内容另见第55章）。

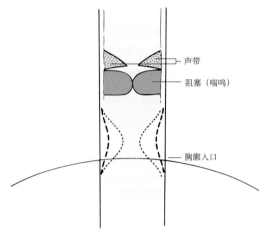

图93-17 婴儿和幼儿的气道组织顺应性很高。正常呼吸过程中，可发生胸外部分上呼吸道动力性塌陷（虚线）。当儿童存在上呼吸道阻塞（如会厌炎、喉气管支气管炎及胸外部分的气管异物）（暗蓝色）而通过用力吸气对抗气道阻塞时，气道动力性塌陷（点线）会更严重，进而加重气道机械性阻塞。因此，在成功管理气道前，应避免进行导致患儿不安的操作 *(Modified from Coté CJ, Lerman J, Anderson BJ, editors: A practice of anesthesia for infants and children, ed 5, Philadelphia, 2013, Saunders.)*

静脉输液及输血治疗

静脉输液

儿童静脉输液治疗必须考虑其高代谢率及体表面积和体重的高比例的生理特点（另见第59章）。Holliday和Segar通过数据分析发现儿童每日所需液体量与代谢率直接相关，进而得出了估算液体生理需要量的计算公式[125]。具体而言，即每消耗100卡的能量需100ml水。儿童体重在10kg以内时所需液体量为4ml/（kg·h）；体重在10kg～20kg时额外增加液体量2ml/（kg·h）；20kg以上体重再额外增加液体量1ml/（kg·h）（表93-10）（4：2：1法则）。例如，一名体重25kg的儿童所需液体维持量为65ml/h，即(10×4)+(10×2)+(5×1)=65ml。

这种计算方法不包括液体丢失量、第三间隙丢失量以及因低温、发热或异常代谢需求所致的改变。第三间隙丢失量根据手术不同而不同，小手术第三间隙丢失量仅1ml/（kg·h），而腹部大手术第三间隙丢失量可高达15ml/（kg·h）（如腹裂修补术）。由于Holliday和Segar的原始计算方式只能估算患儿的基础生理

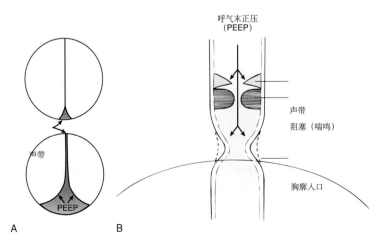

图93-18 当患儿因喉痉挛（A，上图）或机械性阻塞（B）发生上呼吸道梗阻时，自主呼吸期间实施约10～15 cm H₂O的呼气末正压（PEEP）（箭头）通气能减轻阻塞的程度。也就是说，PEEP有助于保持声带（A，下图）和气道（B，虚线）开放。如果这一简单的操作不能缓解气道梗阻，可能需要压力更高的正压通气。舌后坠所致的气道梗阻可通过放置口咽通气道进行处理

需要量，而不能有效应用于急重症患儿或合并重度心、肾功能不全的患儿，所以需要重新审视和评估该计算方式。目前 Holliday 和 Segar 推荐一种更简单有效的液体管理方式，其主张在麻醉期间输注 20 ~ 40ml/kg 平衡盐溶液，术后液体管理则应遵循 2 ：1 ：0.5 法则。具体而言，儿童体重在 10kg 以内时所需液体量为 2ml/（kg·h）；体重在 10 ~ 20kg 时额外增加液体量 1ml/（kg·h）；20kg 以上体重再额外增加液体量 0.5ml/（kg·h），所用液体均为等张溶液[126-128]。如果 12h 后患儿仍然无法口服补液，需按照 4 ：2 ：1 法则补充标准低张溶液（5% 葡萄糖 +0.45% 氯化钠溶液）以避免出现高钠血症（表 93-10）。

研究发现血糖水平高的动物，缺氧所致的脑损伤程度较重，因此不推荐常规使用含糖液，特别是在短小手术中。然而，因担心患儿出现隐匿性低血糖，故而推荐儿童可常规使用含糖液，尤其是禁食禁饮时间较长和糖原储备不足的患儿。因为动物实验数据与人体的相关性尚不清楚，而且不同年龄段患儿禁食后低血糖的发生率也是个未知数，所以目前尚无实验证据足以证明应完全取消含糖液的应用。此外，患儿年龄不同，低血糖的定义也不同，也使得这一问题更加复杂化。

如果患儿存在低血糖风险，可用便携式输液泵以恒定速度输注含 5% 葡萄糖的 0.45% 氯化钠溶液，这样不仅可以减少单次推注葡萄糖的次数，而且不必担心出现隐匿性低血糖或意外高血糖的问题。但是不建议常规使用 5% 葡萄糖或含 5% 葡萄糖的 0.45% 氯化钠溶液进行水分丢失、第三间隙液体丢失和失血的补液治疗。大多数患儿仅需要补充乳酸林格液即可。静脉营养的患儿存在一个特殊问题（另见第 106 章）。这类患儿术中推荐应用 10% 葡萄糖溶液以降低持续静脉输注营养液导致术中高血糖和突然停止输注静脉营养液诱发低血糖的风险。然而，尚无充分的实验数据支持改用 10% 葡萄糖溶液具有这种预防和治疗作用。笔

者在临床工作中进行长时间手术时会将静脉营养的输注速度减慢 33% ~ 40%（考虑到麻醉状态下机体代谢率降低）并定时检查血糖水平。该做法不用浪费正在使用的营养液，只用改变液体的输注速度。合并线粒体疾病的患儿需要特殊的静脉输液管理。对于线粒体疾病患儿而言，可以恒定速度输注含糖液，并避免使用含乳酸液体。有些线粒体疾病患儿的葡萄糖需求量巨大，可能需要用到 10% 葡萄糖溶液。此类患者必须结合患儿的儿科医师的意见进行个性化液体管理。

足月儿和早产儿的液体管理必须考虑其他因素。隐性失液量与孕周呈负相关。患儿越小、发育越不成熟，则皮肤渗透性、体表面积与体重的比值及代谢率就越高。另外，辐射加温器及光疗也会增加隐性失水。反之，使用保温装置可保持患儿体温以减少隐性失水。

新生儿的肾无法排出过量的水分或电解质。此外，新生儿细胞外液容量极大，而在出生后数日内部分细胞外液会被排泄出来。因此，足月儿出生后第一周内液体需要量较少。出生后几天的足月儿每日液体需要量如下：第一天约为 70ml/kg，第三天 80ml/kg，第五天为 90ml/kg，第七天为 120ml/kg。早产儿每日液体需要量会稍多一些。钠离子和钾离子浓度通常保持在 2 ~ 3mmol/100ml 的水平。为防止低血糖，新生儿通常一开始就输注 10% 葡萄糖溶液并持续数日直至血糖水平稳定。母亲有糖尿病或母亲在分娩前被给予大量葡萄糖的婴儿需要更高浓度葡萄糖以防止发生反跳性低血糖。不能进食的婴儿应持续静脉给予 10% 葡萄糖溶液，甚至需要外周或中心静脉营养。但是，许多转诊到笔者所在医疗机构的婴儿因为过度使用这种治疗方法而出现了严重甚至危及生命的高血糖（如血糖高达 700 ~ 900mg/dl）。如果患儿需要手术治疗，应谨慎使用输液泵以维持速度输注 10% 葡萄糖溶液，并尽量避免单次推注葡萄糖，同时注意监测血糖水平。

浓缩红细胞

由于担心感染疾病，尤其是人类免疫缺陷病毒（HIV），手术患儿应用血液制品的比例已大幅减少。因为 HIV、乙肝病毒（HBV）、丙肝病毒（HCV）及其他一些致病性病毒能通过少至 10ml 浓缩红细胞（PRBCs）进行传播，所以使用任何血液制品均需要有明确的临床指征，并且最好标注在麻醉记录单上（另见第 61 章和第 62 章）。在过去的十年间，这些疾病的传播已经越来越罕见。目前，HIV 的传播风险约为 1 ：2300000U，HBV 的传播风险约为 1 ：250000U，HCV 的传播风险约为 1 ：1800000U（另见第 61 章）。虽然血液制品的安全性显著提高，但是输血仍需要遵

表 93-10　儿童患者液体维持量的计算[*]

体　重 (kg)	术后第一个 12h (ml)[†]	不能口服补液时 (ml)[‡]
< 10	2ml/kg	4ml/kg
11 ~ 20	1ml/kg	40ml +（体重 − 10）× 2ml/kg
> 20	0.5ml/kg	60ml +（体重 − 20）×1ml/kg

[*] 此方法可避免患儿出现术后高钠血症。
[†] 手术后的第一个 12h 的每小时所需液体输注量。
[‡] 手术 12h 后，如果不能口服补液时，每小时所需液体输注量

守严格的指征。目前鼓励家属为自己或亲友的孩子献血，不过在这种情况下，血液制品需经放射线照射以避免发生移植物抗宿主反应。

在给患儿输血时，应特别注意按血液丢失量及失血比例而不是按单位数进行输血；因为 1 个单位的血可能是早产儿血容量的数倍，却只是健壮青少年血容量的一部分。故输血前应估算达到可接受血细胞比容时的最大允许失血量（maximal allowable blood loss，MABL）。MABL 受患者年龄、体重、初始血细胞比容的影响。一般情况下，早产儿的血容量接近 100 ～ 120ml/kg，足月儿约为 90ml/kg，3 ～ 12 个月小儿约为 70 ～ 80ml/kg，超过 1 岁小儿约为 70ml/kg。当然，这仅能估算血容量。患儿的血容量可用患儿体重乘以每千克体重估计血容量（estimated blood volume，EBV）来计算。虽然 MABL 计算公式有许多，但下面这个公式最简单易记：

$$MABL = \frac{EBV \times (初始\ Hct - 目标\ Hct)}{初始\ Hct}$$

例如，一名 3 岁患儿，体重 15kg，初始血细胞比容为 38%，理想的临床术后血细胞比容约为 25%，则计算如下：

$$MABL = (15 \times 70) \times [(38-25) \div 38] = 1050 \times 13/38$$
$$= \sim 360ml$$

通过 MABL，临床上可按每丢失 1ml 血补充 3ml 乳酸林格液来进行补液治疗。在此例中，用 3ml 乳酸林格液乘以 360ml 失血量估算出约需要 1080ml 乳酸林格液来补足失血量。如果失血量小于或等于 MABL，且术后不易发生失血时，则不需要输 PRBCs。但是，如果已出现或可能发生术后出血，则应与外科医师商量是否需要输血。一般而言，已补足丢失血容量的患儿可较好地耐受贫血。通过观察术后尿量、心率、呼吸频率及心血管系统的稳定性，再来决定是否输血。遗憾的是，尚无一个公式能帮助判定是否需要输血。需要注意的是，出现乳酸性酸中毒是组织携氧能力不足的晚期征象。

如果患儿失血量已经达到 MABL 水平，而且手术期间还可能发生大量失血，则应补充足量 PRBCs 以维持血细胞比容在 20% 至 25% 之间。除非临床治疗需要，否则失血量并不需要完全补足，因为欠缺的 PRBCs 可以用其他的血液制品进行补充。除了早产儿、足月新生儿、合并发绀性先天性心脏病或呼吸衰竭患儿需要高携氧能力外，大多数患儿一般可良好地耐受 20% 左右的低水平血细胞比容（另见第 61 章和第 94 章）。由于血细胞比容小于 30% 的新生儿和早产儿较易发生呼吸暂停，因此，需要与外科医师及儿科医师慎重讨论此类患者的最低目标血细胞比容，并将讨论结果记入病例[129]。有镰状红细胞病病史的年长儿可能需要术前输血，此时，应与患儿的血液科主治医师一同制订患儿的治疗方案。以 15kg 儿童为例，用公式估算其术中或术后维持血细胞比容在 20% 所需的 PRBCs 的量为：

需输入的 PBRs 量 =
$$\frac{[期望\ Hct(35) - 目前\ Hct(20) \times EBV\ (70ml/kg \times 15kg)]}{PBRs\ 的\ Hct(约60\%)}$$
$$= \frac{(35-20) \times (70 \times 15)}{60} = = \sim 262ml\ PRBCs$$

新鲜冰冻血浆

新鲜冰冻血浆（fresh frozen plasma，FFP）用于在大量输血时（通常定义为失血量超过 1 倍血容量）补充凝血因子，如弥散性血管内凝血或先天性凝血因子缺乏。在大量失血的情况下，麻醉医师可独立决定使用 FFP。但在患儿合并弥散性血管内凝血或先天性凝血因子缺乏时，使用 FFP 前应征求血液科医师的意见。

对于存在已知凝血因子缺乏情况的患儿，如大面积烧伤或凝血障碍的患儿，可在失血量达 1 倍血容量之前输注 FFP。无凝血因子缺乏的健康患儿只有当失血量超过 1 倍血容量时才需输注 FFP[130-131]。失血量达 1 倍血容量仅会导致凝血酶原时间（PT）和部分凝血活酶时间（PTT）轻度延长。补充 FFP 适用于输注 PRBCs 的患儿；而对于输注全血的患儿，即便失血量达数倍血容量时也不需输注 FFP。

当失血量超过 1 ～ 1.5 倍血容量时，即使已经用 PRBCs、晶体液、白蛋白或其他非血液制品进行补充治疗，仍然需要输注 FFP。尽管理论上应依据有无凝血障碍及 PT 和 PTT 的延长情况做出是否输注 FFP 的决定，但是实验室检查往往较晚才能出来结果，可能会影响治疗。此时应记录失血量已超过 1 倍血容量并且手术野中仍有异常渗血，但绝不能用输注 FFP 来纠正本应手术止血的出血。

目前，尚无针对儿童的研究来阐明 PT 和 PPT 延长到何种程度会导致病理性出血而需要输注 FFP 以补充凝血因子。若凝血因子缺乏可能导致异常出血，那么当 PT 超过 15s［国际标准化比值（INR）> 1.4］或 PTT 延长超过 60s（> 1.5 倍基础值）时，麻醉医

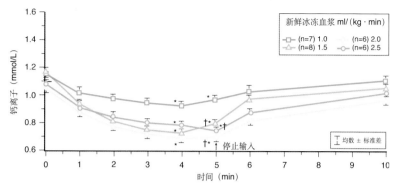

图 93-19 低钙血症常发生在输注含枸橼酸盐的血制品（如新鲜冰冻血浆，含枸橼酸盐的全血）时。新鲜冰冻血浆每单位所含的枸橼酸盐比其他血制品都高，因此在快速输注期间最容易导致低钙血症。针对重度烧伤患儿的研究表明，超过 1.0ml/（kg·min）的速度输注新鲜冰冻血浆可导致严重的低钙血症。如果未使用其他含枸橼酸盐的血制品，机体可通过枸橼酸代谢自行纠正异常情况。但是，肝灌注不足的患者（如婴儿、肝移植患者、创伤患者）可能需要外源性钙治疗。*P<0.001；†P<0.0021vs. 基础值 (From Coté CJ, Drop LJ, Hoaglin DC, et al: Ionized hypocalcemia after fresh frozen plasma administration to thermally injured children: effects of infusion rate, duration, and treatment with calcium chloride, Anesth Analg 67:152-160, 1988. Used with permission.)

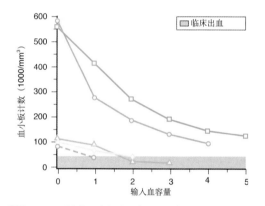

彩图 93-20 稀释性血小板减少常发生在大量失血时。但是否需要输注血小板则取决于初始时的血小板计数。初始血小板计数低的患儿在失血量达 1~2 倍血容量时即可发生稀释性血小板减少，而初始血小板计数高的患儿则无需输注血小板治疗。蓝色虚线、黄色实线、绿色实线代表初始血小板计数低的患儿；蓝色和橙色线代表初始血小板计数高的患儿 (Data from Coté CJ, Liu LM, Szyfelbein SK, et al: Changes in serial platelet counts following massive blood transfusion in pediatric patients, Anesthesiology 62:197-201, 1985.)

师必须严密观察并及时采取措施。不过，INR < 2 时通常不需要采取治疗措施。在神经外科或骨科手术中，如果患儿凝血检查结果异常，但没有渗血并且手术野未见血肿形成的情况下，麻醉医师不需要输注 FFP 治疗，而应继续严密观察。

在纠正 PT 及 PPT 延长的情况下，FFP 的输注量受患儿凝血因子缺乏程度以及是否存在消耗性凝血障碍的影响。一般而言，FFP 输注治疗需要置换 30% 或更多的患儿血容量。此外，以超过 1.0ml（/kg•min）的速度输注 FFP，有时会导致严重低钙血症（离子钙）及伴低血压的心肌抑制，特别是在吸入强效麻醉药物的情况下更易发生（图 93-19）[132-133]。因此，在快速输注 FFP 时，应由其他静脉通道给予氯化钙（2.5~5mg/kg）或葡萄糖酸钙（7.5~15mg/kg）[134]。因为新生儿的钙动员能力和枸橼酸代谢能力低下，所以新生儿输注 FFP 时常发生低钙血症。同样，由于枸橼酸代谢能力下降，接受肝移植手术的患儿、肝功能不全或肝灌注不足的患儿发生低钙血症的危险性增加。

血小板

某些疾病（如特发性血小板减少性紫癜、化疗、感染、弥散性血管内凝血）或大量失血致血液稀释将导致血小板减少。特发性血小板减少性紫癜或化疗的患儿，其血小板计数下降，但通常可耐受血小板计数低至 15 000/mm³ 而无需输注血小板治疗。而血液稀释（大量失血）导致血小板计数降至 50 000/mm³ 或更低时，患儿则需输注血小板治疗（另见第 61 章和第 62 章）。导致这种差异的原因不明。但根据笔者的经验，术前血小板计数对于预测术中血小板的需求量是非常有价值的[135]。术前血小板计数高于正常的患儿，即使围术期丢失 4 倍容量甚至更多，也无需输注血小板治疗。相反，术前血小板计数低于正常（约 100 000/mm³）的患儿，当失血量在 1~2 倍容量时即需输注血小板治疗。术前血小板计数正常（150 000~350 000/mm³）的患儿，通常在失血量达 2 倍容量以上时，才需输注血小板治疗（彩图 93-20）。

无论何时输注血小板，麻醉记录皆应记录输注血小板的原因，并尽可能在输注前取得血小板计数结果。临床渗血是输注血小板的典型指征，特别在神经外科手术、心脏手术或大器官移植术中，如不及时输注血小板将可能发生危及患儿生命的出血。血小板的初始输注量一般约为 0.1～0.3U/kg。输注后患儿血小板计数增加程度存在极大的个体差异，这主要受是否存在血小板抗体及血小板消耗速度的影响。

血液加温器

任何需要快速扩容的患儿都十分有必要使用液体或血液加温器。但是，对于静脉持续输液的患儿，该设备作用不大。因为输液速度太慢，以至于液体从加温器里流出到输入患儿体内时液体温度已接近室温。采用逆流或微波加温的新型加温器功效要优于老式水浴螺旋管加温器。低容量被动加温器如 Hot Line (Level 1 Technologies, Inc., Rockland, Mass) 虽然有效但不能用于维持输液的加温。Belmont Buddy 液体加温器 (Belmont Instrument Corp., Billerica, Mass) 制造商宣称其具有从低至保持静脉开放 (keep vein open, KVO) 到高至 100ml/min 的输注速度均可使冷液体加温至 38℃ 的能力。高容量加温器如 Level 1 System 1000 (Level 1 Technologies, Inc.) 使用逆流加温的技术，能以高达 250ml/min 的速度使血液从 5～6℃ 加热至 33℃。另一高容量加温器 Belmont FMS (Belmont Instrument Corp.) 利用微波加温，能以 10～750ml/min 的速度输送液体。通过临床应用于小儿静脉导管进行比较研究发现，Belmont FMS 通过大于 18G 静脉导管维持温度和高容量输血的技术优于 Level 1[136]。因此，Hot Line 或 Belmont Buddy 加温器可能适用于新生儿和婴儿，Level 1 可能适用于体重小于 30kg 的儿童进行大量快速输血，而 Belmont FMS 在更大的儿童的治疗中更具有优势。

小儿的监测和安全事项

儿科患者监测设备的复杂程度应视患儿病情的严重程度和外科手术难易程度而定。笔者认为，如果对一名接受特殊手术的成人放置了动脉导管及中心静脉导管，那么对于接受同样手术的儿童或婴儿也应放置。

常规监测及安全问题（另见第 44 章）

麻醉期间的监测至少应包括无创血压袖带、心电图、温度探头、脉搏血氧探头、呼气末二氧化碳监测器，如可能，还应有麻醉气体浓度监测器。无创

血压 (noninvasive blood pressure cuff, NIBP) 有助于麻醉医师随时了解血压的变化情况。呼气末二氧化碳、NIBP、脉搏血氧饱和度监测可在出现发绀、心动过缓、严重低血压或呼吸音消失等晚期临床症状出现前，为即将发生的灾难性事件提供预警。脉搏血氧饱和度信号消失，同时出现血压无法测出，常提示低心排血量或无心排血量。如果脉搏血氧饱和度可测，而 NIBP 逐渐无法测出，则必须立即检查是否存在低血容量或麻醉药物过量可能，但可放心的是此时机体组织仍有灌注。

CO_2 描计仪是判定气管内插管成功的金标准。其还可以用在许多其他情况下。CO_2 波形及波幅的变化可提示支气管痉挛、支气管内插管、气管导管扭曲或肺血流量降低。但是，CO_2 描计仪用于小儿无重复吸入呼吸回路时，其主要缺点是记录不准确。为避免这一缺点，最好在气管导管内对呼出气体进行采样，或使用环路系统；除此之外，即使是应用于小婴儿时也需注意新鲜气体流量要低。一般而言，呼出气 CO_2 分压与动脉血 CO_2 分压相差 2～3mmHg。然而，当存在严重的肺部疾病或肺不张时，呼出气 CO_2 分压与动脉血 CO_2 分压差别会很大。对于此类患儿，动脉血与呼气末 CO_2 分压的差值可用于评估分流的严重程度。当存在分流时，呼气末 CO_2 水平仅用于监测趋势变化。归根结底，最重要的监测仪是麻醉医师的眼、耳、手。麻醉医师必须严密观察患者并及时收集监护仪提供的患儿信息，并将这些数据转化为正确的印象，并做出相应的反应。

新的术中监测仪 (Cardiotronic, Osypka Medical, La Jolla, Calif.) 现已推出，其通过监测阻抗的变化可持续进行无创性心排血量评估[137-138]。虽然仍有一些限制存在，如术中使用电凝操作或者开胸手术的情况下，该设备无法正常工作。但是，由于该设备便于安装使用，如仅用贴 4 个心电图电极及输入患者的身高、体重、年龄、性别等数据，已使之利大于弊。目前，该设备已应用于体重低至 1 千克的患儿，并且其趋势监测评估与临床评估和常用的麻醉监测类似。这类技术通过早期预警心血管功能障碍或即时评估血管活性药物作用可进一步提高儿童麻醉的安全性。其他设备，如借助呼气末二氧化碳进行脉搏波形分析或利用 Fick 原理测定心排血量，仅适合于行气管插管或动脉置管的患儿[139-140]。

前瞻性研究表明，6 个月以内的婴儿危急事件发生率较高[27, 141-144]。此外，ASA 分级 3～4 级的患儿危急事件的发生率比 ASA 1～2 级患儿高。这些结果可能与以下因素有关：小儿代谢率高、婴儿管理的技

术难度大、多种可供选择的呼吸回路使之难以评估患儿实际通气情况，以及照顾小婴儿不够熟练。自愿呈报系统（POCA）估计小儿心搏骤停发生率为每 10 000 例患儿有 1.4±0.45 例。在 289 例心脏骤停患儿中，有 83 例为 12 个月龄以下的儿童。急诊患儿和 ASA 3 级及以上的患儿死亡率高。值得注意的是，系统显示有 2 例与七氟烷吸入有关的儿童心脏骤停，但是该数据采集期间七氟烷尚未在美国广泛使用。氟烷吸入浓度过高（约 3%）造成 14 例心搏骤停，其他相关原因包括控制通气（$n=18$）和困难静脉通道建立（$n=4$）。心搏骤停最常见的早期表现为心动过缓和低血压（$n=25$）。其中，有 3 例患儿合并未发现的心肌病，1 例患儿合并先天性心脏病。与气道相关的心搏骤停事件仅占 20%，且大多数与气道阻塞和喉痉挛有关。从这些数据中可吸取以下几个教训：① 1 岁以内儿童特别容易发生围术期不良事件；②使用高浓度吸入麻醉药同时进行控制通气易导致不良事件发生；③在建立静脉通道前应避免使用高浓度吸入麻醉药；④导致心脏骤停的主要原因是吸入麻醉药的使用方式而不是吸入麻醉药本身；⑤特别注意麻醉诱导期间应实时监测血压和心率的变化；⑥与早期研究相比，目前研究发现脉搏血氧仪和 CO_2 描记仪的使用可降低气道相关不良事件的发生率；⑦先天性心脏病患儿对强效吸入麻醉药的心肌抑制作用特别敏感（另见第 94 章）。一项研究通过对比观察幽门肌切开术以瑞芬太尼为主麻醉和以氟烷为主麻醉，得出的研究结果支持上述结论[90-91]。该研究中无一例患儿出现明显心动过缓，两组间血流动力学参数、拔管时间、PACU 停留时间及不良事件发生率无统计学差异。总之，氟烷（一种起效慢、清除慢的强效吸入麻醉药物）与瑞芬太尼（一种起效快、清除快的强效阿片类药物）之间不良事件发生率基本上无明显差异。该研究表明，如果麻醉医师观察细致，可以避免不良预后及严重不良事件的发生。此外，麻醉诱导前开放一条静脉通道也可提供额外的安全保障。最新 POCA 数据表明，在合并单心室的患儿（如接受 Fontan 术式治疗的患儿）、合并 Williams 综合征的患儿（如主动脉瓣上狭窄、冠状动脉异常血管、肺动脉狭窄），及接受快速输血而导致病理性高钾血症的婴儿中，心搏骤停的发生率高[145-146]。

有创监测

只要使用动脉置管和中心静脉导管有助于小儿麻醉管理，麻醉医师就应采取该有创监测措施。而不能只因为患儿太小或自己不愿意就不采取这些监测措施。目前，临床上有很多种类的成品穿刺包可供使用，其中，静脉穿刺包多采用薄壁穿刺针和导丝引导。如果患儿有相应的监测指征，麻醉医师、外科医师、心脏科医师或儿科医师就应放置这些导管以供监测。此外，经外周静脉置入中心静脉导管（peripherally inserted central catheters, PICC）是一种能够准确测量中心静脉压的微创操作。

多腔静脉导管在处理危重患儿方面是非常有用的。其有利于同时静脉输注各种液体、血管收缩药和抗生素。但是，不能因为多腔导管有三个静脉出口就错误地认为其很安全。需要注意的是，在需要快速输注 PRBCs、胶体液或晶体液时，多腔导管长而狭窄的管腔会大大限制输液速度，影响快速扩容。此时，如果需要快速扩容，应置入单腔大口径静脉导管，也可实施股静脉或头臂静脉短期置管，方可挽救患儿生命。

小儿麻醉设备

特制儿科设备推车

麻醉医师在进行小儿麻醉前应做好准备应付意外发生，尤其是对于可能存在未诊断的先天性畸形或困难插管的患儿更需注意。拥有一个特制的包含儿科设备的麻醉推车，可便于麻醉医师在手术室内外提供最佳的医疗服务。推车中应包含有：儿童专用静脉穿刺包、各种型号的静脉导管、蝴蝶针（头皮穿刺针）、心电图电极片、适用于婴儿至成人的各种规格的血压袖带、心前区听诊器、成人及儿童食管听诊器、搁手板、儿童用静脉液体、适用于早产儿到成人的各种规格的喉镜片及镜柄、适用于早产儿到成人的各种规格的口咽通气道、气管导管（2.0～2.5mm 内径无套囊气管导管和 3.0～7.0mm 内径带套囊气管导管）、管芯、适用于早产儿到成人的各种规格的面罩、1 号到 5 号的喉罩、敷贴、急救药及常规用药和注射器、尤其是便于精确给药的结核菌素注射器。此外，药物抽屉里应配备能够将沙丁胺醇气雾剂与气管导管连接的适配器（图 93-21）。

骨内针可用于建立应急静脉通路，以便静脉给药或输注晶体液。而便携式骨内针通过电池供电并带有电钻功能，可用于快速建立骨内静脉通路[147-148]。这个设备和方法是小儿麻醉管理上的重大突破，并应有效应用于抢救的过程中。

麻醉环路

有关儿科患者的各种麻醉环路之优劣已有大量报道（另见第 29 章）[149]。关注的重点已经转向了新生

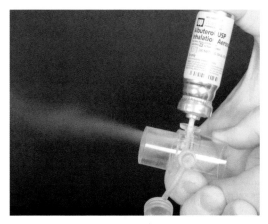

图 93-21 使沙丁胺醇能通过气管导管进行给药的专用接头。在吸气时给药可保证提供最大给药量。借助静脉导管延伸至超出气管导管尖端下方，可进一步改善给药状况。而多达 20 次的喷药可保证气道末端也有充足的药量 *(From Coté CJ, Lerman J, Anderson BJ, editors: A practice of anesthesia for infants and children, ed 5, Philadelphia, 2013, Saunders.)*

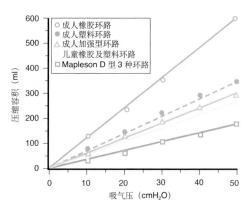

图 93-22 对比由于麻醉气体压缩（压缩容积）和回路伸缩（顺应容积）而导致的通气损失（环路性能）在 8 种麻醉环路中的不同。压缩容积和顺应容积的损耗受 5 个因素的影响，取决于回路的容积和构建回路的材料。低容积和低顺应性的回路（Mapleson D 系统）是最有效的，能够给麻醉医师提供最多关于小儿潮气量和肺顺应性的信息。目前，大多数麻醉医师使用儿科重复吸入环路进行辅助通气或控制呼吸，这样可减少环境污染，更具经济效应 *(From Coté CJ, Petkau AJ, Ryan JF, et al: Wasted ventilation measured in vitro with eight anesthetic circuits with and without inline humidification, Anesthesiology 59:442-446, 1983. Used with permission.)*

儿麻醉环路的设计及减少呼吸功并避免重复吸入的方法。因为无重复吸入环路中没有活瓣，所以患儿无需用力呼吸，从而能够减少呼吸作功。由于无重复吸入环路的容量较小，且无 CO_2 吸附罐的缓冲作用，因此吸入麻醉药可迅速从气道进入患儿肺内，加快麻醉诱导速度，并期望气体被压缩的量及顺应容积也明显减小[149]。无重复吸入环路的这一特点使麻醉医师能够通过麻醉气囊的运动来观察呼吸，也可用于估计肺顺应性。这一特点对实际通气量也有影响。当 Mapleson D 型环路与呼吸机的风箱连接时，如果未对潮气量进行补偿调节，这种环路的实际通气量要比重复吸入环路大（图 93-22）。最新一代的呼吸机由于能够自动补偿新鲜气流的变化和环路顺应性而不存在这类问题。

只要麻醉医师充分了解儿科麻醉重复吸入环路的特点，如压缩容积丢失大、麻醉药物浓度达到平衡的时间较长、不易判断顺应性的改变等，儿科麻醉环路同样可以安全地应用于新生儿。笔者通过过去 20 年使用儿科重复吸入环路的经验发现，当采用相同充气道峰压进行压力模式通气时，此环路与无重复吸入环路提供的潮气量相同[150-152]。重复吸入环路的最大优点在于减少新鲜气体流量，从而节省资金并减少空气污染。

新生儿麻醉注意事项

在设备、静脉通道、液体及药物治疗、麻醉药

物剂量及环境控制等方面新生儿均有自己独特的要求（另见第 94 章和第 95 章）。新生儿麻醉管理规则繁多无法在这里一一描述。但是，对所有新生儿而言，基本的麻醉管理都是相同的。制订一个安全麻醉计划的关键在于对新生儿生理学、药理学与药效动力学反应的差异及潜在的外科问题造成的病理改变要有一个基本了解。多数并发症的发生就是由于在麻醉诱导前对这些特殊情况缺乏了解。新生儿管理常存在危险、突发变化、未预计到的反应、未知的先天性疾病。麻醉医师要做好儿科患者的麻醉管理，就必须在手术室及ICU 中对意外情况有所准备，备好各种可用的合适型号的设备以及能获得高水准的帮助。如果麻醉医师只是偶尔才做一次婴幼儿的麻醉，那么出现问题的可能性将大为增加。

1 岁以内儿童并发症的发生率比年长儿高[27,141-144,153-154]。这些并发症与氧合、通气、气道管理、对麻醉用药的反应有关，其更常见于 ASA 3 ~ 4 级的患儿。新生儿，尤其是早产儿，脏器功能处于代偿边缘，因此常常难以耐受应激状态。新生儿易出现问题可能与处理上的技术难度、器官未发育成熟（特别是心血管、肺、肾、肝和神经系统）、代谢率高、体表面积与体重之比大及药物剂量容易算错有关。

在处理婴儿及新生儿时，必须特别注意麻醉及

手术管理的各个环节。麻醉医师必须认真计算药物剂量和稀释药物。静脉通道及注射器使用前务必排尽空气，回抽所有静脉注射部位以除去残留于接头处的气泡，并在静脉给药前推掉少许药液以清除针头无效腔里的空气，以防空气栓塞。临床上少量空气对成人不会造成任何影响，但对婴儿则可造成严重后果。皮肤消毒液和灌洗液在使用前均应加温以尽可能减少热量散失。应使用限制容量的设备进行静脉输液，输注泵可有效避免静脉输注液体过多。应计算好冲洗液的成分和冲洗速度，并计入液体维持量中。对于新生儿和小婴儿，以基础速率静脉泵注平衡盐溶液是很有用的。此外，第三间隙丢失量的补充和静脉推注液体可通过背驮式装置或三通阀实施。

必须尽可能保持婴儿体温以降低温度应激。手术室内应加温，使整个手术间成为一个大型温箱。此外，热气垫设备对维持患儿体温有显著效果。

对小婴儿进行呼气末 CO_2 浓度监测时，虽然监测结果可能不太准确，但对于判定患儿状态、诊断支气管痉挛、气管导管扭曲或支气管内插管仍很有帮助。脉搏血氧监测除了常规监测氧饱和度外，还可用于防止高氧症。维持氧饱和度在 93%～95% 可使早产儿的氧-血红蛋白解离曲线维持在陡峭段，这对易患早产儿视网膜病（retinopathy of prematurity，ROP）的婴儿（PCA 小于 44 周）可能具有重要意义。尽管一项多中心临床试验未能证实严格控制供氧对早产儿视网膜病的发生率有任何影响[155]，但是由于这类婴儿耗氧量最大，氧饱和度在 93%～95% 之间会在数秒内造成严重缺氧。因此，在处理此类精细平衡的情况时，麻醉医师应知道监护仪可能存在轻度误差，并且提高警惕，随时准备对氧饱和度的变化作出快速反应。保持动脉 CO_2 分压在正常范围（35～45mmHg）对于防止早产儿视网膜病变也很有意义。但有些超出麻醉医师可控范围的影响因素还是可能导致患儿视网膜病变的发生。

凋　亡

由于婴儿和幼儿正处于一个大脑快速发育的时期，而给婴儿和学步儿（特别是小于 3 岁的幼儿）使用镇静、镇痛和麻醉的药物可能导致细胞凋亡。而随着互联网的广泛应用，相关信息的普及，越来越多的家长提出 **"我的孩子做麻醉安不安全？"**，还可能提到细胞凋亡的问题。因此，麻醉医师面临着一个巨大的挑战，必时时跟进这些信息，才能做到有话可说、有理可依、有据可查。目前，所有的强效吸入麻

醉药物（如氧化亚氮）、氯胺酮、丙泊酚、依托咪酯、巴比妥类、苯二氮䓬类、水合氯醛、乙醇等，在动物实验研究中都会导致细胞凋亡率的增加[156-159]。但是，大部分动物研究所用的药物剂量远远超过临床使用范围。另外，此类研究没有在血压、通气或者氧合方面进行对照观察。令问题更加扑朔迷离的是，每种动物的大脑快速发育时期不同，并且对某些动物的麻醉时间（如曲线下面积）也长于临床实践中的情况。举例说明如下，新生猴的 3h 麻醉时间相当于人类新生儿近 8h 的麻醉时间；新生大鼠 6h 麻醉时间相当于人类新生儿 222h 麻醉时间。此外，许多实验中所用药物剂量远远超过人类使用限值。那么，有问题就需要解答：致凋亡的麻醉药物是否会杀死正常细胞，而导致神经认知异常发展？其是否只是加速细胞程序性死亡的速度，而不会产生后遗症？人类的大脑是否存在足够的可塑性以抵御潜在的不利影响？

至今，对灵长类（猴子）的研究数据有限，没有哪项研究明确证明了这些观察结果能用到人类身上。而前期研究主要是关于氯胺酮，这些研究仅表明 "可能存在一个体内使用氯胺酮的安全范围并且现今临床上使用的其他麻醉药物也可能存在其相应的安全范围" [157]。在针对灵长类动物的研究中，持续输注氯胺酮 3h，没有发现 5 日龄新生猴和 35 日龄新生猴出现细胞凋亡。没有相应的人体实验数据。一项包含 120 项儿童行为量表的回顾性调查问卷研究发现，6 岁前接受过麻醉的儿童，其行为障碍的发生率高，比值比是 1.38～1.19。研究人员认为，否定或证实一种麻醉效果需要调查 "至少 2268 例患儿" [160]。梅奥诊所通过调查研究 4 岁前没有接受过麻醉、接受过一次麻醉、接受过两次麻醉或接受过多次麻醉的儿童的学校记录[161]，发现没有接受过麻醉与接受过一次麻醉的儿童之间学习障碍没有明显的差异；然而，接受过两次麻醉的儿童学习障碍的比值比是 1.59（可信区间 1.06～2.37），接受过三次甚至更多次麻醉的儿童学习障碍的比值比是 2.6（可信区间 1.6～4.24）。在他们接受麻醉期间，脉搏血氧监测和二氧化碳描记并未常规用于临床监测，从而无法判定有多少患儿发生过隐匿性缺氧、过度通气或者通气不足。上述任一因素皆有可能诱发细胞凋亡[162]。同一研究小组又对 350 例 2 岁前接受过麻醉的患儿和 700 例未接受过麻醉的儿童进行回顾性对照研究。其主要研究以下几个方面：学习障碍、接受 "情感/行为失调个体化教育" 情况及 "团队管理的成就测验" 评分[163]。他们发现多次接受麻醉会增加学习障碍的风险（危险比 2.12，可信区间 1.26 至 3.54）；但是，在情感或行为个体化教育上无明

显差异。此外，针对 1976 年至 1982 年间接受过麻醉的患者的研究，由于当时脉搏血氧仪和二氧化碳描记仪尚未作为麻醉的标准监测，因此也存在着同样的缺陷。另一项针对 1143 对同卵双胞胎的研究，主要研究 3 岁前接受麻醉与学习障碍之间的联系[164]。研究人员在双胞胎 12 岁时对其进行学习成绩和认知问题的评估。他们发现，当两个双胞胎皆接受过麻醉时，认知障碍和学习成绩较差的风险增加；然而，当双胞胎只有其中一个接受过麻醉时，这些项目评估未见明显差异。研究人员认为，没有证据表明接受麻醉与学习和认知存在因果关系，也就是说，可能存在其他因素影响后期学习成果。一个重要的动物实验，研究大鼠接受 4h 七氟烷麻醉后认知的改变。在实验第 4 周时，所有实验大鼠都表现出认知障碍[165]。然后，将实验大鼠随机平均分成两组：一组接受"正常环境饲养"，另一组接受"刺激环境饲养"。4 周后再次检查实验大鼠是否发生认知功能障碍。"刺激环境饲养"大鼠的认知功能障碍出现完全逆转，从而首次证明认知障碍是可逆的。当然，临床上，我们不可能将孩子圈养在一处并忽略，因此，这只是临床医师对于人类生存条件和此现象的一种合理假设。事实上，每年有数千名婴幼儿在诊疗过程中接受了全身麻醉，如果人类使用这些药物真的存在问题，那么如今我们就应该有证据说明大多数脆弱儿童、婴儿、新生儿和幼儿存在和动物模型相符的对发育有害的后果。此外，很多早产儿和足月儿在新生儿重症监护治疗病房（NICU）中使用了数天至数周同样的药物治疗，这些患儿可能因为其他原因导致出现神经认知缺陷[158]。

目前，药物诱导的细胞凋亡似乎是一个值得关注并需要认真研究的领域[166-167]。右美托咪定、阿片类药物和氙气看起来与药物诱导细胞凋亡无关，但在倡导改变麻醉方法前确实还需要进一步的研究。哪个年龄或者哪个发育阶段后才不用去担心细胞凋亡问题，尚不清楚。仅仅是早产儿、足月儿、幼儿、青少年还是甚至成人，都需要担心？人类大脑的可塑性能否克服这种（潜在的）短期损伤？还有哪些其他因素可能与学习障碍或认知功能障碍有关？如果根据动物实验的结果而不使用这类药物，又该如何提供充分遗忘、镇痛及抗焦虑的麻醉？因为家长所需要的是他们的孩子能得到充分的氧合、有效的通气、良好的灌注及完善的镇痛，所以在更可信的数据出现前，我们能够做的就是谨慎地继续使用目前可用的药物[168-169]。在没有充分的科学证据支持下对现有儿童的麻醉治疗作出大幅度的改变是不合理也是不负责任的。

应激反应

新生儿甚至包括早产儿都能够感知疼痛并对疼痛刺激有反应；但何为儿童的理想"麻醉"状态仍需探讨。任何儿童都不应因为体格小或年龄小而不接受镇痛或麻醉。众所周知，早产儿的心血管系统难以耐受强效吸入麻醉药物的心血管抑制作用。但是，即使是危重婴儿通常也能够很好地耐受合成的麻醉性镇痛药（如芬太尼、舒芬太尼、阿芬太尼、瑞芬太尼）。这些强效麻醉性镇痛药必须根据患儿的反应随时调整用量。因此，在用药的过程中，麻醉医师应密切注意镇痛药物诱发的心动过缓及其对心排出量的影响。可应用低浓度吸入麻醉药复合麻醉性镇痛药来保持血流动力学稳定，而又不会对心肌造成明显抑制。不同麻醉技术之间的优劣尚不明确。麻醉性镇痛药和吸入麻醉药可抑制疼痛所致的激素反应。为了阐明这个问题所进行的令人兴奋的研究带来一个重要结果，就是让我们意识到合适的麻醉和镇痛对新生儿颇为重要。正如前所述，结果往往取决于麻醉医师的能力而不是药物本身。

特殊新生儿手术问题

脊髓脊膜膨出

脊髓脊膜膨出是指患者部分脑脊膜和脊髓经脊柱的缺损向外疝出，是较常见的新生儿畸形。对于此类新生儿，其麻醉管理除了一般的注意事项外，还应注意以下几点：①气管内插管时的特殊体位（如缺损处垫空心圆枕且头下垫毛巾）；②有可能低估的失血和失液量；③该疾病并发脑积水的概率高；④可能发生脑神经损伤，如声带麻痹，从而导致吸气性喘鸣；⑤脑干疝形成的可能。麻醉医师必须建立足够的静脉通道并选择合适的有创监测（极少应用），补足所有液体缺失，包括缺损处的丢失（常用生理盐水进行补液）；并确保术前已行交叉配血。这类患儿在首次和其后的麻醉中应预防乳胶过敏。

脐膨出和腹裂

脐膨出和腹裂是腹壁闭合时发生的大缺损，以致有腹膜包裹（脐膨出）或无腹膜包裹（腹裂）的内脏外露（图 93-23；表 93-11）。这类缺损主要导致以下问题出现：①严重脱水和裸露的脏器表面（腹裂 - 化学性腹膜炎）及部分性肠梗阻所致的第三间隙液丢失而引起的大量失液；②热量丢失；③手术闭合难度大；④该疾病与早产及其他先天性缺陷如心脏畸形（约占脐膨出患儿 20%）高度相关。这类患者在手术前应进行超声心动图检查；因为腹部闭合张力大，术后应注意实施机械通气；及依据情况而采取分阶段修复治疗。

脐膨出和腹裂的患儿必须及时接受治疗，以降低感染概率、改善肠道功能并尽可能减少体液丢失和体热散失。具体治疗原则涉及以下几个方面：①术前应尽可能纠正液体和电解质失衡；②必须确保开放充足的静脉通道并据病情实施有创监测，如合并心脏缺损的患儿需接受有创监测；③术中应使用足量的肌松剂为缝合缺损提供最佳的手术条件；④注意主要脏器（肝）或腔静脉受压常导致继发性低血压。此外，如果手术医师不能一次性修补缺损，患儿通常需在新生儿 ICU 等待进行分期手术。不管哪种情况患儿术后皆应接受机械通气，以使腹壁有时间伸展从而容纳其内容物。另外，静脉营养对这些患儿的快速恢复也可起到了重要作用。值得注意的是，张力较大的缝合可能增加腹内压（腹腔室隔综合征），导致肝、肾功能下降而显著影响药物代谢。使用预制的弹性硅胶袋进行分期缝合日趋广泛，此举可以减少再次手术的可能性。此外，少数脐膨出患儿可能还合并 Beckwith-Wiedemann 综合征，这是一种以严重低血糖、高黏滞综合征、先天性心脏病及内脏肥大为特征的综合征。

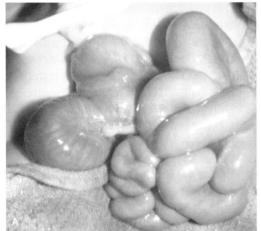

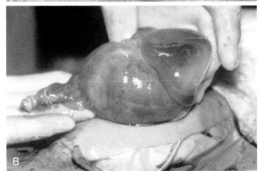

图 93-23　A. 腹裂畸形。其内脏在腹膜外突出成疝；B. 脐膨出畸形。其内脏仍被腹膜覆盖

气管食管瘘

气管食管瘘可分为 5 种或 5 种以上的类型，多数类型主要症状为食管闭锁（食管末端为盲腔）引起的吞咽困难。该疾病的特征性诊断试验是放置吸引管不能进入胃内。因胃与气管通过食管在远端瘘管相连或食管近段与气管相连，患病的新生儿可发生吸入性肺炎。此外，这种异常可能是一系列异常的一部分，如 VATER 联合征（V，脊椎；A，肛门；TE，气管食管；R，肾）或 VACTERL 联合征（VATER：C，心脏；L，肢体）。因此，对于患有气管食管瘘或食管闭锁的患儿都应怀疑存

表 93-11　腹裂和脐膨出畸形的比较

	腹裂	脐膨出
病理生理学变化	脐肠系膜动脉闭塞	脏器不能经卵黄囊进入腹腔
发生率	约 1：15 000	约 1：6000
合并其他畸形的发生率	约 10%～15%	约 40%～60%
缺损部位	脐周围	脐带内
缺损相关问题	暴露的内脏炎症 水肿 肠道扩张及短缩（化学性腹膜炎）	先天性心脏病（约 20%） 膀胱外翻 Beckwith-Wiedemann 综合征（巨舌、巨人症、低血糖、血液黏滞度过高）

From Coté CJ, Lerman J, Anderson, BA, editors: A practice of anesthesia for infants and children, ed 5, Philadelphia, 2013, Saunders

在上述的异常。麻醉前应进行超声心动图检查，明确是否存在右位主动脉弓和先天性心脏病[170]。

此类患儿麻醉的主要问题包括：①吸入性肺炎的评估；②空气经瘘管直接进入胃致使胃过度膨胀；③因瘘管太大而不能进行机械通气；④合并其他异常，特别是动脉导管未闭（分流）和其他先天性心脏病；⑤需要术后重症监护[171]。

麻醉管理上，患儿应禁食。置吸引管于食管引流唾液并将患儿处于头高俯卧位。如患儿合并肺炎，应实施治疗并延期手术，直至肺炎缓解或痊愈。在患儿肺炎恢复期间，可以考虑行胃造口术以便提供营养。麻醉评估应以肺和心血管系统为核心。通常选择"**清醒镇静**"插管。在临床工作中，笔者常给予 $0.5 \sim 1\mu g/kg$ 芬太尼和 $25 \sim 50\mu g/kg$ 咪达唑仑行镇静镇痛，并应用不超过 $5mg/kg$ 的利多卡因（1.0%）在舌、喉、声带处行表面麻醉。气管内插管时，先将气管导管插入右主支气管，然后慢慢退导管直到听到左肺呼吸音为止，这一措施通常能保证气管导管尖端越过瘘管的开口，避免胃过度膨胀。麻醉管理期间，麻醉医师必须谨慎操作以免胃破裂，故而比较恰当的做法是，在瘘管结扎和胃造口术完成前应保留患儿自主呼吸并适当辅助通气。此外，气管导管插管深度即使只有 $1 \sim 2mm$ 的变化也可能导致双肺通气、单肺通气或瘘管通气等不同结果。鉴于氧饱和度的变化是问题出现的早期指征，因而脉搏氧饱和度仪是此类患儿麻醉管理最有用的监护之一。将其分别置于动脉导管前和动脉导管后（2个脉搏血氧饱和度仪）可以诊断心内分流。将听诊器置于左侧胸部腋窝处听诊呼吸音可减少不确定的支气管内插管的概率。一些外科医师主张患儿术后保留气管内插管，而另一些外科医师则倾向于尝试术后拔管；应该注意到大约30%的拔管患儿术后需要重新插管来清除分泌物。

可以通过骶管导管置到胸段水平来实施术后镇痛。具体镇痛方案是每 $6 \sim 8h$ 间断给予布比卡因（含 $1 : 200\,000$ 肾上腺素的0.125%的布比卡因 $1 \sim 2ml$）或者以 $0.3 \sim 0.8ml/$（kg·h）速度持续输注氯普鲁卡因（1.5%）和芬太尼（$0.4\mu g/ml$）混合液。需注意的是，这种疼痛治疗需要在儿科疼痛服务的全力支持下才能实施（另见第92章）。

膈　　疝

膈疝常因呼吸困难和舟状腹而于出生后第一天即被发现。这种异常是腹腔脏器经膈肌缺损处突出形成疝，最常见的缺损部位是左侧的 Bochdalek 孔。几乎所有的腹腔脏器，包括肝和脾，都可能疝到膈肌以

上。发生膈疝时的胎龄可能决定了患儿肺发育不全的程度。

麻醉需要注意以下几点：①因胃过度扩张和纵隔疝越过中线导致的低氧血症和低血压；②原发性肺发育不全所致的低氧血症；③肺动脉高压所致的低氧血症；④高压通气时引起对侧肺发生气胸；⑤大血管，特别是肝血管，扭曲所致的低血压。总的来说，麻醉医师调控动脉 CO_2 分压（$PaCO_2$）的能力反映患儿肺部病变的严重程度并影响到最终的存活情况。若不能降低 $PaCO_2$ 会导致预后不良。体外膜肺氧合（ECMO）和 NO 的应用可轻度降低这种情况的死亡率，并给稳定患儿病情和最大程度降低应激反应提供治疗时间，从而减少紧急外科手术的概率。膈疝患儿的麻醉管理包括以下几点：①采取不用气囊和面罩通气的清醒插管，以避免胃过度扩张和膈疝越过中线（通常患儿数日内不会来手术室，因而这种情况目前不常见）；②置入动脉导管监测每搏血压并密切观察手术野对于判断静脉回流和心排血量的减少最为有用；③通过使用阿片类镇痛药（常用大剂量芬太尼，$25\mu g/kg$ 或以上）镇痛和应用肌松剂（常用泮库溴铵）控制呼吸来减轻应激反应；④谨慎进行机械通气及氧合以防止肺动脉压突然增高（$PaCO_2$ 维持在 40mmHg 以下，PaO_2 维持在 100mmHg 以上），脉搏血氧饱和度有助于诊断亚临床期的低氧血症；⑤避免低体温以降低产热所需的氧耗；⑥在肺复张前避免使用可能抑制心肌的吸入麻醉药物；⑦为避免肠扩张，不应吸入 N_2O；⑧应加强气压伤可同侧或对侧气胸的认识；⑨建立足够的静脉通道以保障循环血容量的稳定；⑩术后需重症监护（另见第95章）。

大多数医院对这类患儿的治疗方法是首先进行支持治疗，包括允许性高碳酸血症、体外膜肺氧合、高频通气及吸入 NO[172-173]（另见第104章）。患儿不再需要一出生就立即进行手术治疗，并且这种支持治疗似乎可轻度降低死亡率[173-176]。在一些医院，治疗操作可以在新生儿重症监护病房内床旁完成。

幽门狭窄

幽门狭窄常于出生后 $3 \sim 6$ 周内被发现。麻醉医师应注意以下事项：①饱胃，有时充满了造影剂；②低氯低钾性代谢性碱中毒；③重度脱水。

该手术一般不属于急诊手术。 术前医师应对患儿进行仔细评估，纠正严重的代谢失衡。即使患儿到达手术室时已留置经鼻胃管，并且多数是经超声检查而非钡餐检查来诊断病情，麻醉诱导前仍应迅速在仰卧位、右

侧卧位和左侧卧位用大口径胃管将胃内容物尽可能吸干净。这种吸引方法可吸除 98% 的胃内容物[177]！幽门狭窄的患儿可行清醒气管内插管后给予小剂量罗库溴铵（0.1mg/kg），也可以注射阿托品（0.02mg/kg）、丙泊酚（3mg/kg）及琥珀酰胆碱（2mg/kg）后按压环状软骨行快速顺序诱导后气管内插管。诱导方法的选择应根据麻醉医师的技术和熟练程度来进行。不过，一项研究表明应用肌肉松弛药时，插管尝试次数较少，时间也只是不使用肌肉松弛药物的一半[178]。术后镇痛一般可用布比卡因（0.25% 布比卡因，最大剂量 1mg/kg）局部浸润皮肤切口及经直肠给予对乙酰氨基酚（首剂 40mg/kg，然后每 4～6h 口服 10～15mg/kg，24h 总量约为 75mg/kg）镇痛。此外，关于幽门肌切开术后发生呼吸暂停的报告仍存在争议[179-180]。虽一项严格的临床对照研究发现，13 例患儿中有 3 例在氟烷麻醉后出现新发呼吸暂停[91]。但是，在更大样本量的研究得出结论之前，应谨慎监测患儿术后呼吸暂停情况和脉搏血氧饱和度。

出生时胎龄小于 37 周的患儿（former preterm infants）

原早产儿（出生时胎龄小于 37 周的患儿）发生术后呼吸暂停的概率高。发生麻醉后呼吸暂停的患儿中大部分患儿的受孕后年龄（postconceptual age，PCA）少于 46 周；但也有报道发现 PCA 为 60 周的婴儿也可发生呼吸暂停[181]。因病例数相对较少，这些研究的结论值得商榷。笔者曾有幸获得并分析了 8 项前瞻性研究的原始数据，分析发现针对呼吸暂停危险因素的联合分析仅涉及实施腹股沟疝修补术的患儿，未包含接受其他特殊处理如咖啡因治疗或区域麻醉的患儿[129]。且仅有 2 项危险因素显著涉及所有年龄段，即胎龄和 PCA。呼吸暂停发生率与胎龄和 PCA 呈负相关。例如，如果有 2 例 PCA 均为 45 周的婴儿，其中一例胎龄为 28 周而另一例胎龄为 36 周，则前者发生呼吸暂停的概率是后者的 2 倍（彩图 93-24）。此外，手术时患儿年龄越小（如 PCA 45 周与 PCA 55 周相比），发生呼吸暂停的可能性越大。采用连续监测设备的医院患儿呼吸暂停的发现率高于依靠肺顺应性变化或护士观察的医院。贫血（血细胞比容小于 30%）是与原早产儿发生呼吸暂停相关的独立危险因素（见彩图 93-24）。该危险因素的独特之处在于贫血的原早产儿发生呼吸暂停的风险并不因胎龄或 PCA 变化而改变；也就是说 PCA 60 周的贫血原早产儿与 PCA 45 周的贫血原早产儿，发生呼吸暂停的危险将是相同的。即便是排除了恢复室里有明显呼吸暂停发作的婴儿和贫血婴儿，也只有当 PCA 56 周且胎龄 32 周或 PCA 54 周且胎龄 35 周的婴儿，其呼吸暂停的危险性才会降至低于 1%（统计学 95% 可信区间内）。总之，所有 PCA 不足 60 周的原早产儿皆应接受床边监护，并且临床医师需特别注意贫血的原早产儿，其发生呼吸暂停的危险性非常高。

尽管区域麻醉可减少呼吸暂停的危险性，但仍可能发生呼吸暂停，特别是在区域麻醉复合镇静药（氯胺酮、咪达唑仑）的情况下发生呼吸暂停的概率反而

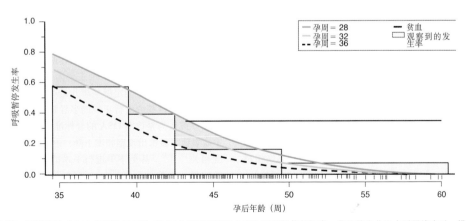

彩图 93-24　根据胎龄（GA）和受孕后年龄（PCA）预测所有婴儿发生呼吸暂停的概率。贫血的患儿以水平黑线表示。横坐标显示了 PCA 对应的数目。出生时胎龄大的婴儿发生呼吸暂停的危险性降低。阴影部分代表该胎龄范围内婴儿呼吸暂停的总发生率。贫血的婴儿无论其胎龄或 PCA 如何，其发生呼吸暂停的概率相同（水平黑线）*(Reproduced with permission from Coté CJ, Zaslavsky A, Downes JJ, et al: Postoperative apnea in former preterm infants after inguinal herniorrhaphy. A combined analysis, Anesthesiology 82:809-802, 1995.)*

可能增加[182-187]。目前，关于区域麻醉是否比全身麻醉发生呼吸暂停的危险性显著降低的严格的临床对照研究尚不够多[188]。此外，有研究发现应用七氟烷或地氟烷进行麻醉管理仍然可发生呼吸暂停，可见新吸入性麻醉药物并没能消除这一忧虑[189]。

在如何治疗此类儿童的问题上，有部分难处是尚不清楚无需处理的伴随心动过缓的短暂性呼吸暂停发作有何临床意义。因为当心率低于 80 次 / 分时，脑血流量显著减少，所以即使伴随心动过缓的短暂性呼吸暂停的时间很短也可能产生不良后果[190]。脉搏血氧饱和度有助于确定氧饱和度下降的严重程度，而心电图监护有助于发现导致脑血流量减少的心动过缓的发作。因此，出现氧饱和度下降并心动过缓比单纯发生呼吸暂停的病理意义似乎更大。

如果术后没有合适的监测设备，PCA 小于 60 周的早产儿应转到配备这些设备的医院。推荐应用大剂量的咖啡因（10mg/kg）[191]，其可能是一种有效的治疗手段。但是由于对于年龄稍大的原早产儿，其咖啡因的半衰期仅为 6h 而麻醉后 12h 可能才发生首次呼吸暂停[129]。因此，麻醉医师不能认为给予咖啡因治疗的婴儿就可以安全回家。

令问题更为复杂的是，有研究曾观察到一例足月儿接受全身麻醉后发生呼吸暂停的病例。该婴儿呈周期性呼吸，这在足月儿中无疑很罕见并且可能存在呼吸问题[192]。因此，麻醉医师仍不确定足月儿是否可以安全地进行门诊手术麻醉。因为出生后第一个月（PCA 44 周）时，大多数器官仍在快速发育阶段，所以出生后第一个月内的择期手术应考虑延期，并且小于一个月的足月儿应术后留院并监护呼吸暂停情况。

心脏修复术后患儿

麻醉医师不应认为先天性心脏缺陷矫正术后的患儿具有正常的心功能。尽管其循环可能是正常的，但决不能断定其心功能也正常。不论是哪个患儿，在经历心室切开术后，都可能存在心室切开所致的心功能障碍；但是，如果手术入路是通过心房切开，则心功能障碍发生的可能性较小。同样，即使是损伤相对较小的操作，如心内直视下室间隔或房间隔缺损修补，仍可伴发迟发性心律失常。某些患儿，尤其是单心室生理修复术后的患儿，病理性心律失常所致的猝死发生率极高；对于此类患儿，详细的询问病史尤为重要。若术中出现心律失常，必须同患儿的心脏病医师进行协商，因为这可能是一个严重的潜在性致心律失常病灶的首发征象。射频消融术可能会挽救生命。

生理性单心室的患儿（接受 Fontan 术治疗的患儿）需要接受非常具体细致的麻醉管理。首先，因为此类患儿的血液是被动地流到肺部（类似于无泵无阀门的情况），所以需要较高的静脉压以保证肺部血流灌注（如充分补液）。其次，应避免使用 PEEP，而推荐使用高频低压的呼吸模式。然后，还应避免出现任何会增加肺动脉压的情况（如高碳酸血症，氧饱和度明显降低）[193]。此外，Fontan 术后的患儿难以耐受腹腔镜手术。因为腹腔镜手术需要升高腹腔内压力，该操作会影响患儿呼吸，导致高碳酸血症并增加肺动脉压。而且气腹所用的二氧化碳会吸收入血，也会增加肺动脉压。腹腔镜手术中采用的极度头低位或头高位都会阻碍血液的被动回流，从而影响肺部血流灌注。另外，此类患儿往往还合并有其他疾病，如蛋白丢失性肠病、塑形性支气管炎。如果麻醉医师不熟悉此类特殊的生理异常，就会存在极大的麻醉风险[194]。

另一类麻醉相关猝死的高危人群是合并 Williams 综合征的患儿（如主动脉缩窄、冠状动脉畸形、肺动脉狭窄）[195]。接受了心脏移植的患儿还需要特别注意是否合并冠状动脉小血管病[196]。虽然详细阐述先天性心脏病相关问题已超出本章范畴，但是当非儿科麻醉医师需要进行阑尾切除术或前臂骨折治疗的麻醉时，仍会面临这些问题（另见第 94 章）。

阻塞性睡眠呼吸暂停的患儿

阻塞性睡眠呼吸暂停（obstructive sleep apnea, OSA）定义为"以持续上呼吸道阻塞和（或）间歇性完全性阻塞（阻塞性呼吸暂停）扰乱睡眠中正常通气为特征的睡眠期间的呼吸障碍"。此类患儿对二氧化碳变化的反应不同[197]。高危患儿包括颅面部畸形、神经肌肉障碍、肥胖症、腺样体扁桃体肥大的患儿[198-199]。越来越多的肥胖患儿是一个主要因素[200-202]。麻醉医师所面临的难题是确定哪些患儿是高危患儿，因为不是所有的儿童都会进行正规的多导睡眠图检查，而这项检查被认为是诊断 OSA 的金标准[198]。异常的睡眠中血氧值（多次出现饱和度下降）也与 OSA 的严重程度相关[203-204]。甚至下午进行手术的患儿比早上行手术的患儿危险性更高[205]。呼吸暂停指数（AI）和呼吸障碍指数用以监测和测量 OSA 综合征的发生和严重程度。这些指数反映了睡眠中每小时呼吸阻塞和部分阻塞事件的发生频率。当 AI 大于或等于 1 时（即睡眠中每小时发生一次或多次呼吸暂停）可认为发生了 OSA 综合征。其严重程度分级如下：睡眠中每小时 AI 介于 1 ~ 5 为轻度，5 ~ 10 为中度，高于 10 为重度。要特别关注出现心功能异常（肺源性心脏病）的患儿和可能发生阻塞后肺水肿的患儿。这些患儿可能需要在 ICU 接受整夜的机械通气。总体而言，术后并发症的危险因素包括：①年龄小于 3 岁；②凝血功能异常；③存在 OSA 相关症状或检查异常；④系统性疾病增加了患儿围术期风险（如肺源性心脏病、代谢性疾病）；⑤颅面部畸形或其他气道异常；⑥扁桃体周围脓肿手术；⑦居住地附近缺乏充足的卫生保健设施、气候条件不利，或者家庭情况无法密切观察、协作或无法迅速返回医院（如药物滥用的父母，少年母亲）；⑧肥胖［体重指数（BMI）或体重 > 95% 相同性别和年龄的人］；⑨非洲裔美国人[206-207]。麻醉医师面临的主要问题是何时送这些患儿回家是安全的以及应该如何做好术后镇痛[202]。在一些日间手术中心，患儿实施扁桃腺切除术后可立刻回家；而另一些则要求患儿留院观察至少 4h（此期间很可能发生出血或呼吸障碍）。医院倾向于患儿留院观察 23h（避免 24h 入院），从而既延长了观察时间（通常不满 23h）又减少了保险费用。通常选用对乙酰氨基酚术前口服或诱导后直肠给药联合小剂量吗啡（33 ~ 50μg/kg）来提供镇痛。一些麻醉医师喜欢使用短效阿片类药物（如芬太尼）镇痛，此举可将呼吸抑制风险降至最低，然后在麻醉后恢复室（PACU）补充长效阿片类药物镇痛。另外，酮咯酸可提供镇痛而不抑制呼吸，但是若在止血前给予药物则术后出血的发生率会增高[208]。术后恶心和呕吐常使用 5-HT3 拮抗剂处理，而术后肿胀（伴呕吐）可用地塞米松（0.0625 ~ 0.15mg/kg）治疗[209]。

最常见的家用镇痛药是含可待因的对乙酰氨基酚。需要进一步研究的是，当反复出现轻度缺氧时，阿片类受体可能发生变化（如 μ- 受体上调），对二氧化碳的反应也会发生变化[197, 210-212]。这些改变导致了机体对阿片类药物的呼吸抑制作用敏感性增高[213]。因此，对于重度 OSA 的患儿，正常剂量的阿片类药物可能相对过量，故此类患儿仅能使用一半正常剂量进行镇痛[214]。除此之外，由于 OSA 患儿发生上呼吸道塌陷的风险增加，因此此类患儿可能存在结构性气道狭窄[215]。这些危险因素部分解释了为什么 OSA 患儿术后发生呼吸系统并发症的风险显著增高。另需关注的是，近期有病例报道，扁桃体切除术后的患儿死亡与可待因转化成吗啡的过程发生改变有关[216-217]。大约 2% 至 10% 患儿由于 CYP2D6 基因的缺失（细胞色素 P450，家族 2，亚家族 D，多肽 6）而表现为慢代谢型，从而导致可待因的镇痛效果不佳。然而，更令人担忧的是存在 CYP2D6 重复基因的患儿，体内药物会极快代谢转化成吗啡[218-219]。因此，若患儿同时存在 OSA 相关阿片类

药物的高敏感性和药物快速代谢型，可能会发生致命性并发症[216-219]。FDA 已经在指南里用黑框标注，警告可待因不能用于儿童扁桃体切除术后的镇痛，特别是对于那些存在阻塞性睡眠呼吸暂停的患儿[220]。

除了基因变异，重度 OSA 的患儿仍存在非常高的风险。如果患儿没有接受正规多导睡眠图检查或夜间持续脉搏血氧饱和度监测，那么临床医师在遇到以下情况时，必须高度怀疑患儿存在 OSA：①肥胖（体重 >95% 同性别同年龄的人）；②鼾声大，白天嗜睡，可见呼吸停顿或喘息，或新发遗尿床；③合并其他综合征；④非裔美国人[221-222]。此类患儿不能接受门诊手术麻醉，而应接受过夜的系统性医疗安全监测。笔者回顾了一些医疗不良事件的资料，发现皆是已知合并 OSA 的患儿在接受扁桃体切除术后回家观察，发生了呼吸暂停而导致死亡。

区域麻醉和镇痛

只要严格注意局麻药和肾上腺素的用量、给药途径和使用合适的设备，大多数应用于成人的区域麻醉技术可安全用于儿科患者。术后镇痛方法的进展可能是儿科麻醉的最大进步（另见第 92 和第 98 章）。骶管麻醉、骶管应用阿片类药物镇痛、区域阻滞、患儿 - 父母 - 护士控制镇痛技术已被麻醉医师和患儿所接受。超声设备的新进展又进一步提高了神经阻滞的准确性，并降低了药物使用量。患者自控硬膜外镇痛技术甚至已成功应用于 5 岁小儿[222]。考虑到各自独特的配方，各医院及从业者必须决定哪一种方法最为有效。很显然，在制定出用药指南和监护安全标准之前，这些技术应只限于在熟悉其用法的医院应用（另见第 92 章）。

在缓解患儿疼痛方面，采用长效局麻药物行区域神经阻滞或外科伤口直接局部浸润麻醉的方法仍然是简单而行之有效的方法[224-225]。在大多数医院现在很少有患儿从麻醉中清醒而未用区域阻滞镇痛的情况。这种操作特别适用于门诊患者；鼓励家长在观察到孩子变得焦躁不安时便开始给予镇痛药，而不要等到神经阻滞完全失效时才开始镇痛。这种方法通常能够使得患儿从全麻和无痛苦状态中平稳过渡苏醒。（第 56 到 58 章详细讨论了区域麻醉和镇痛，第 92 章重点讨论了儿科患者的区域麻醉）。

参 考 文 献

见本书所附光盘。

第94章 小儿心脏手术麻醉

William J. Greeley • †Chad C. Cripe • Aruna T. Nathan

黄梦玉 杨磊 译 张马忠 审校

致谢：编者和出版商感谢 Darryl H. Berkowitz 博士在前版本章中所作的贡献，他的工作为本章节奠定了基础。

要 点

- 从出生到青春期，器官系统的成熟（如心血管、中枢神经系统、肺、肾、血液系统）影响机体生理功能，并因此影响麻醉和手术处理及预后。
- 对先天性心脏病生理的理解和据此作出的麻醉处理，是基于四类缺损病变的病理生理特点：分流、混合病变、狭窄和反流性病变。
- 先天性心脏病的慢性转归过程——病变修复、姑息性处理或病变未修复——影响麻醉处理：心室衰竭、残余血流动力学影响（如瓣膜狭窄）、心律失常和肺血流改变（如肺动脉高压）。
- 心脏状态的术前评估（如病史回顾和体检、超声心动图和心导管资料及咨询患者的心内科医师）与方案制订是麻醉成功的关键。
- 术中经食管超声心动图和中枢神经系统监测可改善手术效果，减少并发症。
- 麻醉诱导技术的选择依据心功能不全的程度、心脏缺损类型、术前用药产生的镇静深度以及是否已留置静脉内套管；需考虑的其他因素包括是否存在肺动脉高压、电节律紊乱和其他合并疾病。麻醉维持依据患者的年龄和状态、手术性质、体外循环时长和是否需要术后通气。通常理想的状态是在手术结束时使患者恢复到内环境稳定且无并发症的可唤醒、伴有自主呼吸的镇静状态。
- 体外循环对新生儿、婴儿和幼儿的生理影响明显不同于对成人的影响。体外循环期间小儿患者常暴露于未见于成人患者的极端生理状态：包括深低温（18℃）、血液稀释（循环血容量稀释3~5倍以上）、低灌注压（20~30mmHg）和泵流量的巨大变化［范围从200ml/(kg·min) 到全循环停止］。
- 复杂的先天性心脏缺损修复后，患者脱离体外循环可能很困难。原因可能是伴有需修复的残余缺损、肺动脉高压、右或左心室功能不全。
- 改良超滤的应用逆转了与小儿体外循环相关的血液稀释和炎性反应的有害作用。应用改良超滤显著减少了围术期失血和用血量。改良超滤改善了左心室功能和收缩压并增加氧供，还改善了体外循环后的肺顺应性和脑功能。
- 经历体外循环下心脏手术的新生儿、婴儿和幼儿术后出血的发生率高于大龄患者。这是由于以下几个因素：①过度暴露于非内皮性体外循环管道产生的炎症样反应。这种对体外循环的炎性反应与年龄成反比——患者年龄越小，反应越重。②新生儿和婴儿实施的手术类型通常包含更广泛的重建和缝合线，导致手术出血概率比成人心脏病患者更高。③手术常采用深低温或停循环，可能进一步损害凝血功能。④新生儿不成熟的凝血系统也可能加重受损的凝血功能。⑤发绀型心脏病患者显示出体外

† 已故。

要　点

循环前后出血倾向增加。

- 术后患者管理的指导原则是对麻醉和心脏手术后正常和异常恢复过程的认识。即便处于正常恢复过程，术后即刻阶段是持续生理变化时期之一，这是因为残余麻醉药的药理作用和继发于血流动力学负荷状态突然改变、手术创伤和体外循环的正在发生的生理变化。
- 成人先天性心脏病患者的治疗是一个新兴领域，需要经验丰富的多学科团队的熟练管理。
- 先天性心脏病患者行移植手术、非体外循环下闭式心脏手术、心脏介入操作和非心脏手术时，麻醉管理需要额外考量。

心脏手术是先天性心脏病患儿确切有效的治疗方法。早期成功的手术治疗开辟了先天性心脏病治疗的新时代，也促进了儿科心脏病学和心脏外科亚专业的发展和协作。通过这一合作性努力，医学诊断和手术治疗取得了巨大进步。这些成就相应地造就了小儿心脏麻醉医师的进步，出现了一群熟悉先天性心脏畸形病理生理学、治疗心脏疾病的诊断和手术操作、小儿与心脏麻醉及重症监护治疗原则的医师。作为一门令人兴奋的有技术要求的亚专业，其麻醉管理基于生理原则，小儿心脏麻醉得到了持续发展。

先天性心脏病心血管手术和麻醉常常是在不寻常的生理状况下完成的，临床医学中很少有如先天性心脏病手术期间使患者处于如此极端生理状态。通常，患者被降温至18℃，急性血液稀释超过自身细胞外液体容量的50%，经历的总停循环时间可长达1h。在这种极端生理状态下管理患者是小儿心血管麻醉医师的关键职责。如同其他医学领域，技术应用与管理之前应全面理解其生理作用。

很显然，这些复杂病例的围术期管理需要作为团队的一组医师（手术医师、麻醉医师、心内科医师、重症监护治疗师）、护士和灌注师的共同工作。这一团队的努力方向是取得最佳效果的关键。尽管手术修复的质量、体外循环的影响和术后监护治疗是患者预后的主要决定因素，但精细化麻醉管理不可或缺。理想状态下，无论病例的复杂程度、体外循环和手术所致的显著生理变化，麻醉处理不应从本质上影响并发症与死亡率[1]。其挑战性在于掌握先天性心脏病患者的基本管理原则并用于临床麻醉。阅读本章前，我们假设读者已充分了解成人心脏麻醉（参见第67章）和小儿全身麻醉（参见第93章）。

小儿心脏麻醉特征

小儿心血管的管理有其独特之处，与成人心脏手术有很大差别（框94-1）。这些差异源于新生儿和婴幼儿正常的器官系统成熟度、先天性心脏病不同的病理生理状况、手术修复的多种方式和特殊体外循环技术的应用，如深低温和停循环。

框94-1　小儿心脏麻醉特点

患者

婴幼儿期正常器官系统发育和成熟的变化

　心血管：出生时循环血流模式，心肌顺应性，体肺循环血管系统及 β-肾上腺素能受体

　肺：呼吸商，闭合容量，胸廓顺应性

　中枢神经系统：脑发育，脑血流，自主调节功能

　肾：肾小球滤过率，肌酐清除率

　肝：肝血流，微粒体酶活性

疾病与生长发育相互关系

系统性疾病影响体格和器官发育

发育中的器官对损伤修复的代偿能力

婴幼儿免疫系统发育不成熟

客观上的小型化（即患儿体格小，体表面积小）

先天性心脏病

多种解剖结构缺损和生理改变

心肌肥厚和缺血致心室重构的改变

先天性心脏病的慢性转归过程

手术操作

手术方式多样性

频繁的心内和右心室操作

修复期间采用深低温和停循环

在婴幼儿早期实施修复术的趋势

为避免残余病变和后遗症的手术技术改良

某些手术的应用趋势广泛

小儿患者的生理学考虑和成熟特点

出生时由于血流模式的显著改变，其心血管系统发生明显变化（彩图94-1）。胎儿期间，回到右心房的血流绕过未通气的充满液体的肺组织，随后优先经未闭的卵圆孔分流入左心房或通过右心室经未闭的动脉导管进入体循环。出生时，动脉导管和卵圆孔的生理性闭合促成了正常成人循环模式。某些先天性心脏缺损或肺部疾病的存在可破坏这一正常适应过程，产生一个持续经卵圆孔或动脉导管的右向左分流的过渡性循环。在这种情况下，持续存在的过渡性循环可导致新生儿出现难以耐受的严重低氧血症、酸中毒和血流动力学不稳定。相反，在最初治疗某些类型的先天性心脏病时，这一过渡性循环的持续存在事实上是有益的，增加了体循环或肺循环血流量和出生后生存能

力。后面这种情况的一个例子如肺动脉闭锁，其肺血流经由动脉导管提供。如果没有侧支血管，动脉导管闭合将断绝肺血流的主要来源，导致低氧血症和死亡。给予前列腺素 E_1 可维持动脉导管的开放。重要的是，可通过治疗性通气策略调控过渡性循环，从而改善小儿患者的血流动力学稳定性。与健康成人相比，正常新生儿和婴儿心血管系统的另一个特点是心肌储备功能降低，新生儿左心室功能受 α- 肾上腺素能受体数量减少、高静态水平的循环儿茶酚胺水平、可添补每搏功受限、钙转运系统不成熟和心室顺应性降低的限制[2]。这限制了收缩储备并导致左心室的静态张力处于高水平。尽管新生儿静态心肌功能可能高于成人和大龄儿童，但对 β- 受体阻滞剂的敏感性较高，并且只在给予多巴酚丁胺和异丙肾上腺素等 β- 受体激动剂后，心脏功能有适度增加[3]。

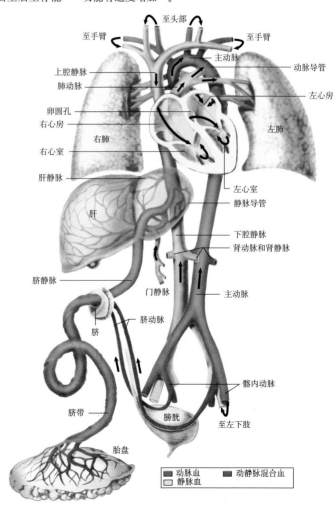

彩图94-1 妊娠晚期胎儿循环路径，注意经由卵圆孔和动脉导管的选择性血流模式（译者注：原图有误。①图中降主动脉内血流指示箭头的方向错误，应从近心端指向远心端；②图中脐静脉内血液颜色为蓝色，而胎儿脐静脉内应为氧合的动脉血，颜色应为红色）

在超微结构水平，各种细胞合成功能发生于占新生儿心肌主导地位的未成熟肌原纤维。大细胞核、线粒体和膜表面主要位于肌原纤维内。在新生儿中，可以发现肌原纤维数量减少50%，并以非线性无序排列。作为直接的后果，心肌收缩质量的效能降低，导致心室顺应性降低。当充盈压较低时（1～7mmHg），增加前负荷有效，但当左心充盈压超过7～10mmHg时，左心室每搏量的增量最小[2]。因此，当充盈压在7～10mmHg或更高时，新生儿维持心排血量更依赖于心率，对前负荷依赖程度较小[4]。

除了收缩质量下降，新生儿心肌钙转运系统发育不全。横管系统缺如，储存和释放钙离子的肌浆网较小且效率低下。因而新生儿心脏较成人心肌更依赖细胞外钙离子水平[5-8]。由于细胞内钙离子浓度在心肌收缩力中发挥关键作用，因此，正常或升高的血浆离子钙水平可能是增加或维持有效每搏量所必需的。这与成人心脏病患者不同，由于对心肌缺血和再灌注损伤的直接关注，心脏手术期间钙剂的使用已逐渐被弃用。

另一特点与肺循环有关。出生后第一个月肺循环发生显著变化，这些变化的主要特征是存在于宫内的肥厚的肺动脉中层平滑肌的退化，导致肺血管阻力随之降低。在刚出生时期，肺血管阻力的大幅降低是由于肺的扩张和相比宫内较高氧分压的血管扩张作用。随后两个月，肺血管阻力进一步下降是由于肺动脉平滑肌层退化的缘故。随着肺血管阻力减小，肺动脉压相应地降低。新生儿期的急性生理应激如低氧血症或酸中毒可升高肺动脉压并因此增加肺血管阻力。如果所致的右心室压力升高导致右心室顺应性下降，可在卵圆孔处发生右向左分流。一旦肺血管阻力超过体循环阻力，动脉导管处发生右向左分流。以上任何一种情况均会加重低氧血症，并最终限制组织氧供直至发生乳酸酸中毒。相反，左向右分流，例如伴有室间隔缺损，使肺血管内膜发生改变和中层肌肥厚退化延迟，将导致肺血管阻力持续升高。

成人与小儿心脏病患者间的体型差异需要不同的麻醉技术和设备小型化。与成人患者相比，解剖学上小儿患者上、下呼吸道较窄，动静脉较细，体表面积较小。有几项与体型大小相关的麻醉方面的考虑。一些医疗中心认为，在新生儿和婴儿中切开动脉置管是最便捷的方法，尤其是最佳穿刺部位受限时。肺动脉导管不常使用，这是由于定位导管尖端于肺动脉的技术难度和由于患儿存在心内或心外交通时，肺血流量与心排血量间无必然联系的基本事实。通常由从术野放置的用于压力监测和输注血管活性药物的经胸导管

替代颈部经皮血管穿刺。修复术的效果和功能恢复的程度可通过带微型探头和彩色多普勒血流影像的经食管超声心动图来评估[9-10]。体外循环是另一项在管理上受患者体型影响的因素。较小患儿的预充液容量与血容量比值显著大于成人，导致血液稀释度更高。几项研究表明与成人相比，小儿对体外循环的炎症反应更严重[11]。这一作用与单位体表面积过度暴露于非内皮化的体外循环回路有关。对血液有形成分和血浆蛋白的较大破坏，导致炎症介质的激活。

在先天性心脏病的小儿患者中，心血管系统常是病变的唯一原因。与此相反，成人获得性心血管疾病患者常有多重诊断和器官系统受累。而且，特定疾病与生长的相互关系，对生长期的婴幼儿尤为独特，使生长中的器官发生代偿和改变现有疾病的进程。由于这一生长中器官系统的代偿能力，小儿的修复和恢复过程更强大。不幸的是成人心脏病患者未表现出同样的恢复能力。尽管小儿能很好地适应心血管系统的病理进程，但长期存在的心脏疾病的负面影响仍然存在。先天性心脏病对体格生长，脑、心肌和肺的生长发育均有不利影响。

其他需特别考虑的是关于早产儿的问题（参见第95章）。早产儿分为低出生体重儿（31～34周，1～1.5kg）、极低出生体重儿（26～30周，600g～1kg）和超低出生体重儿（<26周，400～600g），这一患儿群具有独特的麻醉挑战性。心肺衰竭较常见且因素众多。细小的气道容易发生梗阻，导致气道阻力增加和呼吸作功易疲劳。对上呼吸道疾病如声门下狭窄、气管软化和气管狭窄的耐受性差，常需采用呼气末正压或持续气道正压保持气道开放。由于肺泡表面活性物质不足，肺顺应性降低，导致肺内分流和通气-灌注不匹配。机械通气可防止肺泡塌陷，保持气道通畅和维持肺容量、防止缺氧。早产儿肺容易发生气压伤和氧化损伤，通气应采取措施降低吸气峰压和气压伤，应降低吸入氧浓度以避免自由基生成。早产儿容易受围术期呼吸暂停的影响，呼吸暂停的原因可能是中枢性或梗阻性的，两者均可因麻醉药物而进一步加重。呼吸暂停可由氧合和呼吸力学的突然变化、脑出血和低温诱发。持续呼吸暂停可导致氧饱和度降低，通常始于麻醉苏醒后并可持续长达48h。治疗方法为通过纠正贫血（血细胞比容>30%）和静脉注射咖啡因，并持续监测呼吸暂停和氧饱和度。术后呼吸暂停发生率与孕龄、胎龄、贫血和手术方式有关。早产儿心脏收缩不全，对细胞内钙离子变化很敏感，伴有舒张功能不全。心排血量依赖心率，储备能力低。早产儿的绝对血

容量也相对较低，对失血的耐受性较差。由于自主调节功能发育不良，失血后在发生其他低血容量表现前脑和冠状动脉血流量已受累及。在这些患者中避免液体超负荷也极其重要。动脉导管未闭导致伴有心力衰竭的肺循环超负荷和大量左向右分流。如果不被纠正，将导致继发于肺血管梗阻性病变的肺动脉高压。由于早产儿棕色脂肪储备不足，通过非寒战产热体温调节的能力也较差。通过升高手术室室温、使用转运保温箱、加温和湿化呼吸气体和加温所有静脉液体来维持正常体温极其关键。早产儿血糖控制困难，易发生低血糖或高血糖。应确认和维持正常血糖。通常情况下，这些患儿需在围术期持续接受较高浓度的注射用葡萄糖溶液。早产儿因高吸入氧浓度和脑室内出血容易患视网膜病变。应采用各种措施避免早产儿血流动力学紊乱和氧饱和度波动。总之，器官系统发育不成熟导致药物作用增强和药物作用时间延长，须谨慎滴定给药。

与足月儿相比，早产儿的心血管畸形发生率增高了两倍[12]。1/6 的先天性心脏病患儿为早产儿，除外动脉导管未闭和房间隔缺损。有些畸形如法洛四联症、肺动脉狭窄、肺动脉闭锁合并室间隔缺损、完全性房室间隔缺损、大室间隔缺损伴或不伴主动脉缩窄和主动脉狭窄在这类患儿中更普遍[13]。小胎龄发生的可能性在患有法洛四联症、完全性房室间隔缺损、左心发育不全、肺动脉狭窄和大室间隔缺损的患儿中显著增加[14]。

尽管仍需较长期随访以便对生长发育状况作出判定，但心导管检查、介入治疗和彻底手术修复可在低风险情况下在极低出生体重儿（<1.5kg）中成功施行。然而，由于新生儿器官系统的复杂性，加上心肺病理生理学变化，其并发症和死亡率升高[15-17]。据手术适应证描述，已能在低出生体重患儿中使用体外循环，然而低出生体重仍是新生儿复杂单心室疾病行姑息性手术死亡的重要风险[18-19]。介入性导管手术与并发症的高风险相关，尤其与血管穿刺、心律失常和呼吸受累等问题有关[15]。新生儿导管置入和手术操作可选择性地施行气管插管和呼吸控制。虽然建立良好的静脉通路和有创监测极其挑战，但在大多数情况下是必需的。维持正常血糖和体温正常，关注液体和电解质平衡相当重要。应通过维持与年龄相当的血压、适当的血管内容量和血细胞比容提供充分氧供。必须发现和积极纠正任何酸中毒。通常这样的患儿应在特殊的儿科心脏重症监护病房进行恢复。

先天性心脏病

先天性心脏病的解剖和生理学状况明显不同于成人获得性心脏病。多种心内分流、瓣膜病变（狭窄、反流或闭锁）、大动脉错位和一个或多个心腔缺如，排除了在先天性心脏病患者中实施统一麻醉模式的可能。而且，这些缺损所致的血流动力学影响和心脏作功增加导致心肌改变，这些心肌改变是术中心室发生心肌缺血和衰竭的高危因素。因此，对孤立性缺损、相关心肌改变和血流动力学影响的理解，是制订适当麻醉方案的根本。将先天性心脏病细分为一定数量的生理学分类，使麻醉医师能构建策略来采用性能可预见的药物作用、通气管理和液体治疗以优化心血管表现。尽管可鉴别孤立性心脏畸形，但通常会影响整个心肺系统。

先天性心脏病的生理学分类

尽管先天性心脏病的结构变化构成百科全书式的畸形列表，但麻醉管理则更多地在逻辑上维持成满足生理学目标。一般生理学分类见表 94-1。尽管结构复杂，但这些缺损可在更有限的生理学范围内得以理解。基于生理学的鉴别和分类，为复杂先天性心脏病患儿术中麻醉管理和术后监护治疗提供了组织框架。先天性心脏缺损大体上分为四类：分流、混合性病变、血流梗阻和瓣膜反流（见表 94-1）。每种分类至少强加三种病理生理状态的一种：心室容量超负荷、心室压超负荷或低氧血症。最终，这些病理生理状况可导致心力衰竭或肺血管疾病。内外科围术期管理策略应着眼于最大程度减轻这些缺损的病理生理学后果。

分流病变 分流是心内腔室间或心外体循环与肺动脉间的交通，如房间隔缺损、室间隔缺损和动脉导管未闭。分流处的血流方向取决于分流两侧的相对阻力和分流开口的大小。非限制性室间隔缺损或动脉导管未闭，不妨碍血液在每个方向上的自由流动，血流的主要决定因素是肺循环和体循环血管床阻力。心房水平的分流方向和流量取决于心室顺应性的相对差异和各自的房室瓣功能。分流病变对心血管系统的影响取决于流量大小与方向，或右向左，或左向右。当肺血管阻力低于体循环阻力时，发生左向右分流，血液优先流向肺部，导致肺血流量增加。

在伴有大量左向右分流且肺血管阻力低下的患者中，肺血流量可大幅增加，可导致三种病理生理学改变：①肺循环充血；②血管内容量超负荷，致左心室做功增加以提高每搏量和心率，确保足够的体循环灌注；③过多的肺血流量导致肺血管阻力进行性升高。容量超负荷引起心室扩张，将心脏置于机械和生理的不利位置，导致心室舒张期顺应性下降。这些舒张期改变可导致相应的静脉床充血，在容量超负荷状况自然病史的早期产生临床上充血性心力衰竭的症状和体征。凭借婴幼儿不成熟结构，增加左心室作功提高心排血量的需求是有限的，以致大量左向右分流可能超过左心维持足够体循环灌注的能力，导致充血性心力衰竭的发生。经手术修复明显影响血流动力学的室间隔缺损，可通过显著降低左心室搏出需求而直接获益。

有时在术后早期通向肺循环的低阻"排压口"被封闭后，扩张的左心室必须单独对抗体循环阻力，突然增加的室壁张力可能加重心力衰竭。如果左向右分流未修复，肺血流量长期增加将导致肺血管阻力进行性升高，肺小动脉发生不可逆性改变，直至发生肺血管梗阻性病变。表 94-1 列举了常见的左向右分流病变。

当肺血管或右心室流出道阻力超过体循环阻力时发生右向左分流，从而降低肺血流量。体循环经由分流接受脱氧混合血，临床表现为发绀和低氧血症。肺血管阻力升高所致的完全右向左分流可见于艾森门格综合征和新生儿顽固性肺动脉高压伴心房和动脉导管水平的分流。更常见于肺血管阻力低下，伴有肺动脉流出道梗阻的复合病变，其近端连接于肺血管，产生右向左分流。法洛四联症代表了典型的右向左分流，由于肺动脉流出道梗阻，经室间隔缺损产生右向左分流。除非严重的低氧血症已累及组织氧供，伴右向左分流病变时体循环灌注一般可维持正常。因此，存在两个病理生理改变：①肺血流量下降，导致体循环低氧血症和发绀；②右心室射血阻力增加，可最终导致右心室功能不全、衰竭。然而，在疾病发展自然进程的早期，设计代偿压力超负荷的生理学机制很少造成收缩或舒张功能异常。与造成心室容量超负荷的病变相比，在孤立性压力超负荷的情况下，心室功能不全和衰竭通常需要数年的进展。

混合性病变　混合性病变构成发绀型先天性心脏病的最大群体（见表 94-1）。在这些病变中，肺循环和体循环相互混合，以致体循环和肺循环动脉血氧饱和度几乎相同。肺循环 - 体循环血流比值（$\dot{Q}p/\dot{Q}s$）与分流大小无关，完全取决于血管阻力或流出道梗阻。肺循环与体循环往往呈并联而非串联状态（见表 94-1）。在无流出道梗阻的患者中，血液流向体循环或肺循环取决于两者回路的相对血管阻力，例如单心室或右室双出口。典型的情况下，如果体循环阻力超过肺血管阻力，趋势是肺血流量过多，主要的病理

表 94-1　先天性心脏病的分类

生理学分类	肺血流	备注
左向右分流		
VSD	↑	心室容量超负荷
ASD		发生 CHF
PDA		
房室通道		
右向左分流		
法洛四联症	↓	心室压力超负荷
肺动脉闭锁 /VSD		发绀
艾森门格综合征		低氧血症
混合性病变		
大动脉转位 /VSD	一般 ↓，但 $\dot{Q}p/\dot{Q}s$ 可变	压力随容量负荷变化
三尖瓣闭锁		发绀多见
静脉异位引流		
单心室		
阻塞性病变		
主动脉弓离断		心室功能不全
重度主动脉狭窄		心室压力超负荷
重度肺动脉狭窄		动脉导管依赖性
左心发育不全综合征		
主动脉缩窄		
二尖瓣狭窄		
反流性病变		
三尖瓣下移畸形		心室容量超负荷
其他继发性因素		发生 CHF

ASD，房间隔缺损；CHF，充血性心力衰竭；PDA，动脉导管未闭；$\dot{Q}p$，肺循环血流；$\dot{Q}s$，体循环血流；VSD，室间隔缺损

生理学过程为左向右分流。这些患者的肺血流量增加、心室容量超负荷，肺血管阻力随时间逐渐升高。如果肺血管阻力超过体循环阻力，可间断发生于导管依赖性病变如左心发育不良综合征，体循环血流占主导地位、肺血流量显著减少，导致进行性的低氧血症（表 94-2）。

在患混合性病变和左心室流出道梗阻的患者中，

表 94-2　动脉导管依赖性病变

PDA 提供体循环血流	PDA 提供肺循环血流
主动脉缩窄	肺动脉闭锁
主动脉弓离断	重度肺动脉狭窄
左心发育不良综合征	重度肺动脉瓣下狭窄伴 VSD
重度主动脉狭窄	三尖瓣闭锁伴肺动脉狭窄

PDA，动脉导管未闭；VSD，室间隔缺损

肺血流量过多损害全身灌注。在患混合性病变和右心室流出道梗阻如单心室伴肺动脉瓣下狭窄的患者中，体循环至肺循环的血流可从流量持平到肺血流量显著降低不等，后者低氧血症的严重程度取决于梗阻的程度。典型的混合性病变包括永存动脉干、单心室、完全性肺静脉异位引流、肺动脉闭锁伴大室间隔缺损和单心房。

梗阻性病变　梗阻性病变从轻度到重度不等。新生儿期重度病变表现为压力超负荷、发育迟缓或梗阻近端心室功能重度不全。这些病变包括重度主动脉狭窄、重度肺动脉狭窄、主动脉缩窄和主动脉弓离断。尽管主动脉和肺动脉闭锁代表了流出道梗阻的最极端状况，但它们与这类心室极度发育不良有关（分别为左心发育不良综合征和室间隔完整型肺动脉闭锁），这种情况下心室功能无正常的循环生理作用。如同患有其他重度梗阻性病变，这些极端状况有动脉导管依赖性循环，但除此相似点之外，也许将它们看作单心室更好理解，其混合性病变的管理特点仍占据重要地位。在重度新生儿左心梗阻性病变中，体循环灌注依赖于经由动脉导管来自右心室的血流（脱氧血），冠状动脉灌注由来自降主动脉的逆向血流供血（表 93-3）（译者注：原文有误。应为表 94-2）。在右心梗阻性病变中，肺血流由来自经由动脉导管的主动脉供血，右心室功能受损。

新生儿重度左心梗阻性病变的病理生理学改变包括：①严重左心室衰竭；②冠状动脉灌注受损伴室性期前收缩发生率增加；③体循环低血压；④动脉导管依赖性体循环；⑤全身低氧血症。新生儿重度右心梗阻性病变的病理生理学改变包括：①右心室功能不全；②肺血流减少；③全身低氧血症；④动脉导管依赖性肺血流。除了新生儿期已很明显的极端变化，伴有流出道梗阻的婴幼儿（例如轻中度主动脉或肺动脉狭窄、主动脉缩窄）对压力超负荷表现出有效的代偿机制，可多年无临床症状。

瓣膜反流　反流性瓣膜是罕见的原发性先天性缺损。三尖瓣下移畸形是新生儿期唯一的反流性缺损表现病变。然而，反流性病变常于瓣膜结构异常有关，如不完全或部分房室管缺损、永存动脉干和法洛四联症伴肺动脉瓣缺如。反流性病变的病理生理学改变包括：①容量超负荷循环；②进行性心室扩大和衰竭。

综上所述，就所有先天性心脏缺损的发病率而言，三种简单的左向右分流（室间隔缺损、房间隔缺损、动脉导管未闭）和两种梗阻性病变（肺动脉狭窄、主动脉缩窄）占先天性心脏病的 60%。混合性病变、复杂的梗阻性病变和右向左分流缺损占余下的 40% 的绝大多数，此类病变需投入的人力更多，并发症和死亡率显著较高。这一观点直接归因于此类患者的心血管异常的复杂性，存在心腔缺如或大的心室动脉连接。

先天性心脏病的慢性效应　先天性心脏病的慢性效应是指缺损施加的血流动力学应激状态或心脏手术后残余病变和后遗症作用的后果，这些效应在整个生命过程中持续改变心血管系统和其他器官系统的正常生长发育。几乎无法做到完全手术治愈，一些修复术为姑息性而非纠治性，因此手术修复前后的异常对先天性心脏病患者造成长期影响[20]。尽管大多数情况下这些患者的总体前景良好，但每种病变均与心肌改变有关，每种修复术均遗留某些固有的异常病变。许多病变轻微没有大的意义，但其他某些病变影响重要器官系统功能，如心室功能、中枢神经系统发育、心脏传导系统或肺血流。在这些情况下，长期生活质量受到影响。无论是为首次或后续的心脏修复术还是为非心脏手术麻醉这些患者，应明确这些慢性改变并反映在麻醉方案中。

在宫内和整个生命过程中心肌被特定的血流动力学应激状态不断重构。右心室的生长发育受肺循环低阻力后负荷的影响。左心室与高阻力体循环相联接，加快了生长发育的速度。这种情况导致成年心肌质量以左心室占主导地位的状况。整个发育过程被称为动态心室构建。与先天性心脏病相关的异常血流动力学负荷状态干扰了正常的心室构建过程（图 94-2）[21]。异常心室重构通常始于宫内，刺激心室质量增加。心室质量增加是由于心肌细胞的增生和肥大，这是对发育期心室室壁张力变化的反应。由此产生的这种心室生物力学形态变化改变其几何形状，影响正常的收缩和舒张功能。

慢性血流动力学超负荷和复杂的发绀病变患者可见静息或运动状态下的心室活动异常，这些心室功能

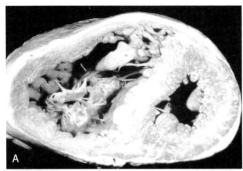

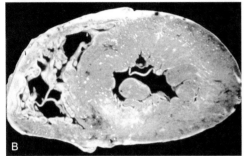

图 94-2 两种不同先天性心脏病中用于阐明心室重构变化的心室肥厚形式术比较。**A**. 显示法洛四联症中右心室肥厚，左心室偏小。**B**. 显示主动脉狭窄中重度左心室肥厚和室间隔突向右心室

	正常	压力超负荷	容量超负荷
LVp	$\dfrac{117 \pm 7}{10 \pm 1}$	$\dfrac{220^* \pm 6}{23^* \pm 1}$	$\dfrac{139 \pm 7}{24^* \pm 2}$
h	.8 ± .1	1.5* ± .1	1.1* ± .1
r	2.4 ± .1	2.8 ± .2	3.3* ± .1
h/r	.34 ± .02	.58* ± .05	.34 ± .02
σ_s	151 ± 14	161 ± 24	175 ± 7
σ_p	17 ± 2	23 ± 3	41* ± 3

图 94-3 伴压力和容量负荷异常的青少年和成人心室生理学变化。示意图显示伴异常压力和容量负荷的心室切面几何形态变化。数据来源于 30 例青少年和成人受试者的导管介入和超声心动图测量结果。压力超负荷引起室壁厚度和壁厚 / 半径比（h/r）显著增加，但这些代偿机制使 σ 值保持在正常范围内。而容量超负荷导致扩张和壁厚足以维持正常的 σ_s 值，但舒张功能显著受损。σ_d，舒张末期室壁张力（# 译者注，原图中有误。σ_p 应为 σ_d）；LVp，左心室压；r，左心室腔半径；σ_s，收缩期峰值室壁张力；* P=0.01(From Grossman W, Jones D, McLaurin LP: Wall stress and patterns of hypertrophy in the human left ventricle, J Clin Invest 56:56, 1975.)

异常是慢性心室超负荷、反复发作的心肌缺血和手术治疗（心室切开，冠状动脉供血改变，心肌保护不充分）的残余病变与后遗症的后果。对慢性缺氧和心室容量或压力超负荷的生理适应性反应，是产生长期心室功能不全的主要刺激因素。尽管伴有左向右分流的慢性左心室容量超负荷或左心梗阻性病变引起的慢性左心室压力超负荷可导致充血性心力衰竭，但压力超负荷代偿机制引起的生理学障碍较小，尤其是舒张功能。因此，充血性心力衰竭常发生于孤立性梗阻性病变自然病程的晚期，新生儿通无需治疗。同样，法洛四联症术后肺动脉瓣关闭不全引起的右心室容量超负荷比伴有残余肺动脉狭窄所致的右心室压力超负荷与慢性心室功能不全和衰竭的关系更大。事实上，当扩张的容量超负荷心室叠加压力超负荷时，是导致心室功能不全和衰竭的最强力的组合因素（例如法洛四联症术后伴有肺动脉瓣关闭不全和肺动脉分支狭窄）。心功能不全和衰竭的机制是多因素的。

充血性心力衰竭的最初表现反映了心室顺应性的改变，是由对异常负荷状态的各种生物物理反应所致。伴随着多血管内容量的心室扩张和代偿性肥厚提供了保持正常收缩期室壁张力的有效代偿，但舒张期室壁张力变化明显（图 94-3）。最终，慢性的或严重的压力引起相似的变化，由此引起的心肌肥厚超出血供能力，并导致心肌缺血和成纤维细胞增生。最终结果是心肌结构和功能永久性改变。

处于发绀状态的患者慢性低氧血症的长期代偿方式为器官灌注大范围再分布，血流优先供应心、脑和肾，至内脏、皮肤、肌肉和骨骼的血流减少。慢性低氧血症患者呼吸作功增加以增加氧的摄氧和输送。低氧血症最显著的并发症为生长发育迟缓、代谢率增加和血红蛋白浓度升高。

先天性综合征可能与影响长期预后的先天性心脏病有关联（表 94-3）。

外科手术和特殊技术 先天性心脏手术的最终目标是：①循环的生理性分隔；②缓解流出道梗阻；③保护或恢复心室结构和功能；④恢复正常预期寿命；⑤维持生活质量。达到这些目的可选用的手术方式复杂多样（表 94-4）。相比成人患者的心脏手术，小儿先天性心脏手术包含更多心内操作，经右心房和右心室完成有较大优势。先天性心脏病 1 手术大体可分为姑息性手术和根治性手术。手术方式和时机取决于患者的年龄、特定的解剖缺陷和手术医师及团队的经验（表 94-4）。

当存在解剖部位缺如时，通常实施婴儿期姑息性

表 94-3　先天性心脏病相关综合征

综合征	病变	心脏病变	备注
伴有气道问题和先天性心脏病的综合征			
CHARGE 综合征（联合征）		VSD, ASD, PDA, TOF	小颌畸形，困难气道可能
Edwards 综合征	18 三体综合征	VSD, ASD, PDA	小颌畸形，小口，困难插管
Di George 序列	22q11.2 缺失	主动脉弓和动脉圆锥畸形	气道短——易致支气管内插管
Goldenhar 综合征		VSD, PDA, TOF, CoA	上颌骨和下颌骨发育不良，C 形脊椎——困难插管
Hurler 综合征	MPS 1, 存储障碍	多瓣膜病变，CAD, 心肌病	巨舌，短颈——严重困难插管
Noonan 综合征		PS, ASD, 心肌病	短蹼状，小颌畸形——困难插管
Turner 综合征	X 单体综合征	LVOT O, AS, HLHS, CoA	小颌畸形，蹼状颈——困难插管
VATER 综合征		VSD, TOF, ASD, PDA	困难插管可能
伴有心律失常的综合征			
长 QT 间期综合征（LQTS）		尖端扭转型室速，SCD	
Brugada 综合征		VT/VF/SCD	
致心律失常源性右心室发育不良（ARVD）		VT/SCD	
儿茶酚胺介导的多形性室性心动过速		多形性 VT、SCD	
预激综合征		SVT	
母体狼疮		新生儿 CCHB	
伴有先天性心脏病的染色体变异			
Down 综合征	21 三体综合征	VSD, ASD, CAVC	
Edwards 综合征	18 三体综合征	VSD, ASD, PDA	
Patau 综合征	13 三体综合征	VSD, PDA, ASD	
Turner 综合征	X 单体综合征	LVOT O, AS, HLHS, CoA	
3p 综合征	3p 缺失	CAVC	
猫叫综合征	4p 缺失	多种	
8p 综合征	8p 缺失	CAVC	
9p 综合征	9p 缺失	VSD, PDA, PS	
Williams 综合征	7q11 缺失	SVAS, SVPS, 肺动脉分支狭窄	
Smith-Magenis 综合征	17p11.2 缺失	ASD, VSD, PS, 房室瓣畸形	
Miller-Dieker 综合征	17p13.3 缺失	TOF, VSD, PS	
CHARGE 综合征		VSD, ASD, PDA, TOF	眼缺损、心脏缺损，鼻后孔闭锁，发育迟缓，生殖器和耳畸形

AS, 主动脉瓣狭窄；ASD, 房间隔缺损；AV, 房室；CAVA, 腔静脉（译者注，原文有误。CAVA, vena cava, 应为 CAVC）；CAD, 冠状动脉疾病；CHARGE, 眼缺损、心脏缺损、鼻后孔闭锁、生长和（或）发育迟缓、生殖器和（或）泌尿系畸形、耳畸形和耳聋；CCHB, 先天性完全性心脏传导阻滞；CHD, 先天性心脏病；CoA, 主动脉缩窄；HLHS, 左心发育不全综合征；LVOT O, 左心室流出道梗阻；MPS 1, 1 型黏多糖病；PDA, 动脉导管未闭；PS, 肺动脉瓣狭窄；SCD, 心源性猝死；SVAS, 心室上主动脉狭窄；SVPS, 肺动脉瓣上狭窄；SVT, 室上性心动过速；TOF, 法洛四联症；VATER, 脊柱畸形、肛门闭锁、气管食管瘘、桡骨和肾发育不良；VSD, 室间隔缺损；VT/VF, 室性心动过速 / 室颤

手术，如肺动脉闭锁（缺右心室和肺动脉）、三尖瓣闭锁（缺右心室和三尖瓣）、左心发育不良综合征（主动脉闭锁和左心室发育不全）、单心室（缺左心室或右心室）和二尖瓣闭锁（缺左心室）。这些姑息性手术可进一步细分为肺血流增加、肺血流减少和增加心内混合（表 94-4）。增加肺血流的姑息性手术包括分流

表 94-4　先天性心脏病及其修复术

解剖缺陷	姑息性治疗	根治性手术
法洛四联症		闭合 VSD 及 RVOT 补片加宽
伴肺动脉闭锁	分流术	
伴右冠状动脉变异	Rastelli 术	
HLHS	Norwood 术 1 期 / 移植	
大动脉转位		动脉调转术
冠状动脉解剖异常	心房调转术（Senning）	
三尖瓣闭锁	Fontan 分流术	
肺动脉闭锁伴 VSD	Fontan 分流术	
室间隔完整	Fontan 分流术	
重度主动脉瓣狭窄		主动脉瓣切开术
主动脉弓离断		端端吻合 / 锁骨下动脉翻转补片 / 人工血管移植
完全性肺静脉畸形引流		肺静脉 - 左心房引流及闭合 ASD
单心室 / 肺动脉正常	Fontan 环束术	
伴小肺动脉	Fontan 分流术	
永存动脉干		RV-PA 分流管道和闭合 VSD
房室间隔缺损		修补瓣膜裂口 / 使用补片闭合 ASD / 瓣膜固定至补片

ASD，房间隔缺损；HLHS，左心发育不全综合征；PA，肺动脉；RV，右心室；RVOT，右心室流出道；VSD，室间隔缺损

术（Blalock-Taussig 分流术、中央分流术、Glenn 分流术）、流出道补片和扩大室间隔缺损。减少肺血流的手术包括肺动脉环束和动脉导管结扎。改善心内混合的手术包括房间隔造口术（球囊法、切开法和 Blalock-Hanlon 术）。

手术技术的改进加上麻醉和技术支持的进步，使患儿早期手术修复不仅可行，而且在许多病例中优先选择 [22]。目前，可为多种先天性心脏病提供婴儿期修复术，见表 94-4。手术干预时机反映治疗需要、生理和技术可行性以及最佳预后判断。需通过动脉导管维持体循环和肺血流的心脏病变（例如肺动脉闭锁、左心室发育不良综合征、主动脉弓离断、重度主动脉狭窄和重度肺动脉狭窄），需要在新生儿期实施干预。各种缺损的最佳修复时机在婴幼儿早期。如大动脉转位，如果在出生后最初几周内实施动脉调转术可表现出更佳的左心室功能，此时新近增高的肺血管阻力足以增加左心室收缩压，而其他手术（如法洛四联症、房室间隔缺损）如果推迟数周或数月直至肺血管阻力持续降低，表现为术后生理更加平稳。每种病变可能存在缓解因素，为此推迟最终修复将有助于获得最佳手术效果（例如法洛四联症伴冠状动脉分支畸形或多发室间隔缺损，大动脉转位伴室间隔缺损和重度左心室流出道梗阻）。

尽管有些病变（例如完全性肺静脉异位引流、主动脉缩窄）一经诊断即需手术，但其他病变表现为广泛的生理干扰，因此干预时机必须个体化（例如室间隔缺损、主动脉狭窄、肺动脉狭窄）。有些心脏畸形造成极轻度的病理生理改变，手术修复可推迟至婴儿晚期或儿童期（如单纯房间隔缺损）。当生理紊乱需进行干预但病情无法行根治手术时，可行姑息性手术。

小儿心血管手术在婴儿期宜根治病变而非姑息性治疗 [24]。这一趋势反映了技术能力的提高和降低与长期药物治疗和多次姑息性手术后遗症相关的并发症和死亡率的愿望。早期根治将降低先天性心脏病慢性并发症的发生率，如心室超负荷相关改变、发绀和肺血管梗阻性病变等 [23]。早期根治也有加强手术期间器官系统保护的选择性优势，这是由于不甚明了的因素提高了抗损伤和增强了修复潜力（如可塑性增强）。随着手术技术进步和先天性心脏病的早期治疗，特定的器官系统如脑、心、肺等将免受慢性血流动力学紊乱和

氧输送障碍的不利影响。

先天性心脏病治疗手段不断发展降低了长期并发症并提高了生存率。例如，与修复大动脉转位的 Mustard 手术有关的长期右心室功能不全和衰竭的问题，促使许多手术团队开展新生儿动脉调转术，后一术式或许提供了近期疗效更好的解剖矫正。技术不断发展的第二个例子是法洛四联症手术。法洛四联症右心室流出道修复术后长期存在的肺动脉瓣关闭不全与右心室功能不全和衰竭有关。如果根治手术期间首次修复采用经心房和肺动脉联合路径保留肺动脉瓣，并在肺动脉瓣关闭不全的情况下尽早植入同种肺动脉管道，是试图避免长期右心室功能不全和衰竭问题的常用技术 [24]。同样，心导管室的非手术疗法不断发展用于治疗手术指征不强的患者。在法洛四联症姑息性手术中，存在继发于使用无瓣膜的右心室 - 肺动脉管道的右心室功能不全或衰竭的患者，经导管置入肺动脉瓣能改善其预后 [25]。其好处包括避免了右心室扩大的情况下再次开胸和无需体外循环。

左心发育不良综合征曾被认为是致命性疾病，通过一系列分期重建手术后，手术的长期存活率显著提高 [26-27]。作为传统体 - 肺分流的替代方案，采用右心室 - 肺动脉管道由于消除了舒张期流向肺循环的径流，同时减轻了体循环化右心室的负荷，对改善一期姑息性手术后存活率起到了一定作用。伴随着舒张压升高、主动脉氧饱和度降低和心肌作功减少，心肌灌注得以改善。单心室患者行右室切开术的长期影响尚不清楚 [28-30]。2008 年，美国国立卫生研究院资助的儿科心脏病网完成了作为部分一期 Norwood 手术的随机对照试验入组登记，比较了改良 Blaylock-Taussig 分流和右心室 - 肺动脉管道的效果 [31]。最近的结果显示，尽管长期预后无差异，但右心室 - 肺动脉管道分流治疗的患儿较改良 Blaylock-Taussig 分流患儿的生存率有改善 [31-32]。采用低阻力策略提供了稳定的术后病程，包括体外循环中使用血管扩张药如酚妥拉明和体外循环后吸入一氧化氮和纯氧以最大程度降低肺血管阻力 [33-34]。

与单心室姑息性手术风险增加有关的几项因素包括解剖变异，如主动脉闭锁、二尖瓣闭锁、升主动脉小于 2.0 ~ 2.5mm、限制性房间隔缺损、肺静脉回流受阻，存在其他先天性异常，早产，出生体重低于 2.5kg，手术时年龄偏大（>14 天），手术经验不足，体外循环和停跳时间过长等。围术期因素可对预后产生不利影响，包括术前代谢性酸中毒、术前正性肌力药物支持、形态右心室位于体循环回路、心室功能不全、存在重度三尖瓣反流、肺动脉瓣反流（轻度除外）和 Norwood 手术后混合静脉血氧饱和度低于 30% [35-41]。手术修复后的神经系统预后持续受到关注。证据显示各种先天性心脏病患者术前脑血流量降低，而脑血流量低下与脑室周围白质软化有关 [42]。一些医疗中心主张这类患者主动脉弓重建时常规实施局部低流量脑灌注，并采用经颅多普勒影像测量局部脑氧饱和度指数和脑血流速度。局部脑氧饱和度指数或脑血流量降低超过基线的 20% 时，应积极处理力求通过升高平均灌注压、输注红细胞和维持氧分压正常高限以扩张脑血管来提高脑组织氧供。

最初设计用于特定心脏病变的某些外科手术已扩大了手术治疗的应用范围。例如改良 Fontan 手术，其最初设计用于三尖瓣闭锁患者，现在用于治疗各种单心室包括左心发育不良综合征 [43-44]。起初以为 Fontan 手术广泛用于那些曾经认为不能手术的复杂病变，与发病率和死亡率增加有关。然而，通过几组研究采用分期手术（上腔静脉 - 肺静脉吻合，随后再完成 Fontan 手术）、Fontan 手术时左右心房间开窗和至少在低龄患儿中使用改良超滤证明了预后得到改善，这一趋势在最近几年发生了逆转 [45]。术后早期允许存在右向左分流，以便在较低体循环静脉压力下维持心排血量。必要时，一旦患者从急性术后变化中恢复，可在床边用手术时或导管室中放置的圈套器通过蛤壳装置关闭窗孔。大部分病例窗孔会自行关闭无需处理。然而，随着这些患者年龄的增长，他们将面临难治性心律失常、单心室功能不全、蛋白丢失性肠病和塑形性支气管炎等独特的病理生理学挑战。大多数患者成年后需儿科和成人心内科联合治疗，并需要多学科重症监护治疗以优化心肺状态。事实证明高难度 Fontan 手术的巧妙构思和创新已不断改善了所有先天性心脏病患者的生存率。心肌切口越来越小，缝合定位越来越精，以及手术技术的不断进步，心室功能不全、心律失常和残余梗阻等并发症也将减少，进而持续改善患者生活质量。

先天性心脏病手术的独特之处在于心肺支持方式对麻醉管理产生重大影响。由于低年龄患者修复的复杂性，手术常需显著改变体外循环技术，诸如采用 18℃ 深低温体外循环和停循环。许多手术是在这种极端低温和灌注的生物状态下进行。目前新生儿、婴幼儿和儿童的体外循环管理方法涉及体温、血液稀释、体循环灌注压和流量的巨大变化。尽管这些技术已在体外循环中广泛应用，但其对重要器官系统功能影响的了解才刚刚开始，这些生理影响将在下面章节中讨论。

总之，应认识到先天性心脏病患儿心脏手术时治疗的独特之处。这些特性包括患儿生长发育状况、发育中不成熟的心血管系统、先天性心脏病病理生理学、手术方式和体外循环技术。对成人和小儿心脏麻醉原则基础知识差别的充分了解是围术期管理成功的关键。

麻醉管理

术前管理

麻醉评估

麻醉医师管理先天性心脏病患儿时面临各种解剖和生理异常（参见第 96 章）。患者从幼小、健康、无症状的小房间隔缺损闭合手术儿童，到需围术期积极血流动力学和呼吸支持的左心发育不良综合征新生儿都有。这些患者交织在一起治疗的多样性是影响患儿和家长的心理因素。患儿和家长的术前准备是费时的，若忽略和轻视患者的这一问题将影响手术效果及患儿和家属的满意度。团队合作也是先天性心脏病心脏手术严格的围术期治疗中预防失误和遗漏的保障。术前访视为家属与外科医师和麻醉医师的交流提供了机会。

术前应向家长咨询患儿的一般情况和活动能力，一般情况和活动基本上能反映其心肺储备状况。心血管或其他系统缺陷可影响麻醉和手术风险，患儿的运动耐量是否受损十分重要，患儿体重是否正常或有无心脏恶病质导致发育停滞的体征？有无充血性心力衰竭体征（如出汗、气促、纳差和反复发作的呼吸系统感染）？有无进行性加重的发绀或新的发绀发作？任何并发疾病都须明确，如近期上呼吸道感染或肺炎等。由于下呼吸道感染增加气道反应性和升高肺血管阻力可能影响手术效果，常需推迟择期手术。反复发作的肺炎常与患儿肺血流增加、肺循环充血和肺顺应性改变有关。

完整的病史必须包括既往手术史和心脏病治疗史，这些可能会影响本次手术和麻醉方案。已使用锁骨下动脉行锁骨下动脉补片血管成形术治疗主动脉缩窄或行 Blalock-Taussig 分流术的患者，当监测置于左臂时将不能准确显示体循环动脉压，或甚至是脉搏血氧读数。同样，导管术后股静脉闭塞的患儿不宜行股静脉穿刺，特别是拟行股静脉体外循环而胸骨劈开被证明是不可能的患者。查明当前用药，既往麻醉中的问题和麻醉实施困难的家族史同样重要。

在当今超声心动图和心脏介入检查的年代，体格检查很少能为潜在的心脏病变提供额外的解剖学信息。然而在评估患儿总体临床状况时非常有用。例如呼吸窘迫的病态、恶病质患儿心肺储备有限，术前用药过量或吸入麻醉诱导时间过长可导致明显的血流动力学不稳定。

伍用药物和药物相互作用

辅助治疗的心血管药物间和心血管药物与麻醉药之间（参见第 93 章）的相互作用很常见。了解药物相互作用的机制对小儿心血管麻醉医师很有用。一些常用心血管药物和麻醉注意事项见表 94-5。

拟行心脏或非心脏手术的小儿肿瘤患者，由于化疗药物的心脏毒性可表现出更高的心血管风险[46]。常见的心脏毒性药物包括抗代谢药 5- 氟尿嘧啶、蒽环类抗生素阿霉素和柔红霉素以及烷化剂环磷酰胺。急性毒性表现的特征为心电图急性 ST 段 /T 波改变、严重心律失常和与心包积液有关的充血性心力衰竭。慢性心脏毒性心力衰竭由药物蓄积所致，与剂量相关，对地高辛治疗无反应。严重的心肌病与剂量、放疗和蒽环类药物有关，死

表 94-5　常见围术期用药和注意事项

心脏药物分类	相互作用	注意事项
血管紧张素转化酶抑制剂	全麻诱导时低血压	低血压患者考虑术晨停用或减小剂量；当使用强拟迷走神经作用药物时，避免固定剂量的诱导方案
β- 受体阻滞剂	急性撤药可诱发心动过速和心律失常；吸入麻醉可能加剧低血压；可降低对正性肌力药物的反应	围术期持续使用
钙通道阻滞剂	可加重吸入麻醉的负性肌力和变时作用	围术期持续使用
利尿药	低血容量 / 低钾血症；可能增强肌松药的作用	术前停用
抗心律失常药物	与正性肌力药合用、电解质紊乱时可致心律失常；高儿茶酚胺状态；与其他抗心律失常药合用可致心动过缓	避免电解质紊乱；避免使用致心律失常药物；密切监测
α₂- 受体激动剂	减少围术期寒战、缺血；减少麻醉药和镇痛药用量	适当监护下，围术期持续使用

表 94-6　可能引起先天性长 QT 间期综合征患者尖端扭转型室速的药物

药物种类	药物名称
抗心律失常药	胺碘酮，普鲁卡因胺，丙吡胺，伊布利特，奎尼丁，索他洛尔
抗精神病药	氯丙嗪，氟哌啶醇，硫利达嗪，美索达嗪
抗菌药	红霉素，克拉霉素
其他	西沙必利，砷剂，美沙酮，氟哌利多，多潘立酮，多拉司琼，昂丹司琼，格隆溴铵

亡率可超过 50%。这些患者应全面术前评估，包括全血细胞计数、肝肾功能和凝血指标以及超声心动图评估。在这类患者中，异氟烷 / 氧化亚氮为主的麻醉药物可能赋予比阿片类为主的麻醉更稳定的血流动力学 [47]。

　　麻醉药物可引起尖端扭转型室速这一恶性心律失常。其危险因素包括女性、电解质紊乱如低血钾和低血镁、遗传性离子通道多态性先天性长 QT 间期综合征，亚临床型长 QT 间期综合征、基线 QT 间期延长和使用延长 QT 间期的药物，特别是在高浓度或快速静脉注射时。降低复极储备的状况如充血性心力衰竭或地高辛中毒可诱发尖端扭转型室速。可能引起先天性长 QT 间期综合征患者发生尖端扭转型室速的药物见表 94-6。网站 http://www.qtdrugs.org 提供了延长 QT 间期药物的更新列表。

　　实验室评估应包括血红蛋白、血细胞比容、脉搏氧饱和度和特殊患者（例如使用利尿药或肾功能受损患者）的血浆电解质分析。血容量正常患儿的血细胞比容升高提示了低氧血症的严重程度和慢性病程。血细胞比容大于 60% 的患者易患毛细血管血流淤滞并继发终末器官损伤，包括脑卒中。尽管存在这些风险，但放宽禁食原则，允许患儿麻醉诱导前 2h 饮用清亮液体，事实上避免了对这些患者提前入院进行术前静脉补液的需求 [48-49]。

　　彩色多普勒血流影像超声心动图是提供无创心内解剖评估方法、血流模式和生理资料评估的重要工具 [50]。对众多心脏病变而言，如果实施了全面超声心动图评估，通常无需更多创伤性检查。多普勒超声影像特别有助于明确心内畸形。心外畸形如肺动脉或静脉狭窄难于经多普勒超声确诊，常需心导管介入检查。准确解读解剖学和生理学的能力需要经验丰富的超声科医师，重申了对构建完整的互动团队的需求。尽管极端解剖变异和不断变化的负荷状态的复杂性，使术中多普勒超声检查甚至对经验丰富的超声科医师也是一种挑战，但小儿心脏麻醉医师应熟悉其功能和局限性，以便参与紧急术中管理决策。

　　心脏和大血管磁共振成像是心脏病患儿非常有用的无创影像手段（参见第 90 章）。通常磁共振成像用于节段性描述心脏异常，评估胸主动脉异常，无创探测和量化分流、狭窄和反流，评估圆锥动脉干畸形和复杂变异，确定肺循环和体循环静脉异常，以及成年先天性心脏病患者术后研判与评估 [51]。磁共振成像在量化心室功能、节段性室壁运动、瓣膜功能和流速流量图方面特别有用。尤其对复杂先天性心脏病患儿主动脉弓、肺动脉及纵隔血管成像极有帮助。磁共振成像可提供准确有用信息的心脏病包括主动脉缩窄、肺动脉异常、肺静脉异位引流、永存左上腔静脉以及心内隔板、孔道和分流。磁共振成像也用于声窗不佳的老年患者和胸壁畸形患者 [51]。特殊患者也可用作心导管检查的替代工具。更近的进展为磁共振成像可用于冠状动脉畸形、心肌灌注缺损的无创性评估，并可检测与心肌瘢痕相关的状况（例如心律失常性右心室发育不良）。这些检查耗时长，需患者绝对制动且控制呼吸以获得良好图像。腺苷负荷心脏磁共振成像用于描绘心肌诱导缺血区域。但磁共振成像不能获得氧饱和度等生理参数。麻醉注意事项与所有心脏病患者麻醉一样，应额外注意监护条件欠佳的麻醉患者磁共振成像安全性及及时到位的限制。

　　心导管检查依然是评价先天性心脏病解剖和生理的金标准。尽管目前无创检查能解答许多解剖学疑问，但存在复杂解剖问题的病例或那些需要生理学资料的患者导管介入检查仍是重要工具。对麻醉医师而言，重要的心导管检查资料包括如下：

1. 患儿对镇静药的反应
2. 所有心腔和大血管的压力和氧饱和度
3. 心内和心外分流的位置和大小（$\dot{Q}p/\dot{Q}s$）
4. 肺血管阻力和体循环阻力
5. 心腔大小和功能
6. 瓣膜解剖和功能
7. 与之前手术有关的体循环或肺循环动脉畸变状况
8. 冠状动脉解剖
9. 既往分流的解剖、位置和功能
10. 可能影响计划好的血管通路或手术方式的获得性或先天性解剖变异

　　仔细复习心导管资料和了解其对手术和麻醉方案的潜在影响是必不可少的。不是所有医疗问题都能在术前得以评估和纠正，手术医师、心内科医师和麻醉医师必须讨论潜在的管理问题和是否需要在到达手术室前进一步评估或干预。麻醉医师与心内科医师间的充分交流与合作将优化患者的治疗和围术期临床管理。通常，这些医疗机构会有定期安排的心脏内科和心脏外科联合会议讨论候选的手术患者，期间会显示和讨论所有基本信息。这种会议提供了了解建议手术的特殊患者的宝贵机会和增强关于先天性心脏病当前概念和治疗的多学科交流的继续教育论坛，包括内科和手术治疗。

术前用药

参见第 93 章。

术中管理

手术室准备

手术室必须提前、细致地准备（参见第 92 章）。麻醉机必须能提供空气、氧气、二氧化碳、一氧化氮和氧化亚氮，以便帮助稳定肺循环和体循环血流。静脉内输液管道应排除气泡以防异常的空气栓塞。标记备用的复苏药物应包括琥珀酰胆碱、葡萄糖酸钙或氯化钙、碳酸氢钠、阿托品、去氧肾上腺素、利多卡因和肾上腺素。高风险患者应提前配制和备用正性肌力药物，通常为多巴胺，但如果提示强烈需求也应准备好其他药物。对所有小儿患者而言，必须备用某些麻醉药物（如依托咪酯、丙泊酚、氯胺酮）。在小儿心脏麻醉中，许多患者储备功能有限，作为对其潜在心脏病变的适应性反应释放的内源性儿茶酚胺水平增高。因此，复苏药物应在麻醉诱导前备妥并即刻可用。

对先天性心脏手术而言，快速改变体温的降温和复温设备是不可缺少的。深低温体外循环期间，患者被降至 18℃。应配备能快速调节体温的装置。冷热水垫体表降温和高效的手术室和环境温度控制系统对这类患者的术中管理很重要（参见第 54 章）。

生理学监测

应根据患儿的状况和计划手术的大小采用特定的监测。框 94-2 列表显示了围术期常用的监测技术。麻醉诱导前连接无创监测设备。对于哭闹的小儿患者，麻醉医师可选择在麻醉诱导后即刻使用监测设备。标准监测包括心电图、脉搏氧饱和度、呼气末二氧化碳监测、心前区听诊和对应尺寸的血压袖带（振荡法或多普勒听诊法）。其他监测设备包括留置动脉导管、温度探头和食管听诊器。通常当手术干预需体外循环或可能导致肾缺血或当麻醉管理包含与尿潴留有关的区域技术时应置入导尿管。某些中心心血管大手术时常规监测中心静脉压。另外，作者所在医院通常采用直

框 94-2　器官系统的监测

心肺系统
　食管听诊
　心电图
　　标准 7 导联，ST 段 T 波分析，食管心电图导联
　脉搏氧饱和度
　自动振荡血压
　呼气末二氧化碳监测
　呼吸机参数
　留置动脉导管
　中心静脉导管
　肺动脉导管
　经胸测压导管
　　左心房或右心房，肺动脉
　多普勒彩色血流成像超声心动图
　　心外膜或经食管
中枢神经系统
　外周神经刺激器
　脑电图分析
　特殊监测
　　脑血流量：氙清除法
　　脑代谢率：近红外光谱法，氧耗测定法
　　经颅多普勒成像
　　颈静脉球氧饱和度
温度
　鼻咽部、直肠、食管、鼓膜
肾功能
　导尿管

接放置经胸动脉管道以获取相关信息以便脱离体外循环和术后监测。此时，体外循环前经皮中心静脉导管提供的信息或通道的好处应与其施加的风险相权衡。

只有经留置的动脉内导管才可能持续监测动脉压。在幼童中桡动脉置管首选 22G 或 24G 导管，年龄较大的儿童和青少年可用 20G 导管。细致的观察、触摸和测定四肢无创血压有助于确保先前或当前计划手术过程（例如先前桡动脉切开、主动脉缩窄的锁骨下动脉补片或 Blalock-Taussig 分流）不影响动脉压监测的选择部位。其他可选置管部位包括尺动脉、股动脉、腋动脉和脐动脉（新生儿）。胫后动脉或足背动脉置管通常难以满足复杂手术操作。周围动脉置管，主要指下肢远端，体外循环后作用有限，当远端肢体温度低下时，不能反映中央动脉压力[52]。

由于心肌和脑保护主要由低温维持，准确和持续监测体温极其关键。监测直肠和鼻咽温度是由于其分别反映了核心温度和脑部温度。监测食管温度较好地反映了心脏和胸腔温度。虽然鼓膜探头能有效反映脑部温度，但可能导致鼓膜破裂。

脉搏氧饱和度和二氧化碳监测提供了关于通气和氧合程度的实时反馈信息，可用于外科分流和肺动脉

束带前后指导通气和调节血流动力学，优化 $\dot{Q}p/\dot{Q}s$ 比值。深低温停循环患者的周围血管收缩使数字化氧饱和度探头变得不可靠。在新生儿中，推荐使用舌部传感器提供中心测量的氧饱和度，其温度相关性变异较小[53]。

经胸（位于右心房、左心房、肺动脉）或经静脉肺动脉导管的使用取决于患儿病程、生理状况和手术干预的个体化基础。例如，三尖瓣闭锁或单心室行 Fontan 手术的患儿，位于 Fontan 路径和肺静脉心房中的导管特别有用。Fontan 手术后，在无心室搏动腔优势的情况下维持肺血流，前负荷、肺血管阻力和肺静脉压轻微变化将影响肺血流并因而影响全身心排血量。从体循环静脉压和左心房压获得的数据有助于明确血管内容量（中心静脉压）、肺血管阻力（中心静脉压 - 左心房压梯度）或心室顺应性（左心房压）的相对重要性，每一指标需不同的治疗方法。

作为一般原则，体重大于 7kg 的患儿可经颈内静脉路径置入经静脉的肺动脉导管。5.0Fr 导管用于体重 7～25kg 的患儿，7.0Fr 导管用于体重大于 25kg 的患儿，对于体重低于 7kg 的幼儿，可经股静脉置入肺动脉导管。有时后一技术需要透视辅助。在大多数情况下，术中经胸监测通道和超声多普勒成像的应用减少了对经静脉肺动脉导管的需求。

特殊监测

术中超声心动图　在小儿心血管手术期间，可用于监测患者的新技术中最有应用前景的是超声多普勒成像技术（参见第 46 章）。已有数项报道描述了先天性心脏手术期间术中超声多普勒成像的应用[54-56]。二维超声心动图结合脉冲波多普勒超声和彩色血流图，能为大多数手术患者提供详细的形态学和生理学信息。在手术室中使用超声多普勒可在体外循环前获得解剖和生理数据，因而完善了手术方案。转流前超声多普勒检查可精确指导麻醉和手术管理[9, 54]。由于麻醉患者不受心外膜和经食管超声心动图检查的限制，因此经常有新的发现并相应地改变了管理方案（图 94-4）。

体外循环后的超声多普勒检查能通过测定室壁运动和收缩期心脏增厚，即刻评估手术修复效果和心脏功能[9, 54]。该技术能在体外循环后显示残余结构缺损，在同样的手术情况下能即刻得到修复，避免了需再次手术的显著残余结构缺损离开手术室（图 94-5）。通过检测室壁运动或收缩期心脏厚度变化明确体外循环后患者有无新出现的右心室和左心室收缩异常，多普勒超声为即刻药物干预提供了指导。重要的是，超声

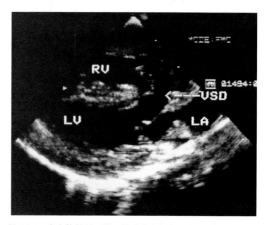

图 94-4　术中体外循环前心外膜术中超声心动图长轴切面。图中指示了嵌入室间隔的三尖瓣乳头肌。基于此图，手术医师判断患儿有可能需修复室间隔缺损，而术前认为患儿仅能行姑息性手术。LA，左心房，LV，左心室，RV，右心室（参见第 46 章）

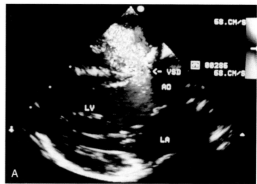

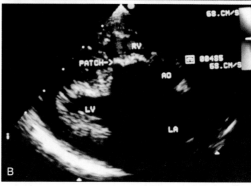

图 94-5　A. 伴多普勒血流图的超声心动图长轴切面显示初次修复术后因补片裂开导致残余室间隔缺损（VSD）。流经室间隔缺损的湍流表现为马赛克样白色斑点（箭头）。这一发现需重建体外循环并再次修复。B. 再次修复后的长轴多普勒血流图显示再次修复后室间隔缺损的补片闭合（箭头）。提示马赛克样白色斑点消失，无湍流。AO，主动脉，LA，左心房，LV，左心室，RV，右心室

多普勒成像证实的体外循环后心室功能不全和残余结构缺损与再次手术率增高和并发症与死亡率增加有关[57]。因此，这一监测工具有助于评价手术效果和判断手术风险，有望改善手术效果。

术中超声多普勒成像技术主要有两种：心外膜和经食管超声心动图。使用经食管超声心动图在麻醉诱导和气管插管后置入探头可监测患者（参见第 46 章）。这一技术的优点在于不干扰手术的情况下可持续监测心脏结构和功能[9, 58]。由于其理想的成像位置，经食管超声心动图特别有助于评价肺静脉回流和二尖瓣成形术、完全房室瓣修补术和复杂先天性心脏病纠治术后左侧房室瓣的完整性。由于临床经验和双平面成像技术的改善，早期图像的局限性已从本质上消除。目前小儿双平面经食管超声心动图探头对体重的限制扩展至 2.5 ~ 3kg 的新生儿[59]。特别值得警惕的经食管超声心动图的潜在风险包括因探头大小或探头弯曲时降主动脉和气道受压。如果经食管超声心动图仅用于修复前，由于考虑低温和低 / 无血流状态期间食管受损，可在手术期间取出探头。

小儿术中超声心动图检查的第二项技术是心外膜路径[54, 59]。这一路径需将清洁的短焦 5.0MHz 或 7.0MHz 传感器跨越麻醉手术架置入无菌护套中，然后再置于心脏的心外膜表面。这一技术最利于探头操作，可全面了解心脏的主要结构和动力功能。这一路径的优点在于可在任何大小患者中获得所有切面。其缺点是需要操作者有足够的技能与经验，调整探头时需中断手术，对心肌的直接机械操作可能造成有害影响[57]。鉴于目前经食管超声心动图的性能，心外膜成像已极少使用。

中枢神经系统的特殊监测　脑监测的主要目的在于心脏手术期间提高对脑功能和功能不全的认识，以便采取有效的脑保护策略。由于体外循环期间许多正常脑灌注的决定因素受心脏团队外部的控制，如血流量（心排血量）、灌注压、温度、血细胞比容和动脉血氧分压（PaO_2），因此，了解这些因素对新生儿、婴儿和幼儿脑的影响十分必要。此外，非生理状态下的脑功能监测，如深低温停循环后或深低温（18℃）持续流量体外循环期间，提供了能描绘脑血管生理和病理的独特机会。众多术中技术已被用于脑监测以预防缺氧、缺血、栓塞和电生理紊乱引起的继发性脑损伤（参见第 49 章）。这些技术主要包括以下三种模式的独立运用或组合：①近红外光谱法提供静脉为主的组织氧合血红蛋白饱和度的测量方法；②经颅多普勒成像测量动脉血流和阻力；③脑电图评估与灌注相关的

皮质活动变化[60]。另外，术中和术后使用专门临床研究工具测量脑血流量和代谢对进一步了解脑功能极其重要。在新生儿主动脉弓重建术中，多模式神经功能监测也用于指导体外循环、深低温停循环和局部低流量脑灌注技术的实施[61-63]。

监测可用于深低温停循环之前降温期间的缺血检测或识别脑代谢活动显著下降。深低温转流和停循环期间，脑电图有助于监测中枢神经系统功能。例如，完全停循环之前的深低温期间，动态脑电图可识别残留脑电活动。然后进一步降温诱发等电位静默，脑电图可检测任何后续的脑电活动。由于停循环期间的残留脑电活动与持续脑代谢有关，因此等电位状态可预防停循环期间的缺血性脑损伤。脑电图也可用于监测麻醉深度。术后脑电图分析表明许多高危患者存在亚临床癫痫发作，这些异常可能与较差的神经心理学预后关联。体外循环后的术中脑电图监测及其变化的意义尚待明确。

经颅多普勒成像出于研究目的已用于婴幼儿，可探测动静脉血流异常和检测微栓[64]。该技术采用多普勒原理通过探测来自大脑中动脉血流反射信号的频移来计算流量[65]。由于此动脉直径相对恒定，血流速度与脑血流速度近似。经颅多普勒成像具有几个优点：①无创；②无需暴露于射线；③可持续监测。该技术的另一优点是能评估温度或灌注变化引起的流量的快速变化，这在心脏手术期间很常见。经颅多普勒成像的局限性包括：①可重复性差，尤其在低流量时，当轻微移动患者头部可大幅改变信号强度和基线测定；②缺乏低体温体外循环期间的验证性研究，温度、流量降低和非搏动性灌注的层流特性可能限制了脑血流速度测定的精确度。常温期间经颅多普勒成像的脑血流量测定与更多脑血流标准测定法相关性良好，某些研究已验证了其在低温体外循环期间的有效性[66]。

经颅多普勒成像已用于研究体外循环和深低温停循环对小儿脑血流动力学的影响，也用于评估脑栓塞发生率。最近采用经颅多普勒成像监测脑部的研究启用了数个研究组，提供了关于小儿患者心脏手术期间正常和异常脑灌注问题的重要信息。关于脑灌注压、自主调节、动脉氧分压效应和温度等问题，已在小儿患者中采用经颅多普勒成像得以解决并随后作了讨论[66-68]。该技术还提供了关于心脏手术期间大脑中动脉是否存在气栓的定性信息[69]。心脏手术期间这一脑损伤重要机制的量化将大有益处。今后采用经颅多普勒成像的研究还应解决这一损伤机制问题。

预后极佳的医疗中心可能报道在新生儿先天性心脏病围术期监护期间"从不"或"总是"使用脑氧饱

和度监测。证据显示所提供的脑氧饱和度值与颈静脉球饱和度相关，作为一种评估脑部氧供的无创性方法，使用脑氧饱和度的好处是合理的[70]。Austin 及其合作者报道了术中监测的脑血氧饱和度数值，他们指出在采用脑氧饱和度、经颅多普勒成像和脑电图的多模式神经功能监测期间，脑氧合血红蛋白去饱和解释了大多数神经生理功能异常[71]。在他们的研究中有超过2/3 的患者存在可检测的神经监测不良事件，这些不良事件中有相似比例的患者需灌注师、手术医师或麻醉医师干预。手术干预，如重新定位插管占不良事件的 1/4，一半以上需灌注师处理。那些出现不良事件而未处理的患者术后神经系统后遗症的发生率较高。在实施某些特定的手术技术期间，如局部脑灌注，脑氧饱和度监测可能有利于指导术中处理[72-73]，但尚未证实能改善术后神经系统发育。

　　采用氙清除技术对脑血流的研究提高了对幼童体外循环期间，尤其是深低温期间和停循环期之后脑血管动力学的认识[74-77]。该研究手段已描述了体外循环、温度和各种灌注技术对脑血流的影响，并间接反映了对脑代谢的影响（图 94-6）。采用该技术的研究表明，脑血流自主调节的某些机制，如压力 - 流量调节在深低温时消失，并在完全停循环期之后发生再灌注损伤。

麻醉诱导和维持

　　心胸手术术中管理的原则是基于对每种疾病过程

病理生理的理解和各种麻醉药和其他药物对特定的患者状况影响的实践知识（参见第 92 章）。麻醉诱导技术的选择取决于心功能不全的程度、心脏病变、术前用药提供的镇静深度和是否留置了动脉导管。在心脏储备功能良好的患儿中，通过密切监测，诱导技术相当多。对仅具备一定心脏储备功能的患者而言，麻醉诱导时滴定给药比特殊的麻醉技术更重要。许多麻醉诱导技术已得到安全有效的应用，如七氟烷、异氟烷和氧化亚氮，静脉或肌内注射氯胺酮，静脉注射丙泊酚、芬太尼、咪达唑仑[78]。对行心内直视手术的新生儿而言，最普遍的方法是阿片类药物和肌松药联合诱导，而心脏储备功能充足的年龄较大的患儿通常采用七氟烷或氟烷吸入麻醉诱导。由于氯胺酮增加体循环阻力和心排血量，并因而减少右向左分流，常用于发绀状态患儿的麻醉诱导。可静脉或肌内注射，但肌内注射可能导致疼痛、躁动和随后的动脉血氧饱和度下降。

　　通常大多数患儿能接受和耐受吸入麻醉诱导。七氟烷吸入麻醉诱导实施方便、安全，甚至可用于发绀患者，如法洛四联症患者（彩图 94-7）。在这些伴有右向左分流和体循环氧饱和度降低风险的患儿中，尽管氟烷诱导可导致体循环动脉压下降，但良好的气道和通气仍可维持良好的氧合[79]。熟练的气道管理和有效的通气同样是麻醉诱导的重要组成部分。分流的复

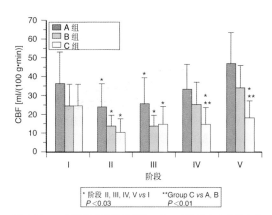

图 94-6　67 例婴幼儿体外循环前、中、后的脑血流变化直方图（x̄±s）。A 组经历 28～32℃的中低温体外循环（MOCPB）；B 组为 18～22℃的深低温体外循环（DHCPB）；C 组在 18℃完全停循环（TCA）。图中指出了完全停循环后的脑再灌注损伤（C 组）。第 I 阶段，体外循环前；第 II、第 III 阶段，低温体外循环；第 IV 阶段，体外循环复温期；第 V 阶段，体外循环后 *(From Greeley WJ, Brusino FG, Ungerleider RM, et al: The effects of cardiopulmonary bypass on cerebral blood flow in neonates, infants, and children, Circulation 80:I209, 1989.)*

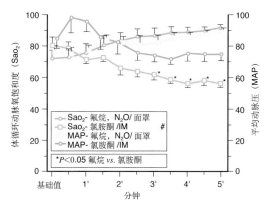

彩图 94-7　存在右向左分流风险的法洛四联症患儿，面罩吸入氟烷 / 氧化亚氮（n=7）和肌内注射氯胺酮（n=7）诱导时动脉血氧饱和度和平均动脉压变化的比较。图中显示尽管平均动脉压显著下降，但氟烷吸入组的动脉血氧饱和度得以维持。（# 译者注，原图图例标识有误。经查证原始引用文献，第 2、第 3 图例的标记文字应互换，即绿色框点为 MAP- 氟烷、N₂O/面罩；淡黄色框点为 SaO₂- 氯胺酮 /IM）*(From Greeley WJ, Bushman GA, Davis DP, et al: Comparative effects of halothane and ketamine on systemic arterial oxygen saturation in children with cyanotic heart disease, Anesthesiology 65:666, 1986.)*

杂性、血管阻力的变化以及气道和通气对心血管系统的影响仍是麻醉诱导期间最重要的。

　　麻醉诱导后建立或增加静脉通路。通常给予非去极化肌松药，静脉内阿片类药物或吸入麻醉药或两者共同用于维持麻醉。患儿吸入 100% 氧进行预氧合，随后小心置入润滑过的经鼻气管内导管。通常选择经鼻导管是由于多数患者需术中经食管超声心动图、术后机械通气，或两者都需要，经鼻比经口气管导管提供了更大的稳定性和患者舒适度。建议实施一定程度的肺泡预充合，甚至在体循环灌注可因肺血管阻力降低到肺血流增加而受损的患儿中。这一操作可延缓插管期间的氧饱和度降低。如果患儿到达手术室时带有气管内导管，我们有责任予以更换，因为小内径导管内的干结分泌物可显著阻塞气流。体外循环期间当停止湿化通气时，可能发生明显的气管内导管阻塞。在手术开始时更换新的气管内导管可最大程度减轻这一影响。

　　由于先天性心脏病和手术方式的多样化，因此个体化的麻醉管理方案必不可少。这些患者的麻醉维持取决于年龄、患者的状况、手术特点、体外循环持续时间和术后是否需机械通气。应为每位患者设计血流动力学目标评估，以减轻病理生理负荷，充分利用特定麻醉药和通气策略已知的特性。这些个体化方案必须与整体围术期目标相整合，构成最佳麻醉方案。术前需正性肌力药和机械通气支持的复杂病变患者，通常选择能精细控制血流动力学的强效阿片类药物诱导和维持麻醉。单纯房间隔缺损或室间隔缺损患者，首选强效吸入麻醉药，以便术后尽早拔管和缩短重症监护时间。比特定麻醉技术和药物更重要的是熟练执行麻醉计划、关注患者对药物的反应、手术操作的相关变化和尽早发现术中并发症。

　　在小儿心脏手术患者中观察了文献报道的正常小儿吸入麻醉时动脉压和心率变化（参见第 92 章）。尽管氟烷和异氟烷降低新生儿和婴幼儿血压，但与氟烷的作用相比，异氟烷的扩血管作用可改善整体心肌收缩力[80]。虽然异氟烷能改善心脏储备，但麻醉诱导期间喉痉挛、呛咳和氧饱和度下降的发生限制了其作为诱导药物用于先天性心脏病患儿[81]。强效吸入麻醉药作为主要麻醉药应用于心血管储备功能良好并准备早期术后拔管的患儿。这些患者能很好地耐受与使用吸入麻醉药有关的心肌抑制和低血压，具体包括房间隔缺损或室间隔缺损闭合术、主动脉瓣下隔膜切开术、肺动脉瓣或主动脉瓣狭窄、法洛四联症、分流、动脉导管结扎和主动脉缩窄修补术。

　　地氟烷的心肺特性与异氟烷相似（参见第 47 章和第 28 章）[82]。其主要优点是较低的血气和组织溶解度，这使得吸入气和肺泡浓度之间快速平衡和清除期间肺泡浓度快速下降[83]。这一特性在手术期间提供了更精确的药物剂量并使地氟烷成为小儿心脏麻醉更可控的辅助用药。地氟烷的三个主要缺点是效能、刺激性和负性肌力作用[84-85]。正常婴幼儿中的研究提示 1MAC 地氟烷所需浓度为 8% ~ 10%[86-87]。地氟烷的刺激性很强，尽管摄取迅速，但既往使用此药用于吸入诱导的经验表明气道反应性和喉痉挛发生率相当高[87-89]。尽管地氟烷的负性肌力作用显著弱于氟烷，但不能作为单一麻醉药用于有显著心力衰竭的患者[89]。

　　七氟烷具有可耐受的芳香气味，心肌抑制作用低于氟烷[90]。另外，其血气溶解度与地氟烷一样低。在血流动力学方面，七氟烷往往导致某种心动过速，尤其在年龄较大的患儿，可维持体循环动脉压稳定[91]。与氟烷麻醉患者相比，七氟烷麻醉患儿心率和体循环动脉压下降幅度较小，且超声心动图证实心脏收缩力和心指数均正常。这一效应尤其见于 21 三体综合征患儿[92-93]。围绕七氟烷麻醉潜在毒性副产品的争议持续存在，主要与患者的代谢和麻醉呼吸回路中复合物 A 的生成有关。尽管仍不清楚复合物 A 在成人麻醉中的重要性，但证据显示这种毒性产物的生成在小儿中显著降低[94]。

　　复杂先天性心脏病和心脏储备有限的患儿需能提供血流动力学稳定的麻醉技术。心脏储备有限的患者，对吸入为主的麻醉方法耐受性差，尤其是体外循环术后。芬太尼是此类患者最佳的麻醉诱导和维持药物。小到中剂量芬太尼可作为吸入麻醉药的辅助。低浓度吸入麻醉药与小剂量阿片类药物合用可缩短或省去术后机械通气，而同时保持术中血流动力学稳定的优势。当采用大剂量阿片类药物时，术后需机械通气。先天性心脏病手术修复后术后阶段给予婴幼儿芬太尼 25μg/kg 和泮库溴铵的血流动力学效应包括左心房压、肺动脉压、肺血管阻力和心指数不变，体循环阻力和平均动脉压轻度下降[95]。由于泮库溴铵的心血管作用，它是一个小儿心脏手术的较理想肌松药。遗憾的是该药已不再提供临床应用，因此必须使用维库溴铵或罗库溴铵（参见第 34 章）。与芬太尼 50 ~ 75μg/kg 联合泮库溴铵相比，大剂量芬太尼 50 ~ 75μg/kg 联合罗库溴铵或维库溴铵导致行复杂先天性心脏病修复术患儿动脉压和心率下降程度轻微增加[96]。尽管芬太尼的安全剂量范围较大，但对于通过内源性儿茶酚胺维持处于代偿边缘的血流动力学功能的特定婴幼儿群，这些剂量可能表现出剧烈的心血管变化。也有研究表

表 94-7　小儿心血管患者舒芬太尼药代动力学 *

年龄组	$t_{1/2}\alpha$(min)	$t_{1/2}\beta$(min)	清除率 ml/(kg·min)	Vd_{ss} (L/kg)
1～30 天	23±17	737±346	6.7±6.1	4.2±1.0
1～24 个月	16±5	214±41	18.1±2.7	3.1±1.0
2～12 岁	20±6	140±30	16.9±2.2	2.7±0.5
12～18 岁	20±6	209±23	13.1±0.4	2.7±0.5

* $t_{1/2}\alpha$, 慢分布半衰期；$t_{1/2}\beta$, 清除半衰期；Vd_{ss}, 稳态分布容积。
所有数值以均数 ± 标准差表示（参见参考文献38）

明，在先天性膈疝修补术后的新生儿中，芬太尼能阻断刺激诱发的肺血管收缩和维持肺循环稳定[97]。因此，芬太尼被推广用于手术室，在此稳定伴反应性肺血管床的新生儿和幼童的肺血管反应对脱落体外循环和稳定分流量非常关键。虽然芬太尼 5～10μg/kg 应能提供某种程度的镇痛效果，但在术中稳定的血流动力学情况下仍能保持足够的通气以便术后拔管。

从历史上看，同芬太尼和泮库溴铵一样，舒芬太尼和泮库溴铵为小儿心血管病患者提供了同样的心血管稳定性。正如前面所指出的，缺乏泮库溴铵的状况已被维库溴铵或罗库溴铵所取代。单次接受舒芬太尼 5～20μg/kg 用于麻醉诱导可的患儿拥有稳定的气管插管前阶段[98-99]。气管插管和其他刺激如胸骨切开不会引起临床显著的血流动力学变化，尽管这些变化大于等效剂量芬太尼。输注舒芬太尼 [0.1μg/(kg·min)] 产生的心率和血压变化较小，这对血流动力学剧烈波动耐受较差的患儿尤为重要。对患有重度先天性心脏病的新生儿而言，与氟烷麻醉和术后常规使用吗啡相比，舒芬太尼麻醉和术后输注可减少心脏手术后的并发症。[100]该研究中观察到的应激反应抑制可能说明了发病率的差异，代表更典型苯哌啶类阿片药物剂量（如芬太尼 0～75μg/kg）的对照组没有得出如此大剂量的阿片类药物是否为最佳选择的结论。

与其他阿片类药物相比（参见第31章），超短效阿片类药物瑞芬太尼，提供了由非特异性组织酯酶代谢的独特优势，因而限制了与长时间消除有关的药物蓄积的潜在风险[101]。在选定的患者中瑞芬太尼可在术中发挥抑制内源性反应的优势，但在手术结束时可能存在危害。一项在小儿门诊手术中比较等效剂量阿芬太尼和瑞芬太尼的随机对照试验显示，仅阿芬太尼组出现苏醒延迟需纳洛酮拮抗[103]。在成人和小儿中，瑞芬太尼引起的血流动力学变化与其他阿片类药物相似，表现为不同程度的心动过缓、动脉血压轻度卜降[102-105]。

由于阿片类药物广泛用于小儿心脏手术和有创监测的使用，因此这些药物的药代动力学和药效学已有深入研究[98, 104]。芬太尼与舒芬太尼的临床药理学大体表现为相同的年龄相关的药代动力学和药效学。例如，与青少年（12～16岁）的成人清除率相比，1个月至12岁患者的舒芬太尼清除率增高，新生儿期（出生至1个月）的清除率降低（表94-7）[88, 92]。此外，研究显示连续使用舒芬太尼类麻醉药的先天性心脏病新生儿，出生后第1周至第3或4周期间的清除率和消除速度显著增快（图94-8）[94]。后一观察极可能与肝微粒体酶活性的成熟变化和静脉导管闭合致肝血流增加有关。新生儿出生后第一个月，清除率和消除速度的差异加上心血管储备能力有限，难以确定该年龄段阿片类药物剂量。小心滴定芬太尼 5～10μg/kg 或舒芬太尼 1～2μg/kg 或持续输注技术是达到血流动力学稳定和准确剂量反应的最可靠方法。体外循环、不同机构的麻醉方法和患者个体差异会以不可预知的方式影响阿片类药物的药代动力学和药效学进程。甚至在某些疾病状态如法洛四联症或病理生理条件如腹内压增高情况下改变药代动力学过程[95-96]。

右美托咪定为 α_2 受体激动剂，美国食品药品管理局批准其用于成年患者镇静。现已作为平衡技术的一

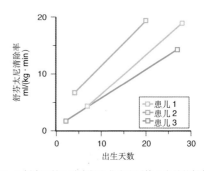

图 94-8　3 例先天性心脏病新生儿出生后第 1 个月的舒芬太尼清除率，新生儿期舒芬太尼清除率高于成人 (Data from Greeley WJ, de Bruijn NP: Changes in sufentanil pharmacokinetics within the neonatal period, Anesth Analg 67:86, 1988.)

表 94-8 成人与小儿体外循环间的区别

参数	成人	小儿
低体温	极少低于 25 ~ 30℃	一般 15 ~ 20℃
完全停循环的应用	极少	经常
泵预充		
血容量稀释效果	25% ~ 33%	150% ~ 300%
小儿预充液中的其他添加成分		血，白蛋白
灌注压	50 ~ 80mmHg	20 ~ 50mmHg
α 稳态对比 pH 稳态管理策略的影响	中低温时最小	深低温时最显著
所测动脉血二氧化碳分压（$PaCO_2$）的差别	30 ~ 45mmHg	20 ~ 80mmHg
葡萄糖调节		
低血糖	极少—严重肝损伤时才出现	常见—肝糖原储备下降
高血糖	经常—使用胰岛素易于控制	不常见—可发生反跳性低血糖

框 94-3 中枢神经系统损伤和潜在可调控的术中因素

空气或微粒栓子
中心降温的速度和深度（如果应用）
深低温停循环（如果应用）
再灌注损伤和炎性反应
中心复温速度 / 温度过高
高血糖
高氧血症
体外循环期间 pH 管理
体外循环期间血细胞比容管理

部分用于儿科麻醉，术前和术中发挥镇静和抗焦虑作用，术后用于防止出现谵妄和镇静[106]。Potts 及其同事[107]总结了小儿右美托咪定药代动力学资料后发现，与成人相比，其拥有大分布容积、消除延迟、清除率降低且小儿患者间的差异显著。右美托咪定药效显著，当用于小儿患者时麻醉医师应牢记这点。尽管高血压可能也很常见，但低血压和心动过缓是小儿使用右美托咪定时最常报道的效应[108]。已知右美托咪定显著影响心脏传导作用，主要通过窦房结和房室结的抑制导致心动过缓[109]。建议有心动过缓或窦房结或房室结功能不全风险的患儿应慎用右美托咪定。右美托咪定也常用于成人辅助镇痛，但缺乏支持其在小儿中使用的资料[110]。作者所在机构右美托咪定主要用于术后镇静。右美托咪定 0.5 ~ 1μg/kg 作为负荷量为缓慢给予超过 10min。如果需要术后长期镇静，通常从 0.3 ~ 1μg/(kg · h) 开始。

体外循环

成人与小儿体外循环的区别

　　体外循环对新生儿、婴儿和幼儿的生理影响与成人差别很大（表 94-8）（参见第 66 章）。体外循环期间，小儿患者所暴露于成人中未见的生物极端状态包括深低温（18℃）、血液稀释（循环血容量稀释超过 3 ~ 5 倍）、低灌注压（20 ~ 30mmHg）和泵流量大范围变化［从 200ml/(kg · min) 到完全停循环］以及不同的血液 pH 管理技术（α 稳态、pH 稳态或两者交替）。这些参数显著不同于正常生理值，并在体外循环期间和之后影响正常脏器功能的保护。除了这些显著变化，葡萄糖供应的细微变化、插管位置、主 - 肺动脉侧支循环的存在和患者年龄可能是影响体外循环期间器官功能的重要因素。

　　成人患者不常暴露于这些生物极端状况。在成人心脏病患者中，体温很少降至 25℃ 以下，血液稀释多为中度，灌注压通常维持在 50 ~ 80mmHg，流量维持在 50 ~ 65ml/(kg · min)，中低温时 pH 管理策略影响很小，很少使用停循环。由于成人患者中大量肝糖原储备，很少因葡萄糖供应的变化出现问题。动静脉插管较粗，较少引起心房和主动脉变形，其位置较易判断。尽管表面上相似，但小儿体外循环的实施与成人有相当大的区别。小儿对体外循环的反应可发生显著的生理差异。此外，几项可调控的术中因素可影响神经心理学方面的并发症（框 94-3）。

预充液容量

由于小儿预充液容量与血容量比例极不协调，因此需高度重视小儿体外循环所用预充液。成人预充液容量相当于患者血容量的 25% ~ 33%，而新生儿和婴儿的预充液容量可能超过患者血容量的 200%。采用目前的低容量循环回路（例如小容量氧合器、较细的管道），预充液容量不超过幼小新生儿的一倍血容量。因此，必须注意达到生理学上平衡的预充液并尽可能限制容量。然而，大多数小儿预充液电解质、钙、葡萄糖和乳酸水平相差很大。如果预充液含大量库血，电解质、葡萄糖和乳酸水平可能相当高，或如果加入少量库血含量又相当低。一般小儿预充液钙含量很低，这可能有助于转流开始时快速减慢心率。

预充液的主要成分包括晶体液、库血（维持与体温相匹配的血细胞比容）和胶体液。加入预充液的其他成分可能有甘露醇、缓冲液（碳酸氢钠或氨丁三醇）和类固醇。许多机构在新生儿和幼童预充液中加入胶体或新鲜冰冻血浆，或使用全血预充液。实验证明，血浆蛋白浓度低下可通过增加毛细血管渗漏损害淋巴回流并影响肺功能[111]。尽管尚无研究表明预充液中加入白蛋白能改善成人体外循环期间的预后，但有研究提示维持正常胶体渗透压可改善经历体外循环患儿的生存率[112-113]。

加入新鲜冰冻血浆或全血（参见第 61 章和第 62 章）是为了恢复婴幼儿体外循环时被严重稀释的促凝血物质的水平。对新生儿和婴儿而言，预充液必须加入血液。大多数机构采用浓缩红细胞，但也有一些使用全血。单个献血者采集的全血既补充红细胞又补充了凝血因子。事实上，低容量循环回路可使灌注师和麻醉医师共用一个单位全血，因而可使整个围术期过程中的献血者局限于一人足矣。

预充液中加入任何血液制品将引起葡萄糖负荷极大增加。如果发生脑缺血，高血糖可增加神经系统损伤的风险。加入甘露醇增强了渗透性利尿和循环中氧自由基的清除。加入类固醇可稳定细胞膜，理论上可产生减少缺血期间离子转移的作用。但是，类固醇可升高葡萄糖水平，如果存在脑缺血期可能有害。类固醇仍是预充液中较具争议的添加成分之一。

温度

心脏手术期间低温体外循环用于保护脏器功能（参见第 93 章）。常用三种不同的体外循环方法：中低温（25 ~ 32℃）、深低温（18℃）和深低温停循环。转流方法的选择基于所需手术条件、患者体型、手术类型和对患者的潜在生理影响。

中低温体外循环是年龄较大儿童和青少年的主要转流方法。在这些患者中，静脉插管操作较方便，心脏较易容纳上下腔静脉插管。上下腔插管减少了右心房血液回流，提高了手术医师对心内解剖的观察。中低温也被选择要求不高的婴儿心脏手术，如房间隔缺损或不复杂的室间隔缺损。大多数手术医师愿意在新生儿和婴儿中采用上下腔静脉插管。然而，在这些患者中，该方法技术上更难，并可能导致短期的血流动力学不稳定。另外，腔静脉柔软而导管较硬，可能导致腔静脉阻塞，影响静脉引流和肠系膜和脑循环静脉压升高。

深低温体外循环一般用于需行复杂心脏手术的新生儿和婴儿。然而，某些患复杂心脏病变或严重主动脉弓病变的年龄较大患儿受益于深低温。大多数情况下，选择深低温可使手术医师在低流量体外循环或完全停循环的条件下手术。较低的泵流量 [50ml/(kg·min)] 通过提供几乎无血的术野为手术医师改善了手术条件。深低温停循环可使手术医师移除心房或主动脉插管。如果采用这一技术，手术修复可因术野无血和无插管干扰更精细。停循环即使发生在深低温情况下，也应关注深低温如何更好地保护脏器功能，此时脑处于最大的风险中。

血液稀释

体外循环期间已采用血液稀释减少了同种异体血用量，并通过降低血液黏滞度改善了微循环。虽然浓缩的血液具有较好的携氧能力，但其黏滞度减少了流经微循环的有效血流。低温状态下，血液黏滞度显著增高，流速减慢。低温加上体外循环的非搏动血流损害了流经微循环的血流，可导致血液淤滞、小血管阻塞和组织大范围的灌注不足。因此，血液稀释是低温体外循环期间的重要设置。然而，在设定低温下血液稀释的适当水平还没有明确定义。而且，血液稀释也降低灌注压、增加脑血流，因而潜在增加了微栓入脑的风险，并降低血液的携氧能力[114]。采用动物模型，研究者发现极度血液稀释至血细胞比容低于 10% 导致供氧不足，但 30% 的较高血细胞比容水平，可改善深低温停循环后的脑功能恢复[115]。在年龄不足 9 个月的婴儿中，Jonas 和同事们[116] 在一项采用两种血液稀释方案（20% 对比 30% 血细胞比容）的随机试验中证实了这些发现。随后在 1 岁时用 Bayley 婴儿发育量表评估患儿发育情况。在短期内，低血细胞比容值组体外循环后 1h 心指数较低、血清乳酸水平较高、术后第 1 天全身总水含量有较大增加。1 岁时，智力发育指数评分相似，但较低血细胞比容值组的精神运动发育指数评分显著较低。而且这组患儿的精神运动发育指数评分低于均值 2 个标准差。由于停循环期间红细胞是氧储存的主要部位，尤其在复温阶段，因此当这种技术如设想的那样有用时，血细胞比容值接近 30% 一般优先选择深低温。目前，大部分中心体外循环期间维持血细胞比容在 25% ~ 30% 之间，以增加重要器官如脑的氧供。由于深低温和深低温停循环后脑的自主调节功能受损，因此脑组织氧供是特别重要的关注因素。

为了在新生儿和婴儿中达到血细胞比容 25% ~ 30% 的水平，预充液必须加入库血。体外循环中的混合血细胞比容（全部预充液容量加上患者血容量的血细胞比容水平）可用以下公式计算：

$$HCT_{CPB}=BV_{pt}\times HCT_{pt}/BV_{pt}+TPV$$

其中 HCT_{CPB} 是混合血细胞比容（$TPV+BV_{pt}$），BV_{pt} 是患者的血容量 [体重 (kg)× 血容量估算值 (ml/kg)]，TPV 是总预充容量，HCT_{pt} 是患者的初始血细胞比容。该计算式可用于估算无血预充液患者的血细胞比容，因而适用于较大年龄的儿童和青少年。在新生儿和婴儿中，灌注师必须在预充液中加入全血，以在低温体外循环期间达到所需的血细胞比容。以下公式用于估算预充液达到这一血细胞比容水平时必须加入的红细胞毫升数：

$$加入 RBCs(ml)=(BV_{pt}+TPV)(HCT_{所需})-(BV_{pt})(HCT_{pt})$$

其中，BV_{pt} 是患者血容量，TPV 是总预充容量，$HCT_{所需}$ 是体外循环所需的血细胞比容水平，HCT_{pt} 是患者的初始血细胞比容。

脱离体外循环后的最佳血细胞比容水平尚不清楚，同样，成人何时开始输血也不明确（参见第 61 章）。体外循环后血细胞比容水平应依据患者修复后的功能和解剖来确定。伴有残留低氧血症或有中到重度心功能不全的患者，血细胞比容水平 40% 或更高有利于改善携氧能力。生理性纠正和心功能良好的患者可耐受 25% ~ 30% 的血细胞比容水平[117]。在轻至中度心功能不全患儿中，接受的血细胞比容值处于这些水平之间似乎较为谨慎。因此，在生理性纠正、心室功能较好和血流动力学稳定的患者中，在体外循环后即刻就应重点考虑与血液和血液制品输注有关的风险。

血气管理

低温体外循环期间 α 稳态与 pH 稳态血气管理理论上的优势是一个有极大争议的话题（参见第 60 章和第 93 章）。尽管 pH 稳态策略可能对脑损伤主要风险为微血栓的成人而言不是最佳的，但由于婴儿没有动脉粥样硬化病变，因此认为这种风险较低。采用 pH 稳态管理，体外循环降温期间在吸入的混合气体中加入二氧化碳增加了脑血流，可改善脑组织氧合和预后。

来自波士顿儿童医院的大型研究已解决了体外循环期间关于 pH 管理有争议的问题。在这项研究中，深低温体外循环期间年龄不足 9 个月的婴儿随机采用 α 稳态和 pH 稳态，并长期密切随访[118-119]。研究者评估了在年龄不足 9 个月因各种心脏病变行双心室修复术患儿的神经发育状况，结果表明采用 pH 稳态策略的短期优点包括术后发病趋势较少和首次脑电活动恢复时间较短，在大动脉转位患者中，气管插管和 ICU 滞留持续时间短较短[118]。然而，在 2 岁和 4 岁的随访中，采用 α 稳态或 pH 稳态策略，并不与神经发育状况的改善或受损相关联[119]。

体外循环的启动

体外循环开始前，心脏上的动静脉插管可能导致转流期间发生明显问题。静脉插管位置异常可能阻塞腔静脉。由于新生儿动脉压通常较低（20 ~ 40mmHg），粗且相对较硬的插管容易使这些易折的静脉血管发生扭曲，因此体外循环期间的静脉阻塞问题尤为突出[111, 113]。下腔静脉插管可能阻碍内脏血管床的回流，导致因静水压升高或直接降低跨肠系膜、肾和肝血管床的灌注压而出现腹水。肾、肝和胃肠功能不全可随之出现，对伴有无法解释的腹水的小婴儿应引起重视。同样的插管问题也会阻塞上腔静脉，转流期间出现这种状况可能更糟。在这些情况下，可能带来三个问题：①脑水肿；②局部或全脑血流量降低；③到达脑循环的泵流量比例降低，导致脑部降温不充分。

在手术室中，转流开始后应经颈内静脉导管监测上腔静脉压力，同时检查患者头部有无肿胀的体征。与灌注师讨论静脉回流是否充分，上身与下身存在大的温差应提醒麻醉医师和手术医师可能静脉插管存在问题。伴有大的体循环静脉异常（永存左上腔或下腔静脉中断奇静脉连接）的患者存在静脉插管和引流问题时风险特别大。

主动脉插管位置可能发生问题。主动脉插管可能滑入无名动脉开口致血流选择性进入右脑循环。而且，插管尖端的位置可能促使血流优先流回主动脉，或产生因文丘里效应从脑循环窃取血流。这一问题在体外循环开始后通过监测脑血流发现左右半球间存在较大差异得以证实。主动脉间大的侧支循环的存在，如大的动脉导管未闭，也可使血液从体循环转移至肺循环，因而降低了体外循环时的脑血流量和脑的降温效率。手术医师应在体外循环前或体外循环开始后即刻控制好动脉导管以消除这一问题，可能的话，术前应在心导管室栓塞大的主肺动脉侧支循环。患主动脉弓显著畸形（例如主动脉闭锁、主动脉弓离断）的新生儿，可能需彻底改进插管技术，如将动脉插管置入肺动脉主干并暂时阻断肺动脉分支，通过未闭的动脉导管或甚至升主动脉和肺动脉主干双重动脉插管行全身灌注。如此调整需小心谨慎以确保重要脏器有效、完全灌注和降温。

一旦主动脉和静脉插管成功并与体外循环回路的动静脉端连接，转流开始。缓慢启动动脉泵，前向血流一经确认，静脉血引流至氧合器。逐渐增加泵流量直至达到完全循环支持。如静脉回流减少，动脉管道压力较高或平均动脉压过高，须减小泵流量。管道压力过高和静脉引流不畅通常分别由动脉和静脉插管错位或扭曲所致。静脉血从患者引流出的速度取决于患者与氧合器入口的高度差和静脉插管与管道直径。某些情况下可采用真空辅助吸引以增加静脉引流。

新生儿和婴儿常用深低温。为此，泵预充液保持在冷却状态（18～22℃）。体外循环实施期间当冷灌注液接触心肌时，心率迅速减缓，心肌收缩力减弱。婴儿心脏泵出的全部血流迅速减少。因此，为了在正常或接近正常体温时维持足够的全身灌注，动脉泵必须快速达到全流量。

新生儿和婴儿通过首先启动动脉泵开始体外循环。一旦主动脉流量得以保证，即可松开夹闭的静脉管道，血液从右心房通过虹吸作用进入氧合器入口。如果存在主动脉夹层或发生主动脉插管错位，松开夹闭的静脉管道前的流量有助预防潜在放血的问题。新生儿和婴儿的血容量／预充容量比较低，如果静脉引流先于主动脉输入血液，血管内容量将急剧下降。一旦主动脉插管位置确认无误，迅速增加泵流速以维持有效全身灌注。由于极少需考虑冠状动脉病变，除非插管引起的扭曲累及冠状动脉，心肌应均匀降温。当采用冷预充液时，体外循环开始前必须谨慎使用转流泵补充容量，因为在手术医师准备开始体外循环前，输注冷灌注液可导致心动过缓和心肌收缩力受损。

体外循环一旦开始，应确认回路连接良好、心肌灌注充分和心脏处于最佳松弛状态。静脉引流不畅可快速导致心室扩张。婴儿和新生儿心室顺应性低，心脏对前负荷过度增加的耐受性相对较差，这点显得特别明显。如果发生心室扩张，必须降低泵流量并重新定位静脉插管。此外，也可通过放置心内吸引导管或在合适的心腔放置小型引流装置为心脏减压。

泵 流 量

历来推荐的儿童最佳泵流量基于患儿体重和有效器官灌注的证据，这些证据来源于体外循环期间动脉血气、酸碱平衡和全身耗氧量的测定等[120]。低温条件下代谢降低，因而体外循环流量可降低并仍能满足或超过组织代谢的需求（见下文中低流量体外循环讨论部分）。

特 殊 技 术

深低温停循环

某些患先天性心脏病的新生儿、婴幼儿需采用深低温停循环技术，以广泛修复复杂的先天性心脏缺损。这一技术有利于在最佳条件下实施精细的手术修复，手术野无血流或插管干扰，提供了最大程度器官保护，常常缩短体外循环总时长。深低温应用的科学原理主要是以温度调节的代谢降低为依据。实施降温期间，体温每下降10℃，总机体和脑氧耗使氧的代谢率降低2～2.5倍[121]。这些结果与最初由 Arrhenius 采用公式 $k=Ae-RT$ 描绘的离体模型一致（译者注，原文有误。Arrhenius 公式应为 $k=Ae^{-Ea/(RT)}$），即温度降低与化学反应的速率常数降低相关。深低温低流量体外循环期间，氧供减少与重要器官（例如脑）灌注优先增加和氧摄取增加有关[122]。因此，在某种程度上，深低温低流量体外循环通过降低氧代谢率、提高优先的器官灌注和增加组织氧摄取来发挥保护作用。

深低温停循环的安全期持续时间尚未明确划定[123]。尽管深低温停循环期间所有器官系统都有发生缺血和再灌注损伤的风险，表现为乳酸和丙酮酸的生成，但大脑对这些作用最敏感，且耐受性最差。深低温停循环后脑干和皮质诱发电位以及动态脑电图均发生改变[123-125]。诱发电位异常与深低温停循环持续时间有关，为代谢改变所致。在停循环期之后的再灌注期，新生儿和小婴儿的脑血流量和代谢仍处于抑制状态（图94-9，参见图97-6）[76]。重要的是，在这样的极低温度下，大脑似乎丧失了自主调节功能，脑灌注高度依赖于体外循环灌注的操作和转流后的血流动力学表现。

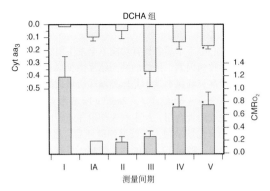

图 94-9　深低温停循环期间患者细胞色素氧化酶（cyt aa₃）近红外光谱信号和脑氧代谢率（CMRo₂）变化柱状图。6 例患者的细胞色素氧化酶数据用均数 ± 标准误表示；脑代谢率以均数 ± 标准差表示。细胞色素氧化酶的负值意味着氧化酶数量下降。＊ CMRo₂ 和 cyt aa₃ 值与对照组相比存在显著性差异，P ±0.05（译者注，原文有误。P ±0.05，应为 P<0.05。另原图中 IA 间期的 CMRo₂ 柱状图颜色有误，应为深蓝色）。

婴儿和新生儿长时间深低温停循环的潜在有害作用已有了充分描述。目前一致认为，长时间连续深低温停循环可能对神经系统预后不利。然而，对是否存在深低温停循环"安全期"和患者特异性、手术特异性或术后管理策略是否可能减轻或加重深低温停循环所致的中枢神经系统损害存在较大争议。深低温停循环对中枢神经系统和其他系统预后的有害作用的病例报道要么影响不一致，要么没有影响[118, 126-127]。随着时间的推移，三点问题已明确：①持续时间较短的深低温停循环与不良后果的相关性不一；②深低温停循环的作用为非线性现象；③这些效应很可能受患者自身因素、术前和术后因素的影响[127-129]。最近对 549 例采用深低温停循环行 Norwood 一期手术患者的大规模研究认为，持续时间大于 45min 是患者术后 30 天死亡的一个危险因素[130]。

局部脑灌注

一些手术医师发明了复杂主动脉弓重建或心内修复期间提供持续脑灌注的创新性和挑战性的策略，以避免或尽量减少深低温停循环的应用。然而，避免深低温停循环需延长体外循环持续时间，已证明长时间体外循环对短期和长期预后有不良影响[58-59]。长时间体外循环与短时间（或无）深低温停循环比较的相对风险 / 收益仍是不断争议的话题。在学习这一新管理策略的努力中，最近两项研究评估了局部脑灌注技术。在一项非随机研究中，来自波士顿的 Wypij 和同事们[131]随访了 29 例行一期姑息性手术的患儿，其中 9 例实施

30～40ml/(kg·min) 的局部脑灌注[131]。作者指出，采用局部脑灌注和以深低温停循环为主要策略的患儿相比，1 岁时心理和精神运动发育指数没有差异。来自密歇根大学的研究小组发表了一项深低温停循环在功能性单心室患者中复合或不复合 20ml/(kg·min) 局部脑灌注的大规模随机试验，规划实施多阶段的长期研究[132]。该研究共纳入 77 例出院率（88%）和 1 年生存率（75%）相似的患者。尽管局部脑灌注组得分偏低，但任何时间点所见的两组精神运动发育指数或心理发育指数评分均无显著差异。

葡萄糖的调节

完全、不完全和局灶性脑缺血期间高血糖的有害作用已得到充分证明（参见第 39 章）[133-134]。葡萄糖加重脑损伤的作用取决于两个因素：三磷酸腺苷（adenosine triphosphate，ATP）的利用和乳酸酸中毒[135-136]。生成 ATP 前葡萄糖无氧代谢需磷酸化并消耗 2 分子 ATP。最初这种 ATP 消耗可能导致 ATP 快速耗竭，这解释了高血糖加重神经损伤的原因。在葡萄糖加重的脑损伤中乳酸酸中毒也是重要因素。然而，它的重要作用可能是作为糖酵解酶抑制剂。乳酸在 ATP 被葡萄糖磷酸化消耗后即刻通过抑制糖酵解减缓了无氧 ATP 的生成[137]。

尽管缺血期间高血糖的有害作用很明确，但几乎没有证据支持儿童体外循环或深低温停循环期间恶化的神经系统预后与高血糖有关联。尽管 34 例经历深低温停循环儿童的回顾性研究表明高血糖患儿的神经系统预后更差，但报道的结果无统计学意义[138]。对左心发育不良综合征患儿经 Norwood 一期手术后获得性神经损伤的回顾表明，高血糖是广泛脑坏死或脑室内出血患儿中显著相关的因素。其他众多潜在的危害因素（例如缺氧时间、舒张压与收缩压过低、血小板减少）与观察到的神经系统病变有统计学关联[139]。无论葡萄糖直接作用于神经损伤，还是仅仅作为因其他因素最终发生神经损伤的高危人群的标志物仍不清楚。

低血糖在新生儿围术期经常受到关注（参见第 93 章）。肝糖原异生降低加上糖原储备减少使新生儿发生低血糖的危险增加。在患先天性心脏病的新生儿中，体循环灌注降低（例如重度主动脉缩窄、左心发育不良综合征、重度主动脉瓣狭窄）导致肝生物合成减弱并进一步损害葡萄糖生成。这些患者可能完全依赖外源性葡萄糖，转流前需输注 20%～30% 葡萄糖以维持正常血糖的情况并不少见。年龄较大儿童的低血糖也不能幸免，因此易患低血糖诱发的神经损伤。处于低心排血量状态的

患者（心肌病、移植前患者、术后危重患者）需再次手术，当在大量正性肌力药物支持下，存在糖原储备减少和术中低血糖的风险[140]。

体外循环期间低血糖的影响因低温、二氧化碳管理和转流期间可能改变正常脑血管反应的其他因素变得更加复杂。在犬模型中，胰岛素诱发低血糖至30mg/dl 不改变脑电图结果。然而，低碳酸性低血糖10min 后，脑电图变得平坦[141]。当在这些动物中监测局部血流时，皮质和海马区血流维持正常而脑部其他区域血流下降。当血糖水平超过 8mg/dl 时，单纯低血糖不会诱发脑电图活动消失[142]。

深低温体外循环和深低温停循环期间脑血流量和代谢发生改变。低血糖的额外效应即使很轻微，也可能导致脑自主调节功能改变和皮质损伤加重达到顶峰[139]。在新生儿和婴儿脱离体外循环期间和体外循环后早期，采用过度通气降低肺血管阻力的常规做法可能进一步加重低血糖损伤。血糖监测和严格保持正常血糖是先天性心脏病患者体外循环管理的重要组成部分。

对肾的影响

体外循环后，低温、非搏动灌注和低平均动脉压的联合作用引起血管紧张素、肾素、儿茶酚胺和抗利尿激素的释放[143-145]。这些循环中激素促进了肾血管收缩，并降低了肾血流量。然而，尽管体外循环对肾功能存在负面影响，但低流量、低血压、非搏动灌注与患者术后肾功能不全尚无联系（表 94-9）[144]。与术后肾功能不全最有关系的因素是术前肾功能不全和体外循环后的心排血量显著降低。术前因素包括原发性

表 94-9　小儿体外循环后并发症

终末器官损伤	病因和体征
肾损伤	器官发育不成熟，原有肾疾病 心肺转流后低心排血量，DHCA 的应用 以 GFR 降低和 ATN 为特征的肾功能不全
肺损伤	内皮受损，毛细血管渗漏增加，补体激活和粒细胞脱颗粒 以顺应性降低、FRC 减少和 A-a 氧梯度增加为特征的肺功能不全
DHCA 后脑损伤	自主调节功能丧失，代谢降低和脑血流减少、细胞酸中毒和脑血管不全麻痹 以癫痫、发育商降低、舞蹈手足徐动症、学习障碍、行为异常为特征的 CNS 功能不全

A-a，肺 - 动脉；ATN，急性肾小管坏死；CNS，中枢神经系统；DHCA，深低温停循环；FRC，功能残气量；GFR，肾小球滤过率

肾疾病、低心排血量和心导管检查后的造影剂相关性肾损伤[145]。

小儿心脏手术后急性肾功能不全发生率约为 8%。涉及多种致病因素，最终的共同结果为少尿和血清肌酐水平升高。利尿剂是小儿体外循环后增加尿量的主要手段。每 4 ~ 6h 给予 1 ~ 2mg/kg 呋塞米或 1mg/kg 依他尼酸或两者合用，产生利尿作用并逆转由体外循环引起的肾皮质缺血。深低温停循环后，患者可 24h 少尿或无尿，随后 12 ~ 24h 逐步缓解。只有在这些患者自发排尿开始后，使用利尿药才有效。

新生儿和年龄较小婴儿的肾小球滤过率、肌酐清除率和髓质浓缩能力大幅降低。因此，这些患者使用体外循环后导致的液体潴留大于通常所见的年龄较大的患儿和成人患者。最终结果可能增加机体总含水量、器官（如肺、心脏）重量和大大增加术后脱离通气支持的难度。复温期间或体外循环后超滤的应用能有效减少机体总含水量、限制体外循环的损伤作用并缩短术后通气时间[146-147]。

对肺的影响

心脏停搏可保护心脏，但体外循环期间未同步对肺采取保护措施。体外循环后肺功能不全很常见，但其发病机制尚未明确（表 94-9）。广义上，肺损伤由两种方式介导：首先是粒细胞和补体激活产生的炎症反应；其次是肺泡表面活性物质最大程度丧失的机械作用，肺不张导致通气 / 血流灌注比例失调，肺容量减小和呼吸力学改变。

体外循环后肺功能的特点表现为静态与动态顺应性降低、功能残气量减少、肺泡表面活性物质缺乏和肺泡 - 动脉血氧梯度增加[148-149]。血液稀释和低温体外循环导致的肺不张和毛细血管渗漏增加是最主要的病因。血液稀释降低循环血液中血浆蛋白，血管内胶体渗透压下降，促使水分向血管外空间外渗。低温体外循环可引起补体激活和粒细胞脱颗粒[150]。粒细胞和补体是通过血小板填塞和介质释放引起毛细血管 - 肺泡膜损伤和微血管功能障碍的重要因素，从而增加肺血管阻力。术后阶段，在减少肺水、降低肺部并发症方面改良超滤技术非常有效。

应激反应和体外循环

低温体外循环期间应激反应的特征是大量代谢产物和激素物质的释放，包括儿茶酚胺、皮质醇、生长激素、前列腺素、补体、葡萄糖、胰岛素、内啡肽和其他物质[11,151]。这些物质释放的可能原因包括血液

与泵管和氧合器等非内皮表面接触、非搏动血流、低灌注压、血液稀释、低温和麻醉偏浅。促使应激激素释放的其他因素包括低温体外循环期间肾及肝清除延迟、心肌损伤和肺循环被排除在转流环路之外。肺负责代谢和清除许多这类激素。通常应激反应在体外循环复温期间达到顶峰。大量证据表明，加深麻醉可减轻应激反应[11, 151]。

作为正常的新生儿适应性反应，升高的循环应激激素何时才会变得有害？这些物质可介导不良反应如心肌损伤（儿茶酚胺）、体循环和肺循环高压（儿茶酚胺、前列腺素）、肺内皮损伤（补体、前列腺素）和肺血管反应（血栓素）。已有研究阐明在行动脉导管结扎术的早产儿中使用芬太尼和在复杂先天性心脏病新生儿中使用舒芬太尼控制应激反应的优势[100, 152]。尽管似乎有必要抑制应激反应，更多的证据表明新生儿应激反应，特别是儿茶酚胺的内源性释放，可能是出生时存活必需的适应性代谢反应[153]。因此，完全消除适应性应激反应可能并非理想状态。目前尚不清楚患先天性心脏病的新生儿病情重达何种程度时，需要依靠应激反应来维持血流动力学稳定。

应采用适当的麻醉深度减轻应激反应，但没有必要试图完全阻滞此反应。体外循环期间可接受的麻醉最好通过将挥发罐连接至泵氧合器持续给予吸入麻醉药、小剂量增加阿片类药物或借助持续输注技术精确给予阿片类药物，或阿片类药物复合苯二氮䓬类药物来实现。与以氟烷为主的麻醉相比，阿片类药物为主的麻醉技术导致应激激素释放减少和术后代谢性酸中毒和乳酸减少，因此可能是复杂先天性心脏病的首选麻醉技术[100]。如通过给予超大剂量阿片类药物（例如芬太尼或舒芬太尼）实现足够的麻醉深度，术后将需机械通气。相比之下，体外循环终止时的吸入麻醉药残余水平（例如氟烷或异氟烷）可产生短暂心肌抑制，从而增加停机难度。由于手术技术改进和体外循环并发症的降低，目前临床已较少使用大剂量阿片类药物麻醉。

体外循环的中止

在患者脱离体外循环时，通过直接观察心脏和监测右心房或左心房充盈压来评估血容量（参见第 66 章）。当充盈压适当、患者复温完全、酸碱状态正常、心率适当并为窦性节律时，停止静脉引流，患者可脱离体外循环。保留动脉插管以便缓慢输入残余泵血用于以维持最佳充盈压。心肌功能可通过直接观察心脏和经胸左心房或右心房导管、经皮颈内静脉导管或术

中超声心动图来评估。脉搏氧饱和度也可用于评估心排血量是否充足[154]。体循环动脉血氧饱和度低下或血氧探头无法测到脉搏可能是心排血量极低和体循环血阻力较高的表现[155]。

复杂先天性心脏病修复后，麻醉医师和手术医师可能难以使患者脱离体外循环。在这种情况下必须作出诊断，这些诊断包括：①手术效果不佳，伴有需修复的残余病变，②肺动脉高压，③右心室或左心室功能不全。

通常用到两种普遍采用的方法，可单独或结合使用。术中"心导管"可用于分别评估各大血管和心腔压力值（例如，导管回撤测量或直接针刺评估跨修复瓣膜、狭窄部位或管道的残余压力梯度，测定残余分流的氧饱和度数据）[156]。另外，超声多普勒成像可用于提供结构或功能异常的术中影像，有助于术后心脏修复的评估[9, 157]。如果发现结构异常，在患者离开手术室之前可再行体外循环修复残余病变。带有明显的残余结构病变离开手术室不利于患者生存并增加患者的并发症（图 94-5）[9, 157]。超声多普勒成像可迅速确定右心室和左心室功能不全，提示肺动脉高压的存在。另外，超声多普勒成像也可鉴别缺血或心肌内气体引起的局部室壁运动异常，将指导特定药物治疗并提供评价这些治疗效果的方法（图 94-10）[158]。

▌超　　滤

新生儿、婴儿和幼童实施体外循环导致严重的促炎反应和显著的血液稀释。这可能导致器官功能障碍引起的体外循环后并发症和死亡率增高。最易受影响的器官系统为心脏、肺和脑。尽管患者血液和转流回路异体表面间的接触是促发炎症级联反应的强效刺激物，但其他因素包括缺血、深低温、复温和手术创伤也是其发生的重要原因。这类炎性介质包括补体过敏毒素、血管活性肽和细胞因子（例如肿瘤坏死因子-α），可导致血管渗透性增加[73]。尽管使用了包括血液、晶体、白蛋白和缓冲液在内的生理平衡预充液和较小循环管道，体外循环开始时还是发生血液稀释。然而，血液稀释可能对从轻度到深低温停循环的低温条件下手术的患者有利。体外循环启动将改变血液的黏滞特性，已证实这些改变持续至体外循环结束后阶段[159]。尽管灌注模式、心内吸引、动脉滚轴泵类型和体外循环回路的剪切力很重要，但在改变血液黏滞度方面，温度和血细胞比容发挥了最重要的作用。已经证实，低温伴高血细胞比容导致更高的黏滞度[160]。升高的黏滞度可改变器官灌注，尤其是脑内灌注。由

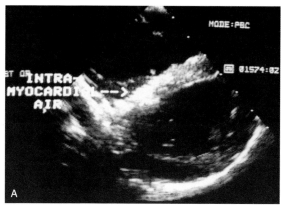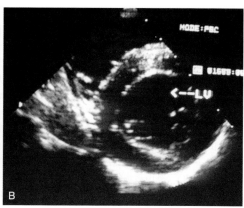

图 94-10　A. 二维超声心动图心室短轴切面显示室间隔和右心室壁内存在气体（箭头）。心肌内气体表现为高密度"雪花状"回声区域。图中指示表现为室间隔压扁的相关室壁运动异常。B. 患者经去氧肾上腺素处理，体循环和冠状动脉灌注压升高，导致气体被清除，回波强度恢复正常，左心室（LV）壁的运动和结构恢复正常

于黏滞度这些变化，体外循环降温阶段可以耐受血液稀释。虽然血液稀释早期有利，但随之出现的炎症反应会导致液体渗入血管外间隙，继而发生前面提到的潜在组织器官功能障碍。由于通过清除过多的液体和炎性介质，防止器官功能障碍和改善氧合才是硬道理，因而采用超滤。最终结果是经半透膜去除了血浆中的水分和低分子量溶质。

现代灌注技术基本采用五种超滤模式，其中三种用于体外循环期间。预充超滤始于浓缩红细胞加入预充液时，并在转流前阶段实施。其目的是用血液取代晶体、调整 pH、改变电解质浓度至更安全水平，并清除献血者血液中可能存在的炎性介质[161]。常规超滤包括在任何时候对体外循环支持下的患者实施液体清除。这一方法常用于清除与心肌停搏液等量的清亮液体。常规超滤可在所有体外循环阶段实施，包括在回路中安装超滤器，并与静脉管道或静脉储血槽连接。过多清除超滤液将导致储血槽血量不足。在零平衡超滤中，一旦液体被清除则用晶体替代以避免储血槽容量不足，因此无净清除容量。转流中超滤的第三种方法为稀释性超滤，用于特定电解质（例如钾）浓度升高时。方法包括用半量生理盐水取代超滤液，从而将特定的电解质浓度稀释至安全水平。从转流中超滤的描述可以理解，尽管这些方法的名称不同，但目的相似，即试图通过清除多余的清亮液体导致血液浓缩、清除炎性介质和调节电解质浓度在安全水平。

1991 年由 Naik 和合作者[146] 首先描述的改良超滤涉及患者一旦脱离体外循环就实施血液滤过。可通过将从心房引出的血液浓缩后回输至心房的静脉静脉技术或将从主动脉插管引出的血液经静脉通道回输的

动脉静脉技术来实现改良超滤[146, 162-163]。更具体地说，该技术是将血液经主动脉插管逆行引出，与来自静脉储血槽和氧合器的剩余回路容量一起流经超滤器。由滚轴泵维持流经超滤器的流量在 10 ~ 30ml/kg，较慢的速率使血管内流体室逐渐变化，因而更易耐受。必要时在整个操作过程中通过加入晶体液至静脉储血槽以维持心房压不变。滤过端施加负压吸引以达到最大跨膜压，使超滤速率可达 100 ~ 150ml/min[60]。改良超滤过程的终点以时间（15 ~ 20min）和血细胞比容达标（通常为 40%）为标志，一旦回路容量被晶体液所取代或患者的血流动力学不能耐受也应中止超滤。

年龄越小患者的心脏手术可能很复杂伴随长时间体外循环和阻断时间，因此脱机后心肌功能抑制。尽管体外循环期间超滤的目的是清除体内过多的水分，但研究发现正是改良超滤的使用显著改善了心肌功能（图 94-11）[60, 164-165]。在一项非低温停循环条件下实施根治性手术患儿的研究中，Davies 和合作者[166] 采用超声心动图监测发现患者的收缩和舒张功能都有改善。研究发现改良超滤后与负荷无关的前负荷可添补每搏功得以改善，因而很好地提示了收缩功能改善。同一研究证实改良超滤后心肌壁厚度和切面减小，未用改良超滤的对照组患者不存在相应改变。这些减小导致舒张末长度增加和舒张末压力下降，二者提示舒张功能改善。虽然据推测这些改善的原因是心肌水肿减轻，但也观察到血细胞比容增高。由于 24h 后无法观察到这些积极效应，改良超滤的绝对益处仍不清楚[166]。

肺功能不全是体外循环最常见的副作用之一[167]。因此，超滤和改良超滤的应用在于改善氧合、减少炎性介质对肺泡毛细血管膜和肺血管反应性的影响。研究

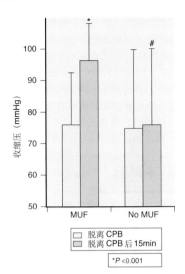

图94-11　脱离体外循环（CPB）后和应用或不应用改良超滤（MUF）后15min的收缩压。图中指出在应用改良超滤后，收缩压得以明显改善。(From Ungerleider RM: Effects of cardiopulmonary bypass and use of modified ultrafiltration, Ann Thorac Surg 65:S35, 1998; reprinted with permission from the Society of Thoracic Surgeons.)

表明，应用超滤和改良超滤的患者肺顺应性提高、呼吸道阻力和肺血管反应性降低，氧合得以改善[167-171]。因此，很明显这就是这些方法在小儿心脏手术中被广泛接受的原因，尤其对肺顺应性正常伴肺血管阻力低下的患者而言至关重要（即那些生理性单心室患者）。尽管这些研究通常发现脱离体外循环后和改良超滤的完成使肺功能即刻得到改善，但关于这些作用是否导致超过 6h 的功能改善存在分歧，有研究显示 24h 时肺功能几无改善。然而，这些研究的结论认为转流中超滤和改良超滤的结合可在体外循环后早期获得最佳效果。

体外循环和深低温停循环对患儿脑的长期影响的研究正在进行。如前所述，启动体外循环将影响重要脏器。一项在深低温停循环乳猪模型中实施的研究发现，体外循环后的改良超滤改善了血细胞比容、脑氧供和氧耗，因而可能减轻脑损伤。进一步研究得出了相似的结论，研究阐明有 4 个变量对改善脑氧合很重要：二氧化碳分压、平均动脉压、血细胞比容和改良超滤的流量[172-173]。前三者提高可改善氧供，提高改良超滤流量可引起窃血现象，即发生明显的从主动脉插管流入改良超滤回路舒张期径流。因此，尽管改良超滤对正常脑功能的恢复十分重要，但必须注意不应通过增加流量缩短改良超滤时间，以免抵消其益处（图 94-12）。

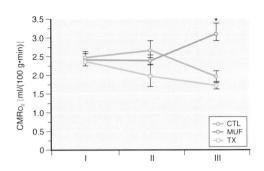

图94-12　深低温停循环前后的脑氧代谢率测定。图中指出，与对照组和输血组相比，改良超滤组动物的脑氧代谢率在第三阶段明显增高。CTL，对照组，MUF，改良超滤组；TX，输血组 (From Skaryak LA, Kirshbom PM, DiBernardo LR, et al: Modified ultrafiltration improves cerebral metabolic recovery after circulatory arrest, J Thorac Cardiovasc Surg 109:744, 1995.)

超滤后心肺功能改善的共同点是相关炎性介质减少。研究表明，超滤液含多种低分子炎性介质，包括 C3a、C5a、白介素 -6、白介素 -8、肿瘤坏死因子和内毒素[168-169, 174]。改良超滤后内毒素 -1 的清除导致肺血管反应性的改善，这对肺血管反应性较高的未满 4 ~ 6 个月婴儿和腔静脉肺动脉分期重建患者尤为重要。已经证实，改良超滤对清除与体外循环后发生的毛细血管渗漏综合征有关的强效炎性介质肿瘤坏死因子的效果最佳。尽管改良超滤具有诸多积极作用，但文献并未提出某种超滤方式明显优于其他方式，这再次提示或许这些方法的结合可能获得最佳效果。

另一个重要的体外循环后问题是持续失血。正如已经讨论的，改良超滤毫无疑问通过清除体内过多水分使患者的血细胞比容升高，进而减少用血并减少术后出血[175]。的确，当其用于年龄较大儿童时，可完全避免使用异体血液。

这些技术的缺点应引起注意。超滤器加入体外循环回路增加了回路的复杂程度，因而它也是回路相关并发症发生的潜在区域。改良超滤的反对者也指出了以下可能发生的问题：气体可能进入动脉插管内、患者的抗凝时间延长、从患者体内引出血液可能导致低血容量、过滤后的血液未流经热交换仪 / 氧合器导致低温、药物的血浆浓度可能增高（例如芬太尼）[176]。另一个可能与超滤有关的并发症是甲状腺激素减少。这一急性甲状腺功能减退可导致器官功能抑制，表现为心脏收缩力、心率和心排血量降低，体循环阻力升高，所有这些将显著影响体外循环后即刻阶段的状况[177]。尽管必须认真权衡其他医学技术的利益与风险，但从现有证据来看，体外循环中和体外循环后应用超滤极其有利，因此这些技术已普遍用于现代小儿心脏手术中，效果明显且并发症少[163, 165, 178-179]。

前面段落中讨论的结论认为，没有哪种超滤方式更具优势。遗憾的是，难以大范围比较不同条件下的不同手术患者。因此，根据参考文献，最佳策略包括体外循环中超滤和从脱离体外循环后即刻改良超滤，目的在于降低机体总含水量、清除炎性介质、提高血细胞比容和携氧能力以及保护重要脏器功能。

体外循环中止时的特殊问题

参见第 66 章。

左心室功能不全

小儿心脏手术后左心室收缩能力可能降低。这是由于修复过程中手术引起的缺血、术前心肌状况、深低温停循环对心肌顺应性的影响和手术导致左心室负荷状态的新增与改变[180-181]。左心室功能不全可通过优化前负荷、提升心率、增加冠状动脉灌注压、纠正钙离子水平和加用正性肌力药物来治疗。新生儿的心率依赖性心排血量、心肌顺应性低下和对钙与儿茶酚胺的反应性降低是影响正性肌力药物支持需求的因素。正性肌力药物支持通常从多巴胺 $3 \sim 10 \mu g/$ $(kg \cdot min)$ 开始。多项研究表明，多巴胺在儿童中的作用呈年龄依赖性。幼儿心脏手术后，多巴胺增加心排血量更多地与心率增快有关而非每搏量增加；而在年轻的成人中多巴胺显著提高每搏量。尽管如此，婴儿和新生儿对多巴胺输注的反应良好，表现为体循环血压和心排血量升高，全身灌注得以改善。

补充钙剂对增强心肌收缩力有重要作用。尽管由于对再灌注损伤的关注使补充钙剂有些失宠，但仍是小儿心脏手术后的重要治疗措施。小儿体外循环后即刻，常见钙离子水平波动，这主要是由大量输注富含枸橼酸和白蛋白的血液制品所致，如全血、新鲜冰冻血浆、血小板和止血必需的低温冷沉淀物，所有这些均与钙结合[182]。体外循环后早期常规补充钙剂对左心室功能下降患者特别有益。在窦性或结性心动过缓患者中，因可能发生房室传导显著减慢，须谨慎使用钙剂。

肾上腺素 $0.02 \sim 0.2 \mu g/(kg \cdot min)$ 常用于严重左心室功能不全患者，这些患者常处于伴左心房充盈压升高，或有超声多普勒成像收缩力减弱或局部缺血证据的持续低血压状态[183]。

米力农为强效磷酸二酯酶 -3 抑制剂，也是婴幼儿有效的强心扩血管药。新生儿心内直视手术后的研究显示，体循环阻力和肺血管阻力显著降低，每搏量增加导致心指数提高[184]。婴幼儿米力农的分布容积和清除率大于成人，因此达到治疗水平的首次剂量可能高达 $100 \mu g/kg$[185]。体外循环中新生儿米力农的首次剂量为 $100 \mu g/kg$，随后在首次剂量后的 90min 内以 $0.2 \mu g/$ $(kg \cdot min)$ 持续输注以维持治疗水平。在年龄较大的婴幼儿中，持续给药速率更大，通常为 $0.5 \sim 1.0 \mu g/$ $(kg \cdot min)$。

多巴酚丁胺是一个在小儿中有效但作用较弱的正性肌力药物。尽管有报道认为其对新生儿变时效应弱于多巴胺，但仍可能发生严重的快速型心律失常。这可能与多巴酚丁胺和异丙肾上腺素间相似的结构有关[183]。小儿心脏手术后多巴酚丁胺主要通过提升心率增加心排血量。在未成熟动物中多巴酚丁胺的效能有所下降，这与新生儿中 α 受体减少和循环儿茶酚胺水平较高相一致。

右心室功能不全

原发性右心室功能不全常见于新生儿、婴幼儿体外循环后。例如法洛四联症修补术后，先前的右心室肥厚、右心室切开和右心室流出道跨瓣环补片导致急性肺动脉瓣反流和右心室容量超负荷，是术后右心室功能不全的常见原因[20]。右心室功能不全的治疗包括针对降低肺血管阻力和不扩张右心室的情况下保护冠状动脉灌注的措施。应处理代谢性酸中毒并选择具有血管扩张特性的正性肌力药物（例如多巴胺、氨力农或米力农）。对重度心室功能不全病例，小剂量肾上腺素 $[0.01 \sim 0.03 \mu g/(kg \cdot min)]$ 可产生强心作用但不收缩血管[181]，应调整机械通气辅助右心室功能并最大限度降低肺血管阻力。

与左心室相比，心室收缩期间正常右心室较低的腔内压接受 2/3 冠状动脉充盈。在右心室功能不全者中，维持正常或稍高的动脉收缩压可最大限度地保持右心室冠状动脉灌注，从而增加收缩力。如果体外循环后早期需持续强心支持，应及时评估以积极查找其他的结构和功能异常。前负荷应维持在正常或稍高水平。由于右心室收缩力降低，最大限度增加前负荷使其处于 Starling 曲线的最高部分十分重要。然而，由于心室顺应性降低和舒张功能不全，患者不能耐受右心室过度膨胀。容量超负荷可能导致明显的舒张功能不全、三尖瓣反流和前向血流受限。通常，右心室功能不全的新生儿和婴幼儿很难耐受中心静脉压高于 $12 \sim 14 mmHg$[186]。如果伴有严重右心室功能不全，应延迟关胸[187]，这样可消除胸壁和机械通气施加的阻抗，使右心室达到最大舒张末容量。在新生儿、婴幼儿中处理体外循环后显著右心室功能不全的另一项策略为允许心房水平右向左分流的存在。从这一策略获益的典型患者包括经法洛四联症和永存动脉干修复术的新生儿。保持心房水平的交通开放，允许右向左分流，可维持心排血量和体循环氧供。尽管这些患者体循环氧饱和度有所下降，但有效心排血量和组织氧供得以提高，体循环灌注压升高，右心室冠状动脉灌注得以维持。随着右心室功能改善，右心房压力下降，右向左分流量减少，全身动脉血氧饱和度升高。

如果右心室功能不全持续恶化并累及体循环心排血量，应考虑体外生命支持 [体外膜式氧合 (extracorporeal membrane oxygenation，ECMO)]。当 ECMO 用于循环支持时，首选静脉动脉插管。可经中心大动脉和大静脉获得动静脉通路，通常为颈动脉和颈内静脉，或是直接胸内插管。严重心室功能不全的恢复的前提是基于心肌处于暂时性损伤的概念（即心肌顿抑），并能随时间而恢复 [188-189]。ECMO 用于降低室壁张力、提高冠状动脉灌注压和维持氧合血的体循环灌注。ECMO 也可用于治疗左心室衰竭，尽管在这种情况下其成功率低于右心室功能不全或肺动脉高压。因无法脱离体外循环而使用 ECMO 的患者，其死亡率显著高于那些术后晚期使用 ECMO 的患者 [190]。Fontan 手术后需 ECMO 的患儿生存率一直是最低的 [191]。ECMO 对心肌损伤和肺动脉高压患者的作用是提供足够的全身氧输送和系统灌注，以便促进心室休息和恢复。如能迅速建立，ECMO 甚至为术后心脏病患者的复苏提供了有效的手段 [192]。伴有右心室功能不全但肺功能尚满意的年龄较大患儿，选择性右心室辅助装置可能优于 ECMO [193]。

肺动脉高压

原发性肺动脉高压是一个致死性疾病。肺血管阻力进行性持续升高最终导致右心衰竭和死亡 [194-195]。肺动脉高压的定义是静息时平均肺动脉压大于 25mmHg 或运动时大于 30mmHg [196]。最近两项研究显示，肺动脉高压是心导管检查或麻醉下非心脏手术患者重要围术期心血管并发症的一个明显预测指标，包括肺动脉高压危象、心搏骤停和死亡 [197-198]。超过体循环压的肺动脉压是发生主要并发症的先兆。然而，这些并发症与年龄、病因、麻醉方法或气道管理无关。麻醉前应评估疾病的严重程度。应特别谨慎有明显胸痛、晕厥、眩晕、静息呼吸困难、低心排血量状态、代谢性酸中毒、低氧血症和右心衰竭体征的病史。肺血管阻力急性增高导致肺动脉高压危象时，可引起右心室后

负荷增加、右心室功能不全和血流动力学失代偿。超过体循环压的肺动脉压可导致肺血流不足、左心室前负荷不足、心排血量低下和左、右心室衰竭。伴发的低血压可导致冠状动脉缺血，形成恶性循环。诱发肺动脉高压患者发生肺动脉高压危象的围术期因素包括低氧、高碳酸血症、酸中毒、低温、疼痛和气道操作。这类患者常需进行血流动力学导管检查、药物试验、非心脏或心脏外科手术。尽管必须为患者的病理生理学状态和手术过程规划每一例麻醉，但仍有某些共性原则。围术期应持续应用肺血管扩张药物和强心药。检查包括全面超声心动图检查，偶尔辅以胸部 CT 血管造影以排除肺栓塞性疾病。作者所在医院通常不用术前药，以氯胺酮小剂量滴定进行静脉诱导。可能伴有出血、血流动力学不稳定和通气状态改变的手术操作必须建立有创动脉压监测。全身麻醉时应注意避免体循环低血压，控制通气和氧合，并积极治疗酸中毒。血容量正常患者若出现低血压，可能需使用强心药治疗，必要时使用 α_1 受体激动剂 [199-200]。

肺动脉高压的治疗目标为降低肺血管阻力和减轻右心室负荷。通过改变通气模式、吸入氧浓度和血 pH 实现肺血管阻力的降低。特别是调控新生儿和婴儿肺血管床就是调节 $PaCO_2$、pH、PaO_2、P_AO_2 和机械通气 [201-202]。$PaCO_2$ 是肺血管阻力的强效调节介质，尤其是新生儿和小婴儿。在肺动脉高压婴儿中低 $PaCO_2$ 至 20mmHg 并使 pH 值增加到 7.6，可使肺血管阻力持续和反复降低。调节血清碳酸氢盐水平使 pH 值达到 7.5 ~ 7.6 并维持 $PaCO_2$ 在 40mmHg，对肺血管阻力有相同的有利作用 [203]。PaO_2 和 P_AO_2 都能降低肺血管阻力。在心内分流存在的情况下，改变吸入氧浓度对 PaO_2 几无影响。因此，可以推断，通过提高吸入氧浓度降低肺血管阻力，可能是由于 P_AO_2 而非 PaO_2 对肺血管的直接扩张作用。

机械通气在降低肺血管阻力方面也起到重要作用。新生儿和婴儿闭合容量大于功能残气量，因此，在正常呼吸末一些气道即已关闭。这一过程导致肺的有些区域有血流灌注却还无通气。当这些肺段低氧越来越严重时，可继发低氧性肺血管收缩，净效应为肺血管阻力增加。因此，小心的膨胀肺为维持功能残气量可选择性地降低肺血管阻力。在实际工作中，这是通过相对较大的潮气量和较慢的呼吸频率来实现的，可导致胸廓大幅度摆动。通常，新生儿和婴儿一般设定潮气量 15 ~ 25ml/kg，呼吸频率 15 ~ 25 次 / 分。降低通气频率的同时增大潮气量可降低平均气道压，并提供较长的呼气相。

由于肺血流主要发生在呼吸周期的呼气相，因此，

通气模式应调整为吸气时气体充分分布至整个肺部，并延长呼气相以增加流经肺的血流量。体外循环后期应用呼气末正压须谨慎。较低的 PEEP（3～5mmHg）可防止毛细血管和毛细血管前血管受压变窄，从而降低肺血管阻力。而较高的 PEEP 或平均气道压过高可导致肺泡过度膨胀，使肺泡壁和间质内的毛细血管网受压。这一状况可增加肺血管阻力，并降低肺血流量[149]。

最后或许也是最少被公认的机械通气有助于降低右心室负荷。吸气时由于胸内压升高，肺到左心房的压力梯度增大，从而增加心排血量。这种通气辅助常见于肺动脉高压或右心室功能不全患者。吸气时可见动脉压力波形增高。使用呼吸机增加体循环血流的作用与心肺复苏期间胸泵学说用于解释血流非常相似[204]。吸气辅助作用必须与平均气道压升高对肺血管阻力和右心室后负荷有潜在的负面效应相平衡。为了使这些心肺相互作用达到最大程度，应采用大潮气量和低呼吸频率。

经药物干预调节肺血管阻力的努力普遍不令人满意。临床和实验研究显示，最有希望降低肺血管阻力的药物是磷酸二酯酶抑制剂。氨力农和米力农是目前在美国上市的仅有的此类药物。两者都可降低肺血管阻力和体循环阻力并增加右心室收缩力[205]。异丙肾上腺素在正常肺循环中有轻微的肺动脉血管扩张特性[206]，可降低心脏移植后成人肺血管阻力，但很少有数据支持其降低心脏手术后婴幼儿肺血管阻力。在未发育成熟的动物中，心肌对异丙肾上腺素的反应性较差并引起心动过速和心肌氧耗增加。这些作用可降低冠状动脉灌注并导致心肌相对缺血。前列腺素 E$_1$ 和前列环素有肺血管扩张作用，但都可引起体循环低血压，严重限制了其使用[207-208]。

由于缺乏特异性肺血管扩张药，一直在探索控制肺动脉高压和肺血管阻力升高的新的药理学方法。两项新的概念包括超短效静脉血管舒张剂和吸入性血管舒张剂如一氧化氮。超短效静脉血管舒张药物为非特异性强效血管舒张药，半衰期以秒计算。这些药物注入右侧循环后，产生强效短暂的肺动脉平滑肌松弛作用[209]。当药物到达体循环时不再具有药效。腺苷和 ATP 样复合物具有这些特性，今后可能适用于肺动脉高压的临床治疗[210]。

过去十年中，已开发出几种治疗肺动脉高压的强效方法[201-202]。持续静脉输注前列环素可改善肺动脉高压的肺血管血流动力学、运动耐量和生存率[211]。西地那非是一种选择性磷酸二酯酶 -5 抑制剂。磷酸二酯酶 -5 分解环磷酸鸟苷。西地那非可产生显著的、相对选择性的肺血管扩张作用，并与一氧化氮有协同作用[212-214]。波生坦是一种双重内皮素受体阻断药。初步

报告显示波生坦可改善肺动脉高压患者的症状、运动耐量和血流动力学。该药耐受性良好，除剂量依赖性肝酶增高外无其他副作用[215]。肺移植是原发性肺动脉高压唯一可行的外科治疗方法，然而 5 年生存率仍低于 50%，闭塞性细支气管炎仍是最常见的死亡原因[216-217]。安排移植前，所有患者须行心导管血流动力学检查和药物试验，通过增加吸入氧气浓度和吸入一氧化氮确定肺动脉高压是否可逆[218]。虽然许多成人中心使用了吸入用伊洛前列素，但在儿科临床实践中尚未成为常规。

体外循环伴相关内皮损伤的先天性心脏病患者易发生术后肺动脉高压。阻碍肺血流或残留左向右分流的解剖因素需手术处理。二尖瓣疾病或左心室功能不全致导致的左心房压升高，肺静脉阻塞、肺动脉分支狭窄，或手术引起的肺血管截面积减少都可使右心室压力增高，加重右心负担。

一氧化氮是一种以吸入气体形式给予的内皮源性血管扩张剂，是先天性心脏病患者肺血管阻力升高最有发展前景的治疗方法（参见第 104 章）。尽管无选择性，但其可被血红蛋白快速灭活，吸入时不产生体循环血管扩张作用[219]。一氧化氮可降低成人二尖瓣狭窄患者和患肺动脉高压的特定小儿心脏病患者的肺动脉压[220-222]。一氧化氮似乎对心内直视术后肺血管阻力显著升高的先天性心脏病患者有效，对术前伴特殊解剖状况（例如完全性肺静脉异位引流、先天性二尖瓣狭窄）的肺动脉高压也有效[220, 222]。尽管小儿体外循环后常发生内皮损伤，但由于一氧化氮直接作用于血管平滑肌，其仍然有效[223]。一些中心对 Fontan 术后中心静脉压 - 左心房压梯度超过 10mmHg 的患者常规给予小剂量一氧化氮（1～5ppm）[224]。最后，一氧化氮可提供诊断信息帮助手术后的外科患者或移植前评估患者区分反应性肺血管收缩和固有的解剖阻塞病变[225-226]。在移植前评估患者中，鉴别肺血管收缩和重度肺血管闭塞病变将影响关于伴有与先天性心脏病或心肌病有关的肺动脉高压患儿是否能从心脏移植或心肺移植中存活的预测。

术后肺动脉高压的管理策略和肺动脉高压危象的治疗包括镇静、中度过度通气（维持 PaCO$_2$ 在 30～35mmHg）、中度碱中毒（pH>7.5）、提高吸入氧浓度、最佳 PEEP 状态（使功能残气量最大化）、肺血管扩张药物（例如一氧化氮），和造成或维持心内右向左分流以维持心排血量[227-228]。一氧化氮对 Fontan 类手术后肺血管阻力的调节也有用[229]。患者停用一氧化氮时需谨慎行事，因为突然停药可能诱发反跳性肺动脉高压和肺动脉高压危象[229-230]。

抗凝、止血和血液保护

现代小儿心脏麻醉必须包括有效抗凝、止血和血液保护的原则和临床实践（参见第 61 ~ 63 章）。体外循环后出血仍是小儿心脏手术的突出问题[231]。体外循环后持续出血需血液成分替代与血流动力学受干扰和暴露于多位献血者的发病有关。小儿止血功能较难恢复，其诊断和治疗效果不佳。

经体外循环下心脏手术的新生儿和婴幼儿术后出血概率高于成人患者[231]，这与多种因素有关。首先，不成比例地暴露于非内皮样体外循环回路，产生炎症样反应。体外循环炎性反应与患者年龄成反比，患者年龄越小反应越明显[11]。由于补体和血小板激活与血液中的其他蛋白系统（即纤溶系统）激活相关联，因而这一止血功能的激活可能导致止血功能受损和增加出血倾向，在小儿心脏手术期间起着主要作用。其次，新生儿和婴儿中实施的手术类型通常涉及更广泛的重建与缝合，因此较成人心脏病患者手术出血概率更高。手术还经常在深低温停循环下进行，可进一步损害止血功能[232]。再者，新生儿不成熟的凝血系统也可能影响受损的止血功能[233]。尽管小儿先天性心脏病患者的促凝物质和因子水平可能因肝合成功能不成熟或功能受损而降低[234]，但术前通常无功能性出血倾向。最后，发绀型心脏病患者体外循环前后的出血倾向均增高。

体外循环是血栓形成的明显激发因素，启动前需肝素抗凝。肝素通常经验性地根据患者的体重给予，其效果由激活全血凝固时间监测。肝素主要与抗凝血酶Ⅲ耦合发挥作用，由于促凝物质和抑制因子存在年龄相关差异和数量差异，因此肝素剂量及其效应的变异一直颇受关注。据观察出生后第一周肝素的敏感性最高，随后进行性下降直至约 3 岁时接近成人的数值[235]。这些发现与婴儿中促凝物质和抑制因子含量的变化一致，尤其是凝血酶原和抗凝血酶Ⅲ的变化[236]。使用肝素还必须考虑体外循环预充容量和成分，特别是加入新鲜冰冻血浆时。作者建议肝素剂量为 200U/kg，加上每毫升预充液追加 1 ~ 3U，以维持激活全血凝固时间在 480s 以上。

肝素可用鱼精蛋白中和，其剂量取决于肝素量或患者体重。鱼精蛋白过量事实上可能加重术后出血[237]。新生儿鱼精蛋白剂量似乎较大并随患者年龄的增长而减小。与年龄较大儿童和成人相比，婴幼儿相对增加的鱼精蛋白需求提示体外循环后循环中的肝素水平较高[238]。器官发育不成熟和主要采用低温停循环致肝的肝素清除延迟将导致肝素代谢和排出减少。作者在新生儿中通常给予 4mg/kg 鱼精蛋白，而青少年和成人给予 2mg/kg 即可恢复激活全血凝固时间至基础值。为避免鱼精蛋白过

量，患者间的差异要求某种形式的个体评估以指导药物用量[237]。

患先天性心脏病的新生儿和小婴儿循环促凝物质与抑制因子水平低下。体外循环的血栓形成和血液稀释效应进一步加重体外循环后止血功能异常。血液有形成分如粒细胞和血小板可能被激活，促凝物质可被体外循环稀释。另外，深低温停循环可增加凝血和纤溶活性。温度越低，止血功能活化程度越高。因此，体外循环后出血的原因很多[238]。不适当地使用血制品独立地纠正个体凝血异常，可进一步加重现有促凝物质的稀释和暴露于多位献血者的风险。由于输注血制品与许多并发症有关，因而应尽量避免输血，除非提示患者有明确组织氧合受损或伴有明显临床出血的、已确诊的凝血疾病。无论是术中和术后，心脏手术期间手术团队的所有成员都应尽最大努力常规实施血液保护。

体外循环后出血很常见（参见第 66 章）。手术医师应首先努力确定修复部位明显的外科性出血源。然后通过测定激活全血凝固时间评估鱼精蛋白逆转肝素是否充分。通常，无论有无出血，许多小儿患者的标准凝血试验显示部分凝血酶原时间、凝血酶原时间延长，低纤维蛋白原血症，其他促凝物质稀释和出血时间延长（彩图 94-13）。持续出血最常见的原因是血小板功能不全[239-240]。在这种情况下，存在出血有必要输注血小板。在没有出血的情况下，临床上并无常规使用血制品以纠正实验室凝血异常的指征。如果输注血小板后出血依然存在，重新评估和重复输注血小板或给予低温冷沉淀物或新鲜冰冻血浆可能有帮助。大多数情况下，精细的外科技术、适当给予鱼精蛋白、合适的患者体温和血小板输注可纠正过度失血。在新生儿中，过度失血和选择性成分输血对体内残存促凝物质不断升级的稀释作用加重了出血治疗的难度。这种情况下有必要输注新鲜全血。体外循环后输注新鲜全血（采集时间小于 48h）可在最低程度暴露于献血者的情况下满足血液学方面的所有要求。在不足 2 岁经历复杂心脏修复手术的患儿中，体外循环后输注全血恢复止血功能和减少失血的有效性已得到证实[231]。

在作者的实际操作中，依据个体患者的病变和复杂性，与手术医师商讨后使患者达到最佳血细胞比容。通过在转流中和转流后使用达到血细胞比容水平的最少量血制品，最大程度减少出血和凝血障碍，减少供体暴露和减轻输血相关性急性肺损伤（参见第 61 章）。

已有许多尝试通过药物干预减少体外循环后出血。醋酸去氨加压素、抗纤维蛋白溶解药氨基己酸和氨甲环酸在各种手术中的成功尝试，可显著减少心脏手术后失血[241-243]。研究显示蛋白酶抑制剂抑肽酶能

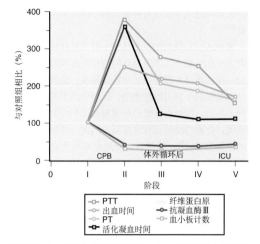

彩图94-13 25例儿童体外循环前、中、后血液凝血状态变化折线图。凝血时间和凝血因子以与对照组相比的百分率变化表示。阶段Ⅰ，体外循环前基值；阶段Ⅱ，体外循环后；鱼精蛋白拮抗肝素前；阶段Ⅲ，使用鱼精蛋白后；阶段Ⅳ，离开手术室前即刻；阶段Ⅴ，至重症监护病房（ICU）3h后。PT，凝血酶原时间；PTT，部分凝血酶原时间

减少手术后心脏失血，但因致命性的过敏反应已撤出美国市场[232, 244-248]。抗纤维蛋白溶解药可逆地与主要负责分解纤维蛋白的纤溶酶原上的赖氨酸异构体位点结合发挥作用，通过抑制纤溶酶原，然后是纤溶酶，保持纤维蛋白的促凝血作用。在最近一项22 258例患者的大规模观察性研究中发现，抑肽酶在减少需外科干预的出血和死亡率方面的作用与氨基己酸和氨甲环酸相似[249]。鉴于抑肽酶的过敏反应风险和在外科出血中与抗纤维蛋白溶解药相似的益处，许多机构倾向于使用氨基己酸和氨甲环酸。作者医院使用氨基己酸作为新生儿行复杂手术的抗纤维蛋白溶解药，在再次手术开胸前使用，并在体外循环开始时重复给药。

术后阶段必须持续实施血液保护技术。孤立性凝血异常常见于心脏问题较简单的术后患者（图94-13）。通常，这些凝血异常术后第一天能自行纠正，与出血过多无关。因此，没有必要常规输入血制品纠正这些异常。如缺乏出血临床证据和确诊患有需特定成分治疗的特殊疾患，不应输注血制品。还应避免常规使用血制品补充容量，输注乳酸林格液或生理盐水效果满意且成本低廉，又无输血相关风险。

术后管理

在整个麻醉和手术管理中，经历心胸手术的小儿患者术后早期管理是一个重要阶段。尽管手术过程是影响预后的主要因素，但术后管理也同等重要。作为手术团队成员，麻醉医师必须了解并融入术后早期管理阶段。小儿心脏手术患者术后管理的细则不在本章讨论范围，但提出一些总的指导原则和方法，为麻醉医师提供基本知识。

术后阶段的特点为当机体从体外循环和心脏手术异常生理状态恢复时，机体发生一系列生理学和药理学变化。在这一阶段，心脏手术的效果、任何潜在的病变、低温体外循环和特殊技术如深低温停循环的影响可产生特定问题。术后早期，必须及时识别和处理异常恢复状况和特殊问题。好在大多数患者能够在由于手术修复和体外循环作用产生的生理侵害所施加的不良影响和病理生理学负荷状态减轻的益处间取得平衡，导致并发症和死亡率较低。

因此，患者术后管理的指导原则是了解麻醉和心脏手术后恢复的正常和异常状况。术后早期，即使是正常恢复患者，由于残留麻醉药的药理作用和继发于血流动力学负荷状态骤变、手术创伤和体外循环的进行性生理变化，是持续生理变化阶段之一。麻醉和手术不仅影响患者的意识状态，而且影响心血管、呼吸、肾和肝功能、水和电解质平衡以及免疫防御机制。尽管存在这些改变，但大多数行心脏手术患者的术后管理应可预测和标准化。

心脏病患者的术后管理大体上分为四个时段：①转运至ICU；②在ICU病情稳定；③脱离强心药与通气支持；④体液交换。患者经过这些阶段的快慢取决于以下因素：潜在疾病的进程、术前治疗状况、手术效果、体外循环持续时间和有无术中并发症。ICU团队最重要的作用之一是确诊恢复异常患者的术后并发症并提供干涉性治疗。由于正常恢复过程中心脏术后生理变化剧烈但具有自限性，因此难以判断异常状况。在这样的情况下，由经验丰富的医师和护士实施统一的多学科治疗方案有助于确诊恢复阶段的任何异常。这些异常通常需更密切的观察，更多的有创监测、药物干预和更多的心肺技术支持。并发症包括低血容量、残余心脏结构缺损、右心室和左心室衰竭、高动力性循环、肺动脉高压、心脏压塞、心律失常、心脏停搏、肺功能不全、少尿、癫痫发作和脑功能不全。关键是在正常恢复过程中及时发现这些异常状况，并积极处理。

麻醉医师能帮助心脏病患者恢复的重要领域是疼痛控制（参见第97章）。疼痛和镇静是ICU干预中最常见的问题。多种因素影响术后疼痛的开始、发生和严重程度。危重患儿术后早期给予强效阿片类药物减轻应激

反应并降低并发症[100]。通过包括强效阿片类药物在内的术前给药和术中麻醉管理技术，达到减轻术后疼痛的目的。术前或手术过程中术未使用阿片类药物的患者术后早期一旦停用吸入麻醉药将需要镇痛处理。大多数术后疼痛患者可通过静脉给予小剂量阿片类药物处理，通常为吗啡。这对术后早期准备脱离呼吸机的患者十分重要。保留气管插管和机械通气过夜的患者应给予充分镇静和镇痛直至开始撤离呼吸机。通常持续泵注苯二氮䓬类药物和阿片类药物。持续泵注镇静和镇痛药可使术后镇痛更加平稳可靠。当患者脱离机械通气时，同时也停用镇静药和镇痛药。在这些情况下，仔细调整阿片类药物剂量能迅速缓解疼痛。在反应性肺动脉高压患者中，研究显示阿片类药物可预防肺动脉高压危象[97]。

区域麻醉可用于婴幼儿开胸术后疼痛控制（参见第 92 章）。该方法可避免静脉使用阿片类药物引起的呼吸抑制。硬膜外腔给予阿片类药物是非常有效的疼痛治疗方法。这一技术用于小儿术后镇痛，经骶管"单次注射"或通过细的骶管导管实施硬膜外给药。吗啡和氢吗啡酮能提供持续时间达 6 ~ 12h 的有效镇痛，无明显呼吸抑制。作者医院使用 0.05 ~ 0.075mg/kg 吗啡以无菌生理盐水稀释至 1.25ml/kg，经骶管注入取得良好效果。区域麻醉术后镇痛的应用最适合术后早期拔除气管导管的患儿。该技术的相对禁忌证包括血流动力学不稳定和凝血参数异常伴活动性出血的患者。使用区域技术，患者可预期动脉氧合更佳、更快脱离呼吸机，并减少术后呼吸系统并发症。然而，未留置膀胱导尿管的患者易发生尿潴留，但一般无需治疗。

需大范围开胸或双侧胸骨切口（即"翻盖"）的儿童可考虑胸部硬膜外镇痛。这一技术可显著减少为这些难以忍受的疼痛切口提供充分镇痛所需的全身阿片类用药伴发的呼吸抑制和呼吸动力学异常。如果手术需全身肝素化，作者医院通常推迟放置硬膜外导管直至肝素作用被中和。在经左侧开胸行主动脉缩窄修复术患者中，在确定下肢运动功能正常后放置骶管或硬膜外导管。对心脏、肺或心肺联合移植患者，只在术后准备拔除气管导管，且可停用影响患者呼吸功能的静脉药物时，放置胸部硬膜外导管。通常这些患者需硬膜外导管镇痛数天。

术后神经心理学并发症

随着手术死亡率降低，神经系统并发症已成为先天性心脏病新生儿和婴儿日益严重的问题（参见第 99 章）。尽管先天性心脏病新生儿术后早期中枢神经系统后遗症如脑卒中和癫痫发生的比例很低，

但已愈发认识到对更细微的神经系统异常长期随访的重要性[217, 226, 250]。

这些发现可能包括精细和粗大运动障碍、语音和语言迟钝、视觉运动和视觉空间能力失调、注意力缺陷障碍、学习障碍和执行功能受损。先天性心脏病患者存在先天性脑病是对改善长期神经系统预后的挑战。许多先天性心脏病新生儿存在先天性脑部结构异常和染色体异常，或两个兼有，以及可能损害脑部发育的生理异常。头部超声检查已发现 1/5 经心脏手术的足月儿存在脑部异常，其中半数异常在术前已存在[250]。

术后继发性神经损伤，可能与体外循环后脑自身调节功能改变、缺氧缺血性损伤、癫痫发作或导致 ICU 滞留时间延长的其他问题有关。除产前和可修正的围术期因素外，遗传和环境因素也很重要。遗憾的是，可修正的围术期因素比患者自身特异性因素更难解释长期预后的差异。

临床上超过 10% 的婴儿可检测到新发生的术后神经损伤[7]，而采用更敏感的脑部成像技术如磁共振成像，检出率超过 50%[251-252]。鉴于新的神经损伤可发生于新生儿住院期间的不同时间点，因而对降低已知危险因素是围术期的关键。经历心脏手术婴儿的中枢神经系统损伤机制包括缺氧缺血、栓塞、活性氧和炎性微血管病变。术前焦点在于防止缺氧缺血性损伤和血栓性损害。与中枢神经系统损伤有关的可修正术中因素包括 pH 管理、体外循环期间的血细胞比容、局部脑灌注深低温停循环。鉴于婴儿器官功能和组织发育不成熟以及相对于其机体大小的体外循环回路尺寸较大，与年龄较大儿童或成人相比，体外循环对婴儿的不利影响可能更大[253]。然而，在神经损伤的术中预防领域已有大量研究。随着技术和新疗法的不断改进，对体外循环和其他支持技术的实施已进行了积极研究。

由于影响这类人群神经系统预后的因素众多，在缺乏前瞻性随机对照试验的情况下，无法很好地理解暴露于全身麻醉药对发育的影响，很难详述全身麻醉药的影响。现有文献表明，多次暴露、暴露于累积剂量和婴儿期暴露可能增加神经发育延迟的风险[254-256]。因此，小儿心脏麻醉与上述三项风险因素均有关，应尽量减少暴露时间、整合必需的手术和推迟不必要的手术直至与神经系统风险相关性较小的年龄可能较为合适。重要的是，应在发育的关键时点谨慎选择作用于不同神经受体的麻醉药物。目前，作者改进后采用芬太尼 5 ~ 10μg/kg，可早期拔管并可将麻醉相关的神经系统风险降至最低。目前由美国国立卫生研究院

资助的多中心试验正在探讨这一观点和在这一易受损期使用纯 α_2 受体激动剂（右美托咪定）的神经保护作用。

机械辅助装置

最近数十年，由于术前管理、外科技术、麻醉管理、药物疗法和术后管理的改善，先天性心脏病和肺部病变患儿生存率已有所提高。尽管如此，药物治疗无效的急、慢性心力衰竭患者仍需得到治疗。此时可能需要使用 ECMO 或心室辅助装置（ventricular assist devices，VADs）等设备。需支持的状态包括无法脱离体外循环、急性心脏停搏、恶性心律失常，和继发于潜在先天性病变或与获得性心肌病有关的心肌功能恶化。好在只有不足 2% 的体外循环后患者需要这种干预 [257]。因此，机械支持可作为一种促进心室功能恢复的治疗选项，作为移植前的过渡，或用于需创伤性诊断或治疗的功能储备极低患者的心脏支持（例如 Williams 综合征伴重度肺动脉瓣上狭窄或主动脉狭窄）。如同其他疗法，着手使用机械辅助装置前必须排除禁忌证，包括极端早产儿、严重的不可逆多器官功能衰竭、无法治愈的恶性肿瘤和原有神经系统损害 [257]。使用 ECMO 时麻醉管理起辅助作用，限于复苏辅助和转换至 ECMO 时与心脏手术有关的出血状况。一旦患者完全处于 ECMO 支持下，应持续通气但设置 10 次 / 分较慢的频率，峰压 $20cmH_2O$，PEEP 设为 $5 \sim 10cmH_2O$，吸入氧浓度减为约 40%。这些设置加上对流经回路滤膜的二氧化碳和氧的管理有助于预防肺不张。这与放置 VAD 的患者明显不同。此时，麻醉医师管理患者如同常规脱离体外循环。如果放置全心 VAD，必须严加注意心室泵血入肺血管床，因为这一心室的衰竭将导致灾难性后果。因此，调整管理以减轻向肺泵血的心室负荷至关重要，包括磷酸二酯酶抑制剂类强心扩血管药、强心药支持和甚至可能吸入一氧化氮降低肺血管阻力和增加前向血流。应与灌注师协同，为 VAD 的有效运作评估和维持血管内容量负荷，从而为辅助心室充分减负。肺功能监测也至关重要，必须充分肺灌洗、肺复张和使用合适的通气参数。后文中将提及，在植入 VAD 时出血是一个潜在风险，因此，必须制定明确的策略如抗纤维蛋白溶解药物、准备足够的血和血制品，甚至可能使用活化凝血因子（例如Ⅶ因子）[258]。

表 94-10 显示了两种辅助装置间的差别。两种设备植入时都有潜在出血风险，但从临床经验来看，由于广泛剥离和心室切口大，植入 VAD（特别是双心

表 94-10　ECMO 和 VAD 的比较

比较因素	ECMO	VAD
插管时出血	++	++
胸骨切开	不需要	需要
左心房引流	±	−
血液制品使用	+++	+
双心室辅助的插管数量	2	4
通气支持	+	−
静脉抗凝	+	±
支持持续时间	数周	数月
紧急支持	是	否
患者活动性	−	+

ECMO，体外膜式氧合；VAD，心室辅助装置

VAD）更成问题。ECMO 需抗凝并保持全血凝固时间在 $180 \sim 200s$ 范围内也可导致明显的活动性出血，尤其如果放置于需围术期即刻支持的患者。使用膜式氧合器 ECMO 回路需持续静脉抗凝以维持全血凝固时间在前述范围。除了术后早期阶段，使用 VAD 系统的患者可改为口服用药。推荐采用双重疗法，抗血小板治疗包括阿司匹林或氯吡格雷，第二部分治疗包含抗凝药的使用，华法林（香豆素）或皮下注射低分子肝素 [257]。

如前所述，这些技术可用作移植前过渡，因此，暴露于供体抗原显得尤为重要。Stiller 和合作者 [259] 的研究比较了血制品用量后发现，VAD 治疗患者插管后在长达 8 天中血制品用量较少。重要的是，作者指出即使在术后较晚时间开始支持，这种差异依然存在 [259]。

使用 VAD 系统存在三个潜在缺点。使用 VAD 时缺乏肺的支持，只能用于肺功能良好的患者。从表 94-10 可见，当需要双心室支持时，患者需要两套独立的 VAD 装置，需放置 4 个插管，这在极小的婴儿中存在技术难度。第三缺点是 VAD 放置无法在危急状态下或类似 ECMO 在床边完成。

VAD 的重要优势在于支持时患者无需卧床，与 ECMO 相比 VAD 支持能维持数月，而 ECMO 仅能维持数周。另一个优于 ECMO 的特点是这些患者无需进一步左心房引流。放置 ECMO 的患者需在胸骨切开或球囊房间隔切开时放置左心房引流，需将患者转运至心导管室，可能存在与 ECMO 患者转运相关的并发症。

尽管成功复苏并放置了辅助装置，但其并发症和死亡率仍较高，ECMO 预后更差。20 世纪 90 年代放置 ECMO 后患者死亡率达 47%，本世纪初系列报道显示无明显改善[260-263]。与此相反，安置 VAD 的患者生存率更高，系列报道中高达 80% 的患者能存活到移植或成功脱离支持[262, 264]。然而，Blume 及其同事[261]的研究指出，相比暴发性心肌炎和心肌病患儿，先天性心脏病患儿年龄越小，体重越轻，则死亡率越高[261]。除了生存率数据，另一个最重要指标是神经系统预后，VAD 组预后较好[265-266]。神经系统预后不良的危险因素仍是低体重和深低温停循环持续时间，由于实施 ECMO 的患儿年龄较小，其中一些经深低温停循环实施先天性异常修复手术，需紧急 ECMO 支持脱离体外循环或在术后即刻放置，两者均不利于 ECMO 患儿存活[267]。

生存率预测对这些患者的管理非常重要。一个常用的预测生存率的变量是，支持开始后 3 ~ 5 天心室功能恢复，如果需要更长时间的支持，并发症和死亡率增加[263, 267]。两种方式均已成功用作移植过渡，80% 以上 VAD 患者可存活至移植，而 ECMO 患者生存率不足 60%。ECMO 还常用于婴幼儿群和复杂先天性心脏病患儿，两者均是 VAD 患者死亡率增高的因素[267]。两种方式与并发症和死亡率相关的重要原因包括继发于出血或栓塞的脑血管事件、回路相关问题（例如回路血栓形成）、肾衰竭需血液透析、脓毒症、活动性出血和多器官衰竭。

尽管这些方式常被相互比较，但在心脏病患儿治疗中各有独特之处。ECMO 的主要优势在于能在危急状态下迅速用于任何年龄和体形的患者。过去，装置大小一直是限制小儿患者植入 VAD 系统的因素。柏林心脏 VAD（Berlin Heart AG，Berlin，Germany）甚至可用于新生儿。欧洲使用该系统已超过 10 年，泵的大小从 10 ~ 80ml 不等。目前在美国该装置仅用于紧急情况。由此可见，两种方式有一定互补性，ECMO 用于紧急情况，一旦患者生理状况稳定但仍需支持，有必要使用 VAD 进行长期支持。

临时性全人工心脏（Total Artificial Heart，TAH）系统是一种用于儿童的新型机械辅助装置。TAH 系统适用于随时有死亡风险的双心室衰竭患者的移植过渡。该装置的植入和使用比较独特，需完全去除自身心肌，只有等待心脏移植才能恢复。一旦心肌被去除，流入和流出泵腔室被植入至左、右心血管。体型要求包括体表面积 ≥ 1.7m², 超声心动图显示左心室舒张末直径 ≥ 70mm, CT 扫描显示第十胸椎水平前后径 ≥ 10cm, 胸片显示心胸比 ≥ 0.5。更小的 TAH 装置可

能不久将上市，可植入更小的患者。该装置已成功用于一名 Fontan 术后生理功能衰竭患者的移植过渡，该患者之后接受了心脏移植。

心肺移植术的麻醉

尽管胸腔器官移植围术期管理在本文的其他章节已有叙述，但这些过程用于小儿需某些特殊改良（参见第 75 章）。不同之处包括受体的特征、患儿的术前准备、麻醉管理、手术的考虑、体外循环后管理和预后。尽管有一些为先天性心脏畸形实施的最早的心脏移植手术，但这一适应证在 20 世纪 80 年代以前很罕见。1984 年，实施的少量小儿心脏移植手术的 60% 以上为心肌病患者，一般为青少年。随后 10 年，心脏移植治疗的先天性心脏畸形婴幼儿数量大幅上升导致统计数据发生显著变化（图 94-14）[268]。至 1995 年，接受心脏移植的儿童超过 70% 不足 5 岁，其中半数在 1 岁以下。这些因先天性心脏畸形接受心脏移植的婴儿绝大多数是由于重建方案失败或被认为无法存活（图 94-15）[268]。这一转变的影响涉及围术期管理的每个方面。

与成人相比，拟行心脏移植的儿童肺动脉高压的可能性更大。大多数成人心脏移植预案不会为肺血管阻力超过 6 Wood units/m² 的患者实施移植手术[269]。但婴幼儿的排除标准仍有争议。有些预案接受肺血管阻力高达 12 Wood units/m² 的患者，特别是如果肺血管对血管扩张药如 O₂、一氧化氮、钙通道阻滞剂或前列环素有反应的患者[270]。通常假设新生儿肺血管阻力升高，但来自某些方案的结果数据表明，这一因素实际上对出生第一年患儿的术后转归并不重要，也许是由于婴儿的供体心脏近期历经过渡循环，能更好地应对肺血管阻力增高所致的右心室压力负荷[271]。

小儿心脏移植的麻醉方案必须适应其广泛的病理生理学变化。之前讨论的对负荷状况的分析和血流动力学优化，对患先天性心脏畸形的受体有利。只有少数这类患者经历了心脏移植，这是由于重建心脏手术对心室功能尚可患者的自然病程仍有较大风险，但大多数受体表现为一定程度的心室功能受损。因此，这类患者需谨慎滴定心肌抑制作用最小的麻醉药物以免心血管系统衰竭。在这类脆弱人群中，即使适量阿片类药物也可能与全身血流动力学显著恶化有关，大概是由内源性儿茶酚胺释放减少所致。对大多数先天性心脏病患者而言，熟练的气道和通气管理是平稳诱导的关键因素，尤其是伴肺血管阻力增高时。无论麻醉计划的设计和实施多么完美，仍有部分患儿诱导时失代偿，须复苏治疗。

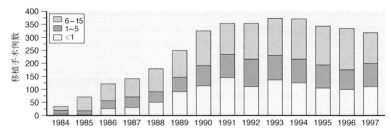

图 94-14 各年龄层小儿心脏移植的人口统计数据。堆积柱状图显示小于 16 岁患者行心脏移植手术的总人数和年龄分布。图中指出，20 世纪 80 年代后期所做的移植手术增长迅速，尤其是 5 岁及 5 岁以下儿童。20 世纪 90 年代中期达到顶峰，移植手术的总人数（包括成人和儿童）稍有下降，但患儿相对年龄比例仍基本固定 (Data from the Registry of the International Society for Heart and Lung Transplantation, Addison, Tex.)

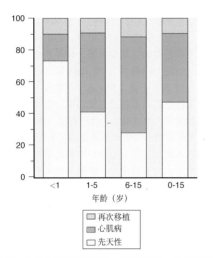

图 94-15 小儿心脏移植适应证。过去 20 年，小儿心脏移植的主要适应证几乎为先天性畸形和心肌病所均分。近年来，由于人口统计的年龄变化，先天性心脏畸形的小儿移植者稍占多数。如图所示，年龄较小的患儿更可能因先天性畸形接受心脏移植 (Data from the Registry of the International Society for Heart and Lung Transplantation, Addison, Tex.)

尽管新生儿和婴幼儿原位心脏移植具有某些技术挑战性，但移植一个解剖正常心脏的复杂程度不如同年龄患儿中常见的几种心脏重建手术。然而，要适应将这一手术与伴发的大心血管畸形修复术合并的要求，需要精湛的技术和创造力，仅有这一领域少数最优秀的先天性心脏病外科医师能完成 [272-273]。

由于已经历较长缺血期，移植心脏难以耐受可能伴有血管重建不完善的残余血流动力学叠加的负荷。广泛的血管修复，特别是长期低氧血症的大龄患儿，加上凝血异常的倾向增加了出血，这是小儿心脏移植并发症和死亡的主要原因。尽管如此，一旦移植成功，这些移植心脏将对发育中的婴儿和儿童刺激生长和适

应性的生理因素有反应 [274]。

脱离体外循环期间和术后早期管理的注意事项主要集中在三个病理生理学状态：心肌保护、去神经化和肺血管阻力。与心脏重建手术相比，即使移植手术很快完成，心脏也会经受更长的缺血期。尽管一些研究者认为婴儿心脏能忍受更长时间的缺血，但这些心脏存在一段时期的再灌注损伤，事实上都需要药物支持，有些病例还需要机械支持 [271]。另外，内源性适应性反应和外源性交感活性药物对去神经移植物无效。由于绝大多数行心脏移植的患儿表现为某种程度的肺血管阻力升高，因此，即使是孤立性的终末期心肌病患者，新移植心脏的右心室也极易发生功能衰竭。

通气和药物干预常用于改善肺血管阻力和提供正性肌力作用与加快传导。一旦肺部充分扩张，作者所在医院采用纯氧通气，维持 $PaCO_2$ 值 ≤ 30mmHg。所有移植患者都给予小剂量多巴胺 3 ~ 5μg/(kg·min) 和异丙肾上腺素 0.02 ~ 0.05μg/(kg·min) 以提高心肌收缩力、加快传导和降低肺血管阻力。有明显缺血后心功能不全的患者，如这些药物不能维持足够的心肌收缩力，应追加其他药物（例如米力农、肾上腺素）。大多数移植中心都有始于围术期的免疫抑制治疗的专门预案。与成人一样，小儿移植手术通常也使用三重免疫抑制剂，即钙调磷酸酶抑制剂（例如环孢素、他克莫司）、抗代谢药（例如硫唑嘌呤）和类固醇。一段时间无排斥反应后，应逐渐减量和停用一或两种药物，特别是新生儿，因其会发生某种程度耐受 [275-276]。

全美统计显示小儿心脏移植预后较成人稍差 [268]。主要危险因素是年龄小于 1 岁和存在先天性心脏疾病。由于这些因素密切相关（即绝大多数 1 岁以下婴儿是为了治疗先天性心脏病才进行心脏移植），因此难以判断年龄的独立影响。术中同时修复心血管结构异常增加了围术期出血、残余血流动力学负荷状态和肺血管阻力升高所致的右心衰竭的风险。当两因素结合时，1

岁以下婴儿手术死亡率达 24%，超过年龄较大儿童死亡率的两倍[268]。除了术后早期阶段，所有年龄组的死亡率大致相同。但是，排斥反应后遗效应和必须使用免疫抑制剂导致并发症和死亡率进行性增高。即使是最合适的移植受体，其 14 年生存率仅为 28%，因此这些手术应视为小儿的姑息性治疗[268]。

儿童肺移植和心肺联合移植均取得了可观的手术存活率[277-278]，目前仍是治疗严重肺血管病和某些进行性肺部疾患的唯一可行的手术疗法。但该手术仍是小儿中罕见的手术。肺移植可能并发闭塞性细支气管炎，一种可导致随时间推移流量相关的肺功能逐渐恶化的退化性小气道病变。尽管目前的手术死亡率小于 20%，但患者的 3 年生存率只有 50%～60%[268, 277]。

患者在心脏移植后需监测性心导管检查、活检和其他操作[257, 279-281]。这些患者的麻醉方案应考虑去神经移植的生理学和药理学问题、免疫抑制剂副作用、感染风险和潜在的排斥反应[279-281]。移植心脏的血管病变是移植后并发症和死亡的主要原因，导致进行性移植心脏功能障碍伴心力衰竭，心律失常风险增加，还可能发生心律失常性猝死。由于移植心脏的血管病变由内膜增生所致，传统的血管再通术无效，因此再次移植是唯一的治疗选项。心脏移植后的高脂血症常发生于成人和儿童，长期激素疗法和其他免疫抑制剂可使之加重。他汀类药物控制移植后高脂血症的效果良好，并可能表现出固有的免疫抑制作用。移植后肾功能障碍的危险因素有钙调神经磷酸酶抑制剂的使用、机械性循环支持、长期强心药支持和原有肾功能障碍。较新的强效免疫抑制剂（例如他克莫司）可减少移植后晚期的激素药物用量，消除长期服用激素的不利影响。目前，这类药物如西罗莫司可联合应用小剂量钙调神经磷酸酶抑制，因而最大程度降低了长期用药的肾毒性。移植后淋巴增殖性病变可导致异常淋巴增生，病理表现范围较广，从早期的局灶性病变到多形性淋巴瘤，或在某些病例中表现为单形性淋巴瘤。从临床角度看，最常见的病变部位和症状包括胃肠道和呼吸系统。多形性病变患者的治疗主要是减少或暂停免疫抑制剂，辅助性手术疗法用于组织学诊断和梗阻病变。大多数中心对无反应性多形性和单形性淋巴瘤仍保留传统化疗。由于心脏去神经支配，无法利用自主调节机制防止患者血流动力学状态的大幅波动，应激反应也慢于常人。心脏参数可发生显著改变，患者的体循环血压和心脏充盈压可降低。由于代偿机制延迟，心排血量降低导致冠状动脉和脑灌注减少，高血压患者尤为明显。治疗主要依靠直接作用于心肌和血管的药物。大多数免疫抑制剂影响肝、肾功能并与麻醉药相互影响。

非直视心脏手术的麻醉

早期婴儿根治性修复手术显著降低了非根治性、姑息性非直视心脏手术的数量。根治性非直视心脏手术包括动脉导管未闭结扎和主动脉缩窄修复。非根治性非直视心脏手术包括肺动脉环束和心外分流如 Blalock-Taussig 分流。这些手术无需体外循环。因此，静脉通路和动脉内监测对评估和支持这些患者十分重要。脉搏氧饱和度监测仍是术中管理有价值的指标。

尽管视频辅助胸腔镜技术越来越普遍，但动脉导管未闭结扎通常经左侧开胸完成[282-283]。其生理学管理目标是应对左向右分流产生的容量超负荷。动脉导管未闭较大而肺血管阻力较低的患者一般表现为肺血流过多和充血性心力衰竭。新生儿和早产儿还有大量进入肺动脉的舒张期径流风险，可能危害冠状动脉灌注。因此，患者从无症状健康儿童到需强心支持下依赖呼吸机的病重早产儿。前者可耐受多种麻醉技术，甚至可在手术室拔管，而后者需要谨慎控制麻醉和液体管理的方案。通常，手术纠正前早产儿可试用吲哚美辛并限制液体。早产儿转运至手术室可能特别困难并存在潜在风险，需高度警惕避免气管导管脱出、患儿体温降低和静脉通路堵塞。由于这些原因，目前许多中心在新生儿 ICU 实施结扎手术。

部分动脉导管未闭早产儿所在医院没有手术团队。这些患者的动脉导管未闭结扎术需将高危新生儿转至其他有常规实施手术团队的中心，或能实施手术的团队愿意前往新生儿所在地实施手术。Gould 和合作者[284]总结了手术团队在院内和院外手术的经验，该团队由小儿心脏麻醉主治医师、注册麻醉护师、小儿心脏外科主治医师和助手以及心脏外科手术室护士组成。在他们的团队中没有与麻醉相关的并发症。两地手术围术期并发症的发生率无显著差异。该研究表明动脉导管未闭结扎术可在缺乏小儿心脏外科病房医院的新生儿 ICU 内安全实施，无转运危重患儿招致的风险。另外，患儿继续由最熟悉其病史和社会关系的新生儿科团队进行治疗，最大程度为患儿家庭减少不便。

动脉导管未闭结扎术的并发症包括，意外结扎左肺动脉或降主动脉、喉返神经损伤和动脉导管破裂大出血。早产儿动脉导管结扎后，肺部顺应性受损可能需增加通气支持，应预计有左心室后负荷急剧增高的表现，特别是术前已有左心室功能不全的患儿。婴幼儿已可采用胸腔镜外科技术结扎动脉导管未闭。这一方法的优点是胸腔镜切口小、术后疼痛较轻和手术当天即可出院。

主动脉缩窄为降主动脉近动脉导管附着处狭窄性病变。主动脉血流受阻的结果程度不一，严重梗阻累及远端体循环灌注，轻度梗阻仅表现为上肢血压增高。可并发二尖瓣和主动脉瓣异常。在重度缩窄的新生儿中，体循环灌注依赖未闭动脉导管的右向左分流。这种情况下，左心室功能不全很常见，并需前列腺素 E_1 保持足够的体循环灌注。通常建议右上肢建立外周静脉通路和留置动脉导管以利术中和术后管理。左心室功能不全患者，中心静脉导管有助于压力监测和正性肌力药物支持。

手术方式为经左侧开胸，由此阻断主动脉，端-端吻合、主动脉补片成形或锁骨下补片成形修复缩窄。主动脉阻断期间，通常允许明显的近端高血压存在（高于基础值 20% ~ 25%），这是基于扩血管治疗可能损害远端灌注和加重脊髓缺血的证据。松开阻断钳之前，输注晶体液 10 ~ 20ml/kg。降低麻醉药浓度和额外的扩容支持直至血压回升。由于压力感受器反应性增高，修复手术后反跳性高血压很常见并常需药物治疗。阻断后，体循环高血压导致的主动脉壁张力可通过使用 β 受体阻滞剂艾司洛尔或 a/β 受体阻滞剂拉贝洛尔有效降压[285]。近期研究表明，6 岁以下患儿应接受的艾司洛尔初始剂量为 250 ~ 500μg/kg，随后根据血压，以 250 ~ 750μg/(kg·min) 泵注。尽管有艾司洛尔泵注，但仍有 25% ~ 50% 患者的血压超过目标范围，需第二种药物。硝普钠在未用 β 受体阻滞剂时可提高计算的主动脉壁张力，常被选作第二种药物。其他达到目标血压可能性更大的药物包括硝酸甘油和尼卡地平。普萘洛尔对年龄较大的患者有用，但可引起婴儿和幼童严重心动过缓。尽管硝普钠在未用 β 受体阻滞剂时，通过加速 dP/dT（收缩力），实际上增高计算的主动脉壁张力，但加用硝普钠可能是控制顽固性高血压所必需的。卡托普利或其他可选的抗高血压方案始于持续高血压患者的恢复期。

经历不使用体外循环心外分流安置术的婴儿，其管理目标的重点与其他分流病变相似，通过调节 $PaCO_2$、PaO_2 和呼吸力学参数使肺血流和体循环血流达到平衡。通常中央性分流经正中胸骨劈开施行，而 Blalock-Taussig 分流术可经胸廓切开或胸骨劈开施行。在肺血流极度低下的患儿中，远端吻合时需部分肺动脉阻断可导致肺血流进一步减少和氧饱和度低下，需密切监测肺搏氧饱和度。阻断时应小心谨慎，避免肺动脉扭曲将有助于维持肺血流。在阻断时发生严重氧饱和度低下和心动过缓的情况下，将需要在体外循环

下完成手术。

术中并发症包括出血和关胸期间严重体循环氧合不足，通常提示胸腔内组织器官的关系发生改变，导致肺动脉扭曲或分流管道扭结。伴随大的手术分流的形成导致急性容量超负荷，术后早期可能发生肺水肿。目的在于增加肺血管阻力的措施，如降低吸入氧浓度至室内空气水平、允许 $PaCO_2$ 增高、加用呼气末正压是降低肺血流的有用措施，直至肺循环得到调整。减轻充血疗法如利尿剂和地高辛可缓解充血性心力衰竭的表现。在这种情况下，早期拔除气管导管不可取。

肺动脉环束用于限制婴儿的肺血流，这些患者的病变从解剖上和生理上被视为无法根治。这些患者通常处于充血性心力衰竭伴体循环灌注减少而肺血流过多的状态。手术医师在肺动脉主干周围放置限制性束带降低肺血流。束带放置很不精确，需麻醉团队精心协助方能成功完成。作者所在医院将患者置于 21% 吸入氧浓度环境并维持 $PaCO_2$ 在 40mmHg，以此模拟术后状态。根据畸形程度，束紧肺动脉束带以达到血流动力学（例如远端肺动脉压为体循环压的 50% ~ 25%）或生理学（例如 Qp:Qs 接近 1）目标。如果达成这些目标产生了不可接受的低氧血症，应松开束带。

介入或诊断性心脏手术的麻醉

介入和诊断性心导管技术的进展正显著改变着先天性心脏病患者的手术和非手术方法（参见第 90 章）。心导管室常见的介入疗法见表 94-11。非手术介入技术正逐步取代需手术和体外循环的方法，用于安全闭合继发孔型房间隔缺损、室间隔缺损和动脉导管未闭。狭窄的主动脉瓣和肺动脉瓣、复发性主动脉缩窄和肺动脉分支狭窄可在心导管室中扩张，避免手术干预[286-287]。这些技术缩短了住院时间，对手术干预风险较高的复发性主动脉缩窄、肌性和心尖部室间隔缺损患者尤为有利。许多患复杂心脏缺损的患者手术风险极大。创新的介入手术改善了血管解剖、降低了心室的压力负荷，并降低了这些患者的手术风险。例如，在肺动脉发育不良的法洛四联症患者中，球囊血管成形术和血管支架术创建了通畅的肺动脉解剖，降低了肺动脉压和右心室舒张末压。介入导管治疗期间并发症更常见，包括动脉血栓形成、心律失常（尤其是心脏传导阻滞）、血流动力学不稳定、装置或弹簧圈栓塞、出血和大血管或心脏穿孔[288]。年龄小于 6 个月和体形较小的婴儿并发症更常见。时刻保持警惕、纠正电解质紊乱、维持酸碱平衡状态和适当肝

表 94-11 心导管室常见介入疗法

简单的介入疗法

闭合装置	弹簧圈栓塞
房间隔缺损	静脉减压
室间隔缺损	主肺动脉侧支循环
动脉导管未闭	外科性分流
卵圆孔未闭	冠状动脉 / 房室瘘管
球囊瓣膜成形	球囊血管成形
主动脉狭窄	肺动脉分支狭窄
肺动脉狭窄	主动脉缩窄

复杂的介入疗法

左心发育不全综合征

Norwood 术后

肺动脉狭窄	血管成形术
旁路血栓形成	扩张 / 血栓摘除术
限制性房间隔缺损	球囊隔膜造口术
主动脉弓梗阻	血管成形术
主肺动脉侧支循环	弹簧圈栓塞

Glenn/Fontan 术后

静脉减压	弹簧圈栓塞
隔板漏	装置 / 弹簧圈栓塞
体循环静脉狭窄 / 血栓形成	血管成形术 / 血栓摘除术
右心室衰竭	开窗术
运动耐量下降	闭合窗孔
主肺动脉侧支循环	弹簧圈栓塞
Fontan 通路梗阻	肺动脉血管成形术，球囊隔膜造口术

大动脉转位 | 球囊房间隔造口术

法洛四联症

旁路血栓形成	血栓摘除术
肺动脉狭窄	血管成形术
主肺动脉侧支循环	弹簧圈阻塞

其他介入疗法

重度肺动脉高压	房间隔切开术
ECMO 左心减压	房间隔切开术
肺静脉狭窄	球囊血管成形支架
体循环静脉狭窄 / 血栓形成	球囊血管成形 / 血栓摘除术

ECMO，体外膜式氧合

素化可减轻某些并发症。早期适量输血输液，婴儿心脏停搏复苏时快速建立 ECMO 可改善预后。预期需心肺移植的高危患者拟行诊断性肺动脉高压评估也需要麻醉管理。尽管右心室压力超过体循环压力的患者手术伴随风险很高，但这些患者最好在全身麻醉和控制通气下处理。

心导管室介入或诊断性操作的麻醉管理必须包含用于在手术室治疗这些患者的同等水平的准备情况。这些患者有相同的复杂心脏生理，某些病例生理复杂程度更大，心血管储备功能更差。球囊扩张期间，介入导管操作可急剧加大心脏的压力负荷。放置通过二尖瓣或三尖瓣的粗导管可引起急性瓣膜反流，或者如果瓣膜开口较小导致短暂的瓣膜狭窄。当导管通过分流部位时肺血流显著减少，可发生严重的低氧血症。麻醉方案必须考虑心脏介入操作的特殊目的和麻醉管理对介入操作的影响。介入导管操作大体分为三个不同的阶段：数据采集阶段、介入治疗阶段和介入后评估阶段。

在数据采集阶段，心内科医师置入血流动力学导管评估计划介入操作所需的程度。在患者正常生理状态下获取导管资料，即首选呼吸室内空气、生理性 $PaCO_2$ 和自主呼吸。增加吸入氧浓度或改变 $PaCO_2$ 可能掩盖生理数据。尽管一些患者如果肺血流太低可能需要吸氧，但吸入室内空气可能导致致命性低氧，在这些患儿的处理中与介入心内科医师商讨是必不可少的。在介入治疗阶段，患者通常需气管插管和机械通气。安全的气道可使麻醉医师专注于血流动力学问题。正压通气还可降低空气栓塞的风险。自主呼吸期间，胸膜腔内压大幅降低可将空气夹带入血管鞘并导致肺循环或体循环中到达的空气栓子形成。肌松药消除体动和控制通气，从而减少心脏结构的呼吸摆动，也有利于精确定位介入装置。介入治疗期间经常发生失血和心室功能变化。介入手术中或术后即刻可能需要容量替代疗法和强心支持。

在介入操作后阶段，需评估介入治疗成功与否和对生理的影响。血压、混合静脉血氧饱和度、心室舒张末压和心排血量可测得时，可用于评估介入治疗的影响。持续严重的血流动力学紊乱提示需 ICU 监护和呼吸或心血管支持治疗。由于许多患者血流动力学不断变化，改变了对麻醉的需求，可酌情持续静脉输注氯胺酮 / 咪达唑仑或丙泊酚。强效吸入麻醉药通常不用作主要麻醉药，但可作为辅助用药。

下文简述一些介入操作和相关麻醉问题。这些介入治疗的成功无疑将导致其在未来数年的广泛开展与应用。

经导管房间隔缺损封堵术

在房间隔缺损经导管封堵术中，一个折叠双伞翻盖装置置于大口径经股静脉放置的引导鞘内，前行至右心房，并穿过房间隔缺损进入左心房。装置的每一侧由悬挂于六个弹簧支臂上的涤纶网状补片组成，打开时如同一把自动伞。采用双平面透视和经食管超声心动图，将导管定位于左心房内远离二尖瓣的位置[289]。回拉引导鞘在左心房内打开六个远端支臂及其涤纶网罩。然后回撤引导鞘和装置使远端支臂贴紧左侧房间隔。透视和经食管超声心动图用于确定支臂在左心房侧并不干扰二尖瓣活动。一旦准确定位，引导鞘被进一步回撤，露出装置的近端和近端支臂，弹簧打开贴紧右侧房间隔。当定位无误时，松开装置[289]。在122例实施经导管房间隔缺损封堵术患儿的回顾资料中，导致血流动力学异常需要处理的手术并发症发生率为9%[290]。

继发孔型房间隔缺损首选封堵治疗。现有数据不断支持采用适当间隔长度和装置直径可用于适当大小的患者中封堵小到中度缺损（小于8～20mm）[291-293]。该法耐受性良好，长期并发症最少。当患者使用相对其体型较大的封堵装置时，可出现心肌糜烂、心脏传导阻滞等并发症，尤其是缺损位于前上缘的患者[294-295]。血栓是罕见的并发症可给予药物治疗，其发生与装置有关[296]。尽管有近十年的经验，但这些装置仍在观察研究中，因而仅在数量有限的研究中心用到。

经导管室间隔缺损封堵术

大多数在心导管室择期封堵的室间隔缺损为中间肌部或心尖部室间隔缺损，这类缺损在手术室中难以缝合或需要切开左心室。左心室切开与左心室功能不全的较高发生率有关，已退居至最不理想的手术选项的位置。室间隔缺损的首选治疗方法是手术闭合。经导管肌部室间隔缺损封堵操作安全。然而，其并发症发生率较高，包括心脏传导阻滞、失血和血流动力学不稳定[297-298]。膜部室间隔缺损封堵仍处于研究初期，并发症的发生率尚待确定[299-300]。经导管途径需切开房间隔和放置经股动脉的逆行导管并前行至左心房。该导管经房间隔被拖入右心房，用于引导上腔静脉导管（经颈内静脉置入）穿过房间隔缺损进入左心房，跨过二尖瓣进入左心室。室间隔缺损的探测从左心室侧进入。使用较粗的包含双伞翻盖装置引导鞘防止二尖瓣卡瓣，导致急性二尖瓣反流，在某些室间隔缺损大或二尖瓣瓣环较小的病例中，可发生急性重度二尖

瓣狭窄。如果出现后一情况，将不可避免地发生体循环心排血量降低和一段时间的严重低血压。导管放置期间，可能需明智地应用缩血管药维持冠状动脉灌注压，并在室间隔缺损装置放置后继以容量和强心复苏治疗。在美国这一翻盖装置高度专业化的应用仅限于极少的小儿中心。

肺动脉分支狭窄血管成形术

介入导管治疗最重要领域之一是发育不良或狭窄的肺动脉分支的扩张和支架置入。在伴肺动脉发育不良的法洛四联症、肺动脉闭锁，或手术导致周边狭窄的单心室患者中，球囊血管成形术和支架置入手术创建了有利的肺动脉解剖，并降低了随后手术修复的风险（图94-16）。周边肺动脉狭窄是不适合手术的病变，特别适合导管介入和血管成形。球囊血管成形术通过撕开血管内膜和中层，使血管重塑和扩大血管直

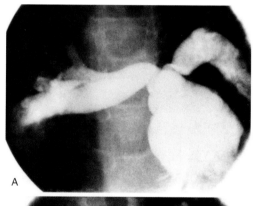

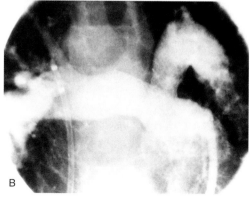

图94-16 A. 肺动脉干闭锁和室间隔缺损患者中导管远端的重度双侧肺动脉分支狭窄。支架被置于右侧和左侧肺动脉内。B. 相同投影部位和放大倍数的后续血管造影显示右侧和左侧的狭窄明显改善

径。将球囊跨越狭窄病变放置以便球囊中心位于狭窄处。扩张球囊直至球囊腰部消失。理想情况下，首先扩张最狭窄的病变部位以最大程度减小对肺血流和心排血量的影响。当球囊扩张时，肺血流减少，右心室后负荷增加，心排血量降低。合并室间隔缺损或房间隔缺损的患者，球囊扩张时发生右向左分流和氧饱和度降低。无分流的患者，急性右心室后负荷增加可导致全身低血压和右心室衰竭。这类操作所需的粗大血管鞘可引起三尖瓣反流，这是重度右心室高压患者难以耐受的。有时，球囊导管必须跨主肺动脉分流放置，可显著降低肺血流。

该技术成功用于约 60% 的患者。在早期病例中，并发症包括低血压（40%）、肺动脉破裂（3%）、单侧再灌注肺水肿（4%）、扩张血管的动脉瘤样扩张（8%）、死亡（1.5%）和一过性术后右心室功能不全 [301]。技术改进和患者筛选有利于采用优质球囊导管和支架的效果，同时显著降低了严重的并发症。通过预测血流模式的变化，麻醉管理最大程度减小血流动力学受累及、治疗一过性低血压和提供气道支持最大程度降低了肺动脉破裂和急性单侧肺水肿的相关风险 [301]。

William 综合征合并瓣上主动脉和肺动脉狭窄是一组的独特的患者。这些患者可能存在多部位严重肺动脉分支狭窄，导致患者右心室压与体循环相似或超出体循环及右心室功能不全。患者还可伴有冠状动脉狭窄和发生心内膜下缺血，后者主要源于双心室肥厚所致的血流动力学紊乱。瓣上主动脉狭窄、双心室流出道梗阻和冠状动脉狭窄的存在与围术期风险增加有关。通常这类患者的肺动脉分支狭窄血管成形术采用正压通气下全身麻醉，并在心脏 ICU 恢复 [302]。必须小心维持体循环阻力、心肌氧合和收缩力。存在心室肥厚时应尽量避免心动过速和心内膜下缺血。

球囊瓣膜切开术

在代偿功能良好的婴幼儿中，球囊瓣膜切开术常可在没有麻醉支持的情况下完成。例外情况包括新生儿伴重度主动脉或肺动脉狭窄和血流动力学不稳定的显著心室功能不全患者。球囊瓣膜成形术的适应证为跨瓣压差大于 50mmHg 的肺动脉瓣或主动脉瓣狭窄。球囊扩张术对大多数患者有效，除了瓣膜发育不良（例如 Noonan 综合征）患者，扩张后常出现肺功能不全，但这在近期和中期不构成问题。需长期预防亚急性细菌性心内膜炎。只有 8% 患者需再次介入治疗。通常患者在 ICU 中恢复，根据血流动力学的稳定情况可能需要输血输液。新生儿期主动脉瓣狭窄手术效果较差。所有

治疗均为姑息性，再次介入治疗的发生率高，通常球囊瓣膜成形术为初始治疗。球囊扩张术后残余梗阻或反流较为常见，可能需再次介入治疗。存在的真正风险是主动脉瓣和主动脉瓣下室间隔受损，其结果是急性主动脉瓣关闭不全和冠状动脉缺血。瓣膜成形术期间经常发生低血压和心动过缓，许多中心有在心导管室中为这些高危介入治疗备用 ECMO 的规定。手术和灌注团队随时待命对获得良好预后至关重要。患重度主动脉瓣狭窄的新生儿介入操作前常需强心药和前列腺素维持全身灌注稳定。复发性缩窄的球囊扩张术通常是年龄较大患儿术后再次缩窄的首选疗法。这类患者常有高血压，可在深度镇静或全身麻醉下进行手术。左心发育不良综合征行 Norwood 姑息术后的患儿，缩窄可发生于主动脉弓远端吻合部位。当导管经右心顺置入新主动脉时可引起血流动力学明显波动的三尖瓣和新主动脉瓣反流。密切监测和积极的血流动力学干预可改善其预后。

弹簧圈栓塞

经导管法可用于阻塞不需要的血管结构。血管内弹簧圈已用于闭合动脉导管、主肺动脉侧支循环、外科性体肺动脉分流、单心室病变的静脉侧支循环、冠状动脉瘘和某些动静脉畸形（例如 Galen 畸形的静脉）。在某些情况下，为了最大程度降低弹簧圈脱落危及重要脏器灌注的风险，心内科医师请求采用全身麻醉并使用肌松药。

根据病变，患者可表现为重度发绀、低心排血量型或高心排血量型心力衰竭，或冠状动脉缺血。冠状动脉瘘患者应额外注意维持心肌氧供和降低氧耗。栓塞所用的材料可包括手术凝胶（明胶海绵）、乙醇和弹簧圈。其中一些材料可引起伴血流动力学衰竭的严重过敏反应。必须预防性使用抗生素预防细菌性心内膜炎。血管造影用于证实血管结构被成功栓塞，并确定部位是否合适。

人 工 瓣 膜

经导管肺动脉和主动脉生物瓣置换正在开展。肺动脉瓣为安装在可球囊扩张的 Cheatham 铂金支架上的牛颈静脉瓣。该技术受到牛颈静脉瓣最大尺寸 22mm 的限制。在肺动脉瓣部位经皮放置肺动脉生物瓣已经实现，进一步改良和微型化将可用于右心室流出道动脉瘤样病变。目前经导管肺动脉瓣植入入选患者包括 5 岁或以上、体重 ≥ 30kg、瓣膜部管径 16 ～ 22mm 的患儿。入选患者伴有中到重度肺动脉瓣反流，

常伴右心室扩大或功能障碍，以及平均右心室流出道跨瓣压差大于 35mmHg。经导管主动脉瓣置换一直用于病情复杂和因手术风险不考虑手术的主动脉瓣狭窄成人患者。这些装置在小儿中的应用受到限制。一些作者描绘了经导管肺动脉瓣在高压瓣膜管道中的应用，短期表现良好。经导管瓣膜放置的并发症包括血管的导丝穿孔、导管破裂或冠状动脉受压。

急诊手术

急诊介入手术如球囊房间隔造口术对大动脉转位、限制性房间隔缺损合并单心室等生理异常的患者，可确保血液充分混合，挽救患者生命，并为择期手术提供适当的时机。这项操作可在床边经超声心动图引导完成，或在心导管室通过透视确定球囊位置。经股静脉或脐静脉通路，球囊导管经卵圆孔前行进入左心房。在造影下扩张球囊，并经房间隔拉回直至形成满意的房间隔缺损。如果操作成功，左、右心房压应相等并充分混合血液。氧合和肺静脉引流应得以改善。并发症包括心房穿孔、二尖瓣或三尖瓣及肺静脉撕裂和低心排血量状态。球囊房间隔造口术还可用于 ECMO 治疗患者的紧急左心减压。

心内膜心肌活检

心内膜心肌活检是作为移植后定期导管监控的部分项目来完成的，用于确定原位心脏移植后患者有无排斥反应。通常经右颈内静脉路径完成右心置管，经此引导长鞘管和活检钳。一般取 5~8 个样本。心内膜心肌活检还用于确诊心肌炎或心肌病，年龄较小的患儿需要镇静或全身麻醉，而年龄较大患儿可仅在局部麻醉下完成这一操作。在急性排斥反应期，对患儿实施心导管术进行心内膜心肌活检时，恶性心律失常的风险极高，可能需心肺复苏。预示排斥反应发作的临床病史包括发热、胃肠道功能紊乱和心律失常。并发症包括穿孔、三尖瓣损伤和冠状动脉右室瘘形成。

体外膜式氧合支持患者的心导管术

Booth 和合作者[303] 报道了 ECMO 支持的小儿患者行心导管术的波士顿经验。其适应证包括手术修复的评估、左心减压、心肌炎或心肌病、血流动力学评估、导管介入治疗和心律失常消融。最常见的介入治疗是左心房高压患者的左心减压、肺动脉球囊血管成形术和心内膜心肌活检。麻醉医师与灌注和护士团队协作

将机械支持下的患者安全转运。转运前需确认转运的物流保障、手术医师到位和用血备用。在 ECMO 回路中使用异氟烷或镇静药物提供麻醉，转运前患者必须制动，保持肺部无通气。麻醉医师的作用是负责安全转运，并参与处理机械、心肺和血液方面的紧急问题。

目前，杂交技术在心脏手术有较大困难的病变中具有一定的优势，例如心尖或前壁肌部室间隔缺损，或存在多个复杂病变禁忌直接手术的高危患者，或手术并发症和死亡率很高。需密切合作以便改良手术路径为其后的介入治疗提供便利。杂交技术已用于左心发育不良综合征的管理。一期姑息性手术建立房间隔交通，并在心导管检查期间在动脉导管内置入支架以维持导管持续开放，经手术放置右和左肺动脉外部束带，或经导管置入内部束带[304-305]。二期姑息性手术中在体外循环下完成改良 Norwood 手术行双向 Glenn 血管吻合[306]；三期（Fontan 手术）完全由经导管技术完成[307]。在目前外科手术主导的现实下，似乎难以将动脉导管支架作为治疗选择，但对有直接手术禁忌的患者，这一技术提供了一个有吸引力的过渡手段[308]。

成人先天性心脏病

流行病学和分类

成人先天性心脏病患者的治疗是医学中一个新兴前沿。成人先天性心脏病是指从轻到重、从姑息性到根治性、有或无多个成人合并症的一系列临床疾病。此外，一些成人先天性心脏病患者可能已施行姑息性修复手术，目前已不再是特殊疾病的首选治疗手段，如用于治疗右襻型大动脉转位（d-TGA）的 Mustard 和 Senning 手术。另一个特殊问题是成人先天性心脏病患者对治疗依从性低。先天性心脏病发病率估计为每 1000 活产儿 3~6 例，其中约 85% 预计可存活至成年[309]。先天性心脏病患病率在儿童和成人中均上升，其中成人占大部分。

2001 年 Bethesda 会议基于临床诊断将成人先天性心脏病患者分为简单、中度和极度复杂组[309]。麻醉医师应注意 Bethesda 专题会议对成人先天性心脏病的建议，是基于这些患者的治疗分布而言的。建议极度复杂的先天性心脏病患者应到三级成人先天性心脏病专业诊疗中心定期复诊。

成人先天性心脏病患者管理的注意事项

成人先天性心脏病患者可能存在小儿先天性心脏

病患者没有的独特解剖或生理学后遗症。此外，这些患者可能对儿时所做的治疗所知甚少或没有途径获取医疗信息，大大增加了其管理难度。随着成人先天性心脏病患者数量的增加，麻醉医师将有机会在紧急情况下处理此类患者。医师应尽可能多地收集关于患者病史的详情、手术修复情况和目前的功能状态。需关注的重点包括是否存在心律失常、低氧血症、肺动脉高压、心室功能不全、分流情况、血栓形成和是否预防性使用抗生素。心律失常是成人先天性心脏病患者最常见后遗症之一。常见心律失常多由心房扩张引起，包括心房颤动和心房扑动，可能有或无血流动力学显著变化。心电图的 QRS 段右束支传导滞改变常见于法洛四联症修复术后。无肺部疾病时，低氧血症多由肺血流减少所致，肺血流减少可能是梗阻或残余右向左分流的结果。避免低氧血症加重的策略包括充分补液、机械通气和降低肺血管阻力和氧耗的同时增加肺灌注。始终应谨慎地测定患者的基线脉搏氧饱和度作为麻醉用药参考。此外，输注浓缩红细胞可最大程度优化携氧能力。许多伴慢性低氧血症的成人先天性心脏病患者可能需要血细胞比容值大于 45% 以获取足够的氧供。这些患者伴有发绀的红细胞增多症将增加血管栓塞的风险。当处理这些成人先天性心脏病患者时，始终应考虑是否存在肺动脉高压。肺血管床慢性容量超负荷致小动脉增生，最终形成肺动脉高压。儿童期可发现肺动脉高压的常见病变包括分流病变，如未治疗将导致肺血管阻塞性疾病。此时若存在低氧血症，需高度怀疑肺动脉高压和艾森门格综合征的可能。麻醉医师始终应高度怀疑成人先天性心脏病患者存在心室功能不全的可能。许多先天性心脏病缺损增加心脏的容量或压力负荷，随着时间推移，可导致扩张或肥厚表现。在实施麻醉管理中有必要小心滴定诱导和维持药物以维持心室功能。为了增加伴低氧血症的先天性心脏病患者的肺血流，可建立不同大小和位置的分流。多数情况下患者依赖这些分流的通畅给肺部供血，分流阻断可能是灾难性的。同样，由于血流模式的改变，各种分流或心腔内可能形成血栓。因此，需具体的抗凝策略确保血流通畅。美国心脏协会已提供了关于预防感染性心内膜炎建议的更新指南，具体指南可见本章节。

成人先天性心脏病具体病变的特殊考虑

法洛四联症

法洛四联症包括四个不同生理意义的病变：重度室间隔缺损、不同程度右心室流出道梗阻、右心室肥大和主动脉骑跨。这种心脏异常模式的典型临床表现是肺血流减少导致缺氧。早期法洛四联症的治疗采用体 - 肺动脉分流（Blalock-Taussig 分流）使患儿长大，随后在年龄稍大后行最终修复。直至 20 世纪 70 年代，许多患者仍在施行经典的 Blalock-Taussig 分流术或中央分流术。目前，改良 Blalock-Taussig 分流术仍用于某些早期解剖根治风险很高的法洛四联症患者。通常大多数医师喜欢在 1 岁以内行择期根治手术以避免生理改变造成的继发性损害。有时，肺动脉狭窄的程度可保护肺免受来自室间隔缺损的过多循环血液的危害，同时使肺血流足以满足生长，这些患者可能未行任何修复手术。成年法洛四联症患者可能存在这些潜在修复术的任何一种。当处理成人法洛四联症患者时，需谨慎确定已实施的修复手术类型和这种修复的功能状态。麻醉医师应警惕这些成人患者的发绀程度，维持充足的肺血流。如果曾行心室切开，ECG 可能出现源于右心室的心律失常或右束支传导阻滞。应密切注意右心室衰竭的体征，包括颈静脉压增高和肝大。法洛四联症修复术后另一个常见并发症为肺动脉瓣反流，如不及时治疗可能会导致右心衰竭。

Fontan 循环

在 20 世纪 70 年代早期，Fontan 和 Kreutzer 在三尖瓣闭锁患者中施行一种手术试图将肺血流从体循环分离[310]。现在已知为 Fontan 手术，这一原理被用于许多类型的功能性单心室患者。手术的本质是将去氧静脉血直接和被动地引转向至肺部，使单心室将血泵至体循环。当用于左心发育不良综合征时，Fontan 手术是三阶段手术的最后一步，由此将肺循环和体循环分离。这些阶段性手术通常在 4～5 岁以内尽早完成。偶尔会发现成年患者由于随访失联，未完成循环的完全分离，产生不同的影响主要表现为发绀和心室功能不全。即使完成了全腔静脉肺动脉吻合，许多患者术后 15 年的存活率降低。常见死亡原因包括血栓栓塞、心力衰竭、蛋白丢失性肠病和心律失常[311]。当处理成人 Fontan 生理患者时，麻醉医师应关注可能进一步损害氧合和心肌功能的情况，如脱水、酸中毒、缺氧和使用心肌抑制药物。另外，最初的 Fontan 手术直接将右心房连接至肺动脉，后来发现这一术式因心房扩大和导致心律失常存在缺陷。典型满意的 Fontan 手术应能维持氧饱和度在 95% 以上。某些经历 Fontan 手术的成人先天性心脏病患者之前已证明或假定存在高度血栓栓塞风险，可能需长期抗凝，任何外科手术都须考虑这一抗凝状态的管理。

大动脉转位

当主动脉起源于解剖学右心室而肺动脉起源于解剖学左心室时发生大动脉转位。在典型的右攀型大动脉转位中，体肺循环并行，患者依赖血液混合存活。在 20 世纪 80 年代，大动脉转位的手术处理包含心房水平 switch 手术，即 Mustard 或 Senning 手术，通过隔板系统在心房水平将静脉回流至心脏的血液改道。因此，高度氧合的肺静脉血改道返回右心室，泵入主动脉和体循环。体循环缺氧血被引导至左心室，经肺动脉泵入肺部进行氧合。这一策略的长期并发症包括隔板梗阻或泄漏伴心律失常导致心房扩张、窦房结功能障碍或猝死。较特殊的并发症包括体循环右心室功能不全、房室瓣反流、肺动脉下狭窄和肺动脉高压。目前首选手术方式是大动脉调转术，即将包含冠状动脉的主动脉连接至左心室，将肺动脉连接至右心室。大动脉调转术的并发症包括新的主动脉瓣反流、冠状动脉口狭窄致心肌缺血、左心室或右心室流出道梗阻、残余心内分流和左心室功能不全。

小儿心脏电生理

诊断评估

心脏事件监测

伴心律失常的大多数患者表现为偶发或阵发性症状。这些症状可包括胸痛、心悸、晕厥和黑矇。经电话远程心电图事件监测仪因其便携和由患者激活，可为心律失常编档 [312]。

植入式心脏记录仪

植入式循环记录仪埋置于皮下，可持续监测节律，既可由患者或家长手动激活记录，也可在发生高速或低速参数时自动记录 [313]。这些植入式循环记录仪的价值在于，当无创方法无法诊断时，可将心律失常与临床症状关联。通常循环记录仪作为门诊手术在全身麻醉下植入，疼痛轻微。

旁路射频消融

射频消融为旨在消除房性或室性折返性心动过速的非手术方法。该技术采用射频消融导管需定位传导通路，并精确消融异常通路。导管消融用于治疗十分棘手的难治性心律失常，且病灶或通路适合消融。在小儿患者中，电生理导管经股静脉导入，导管尖端定位于右心耳、希氏束区、右心室心尖部和冠状窦。有时右颈内静脉径路用于置入冠状窦导管。在定位过程中快速心房起搏，有时输注异丙肾上腺素诱发心律失常。消融导管用于确定表面位置，随后消融通路。消融期间患者意外体动可能导致导管移位和损伤正常传导组织。因此，幼童常需全身麻醉。为辨别异常通路，应选用能维持循环儿茶酚胺的麻醉药和技术，避免抑制心律失常。尽管小剂量挥发性麻醉药能达到相同的满意效果，但作者医院目前首选丙泊酚持续静脉麻醉。定位过程中需快速心房起搏，有时还需输注异丙肾上腺素。

有文献报道患者术后发生严重心肌病，但极为罕见。源于长时间快速心房起搏和输注异丙肾上腺素引起的室上性心动过速频发和心肌氧失衡的潜在心肌病据推测可能是致病原因。手术过程较长时，动脉置管有助于持续血压监测和血气。手术并发症包括射线暴露、心脏压塞、心包炎、腹股沟血肿、动脉血栓、房室传导阻滞、体循环栓塞形成、冠状动脉夹层、二尖瓣和三尖瓣损伤以及心内膜炎。

心房内折返性心动过速

心房内折返性心动过速（intraatrial reentrant tachycardia，IART）与许多修复后先天性心脏病患者的高并发症和死亡率有关，尤其是广泛心房手术后，如 Fontan 手术和心房调转术。IART 的治疗选项包括抗心律失常药物、导管消融、手术和起搏。这种心律失常通常伴有长期心肌功能不全和残余病变。谨慎选择麻醉药、监测和早期处理低心排血量很重要，尤其是单心室生理患者。定位期间长时间诱发心律失常可导致低心排血量状态，需要强心治疗。这类患者可能需在心脏 ICU 恢复。尽管据报道导管消融即时成功率较高，但这类患者中心律失常复发仍是问题 [314]。据报道，93% 的患者可即时成功并确认无可诱发的、持续性 IART。34% 患者复发，其中 88% 发生在 1 年内。Fontan 生理患者的复发率最高。常规射频消融导管消融病变范围不足和深度不够是复发的主要原因。采用术前和术中定位，冷冻消融术可成功用于 IART 患者术中右心房内或房颤患者左心房内。新一代抗心动过速起搏器（AT500，美敦力公司，明尼阿波利斯，明尼苏达州）已用于治疗 IART。该装置通过使用抗心动过速起搏，可成功终止 54% 的可治疗的心动过速，无室性心律失常发生 [315]。不适宜导管消融或消融失败的患者，手术消融结合先天性心脏病修复术可能成功。这对存在复杂生理情况（例如 Fontan 修复加迷宫手术）的患者尤为有用 [316-318]。

　　某些心肌病和离子通道疾病与致死性心律失常导致的心源性猝死风险增加有关。患者通常有晕厥、黑矇或濒于猝死的病史。安置埋藏式心律转复除颤器（automated internal cardioverter-defibrillators，AICDs）可作为这些患者的初级或二级预防。

起搏器和除颤器的植入

　　起搏器适用于完全心脏传导阻滞或伴有症状的心动过缓和血流动力学失代偿的窦房结功能障碍（参见第 48 章）。患儿通常需要气管内插管全身麻醉。应该指出，麻醉药可能与心动过缓的加重有关。麻醉诱导前可采用经胸起搏电极，或需输注有变时效应异丙肾上腺素。可能需要经胸、食管或紧急经静脉起搏直至植入永久起搏装置。幼童的起搏器发生器通常置于上腹部，而年龄较大患儿和青少年置于锁骨下区域。心外膜导联用于静脉较细的幼童和无法经静脉通道进入心脏的患者（例如 Fontan 循环）。心外膜起搏器置入通常由心脏外科医师和就位的能为装置设置程序的电生理学专家共同完成。必须开放足够的外周静脉通路以防大出血，应准备好血液。也有必要监测电起搏活动的机械夺获模式，包括有创动脉监测或脉搏容积描记图。经静脉起搏可在有外科医师支持的情况下在手术室完成，或在心导管室由心内科医师完成。在后一种情况下，病例讨论时报备外科支持很重要。

　　AICDs 植入用于致命性室性心律失常，包括长 QT 综合征、肥厚型心肌病和致心律失常源性右心室发育不良。值得注意的是，装置置入后测试可能诱发心室纤颤。在装置故障的情况下，除了抗心律失常药物如胺碘酮、镁剂和利多卡因，外部除颤装置绝对必不可少。患者植入这些装置时行气管内插管全身麻醉和控制通气。常规使用有创动脉压监测，局麻药局部浸润和静注短效阿片类药物可提供充分镇痛。患者在远程监控下留观过夜，提供 24h 适当的抗生素治疗。

再同步化治疗的进展

　　心力衰竭和某些先天性心脏病常伴有束支传导阻滞或心室间传导延迟，无论手术前或手术后，可导致心肌非同步收缩引起的心室功能不全。双心室起搏通过起搏两个心室，试图使两个心室收缩同步，从而改善整体心室功能。在左束支传导阻滞患者中，心脏再同步疗法抵消了潜在的心电和机械不同步，提高了心肌收缩力、心脏功能、运动耐量和生活质量。多点起搏已试用于小儿患者[319]。手术时植入两个心房和三个心室外膜电极，心室电极置于彼此间尽可能远的位置。术后建立心房同步的心室起搏，调节房室间期，使两个心室位点同时起搏时的 QRS 复合波最窄。多点起搏可使 QRS 复合波明显缩窄，总体上改善心指数和升高收缩压。先天性心脏病患儿手术后的多点起搏有助于脱离正性肌力药物，因而降低了副作用如增加心肌氧耗。已有关于双心室起搏可改善扩张型心肌病和完全房室传导阻滞患儿预后的病例报道[320-321]，但其长期效果尚待研究。右束支传导阻滞是先天性心脏病术后的常见后果。可能存在右心室压和（或）容量负荷，随之而来的是右心室扩大和运动障碍。双腔起搏期间所有患者 QRS 间期缩短。双腔起搏再同步期间心指数也增加。产生最窄 QRS 间期的起搏部位也能最大程度改善心指数[322-323]。

非心脏手术麻醉

感染性心内膜炎的预防：美国心脏协会指南

　　美国心脏病学会和美国心脏协会于 2008 年更新了感染性心内膜炎的预防指南。关于指南变化的详尽讨论超出本章范围。感染性心内膜炎的预防措施包括以下内容[324]：

- 涉及牙龈组织或牙周区域牙科操作或存在口腔黏膜穿孔；
- 存在呼吸道黏膜切口的呼吸道操作；
- 涉及感染的皮肤、皮肤结构或肌肉骨骼组织的操作。

　　胃肠道和生殖泌尿系操作不再推荐常规预防。对于择期手术，生殖泌尿系或胃肠道手术前应处理并存的肠球菌尿路感染。对于急诊手术，患者的感染性心内膜炎风险最高，可以考虑预防。

　　为牙科操作推荐预防的情况包括如下（表 94-12）：

- 人工心脏瓣膜。
- 曾罹患感染性心内膜炎。
- 未根治的先天性心脏病，包括姑息性分流和管道。
- 使用人工材料或装置完全修复先天性心脏病术后 6 个月内。
- 先天性心脏病修复术后残余病变部位或其邻近部位

表 94-12　感染性心内膜炎的预防

状况	药物	牙科操作前 30～60 min 单剂量	
		成人	儿童
口服	阿莫西林	2 g	50mg/kg
无法口服	氨苄西林或	2g IM/IV	50mg/kg IM/IV
	头孢唑啉 / 头孢曲松	1g IM/IV	50mg/kg IM/IV
青霉素过敏 / 口服过敏	头孢氨苄或	2g	50mg/kg IM/IV
	克林霉素或	600mg	20mg/kg IM/IV
	阿奇霉素 / 克拉霉素	500mg	15mg/kg
青霉素过敏 / 无法口服药物	头孢唑啉 / 头孢曲松或	1g IM/IV	50mg/kg IM/IV
	克林霉素	600mg	20mg/kg

万古霉素可作为 β- 内酰胺酶不耐受患者或感染源为耐甲氧西林的金黄色葡萄球菌患者的替代选择

存在人工补片或装置。

- 心脏移植受体进展为心脏瓣膜病。

上述内容只是指南推荐。目前，作者医院的做法是咨询小儿的心内科医师，并根据患儿病情、手术方式、菌血症风险和心内科医师的意见作出决定。

心脏磁共振成像

除了在远离手术室区域施行全身麻醉的常用注意事项，在磁场区域工作需使用防磁设备，麻醉医师需做好这些患者中提供复苏治疗的准备。有植入装置的患者需进行评估以确保磁共振的相容性和安全性。通常，起搏器、植入式除颤器和动脉瘤夹属于磁共振成像禁忌证。其他如弹簧圈、支架、手术夹可造成干扰和成像伪影，但不会威胁患者安全。通常磁共振成像筛查形式是患者评估的组成部分，需与磁共振成像技师或放射科医师共同讨论。对大多数患者而言，磁共振扫描可作为门诊操作施行。幼儿患者、不合作患者或幽闭恐怖症患者需镇静或全身麻醉。可输注丙泊酚实施全凭静脉麻醉，无需建立人工气道，避免了麻醉废气清除，使患者迅速恢复[325]。除了吸入麻醉药，右美托咪定、氯胺酮和咪达唑仑可用于实施麻醉[326]。需要屏气或可能累及气道的患者，或需了解冠状动脉解剖详情的患者可能需气管内插管正压通气全身麻醉。不论选择何种技术，必须连续监测心率、脉搏氧饱和度、二氧化碳、无创血压和体温。吸氧至患者完全从麻醉中恢复。在血流动力学受累及的情况下，患者须从磁共振成像扫描台转运至能安全使用复苏设备

的环境。随着兼容性导管和设备的发展，磁共振成像将成为减少 X 线暴露的有用工具，尤其是对需多次介入治疗的先天性心脏病患。Razavi 和合作者[327]的经验表明磁共振成像与透视结合用于先天性心脏病患者心导管检查，可减少射线暴露，并改善软组织显像。

心脏手术患者手术室外麻醉

心脏病患者和其他需要在手术室外环境接受手术或检查的任何患者一样。因此，麻醉医师应始终准备应对任何可能发生的情况，并遵循指南如 ASA 所订指南。这里讨论的情况不包括在心导管室施行的手术，因已有其他章节探讨（参见第 68 章）。先天性心脏手术的特点使许多患者因进行性出血或作为复苏的一部分解除心脏压塞或安置 ECMO 需紧急开胸探查，所有上述情况可能发生在 ICU。很明显，我们无法精确预测哪些患者术后有问题，但参与手术的医师对可能需进一步探查或手术的患者判断更为准确。因此，未雨绸缪怎么强调也不过分，手术组可过度准备，这是最佳选择。因此，必须保证患者任何时候均可获得足够的血液或血制品（参见第 61 章）用于完成手术。这些患者的成功救治依赖于团队对他们的治疗，因此手术医师、麻醉医师、重症监护医师、灌注师和手术室护士必须随时待命。一旦决定在 ICU 手术，术前准备的速度至关重要。所幸，作者医院的麻醉医师能在 15min 内获得全套预备的药物、电解质和输注溶液。如果患者从手术室返回在数小时内，同样的药物随患者送全 ICU，因而随时可用。急诊准备包括确保血液核对、加温装置开启待用和准备好前述急救药品，并

且急救车（带体内除颤电极板）备用。手术操作所需血液制品包括新鲜全血（采集时间 <48h 的手术室剩余全血）或是采集时间 <7 天的浓缩红细胞，若是更长时间的血液，最好先洗涤避免输血后急性高钾血症的可能。此时，麻醉医师的职责是全面辅助手术操作，包括患者的镇静、手术体位与手术准备、备血，并持续进行容量复苏，给予复苏药物和气道管理。

患动脉导管未闭的早产儿是心脏手术团队面临的管理难题，因为这些危重新生儿所在医院常远离正常备有手术团队的大型医疗中心。Gould 和合作者[284]报道了作者医院的团队已在远离的医院成功施行了动脉导管结扎术。原则是心脏手术团队出诊至患儿身边，而非等待这些危重婴儿转运至医生所在处。在这篇文章中，在本院新生儿 ICU 手术的新生儿，手术成功率和并发症与对照组相当。因此，从麻醉医师的角度出发，需要携带整套气道管理设备、前述相关药物、可在当地医院使用的浓缩红细胞等。该手术的麻醉方案包括大剂量阿片类药物、肌松药、抗生素和持续输注术前血管活性药物。作者发现这是稳定和耐受性良好的麻醉方案。

对麻醉服务的需求不断扩大，心脏病患儿亦是如此。因而，患儿可能需要放射检查，包括 CT、磁共振成像和核医学扫描、放射介入治疗和胃肠检查。在讨论患儿和麻醉前，麻醉医师应当全面了解患儿即将接触的环境，如是否存在磁场、最近的急救车位置和能否快速获得所需帮助。进入每种潜在临床状况的特定临床场所之前，一些基本问题须加以讨论。

详尽的术前评估对任何麻醉操作至关重要。绝大多数小儿心脏病患者病史长而复杂，术前评估应涵盖详细的心脏状态描述，包括既往手术史、导管检查结果和相关情况（例如神经认知功能、肺功能状态和肾功能）。基于患者基本情况，近期超声心动图检查可对患者心脏整体功能、瓣膜病理状况、是否存在心内分流、手术分流的通畅情况和是否存在心包积液作出非常重要的临床描述。尽管这可能是理想状态，但通常麻醉医师很少能获得超声心动图数据，因而临床病史和体格检查相当重要。然而，心脏移植患者需在计划手术的短时间内进行超声心动图检查，因为它能提供指示与无症状患者相反的心功能恶化的重要信息。最后是禁食时间。脱水可能对许多患者的生理状况造成严重损害（例如单心室生理、存在外科分流、未修复的法洛四联症）。这些患者计划手术前 2h 口服补水很重要，如无法实现必须静脉补液。麻醉过程取决于计划手术的持续时间、患者生理状态（例如自主呼吸或控制通气）、气道管理（自主呼吸、喉罩或气管内插管）、麻醉维持、往返于手术区域和患者体温的维持。离开诱导区域前麻醉团队必须准备应对气道意外事件甚至紧急状况，因此，麻醉医师必须在患者转运途中携带辅助气道装置和复苏药物。众多不同地点可能难以在各处均配备麻醉机，然而，应配备带有额外气道管理装置的麻醉车、静脉液体和复苏药物。不同麻醉医师及不同医院的麻醉方法可能不尽相同，但详尽了解患者病情以及具备快速处理任何难题的能力，是手术室外麻醉的重要共同之处。

参 考 文 献

见本书所附光盘。

第95章　小儿与新生儿重症监护治疗

Todd J. Kilbaugh • Maurice Zwass • Patrick Ross

王 坤 丁文刚 译　王国年 审校

致谢：编者及出版商感谢 George A. Gregory 博士在前版本章中所作的贡献，他的工作为本章节奠定了基础。

要　点

- 家庭在儿科重症监护治疗病房（pediatric intensive care unit, PICU）中的作用随着时间而演变，目前认为家庭的照顾是儿科危重症医疗的一个重要组成部分。
- 先天性心脏病可引起患儿出生后的氧合、灌注和心肌功能发生严重改变，先天性心脏病可以分为低氧型和氧含量正常型两类。
- 休克治疗的总体目标是治疗病因、恢复足够的组织氧供并消除无氧代谢产生的代谢产物。机体越快恢复充足灌注，整体预后越好。
- 在 2011 版新生儿复苏计划指南中新生儿复苏方面的一项最新变化是推荐使用空气进行正压通气（positive pressure ventilation, PPV）。但是如果复苏时需要胸外按压或药物，仍然推荐使用 100% 氧气进行 PPV。
- 小儿心搏骤停并不罕见。每年至少 16 000 例美国儿童（每年每 100 000 名儿童中 8~20 例）发生心搏呼吸骤停。
- 心搏骤停和心肺复苏（CPR）干预措施的四个不同阶段是：①心搏骤停前阶段，②无灌注阶段（未经治疗的心搏骤停），③低灌注 CPR 阶段，④心搏骤停和复苏后阶段。
- 最近修订了急性呼吸窘迫综合征（acute respiratory distress syndrome, ARDS）的诊断标准，在现在的柏林定义中，ARDS 根据缺氧的程度被分成三个等级。轻度为呼气末正压（PEEP）>5 时，$PaO_2/FiO_2 = 201~300$；中度为 PEEP>5 时，$PaO_2/FiO_2 = 100~200$；重度为 PEEP>10 时，$PaO_2/FiO_2<100$。
- 创伤性脑损伤（traumatic brain injury, TBI）由两部分组成：由脑实质直接的机械损害引起的原发性损伤和随后数小时到数天发生的继发性损伤。继发性损伤可能涉及多种机制，包括缺血、兴奋性中毒、代谢衰竭与细胞凋亡、脑水肿、轴索损伤、炎症和再生。
- 肺血管闭塞性危象可导致急性胸部综合征（acute chest syndrome, ACS）。急性胸部综合征是镰状细胞病致死的主要原因和该病的第二常见并发症。
- 肿瘤溶解综合征是由大量肿瘤细胞急性溶解产生的一种代谢危象，血清尿酸、钾离子、磷酸盐浓度升高，磷酸盐浓度升高引起低钙血症。
- 事故和创伤是 1~14 岁儿童死亡的主要原因。

重症监护治疗病房和手术室的关系

　　儿科重症监护治疗领域可能起源于麻醉，但是随着时间的推移这两个学科逐渐分开。由于每一领域都需要大量的培训，很少有医务人员能涵盖两个学科。对更复杂的患者在手术室和重症监护治疗病房（intensive care unit, ICU）都需要进行加强治疗。ICU 和手术室医师之间要有良好沟通以确保患者的监护和治疗无缝过渡。许多医疗机构要求每例患者在术前及术后均要由 ICU 和麻醉科的主治医师进行交接。了解当前 ICU 的医疗情况可以减少潜在的麻醉困难。同样，了解手术和麻醉管理将会指导之后几天在 ICU 的治疗。一个完整的麻醉记录包括相关的病史、过敏史、气道情况、静脉和动脉通路、输血补液情况、血管活性药物的需求、输注药物包括抗生素的给药时间、并发症、实验室检查结果和最近的动脉血气分析，这些信息可以在麻醉记录中获得，然而，麻醉医师的一个简短口头总结可以提供更实用的细节。

儿科重症监护治疗病房的家庭合作治疗

　　家庭在儿科重症监护治疗病房 (pediatric intensive care unit, PICU) 中的作用随着时间的推移而进展，由家人来照顾他们的孩子已经被认为是重症监护治疗中重要的一部分。很多重症监护治疗病房的医师把一个家庭单位作为他们的患者。很多儿科医院邀请父母与治疗他们孩子的护士、呼吸治疗医师、内科医师一起参加查房。有文献提示让家庭成员参与查房相比传统查房不需要更多时间，也不影响教学 [1]。即使在床位开放的环境中也可以保护隐私。参与治疗的家庭和医护人员都对这种模式非常满意。随着时间推移，更多的 ICU 将会转向这种模式。

　　ICU 病房中患儿的父母会有严重的情绪困扰，有时会出现创伤后精神紧张性障碍的症状 [2]。ICU 是家庭和孩子的一个独特而且经常是可怕的地方。ICU 治疗的过程涉及多个医疗护理人员的交接班和非常多的医师（例如，住院医师、学生、研究员和多学科专家）的参与。ICU 中的家庭会出现情绪失控、担心财务问题以及其他情况进而影响患儿父母的应对。帮助父母应对孩子的重大疾病和这些压力是重症监护治疗的核心部分。父母可能会显示出有悖常理的异常行为，如过度肮脏、过度敏感化、归咎于他人（包括配偶）、轻视并征求各地的意见（例如互联网、环境爱护者）。应该努力理解促成这些行为的原因以提供最佳的医疗服务。同样重要的是帮助和教育家长了解他们孩子的疾病。这种情况下社会工作者、心理学家以及儿童和家庭治疗师都是重症监护治疗团队的重要部分。

　　随着向以家庭为中心治疗的转向，需要解决父母在场的情况下如何进行有创性操作，特别是心肺复苏 (cardiopulmonary resuscitation, CPR) 的问题。不幸的是，大多数这类研究都是在急诊科而非 ICU 进行

的。Dingeman 等 [3] 的综述表明 15 项研究解决操作或者心肺复苏时父母在场问题的研究中有 10 项是在急救部门进行的。Dudley 等 [4] 的研究表明家庭成员在场不会延误小儿创伤的复苏。Mangurten 等 [5] 也表明家庭成员在场不会造成 CPR 或有创性操作等医疗措施的间断，而且整体的家长满意度增加。在 PICU 中，进行 CPR 时家庭成员在场也有积极的意义 [6]。实际上，进行操作或者复苏时允许父母在场也许有利于父母面对危重症患儿的创伤。随着时间的推移，家长在场的情况越来越多，应当注意医护人员对家长在场的态度。允许家长在场的决定不能适用于所有人。当临床医师和父母参与度下降时，也需要存在另一种合适的方式。此外，在这些活动中家庭成员也需要一名护理员，这类似于在手术室内麻醉诱导期父母在场的问题（见第 93 章）。必须在操作前对家庭进行指导，以保证临床治疗过程不中断。在笔者所在 ICU，这个角色由社会工作者或医疗小组成员担任。有创性操作时父母在场会带来不同的挑战，因为这些事件与 CPR 相比发生的更频繁，团队中的非技术操作人员要照顾好家庭成员。

医疗错误披露

　　我们相信向家庭披露医疗差错是符合道德标准的，但是一些医师可能担心诉讼进而抵制该做法。在一项 1018 位伊利诺伊州居民的调查中，27% 的居民表示他们将起诉，但 38% 表示如果医院适当地披露和采取补救措施，他们会推荐这家医院 [7]。这项研究的作者得出结论："患者对承认和披露医疗差错的人员更信任和宽容，不愿意提起诉讼。"对家属解释医疗差错应该由团队的高级成员来执行，目前通常是 ICU 的主治医师，但是根据事件和结局的复杂性也可能由 ICU 的主任来解释。进行沟通时应包括以非技术性语言来解释所发生的情况及原因、对孩子的影响及治疗计划的改变，以及如何防止未来发生类似的错误。我们发现如果有 ICU 社会工作者出面帮助沟通是有帮助的，主治医师仍需要在场，直到所有问题都得到回答或者在必要的时候约定另外见面的时间。大多数医院通过质量保证程序对错误或不良预后进行跟踪。应该针对事件进行"根本原因分析"。医疗差错会发生，但这些应被视为提高工作质量并防止未来同类事件发生的机会。

　　在 ICU 病房要面对死亡和临终关怀 [8]。在医学角度无法为患儿提供帮助时姑息治疗也起着重要的作用（见第 65 章）。ICU 的这种服务对患有慢性疾病、再次

入院将会死亡的儿童非常有帮助。采用团队的方式，尽量减少儿童和家庭在生命的尽头遭受疼痛和痛苦。医护人员和 ICU 小组成员必须清楚何时让家庭进行选择以及支持他们超越自己的信仰和习俗，目标是防止进一步的痛苦和折磨[9]。随着时间推移家长会意识到医疗无价值，然而，这一概念会受到经济、社会、伦理、个人和宗教观点及情感的影响。很难界定医疗有无价值，但当疼痛和痛苦持续而患儿最终还要死亡时，治疗可能是徒劳的，但缓解痛苦及对家庭的支持从来都是有意义的。

小儿重症监护治疗病房的组成

医疗和护理主任、医院行政管理者以及来自儿科各亚专科、麻醉科和外科的代表必须对 PICU 的政策和流程承担责任，且可对 PICU 的人事、设备购入以及组织内结构和设计变化进行建议。

医疗主任对患儿的医疗质量、患儿分拣、规章和流程的设立、在职培训及与会诊医师之间的合作进行监管。理想情况下，病房中时刻（包括夜间）应有包括住院医师、实习医师和主治医师各级水平的医师在场。

护理主任应有熟练的小儿重症护理、教育和人事管理能力。护理人员必须在小儿重症监护治疗和复苏术等各方面都经过培训。工作人员数量需要有一定的灵活性，在必要的时候可提供一对一的照顾。同时，多学科合作是继续教育和科室定位的必要条件。

其他的成员包括呼吸治疗师、物理治疗师、营养师、社工、实验室技术人员、药剂师以及面向患儿和工作人员的精神病医师和心理学家。应鼓励所有的医疗和保障人员参与查房、继续教育和团队的会议。

每张病床周围应具有足够的工作空间，并有触手可及的储存空间，可将生命支持设备安置其中。工作人员读书、开会、睡眠及沐浴设备应一应俱全。应为患儿父母提供日间陪护及夜间陪同过夜的空间，鼓励患儿父母尽可能多地参与患儿治疗过程。

每个床位设置应标准化，以方便提供不同水平的监护。单间的病房最为理想，如果不能做到，床位之间应有足够间距，以保证私密性并使院内交叉感染的可能性最小化。PICU 的空间内还应提供隔离病房。

对清醒患儿还应提供各种消遣活动及娱乐器具，电视和电脑游戏经常优于大剂量镇静药物[10-11]。足够的护士和床边护理可以预防潜在的危及生命的事件。由于患儿需要近距离的仔细观察，在 PICU 设立中心监测护理站并不重要。

心血管系统（见第 93 章和第 94 章）

结构与功能的发育

在胚胎 6 周时心脏形状发育完成，但肌原纤维的密度和成熟度继续增长至出生后一年。在这段时间里，肌细胞处于一个迅速的蛋白质合成和细胞生长过程，需要细胞内高浓度的细胞核、线粒体和内质网。这些大量无弹性、无收缩性的物质使新生儿的心肌比成人顺应性差且收缩效率低。在胎儿和新生儿，心室顺应性低，舒张末期即使发生很小的容量变化也可能导致舒张末期压力发生巨大改变。另外，小儿通过 Frank-Starling 机制增加每搏量效果也不显著。新生儿更多的依赖心率来维持心排血量[12-13]。心排血量的增加仅 15% 与静脉输液相关，增加心排血量更多地依赖于增加心率[14]。尤其在治疗危重婴儿时应考虑到其心排血量的特点。

循环的发育

成人和胎儿的循环有很多差异。胎儿循环的特点为：①胎盘为呼吸器官；②肺循环阻力（pulmonary vascular resistance, PVR）高；③体循环阻力（systemic vascular resistance, SVR）低；④胎儿心泵中右心室泵血占优势。胎儿生活在一个低氧的环境中，由于胎儿血液中对氧高亲和力的血红蛋白浓度高，因此胎儿血中氧含量与成人相似（20ml 氧气 /100ml 血液）。胎儿体循环有几个分流——动脉导管、静脉导管和卵圆孔，富氧血液可以绕过肺直接进入脑和心脏。以下的变化使胎儿由两套并存的循环系统转化为成人的一套循环系统：

1. 随着第一次呼吸的出现，肺组织膨胀、肺泡氧分压上升、pH 值升高以及神经体液介质和 NO 的释放，这些使肺血管床舒张[15]。
2. 当胎儿从子宫壁剥离，胎盘血管收缩，SVR 增加和左心室后负荷上升。PVR 下降而 SVR 上升，左心房压高过右心房压，使卵圆孔的活瓣功能性关闭。解剖学上卵圆孔也许数月至数年不会关闭，至少 15% 以上的成人卵圆孔未闭[16-17]。
3. PVR 的降低导致动脉导管血流逆向，使动脉导管暴露于氧合的体动脉血中，加上血中前列腺素 E_2（PGE_2）于出生后迅速下降，促进了动脉导管闭合。而解剖上的闭合需要数周时间。
4. 随着胎盘循环消失以及门脉压调整以适应下腔静脉压，静脉导管被动关闭。
5. 由于肺血管肌层结构重塑导致 PVR 进一步下降。

胎儿时期，肺中心血管床有相对较厚的肌肉层，出生后，这些肌肉层变薄，且扩展至肺的外周，该过程需数月至数年才能完成。

循环系统自主神经控制的发育

对于胎儿期和围生期自主循环调整功能完整性的认识仍然为一种推测。胎儿心脏儿茶酚胺的存储低下，而对外源性去甲肾上腺素的敏感性较高。

人类支配心肌的肾上腺素能神经发育在 18～28 周孕龄完成。在人类出生后，心肌去甲肾上腺素储备低下、交感神经数目少。新生儿肾上腺素反应确实存在，只是强度小。人类新生儿胆碱能系统出生时已发育完全，心脏对迷走神经刺激敏感。自主神经张力增高时更易出现心动过缓。在足月妊娠后压力感受器反射存在，但发育不完全。早产儿体位改变不会引起心率变化[16]，提示压力感受器反射不完全或较弱。化学感受器反射在子宫中已得到良好发育。胎儿对低氧的反应性心动过缓被认为是由化学感受器介导的，可能类似于水下动物的氧储备机制[17]。

心 肌 代 谢

胎儿的心肌代谢与成人不同，正常情况下在子宫中心肌就处于相对低氧状态，婴儿的心脏较成人更能耐受低氧。这种差别可能部分源于胎儿心肌组织中高浓度的糖原和更有效的无氧代谢的能力。因为糖原储备多、无氧代谢能力更有效，胎儿和新生儿的心脏相对更能耐受低氧，如果氧合和灌注很快重新建立，更容易使其复苏。

出生后氧耗急剧上升，推测这是因为新生儿需要维持体温。在正常环境温度下，足月婴儿的氧耗量约为 6 ml/（kg·min），10 天和 4 周分别增至 7ml/（kg·min）和 8 ml/（kg·min）。

常见心血管疾病

先天性心脏病

先天性心脏病导致出生后氧合、灌注和心肌功能明显改变（框 95-1；参见第 94 章）。这些异常情况可以分为低氧和含氧量正常的病变。后者包括左心系统的阻塞性病变（二尖瓣狭窄、主动脉瓣狭窄、主动脉狭窄、肺静脉畸形反流、室间隔缺损或患者动脉导管存在左向右分流）。反之，低氧性病变包括三尖瓣狭窄、

框 95-1　新生儿常见的先天性心脏畸形

1. 发绀型先天性心脏病
   - 法洛四联症
   - 大动脉转位
   - 左心发育不全综合征
   - 肺动脉闭锁伴完整室间隔
   - 单心室
   - 完全性肺静脉异位引流
   - 三尖瓣闭锁
2. 伴有充血性心力衰竭的先天性心脏病
   - 室间隔缺损
   - 动脉导管未闭
   - 严重的主动脉瓣狭窄
   - 主动脉缩窄

肺动脉瓣狭窄、肺动脉狭窄或发育不全、法洛四联症。存在右向左分流的右心病变引起的低氧可导致充血性心力衰竭（congestive heart failure，CHF）和肺水肿。

严重先天性心脏病新生儿通常表现为发绀或 CHF（框 95-1）。随着 PVR 逐渐降低至成人水平，出生后数月心功能异常处于变化之中。当 PVR 降低时，左向右分流增加，心力衰竭的症状会更加明显。很多有严重室间隔缺损的新生儿，无论术前检查是否发现，出生后数周内可能没有左向右分流，然而，手术中碱中毒会增加分流。新生儿 CHF 的常见症状和体征包括喂养困难、易激惹、出汗、心动过速、呼吸急促、外周脉搏微弱、皮肤低灌注及肝大。很多存在肺水肿的患儿表现为不缓解的呼吸急促。心脏器质性疾病会引起发绀；但也必须考虑引起发绀的其他原因，如呼吸系统疾病、PVR 增加（持续性肺动脉高压）和高铁血红蛋白血症。

先天性心脏病可通过体检、心电图、胸片和出生后或胎儿的超声心动图诊断，有时可采用心导管进行介入治疗或诊断。MRI 常用来在心脏手术前确定先天性心脏解剖缺损。

先天性心脏病的治疗首先在于缓解 CHF、提高全身灌注以及改善或维持肺血流。在左心发育不全综合征、主动脉狭窄或闭锁、主动脉弓离断和症状性新生儿主动脉缩窄的情况下，动脉导管必须保持开放。在很多情况下，需要注射前列腺素 E_1 维持生命直至心脏矫形手术得以实施[18]。

小儿急性循环衰竭（休克和脓毒症）

休克

休克时无法提供组织所需的足够氧气。休克的状态取决于氧供与氧耗的平衡。通常情况下，机体为组织提供的氧气处于过剩状态。应激或生病的时期，血

流量的减少或血氧含量降低可引起氧供减少，而此时组织对氧的需求和摄取可能增加。血液中的氧含量依赖于结合到红血蛋白的量和血浆中氧的溶解量：氧含量（CaO_2）（ml/dl）=（1.34g /dl）（SaO_2）（Hb）+（PaO_2）（0.003）。正常氧含量大约为 20 ml/dl。输送到组织的氧气取决于氧含量和心排血量。氧输送（$\dot{D}O_2$）（ml/min）= 氧含量（CaO_2）× 心排血量（CO）。氧耗量（$\dot{V}O_2$）是等式的需求部分。当高于临界阈值很多时，氧耗量（$\dot{V}O_2$）不依赖于氧输送（$\dot{D}O_2$）。当低于此临界阈值，$\dot{V}O_2$ 依赖于 $\dot{D}O_2$。对于婴儿和年幼儿童，$\dot{V}O_2$ 估计为 175ml/（min·m^2）。氧耗量等于氧输送乘以氧摄取率（O_2EX）：$\dot{V}O_2 = \dot{D}O_2 \times O_2EX$。氧摄取率等于（$CaO_2 - CvO_2$）/ CaO_2。CaO_2 是动脉血氧含量，CvO_2 是静脉血氧含量。动脉和静脉血氧含量差别为（4~6）ml/100ml。最初，当氧供降低时，氧耗可以通过增加氧摄取保持不变。低于氧供的临界值时，氧耗依赖于氧供。当氧供不能满足人体的代谢需要，会减少或消除不必要的代谢，这种代谢包括生长、神经递质的合成和调节体温等。在这种方式下，剩余的氧可以继续作为线粒体的底物。体内器官如肾、皮肤、肠道和骨骼肌有相对高的代谢需要，因此需更大量的血液供应。这些器官也有高比例的交感神经支配，允许血流再分配到氧气储备有限的器官，如大脑和心脏。

休克的分类

临床医师对休克的分类有几种模式。此外，在每个分类模式中，疾病可以分为多个类别。一个分类模式将休克分为低血容量性休克、心源性休克、分布性或血管源性休克和心外阻塞性休克。

低血容量性休克可因外伤或胃肠道（gastrointestinal, GI）出血引起。非出血性低容量性休克可能是由于呕吐、腹泻、多尿和液体摄入不足引起的体液丢失。烧伤、创伤和过敏反应时的液体再分配也能导致低血容量性休克。

心肌病变引起的心脏功能下降导致心源性休克，在成人通常是心肌梗死，儿童比较常见的原因是心肌炎或心肌病。心源性休克的其他原因包括机械故障，如瓣膜反流或梗阻。显著的心律失常时，心肌收缩不同步，心排血量减少，也可以导致心源性休克。

心外阻塞性休克是由于物理因素阻止足够的正向循环血流。原因包括继发于纵隔肿块、胸腔内压力增高的张力性气胸、缩窄性心包炎、心包积液和心脏压塞引起的前负荷不足。收缩时遇到阻塞的原因包括肺动脉高压、肺栓塞和主动脉夹层。

分布性休克是由全身血管阻力下降和终末器官血流量分布不均匀造成的。分布性休克时心排血量可增加，但是因为全身血管阻力非常低，动脉血压仍然较低。分布性休克感染性原因可能是细菌、真菌、病毒或立克次体感染，或这些感染产生的毒素。中毒性休克综合征是一种毒素介导的低血压情况。过敏性或类过敏性反应也是一个类型的分布性休克。全身炎症反应综合征（SIRS）可能出现分布性休克。脊髓休克可导致神经源性基础上的分布性休克。肾上腺功能不全引起循环系统激素水平下降，全身血管阻力降低，导致分布性休克。

休克的诊断

保持高度警觉对迅速识别儿科患者的休克很重要。容量损失可能很容易从现病史中发现。发热、皮疹和易激惹可能表明感染；然而，心源性休克可能仅表现为活动度差和反应性降低。此外，如果患者的休克目前处于代偿阶段，则在体检中很难发现问题。儿童休克初期可能表现为心动过速、四肢冰冷和毛细血管充盈差。但分布性休克的儿童的末梢可能是温暖的，只是表现为心动过速。应进行简单的有针对性的体格检查包括：觉醒水平、外周灌注、黏膜、脉率和体征、呼吸情况、尿量以及动脉血压。在儿童中，只有休克进展到一定程度，动脉血压才会下降，低血压是患儿休克晚期和失代偿的标志。代谢性酸中毒可能不会在初期出现。

代偿机制

机体在休克发生时会利用代偿机制尽可能保持足够的组织灌注。液体从细胞内和间质再分配到血管内并减少肾小球滤过来限制肾的液体损失。机体还通过醛固酮和抗利尿激素释放来减少液体经肾排出。交感神经活动增强和肾上腺素释放增加可减少静脉容量并在一定程度上维持动脉血压。机体通过提高心率来维持心排血量。循环中的儿茶酚胺和肾上腺的刺激可增加心肌收缩力。交感神经刺激促使血液从非重要器官转移到重要器官。在组织水平，通过增加红细胞2,3-二磷酸甘油酸（2,3-diphosphoglycrate, DPG）、发热和组织酸中毒促进血红蛋白增加氧的传递。

治疗和预后

积极治疗小儿感染性休克可以改善预后。感染性休克的治疗是治疗一般休克的一个很好的模型。治疗休克的总体目标是解决休克的根本原因、恢复组织足够的氧供并清除在无氧代谢下产生的代谢产物。机体越快恢复足够灌注，预后越好。很多医院已经根据图95-1给出的数据建立了治疗脓毒症的方案。作为复苏指南，所有医护人员都已经掌握了这些方案。

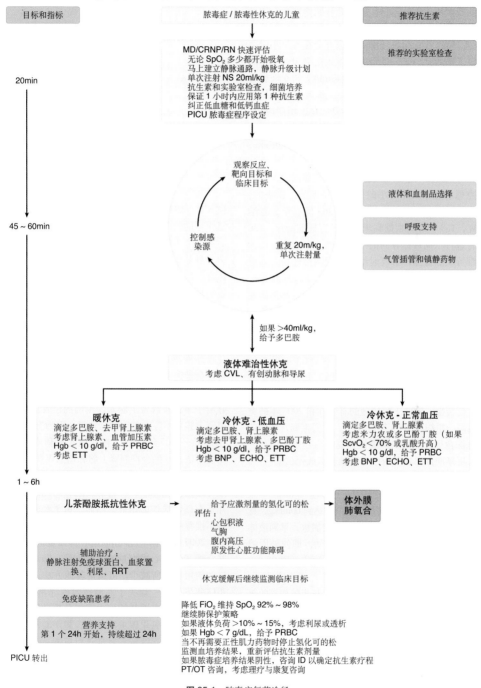

图 95-1　脓毒症复苏途径

在 1991 年，Carcillo 等[19] 报道了一项在急诊室 34 例儿童感染性休克的研究。诊断休克基于相对于年龄的低血压、灌注不足、外周动脉脉搏微弱、四肢发凉和心动过速。血液或组织培养结果阳性可以确诊脓毒症。值得注意的是，所有的患者均在 6 个小时之内放置了肺动脉导管。该组的整体死亡率为 47%；然而，在第 1 个小时输注液体超过 40ml/kg 的 9 例患者中只有一人死亡（死亡率为 11%）。作者指出，这位患者死于 2 周后脓毒症的第二阶段。在这项研究中，快速静脉输注液体并没有增加心源性肺水肿或急性呼吸窘迫综合征（acute respiratory distress syndrome，ARDS）的发病率。

2001，Rivers 等[20] 发表的一项研究显示成人感染性休克患者在第一个 6 小时内开展早期的、积极的、目标导向性治疗可以降低死亡率。263 例成年患者纳入研究，133 例患者根据临床判断进行标准治疗，130 例患者进行早期目标导向治疗，根据方案治疗低血容量和维持动脉血压，必要时给予血管活性药物。两组的基础情况相似。标准治疗组住院死亡率为 46.5%，早期目标导向治疗组则为 30.5%（P<0.01）。虽然研究对象是成人，但结果也显示早期积极干预的必要性。

随着 Rivers 文章的发表，一个由危重病医学协会（一个医学组织）成员组成的工作队对休克患儿的问题进行了研究，他们的工作成果发表在 2002 年[21]。他们的指南被纳入美国心脏协会（AHA）儿科高级生命支持（PALS）供应手册，并被翻译为西班牙语和葡萄牙语广泛传播。这些干预措施的有效性和 2007 年的更新是由同一组织在 2009 年发表的[22]。他们强调，在登革热休克综合征、疟疾和感染性休克的治疗中，由社区医师采用早期目标导向治疗可以显著降低死亡率[23-25]。

该指南包括快速识别休克、早期使用抗生素并早期静脉输注晶体液。最初的复苏应包括输注 20 ml/kg 等张盐水或胶体作为负荷量并持续给予液体达到 60ml/kg，直到患者的灌注改善或出现啰音或肝肿大加重。早期液体复苏的目标应在治疗的前 15min 内启动，即使外周静脉插管失败，可要通过骨内装置启动治疗（图 95-2）。指南治疗的目标是外周和中心的脉搏之间没有差异、毛细血管再充盈时间 <2s、四肢温暖、与年龄相符的正常血压、精神状态、葡萄糖浓度和钙离子浓度及尿量 >1ml/（kg·h）。如果中心静脉通路不容易建立，应考虑放置骨内通路。冷休克（四肢发凉、颜色斑驳、毛细血管再充盈时间延长）需要用多巴胺治疗，剂量可高达 10 µg/（kg·min），如果没有改善，可用肾上腺素 0.05～0.3µg/（kg·min）治疗。暖休克（较快的毛细血管再充盈）宜用去甲肾上腺素。要尽早安排儿童入

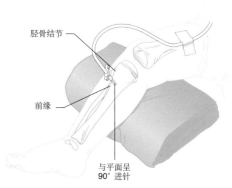

胫骨结节

前缘

与平面呈 90° 进针

图 95-2　骨髓腔内置管技术

住 ICU。如果休克不能被血管活性药物改善，应考虑氢化可的松治疗儿茶酚胺抵抗性休克。推荐在入 ICU 后第 1 个小时内完成的治疗应包括监测中心静脉压、中心静脉血氧饱和度和心排血量。如果表现为持续性休克并出现儿茶酚胺抵抗，应提示临床医师排除可能影响循环的心包积液、气胸或显著升高的腹内压等情况。在无法对休克进行纠正时，应考虑体外膜肺氧合（extracorporeal membrane oxygenation，ECMO）。

2007 年指南根据 2002 到 2007 年之间文献产生了几项新推荐。即使熟练的操作者放置中心静脉通路也可能会延迟血管活性药物支持的启动。因此，2007 年指南推荐如果还没有建立中心静脉通路，就经外周静脉给予多巴胺或肾上腺素。给药的位置需要监测。去甲肾上腺素不应在外周静脉注射，因为有外渗的风险。在 2002—2007 年期间，有几项儿童和成人的研究表明使用依托咪酯会抑制肾上腺和增加疾病死亡率[26-27]。2007 年指南推荐除非是用在随机对照试验中，否则不推荐使用依托咪酯。推荐氯胺酮和阿托品用于婴儿和儿童有创性操作的镇静。然而，由于经验有限，氯胺酮不推荐用于新生儿。

2007 年指南[22] 推荐根据心排血量进行滴定治疗，并介绍了测量心排血量的几种方法。肺动脉导管在儿科的使用已有所减少，可选用其他方法。Mtaweh 等在 2013 年发表了一篇关于监测技术的非常好的综述[28]。心排血量可以应用新的技术通过分析动脉脉搏波、经肺热稀释、二氧化碳重复吸入、超声心动图、胸部生物阻抗和超声连续波多普勒进行监测，这些技术比肺动脉导管创伤性小。然而，有些技术还需要在儿童中心进行验证研究，而且不是在所有中心都可应用。

2007 年指南中的另外一个领域是解决液体排出问题[22]。Goldstein 等于 2005 年进行了一项研究，研究

对象是多器官功能衰竭的儿童患者，包括急性肾衰竭需要连续性肾替代治疗（continuous renal replacement therapy，CRRT）的儿童患者。在 CRRT 开始阶段，液体负荷百分比较低组生存率有所改善[29]。支持液体复苏的首要前提下，2007 年指南提出了新的对于液体超负荷和多器官功能衰竭患者体液排出的建议[21]。他们建议对得到了充分的液体复苏但无法通过自然的尿量保持正当液体平衡的患者使用利尿剂、腹膜透析或CRRT。然而，并不是所有中心都能进行小儿患者的腹膜透析和 CRRT。但是，过量的血管内液体和急性肾衰竭所致死亡率之间的关联是在儿童 ICU 治疗中现实存在的问题。

临床医师在治疗感染性休克患者时应考虑到有可能发生肾上腺功能不全。一些事件可以预测肾上腺轴的功能抑制，包括最近接受过糖皮质激素、酮康唑、依托咪酯治疗的患者。此外，患有暴发性紫癜或影响下丘脑、垂体或肾上腺功能疾病的患者，肾上腺功能不全的风险增加。肾上腺功能不全患者需要补充皮质类固醇。然而，对于没有这些因素的感染性休克的儿童，肾上腺功能不全的风险及全身类固醇治疗对预后的影响并不清楚。在 2007 年，Zimmerman 博士[30]对类固醇治疗脓毒症的成人和有限的小儿文献进行了综述。他强调成人研究表明大剂量短疗程的类固醇与生存率下降有关。此外，CORTICUS 实验的资料表明低剂量类固醇作为一种生理性替代，可以更快缓解血管加压素抵抗性休克，但死亡率没有变化。从 2002 年开始直到 2007 年的指南一直没有改变：只推荐绝对肾上腺功能不全或垂体肾上腺

素轴衰竭和儿茶酚胺抵抗性休克的患者使用氢化可的松治疗。绝对肾上腺功能不全的定义为促肾上腺皮质激素刺激后皮质醇峰浓度小于 18μg /dl。

心血管药理学

药理学上支持循环系统的药物包括正性变力和变时性药物、血管收缩和扩张药物（降低后负荷）和抗心律失常药物（见第 16 章和第 93 章）。大多数现有药物并未在儿童患者中进行充分研究，推荐剂量和预期疗效是从成人研究和临床经验中推断的。

正性肌力药物用于增加循环衰竭患儿的心排血量，多数正性肌力药物同时影响心率和血管舒缩张力。儿童通常可以良好耐受心动过速，甚至可以从中获益[32]。在新生儿，其心室肌顺应性相对较差，每搏量变化很小，心动过速就成为提高心排血量的重要方法。由于提高心率和心肌收缩力的药物都会增加心肌氧耗，因此给药期间必须保证充足的动脉氧合和足够的代谢底物。在严重酸中毒和可能存在脓毒症时，拟交感胺类药的心血管反应减弱，此时应提高输注速率，但是在酸中毒改善时需重新调整剂量。下面将列出在小儿重症监护治疗中常用的正性肌力药物及简要用法（表 95-1）。

肾 上 腺 素

肾上腺素用于存在心肌功能障碍性休克的治

表 95-1　血管活性药物和正性肌力药物

药物	作用	剂量 μg/（kg·min）	正性肌力	正性变时	扩张血管	收缩血管
肾上腺素	α、β	0.05～2.0	++	++		++
异丙肾上腺素	β₁、β₂	0.05～2.0	++	++	+	
多巴胺	δ	1～3			+ 肾血管 内脏血管	
	β＞α	5～15	+	+		+ 或 −
	β、α	＞15	+	+		+
米力农		单次注射剂量：50μg/kg，给药时间 15min 以上 输注：0.375～0.75	+		+	
去甲肾上腺素	α≫β	0.05～1.0	轻度 +	+		++
硝普钠		0.5～10			动脉 ＞ 静脉	
硝酸甘油		1～20			++	

疗是有效的。儿童起始剂量通常是 $0.05 \sim 0.2\,\mu g /$ $(kg \cdot min)$。如果已经有明显的末梢和腹部器官的血管舒张，为了达到转移血液到心脏和大脑的总体目标，剂量可高达 $1 \sim 2\mu g / (kg \cdot min)$。

多巴胺

多巴胺是儿科患者最常使用的正性肌力药物。多巴胺是去甲肾上腺素和肾上腺素的代谢前体。其作用表现为剂量依赖性，在重症患儿中低剂量时兴奋多巴胺能受体（虽没有很好的文献支持），中剂量时 [5 ~ $10\,\mu g / (kg \cdot min)$] 兴奋 β 肾上腺素能受体，具有变时和变力的作用；大剂量时 [10 ~ 20 $\mu g / (kg \cdot min)$] 兴奋部分 α 肾上腺素能受体，具有外周血管收缩的作用。小儿需要高于成人的剂量才能达到同样的效果。一项对婴儿心脏术后的研究表明，为增加心排血量，用量需达到 $15\mu g/ (kg \cdot min)$ [33]。这表明未成熟心肌中储存的去甲肾上腺素释放较少。而在生病的早产儿，由于多巴胺的清除率降低，表现出比预期更大的升压反应。

血管加压素

血管加压素是一种作用于肾和血管的垂体肽。在肾，血管加压素作用于肾小管，控制水的重吸收，通过刺激血管平滑肌 V_1 受体引起血管收缩。临床作为包括胃肠道出血、中枢性尿崩症和低血压的第二或第三线药物使用。

异丙肾上腺素

异丙肾上腺素是一种人工合成的、强效的、非选择性的 β 肾上腺素能受体激动剂，有很强的变时效应和非常低的 α 肾上腺素能受体亲和力，儿童对其耐受性很好。然而，大剂量的异丙肾上腺素可以导致心肌缺血 [34]。异丙肾上腺素还可以引起血管扩张，这种情况对快速输入容量有反应。它通常用于在完全性心脏传导阻滞时提高心率，在心脏移植术后短期内使失神经支配的供体心脏通过增加心率提高心排血量以及在肺动脉高血压危象期间通过激活 $β_2$ 肾上腺素能受体有效地扩张肺血管。

多巴酚丁胺

多巴酚丁胺具有正性肌力和降低后负荷的效应。它激活 β 和 α 受体。主要是作为正性肌力药物应用，与多巴胺相比血管收缩作用较弱。在一些研究中以 5 ~ $20\mu g / (kg \cdot min)$ 的速度连续输注可以增加心肌氧供。在儿童可诱发心动过速，而在成人却不会 [35-36]。

去甲肾上腺素

去甲肾上腺素是强效 α、β 受体激动剂，婴儿和儿童中的使用有增多趋势 [37]。心功能接近正常但伴有外周血管扩张的儿童对这种药物反应良好。尤其在脓毒症引起的暖休克、过敏反应、肝衰竭和区域麻醉相关的交感神经阻滞等情况下有效（见第 92 章）。这将增加 SVR，但也限制了肠系膜血流量和肝灌注。

米力农

米力农是选择性磷酸二酯酶 III 抑制剂，可通过抑制降解提高环磷酸腺苷的浓度。该药同时具有正性肌力和血管扩张作用，但不作用在 α 和 β 受体。已经证实该药可以改善小儿心脏手术后低心排血量综合征的预后 [38]。应用米力农的初始剂量为 25 ~ 75μg/kg，给药时间要超过 15min，维持量是 0.25 ~ 0.75μg/ $(kg \cdot min)$。因为注射负荷剂量后可能发生低血压，在 ICU 病房经常不给予负荷剂量。肾衰竭能明显延长该药的清除半衰期 [39-41]。心外 ICU 之外使用时，米力农用于血管收缩的感染性休克，可能有治疗肺动脉高压的效果。

左西孟旦

左西孟旦通过结合到心肌肌钙蛋白 C，增加心肌收缩装置的钙敏感性以增加收缩力。该药增加心脏射血分数，同时可减少儿茶酚胺剂量，对动脉血压和心率的影响很小。在儿童中，最常见的适应证是心脏衰竭或心脏手术后，初始剂量为 6 ~ 12μg/kg，然后以 0.1 ~ 0.2μg/ $(kg \cdot min)$ 的速度输注 [41-42]。

奈西立肽

奈西立肽是人 B 型钠尿肽的重组形式，B 型钠尿肽在血管内容量过量和心室壁张力增加时从心室壁释放。通过作用在鸟苷酸环化酶导致静脉和动脉血管扩张。此外，B 型钠尿肽可使心肌松弛（lusitropy）和尿钠排泄。在儿童，它降低中心静脉压，增加尿量 [43]。儿童和成人通常初始剂量是 2 μg/kg 静脉推注，之后 0.005 ~ 0.01 μg/ $(kg \cdot min)$ 连续输注。

洋地黄

洋地黄用于长期治疗儿童心肌衰竭非常有效，但对新生儿效果不佳 [44]。由于其半衰期长并不可预测，应谨慎用于血钾、钙和 pH 值不稳定的患儿。这种情况下，更适合应用起效快、可滴注给药的正性肌力药物。

钙

当血清离子钙低于正常时，给予钙剂有正性肌力效果。如果钙离子水平正常，则其正性肌力作用不明显。离子钙水平低最常见于 Di George 综合征、快速输注大剂量含枸橼酸盐保存液的血制品以及钙代谢较不稳定的新生儿。钙对心脏传导系统也有影响，快速给予钙剂可以导致严重心动过缓或心搏骤停，这种作用在低血钾和应用洋地黄的患儿中更为严重。钙是否有血管舒缩作用仍有争议，但大多数报告称其可提高 SVR 和 PVR[45]。

碳酸氢盐治疗

严重酸中毒会抑制心肌功能和减少组织灌注。在通气足够的状态下（可能情况下 $PaCO_2 < 40mmHg$ ；见第 60 章），当 pH < 7.20 时可以使用 1～2Eq/kg 碳酸氢盐来纠正酸中毒。pH<7.00 必须进行治疗，因为此时循环系统对拟交感神经兴奋性胺类无反应。在给予纠正 pH 值的措施后，持续或再出现的酸中毒说明持续的低灌注状态，需要进一步治疗。输注碳酸氢盐只可以临时改善对药物的反应。反复输注碳酸氢盐会导致高钠血症和高渗。每输注 50mEq 碳酸氢盐，当其与体内酸性物质完全反应时可产生 1250ml 的 CO_2。因此，给药时必须保证足够通气来避免酸中毒的恶化。三羟甲基氨基甲烷（trishydroxymethylaminomethane，THAM）可作为碳酸氢盐的替代物，但是需要更大剂量才能获得与碳酸氢盐同等的酸碱比例的纠正，对于 CHF 患者存在一定问题。THAM 不增加 $PaCO_2$。

血管扩张药物

血管扩张药物用于控制体循环高血压、通过降低后负荷提高心排血量、控制肺动脉高压和减少心内分流。血管扩张药物用于控制体循环高血压和提高 CHF 患儿的心排血量是非常有效的。用其治疗肺动脉高压和心内分流则效果有限，因为血管扩张药同时降低 PVR 和 SVR，可能增加肺外右向左分流，进而减少肺血流量。

尼卡地平

尼卡地平是一种静脉输注的二氢吡啶类钙通道阻滞药物，对儿童有强效的抗高血压作用。起效时间快，通常在 1min 以内，适用于治疗严重高血压。Flynn 等[46]报道尼卡地平可有效用于对抗 2 岁到 18 岁儿童的高血压。在作者所在机构，尼卡地平用于治疗高血压危象。输注范围是 0.5～1μg /（kg·min），最高可达 3μg /（kg·min）。

硝普钠

硝普钠可以舒张小动脉和静脉的平滑肌，从而降低后负荷和前负荷。硝普钠的半衰期仅数分钟，因此通过静脉滴注达到理想疗效是非常安全的。硝普钠最常用于控制严重的体循环高血压、为减少出血而进行的控制性降压以及提高低心排血量综合征（心肌炎、手术后心脏状态）患儿的心排血量[47]。硝普钠可以连续使用数天。但部分儿童会出现氰化物和硫氰化物中毒，尤其肾衰竭或肾灌注不足的儿童。血清硫氰化物的水平达到 10mg/dl 时，会伴有虚弱、低氧血症、恶心、肌肉痉挛和定向力障碍。此时应立即停用硝普钠。

肼屈嗪

肼屈嗪可用于控制体循环高血压，因为其对动脉系统的舒张作用比静脉系统明显。输注这种药物可导致头痛、恶心、头晕、多汗和震颤。最重要的急性副作用是心动过速，此作用可能增加心排血量，β 受体拮抗剂（拉贝洛尔）可以对抗此效应[48]。

妥拉唑林和酚妥拉明

这些竞争性 α 肾上腺素能阻滞剂可以在一定程度上治疗肺动脉高压[49]。它们可以有效地控制嗜铬细胞瘤术前症状。这些药物的严重副作用包括心动过速、室性心律失常、低血压和组织水肿。

前列腺素 E_1

前列腺素 E_1 直接作用于血管平滑肌，极大地提高了对心脏病新生儿的治疗水平。当以 0.05～0.1μg/（kg·min）输注时，可以维持新生儿动脉导管的开放并使某些患儿已关闭的动脉导管重新开放。这种药物对动脉导管依赖性的心脏畸形患者是必不可少的，如主动脉弓中断、严重的主动脉狭窄或左心发育不全综合征，因为体循环血供依赖于动脉导管。同样，在肺动脉闭锁和严重肺动脉狭窄时也必不可少[18]。呼吸暂停、发热和低血压是这种药物的常见副作用。

一氧化氮

一氧化氮（nitric oxide，NO）是一种内皮源性血管舒张因子，是选择性舒张肺血管的药物[50]。肺动脉高压患者可以吸入 NO 来降低 PVR。它可以改善反应性肺动脉高压新生儿的预后[51-53]。NO 与血红蛋白结合后灭活，并不进入体循环。在 5～80ppm 的剂量时，偶尔会引起全身性血管舒张或临床明显的高铁血红蛋白血症[52]。

心律失常

窦性心动过速或相对应年龄心率的升高并不考虑为心律失常；然而，ICU 患者心率显著增加可能是最危重的情况。原因包括低血容量性心动过速、发热、疼痛、焦虑、充血性心力衰竭、心肌疾病及功能障碍和甲状腺功能亢进，治疗目的是治疗基础疾病而不是心动过速。没有心脏病的儿童可以耐受暂时性的高达 180～200 次 / 分的心率，这种情况也并不少见。儿童不能增加每搏输出量，他们通过增加心率来增加心排血量。再次强调，治疗目标不是控制增加的心率而是治疗心动过速的原因。如果窦性心律失常随呼吸运动出现加速期和减速期，这表明患者迷走神经张力大于交感神经张力，而且可能心脏储备良好。心率缓慢或窦性心动过缓是在 ICU 另一个比较常见的心律。在年长的相对适应的青少年患者比较常见。其他可能的原因有颅内压（intracranial pressure，ICP）增高、高钾血症、低体温、严重缺氧和甲状腺功能减退症，需要进一步查明。右美托咪定用量增加、应用 β 肾上腺素能受体阻滞剂或地高辛时也会发生心率减慢。儿童先天性心脏病术后可能发生窦房结功能障碍。暂时性的心动过缓可在手术中放置经皮起搏器治疗。如果停止应用起搏器会出现完全性心脏传导阻滞或缓慢的室性逸搏，则可能需要在心脏手术后不久就安装永久性起搏器；否则，可以观察一段时间，有可能会恢复。

正常心脏传导从窦房结起源。电活动的传播通过心房的结间通路，在房室结延迟，然后通过希氏束，并通过左、右束支传至心室。室上性心动过速（supraventricular tachycardia，SVT）是在心房水平、房室（AV）结、或两者共同作用出现的心率增快。SVT 通常具有窄 QRS 波形。窦性心动过速不是 SVT，而是正常传导途径的加速。SVT 包括折返和非折返性心动过速。

折返性心动过速包括房室结折返性心动过速（AV node reentrant tachycardia，AVNRT）、房室折返性心动过速和心房扑动。AVNRT 是经典的小儿 SVT。折返性心动过速的发生是由于存在旁路，允许心脏的异常电流传导。在标准心电图上可能很容易发现异常通路的存在，如预激综合征（Wolf-Parkinson-White syndrome，WPW）。另外，异常通路可能不会出现在心电图上，即隐蔽通路。隐蔽通路会造成非预激房室折返性心动过速。在 AVNRT，房室结是折返发生的部位。心房扑动时，在心房组织内有微小的折返通路。在儿童中，通路通常临近三尖瓣。心房扑动时，心房内折返后，传导主要通过 AV 结减慢。折返通路较小时心房扑动速率会很高。传导在房室结减慢，这些高

速率通常不能传导到心室。然而，如果心房扑动或颤动发生在预激综合征患者，旁路允许电流传导速度明显快于房室结传导。通过旁道电流的快速传导可导致室性心动过速（ventricular tachycardia，VT）或心室颤动（ventricular fibrillation，VF），可引起猝死。

由于非折返原因引起 SVT 归因于心肌组织自律性异常。异常自律性的原因包括心房颤动和心房异位性心动过速。在非折返 SVT，增高的心房率在通过房室结传导时减慢。在儿童，房颤通常由在肺静脉旁的紊乱通路引起。这样的节律被描述为"无规律的不规则节律"。异位房性心动过速是心房快速跳动，连续且无窦性形态。快速心房跳动可以有一个焦点，而多灶性或紊乱性房性心动过速，可以有几种不同的心房起源。短时间的异位性房性心动过速，通常不引起后遗症，但长时间会导致心肌病。

折返性 SVT 的治疗取决于患者临床病情是否稳定。异常折返通路可以通过同步心脏电复律或其他方法阻断。如果患者病情不稳定，可以对折返性室上性心动过速采用 0.5～1J/kg 同步心脏电复律术进行治疗，如果患者病情稳定则可以尝试其他方法。通过提高迷走神经张力，如冰块挤压眼球或 Valsalva 方法刺激等可能阻断折返通路。注射腺苷可以短暂阻断 AV 节点上的传导，因此腺苷可以阻断经过 AV 节点传导的折返性 SVT。如果折返传导不经过 AV 节点，腺苷不会终止心动过速，但有助于病因诊断。给药后可能出现短时间的窦性停搏。腺苷通过红细胞代谢，是高效药物。给予腺苷时必须备好心脏电复律设备。起始剂量为 0.1mg/kg（最大剂量 6mg），给药时应以足够的速度快速推注。有条件的通过中心静脉给药会更有效。如果 0.1mg/kg 无效，可以再次给予 0.2mg/kg（最大单次剂量 12mg）。再增大药物剂量并不能提高治疗效果。如果 STV 仍然存在，应该应用其他药物如胺碘酮、普鲁卡因胺或是维拉帕米。胺碘酮能够阻断 AV 结和旁路，但如果给药过快会降低动脉压。胺碘酮和普鲁卡因胺给予负荷量后均应持续输注。维拉帕米阻断 AV 结作用比腺苷时间长；然而，维拉帕米在小儿（小于 2 岁）可能导致其他致命性的心律失常。如果患者发生 SVT，必须进行心内科会诊。如有必要应对患者进行随访，心脏超声或许有益。基于此原因，应该进行长期随访。

交界性异位心动过速是由发生在房室交界区的异常自主节律引起的。这种儿科心律失常并不常见，可见于先天性心脏病修补后，最常见于法洛四联症术后造成的损伤（见第 94 章）。

如果没有证据表明其他原因引起的心动过速，宽大复杂心动过速发生于心室。如果在心室内发生脱离传

导束的传导，SVT 会引起宽大复杂的心动过速。考虑到可能耽误宽大复杂的心动过速治疗的风险，应该首先当做 VT 治疗。如果没有脉搏，应开始 CPR、除颤，并按照 PALS 指导方针进行治疗。如果患者有脉搏，并且动脉压稳定，可以有时间考虑其他方法治疗，包括心脏电复律术或是应用腺苷、胺碘酮或者普鲁卡因胺等药物治疗。VF 的治疗方法包括心肺复苏、心脏电除颤术，之后按照 PALS 指导意见处理。心室节律应当马上监测以评估发生尖端扭转型室速的风险，使用镁剂或有裨益。

在儿童的连续心电监护过程中可能会发现常见的异常情况。正常儿童可能发生 PR 间期延长或一度房室传导阻滞，通常这些儿童没有症状。二度房室传导阻滞可能是莫氏Ⅰ型和莫氏Ⅱ型。莫氏Ⅰ型也被称作文氏传导阻滞，表现为逐渐延长的 PR 间期直到一个 QRS 消失，之后循环发生。延迟的状态是因为 AV 结延迟传导了电信号造成的，一般是良性的表现。莫氏Ⅱ型则很少是良性表现，PR 间期仍然正常，但可能会出现 QRS 消失或心室停搏。这种现象反映了希氏－普肯野纤维病变，可能进展为完全性房室传导阻滞。莫氏Ⅱ型在儿童中发生率远低于成人。完全性房室传导阻滞或三度房室传导阻滞造成彻底的房室运动分离。完全房室传导阻滞发生时，心房收缩频率远高于心室（详见第 47 章），通过心室逸搏发生心室收缩。婴儿发生先天性完全性房室传导阻滞的诱因可能是母亲有先天免疫性疾病，如红斑狼疮。当先心病手术破坏了传导通路时，会发生完全性房室传导阻滞。立即静脉应用异丙肾上腺素可能提高心室率以治疗完全性房室传导阻滞。如无效，在有效治疗前应使用经胸廓或静脉起搏。

期前收缩在 PICU 也很常见。房性期前收缩通常是良性的，多由心房组织内的自主节律造成，与窦房结无关。室性期前收缩（premature ventricular contractions, PVC）大多是良性的，一般不需处理。中心静脉导管接触心脏容易造成 PVC 增加。如果出现 PVC，导管应后撤。PVC 意味着可能存在需要纠正的电解质紊乱，钾、镁、钙的异常都可能引发 PVC。外源性儿茶酚胺会引起 PVC，如果儿茶酚胺浓度下降 PVC 会得到改善。内源性儿茶酚胺同样引起 PVC，如果对疼痛或焦虑进行处理则 PVC 会得到纠正。

高　血　压

儿童原发性高血压并不常见。一旦发生高血压，常常是与其他疾病有关且很难控制。急性起病的严重体循环动脉高血压是医疗急症，有可能引起心血管失代偿、高血压脑病、癫痫发作和颅内出血。在年长儿，

高血压的神经方面表现多先于心血管失代偿的表现。严重高血压的新生儿常伴有 CHF。高血压的治疗主要是阻止病情进展、控制高血压的绝对水平、改善心血管和神经系统症状 [54-55]。

新生儿复苏

新生儿出生时心血管和呼吸系统均会发生剧烈变化。如果这些变化不成功，新生儿常会死亡或发生中枢神经系统损伤（见第 108 章）。因此，新生儿出生时必须有能够进行新生儿复苏的人员在场。去寻找复苏人员的时间对新生儿来说可能是一种灾难。本部分讨论新生儿出生时心肺功能不全的原因、预后及复苏方法。尽可能遵循美国儿科学会的建议实施复苏。许多组织都公布了新生儿复苏的指南，包括美国心脏学会和美国儿科学会 [56]。

胎儿出生时的评估

出生时应该迅速评估新生儿是否足月妊娠、是否有呼吸和哭泣及是否有正常音调 [56]（见第 77 章；表 95-2）。

表 95-2　新生儿评估

临床状态	干预措施
初始复苏	清理气道 保温、保持干燥、刺激和体位 评估心率、呼吸和皮肤颜色
HR>100 次 / 分，呼吸正常，无发绀	观察
HR>100 次 / 分，存在持续的呼吸窘迫或发绀	清理气道 SpO₂ 监护 考虑 CPAP
窒息、喘或 HR<100 次 / 分	面罩 PPV SpO₂ 监护
在开始复苏后 (PPV)，HR>100 次 / 分，通气良好	复苏后监护治疗
HR<60 次 / 分	考虑插管 胸外按压 调整 PPV
HR=60～100 次 / 分	继续 PPV SpO₂ 监护

CPAP，持续气道正压；HR，心率；PP，正压通气；SpO₂，外周血氧饱和度

进一步评估

进一步评估包括三个征象：心率（HR）、呼吸和氧合情况。评估心率的方法是听诊。以上生命体征的评估应在出生后第一个 30s 内完成。

清理气道

推荐新生儿合适的体位为嗅花位，操作者应该尽量避免过屈或过伸，否则都会影响气道通畅。即使是健康的新生儿也应避免深部吸引操作，因为可能引起迷走神经张力过高导致心动过缓[57]。这里不包括本身有呼吸道阻塞或因胎粪而引起呼吸抑制的新生儿（本节稍后会做讨论）。

体温控制

复苏的初始阶段，新生儿的全身体温目标是正常体温。第一步是擦干新生儿，并给以加温措施使腋窝温度保持在 36.5℃。新生儿应用聚乙烯膜包裹颈部及躯干以避免热量流失。新生儿缺血缺氧性脑病应该在出生数小时后尝试控制性低温，并且应仅限于三级医疗中心。

氧气

2011 新生儿复苏指南中关于新生儿复苏最新的变化就是除胸外按压或需要使用药物复苏时使用 100% 纯氧进行正压机械通气（positive pressure ventilation，PPV）外，均使用空气进行 PPV。PPV 开始后在新生儿使用血氧探头（右手）监测很重要。对于早产儿，调整吸入氧浓度使患儿达到目标血氧饱和度。总结：①对于新生儿皮肤青紫或需要 PPV 者使用空气；②早于 32 周的早产儿调整氧浓度（表 95-3）；③胸外按压或给予药物复苏时使用 100% 氧气，之后调整氧浓度以达到目标 SpO_2；④在右手（导管远端）使用血氧探头。

通气

胎儿通常在出生后 30s 内开始呼吸，90s 内趋向稳定。出生数分钟后的正常呼吸频率为 40 ~ 60 次 / 分。吸气与呼气之间无明显停顿，这有助于产生并保持正常功能残气量（FRC）。呼吸暂停和呼吸减慢都可延长呼气时间、减少 FRC，进而导致低氧。导致呼吸暂停和呼吸减慢的原因包括严重酸中毒、窒息、母体

表 95-3　早产儿（<32 周）：以滴定方式通过氧气混合器达到目标血氧饱和度（SpO_2）

分娩后时间（min）	目标 SpO_2（%）
1	60 ~ 65
2	65 ~ 70
3	70 ~ 75
4	75 ~ 80
5	80 ~ 85
10	85 ~ 95

用药、感染或中枢神经系统受损。呼吸频率增快（>60 次 / 分）的原因包括低氧血症、低血容量、代谢性或呼吸性酸中毒、中枢神经系统出血、气胸、肺部疾病（如透明膜病、误吸综合征和感染）、肺水肿和母体用药（如麻醉性镇痛药、酒精、镁和巴比妥类药物）。

如果有必要，初始 PPV 控制呼吸气道压为 20cmH$_2$O。通气频率应维持在 40 ~ 60 次 / 分，并重新评估心率、皮肤颜色和呼吸音。在新生儿，心率变快可能是对通气是否充分的最好评估。如果胃扩张影响通气则需要下胃管（8Fr）减压改善顺应性。在左右两侧胸廓的起伏应同时，幅度应相同，而且不要超过自主呼吸时的幅度。由于新生儿胸壁薄、传导性好，单纯靠是否有呼吸音可引起误判。两侧的呼吸音不一致需警惕肺不张、肺萎陷或先天性肺解剖异常。如果在胃部听到响亮的呼吸音提示可能有气管食管瘘。如果通气正常，会出现新生儿皮肤变粉、产生有节律的呼吸和正常心率。

大多数窒息的新生儿并无肺部疾患，气道峰压小于 25cmH$_2$O 即可达到良好的通气，即使是气管插管后最初的几次呼吸。有些新生儿肺顺应性低下（如新生儿红细胞增多症、先天性肺解剖异常、肺水肿、严重胎粪误吸和膈疝），在此情况下通常需要较高的压力进行通气，此时容易漏气。为减少这种可能性，吸气压力应首先保持在 15 ~ 20cmH$_2$O。如果这种低压力（低潮气量）及高频率通气不能改善氧合，则应调高吸气压力和潮气量。通气不足将加重新生儿低氧血症，导致神经系统损伤甚至死亡。如果 PaO_2>70 ~ 80mmHg 或 SaO_2>94 %，则应当逐步降低吸入氧浓度（如果已经应用高浓度吸入氧）直至 PaO_2 或 SaO_2 维持到相对年龄的正常范围。对于孕周少于或等于 34 周的新生儿而言，氧合应维持在正常值的低限，以防止发生早产儿视网膜病[58]。气管内插管时应持续监测

新生儿心率，因为气管内插管易引发缺氧新生儿的心律失常。如果操作者不能通过面罩进行有效通气或插管失败，可以尝试置入喉罩（laryngeal mask airway, LMA）[59-60]。

气　　胸

气胸发生率在经阴道自然分娩新生儿中占 1%，在胎粪污染新生儿中占 10%，在分娩室需机械通气的新生儿中占 2% ~ 3%。气胸一侧的胸壁常高于健侧，并且在通气时起伏小。最强的心脏搏动点向无气胸的一侧偏移。气胸侧胸壁心音可能减弱。若怀疑存在气胸，可将一个小型高强度冷光源置于新生儿胸壁皮肤上照射皮肤，气胸侧的胸壁会发光[61]。用穿刺针或是胸部引流管可以治疗气胸。

气管内插管

使用呼吸囊 - 面罩通气或气管内插管时应将头置于中立位或嗅花位。将适当尺寸的气管导管（ETT）插入气管。根据新生儿个体大小将导管尖端置于声门下 1 ~ 2cm。通常而言，体重分别为 1kg、2kg、3kg 和 4kg 的婴儿导管尖端距齿龈的距离分别为 7cm、8cm、9cm 和 10cm。当机械通气的压力为 15 ~ 25cmH₂O 时，应该有少量气体从气管导管和气管之间泄露。这种漏气的要求限定了新生儿体重 <1.5kg 时，使用内径为 2.5mm 的导管；体重为 1.5 ~ 2.5kg 时，使用 3.0mm 的导管；体重 >2.5kg 时，使用 3.5mm 的导管。确定气管导管位置正确的方法包括直视气管导管通过声带、机械通气时双侧胸廓运动对称以及呼出气在气管导管上出现雾化。听诊双侧肺部呼吸音应明显强于腹部，肤色、心率和 SaO_2 应当有所好转。呼气过程中应存在 CO_2，然而由于有些新生儿潮气量较小，肺血流少，CO_2 描记法可能无效。

心　脏　按　压

双手拇指置于新生儿胸骨处，其余手指环绕胸廓以托起背部（图 95-3）。按压胸骨下移 1/3 胸廓厚度，按压 3 次应伴有 1 次人工通气，以替代过去每 4 次按压呼吸 1 次，因为有效的按压频率为每分钟 90 次按压伴随 30 次呼吸。心率评估应为每 45s 到 60s 进行一次。如果充分通气并有效按压 60s 后心率仍低于 60 次 / 分，应该考虑使用药物。

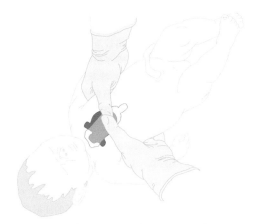

图 95-3　新生儿胸外按压。为了简化，未显示通气情况 (From Gregory GA: Resuscitation of the newborn, Anesthesiology 43:225, 1975.)

药　　物

药物只有在婴儿发生严重衰竭或有明显异常导致心血管衰竭的情况下使用。每个分娩室均需要一个新生儿体重相关剂量的药物快速使用参照表。对于复苏用药物首选静脉途径给药；然而，对于训练有素的操作者可以快速进行骨内和脐静脉置管，也能挽救生命。

肾上腺素

新生儿复苏首选药物为肾上腺素。在胸外按压和 PPV 开始 45 ~ 60s 后，如果心率仍低于 60 次 / 分就应该给予。推荐浓度为 1 ：10 000，剂量 0.1 ~ 0.3ml/kg（0.01 ~ 0.03 mg/kg），并用 1ml 生理盐水冲管。首选静脉给药，但如果静脉通道无法建立时可以通过气管导管给药，但如果经气管导管给药，则应给予高剂量的肾上腺素浓度为 1 ：10 000，剂量 0.5 ~ 1ml/kg（0.05 ~ 0.1mg/kg）。如有必要每 5min 可重复使用肾上腺素，并每 45 ~ 60s 评估一次心率。

纳洛酮

纳洛酮并不是呼吸困难的新生儿复苏的首选药物[56-62]。新生儿应该用 PPV 进行呼吸支持，包括产妇分娩前 4 h 内接受麻醉药物的情况。然而，如果出现持续呼吸困难，则可以考虑使用纳洛酮。此外，对于有麻醉药物依赖史产妇分娩的新生儿应避免使用纳洛酮，否则会有戒断反应引起的癫痫风险。

低血容量的检测

通过测量动脉血压和体格检查（如皮肤颜色、灌注、毛细血管充盈时间、脉搏容积和肢体温度）来确定患者是否有低血容量。中心静脉压（central venous pressure, CVP）监测是确定是否有低血容量并能够指导补液的有意义指标。新生儿 CVP 正常值范围是 $2 \sim 8$ cmH_2O，如果 CVP 低于 $2\,cmH_2O$，应考虑有低血容量。

低血容量的治疗

治疗低血容量需要补充血制品和晶体液来扩充静脉血容量，也可使用白蛋白，但其有效性的证据有限。如果怀疑胎儿出生时存在低血容量，则应在新生儿出生前在分娩室备有 O 型、Rh 阴性浓缩红细胞[63]。如果血流动力学允许，可以缓慢滴注 10ml/kg 晶体和血制品，时间应超过 10min，以降低发生脑室内出血的可能性。有时需要大量血液和液体使动脉血压维持到正常水平。在一些罕见情形下，新生儿必须补充占总血容量（足月新生儿为 85ml/kg，早产儿为 100ml/kg）50% 以上的血液，特别是在胎儿出生过程中胎盘破裂时。但在大多数情形下，新生儿补充 $10 \sim 20ml/kg$ 以下的液体即可达到正常的平均动脉压水平。

低血压的其他原因

低血糖、低钙血症和高镁血症也可导致新生儿低血压。扩充血容量和（或）输注多巴胺对酒精或镁中毒引起的低血压通常有效。高镁血症的新生儿可给予葡萄糖酸钙，剂量为 100 ~ 200mg/kg（给药时间应在 5min 以上）[56]。

胎　粪

胎粪污染的羊水（meconium-stained amniotic fluid, MSAF）如果在宫内或分娩过程中被误吸则可能导致严重的肺损伤和呼吸窘迫综合征。多数吸入胎粪的病例发生在宫内，因此，只有在患儿处于如无呼吸或呼吸抑制、心率低于 100 次 / 分和肌张力弱的情况下才应进行气管插管，通过吸引清除误吸道内 MSAF[56,64-65]。当 MSAF 的患儿存在抑制时，在分娩后应快速对新生儿进行气管插管，通过气管导管进行吸引。如果最后仍有大量 MSAF 存在或新生儿处于濒死状态，则应直接转全新生儿 ICU。

皮肤颜色

所有新生儿在出生时基本上都存在皮肤轻度青紫现象。出生 60s 后，大多数新生儿躯干变红，但手足仍青紫。如果 90s 后仍存在（尤其是在吸氧或机械通气时）躯干发绀，则应考虑是否存在窒息、低心排血量、肺水肿、高铁血红蛋白血症、红细胞增多症、先天性心脏病、心律失常或肺部疾患（如呼吸窘迫、气道阻塞、肺发育不良、膈疝）。新生儿出生时皮肤苍白常提示窒息、低血容量、酸中毒、贫血或先天性心脏病。如果新生儿在出生 2min 内全身发红，则可能是由于酒精或镁中毒或存在碱中毒（pH>7.5）。rubrous 新生儿经常存在红细胞增多症。

复苏设备

复苏床应适当倾斜，使新生儿头低于肺水平，以便于肺内液体的引流，并降低误吸胃内容物的可能性。除非发生窒息，应使用可控制红外线加热器保持新生儿的体温在 36 ~ 37℃ 之间。如果发生窒息，则应该使体温控制在 34 ~ 35℃，以保护脑功能。备好吸引装置，并且有多种压力可调，不应使用压力低于 −100 mmHg 的吸引器。气管内插管的设备包括 0 号和 00 号直喉镜片、笔样的喉镜柄、2.5mm、3.0mm 和 3.5mm 的气管内导管以及能顺利通过导管内径的吸引管。复苏时使用的通气系统必须可提供呼气末正压（PEEP）通气，并能提供至少 150 次 / 分的通气频率。单向活瓣可以一直处于关闭状态，尤其是当使用高速气流和高呼吸频率时。经过培训的医疗人员可使用改良的 Jackson-Rees 或 Ayres 系统达到很好的效果。大潮气量所致的肺过度膨胀可引发炎性反应，导致新生出现慢性肺病[276]；肺轻度膨胀产生的肺损伤较小。在分娩室对新生儿进行辅助或控制通气时应当持续监测气道压力，避免过高的气道压力和过大的潮气量。在任何危重情况下，都应当有相关信息来指导对患者的治疗，因此，必须监测动脉血气情况以及血 pH 值，血气结果应当在抽血后 10min 内得到。脐动脉置管可监测动脉压、抽取血样进行血气分析和血 pH 值检查，并便于紧急情况下的输液。新生儿出生后，即可以将脉搏氧监测仪连接于手或足上监测动脉氧饱和度（SaO_2）[66]。脉搏血氧监测仪能使复苏者迅速观察到氧合状态的变化，并及时调整吸入氧浓度。新生儿正常的 SaO_2 为 87 % ~ 95 %，相应的 PaO_2 在 55 ~ 70mmHg 之间。

小儿心搏骤停与复苏

小儿心搏骤停并不少见。每年至少 16 000 美国儿童（每 100 000 中有 8 ~ 20 名儿童）发生过心肺骤停[67-71]。其中多于半数的心搏骤停发生在医院内[67,72]。随着复苏技术的进步和器械的改善，心搏骤停的复苏率在过去的 25 年里有了显著提高[73]。

小儿心搏骤停的预后较 20 年前有显著改善。例如，院内发生心搏骤停的新生儿生存率已从 20 世纪 80 年代的不到 10% 提高到了 21 世纪的 25%。发生心搏骤停并生存出院的新生儿通过特殊儿童神经系统预后检测及生活质量评估发现有 75% 的患儿预后令人满意[73,76-78]。影响小儿心搏骤停后预后的因素包括：①原本的疾病情况；②发生心搏骤停时的周围环境；③最初的心电图检查；④无循环状态的时长（即心搏骤停过程中没有自主循环或 CPR 的时长）；⑤复苏过程中提供的生命支持质量；⑥复苏后生命支持质量。

毫无疑问，院外小儿复苏的预后较院内差得多[68-69,79-87]，很可能与院外心搏骤停的无循环时间相对长有关，许多小儿心搏骤停并没有被发现，仅有 30% 儿童接受目击者的 CPR。基于以上原因，在院外发生心搏骤停的小儿仅有低于 10% 能够生存至出院，而且幸存者常有神经系统损伤。这些结果令人迷惑，因为旁观者对成人实施 CPR 的成功率是小儿的两倍多[88]。一个由日本发起的令人兴奋的前瞻性全国范围内基于人群的队列研究发现，院外心搏骤停患儿无论是传统 CPR（包括人工呼吸）或者仅进行胸外按压都比没有进行 CPR 患者生存率高 2 倍以上[89]。该研究把心搏骤停的预后进一步分层为"心因性"和"非心因性"，并明确了接受旁观者 CPR 时人工呼吸的相对价值。对院外非心因的心搏骤停患儿进行旁观者传统 CPR（包括人工呼吸），神经系统预后在发生心搏骤停后一个月的良好率较单纯胸外按压或无 CPR 高。小儿因心脏原因引起的心搏骤停，CPR（传统方式或仅行胸外按压）较无 CPR 者神经系统预后有明显改善。有趣的是，传统 CPR 或仅进行按压对于心因性小儿心搏骤停的效果相似，动物或成人的结果也相似[89]。

院内心搏骤停小儿较成人生存率高，有 27% 的小儿生存出院而成人仅为 17%[73]。无论小儿还是成人，因心律失常引起的心搏骤停预后更佳（VF/VT）。小儿因心律失常引起的院内心搏骤停较少见（小儿为 10%，而成人为 25%），大约 1/3 的小儿和成人在发生心律失常导致的心搏骤停后生存并出院。有趣的是，儿童在院内心搏骤停的高生存率（24% vs.11%），反映了儿童较成人心搏骤停和无脉性电活动的生存率更高。进一步的研究显示婴儿和学龄前儿童较年长儿童的生存率高[77]。对于儿童来讲生存率高可能是由于胸腔顺应性好，提高主动脉舒张压并增加静脉回流从而使冠状动脉和脑血流的灌注改善，但这仅仅是推测[90-91]。另外，院内小儿心搏骤停生存率与院内有专业的儿科医师有关。

复苏的步骤

心搏骤停和复苏由四部分组成：①心搏骤停前阶段，②无循环阶段（无心搏骤停急救措施），③低循环期阶段（CPR），④停搏及复苏后阶段。应采取最佳的干预措施改善心搏骤停患儿的预后，包括选择 CPR 的时机和阶段，如表 95-4 所示。

心搏骤停前阶段

心搏骤停前的阶段包括患者之前的相关疾情

表 95-4　心搏骤停和复苏的分期

分期	干预措施
心搏骤停前阶段（预防）	对患者进行良好的监护及快速的紧急状况反应 识别并处理呼吸衰竭或休克以预防心搏骤停
心搏骤停（无循环）阶段（保护）	尽快进行 BLS 和 ACLS 组织应急反应，领导人明确 当有明确的指征时尽早除颤
低灌注（CPR）期（复苏）	深、快的按压 使胸廓充分回弹 避免胸外按压的中断 避免过度通气 调整 CPR 以达到最佳冠状动脉血流灌注（冠状动脉灌注压及呼出 CO_2） 在 CPR 过程中通过其他方法提高生命器官的灌注 如果标准 CPR/ALS 不能获得成功则应考虑 ECMO
复苏后阶段短期	优化心排血量和脑血流 如果有指征，治疗心律失常 避免高血糖、高热和过度通气 对可能出现的紧急情况需要预先研究方案
复苏后阶段长期康复（再生）	早期干预，进行专业与物理治疗 生物工程和技术干预 干细胞移植的应用前景

ACLS, 高级心脏生命支持；ALS, 高级生命支持；BLS, 基础生命支持；CPR, 心肺复苏；ECMO, 体外膜肺氧合

况如神经系统、心血管系统、呼吸系统及代谢相关疾病，或是突发事件如呼吸衰竭或休克使代谢供应和代谢需求不匹配。院内发生心搏骤停患儿在发生心搏骤停前数小时常会有生理状态改变[93-94]。因此，在停搏前阶段干预主要集中在阻止心搏骤停的发生，需要注意早期识别呼吸衰竭和休克，并进行针对性处理。早期识别对于判断患儿是否处于心搏骤停前期具有重要意义，与成人不同，尽管患儿临床状况不断恶化，但是在心搏骤停发生前仍可以维持适当的血压。医疗应急团队（medical emergency teams，METs，也叫快速反应团队）是为预防这一问题而特别组建的院内急诊队伍。鼓励一线成员，甚至包括患儿父母，通过METs根据生理学参数或直觉评估患儿。METs通过评估患者，将具有发生失代偿高风险的患者转至PICU，目的是预防出现完全性心搏骤停或减少提供进一步生命支持的反应时间，从而缩短无循环期。通过回顾性研究发现与建立METs前相比，METs降低了发生心搏骤停的概率[95-97]。早期判定的方案并不能明确所有发生心搏骤停风险的患儿，把病情严重的患儿早期转入ICU能更好地监测病情并且实施强有力的干预，从而改善复苏后的监护和临床预后。值得注意的是发生心搏骤停前的状态需要得到识别并立刻进行监护和干预，以防进一步发生心搏骤停。相对于目前花费大量研究经费和资源去研究心搏骤停的其他各个阶段，特别关注心搏骤停前阶段的状态研究能够极大提高生存率和改善神经系统预后。

无循环和低灌注阶段

为改善小儿心搏骤停的预后，应尽量缩短心搏骤停无循环阶段。高风险患者应该进行监护，以期早期识别心搏骤停并及时开始基础和高级生命支持。有效的CPR能够在低灌注期提高冠状动脉灌注压（与右心房压相比，能够提高主动脉舒张压），并且能够提高心排血量，增加重要器官血供。重要的基础生命支持原理是通过用力、快速地按压，在按压间期使胸廓完全回弹，尽量避免中断心外按压。心肌主要在心脏舒张期通过冠状动脉从主动脉根部获得血流灌注。当心脏停止跳动则血流停止，冠状动脉也终止灌注。然而，通过胸外心脏按压，主动脉压力升高的同时，右心房压力也升高。而后在按压间期短暂降压，右心房压力下降比主动脉更快，下降的程度更低，进而产生压力梯度使氧合后的血液进入心肌。因此胸廓完全回弹对于制造右心房与主动脉根部间的压力差是至关重要的。脑灌注压（cerebral perfusion pressure，CPP）低于15mmHg不利于CPR后的自主循环恢复（return of spontaneous circulation，ROSC）。在CPR的低灌注阶段，通过按压达到最佳冠状动脉灌注压、呼出二氧化碳浓度和心排血量能改善ROSC，并且能够改善成年动物和人类的短期和长期预后[98-105]。无论对于年轻动物或患儿都很有必要研究评估目标导向CPR。其他能够判断心室纤颤、无脉电活动的监护对于缩短无循环期很有必要，一旦发生应进行除颤。很明显，单纯CPR对于心律失常后心搏骤停的复苏是不够的。由于窒息或心肌缺血引起的心搏骤停，提供充分的心肌灌注和氧供是恢复自主循环的关键。

心搏骤停和复苏后阶段

心搏骤停和复苏后阶段包括协调和技术性控制复苏后即时状态、之后数小时乃至数天及长时间康复过程。复苏即刻是室性心律失常及再灌注损伤发生的高风险期。在复苏即刻和之后数天的干预目的是治疗复苏后心脏功能异常，并降低复苏后组织损伤（例如防止复苏后高热和低血糖、还有复苏后治疗性的降温、防止高血糖和避免氧过载）。在停跳和复苏后期，细胞损伤（如中毒、氧化应激和代谢应激）和细胞死亡（如细胞凋亡和坏死）具有很大的研究前景，并可能产生细胞靶向干预方法。康复阶段主要集中在修复受损细胞和器官并重建细胞或器官间的反应与信息传递，以提高远期功能性预后。

这个阶段复苏要求的关键是监护。某个阶段采取的有利措施对于其他阶段可能是有害的。例如心搏骤停后低灌注期发生的严重血管收缩能够提高冠状动脉灌流，对自主性循环恢复是有利的，但是同样的严重血管收缩在复苏后期则增加左心室后负荷压力，可能加重心脏损伤和功能异常。根据当前对心搏骤停和复跳的生理学理解，首先考虑动脉血压、氧的运输与消耗、体温和其他生理指标，以期获得最佳的预后。将来的策略可能会利用已掌握的日益提高的关于细胞损伤、血栓形成、再灌注损伤、瀑布学说、损伤和复原的细胞标记，包括干细胞的移植技术。

心搏骤停（无循环）和CPR（低灌流）阶段的干预措施

气道和呼吸

在CPR过程中，心排血量和肺血流大约是正常窦性心律的10%~25%；因此，仅需要很低的分钟通气量即可以提供充足的肺与血液间的气体交换。动物和成人数据显示在 CPR 过程中经常发生过度通气（如过度的人工呼吸），这可能会影响静脉回流，进而影响心排血量[106-108]。这些有害的血流动力学结果常伴随着某一操作者考虑控制呼吸道及人工呼吸而暂停 CPR 的情况，这样对预后更不利[109-112]。尽管过度通气存在弊端，但是因为小儿心搏骤停多为窒息造成的，因此应该立即开始充足的通气。心律失常致心搏骤停与窒息致心搏骤停发生的生理机制不同。动物实验中，突发性室颤引起的心搏骤停，在没有人工呼吸的情况下进行胸外按压，4～8min 内 PaO_2 和 $PaCO_2$ 仍在可接受范围内[113-114]。在某种程度上说，由于在心搏骤停开始时无血流，并且动脉的耗氧量很小，因此动脉内氧和二氧化碳浓度与心搏骤停前期相比并没有明显的区别。在 CPR 期间的低灌流状态，肺相当于氧气的储存库；因此在没有人工呼吸的情况下能够保持足够的氧气供应。一些回顾性研究显示，成年人由于室颤引起的心搏骤停在胸外心脏按压时无论有无人工呼吸，抢救结果是相似的[115]。然而窒息导致的心搏骤停，由于外周及肺内血流在骤停前仍保持流动，导致动静脉内氧含量明显降低、乳酸水平提高、肺内储存氧耗净。因此心肺复苏一开始，就存在动脉内氧含量低和酸血症。在这种情况下，控制通气进行呼吸复苏对于患者来讲是可以挽救生命的。相反，在室速或室颤导致的心搏骤停抢救时，不应该在 CPR 过程中过度通气或在胸外按压过程中为通畅气道并进行人工呼吸而中断按压，因为这是致命的。总之，复苏技术应根据患者的生理状态而实行，以期达到最佳预后。

循环——低灌注期间达到最佳血流的 CPR：按压更深、更快

心搏骤停发生时，大动脉和冠状动脉血流立刻中断[115]。这时，提供高质量的 CPR（按压采用大幅度、高频率）对于恢复冠状动脉血流具有重要意义。CPR 的目的是最大程度增加心脏灌注压（myocardial perfusion pressure，MPP）。

相关公式如下：

$$MPP = AoDP - RAP$$

心脏血流量的提高依靠主动脉舒张压（aortic diastolic blood pressure，AoDP）和右心房压（right atrial pressure，RAP）之间的压力梯度。按压阶段，AoDP 与 RAP 同时升高，因此，MPP 无明显变化；然而在胸外按压的胸廓回弹阶段，RAP 较 AoDP 下降得更低更快，产生了压力梯度使氧合的血液灌注心肌。一些动物和临床实验已经证明，在室速/室颤和窒息引起的心搏骤停模型中，建立 MPP 对于预测短期生存预后（也就是 ROSC）具有重要意义[104,116-119]。因为没有胸外按压就没有血流，应尽量避免中断胸外按压。在胸外按压期间应在回弹期保证静脉回流，应保证胸廓充分回弹并避免过度通气（因过度通气使胸内压升高，减少静脉回流）。

基于上面公式，MPP 能够通过提高主动脉与右心房间的压力差来实现。例如，吸气阻力设备（impedance threshold device，ITD）带有很小的、一次性阀门，能够直接接到气管导管或面罩，在自主吸气阶段增加胸廓负压和阻止 CPR 胸腔回弹阶段空气进入肺内。动物实验和临床成人 CPR 表明 ITD 可以提高重要器官的灌注压和心脏血流[120-125]；然而，在唯一的随机成人 CPR 研究中，ITD 仅限于降低无脉性电活动患者的死亡率[125]。其他证据表明使用胸外按压设备（active compression-decompression device，ACD）进行 CPR 可以增加胸腔内负压、提高灌注压。ACD 为便携装置，像家用活塞一样通过吸引方式吸住患者前胸部，在回弹期可以主动减压，使胸腔产生真空。通过增加回弹期胸腔内负压促进血液回流入心脏[126]。动物实验和临床成人的研究已经证明联合应用 ACD 和 ITD，较单独使用 ACD 更能增加 CPR 期间灌注压[122]。最后，使用 ITD 或 ACD 等辅助措施可以改善 CPR 时血流的同时，最基本的方法仍是用力、快速的按压、让胸廓回弹充分、尽量避免胸外按压的中断和避免过度通气，这是在 CPR 期间提高血流灌注并改善生存率的主要因素。

胸部按压深度

儿科胸部按压深度推荐至少达到胸廓前后径的 1/3（婴儿大约 4cm，儿童大约 5cm），该意见主要是根据专家的临床共识，通过动物、成人和有限的儿童数据推断而来的。在一项 6 个婴儿的小型研究中，胸部按压目标为胸廓的前后径一半的深度相比于 1/3 深度明显改善了收缩压[127]。尽管这项研究范围很小，而且只是定性估计了胸部按压的深度，但是它仍是第一个收集实际的小儿资料并支持胸部按压深度指南的研究。相反的，两项最近的研究通过 CT[128-129]发现，如果按照胸廓的前后径的比率（%）

计算，按压深度要深于成人的推荐深度，但是胸廓的前后径 1/2 的按压深度会直接按压在完全排空的心脏位置，这在大多数儿童会引起心脏移动，因为其前后胸直径偏小。有必要进一步从实际儿童处理中收集数据，并研究定量儿童胸部按压深度与短、长期临床预后（动脉血压、呼气末二氧化碳、自主循环恢复、生存率）的关系。

按压 / 通气比例

在心肺复苏期间，必须提供足够的通气量，但不可过量，在特定复苏过程中，应该根据循环情况和组织代谢的要求进行通气。因此，在心肺复苏低灌注期间，心排血量是正常的 10% ~ 25%，需要低通气量[130]。然而，儿科患者按压和通气的最适宜比例还不清楚，取决于包括按压频率、通气量、按压血流、按压过程中因通气而中断的时间等多个因素。在一个儿科心搏骤停的模型中，分钟通气量相同时，按压 / 通气比为 15 : 2 与按压通气比为 5 : 1 相比，增加了 48% 的按压次数[131-132]。这点非常重要，因为当胸部按压中止时，主动脉压力迅速下降引起冠状动脉灌注压突然下降，心肌氧供下降[115]。增加按压 / 通气比可以减少按压的中断次数，增加冠状动脉血流。应该平衡好正压通气（增加血氧含量、消除 CO_2）的好处和抑制循环带来的坏处。这些研究结果也是 AHA 推荐小儿按压 / 通气比为 15 : 2 的部分原因。

按 压 周 期

在成人心搏骤停模型中，在胸部按压时间占整个循环时间 30% 的时候，心排血量和冠状动脉血流是最适宜的（按压时间和胸廓回弹时间比大约为 1 : 2）[133]。随着心肺复苏持续时间的延长，最适宜的按压时间应增加到 50%。在幼猪模型中，与按压时间低于工作周期的 30% 相比，非按压时间在 250 ~ 300ms（120 次 / 分按压频率时，按压时间占按压周期的 40% ~ 50%）可增加脑的灌注压。

环绕按压与胸骨点按压

在成人和动物心搏骤停模型中，环绕胸部心肺复苏已经被证实可以显著改善血流动力学[135]。在较小的婴儿进行胸部按压时，通常情况下可以双手包围胸部并用拇指按压胸骨（胸部挤压）。在一个幼小动物心肺复苏模型中，这种"双拇指"法挤压胸部的方法

与传统的双手指按压胸部相比，可以产生较高的收缩压、舒张压和脉压[136]。虽然没有经过严格的研究，但根据临床经验使用两指法对心搏骤停的患儿实行 CPR 难以达到足够的按压深度和维持足够的动脉压。因此 AHA 指南建议对于婴儿行 CPR 时，使用两拇指 - 环绕的手法[137]。

开胸心肺复苏术

在动物模型中，高质量标准的胸外 CPR 可使心肌血流达到正常值的 50% 以上，脑血流大约为正常值约 50%，心排血量约为正常值的 10% ~ 25%[115,117,138-139]。相比之下，开胸 CPR 时心肌和脑血流接近于正常情况。尽管开胸心脏按摩可以改善动物和人类冠状动脉灌注压和增加除颤成功率[140-142]，但是在许多情况下，施行开胸术进行开胸心肺复苏术是不切合实际的。一个包括 27 例小儿钝挫伤后行 CPR 的回顾性综述（15 例开胸 CPR 和 12 例胸外 CPR）显示，开胸 CPR 增加了住院费用，却没有改变 ROSC 或者生存出院的情况。然而，这两组的生存率都为 0%，可能提示这些患儿伤得太重或者抢救太晚，以至于不能从这种创伤性的治疗方法中受益。开胸 CPR 常见于开胸心脏手术和胸骨切开术后的患儿。在某些特殊复苏环境下，开胸 CPR 的早期标准需要重新考虑。

治疗心搏骤停的药物

注射肾上腺素可以改善窒息和室颤引起的心搏骤停的初期复苏成功率。然而，注射肾上腺素是否能改善小儿心搏骤停的生存状况，目前还没有文献报道。在小儿心肺复苏时的常用药物包括血管升压类药物（肾上腺素和垂体后叶素）、抗心律失常药物（胺碘酮和利多卡因）及其他药物如氯化钙和碳酸氢钠。接下来逐个药物介绍。

血管升压类药物

肾上腺素

肾上腺素是内源性的儿茶酚胺，可以强效激活肾上腺素能 α 和 β 受体。α 受体被激活，表现缩血管作用，增加全身和肺血管阻力。在 CPR 期间，该药虽然使整体的心排血量减少，但是升高的主动脉舒张压改善了冠状动脉灌注的压力和心肌血流；如前所述，充足的心肌血流是 ROSC 的关键因素。在高质量的 CPR 过程中，肾上腺素还可以增加脑血流，因为外周血管

收缩直接增加了脑循环血流的比例[144-146]。然而，在全脑血流增加时，肾上腺素却减少了脑局部微循环的血流[147]。β肾上腺素能效应增加心肌收缩性和心率，舒张骨骼肌血管床和支气管平滑肌，但是心搏骤停时肾上腺素应用剂量大，在外周血管床观察不到β肾上腺素能效应。肾上腺素也增加了室颤的敏感性和强度，因此增加了电除颤成功的可能性。在动物心搏骤停模型中，相比标准剂量的肾上腺素（0.01 ~ 0.02 mg/kg），应用大剂量的肾上腺素（0.05 ~ 0.2 mg/kg）可改善心肌和脑血流，增加最初 ROSC 的概率[148-149]。然而，前瞻性和回顾性研究表明，大剂量肾上腺素不会改善成人或小儿的生存率，还可能与不良的神经系统预后相关[150-151]。一项随机双盲对照研究表明，小儿住院期间发生的心搏骤停，应用标准剂量的肾上腺素抢救失败后，应用大剂量肾上腺素对比标准剂量的肾上腺素，其 24 小时的生存率显著降低[152]（1/27 生存者；6/23 生存者；p< 0.05）。基于这些临床研究，在初始或者复苏的治疗中，不常规推荐应用大剂量的肾上腺素。重要的是，这些研究提示大剂量的肾上腺素会使患者复苏后的血流动力学恶化并降低生存的可能性。

垂体后叶素

垂体后叶素是一种长效的内源性激素，作用于特异性调节全身血管收缩的受体（V₁受体）和肾小管水重吸收的受体（V₂受体）。垂体后叶素的血管收缩特性在骨骼肌和皮肤的血管床最显著。与肾上腺素不同，垂体后叶素不能收缩肺血管。在心搏骤停的实验模型中，与肾上腺素相比，垂体后叶素能增加心脏和脑血流，改善长期生存率。然而，垂体后叶素减少了 CPR 期间和复苏后的内脏血流，进而增加了复苏后的后负荷，进一步增加了左心室的张力[138,153-156]。成人随机对照试验发现在 CPR 期间应用垂体后叶素或肾上腺素，转归是相似的[157-158]。在小儿心搏骤停期间，6 例持续长时间的心搏骤停患儿中有 4 例患儿应用了垂体后叶素，发现在标准药物复苏失败后，应用垂体后叶素可使自主循环恢复[159]。然而，从美国卫生协会心肺复苏国家注册处获得的 1293 例连续的小儿心搏骤停病例中发现，应用垂体后叶素的病例（仅有 5% 的病例）自主循环恢复的可能性较低。因此，垂体后叶素不太可能代替肾上腺素成为小儿心搏骤停抢救的一线药物。已有研究提示垂体后叶素与肾上腺素联合应用值得进一步研究，特别是最初对肾上腺素复苏无反应的长时间停搏病例。

抗心律失常药物

钙剂

尽管缺少证实其有效的证据，钙剂仍然常用于儿科心搏骤停的患者。在缺少明确临床适应证（如低钙血症、钙通道阻滞剂过量、高镁血症以及高钾血症）时给予钙剂并不能改善心搏骤停患者的预后[160-168]。有三项儿科临床研究发现常规给予钙剂可能存在潜在危害，包括降低生存率和不良的神经学预后[160-168]。尽管支持 CPR 期间应用钙剂的临床文献有限，但在可能发生低钙血症（包括肾衰竭、休克伴大量输血——见第 61 章）的心搏骤停患者 CPR 期间应该考虑应用钙剂。

缓冲溶液

目前还没有随机对照实验研究碳酸氢钠在小儿心搏骤停中的应用。两项随机对照研究观察了碳酸氢钠在成人心搏骤停[169]和呼吸停止的新生儿中的应用价值[170]。这两项研究均未发现碳酸氢钠可以改善生存率。事实上一项多中心回顾性的院内儿科研究发现，在心搏骤停过程中输注碳酸氢钠可降低生存率，即使控制了年龄、性别、首次记录的心脏节律后也是如此[167]。因此，在小儿心搏骤停复苏过程中不推荐应用碳酸氢钠。在严重代谢性酸中毒的成年危重症患者中应用碳酸氢钠可以纠正酸中毒，但并未改善血流动力学[171-172]。严重的酸中毒可以抑制儿茶酚胺活性，破坏心肌功能[173-174]，尽管如此，临床数据并不支持在 CPR 期间应用碳酸氢钠。酸中毒会增加植入心脏起搏器患儿心脏电刺激的阈值[175]；因此，碳酸盐或其他缓冲液适用于治疗这些患儿的严重酸中毒。碳酸氢钠也适用于三环类抗抑郁药过量、高钾血症、高镁血症或钠离子通道阻滞剂中毒的患者。碳酸氢盐的缓冲作用体现在氢离子和碳酸根离子结合生成 CO_2 和水的过程中，CO_2 必须通过足够的分钟通气量清除，因此，如果在碳酸氢钠注射过程中通气功能受损，CO_2 的聚集将降低碳酸氢盐的缓冲作用。因为 CO_2 易于穿透细胞膜，在没有足够通气情况下注射碳酸氢钠，细胞内酸中毒可能加重。因此，碳酸氢盐不适用于呼吸性酸中毒。不同于碳酸氢钠，三羟甲基氨基甲烷（tromethamine, THAM）缓冲液中额外的氢离子不产生 CO_2。事实上在 THAM 注射过程中可以消耗 CO_2。THAM 适用于缓冲分钟通气量受损患者的酸中毒。THAM 通过肾消除，故慎用于肾功能不全的患者。Carbicarb 是一种等摩尔的碳酸氢钠碳酸钠混合物，是一种较碳酸氢钠产生 CO_2 少的缓冲液。在犬心搏骤停模型中，给予碳酸氢钠、THAM 或碳酸氢钠碳酸钠混合液三种中任何一种缓冲液的动物恢复自主循环的比率均高于单纯给予生理盐水的动物。注射碳酸氢钠和碳酸氢钠碳酸钠混合液的动物，自主循环恢复的间隔明显短于单纯给予生理盐水的动物。在 6h 研究周期的后期，所有恢复自主循环的动物均进入了深昏迷状态，对生存率的提高并没有定论 [176]。在 CPR 阶段尚不推荐使用 THAM 或碳酸氢钠碳酸钠混合液。

复苏后的干预

体温的管理

两篇开创性的文章 [177-178] 展示了诱导低体温（32 ~ 34℃）可以改善成人室颤心搏骤停复苏后昏迷患者的预后，这两项研究均是随机对照研究，入组标准为 18 岁以上非创伤性室颤复苏成功后持续昏迷的患者 [179-180]。然而在最近一项关于院外心搏骤停后失去意识的成人幸存者生存率的随机对照实验证实：与目标体温 36℃ 相比，目标体温为 33℃ 并未改善患者的预后 [181]。用这些研究很难解释和推断在儿童中的情况；然而，在发生心搏骤停、头部创伤、卒中、缺血等损伤时，48h 内发热与不良神经系统预后相关。对缺氧缺血性脑病的新生儿进行选择性脑组织降温以及全身性降温的实验表明，诱导性低体温可以改善患儿的预后 [182-183]。一项进行中的随机对照实验（clinicaltrals. gov identifier NCT00880087; THAPCA: Therapeutic Hypothermia After Pediatric Cardiac Arrest [www.thapca. org]）正在观察治疗性低体温对心搏骤停患儿的疗效。至少，CPR 后避免患儿体温过高是合理的。在监测核心温度的情况下，需要对 CPR 后患儿应用退烧药以及外用降温装置来避免体温过高，这一过程被称为"治疗性控温"。需要注意的是抑制体温过高并不容易。许多心搏骤停患儿在应用抑制体温过高的措施后仍然会出现高体温。

血糖的控制

心搏骤停后高血糖和低血糖都与不良的神经系统预后相关 [184-187]。低血糖直接与不良的神经系统预后相关，而高血糖可能本身有害，但也可能是长时间缺血导致的应激反应的标志物。最近一项随机实验研究表明，严格控制血糖与危重患儿的临床预后不相关，但与低血糖的发生率增高相关 [188]。总之，目前并没有足够证据强烈推荐对心搏骤停后自主循环恢复的患儿要控制高血糖。如果控制自主循环恢复后患儿的高血糖，需要严密监测血糖浓度避免发生低血糖。

血压的管理

心搏骤停后自主循环恢复的患者动脉血压会有较大波动，心搏骤停或复苏后常常出现心脏功能衰竭并伴有低血压（稍后讨论）[179-180,189-198]。另外，心搏骤停后也可能发生高血压，尤其是在心搏骤停后心功能异常应用血管活性药物的患者。心搏骤停后最佳动脉血压应该能够维持重要脏器的灌注压，因为在最初的心搏骤停和心肺复苏时，"无灌注"和"低血流灌注"状态损害了各器官。健康人的脑血流存在脑神经血管的自身调节，当平均动脉压在一个很宽范围内波动时，脑血流仍能够维持恒定，然而，成人心搏骤停复苏时脑血流自动调节功能受损，这种情况也可能在儿童患者中出现 [199]。

心搏骤停影响了脑神经血管束的自身调节，限制了脑调节过量血流和微血管灌注压的能力，从而导致全身高血压期间的再灌注损伤。在动物模型中，复苏后短时间诱导高血压与正常灌注压相比，可改善神经系统的预后 [200-201]。相反，全身低血压由于不能满足机体能量的供需平衡，导致缺血性损伤后神经系统一直处于代谢危机状态。调节心搏骤停后血压最实用的方法是在复苏后这个高风险时期努力减少动脉压的波动。

复苏后心肌功能障碍

无论动物或是人类，成功复苏后通常都会出现心搏骤停后心肌顿抑和低血压 [179-180,189-198]。心搏骤停后心肌顿抑是心室收缩和舒张功能失衡的整体表现。心搏骤停后心肌顿抑在病理生理和生理上是与败血症相关性心肌功能障碍和体外循环后心肌功能障碍类似的综合征，机制包括炎症介质和 NO 产物的增加 [192,195-196,198]。因为良好的心功能是心搏骤停后再灌注的必要条件，因此治疗心搏骤停后心肌功能障碍对改善生存率非常重要。在复苏后阶段必须根据心血管生理学情况调整使用改变心肌收缩力的药物、血管加压素和血管扩张药物。尽管并没有明确的最适宜的心搏骤停后低血压和心肌功能障碍的治疗方法，但是积极的血流动力学支持可改善预后。多巴胺、米力农、左西孟旦可有效改善心搏骤停后心肌功能障碍 [189-190,202-203]。在临床观察研究中，液体复苏已用于低血压伴中心静脉压低的患者，很多血管活性药物，包括肾上腺素、多巴酚丁胺、多巴胺已用于治疗心肌功能障碍综合征 [179-180,193-197]。最后，这些药物最适宜的使用方法是目标导向滴定，应该进行有创血流动力学监测。一般来说加强治疗的目标是有足够的动脉压和氧气运输，然而足够的定义是模糊的。对于中心静脉压低的血管舒张性休克，合理干预包括静脉液体复苏和血管活性药物，治疗左心室心肌功能障碍的适当方法包括等容治疗、使用影响心肌收缩力的药物和减轻后负荷。

神经系统监测

心搏骤停后持续的神经系统监护和目标性干预可以改善神经系统预后（也可见第 49 章）[204]。持续脑电图越来越多地应用于严重患者的神经系统监测，用来判断无抽搐性癫痫和接受神经肌肉阻滞药物治疗患者的癫痫发作（见第 34 章）。连续 EEG 监测既无创又可在床旁实施，可以持续评估大脑皮质功能，监护的结果可由在别处的神经科医师进行分析，而不需要由床旁监护的内科医师解读。然而，定量 EEG 工具的进展可以让床旁医护人员判断重要的神经生物事件，比如癫痫或者背景的突然变化，可以进行实时的分析和干预[205]。在一项儿童持续性 EEG 监测的前瞻性研究中，39% 的心搏骤停后患儿发生了非抽搐性癫痫（12/31）[206]。与前一项研究中的 19 个患儿部分重叠的队列研究表明，非抽搐性癫痫在心搏骤停后接受治疗性低温的患儿中很常见[206]。非抽搐性癫痫在小儿心搏骤停后经常出现。非抽搐性癫痫与成人和婴儿严重疾病的较差预后相关[207-213]，但在心搏骤停后的儿科患者中并未得到证实。持续 EEG 监测可应用于心搏骤停后的患儿，同时一些出现非抽搐性癫痫的患者（尤其是非抽搐性癫痫持续状态）应该应用抗癫痫药物。非抽搐性癫痫的频率和应用抗癫痫药物治疗的益处仍需要证实。

氧化损伤可能在心搏骤停复苏后治疗的早期阶段最为严重[214]。在动物模型中，复苏过程中和复苏后立即使用 100% 的氧气（相比室内空气）可加剧重要的线粒体酶（丙酮酸脱氢酶或超氧化物歧化酶）或线粒体脂质（心磷脂）的氧化损伤，从而导致更严重的神经功能损伤[215-218]。使用脉搏血氧饱和度逐步调定法调整氧浓度可以降低复苏后高氧损伤、显著改善神经病理学和神经行为的预后[219]。在心搏骤停的 24h 内收入 ICU 的患者中，高氧和缺氧或正常氧含量的观察性研究发现，动脉血氧分压 ≥ 300mmHg 与住院患者死亡率独立相关[220]。我们认为应该谨慎地逐步调定儿科患者心搏骤停后的血氧饱和度。虽然最佳的血氧是未知的，但 FiO_2 应逐步调节以使 $SpO_2 > 94\%$ 的最低量。也许心搏骤停后的治疗未来将包括更积极的神经重症加强治疗措施，如近红外光谱测定技术、脑微透析、脑组织氧合（$PbtO_2$）、脑血流量甚至线粒体

功能障碍的床旁分析。

心肺复苏的质量

尽管存在循证医学的指南、也进行了大量的复苏培训及用药的资格认证，但是 CPR 的质量通常很差（另见第 108 章）。心肺复苏指南选择性推荐了某些 CPR 参数的目标值，包括按压频率、按压深度和通气，推荐避免 CPR 的间断并提倡胸骨按压间期完全释放压力[221]。但是按压频率不够、按压深度不足和大量的停顿时常发生。足够的按压强度和速度、尽量减少停顿时间、允许胸廓充分回弹及不过度通气可明显改善心肌、脑和全身灌注，并可能会改善预后[111]。复苏后管理质量对提高复苏生存者的预后非常重要[193]。国际联络复苏委员会和 AHA 近期再次共同强调要在心搏骤停复苏过程中监测心肺复苏质量和避免过度通气[222]。虽然 CPR 过程中正确的数量、时间、强度和通气持续时间等仍存在争议，但是根据血流灌注量测量并逐步调整通气量是没有争议的，也是有必要的。因此，安全、准确和实用性高的技术将改善 CPR 质量的检测和反馈。

最近开发出来的技术已经能够通过压力传感器和加速度计监视 CPR 的质量，为 CPR 管理者提供胸外按压的频率、深度和通气量的有声反馈。近期儿科数据表明，强化培训和实时纠正反馈可以帮助胸部按压质量达到特定年龄的 AHA 心肺复苏指南目标[223-225]。此外，改善复苏后重症监护医疗水平可以提高复苏后生存率[193]。

体外膜肺氧合及体外心肺复苏

观察性研究发现体外心肺复苏（extracorporeal CPR, ECPR）可提高院内和院外心脏骤停抢救常规治疗无效患者的短期和长期生存率[226-229]。这些研究因样本量小、选择偏倚并存在因适应证干扰而导致的缺乏随机化而受到批评[230]。研究 ECPR 对治疗院内心搏骤停影响的随机对照实验是不可能的，因为这需要大量的样本和复杂的方法学，而缺乏盲法和提供者之间的条件均等。虽然缺乏随机对照实验，但对儿童 ECPR 的观察性研究清楚地表明，原发性心脏病儿童的心搏骤停发生时，实施 ECPR 方案有利于患者的生存[231]。对于无原发性心脏病的儿科患者，该方面的数据则不清楚。令人印象深刻的是，这些研究一致显示：尽管 ECMO 实施前平均的心肺复苏持续时间约 50min，经过 ECPR 治疗的超过三分之一的儿童生存

至出院。重要的是，64% 的经过 ECPR 治疗而生存至出院的患者有良好的神经功能评分[232]。目前的指南建议 ECPR（或救援 ECMO）应考虑用于心搏骤停的原因为可逆的或者将进行心脏移植，并且初期心肺复苏失败的患者[233]。从时间上讲，有效的 ECPR 可能是儿科患者 CPR 常规治疗的一个重要补充治疗。未来将会定义患者人群和优化体外支持的临床方法，但是临床医师实施 CPR 时，如果患者对常规 CPR 无反应则应早期考虑 ECPR。也许未能在 5min 内达到自主循环恢复，临床医师应该自问：① 患者病情是否可逆；② ECMO 是否会是一个通向好预后的潜在"桥梁"；以及 ③ 我们是否有人员和资源提供及时的 EMCO。

儿童心室颤动和室性心动过速

儿科心室颤动（VF）和室性心动过速（VT）一直是一个未得到充分重视的儿科问题。最近的研究指出 27% 的住院心搏骤停患者在复苏过程中会出现 VF 和 VT（即休克性心律失常）[234]。在 PICU 的住院人群中，41% 心搏骤停与 VF 和 VT 有关[235]。NRCPR 数据库显示，发生心搏骤停者的住院患儿中有 10% 最初存在 VF 或 VT。总计 27% 的儿童在复苏过程中发生过 VF 和 VT[234]。VF 的发生率随着环境和年龄而变化[236]。在特殊情况下，例如三环类抗抑郁药过量、心肌病、心脏手术后和 QT 间期延长综合征的情况下，VF 和无脉性 VT 更有可能发生。对于短期 VF 的治疗选择是快速除颤。总体来说，除颤时间每延迟 1min，死亡率增加 7% ~ 10%。因为除颤前需要确定是室颤，所以早期通过心电图确诊节律非常重要。认为儿童 VF 发生极少的态度可能会导致致命性的后果。推荐的除颤能量是 2 J/kg。在 20 世纪 70 年代中期，所有儿童的推荐起始能量均是 60 ~ 200J。考虑到除颤导致的心肌损伤，在很多种动物中，0.5 ~ 1 J/kg 的除颤能量足以达到除颤效果。Gutgesell 等[236a] 评估了 2J/kg 单相除颤策略的效率，包含 27 名儿科患者的 71 次经胸除颤。除颤能量 2J/kg（最高能量 10 J）范围内除颤成功（终止颤动）率为 91%。更近的数据证实儿童室颤应用 2 J/kg 的最初电击能量后终止率低于 60%，说明有效的除颤可能需要更高的除颤能量[83,237-239]。有趣的是，NRCPR 回顾性研究的数据证实 4 J/kg 的初始能量与短期生存率低有关（例如快速从心搏骤停转为自主节律而生存）。虽然已经有五十年的儿科临床除颤的经验，但是最佳的除颤能量仍是未知的。

抗心律失常药物：利多卡因和胺碘酮

VF 患者应用抗心律失常药可避免耽误电击的时机。但是，在电除颤尝试失败后，可以考虑用药增加除颤的有效性。肾上腺素是目前儿科和成人 VF 的一线用药。如果肾上腺素单次用药和随后的重复给药除颤无效，则应该考虑应用利多卡因和胺碘酮。

传统上利多卡因推荐用于电击抵抗的儿童和成人 VF 患者。但是，与安慰剂相比，电击抵抗的室颤患者在院外发生心搏骤停后，仅胺碘酮可以增加患者入院时的生存率[240]。另一项院外 VF 对电击抵抗的研究证实，接受胺碘酮治疗的患者比接受利多卡因治疗的患者有更高的入院时生存率[241]。以上两项研究均不包括儿童。胺碘酮作为抗心律失常药物应用于儿童已有一些经验，再借鉴于相关的成人研究，可以考虑将胺碘酮用于儿科电击抵抗的 VF/VT 的治疗。推荐的剂量是 5 mg/kg，快速静脉注射。没有抗心律失常药物治疗儿科难治性 VF 的比较研究。尽管从成人的研究数据和电生理的机械信息推断胺碘酮可能较适宜用于儿科电击抵抗的 VF 治疗，但最佳的选择仍不明确。

儿科自动胸外除颤仪

自动胸外除颤仪（automated external defibrillators, AEDs）改善了成人室颤的生存率[242-243]。AEDs 推荐用于 8 岁或年龄较大的儿科心搏骤停患者[137,244]。有些数据显示一些类型的 AEDs 能精确诊断各年龄儿童的 VF，但是许多 AEDs 均因为除颤板和能量仅适合成人而受到限制。现已研发出附带有成人 AEDs 中可缓冲能量输出的小型除颤板适配器，使其适用于儿童。需要强调的是，AEDs 诊断运算法则应对于儿科 VF 和 VT 敏感且特异。一些 AEDs 制造商对这些运算法则的敏感性和特异性进行试验以保证 AEDs 合理应用于较小年龄的儿童。

CPR 应何时终止？

诸多因素决定了心搏骤停后患者生存的可能性，其中包括心搏骤停的机制（例如外伤性、窒息性和循环休克的进展）、发生地点（例如医院内或医院外）、反应（例如有目击者或无目击者，有或无目击者 CPR）、潜在的病理生理（例如心肌病、先天性的缺陷、药物毒性或代谢紊乱）以及疾病潜在的可逆性潜力。这些因素在决定终止复苏前均应考虑。传统意义来说，连续 CPR 超出 15min 或需要两个以上治疗剂量的肾上腺素则认为继续进行 CPR 是无效的[245]。可能由于 CPR 质量和复苏后治疗的改善，越来越多的 CPR 超过 15min 和应用两个剂量肾上腺素的住院患者拥有更好的预后[73,76]。之前的描述表明即使进行了长时间的 CPR，ECPR 也有极好的预后潜力[246-250]。相反，过早终止 CPR 意味着彻底放弃和宣布死亡。目前，对何时终止 CPR 这一重要的临床问题仍然没有明确答案。

呼吸系统

结构和功能的发育：年龄相关性呼吸参数

气道和肺泡

肺于妊娠的第 4～8 周开始发育。在这阶段，肺芽已分化出主支气管；在第 6 周所有支气管均可辨认；至第 16 周从气管轴上长出的小气道数已接近成人。当气道发育完全时，终末端气道再塑形并成倍增加而形成一簇大肺泡囊或肺泡雏形，可以进行气体交换。真正的肺泡于出生前后出现，肺泡囊在出生后逐渐变薄，直到出现分隔。

在出生时，婴儿有近 2400 万个肺泡；8 岁时，该数量增加到 3 亿个。此后，肺的进一步发育只是肺泡体积的增大。新生儿肺弹力组织的数量较少，弹力蛋白仅延伸展至肺泡管。弹力蛋白继续延伸至肺泡水平并于 18 岁时达到最大量。在之后的 50 年里，弹力蛋白缓慢减少。肺顺应性与弹力蛋白数量紧密相关。因此，在青春期肺顺应性达到峰值，而在年龄较小或较大时肺顺应性相对较低。直到 5 岁时潮气量范围的气道才闭合。

肺循环

肺动脉主干出现于妊娠第 14 周。到 20 周时，肺循环的分支接近于成人，并且出现表面的侧支血管结构。在胎儿期，动脉与气道和肺泡囊相伴行发育。在妊娠的 9～12 周之间，支气管动脉出现。在妊娠 12 周时，血管壁发育出良好的弹力蛋白层，早在妊娠 14 周时，平滑肌细胞即开始发育。至妊娠 19 周，弹力组织延伸至第七级肺动脉分支，平滑肌细胞也向远端延伸。胎儿动脉的肌化终止在比成人和儿童更近端的水平上。与成人相似大小的血管相比，胎儿肌化的血管管壁更厚。肺动脉血管处于主动收缩状态，直至妊娠末期。研究表明，在羊胚胎中，肺血流在 0.4～0.7 孕程时仅占双心室排血量的 3.5%，在接近足月时

增至 7%。出生后即刻，肺动脉血流增加至接近成年水平。肺静脉系统与肺动脉系统的发育过程相似。肺动脉在出生后持续发育，新动脉随着支气管气道的建立而延伸，直至 19 月龄。其他动脉继续发育，直至 8 岁。随着肺泡体积的增长，肺泡的分支动脉更加精细和复杂。当已存在的动脉直径增大时，动脉结构也发生变化。在出生后的第 1 年，动脉肌层厚度降至成人水平。

生化发育

到妊娠 24 周时，肺泡柱状上皮变平，Ⅰ 型肺泡上皮细胞用以分界和支撑肺泡。较大的 Ⅱ 型肺泡上皮细胞产生和储存表面活性物质。表面活性物质最初出现在妊娠的 23～24 周，在妊娠的最后 10 周其浓度增加[58]。在大约妊娠 36 周时，表面活性物质释放至肺泡内，为胎儿出生后的生存提供了可能性。

呼吸过渡：胎盘到肺

在妊娠大约 24 周时，肺就有能力可以在子宫外进行气体交换。但是，为了保证出生后气体交换充足，出生后即刻必须发生一些重要的循环和机械性改变。通气在出生后数小时开始与灌注相匹配。起初，有肺膨胀不全处的右向左的肺内分流，还有通过肺动脉导管处的左向右分流和部分通过卵圆孔处的右向左的分流。新生儿 PaO_2 为 50～70 mmHg，提示其右向左分流量是正常成人的 3 倍。从胎儿到新生儿呼吸和循环的转变是动态的。出生后，如果暴露于酸中毒、寒冷或低氧血症的环境下，则肺血管床可以持续收缩。肺动脉收缩，未饱和的血液通过卵圆孔和肺动脉导管发生右向左的肺外分流增加，从而减少了肺血流量。这种持续性的肺血管收缩被称为新生儿持续性肺动脉高压或持续性胎儿循环。

呼吸力学

为了通气，呼吸肌必须克服肺的静态弹性作用力和动态抵抗力。这两种反作用力的变化会影响胎儿出生后的肺容量、呼吸节律和呼吸作功。

肺顺应性与年龄

肺的顺应性随着年龄的增长而变化，这是因为肺泡结构、弹力蛋白以及表面活性物质的改变所致。在出生时，肺顺应性低的原因是肺泡雏形的壁较厚和弹力蛋白量较少。表面活性物质不足（如肺透明膜病）进一步降低肺顺应性。在出生后第一年，肺顺应性随肺泡发育和弹力蛋白量的增加而改善。

胸壁

婴儿胸壁有高度的顺应性，因为其肋骨呈软骨样。婴儿盒样形状的胸廓比成人背部扁平的胸廓弹性回缩力小。成人的膈肌和肋间肌有高比例的慢收缩、高氧化能力和不易疲劳的肌纤维。成人 65% 的肋间肌纤维和 60% 膈肌纤维是这种纤维，而新生儿仅有 19% ~ 46% 的肋间肌纤维和 10% ~ 25% 的膈肌纤维为这种纤维 [60]。因此新生儿更容易发生肌肉疲劳，并降低胸壁的稳定性。胸壁良好的顺应性和肺较差的顺应性的净结果是肺泡萎陷伴有低静息肺容量（即功能残气量）。尽管存在肺萎陷的趋势，儿童可通过呼吸急促、喉中断及呼气时肋间肌张力的增加稳定胸廓，以保持较高的动态功能残气量。

上呼吸道

儿童与成人的上呼吸道存在一些解剖上的差异，这影响了他们维持气道通气的能力。小儿喉部位置偏向前和头侧，面罩通气和气管插管的最佳体位是"嗅花位"。颈部过伸易引起气道阻塞。成人气道最狭窄的部分是声门，5 岁以下的儿童气道最狭窄的部分是环状软骨，因为喉的后部较前部更易偏向头侧，导致环状软骨呈椭圆形而不是圆形。5 岁以后，向前的喉头已降至成人水平 [251]。通过小儿声门的气管插管易造成远端气道的缺血损伤 [251]。儿童环状软骨窄，气管软骨柔软，无套囊的 ETT 即可达到良好的密封效果。尽管一些人常规对 5 岁以下的小儿应用带套囊的气管导管，但事实上很少需要 [252]。

闭合容量

肺的弹性回缩力与闭合容量密切相关。闭合容量是终末气道闭合后肺内残余在终末气道外的气体容量。闭合容量大可增加无效腔通气，导致肺不张和右向左的肺血分流。弹力组织有助于保持气道开放，所以小气道的弹力层越厚，非软骨支撑的小气道关闭时肺容量就越少。闭合容量在青春期末较小，而在老人和小儿时相对较大。儿童可通过快速呼吸、经常活动和哭泣来克服高闭合容量和继发性肺不张所致的并发症。对于不活跃的、镇静的或者麻醉的幼儿，高闭合容量成为一个重要问题。

阻力

新生儿有高阻力或低传导率的小气道（传导率 = 1/ 阻力）。小气道的直径在 5 岁前不会明显增加；因此，小儿基础气道阻力高，对导致气道进一步狭窄的

疾病（如平滑肌收缩、气道水肿和炎症）更敏感。这种新生儿和小儿的高气道阻力有助于维持 FRC。

呼吸的控制

新生儿呼吸控制是独特的。低氧最初可短时间地增加通气，随后会发生持续的通气减低。这种反应在早产儿则更加明显，在足月儿出生几周后消失。周期性呼吸常见于小儿，尤其是早产儿，这可能与延髓呼吸中枢发育不全有关。

氧气运输：氧摄入和释放

胎儿血红蛋白 2,3- 二磷酸甘油酸浓度低，氧饱和度为 50% 时的氧分压（P50）为 18 mmHg，远低于成人的 27 mmHg。P50 低可使胎儿在低氧分压时携带的氧更多，但在组织中释放氧更难。出生后 3 ~ 6 个月，胎儿血红蛋白被成人的血红蛋白取代。胎儿血红蛋白氧含量增加和血红蛋白浓度增加对胎儿有利，这可保证输送给大脑和心脏的氧含量为每 100ml 血液中含有 20ml 氧气。这种氧含量与成人呼吸室内空气时相同。新生儿的氧耗量在出生时是 6 ~ 8 ml/（kg·min），在出生后 1 年降至 5 ~ 6 ml/（kg·min）。婴儿的通气血流比值下降、胎儿血红蛋白 P50 的降低 [53] 及进行性贫血的特点，造成出生后的数月难以实现足够的氧气输送，婴儿在出生后的 4 ~ 5 个月通过近 250 ml/（kg·min）的高心排血量予以代偿。

呼吸衰竭

呼吸衰竭是指肺不能进行足够的氧合和从肺动脉血排除 CO_2。导致呼吸衰竭的原因有许多，包括环境低氧、肺实质病变和肺血管疾病。完整病史可以表明呼吸功能不全的严重性和长期性，有助于鉴别诊断和确定合适的治疗方案。具体的病案应该包括有无早产史、先前的气道操作、机械通气史、肺以外的其他器官功能障碍和呼吸疾病家族史。详细的喂养史和持续至目前的生长图表可能帮助提供有价值的信息，因为生长迟缓会增加氧气的需求。通常总氧耗的 1% ~ 2% 被用于呼吸。而当呼吸系统存在疾病时，呼吸氧耗可能占总氧耗的 50%。呼吸衰竭的婴儿和儿童经常有肋间和胸骨上的凹陷，提示呼吸作功和氧耗增加。患儿在呼气时发出咕噜声以维持 FRC。大多数婴儿和儿童呼吸急促，这可以通过减少呼气时间帮助维持 FRC。浅快的呼吸比深大呼吸耗能少。呼吸衰竭的婴儿常有口唇、皮肤和黏膜的发绀，但是除非 PaO_2 低于 70 mmHg，否则很难发现皮肤颜色变化。应注意观察胸部呼吸运动

的对称性。呼吸运动异常可能说明气胸或支气管阻塞。由于小儿胸廓小，声音容易从一侧肺传递到另一侧肺，即使存在气胸，呼吸音也可能是正常的。腹部膨隆会显著地阻碍婴儿和低龄儿童的呼吸运动。

呼吸功能监测

动脉血气可直接监测血中氧分压，是测量氧合的金标准。氧合血红蛋白百分比可直接测量也可通过 PaO_2、pH 值、$PaCO_2$ 及温度计算。静脉和毛细血管血气不能预测动脉血氧分压。动脉置管在小儿重症监护病房的应用逐渐减少。脉搏血氧仪的应用已十分广泛。当饱和度低于 97% 时，脉搏血氧仪能连续评估动脉氧饱和度；这与氧解离曲线的形状相关。脉搏血氧仪通过光的至少两个波长穿过患者并以光的吸光度变化进行比较来得到氧饱和度。饱和度在 91% ~ 97% 的范围内，脉搏血氧计读数比测定的动脉血氧饱和度高约 1%[253]。然而，饱和度在 76% ~ 90% 的范围内，脉搏血氧计读数高于动脉血氧饱和度测量值约 5%，可信区间也增宽[253]。当使用传感器的肢体末端血流灌注减少时脉搏血氧仪读数不准确。最后，大多数脉搏血氧仪对高铁血红蛋白和碳氧血红蛋白等异常血红蛋白检测并不特异，在这些情况下会出现错误结果。

$PaCO_2$ 可用作判断通气是否充足的指标。尽管从毛细血管或静脉血液获得的 $PaCO_2$ 也能提供有价值的信息，但是 ABGs 分析依然是金标准。从 CO_2 描计仪或经皮 CO_2 监测（TCOM）可以获得 CO_2 的连续信息，这与脉搏血氧仪类似。CO_2 监测仪波形显示呼出的 CO_2 可以基于任一时间或体积。基于时间的 CO_2 浓度监测仪更为常见。CO_2 分析仪分为吸气系统和非吸气系统。吸气系统从通气回路采集样本进行 CO_2 检测。非吸气系统需要在呼吸机回路中放置呼气盒。系统采用红外光源和检测器进行呼出二氧化碳的测量。从 CO_2 浓度监测仪可以得到很多数据，包括呼气末 CO_2（end-tital CO_2，$ETCO_2$）值、呼气频率、无效腔、心排血量以及气道阻塞的情况。

基于时间的 CO_2 描计仪检测到的斜率平台常低于 $PaCO_2$。$ETCO_2$ 增加可能意味着通气的改变，必须要进行分析。对于拥有健康肺的成人来说，$ETCO_2$ 与 $PaCO_2$ 之间的梯度通常为 2 ~ 5mmHg。当无效腔增加、肺血管异常、心排血量减少以及肺过度扩张时，$ETCO_2$ 与 $PaCO_2$ 之间的梯度将增加。CO_2 描计仪得到的 $ETCO_2$ 在临床上可根据肺泡无效腔分数（alvolar dead space fraction，AVDSf）计算近似的肺泡无效腔。$AVDSf = (PaCO_2 − PetCO_2) / PaCO_2$。AVDSf 是肺泡无

效腔的一个合理指标[254]，Ghuman 等在小儿急性低氧性呼吸衰竭的研究中发现其与死亡率独立相关[255]。可通过基于时间的 CO_2 浓度描计仪产生的波形得到其他有价值的信息。例如呼气相斜率逐渐上升可以提示气道阻塞性疾病。当 ETT 密闭很好时，基于时间的 CO_2 描计仪对于较慢频率的呼吸检测更加准确。

容积 CO_2 描计仪记录的是 CO_2 浓度而不是呼出容积，并且作为一种部件逐渐在一些呼吸机中出现，也可以使用独立的监护设备。容积 CO_2 描计仪提供了计算无效腔的直接信息。临床上容积 CO_2 描计仪在设置最佳 PEEP 方面很有用处。这样设置的 PEEP 既可使肺泡复张以改善氧合，又会降低无效腔而不导致过度扩张。容积 CO_2 描计仪也可以用来验证支气管扩张剂治疗的反应。

在某些情况下，使用 TCOM 可以提供连续的通气测量，如高频通气。TCOM 模块加热传感器下方的皮肤使毛细血管床扩张，CO_2 穿过皮肤的扩散增加。随后扩散的 CO_2 即可被检测。首次设置 TCOM 时应当根据毛细血管或动脉血气进行校准。校正后的刻度随着时间的推移会出现漂移，但新的模块也提高了稳定性。

用或不用呼吸机的呼吸作功可通过计算压力速率乘积（pressure-rate product，PRP）来获得。压力通过植入球囊导管至食管远端三分之一来测量，这个压力也可以用来等同于胸膜压力。PRP 是食管压力的变化（Pes）与呼吸频率（RR）的乘积。$PRP = Pes × RR$。PRP 已经成为研究中测量呼吸作功的客观方法，已经应用于以下方面：应用 PEEP[256] 时拔管前后作功和梗阻性气道疾病时的作功[257]、评估吸气负荷增加的情况[258]、经鼻套管高流量通气的有效性评估[259]。一些呼吸机可以测量食管压力，或者可以用独立的装置测量食管压力。除了计算 PRP，在测量跨肺压时食管压力也是非常重要的。很多成人研究逐步证实了根据跨肺压逐步调整 ARDS 患者通气参数的益处[260-262]。跨肺压对一些肥胖并且需要机械通气的呼吸衰竭患者特别有益[263]，因为这些患者胸壁顺应性的降低可能会使临床医师限制呼吸机的压力。

呼吸时相或腹胸运动之间的同步性可以通过呼吸感应体积描记法测量（respiratory inductance plethysmography，RIP）。这种无创性方法通过放置在腹部和胸部的弹性带进行测量。腹部和胸部的运动改变弹性带上微电极的电感。腹部相对于胸部的运动可以通过图形或相位角呈现或测量出来。当存在呼吸受阻时，如上呼吸道阻塞，腹部和胸壁的运动就会出现滞后，相位角增加。RIP 获得的相位角是上气道阻塞程度的客观指标[258,264]，并且可以用于评估治疗的有效性[265-266]。这是一个研究上呼吸道阻塞病因和疗效非常有价值的工具，而临床医师则在该过程中存在越来越多的观察者

之间的差异 [267]。RIP 可以使用独立设备进行方便的测量，在未来的儿科研究中可能有更突出的作用。

可以通过呼吸肺量测定法获得接受机械通气患者呼吸作功的信息。肺量测定可显示流速 - 容量环、压力 - 容量环以及流速 - 时间、压力 - 时间和容量 - 时间曲线图。一些呼吸流速 - 容量环的特征形状可以帮助诊断各种呼吸疾病。流速 - 容量曲线呼气部分典型的挖空表现是梗阻性肺疾病的特点。呼吸机上的压力 - 容量环可以指导增加 PEEP 使可能发生肺不张的肺组织恢复，这在图形上显示为吸气曲线上低位拐点。曲线从平台区移动到最大顺应区表示在压力变化给定的情况下的最大容量变化。如果吸气压力或容量过大，压力容量环出现高位拐点，提示肺过度膨胀。过度膨胀的压力 - 容量曲线形状似鸟嘴，此时应减少呼吸机的设置。

鼻咽、颈部和胸部的放射性检查评估对呼吸功能障碍的病因和病情严重程度提供有价值的信息。对于不合作的患儿，采用 X 线透视检查能够评估气道和膈肌运动。动脉血气分析是气体交换是否充足的指标。PaO_2 有助于计算肺泡 / 动脉氧分压差（A-a 梯度）以及计算右向左的肺内分流。动脉血中 CO_2 的清除是反映肺功能的另一个指标。CO_2 的清除不足提示肺内血流分布不均，尤其是无效腔增加。

脐动脉置管是在新生儿中常用的技术，通过导管能够获得动脉血并能持续测量动脉血压。导管易于置入和保留 [268]。留置导管的前端应位于或高于主动脉分叉水平，且在肾动脉水平以下（L_2）。一旦患儿状态稳定，应置入外周动脉导管，并拔除脐动脉导管。所有动脉置管均会增加远端血栓疾病的风险。必须小心冲洗动脉导管，以预防形成脑或心脏栓子。正确置入和保留动脉导管的情况下极少发生严重并发症。尽管长时间置管的动脉可能会堵塞，但在短时间内会再通。

新生儿呼吸衰竭

呼吸衰竭的原因在一定程度上取决于患儿发病的年龄（也可参见第 103 章）。新生儿呼吸衰竭常常是由于肺和肺血管的先天性异常和未成熟所致。先天性异常包括气道畸形、肺或肺外器官发育不全以及肺血管畸形。未成熟情况包括早产儿窒息、肺透明膜病及肺表面活性物质产生和分泌异常。在围产期新生儿易患感染和应激。持续肺动脉高压能够并发新生儿肺和肺外疾病。新生儿呼吸衰竭的重要原因见表 95-5。许多

表 95-5　新生儿呼吸窘迫的原因

位置	先天异常	发育不成熟	特殊的新生儿应激
呼吸控制损害	中枢神经系统发育不全 Ondine's curse 综合征	早产儿窒息 颅内出血	药物毒性 脓毒症 中枢神经系统感染 癫痫
神经肌肉疾病	先天性肌病		高位颈髓损伤
结构损伤	胸廓畸形 肺发育不全 膈疝 Potter 综合征 腹部功能障碍 腹裂畸形 脐突出		严重的腹部膨隆 气胸或其他渗漏
气道阻塞	后鼻孔闭锁		大量胎便吸入
上呼吸道	Pierre Robin 综合征 喉蹼 / 裂 先天性气管 / 喉狭窄 喉返神经麻痹 血管瘤 淋巴瘤		继发于脊髓发育不良的声带麻痹
下呼吸道	气管食管瘘 肺叶气肿		胎便 / 血液吸入
肺泡疾病		呼吸窘迫综合征	支气管肺发育不良

疾病可以引起较大儿童的呼吸衰竭（框 95-2）。无论病因如何，呼吸衰竭可分为：肺组织正常的小儿低通气综合征，原发性肺泡或间质异常及梗阻性气道病变。

肺组织正常的小儿低通气综合征

导致低通气的原因包括神经肌肉疾病、中枢性低通气和肺扩张的结构性或解剖性损害（即上气道阻塞和严重腹胀）。这些临床病症的特征为肺膨胀不全、继发性肺不张、肺内右向左分流和低氧血症。肺不张及其所致的功能残气量下降能够增加呼吸作功。儿童对呼吸作功增加和肺容量低的反应是呼吸频率加快伴有潮气量减少。这种呼吸方式最终增加肺不张和肺内分流。因此，肺组织结构正常但伴有低通气综合征的小儿表现为呼吸浅快、小潮气量、呼吸作功增加和发绀。胸片显示肺容量小、粟粒状肺不张或肺叶不张。正压通气（IPPV）和呼气末正压通气（PEEP）可使肺复张，迅速扭转其病理过程。

原发性肺泡或间质异常

肺本身疾病包括肺泡疾病或肺间质疾病，因降低肺顺应性和增加气道闭合而影响肺功能，导致肺不张和呼吸作功增加。肺间质纤维化或肺泡水肿或炎症使肺顺应性下降。在僵硬的肺中，需要更大的胸腔内负压来增加空气流动，从而增加呼吸作功和患气胸的风险。

梗阻性气道病变

气道梗阻可以是外源性的，也可以是内源性的。内源性小气道梗阻常见于毛细支气管炎、支气管肺炎、哮喘和支气管肺发育不良（BPD）。气道阻塞使传导下降或阻力上升，进而增加呼吸作功。部分气道梗阻对呼出气流的阻碍多于吸入，因此导致肺内气体增多或局部肺气肿。完全的气道梗阻导致肺不张和肺内右向左分流。小气道疾病通常有气道完全和部分梗阻、肺不张和肺过度扩张的混合影像。肺不张区域导致肺内右向左分流，过度扩张区域增加无效腔。如果全肺过度扩张，则肺顺应性下降、呼吸作功增加。临床和胸片表现为不同程度的肺不张和过度扩张。总之，各种原因引起的呼吸衰竭其病理生理过程均相似，即肺不张与低功能残气量伴肺内右向左分流和（或）肺泡过度扩张伴无效腔增加与 CO_2 清除下降。所有类型的呼吸功能不全有关的呼吸作功增加均能导致疲劳和呼吸节律性改变，进一步使初始的进程复杂化。如果没有及时发现并治疗较小患儿的呼吸作功增加，则可导致

框 95-2 儿童呼吸衰竭的原因	
1. 呼吸控制受损 　• 脑外伤 　• 颅内血肿 　• 继发于肿瘤、水肿、脑积水和 Reye 综合征的颅内压增高 　• 中枢神经系统感染 　• 药物中毒 　• 癫痫持续状态 2. 神经肌肉疾病 　• 高位颈髓损伤 　• 小儿麻痹症 　• 吉兰 - 巴雷综合征 　• 神经退行性疾病（例如，Werdnig-Hoffman 综合征） 　• 肌肉营养不良和肌肉病变 　• 重症肌无力 　• 肉毒素中毒 　• 破伤风 　• 膈神经损伤 3. 结构损伤 　• 严重的脊柱后凸 　• 连枷胸 　• 胸廓内肿瘤 　• 气胸或纵隔气肿 　• 大量的胸腔积液、血胸和脓胸 　• 严重的腹部膨隆 　• 严重的肥胖（pickwickian 综合征）	4. 气道阻塞 　• 上呼吸道 　• 先天畸形 　• 肿瘤，内部或外部的 　• 会厌炎 　• 喉炎（喉气管支气管炎） 　• 异物 　• 插管后水肿，肉芽组织或瘢痕 　• 声带麻痹 　• 烧伤 　• 血管环 　• 下呼吸道 　• 哮喘 　• 细支气管炎 　• 异物 　• 肺叶气肿 　• 囊肿性纤维化 5. 肺泡疾病，肺炎 　• 感染：细菌、病毒、真菌、肺囊虫 　• 化学性：吸入、碳氢化合物、烟尘吸入 　• 肺水肿：心源的、淹溺、毛细血管渗漏综合征 6. 大量的肺不张 7. 氧中毒 8. 肺紊乱 9. 肺出血

呼吸暂停、缺氧和心搏骤停。

呼 吸 治 疗

经鼻导管或者面罩吸氧等一些方法可增加吸入氧浓度（fraction of inspired oxygen, FiO$_2$）。鼻导管吸氧氧气流量达 5L/min 时，FiO$_2$ 升高达 40%，然而，这种高速的气流会使患者产生不适感。在吸氧过程中，由于室内空气夹带在鼻导管周围，鼻导管的方法不能使 FiO$_2$ 进一步增加。值得注意的是，患者的体积大小与每次呼吸的吸气量密切相关。患者体型越大，经导管的吸气量越多，夹带室内空气量更多，相反，患者体型越小，呼吸过程夹带的空气越少，这对 FiO$_2$ 的影响很大。

应用合适的面罩辅助呼吸可进一步增加 FiO$_2$。相对于没有开孔的非循环呼吸面罩而言，带开孔的 Venturi 面罩或者简易面罩可以允许挟带更多的室内空气。采用连接氧贮存器和单向阀的非循环呼吸式面罩辅助呼吸时，可使 FiO$_2$ 接近 1。在儿科病房患有呼吸窘迫的患儿可能暂时需要一个高流量非循环呼吸式面罩辅助呼吸。如果症状无明显改善，需要立即采取干预措施，将患儿转移至 PICU。非循环呼吸式面罩系统可湿化，改善患儿的不适感，但无法提供正压通气。

高流量湿化的鼻导管（high-flow humidified nasal cannula, HFHNC）供氧可以提供更高的 FiO$_2$，相对于标准鼻导管，患儿更容易耐受。HFHNC 中的气体加热至体温水平，采用水蒸气几乎完全湿化。HFHNC 可以向患儿输送高达 10L/min 的流量。Rubin 等[259]研究发现具有较高流量的 HFHNC 可明显减少危重患儿的呼吸作功，这种供氧方式已经应用于细支气管炎患者的支持治疗[269-270]。然而，尚不清楚 HFHNC 的显著益处是由于洗出气道内 CO_2 还是来自产生的正压。较高的气体流速有可能引起潜在并发症。Hegde 等曾报道在 3 例患者中发生空气渗漏综合征[271]。随着 HFHNC 应用的普及，也许会发现更多潜在的问题。考虑到 HFHNC 的 FiO$_2$ 可以达到 1.0，在急诊室和 ICU 病房的应用受到限制，因为高强度的呼吸支持可掩盖呼吸窘迫的严重程度。

无创通气可以通过持续气道正压通气（continuous positive airway pressure, CPAP）或双水平正压通气（bilevel positive airway pressure, BiPAP）方法实现。这需要借助紧密的鼻或面罩进行气道正压通气。大多数新型的呼吸机都可提供这种治疗措施，但特异的独立式 BiPAP 呼吸机应用更广泛。BiPAP 治疗最适合于短期应用及应用于具有咳嗽和保护气道能力的患者。因为触发背景频率的设定，患者并不是每次都能够触发

呼吸。如果患者完全依赖于呼吸机设置的速率，则应该考虑气管插管。由 BiPAP 转换为气管插管的其他适应证包括：持续佩戴面罩引起的面部组织受压损伤、BiPAP 辅助呼吸期间患者不能经口进食需要接受肠内营养以及需在 BiPAP 上增加压力设置。

CPAP 通过提供气道压力、降低肺不张、减小无效腔及改善通气／血流平衡的方法，来减少患者的呼吸作功。CPAP 初始压力一般为 4～6mmHg，然后按需要和患者的耐受程度增加。考虑到气道正压通气会给患者带来不适感，应从较低的压力开始，逐渐增加通气压力，使患者逐渐适应。即使患者最终接受 BiPAP 治疗，作者通常也会先给予患者数分钟的 CPAP。BiPAP 的呼气压起始值也为 4～6mmHg，而吸气压比设定的呼气压通常高出 4～6mmHg。吸气流量上升时间、吸气和呼气压力均可调整。所有这些变化都有助于患者耐受治疗。在有紧闭密封圈的情况下，FiO$_2$ 可达到 1.0。使用全面罩辅助呼吸会增加呕吐患者误吸的风险。BiPAP 疗法目前已被用于哮喘持续发作的患者[272-273]，为其提供一个更为有效的输送雾化药品的途径。根据目前指南的推荐，BiPAP 呼吸疗法的适应证越来越广[274-275]。BiPAP 呼吸疗法也可以用于慢性呼吸衰竭的患者，如中枢性通气不足或限制性肺疾病的患者。这些患者可以在家接受这种疗法。

应仔细选择 ETT 的尺寸，2 岁以上小儿的 ETT 尺寸计算公式为：（年龄 + 16）/4。此公式可提供适当尺寸的 ETT 内径。合适的大小应该是当正压通气的压力在 20～30cmH$_2$O 时会有轻微漏气。尺寸过大的 ETT 会导致患儿永久性咽喉或声门下严重损害，尤其存在上呼吸道炎症如喉气管支气管炎等情况时。由于小儿的气管软骨软，声门相对狭窄，无套囊 ETT 用于 5 岁以下的小儿一般不会漏气。然而，如果患者患有肺部疾病需要高压通气时，带套囊的气管导管更为适宜。小套囊 ETT 经常应用于 ICU 的小儿患者中[252]，但应注意确保正压通气在 25～30cmH$_2$O 有轻微漏气。套囊导管通常会消除 ETT 周围漏气，但套囊过度充气可阻断静脉血流并损伤气道。到目前为止，尚无较小患儿长期应于套囊导管的安全性资料。

气管内插管时，气管导管位置必须准确，胸部起伏对称，腋窝处听诊两肺呼吸音相同。电子或比色的 CO_2 监测设备可以帮助确认 ETT 是在气管还是在食管内[276]。如果 ETT 双线处于声带的水平，表明位置正确。另一种正确放置 ETT 位置的方法是将 ETT 继续推进使它进入右主支气管，然后在左腋下听呼吸音，此时，左侧的呼吸音消失。缓慢回撤 ETT，当左侧呼吸音可闻及时，根据患儿的体积大小，继续回撤 1～

2cm。当两侧呼吸音相同时，固定导管。从胸片看，ETT 的尖端应该位于声带和隆嵴之间。在小儿，隆嵴和声带之间的间距很短。因此，稍不注意就可将 ETT 放置在主支气管。小儿头颈部屈曲会使气管导管位置滑入更深；而头颈部的拉伸使气管导管向声带移位。转动头部偏向一侧可能使 ETT 接触到气管壁，进而阻塞 ETT 前端，引起 CO_2 潴留和（或）低氧血症。小儿可以在气管造口前将气管导管留置 2 周以上，这是由于适当的气道湿化以及支气管吸引、监测（SaO_2）、护理等技术的提高，使较长时间留置气管内插管成为可能。带管患儿必须严密监护，以防分泌物阻塞管腔和导管意外脱出或滑入主支气管。在新生儿，带有 Murphy 孔比无 Murphy 孔的气管导管更易被分泌物阻塞。Murphy 孔接近 ETT 末端。一旦 ETT 进入主支气管，婴儿不可能通过 Murphy 孔进行有效呼吸。由于 ETT 与主支气管的大小几乎相同，婴儿不可能通过导管周围呼吸。因此带有 Murphy 孔的气管导管是危险的，可能不宜用于较小的婴儿。气管造口的适应证是：患儿需要长期保持人工气道进行机械通气和气管内吸引分泌物或绕过上气道梗阻。在形成满意的造口通道前，气管造口导管意外脱出会威胁患儿的生命。气管造口后 72 h 内，经造口处重新插管相当困难，可能造成假性通道，从而不能通气，引起气道梗阻、纵隔气肿和气胸等并发症。

相对于无创通气而言，气管插管及机械通气可显著提高气道压力并使 FiO_2 达到 1.0。机械通气的模式会因地域的不同而改变，但在 PICU，压力控制通气的应用多于容量控制通气。应用压力控制通气时，压力恒定，而潮气量随着肺顺应性的变化而变化。而应用容量控制通气时，潮气量恒定，压力则随肺顺应性的变化而变化。以上是儿科 ICU 中两种主要的机械通气方式。对于大多数肺顺应性良好行气管插管的患儿而言，以上两种通气模式之间差异不大。而那些肺顺应性较差的患儿，压力控制通气的一个潜在优点是大多数呼吸机可降低吸气流速，导致吸气的早期气流速度最大，达到压力峰值时减速到零。与容量控制模式相比，产生相同的潮气量时，压力控制模式产生的气道峰压较低。

现代化呼吸机上附加的通气模式可能有利于肺损伤患者的使用。虽然呼吸机制造商不同，模式名称之间也存在一定的差异，但是大部分呼吸机上带有一种通气模式，既保证一定的目标潮气量，又能将压力降至治疗所需的最低压力，该模式定义为压力调节的容量控制和容量保障。这些模式可以减少所用的压力，在患者充分镇静或者不存在呼吸机抵抗的条件下充分发挥效果。

气道压力释放通气（airway pressure-release ventilation, APRV）是一种新型的机械通气模式，仅有几个中心在使用。该模式在儿科领域的研究较少[277-279]，其优点和局限性仍需进一步探讨。Maquet 公司（Rastatt, Germany）研发的 Servo-i 呼吸机可实现一种新型激发呼吸机同步的方法——神经调节辅助通气（neurally adjusted ventilator assist, NAVA）。该方法通过一个小的食管探头去感知膈肌的电活动，并通过此电活动与呼吸机同步。一些研究证实，这种改良的触发活动可能具有提高患儿舒适度、降低呼吸机设置并增加分钟通气量等优点[280-281]。APRV 实质上是一种短暂的、间歇性释放并带有自主呼吸功能的 CPAP。高 CPAP 水平（P_{high}）有利于肺泡复张和延长氧合时间（T_{high}），而定时释放到低压（P_{low}）可使呼气及 CO_2 清除的阻力达到最小化。此外，由于患儿随时都可以进行自主呼吸，因此 P_{high} 和 P_{low} 都可以改善肺力学和气体交换。APRV 不同于其他的通气模式，因为它间歇性减少气道压力而不是增加气道压力维持通气过程中肺开放。因此，释放时间（T_{low}）不应太短，这样才有足够的潮气量（6~8 ml/kg），但也不应过长以避免肺泡萎陷和肺萎陷性损伤。综上所述，APRV 通气模式的控制参数包括 P_{high}、T_{high}、P_{low}、T_{low} 以及 FiO_2。根据成年患者应用建议来看，APRV 通气模式在儿科患者中应用受限[282]。P_{low} 初始设置为零。P_{high} 有几种设施方法，如设置为平台压力或 75% 峰值吸气压力。然而，由常规通气模式转换到该模式时，P_{high} 的设定值通常根据 mP_{AW} 压力大小确定，计算方法如下：（P_{high} × T_{high}）+（P_{low} × T_{low}）/（T_{high} + T_{low}），此处 mP_{AW} 设定值通常比传统 mP_{AW} 高 2~3 cmH_2O。设定 T_{high} 和 T_{low} 之前，首先应该根据患儿的年龄确定呼吸频率范围，计算出一个周期的总时间，例如呼吸频率为 20 次 / 分，一个周期的总时间为 3 s。T_{high} 等于一个周期的总时间减去 0.2~0.6s 的 T_{low}（起始设置为 0.4s），即一个周期的总时间 3 s 可分为 2.6 s 的 T_{high} 和 0.4 s 的 T_{low}，或者，总的循环数（呼吸频率）=60s/（T_{high} + T_{low}）。转换到 APRV，和转换到高频振荡通气（HFOV）一样，都需要时间使肺充分复张。如果患者治疗几个小时后仍有严重低氧血症，可通过增加 T_{high} 促进氧合作用。一旦完成设置，P_{low} 和 T_{low} 通常不需要再调整，然而，肺顺应性改善后，可引起 P_{high} 降低和 T_{high} 升高，目的是使患者达到 5~6cmH_2O 的持续 CPAP，以利于拔出气管导管。APRV 可能优于其他先进的机械通气模式，因为可以允许患儿的整个通气周期有自主呼吸能力，可以改善呼吸力学和减少镇静剂及神经肌肉阻滞药物的使用。然而，一些学者们认为，与 HFOV 相比，APRV 通气引起气道释放过程中肺泡反复塌陷的发生率更高，导致更严重的肺萎陷伤 [279,283]。

高频通气是一种通气频率远高于正常生理呼吸频率的机械通气方法。在保证分钟通气量的前提下，这种通气模式可减小潮气量。在几种模式中最常用于儿科的是 HFOV。Lunkenheimer 于 1972 对 HFOV 进行了首次描述 [284]，这种类型的呼吸机通过一个活塞连接到半硬式连接管，继而与气管内插管相连接。该回路可达到一个目标气道压。然后活塞以每分钟 840 次的频率摆动，产生小的正负压，由此形成呼吸周期。该方法产生的平均气道压力比常规机械通气高，这可以预防肺不张，并可以预防每个呼吸周期中开放和关闭肺泡产生的剪切力。FiO_2 的设置与传统呼吸机相同。活塞的振动频率在 6 ~ 14 赫兹 [赫兹（Hz）=1 周期/秒，6 赫兹 =360 次/分] 之间进行调整以排出 CO_2。呼吸机的振幅是活塞每次移动的距离，这些移动通过导管产生小幅度的呼吸。有关 HFOV 中气体传输方式机制的假说有几种，但目前尚无一种假说得到确实证明。潮气量取决于患者肺的顺应性、ETT 尺寸、装置频率以及振幅。潮气量与频率成反比：VCO_2= 呼吸频率 × 潮气量（VT）[2]。从常规模式的通气转换成 HFOV 时，调整初始功率设置（简称 ΔP、功率或振幅）至可见到从锁骨到腹部或骨盆的胸壁"摆动"。在 HFOV 开始前将平均气道压（mean airway pressure，mP_{AW}）最初值比常规通气模式中最后的 mP_{AW} 高将近 5 cmH_2O 的压力。一般来说，HFOV 的潮气量略高于功能残气量；然而，事实上是很难测量真实的潮气量并提供精确的"最优"的肺容积。临床上，以每次升高 1 ~ 2 cmH_2O 压力的方法逐渐提高平均气道压（mP_{AW}）直到氧合改善、FiO_2 降到低于 0.60，以避免氧中毒。在逐渐提高 mPAW 的过程中，用胸部 X 线进行评估。在胸片上观察到肺上下超过 9 个后肋或使一侧横膈膜变平即可视为过度伸张或者过度膨胀。初始设置频率，以赫兹为单位进行度量，见表 95-6。HFOV 是唯一一种主动呼气的通气模式。尽管一定程度的允许性高碳酸血症可以存在，但是如果高碳酸血症导致严重的呼吸性酸中毒和内环境紊乱，HFOV 可通过几个途径提高分钟通气量。首先，应为患儿吸痰。HFOV 的一个缺点是缺乏自主通气和足够的气道清理能力，因此，内吸（在不会造成呼吸道塌陷的情况下）的使用可确保气道、气管导管通畅，利于肺复张。其次，提高 ΔP/ 振幅，使肺最大限度的复张，增加每分通气量。再次，频率（Hz）可以慢慢下降，提高肺复张和增加分钟通气量。最后，ETT 套囊放气，这样可

表 95-6　高频振荡通气的起始频率设置

患者体重（kg）	起始频率设置（Hz）
<2	15
2 ~ 15	10
16 ~ 20	8
21 ~ 30	7
31 ~ 50	6
>50	5

使 CO_2 从 ETT 周围扩散。HFOV 的缺点：无法进行部分通气支持；增加了镇静和肌松的要求；由于 mP_{AW} 较高会对心肺功能产生影响，阻碍静脉回流；假如通路因吸痰而断开，复张的肺泡可能再次塌陷。

HFOV 一直用于儿科急性肺损伤（ALI）和急性呼吸窘迫综合征（ARDS）的抢救。Arnold 等 [285] 于 1994 年出版的刊物是唯一关于 HFOV 的多中心随机试验。该研究表明，在 30 天之内 HFOV 组更少使用辅助吸氧。此外有其他的儿科研究如 Babbitt 等的单中心回顾性研究 [286] 也显示 HFOV 具有积极的作用。许多关于儿科领域 HFOV 的研究证实，在一些死亡率较高的疾病进程中，HFOV 作为一种抢救措施可能是改善预后的恰当方法。对于一些患有死亡率非常高的疾病的重症患儿，如免疫缺陷患儿发生 ARDS，HFOV 的应用是决定患儿的存亡的关键环节 [279]。Sud 等 [287] 发表的循证医学（Cochrane）综述，总结了在成人 ARDS 患者的疗效："该系统的研究表明，在治疗 ALI 和 ARDS 方面，HFO 优于现在流行的肺保护性通气策略，具有良好发展前景。"最近发表的成人 OSCILLATE 研究 [288]（The Oscillation of ARDS Treated Early Trial）可能会进一步限制 HFOV 的使用。在 548 例患者入组后，这项多中心随机对照试验提前终止。HFOV 组的院内死亡率为 47%，而常规通气组的死亡率为 35%。目前还不清楚在儿科患者中是否也会出现这些结果，毕竟儿科患者疾病的进展过程和身体条件与成年人是十分不同的。由于此项研究的结果，是否能促使人们在儿科进行多中心的 HFOV 试验尚不清楚。有可能 HFOV 在儿科领域有其他适应证，如漏气综合征或先天性膈疝。

高频冲击通气（high-frequency percussive ventilation，HFPV）将设定的潮量呼吸频率叠加在传统的呼吸频率上。HFPV 作为一种通气模式允许肺以渐进的

方式逐步膨胀达到一个目标峰值压力，同时还允许在预设的较低的压力下进行被动呼气。HFPV 已在吸入性肺损伤的人群中取得了良好的效果，因其能够安全地进行氧合和持续以气体驱动高频冲击的方式通气，有助于清理气道异物[289-292]。这些特性使该方法特别适合于发生急性呼吸衰竭的患儿改善氧合和通气，实施肺保护策略[293]。

急性肺损伤和急性呼吸窘迫综合征

1994 年欧美联席会议[294]提出诊断 ARDS 的临床标准，该标准被广泛应用于研究以确定疾病的相同严重程度，然后探讨各种治疗方案对相同病情的治疗效果。最近对 ARDS 的诊断标准进行了修订，即大家所知的柏林标准[295-296]。该标准中，ARDS 依据缺氧程度被分成三个相互独立的类型。轻度：PEEP 大于 5 时，$PaO_2/FiO_2=201 \sim 300$；中度：PEEP>5 时，$PaO_2/FiO_2=100 \sim 200$；重度：PEEP>10 时，$PaO_2/FiO_2<100$。柏林标准来自于两个大型数据集的一致意见和性能评价标准。柏林标准新增加的部分包括：发病时间、胸片中双肺透光度和不能完全用心力衰竭解释的呼吸衰竭。De Luca 等[297]就柏林标准在儿科领域的可操作性进行了评估，认为其有效性与成人相似。Khemani 等[298]在随附的社论中指出，患者根据此标准得到的诊断与欧美共识标准的诊断相似。该社论还介绍了儿科 ARDS 的其他研究，有一些不同于成人的方面，例如减少动脉穿刺置管的使用。能够充分考虑到儿科 ARDS 独特性的特殊诊断标准还需要深入的探讨。

肺损伤的临床特点可以从轻度、自限性呼吸困难到快速进展的致命性呼吸衰竭。ALI 的临床过程可分四个阶段（见框 95-3）；然而这四个阶段并不是所有患者都要经历，疾病可在任何阶段发生改变。有关肺损伤的严重程度和治疗办法的生化标志物和基因序列的研究还在不断的深入；然而，到目前为止，没有可靠的临床生化标志物或基因组的序列用于预测或靶向治疗。

框 95-3　肺损伤临床进展的四个阶段
1. 胸部 X 线片无异常的呼吸困难和呼吸急促
2. 低氧血症，$PaCO_2$ 正常或降低，24 ~ 48h 内胸片上可见到少量的实变或渗出阴影
3. 达到急性肺损伤的诊断标准：严重动脉低氧血症、肺顺应性下降伴随胸片上双侧特征性的浸润影
4. 双侧大量实变阴影合并持续的低氧血症、无效腔通气增加或 $PaCO_2$ 上升，这种情况通常可达终末期

肺保护策略的原则：降低呼吸机相关的肺损伤

随着肺损伤（肺或肺外损伤）的进展，肺部可分为三个假设的区域（图 95-4）。

1. 严重塌陷，肺泡淹没的区域（依赖区）
2. 伴有肺泡萎陷的可恢复区（过渡区）
3. 正常肺（非依赖区）

机械通气的目的是使过渡区复张进行气体交换、正常的肺组织免受呼吸机相关肺损伤，同时给依赖性塌陷区的肺泡以充分时间从疾病状态（即肺炎、败血症）中恢复。过渡区的恢复和呼吸机相关性肺损伤的预防可通过使用 PEEP 以及限制潮气量和平台期压力来实现。这种潜在的复杂任务可以简化如图 95-5，并定义为肺压力 - 容积曲线原理。随着肺泡气道压力增加，需要一个开放的压力（P_{flex}）来克服气道阻力和肺泡的顺应性（顺应性 $=\Delta V/\Delta P$）。压力低于 P_{flex} 将导致肺泡萎陷，称为肺不张。如果气道压力反复超过 P_{flex}、再低于 P_{flex}，肺泡也将反复开放和塌陷，从而导致壁面受到剪切应力，最终导致损伤或称为不张伤。根据滞后曲线吸气支的上升趋势，当压力增大到一个

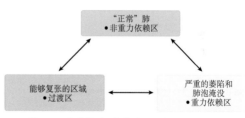

图 95-4　保护性肺通气策略，肺被假定为三个区域

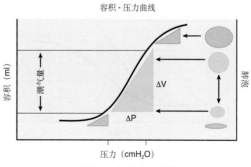

图 95-5　容积 - 压力曲线

点（称为 P_{max}）时，肺泡开始过度扩张。高于 P_{max}，剪切应力再一次导致肺泡损伤，此时称为容积伤。因此，在理论上，我们试图保持潮气量在容积-压力曲线可最大限度改善顺应性的范围内，以使压力高于 P_{flex} 但低于 P_{max}，这个理念称为开放性肺通气。根据 ARDSNet 初步研究，使用低潮气量（6~8 ml/kg）复合 PEEP（开放肺策略）能降低急性呼吸窘迫综合征患儿的发病率和死亡率（图95-6）[299]。然而，随着肺损伤向肺部正常区和过渡区的蔓延，容积-压力曲线会因肺顺应性的下降而向右移动，治疗窗因此而缩小，同时还需要增加 PEEP，导致需要更高的平均气道压力维持正常区和过渡区肺的膨胀（图95-7）。

肺保护策略试图通过抑制容积伤、气压伤、剪切力损伤、氧中毒和生物性损害减少呼吸机相关肺损伤（图95-8）。尽管在 ARDS Net 最初的研究中使用常规对照组，但是目前使用 6~8 ml/kg 低潮气量已成为一种治疗标准。PEEP 的优势包括增加功能残气量、改善呼吸顺应性、改善通气/血流比例失调和使肺水再分配。PEEP 最终目标是改善动脉氧合。最近多项研究中均认可了低潮气量的使用，但是在这些试验中的关于 PEEP 的使用却存在很大争议。动物模型显示略高于 P_{flex} 的 PEEP 可把肺损伤和炎症反应降低到最小[300]。临床上难以测定肺泡开放压力的临界值。因此，大多数临床医师最初采用最低限度的扩张方法，将 PEEP 设置在 5~9 cmH$_2$O 之间，如果肺损伤加重、低氧血症恶化，可增加 PEEP，进而增加平台期压力，促进复张。这些方法通常保持平台期压力值应低于 30~35 cmH$_2$O。这些策略并没有表现出降低死亡率的作用，但是却可以改善其他预后[301]。对于出现 ARDS 的患者有更多精确方法确定最佳 PEEP 值，如根据动态顺应性或静态压力-容积环逐步调整以明确临界开放压力。其他方法包括根据动态顺应性或静态压力-容积曲线进行调整。值得注意的是，PEEP 促使肺复张的同时胸腔内压力也会升高，可能减少静脉回流，抑制心排血量。因此，尽管改善了氧合，而氧气向重要器官的输送却可能会受到影响。

平台期气道压力

平台期气道压力持续大于 35 cmH$_2$O 能导致气压伤：气胸、纵隔气肿和皮下气肿。为了防止气压伤，在分钟通气不足时可允许 PaCO$_2$ 增加。只要患者能够耐受酸中毒、肾脏通过潴留的 HCO$_3^-$ 可以进行缓冲，如果并存疾病无相关禁忌证，就能接受允许性高碳酸血症。

部分通气支持

要预防膈肌的神经肌肉阻滞和麻痹，在机械通气期间允许存在自主呼吸。部分通气支持可以促进肺泡

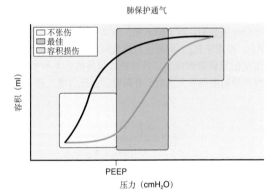

图95-6 保护性肺通气策略。PEEP，呼气末正压通气

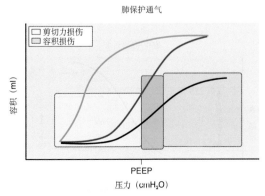

图95-7 肺顺应性降低时的肺保护通气。PEEP，呼气末正压通气

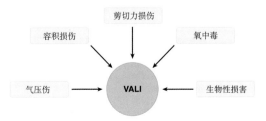

图95-8 呼吸机相关性肺损伤原理

复张、改善通气 / 血流比（V/Q）的失衡、增加静脉回流和心排血量，有利于尽早脱机。预防神经肌肉麻痹还能减少对镇静的需要。

急性呼吸窘迫综合征的辅助治疗

俯卧位

俯卧位可改善 ARDS 患者的氧合，并已安全地应用于儿科患者（见第 41 章）。对于某些患者，俯卧位可促进肺复张。患者的选择和俯卧位治疗持续的时间尚不能确定，然而，在肺损伤后早期俯卧位治疗可能对一部分患儿有效，对于那些立即可见到效果的患儿可能会从长期的俯卧位治疗中获益[302]。Guerin 等[303]对患有严重 ARDS 的成年患者进行了一个多中心前瞻性随机对照实验（prospective randomized control trial of patients with severe ARDS, PROSEVA），实验表明早期（稳定后 12 ~ 24 h 内）实施俯卧位治疗，每天持续几个小时（连续 16h），共进行 28 天可显著降低 28 天和 90 天的死亡率[303]。虽然俯卧位治疗可改善氧合，但其在儿科治疗中是否会影响死亡率尚未可知。对有脑损伤和低氧血症进行性加重的患儿，在监测颅内压的前提下可尝试俯卧位治疗[304-305]。

表面活性物质的治疗

给予外源性肺表面活性物质是治疗新生儿呼吸窘迫综合征（respiratory distress syndrome, RDS）的标准疗法；然而，肺表面活性物质治疗 ALI 和 ARDS 的效果并不确定。给予外源性肺表面活性物质（卡尔法坦）后，氧合立即得到改善，生存率也呈提高的趋势；然而，在最近的一项随机对照试验中，Willson 等[306]发现与安慰剂相比，给予肺表面活性物质并不能改善预后。临床医师仍然觉得可能有一类特定的患儿（即溺水者）可以从外源性表面活性物质的使用中获益。关于患者的选择、使用的时机及可联合的其他疗法用于 ALI/ARDS 治疗的研究正在进行。

一氧化氮

吸入一氧化氮（inhaled nitric oxide, iNO）作为一种选择性肺血管扩张剂能改善 V/Q 比失衡、降低肺动脉高压并减少右心室作功（见第 104 章）。NO 使 cGMP 上调，使平滑肌松弛和肺小动脉扩张。iNO 直接到达通气的肺单位，改善这部分肺的灌注，对其他肺血管床没有明显影响，因此能够改善 ARDS 患者的 V/Q 比失衡和氧合。与俯卧位疗法和给予表面活性物质相似，NO 能暂时改善氧合。Adhikari 等[306a]通过一个系统性回顾和 meta 分析发现，不论病情轻重，iNO 都不能降低成年 ARDS 患者的死亡率。在儿科，Bronicki 等进行的小规模随机试验表明 ARDS 患儿接受 iNO 可显著改善 28 天内生存率、无体外膜肺氧合生存率和无机械通气天数。虽然本试验规模较小，但是能推动儿科领域对该疗法的进一步研究，同时该方法还将被多个大的儿科中心作为主要辅助疗法应用（Bronicki 等，尚未发表的成果）。

体外膜肺氧合

如果先进的通气模式无法改善患儿的 ARDS，ECMO 仍然可作为一个补救措施。Brodie 等[307]推荐 ARDS 成年患者进行 ECMO 的标准为：① P/F<150 时考虑使用；② P/F<80 时应当使用；③ PaCO$_2$>80 mmHg 考虑使用；④呼气末平台期压力大于 30 cm H$_2$O 考虑使用[307]。成人 CESAR 试验显示使用 ECMO 治疗能改善成年患者预后；然而，此试验的方法有严重缺陷[308]。当前，一项正在成年患者中进行的试验，使患者随机接受 ECMO 或标准通气方案，预计结果是 ECMO 可挽救严重 ARDS 患者的肺损伤（EOLIA；clinicaltrials.gov。编号：NCT01470703）[309]。目前尚不清楚 ECMO 是否能改善 ARDS 患儿的预后；然而，随着静脉 - 静脉间 ECMO 使用的增多，有关人群、时机和辅助方案的研究应该也正在进行。

药物辅助治疗：镇静药和止痛药

镇静药常用于清醒患儿，使其能够配合机械通气。镇静药的用量取决于儿童的年龄、体重、潜在疾病以及需要呼吸支持的程度。一些精神不振的婴儿不需要使用镇静药。镇静药使患儿与呼吸机同步，这能够减小气道峰压、减轻咳嗽和人机对抗，从而阻止了肺部气体的泄漏。持续输注芬太尼 1 ~ 2 μg/（kg·h）能够减轻疼痛和保持镇静，但是之后如果要保持相同水平的镇静程度需要增加芬太尼的输注速度[94]。其他药物，如劳拉西泮（每 4 ~ 6 h 静脉注射 0.1 ~ 0.2 mg/kg）或者咪达唑仑 [0.05 ~ 0.2 mg/（kg·h）] 是阿片类药物的有效辅助用药。这些药物如果静脉用量得当通常不会对心血管系统产生影响[95]。但是早产新生儿应用劳拉西泮数天后，可能会因为药物体内蓄积导致类固醇反应性低血压。对于早产新生儿来说劳拉西泮的半衰期大约为 72 h，每 4 ~ 6 h 给药会使药物在血液和组织内蓄积。

神经肌肉阻滞药（见第 34 章）能增加胸壁顺应性，减少氧耗[311]，并有利于进行机械通气。如果应用神经肌肉阻滞药，应同时应用镇静、抗焦虑和镇痛药物。

泮库溴铵和维库溴铵是 PICU 最常用的肌松药。泮库溴铵的常用剂量是每 1～2 h 静脉注射 0.1 mg/kg 或者 40～100 μg/（kg·h）持续静脉输注。泮库溴铵引起的心动过速对成人来讲是不利的，但是对婴幼儿和儿童来讲却有利于维持心排血量。维库溴铵静脉单次给药 0.08～0.2 mg/kg，然后持续静脉输注 60～150μg/（kg·h），与泮库溴铵相比较少发生心动过速。顺式阿曲库铵（静脉单次给药 0.1～0.2mg/kg，然后持续静脉输注 60～120 μg/（kg·h）因为消除不依赖于肝肾功能，也是常用的药物。如果这些药物使用超过 1 天，应该考虑间断停药以避免药物蓄积以及长期的神经肌肉功能缺失。

脱离机械通气

关于气管拔管和脱离机械通气，儿科领域的文献少于成人。由 Newth 等[312] 在 2009 年发表了一篇被当时熟知的回顾性研究。已经有研究尝试寻找可以预测儿童能成功脱离机械通气的指标。大部分指标用于研究，也有一些具有临实用价值，例如由 Yang 和 Tobin[313] 发现的快速浅呼吸指数（Rapid Shallow Breathing Index, RSBI）。RSBI 等于呼吸频率 / 潮气量。当患儿呼吸舒畅时，呼吸频率较慢而潮气量较大。在这种情况下，RSBI 值较低。而呼吸窘迫患者往往呼吸频率快而潮气量较小，因此 RSBI 较高。有几种不同的脱离机械通气的技术，包括减低呼吸机频率设置、进行每日自主呼吸试验、增加压力支持和 CPAP[314]。脱离机械通气的具体机制尚不清楚，但是合适的脱机方案将能减少机械通气的时间[315]。当前，最好的解决办法是每天观察患儿是否具备可以拔出气管导管的可能。经常性的评估能发现更多能够拔管的患儿[316]。

然而，也存在一定的预计拔管失败率。若机械通气持续使用至我们能完全确定患儿拔管不会失败，则许多患儿进行机械通气的时间将会长于其实际需要时间。2003 年，16 个 ICU 的回顾性研究[317] 显示机械通气超过 48h，患儿的拔管失败率为 6.2%（1.5%～8.8%）。许多医院开始对患儿进行每日自主呼吸试验（spontaneous breathing trials, SBTs）。即降低通气支持，但是要严密观察以便发现呼吸窘迫。通气支持降低是指压力支持、CPAP 和 T 管通气降低。患儿没有明显的呼吸频率增加、血氧饱和度降低、出汗、血流动力学紊乱或呼吸作功增加的迹象即认为成功。能够成功完成自主呼吸试验即开始拔管计划。在 ICU，SBTs 直接在医师的指导下进行或者由呼吸治疗师独立地进行。

在 SBT 期间，虽然呼吸支持降低，但是使用 CPAP 可避免加重患者病情。Manczur[318]、Willis [256] 和 Hammer 等 [319] 各自发表的论文表明应用较小 ETTs 的婴儿和儿童当使用 CAPA 和 T 管通气时不能通过"吸管"呼吸。相对于成人而言，ETT 直径可能较小，同时导管长度也短，吸气流速比成人低。流速约为 0.5 L/（kg·min）[320]。因此，一个 3kg 的婴儿吸气流速为 1.5 L/min，一个 60kg 的成年人吸气流速为 30 L/min。若患者不能成功完成 SBT，他可能在拔出气管导管后无法完成呼吸作功。

总之，拔管的标准包括：完整的气道反射、血流动力学稳定、能够清除分泌物、具有一定的觉醒度。患者能产生的吸气负压（negative inspiratory force, NIF）是可测量的。NIF 用一个校准的压力计在残气量时吸气测得。通常 NIF 达到或超过 -30 与成功拔管相关。ETT 周围有漏气可能是拔管的一个指征；然而，有研究表明在 ETT 周围没有漏气也不能预示拔管就会失败[321-322]。拔管失败通常定义为在预定尝试拔管后 24h 内重新插管。众多原因能引起拔管失败，但最主要的一类则是拔管后上呼吸道梗阻。2003 年一项研究显示[317]，37% 拔管失败患者的原因是上呼吸道梗阻。然而，上呼吸道梗阻临床评估有很大的主观变异性[267]，这可能限制了相关研究。在找到减少声门下狭窄和梗阻的有效治疗方法之前，对气道梗阻的客观评估是必要的。

呼吸系统疾病

喉气管支气管炎（哮吼）

哮吼常发生于 3 个月～3 岁的婴幼儿。主要由于病毒感染（副流感病毒、流感病毒、腺病毒）引起的上呼吸道水肿，尤其是在声门下部位。患儿在数天前有上呼吸道感染症状，继而出现声嘶、咳嗽，可伴有喘鸣。临床上需要仔细评估呼吸困难的程度和患儿对呼吸作功增加的代偿能力。这些患儿应首先应用消旋肾上腺素雾化吸入减少上呼吸道黏膜水肿[323]。类固醇激素的应用虽然普遍但仍有争议[77]。当患儿无力承受呼吸作功的增加并且 CO_2 升高时，则需进行气管插管。气管插管时，选择 ETT 型号应比通常年龄对应的号码小 0.5～1.0 mm。气管导管尺寸要合适，使患儿易于自主呼吸，也有利于护士有效吸引呼吸道的分泌物。哮吼通常在 3～7 天内自动缓解，平均置管时间约为 5 天，喉气管支气管炎很少见于 4 岁以上小儿。

会厌炎

会厌炎是一种会厌组织黏膜感染，以前是由 B 型流感嗜血杆菌引起，但由于抗流感嗜血杆菌疫苗效果显著，现多由葡萄球菌和链球菌引起。以前会厌炎通常发生于 4 ~ 6 岁的小儿，现在一般发生于较大的儿童（甚至是成人）[324]。对于较小的患儿，会厌炎是真正的气道急症，因为它可以很快发展为完全和致命的呼吸道梗阻。建立安全气道是首要任务。会厌炎患儿可突然出现发热等中毒症状和呼吸窘迫。气管插管是常用的治疗方法，直到开始抗生素治疗（氨苄西林和氯霉素或头孢曲松）且全身中毒症状消退。流感嗜血杆菌疫苗的应用大大降低了该病及其他流感嗜血杆菌感染性疾病的进程[111]。

细支气管炎

细支气管炎是下呼吸道急性病毒性感染，常发生于 2 岁以下的儿童。症状和体征包括呼吸受阻、喘息、轻度至中度低氧血症，呼吸肌作功增加和气道阻力升高。病因通常是呼吸道合胞病毒（RSV）感染[325]。患细支气管炎的婴幼儿如果合并有早产史、慢性肺病、或者先天性心脏病，则发生呼吸衰竭的风险很高。对于新生儿，呼吸暂停是失代偿的最初表现，多发生于出现显著高碳酸血症之前。呼吸肌疲劳是机械通气的常见适应证。治疗主要是支持疗法，包括对呼吸衰竭患儿进行气管内插管和机械通气[326]。帕利珠单抗是一种单克隆抗体药物，常用于有感染季节性 RSV 危险的患儿（早产儿以及合并先天性心脏病、免疫抑制性疾病或多发性先天异常的婴幼儿），大大地降低了此类人群的发病率。利巴韦林是抑制病毒复制的药物，可用于治疗 RSV 感染同时伴有先天性心脏病、免疫抑制疾病或多发性先天异常的患儿。

囊性纤维化

囊性纤维化是一种致命的常染色体隐性遗传病，染色体异常定位于 7 号染色体。虽然胰腺、肝、肺、胃肠道和生殖系统均可出现异常，但据报道 90% 的发病率和死亡率源于肺囊性纤维化。它的病理性改变是严重的气道阻塞、支气管扩张、肺气肿，最终导致终末期呼吸衰竭。

在过去 30 年中，该病的生存率得到了极大的提高，有 1/3 以上的患者生存超过 30 岁[123]。主要是因为抗生素、营养辅助疗法以及对并发症治疗等方面的改善。已有人对于慢性呼吸衰竭的患者进行了肺移植手术，但是成功率的差异很大[327-328]。

支气管肺发育不良

支气管肺发育不良（bronchopulmonary dysplasia, BPD）是一种慢性肺部疾病，发生于新生儿严重肺疾病后生存的患者，病因不明，但患者通常为早产儿、有透明膜病病史及需长期高 FiO_2 和高水平肺膨胀压力的呼吸支持治疗史。炎症反应可能是该病的一个重要原因[329]。BPD 患儿动态肺顺应性下降、通气阻力增加、生理无效腔增大、呼吸作功显著增加。这类患儿体检可发现肺过度充气、肋间回缩、鼻翼煽动和喘鸣。胸片示肺容量增加、纤维化、囊性变和肺不张。存在不同程度的低氧和高碳酸血症[330-331]。BPD 的治疗包括最大程度的能量辅助治疗，以补偿呼吸作功增加导致的大量能量消耗。一些患者需要呼吸支持（机械通气，CPAP）。利尿剂和支气管舒张药为常用药物，但可引起电解质紊乱。大部分长期生存的患者具有正常肺功能，然而，一些幸存患儿有严重的慢性生理性改变[332-333]。在出生的第一年，病毒或细菌性肺部感染通常会增加对呼吸支持的需要，这些感染也可能是致命的。预防 BPD 进展的治疗方法正处于研究阶段，因为机械通气对未成熟肺的创伤被认为是 BPD 的主要原因，目前正在评估替代机械通气的疗法，包括外源性表面活性物质、高频通气（尤其是 HFOV）[334]、ECMO 及液体通气[330,335]。

睡眠呼吸暂停

睡眠时的正常通气取决于上呼吸道正常解剖结构和许多完整的反射，后者包括中枢对低氧和高碳酸血症的反应、对气道刺激物的反应以及咽喉和以下部位肌肉动态位相性收缩。睡眠呼吸暂停是由于上述某个或多个正常保护性反应发生异常所致。在婴儿期，睡眠呼吸暂停相对常见。有许多假说，但最有说服力的是髓质化学感受器尚未发育成熟。Ondine's curse 综合征是最严重的中枢性呼吸暂停，患者在睡眠时会发生完全的呼吸暂停。患有婴儿猝死综合征的婴儿可能出现略轻的呼吸障碍。治疗包括呼吸兴奋剂（茶碱）及睡眠时行心电呼吸监测。对于一些严重患者需要行气管切开和夜间机械通气[132]。阻塞性睡眠呼吸暂停可发生在儿童的各个年龄段，与特定的解剖结构异常（如扁桃体、腺样体、Pierre Robin 综合征以及气管和喉软化）有关。症状和体征包括洪亮的打鼾声、因梗阻发作而周期性惊醒、因睡眠剥夺所致行为异常和肺源性心脏病。诊断应根据病史、心电图和对患者睡眠的研究。支气管镜也有助于确诊，较小患儿肝脏增大可提示患儿有肺动脉高压。睡眠呼吸暂停治疗包括切除或绕过梗阻部位。扁桃体、腺样体切除能够改善气道，但在术后数天里仍可能发生明显的呼吸道梗阻。对这些儿童，很少需要气管造口术。

异物误吸

异物误吸在儿童很常见，且常常是突发事件。虽然各个年龄阶段均可发生，但 6 个月～3 岁发病率最高。蔬菜（如花生）和其他食物（如热狗）、硬币及小块的玩具零件是常见的误吸物品。许多异物可以透过放射线。症状与异物吸入气道的部位和吸入的时间有关。急性症状包括完全性气道梗阻、喘鸣、哮鸣或急性咳嗽；而慢性症状为血性痰、慢性咳嗽或喘鸣。喘鸣可以是慢性症状也可以是急性症状。诊断应根据病史及体格检查，有些病例，放射学影像（平片或透视）有助于诊断。对腹部猛推法治疗的有效性和安全性存在争议。Heimlich 手法和背部拍击法适用于急性上呼吸道完全性梗阻。治疗亚急性阻塞或下呼吸道异物误吸的方法包括气管镜检查、体位引流、胸部理疗、支气管扩张器和手术取出等[336]。

上气道梗阻和脊髓脊膜膨出

声带麻痹常由一些疾病如脑干异常和脊髓发育不良所致。脊髓脊膜膨出患儿常伴有 Arnold-Chiari 畸形和喘鸣。表现为延髓向尾侧移位、脑神经束过长以及异常的脑干动脉结构。声带麻痹可继发于脑干受压（如脑积水）或脑干灶性局部梗死。这些脑干异常的治疗包括脑积水的减压，如果麻痹持续存在，应行 Arnold-Chiari 畸形部位的颈部减压。尽管应用这些手术疗法，一些患儿还需要气管切开及长期机械通气治疗。

哮　　喘

近年来小儿哮喘发病率呈升高趋势。据疾病预防和控制中心估计，发病率在 1980 年是 3.6%，2003 年是 5.8%，到 2011 年增长到了 9.5%（www.cdc.gov/nchs/fastats/asthma.htm）。值得庆幸的是大多数哮喘患儿不需要重症监护治疗。然而对于哮喘患儿还是存在显著的发病率和死亡风险。2012 年由 Newth 等[337]在 ICU 做了一个哮喘致死和致命危险的研究，显示 12% 的患者出现并发症，死亡率为 4%。在入院前发生心搏骤停的 11 个患者中有 10 人死亡。针对这种情况，定义危重哮喘为需要入 ICU 治疗的急性发作的哮喘。

哮喘是炎症反应性疾病。气道的黏膜下层有肥大细胞、嗜酸性粒细胞和 CD4 淋巴细胞浸润。脱颗粒的肥大细胞释放白三烯和组胺（导致水肿），增加黏液分泌和趋化白细胞。多种因素均可激发哮喘的发作和肥大细胞脱颗粒。这些因素包括过敏、感染（病毒多于细菌）、天气变化和强烈的情感变化。炎症增加气道敏感性，造成气道高反应。支气管痉挛、黏膜水肿和黏液增多导致气道变窄，明显增加气道阻力。气道阻力在层流时与半径三次方相关，而在涡流时则与半径的四次方相关。因为气道管腔小，儿童哮喘发作时气道阻力的变化要远大于成人。由于呼气时出现阻力，呼气相哮鸣音为其典型症状。支气管痉挛、水肿或黏液堵塞会导致小气道完全梗阻。通气血流比例失调导致低氧血症。气道的阻塞也会增加气道无效腔。为了保证通气，呼吸频率会明显增加。所以，初始阶段 $PaCO_2$ 通常较低。如果 $PaCO_2$ 正常或升高，即发生了呼吸肌疲劳与将要发生呼吸衰竭。

哮喘不一定有哮鸣音，这种呼吸杂音由于气道阻塞而产生。肺炎、上呼吸道阻塞、异物误吸、CHF 都可伴有哮鸣音，但是每种疾病治疗的方法不同。一个蹒跚学步的孩子突然出现哮鸣音应高度怀疑是异物误吸，病史中会有近期窒息和咳嗽的病史，即使有气道高反应性或过敏的病史也不能排除异物误吸，而应保持高度的警惕。如果有喘息症状的患儿胸片显示心影增大而不是支气管周围袖套征，则更有可能是哮喘，但是心衰也可能会出现这样的症状。胸片是对首次出现喘鸣的患儿必要的检查，也是因喘鸣而进入 ICU 的患儿所必须做的检查。严重的哮喘发作可不伴有哮鸣音，因为喘鸣音的出现是需要空气的流动的，患者有可能因明显的气流受阻而听不到喘鸣音。患者听诊时呼吸音寂静或者气流受限应立即采取治疗措施。

哮喘急性发作的患儿可能会有几天上呼吸道感染症状并且呼吸功会增加。在呼吸空气的情况下血氧饱和度较低。于患儿而言坐位可能是较为舒适的体位，因为坐位有利于呼吸肌作功。辅助呼吸肌参与呼吸。听诊时呼气相会延长。为了提高气道压力，一些患儿呼吸时可能会撅起嘴，较小的儿童也可能听到喘息声。患儿说话时可能很难说出超过一或两个单词。出现此情况时应立即进行治疗，首先进行辅助吸氧以缓解低氧血症。如果患儿只是轻度的呼吸困难，鼻导管吸氧便可。如果是中度至重度的呼吸窘迫，则应该选择面罩或者非循环式呼吸面罩。吸入 β 受体激动剂，如沙丁胺醇，舒张支气管平滑肌。如果没有足够的气流将吸入的药物送入气道，则需静脉或皮下注射特布他林或肾上腺素。应该尽早给予类固醇药物，因为该类药物的起效时间较长。如果初步的治疗效果不明显，应安排进入 ICU 进行治疗。许多急救部门会做 ABGs，但是临床症状便可以提供足够的信息来指导治疗。

哮喘治疗

辅助吸氧　氧气可以通过标准鼻导管吸入，但吸入氧浓度（FiO₂）的改善有限。标准的鼻导管可使 FiO₂ 提高至 40%。用标准的鼻导管时，氧流速不宜超过 4～5 L/min，否则患儿难以耐受。简易面罩可使 FiO₂ 提升至 50%。密闭的非循环式面罩吸氧可以使 FiO₂ 接近于 1。HFHNC 可以提供几乎完全湿化的气体，也可使 FiO₂ 接近于 1。2014 年 Rubin 等[259] 的研究显示患儿使用 HFHNC 可以减少呼吸作功。它的作用机制还不是很清楚。一些医师借助 HFHNC 的原理输送 β 受体激动剂或者其他雾化吸入的药物，但到目前为止没有数据来支持其效果。

吸入 β 受体激动剂　吸入 β 受体激动剂可舒张支气管平滑肌。最常用的 β 受体激动剂是沙丁胺醇，它是有活性的 R 和无活性 S 对映体的外消旋混合物。左旋沙丁胺醇，有活性的 R 对映体，可作为一个单独的治疗药物，但最近的研究表明它并没有更好的效果[338]，也未减少增加心率的副作用[339]。沙丁胺醇是选择性 β₂ 受体激动剂，可通过吸入器或者雾化吸入。在 ICU 的初步治疗要持续使用沙丁胺醇，常用剂量为 0.15 ～ 0.5 mg/（kg·h）或者 10 ～ 20 mg/h。当呼吸困难缓解、气道相对通畅时，可每 1～2 个小时间歇用药。吸入性的特布他林对 β₂ 受体的选择性比沙丁胺醇弱，所以较少使用。但特布他林仍是一种重要的静脉注射药物。沙丁胺醇常可导致心动过速。有时难以区分心率的增加是由药物毒性引起的还是呼吸窘迫进展造成的。使用沙丁胺醇可能会出现心律失常，但通常都是室性早搏频率增加。大剂量使用沙丁胺醇会使舒张压降低，这也可能与血容量减少和胸腔内压增加有关。作用于中枢神经系统可能造成激惹和颤抖。低钾的原因可能是 β 肾上腺素受体激动剂促进钾进入细胞。异丙托溴铵，一种吸入性抗胆碱药，有时可与沙丁胺醇配伍间断给予。异丙托溴铵具有促进支气管扩张并且不减少纤毛清除功能的优点。

皮质类固醇　在 ICU 静脉注射类固醇要优于口服用药，因为口服用药会减少药物吸收和延迟起效时间。甲泼尼龙是常用的药物，因为其盐皮质激素的副作用较小。初始剂量是 2 mg/kg，随后每 6h 按 0.5 ～ 1 mg/kg 追加。有些地方可能更喜欢用地塞米松和氢化可的松。类固醇药物是哮喘急性发作的常用药物。如果类固醇药物使用不超过 5 天，并不需要逐渐减量。静脉使用

类固醇药物可能会引发高血糖、高血压和偶发的激惹。在 ICU 治疗的初始阶段吸入类固醇药物是无效的。

静脉输液　危重哮喘患儿因患病期间摄入量不足和呼吸频率增加造成的隐性失水增多，进入 ICU 时可能呈脱水状态。如果患儿脱水，应快速输液来维持患者循环容量。然而要避免输液过量而引起肺水肿，因为肺水肿会进一步降低氧合和增加气道阻力。需要机械通气来改善呼吸窘迫进行性加重的患儿也可能需要进行快速补液。在气管插管的时候经常会出现低血压。

静脉或皮下注射 β 肾上腺素受体激动剂　气体交换显著减少时会降低吸入药物的输送，这时需要使用静脉 β 受体激动剂。特布他林经常是首选药物，而且与肾上腺素、异丙肾上腺素相比，特布他林对 β₂ 受体具有一定的选择性。对于未建立静脉通路的儿童，特布他林可以通过皮下注射，按 0.01 mg/kg 用药，最大剂量不超过 0.3 mg。特布他林静脉注射按 10 μg/kg 在 10 ～ 20min 内推完，维持剂量为 0.1 ～ 10 μg/（kg·min），根据情况调整至有效剂量。没有静脉通路的严重哮喘发作时可皮下应用肾上腺素，1：1000 的溶液按 0.01 mg/kg 给药，最大剂量不超过 0.5mg。但是末梢低灌注可能会影响它的吸收。通过静脉给予的肾上腺素是进行机械通气并伴有低血压的患儿理想药物。异丙肾上腺素越来越少用于危重哮喘患儿。

甲基黄嘌呤类　是否使用甲基黄嘌呤氨茶碱代替静脉注射特布他林作为二线药物治疗危重哮喘存在地域性差异。进入 ICU 的哮喘儿童很少用甲基黄嘌呤作为慢性治疗药物。用于控制病情的新型药物如白三烯抑制剂的推出使口服茶碱类药物的患儿越来越少。甲基黄嘌呤可舒张支气管平滑肌，但其具体的作用机制尚不清楚。甲基黄嘌呤负荷剂量是静脉注射 5 ～ 7 mg/kg，缓慢推注超过 30 min，维持剂量为 0.5 ～ 0.9 mg/（kg·h）。如果患者在过去的 24 h 内口服过茶碱类药物，负荷量减少 50% 或者根据血清茶碱水平调整氨茶碱用量。一般来说，1 mg/kg 甲基黄嘌呤会使血清茶碱浓度升高 2 μg/ml。在哮喘急性期，血清茶碱的目标浓度为 10 ～ 20 μg/ml。茶碱的治疗窗很窄，当药物浓度超过 20 μg/ml 就会出现恶心、心动过速、躁动或焦虑的症状。茶碱浓度过高可引起癫痫发作。

镁剂　吸入或者静脉给予镁剂可舒张支气管平滑肌。镁剂通过拮抗钙通道而舒张平滑肌。2013 年有关

儿童[340]镁剂的实验表明雾化吸入镁剂可能对急性重度哮喘发作的治疗有益。静脉注射镁也有益于重度哮喘的缓解[341-342]。对于镁的使用也有地域性差异，但至少应该做一个电解质检查检测镁离子水平，如果有低镁血症则应给予镁剂。使用镁剂治疗危重哮喘和低镁血症的方法一样，25～45 mg/kg 静脉注射，注射时间超过 30min。镁中毒会出现肌无力、心律失常、反应迟缓和呼吸抑制。

氦气　氦气和氧气的混合气（氦氧混合气）可以改善气体层流。这是因为氦气比氮气的密度低（约 1/7）。氦气必须在所占的比例较高的情况下才对小气道有益。最佳氦气与氧气的比例是 80∶20 或 70∶30；因此低氧血症和需要辅助吸氧限制了此法的应用。氦氧混合气有助于 β_2 受体激动剂的吸入[343]。随着其他更有效的治疗方法的应用，氦氧混合气可能已不作为常规使用方法，但对于严重的危重哮喘仍然有帮助。

氯胺酮　氯胺酮是非竞争性 N- 甲基 -D- 天冬氨酸受体拮抗剂，能够产生分离麻醉。氯胺酮也具有支气管舒张作用；在 ICU 是很有用的镇静药，因为它对呼吸影响较小。常规剂量对血流动力学影响不大。对于患有哮喘并气管插管行机械通气的患儿氯胺酮联合苯二氮䓬类药物是一个很好的镇静方案。此外，儿科研究表明[344]，儿童顽固性支气管痉挛在接受氯胺酮连续输注后 PaO_2/FiO_2 和机械通气时肺动态顺应性有明显的改善。目前还没有证据证明应用氯胺酮对哮喘发作患儿镇静是否会减少气管插管。最近一项 Cochrane 数据回顾[345]显示，重症急性哮喘发作的患儿如果不进行气管插管，氯胺酮没有明显的优势。如果使用氯胺酮进行镇静，负荷剂量为 1mg/kg 静脉注射，在重复给药前确保起效时间。氯胺酮持续给药剂量为 5～30μg/（kg·min）。氯胺酮的一个副作用是烦躁，因此常与苯二氮䓬类联合应用。

无创通气　并没有足够的证据可以证明无创通气有益于儿童哮喘[272]。临床上，对于能够进行有效气体交换、抵抗面罩和机械通气的患儿，不宜进行无创通气。然而，对于不能进行有效气体交换和呼吸肌疲劳的患儿，无创通气治疗容易实施并且会让患儿更舒适。无创通气可用在治疗方案起效（类固醇药物）之前并可以减少插管的可能性。患者的意识水平和气道的清除能力减低时应避免使用此方法。

气管插管　当需要气管插管进行机械通气的时候，患者已经有低氧血症、酸中毒和呼吸肌疲劳，呼吸储备非常少。气管插管应由插管技术熟练的医师来实施。还应该建立静脉通路进行补液。可使用氯胺酮和苯二氮䓬类药物。氯胺酮会增加气道分泌物，这时可以考虑给予阿托品。使用氯胺酮可能会出现躁动，所以使用苯二氮䓬类药物发挥顺行性遗忘作用。作者所在 ICU 的处理原则是使患儿插管后尽快恢复自主呼吸或尽早进行自主呼吸。另外，可考虑使用罗库溴铵这种快速起效的中时效肌松药。琥珀酰胆碱也可以使用，但是应该注意其副作用如高钾血症。推荐使用带套囊的气管导管，因为可能需要较高的气道峰压。插管后，立即应用较慢的呼吸频率达到足够的通气，防止肺泡过度扩张、降低气胸发生风险。插管后可能出现急性代偿不全，低血容量和胸腔压力增高可能是诱发因素。还应考虑到气管插管移位或阻塞，还要排除气胸和设备失灵。

机械通气（见第 103 章）　机械通气治疗哮喘患者的最佳方案颇具争议（详见第 103 章）。反对压力控制模式的观点认为哮喘患者会出现气道顺应性的改变，呼吸机设置为压力控制模式时会导致潮气量不足。反对容量控制模式的观点认为与压力控制相比，相同的潮气量会产生更大的峰值压力。如前所述，笔者采取的做法是使已插管的哮喘患者尽快转为自主呼吸。这样，患者可以设定自己的呼吸频率，在压力支持和 PEEP 的基础上，设置自己的吸呼比。由于压力支持通气模式即使不是由患者限制，也是由患者触发，因此建议采用此通气模式[346]。虽然在该模式下，初始时可能会出现 $PaCO_2$ 的升高，但是如果患者氧合良好，则可以耐受这样的 CO_2 升高。

既往临床中，针对插管后的哮喘患者，临床医师习惯将 PEEP 设置为 0 或较低，以防出现肺过度膨胀[347]及气压损伤。然而，自从 1998 年来，已经有四项成人研究[348-351]以及一项儿童研究[257]得出明确结论：对于已插管的哮喘患者，外源性 PEEP 具有明显优势。上述研究证明，外源的 PEEP，当达到内源性 PEEP 的水平时，可提高呼吸机的敏感性、减少机械通气工作、通过辅助通气在患者自主呼吸时减少呼吸作功。随着呼吸作功的减少，患者觉得更舒适，进而减少了对镇静药的需求量。对于哮喘患者，通过呼吸机提供与内源性 PEEP 匹配的外源性 PEEP，可以改善通过 ETT 雾化的效果。匹配的 PEEP 可促进（哮喘患者）早期脱机。值得注意的是，一些临床医师认为匹配 PEEP 不排除可能会有外源 PEEP 造成肺过度扩张的风险。肺的过度扩张可以增加肺过度膨胀及漏气综合征[347]的风险。压力支持及 PEEP 下的自主呼吸可以减少呼吸作功（work of breathing, WOB）[256-257]。对于具体患者而言，何种水平的外源性 PEEP 会导致肺的过度膨胀尚不确定。理论上讲，对于自主呼吸的患者，如果外源性 PEEP 不超过内源性 PEEP 则不应该导致呼气末肺容量的增加[352]。此外，为了减少无效腔，提高顺应性，呼气末肺容量甚至可以相应地减少。笔者所在的 ICU，是在呼吸机停顿间歇测量内源性 PEEP，让患者在下一次呼吸运动之前完全呼气并测得压力。通过呼吸机逐步增加外源性 PEEP，并观察呼吸频率及呼吸的临床过程。外源性 PEEP 保持在内源性 PEEP 水平以下，根据患者对于治疗的反应，不断评估外源性及内源性 PEEP。针对已插管的哮喘患者，机械通气治疗的最佳方案需要进一步的研究，但由于每年需要这项治疗的人数不多，研究受到一定的限制。

吸入麻醉药　吸入麻醉药的特点之一就是扩张支气管，已用于气管插管的危重哮喘儿童。异氟烷可以减少支气管痉挛及镇静药物的使用量，已经在笔者所在的 ICU 广泛应用。然而，吸入麻醉在 ICU 的环境下很难实施。现代 ICU 呼吸机的设计不适合应用蒸发罐。ICU 的呼吸机没有可重复吸入的呼吸环路，所以要消耗极多的吸入麻醉药。ICU 的呼吸机没有统一的气体净化器；因此，需要采取一定的措施防止环境污染。Wheeler 等[353]曾报道一项包含 6 例患者的案例，Tobias[354-356]出版了一系列文章详述吸入麻醉药在哮喘及一些其他临床疾病中的应用。由 Char 等[357]发表的最新的针对插管哮喘患者的回顾性队列研究中，在死亡率上，使用吸入麻醉药与未使用吸入麻醉药相比各中心之间并没有明显的差异。在应用吸入麻醉药的中心，使用呼吸机的时间更长、住院天数更多以及住院费用更高。由于应用吸入麻醉药需要更专业的技术指导，所以应用此项治疗的中心较少。在欧洲有麻醉药物保存设备（AnaConDa; Sedana Medical, Uppsala, Sweden），但美国还没有该配备。这种设备是一种微型的挥发器及保存介质或反射过滤器，使吸入性麻醉剂保持在患者一侧。这种设备可与正常的呼吸机配套使用。最后，随着人们更加了解吸入麻醉药的神经毒性，临床医师必须权衡好为控制哮喘持续状态而长期使用吸入麻醉药的利弊。

哮喘持续状态的体外生命支持　体外生命支持（extracorporeal life support, ECLS）被视作致命哮喘的急救措施。与吸入麻醉相比，针对个体应用 ECLS 的中心更少。一个单中心研究报道了 ECLS 的应用[25]，但是由于患者数量太少（n=13），不足以证明其治疗是否比机械通气或传统的治疗方法更让患者受益。

中枢神经系统

在婴儿与儿童，系统性疾病是造成中枢神经系统疾病的常见原因。在 PICU，癫痫、头部外伤、中枢神经系统感染、低氧及代谢性脑病等均是引起急性神经功能障碍的常见原因。对神经功能障碍的评估应了解婴儿随年龄增长而发展的运动和认知能力。表 95-7 列出了各年龄段发育标志。

出生后的神经功能发育

新生儿运动功能取决于孕期，而非出生后年龄。孕 28 周出生婴儿 3 个月大时的运动反应能力与足月新生儿相似。虽然出生后存在皮质易化调节，但大部分新生儿运动行为是由皮质下区控制的。因此，在新生儿严重皮质损伤时，其运动仍可不受影响。新生儿智力发育程度很难评估。开始可通过一些新生儿正常反射的消失和新的运动能力的获得来检测。适应行为或互动行为可通过对重复刺激的适应及眼睛接触来首先观察到。婴儿的智力发育有赖于外界环境的有效刺激及社会的影响，尤其受到一个或数个个体的影响。这也是为什么需长期进行重症监护治疗的婴儿和儿童需要父母的参与及启发性刺激。

神经系统功能的评估

评估神经系统功能的最重要方法是临床检查。清醒儿童，能够配合检查者和看护者完成一系列的指定活动，这是反映皮质高级功能完好的敏感指标。当儿童的认知功能因疾病或药物的影响而受到抑制时，大体运动功能、一般的活动水平、外周和脑干的反射成为尽管粗略但很重要的中枢神经系统功能检查。一个详细的检查包括评估镇静剂药物作用下的意识和警觉性。Glasgow 昏迷评分（Glasgow Coma Scale, GCS）已被用作定量评定神经系统损伤患者的功能指标（表 95-8），但是该评分并不是因为这一原因而出现的，仍然需要进行广泛的研究，致力于发现直接的评分和无创的评估危重儿童意识的方法[358]。如果疼痛刺激导致去皮质和（或）去大脑强直，则表明有重要的中枢神经系统紊乱，需进一步评估。去大脑强直时手臂和

表 95-7   正常年龄的主要发育标志

年龄	运动功能	语言	适应性行为
4~6 周	俯卧位时抬头和从一侧向另一侧转头	哭	微笑
4 个月	从仰卧位到坐位头部无滞后现象；试图抓住大的物体	发出高兴的声音	微笑，大声笑，对熟悉的物品或人表示出愉快
5 个月	自觉地用双手抓，玩弄脚趾	能发出基本的声音	对镜中的自己笑（啊、哦）
6 个月	用单手抓，从俯卧位到仰卧位滚动，需支撑能坐	发声的内容增加	表现出不高兴和对食物的偏好
8 个月	不用支撑能坐，两个手互传东西，从仰卧位到俯卧位滚动	双音节（爸爸、大大、妈妈）	对"不"有反应
10 个月	坐得很好，会爬，扶着可站立，手指和拇指对合夹取小东西		会表示再见，玩游戏，躲猫猫
12 个月	扶着可站立，可以搀扶着走路	2~3 个字短语	懂得物体的名称，对图画感兴趣
15 个月	独立行走	能说一些可理解的话	对指令有反应，会模仿
18 个月	搀扶下能上下楼梯，会脱衣服	能说许多可理解的话	执行一些简单命令
2 岁	独立上楼梯，会奔跑	会说 2~3 个词的短语	可参加有组织的活动；指出身体的一些部位

表 95-8   婴儿和儿童 Glasgow 昏迷评分

活动	成人／儿童反应	婴儿反应	评分
睁眼（E）	自动睁眼	自动睁眼	4
	呼之睁眼	呼之睁眼	3
	疼痛时睁眼	疼痛时睁眼	2
	无反应	无反应	1
语言反应（V）	有语言定向能力	咕咕或水泡音	5
	言语混乱	易激惹，哭闹	4
	不适当的词语	疼痛刺激时哭	3
	不能理解的声音	疼痛刺激时呻吟	2
	无反应	无反应	1
运动反应（M）	听从指令	正常反应	6
	定位刺激	触摸时缩回	5
	伤害性刺激缩回	疼痛缩回	4
	疼痛扭曲	疼痛扭曲	3
	疼痛伸直	疼痛伸直	2
	无反应（松弛）	无反应（松弛）	1

手旋前而肘关节外展，去皮质强直时的上肢表现为肘关节弯曲和双手紧握。根据患儿对疼痛刺激的反应或根本无反应（结合咳嗽反射、排出呕吐物或口腔分泌物的能力），专业医师应考虑患者是否可以保护气道。瞳孔反射通常不受影响，因此当瞳孔反射消失时则应高度重视。瞳孔散大常由于三环类抗抑郁药、阿托品的应用或药物戒断症状。瞳孔缩小但反应尚在表明损伤在脑桥，但也常见于阿片类药物或巴比妥类药物存留。眼底检查是判断颅内压增高或视网膜出血的重要检查手段。然而，一般医护人员可能会很难做出这些评估，需要专业眼科医师检查。

神经系统功能的实验室评估（参见第 49 章）

脑电图用于诊断癫痫、等电位脑死亡及监测巴比妥类药物导致的昏迷（参见第 49 章）。另外，连续脑电图监测通常用来监测危重患儿的非抽搐性癫痫的发作[206,359-360]。这种资源密集型的监测系统已证明可以改善治疗结局。然而由于它在新生儿和儿科重症监护的应用持续增加，有必要进一步研究该有效、无创的方法。CT 可以迅速发现中枢神经系统病变、结构损伤的程度并无创评估颅内压。经颅超声是一种床边技术，用于评估颅缝未融合患儿脑室大小和颅内解剖结构。磁共振成像可以检查眶内、眼部损伤、脑干和脊髓损伤，也能很好地观察软组织异常[361]。磁共振成像的主要缺点是每个检查部位的时间较长，患者在扫描器内的时间过长，可能难以接受。并且，由于 MRI 扫描室必须保持较低的室温，所以在 MRI 扫描时维持患儿体温也是一个问题。由于许多泵和呼吸机不能送入扫描室，也很难保证有明显心肺疾病的患儿在磁共振检查时的安全性。在 ICU，多普勒超声可在床边评估脑血流（cerebral blood flow, CBF）速度，虽然并不直接测量脑血流量，但是一种有用的床边检查。CBF 扫描是巴比妥类药物中香昏迷期间诊断脑死亡的金标准和常规检查方法。测量 ICP 可以通过将导管插入侧脑室或将置入蛛网膜螺钉（subarachnoid screw）或换能器到硬膜外腔或脑组织。脑室的导管可提供准确的波形，还可以直接引流脑脊液（cerebrospinal fluid, CSF）降低 ICP。其他测量 ICP 的手段方法基本不能提供连续波形，也不允许引流脑脊液。

创伤性脑损伤

尽管复苏治疗在进步，小儿创伤性脑损伤（traumatic brain injury, TBI）的发病率仍然很高（见第 49 章及第 81 章）。TBI 是由两部分组成：最初主要由直接机械力量造成脑实质结构的破坏及数小时至数天后的继发性损伤。继发性损伤涉及多种原因，包括缺血、中毒、代谢紊乱、细胞凋亡、脑肿胀、轴突损伤、炎症及再生[362]。为改善危重患儿的预后需要避免或者尽可能减少继发性脑损伤。

传统观念认为，缺血在继发性脑损伤中占重要地位。因此，逆转缺血是至关重要的。但对大脑受损位置简单的氧供并不能减轻脑外伤产生的大脑继发性损伤的级联反应。最近的证据表明，尽管足够的氧气输送到大脑组织，但继发性脑损伤仍然存在，这是由于存在持续的脑代谢危象[363-364]。此外，氧过多并不利于逆转脑代谢危象，反而会因为超氧化物和自由基导致继发性脑损伤。创伤性脑损伤后脑组织的新陈代谢不同：一些区域增加葡萄糖和氧气利用率（可能是因为离子不稳定）；然而大部分区域氧化代谢降到临界阈值，脑氧代谢率（cerebral metabolic rate of oxygen, CMRO₂）极低[365]。另外创伤性脑损伤后脑血流量低，脑组织更易受损[365-366]。在未成熟脑组织中，神经血管束如何输送脑血流至继发性脑损伤的代谢危象区域及调节脑血流，仍然是重要的研究方向。

脑灌注压力和脑血流量

从婴儿期到童年发展过程中不成熟大脑对 TBI 的反应在快速改变，因此有效治疗方案的研究非常复杂[367-368]。评估治疗脑损伤患儿的治疗措施必须使用不成熟的动物模型作为模拟儿童试验。不幸的是，大多数的治疗原则是来自于成人临床研究或成年小动物研究。虽然这些结论能为患儿治疗提供方向，但仍需对不成熟的大脑进行进一步研究，尤其是在继发性脑损伤中，医护人员只能通过调整 CBF 和预测神经血管束的调节，间接地改变目标位置的代谢。即使是健康的大脑，脑血管反应（cerebral veasel response, CVR）性调节是复杂的，并且对之知之甚少[369-371]。更为复杂的是，脑损伤后 CVR 会因为脑损伤的损伤机制、年龄甚至性别而产生很大不同。最佳的全脑血流量是一个难以预测的临床目标，过低可能与缺血性损伤有关，过高可能造成充血性脑血容量增加及 ICP 增加。在脑损伤创伤后早期，脑灌注不足可以引起继发性脑损伤，进而导致发病率和死亡率增加[366,372]。在成人中，脑组织挫伤区的脑血流量较低区域类似于急性缺血性脑卒中的缺血半暗带[373-374]。通过氙 CT 扫描发现，在儿童初次创伤性脑损伤后 24h 内就会出现脑血流量较低状态，但48h后出现超出正常或基本正常的脑血流[372]。此外，由于在临床工作中难以实施连续性监测，将CBF作为儿科患者神经恢复是个理论目标。因此，通常应用CPP［平均动脉压（mean arterial pressure, MAP）－ICP＝CPP］替代。

当大脑自动调整受损，受损部分脑组织的脑血流量及代谢可能依赖于足够的CPP。主要困难是如何确认CPP是"足够"的。目前，通过成人试验、临床TBI及脑卒中研究，推测出小儿CPP阈值（40～60mmHg）[373,375]。然而，据最近研究发现与脑卒中相比，成人TBI后可在更高水平的CBF时发生脑缺血[373]。Chambers等[376-378]发表了儿科不同年龄段CPP的阈值，低于该阈值将发生脑缺血并出现预后不良及死亡率增加。这些研究发现了脑灌注不足的CPP水平，但未确定CPP"最佳治疗数值"，因此认为上述CPP阈值相当于脑损伤阈值。

目前尚不清楚40mmHg是否为CPP最小阈值，或者防止脑损伤的CPP值可能更高[379]。使用目前应用的儿科CPP指南（CPP＞40mmHg）可能无法保证脑组织足够的氧供[380-381]。由此产生这样一个问题：对于儿科TBI，CPP＞40mmHg是否足够高？在动物模型中，缺血性脑卒中后轻度的高血压具有良好效果，但是在临床应用中却具有争议[382-383]。成人TBI研究中发现，当CPP＞70mmHg会增加成人呼吸窘迫综合征的风险，但目前尚不清楚这是否适用于儿科患者[384-385]。一项146例儿科TBI回顾性研究发现，脑损伤后6h内低血压与预后不良显著相关[386]。儿科TBI低灌注的治疗窗似乎更早，并且持续时间更短。笔者认为，早期积极干预，支持血压（特别是在关键时期，如多发性创伤患者的最初复苏）、插管及放置支持管路和神经监护设备，对于神经复苏至关重要。2012年发布的指南，基于儿科TBI的Ⅲ类证据，表明最低CPP为40mmHg，而对于大龄儿童，最低CPP应为50mmHg[387]。然而，在严重TBI中，源自大型动物模型的研究数据可能支持使用更高CPP（＞70mmHg）[388]。

维持目标脑灌注压力通常需要血管活性药物的支持。不要因建立中心静脉通路而延迟血管活性药物的使用，但要知道血管活性药物输液外渗的风险及由专业人员尽快地开放中心静脉通路以减少上述风险。在没有复杂的有创的颅内监测时，可以在有限的监测条件下，使早期的儿科TBI情况稳定下来。应用去氧肾上腺素维持早期脑血管血流动力学的稳定，达到较高水平的MAP或者CPP，能够减少脑损伤并改善远期预后。在儿科脑损伤患者中，常用的提高MAP的一线血管活性药物是去氧肾上腺素，其为α受体激动剂，对脑血管顺应性的影响很少或根本没有[389-392]。另一个比较受欢迎的药物为去甲肾上腺素（norepinephrine, NE）。NE主要作用于α受体导致周围血管收缩，但也有较弱的β效应，具有正性变力作用。目前，在血管活性药物中，NE作为优先选择，与多巴胺相比，可以更好地提升CPP[393-395]。Prathep等[396]报道，成年人创伤性脑损伤伴随心脏功能受损具有较高的住院死亡率。儿科TBI患者心血管系统应该维持在什么水平及哪种心血管活性药物应作为一线药物仍需进一步研究。我们相信，将来的治疗将建立在由缺血性神经复苏联合早期、直接代谢性神经复苏之上[397]。

脑部损伤儿童患者的呼吸道管理

气道管理

由于气道保护反射消失及中枢呼吸功能失调，因此昏迷及脑损伤患者发生呼吸衰竭的风险非常高。此外，伴随损伤（肺挫伤、误吸、左心室功能紊乱或衰竭、由于创伤或感染后导致的全身炎症）及改善脑灌注方法（如晶体输注、高氯性代谢性酸中毒、高钠血症及血管活性药物）可加剧ALI和ARDS进展。处理这类患者的医师，除了训练有素能够建立人工气道，还要在麻醉诱导和气管插管时有神经保护的方案。医师在治疗不断进展的肺部疾病及循环不稳定（由于全身性炎症反应和气道压过高导致的心脏前负荷减少所致）时，还要能够同时处理神经复苏。处理儿科患者脑损伤的最初步骤通常是改善氧合、机械通气、预防或处理低血压以减轻缺血。气管插管的指征包括：吸氧后低氧血症未改善、呼吸暂停、高碳酸血症（$PaCO_2 > 45$ mm Hg）、GCS ≤ 8以及GCS下降幅度超过3（与初始GCS无关）、瞳孔扩大超过1mm、颈椎损伤影响呼吸、喉反射消失、脑疝或库欣征象[398]。

麻醉诱导及气管内插管

神经损伤患者由于在麻醉诱导时气道保护性反射丧失，很容易出现胃内容物反流误吸。此外，发生创伤时颈部脊髓容易受到损伤，很多患者都带着颈托以保证颈椎稳定。对于神经损伤的患者进行气管插管时麻醉诱导的目标：①尽量缩短麻醉诱导到气管插管的时间间隔，减少胃内容物误吸的风险；②减少有害反射，有害反射会进一步增加ICP，从而加重颅内出血或造成脑疝；③维持充足的与年龄相匹配的脑灌注压，

④维持充分的氧供并保持 $PaCO_2$ 在正常范围，确保脑血流正常以避免缺血[399]。所有患者都存在饱胃和颈椎损伤的风险，因此尽可能选取快速顺序诱导和神经保护的措施。在气管插管前应该使用面罩吸入 100% 的氧气以排除氮气使功能残气都被氧气取代，在气管插管前储备足够的氧。为避免胃内容物误吸，应避免使用经面罩简易呼吸囊通气，除非患者有即将发生脑疝的症状体征或有威胁生命的严重乏氧。对于脑损伤的患者如果没有脑疝，在面罩通气时应避免过度换气，因为较低的 $PaCO_2$ 会增加脑血管阻力而减少脑血流，减少氧供和代谢产物的排除。受过训练的专家在管理小儿气道时的要点是使患儿的颈部处于中立位并进行轻度的轴性牵引，防止对颈椎的损伤或防止颈椎损伤的加重。环状软骨压迫应该由另一名受过训练的人实施，如果该操作影响快速气管插管应放弃使用。使用直接喉镜经口气管插管，尽量避免经鼻插管，因为颅脑损伤的患者可能有颅底骨折。

由于气管插管本身是一种伤害性刺激，会增加 ICP，因此在快速顺序诱导时应适当地使用镇静和镇痛药物。患者的血流动力学和神经学状态决定了诱导药物的选择。在气管插管前一般静脉给予利多卡因 1~1.5 mg/kg 以缓解因喉镜置入引起的 ICP 增高[73]。对于血流动力学不稳定的患者常选用静脉联合使用利多卡因、依托咪酯 0.2~0.6mg/kg、肌松药罗库溴铵 1mg/kg 或琥珀酰胆碱 1mg/kg。琥珀酰胆碱的肌松作用较非去极化肌松药（如罗库溴铵）恢复迅速，因此作者认为对于可能有困难气道的小儿进行快速顺序诱导时该药是不错的选择。对于急性颅脑损伤的危重小儿有几种麻醉药物和方法用于麻醉诱导。接下来的部分我们要讨论几种麻醉药物的利弊。目前尚不清楚这些药物对脑损伤患者的优点和弊端，相关的动物试验发现这些药物既有神经保护作用也有神经毒性。目前明确的是这些药物是治疗脑损伤患者必不可少的，临床工作人员应关注最新的文献并考虑到每一种药物的药效动力学。

依托咪酯

依托咪酯是一种能够产生镇静、催眠及遗忘作用的短效静脉药物。副作用包括呼吸抑制、低血压、肌阵挛和抑制肾上腺功能；因此不能应用于怀疑肾上腺功能不全及脓毒症患儿[400]。依托咪酯通过减少 CBF 及 $CMRO_2$ 来减少 ICP，且与巴比妥或丙泊酚相比，对心血管抑制作用较弱，并能维持脑灌注压[401-402]。其增加脑血管阻力的作用幅度高于降低 $CMRO_2$ 的幅度，导致代谢紊乱，进而抵消其神经保护作用[403-404]。增

加的脑代谢紊乱会进一步扩大脑组织损伤中的缺血核心及缺血半暗带范围。脑血管张力的增加是因为依托咪酯抑制一氧化氮合酶[405]。应该特别注意依托咪酯恢复迅速，一旦气道保护恢复，依托咪酯对意识的影响将迅速消失，原因是药物从脑组织再分布到无效组织。意识的恢复可能需要 5~15min，如果复合应用罗库溴铵（肌肉松弛作用维持约 45 min）进行麻醉的快速序列诱导，患者肌肉松弛期间需要持续的镇静。应该联合应用短效阿片类药物如芬太尼，特别是患者合并外伤，例如骨折时。另一种方案是联合使用利多卡因，芬太尼 1~4μg/kg 及罗库溴铵。对血流动力学稳定的患者，还可以与起效快的苯二氮草类药物合用，例如咪达唑仑 0.05~0.2mg/kg。此外短效镇痛药物芬太尼与利多卡因联合使用时，可以减少直接喉镜检查引起的儿茶酚胺释放[406]。

氯胺酮

氯胺酮是一种苯环己哌啶衍生物，通常以两个对映异构体混合物状态配制在盐酸盐溶液中。其 pH 值约为 4，在通过静脉给药或肌内注射时会有注射痛。氯胺酮是一种 N-甲基 -D- 天冬氨酸受体拮抗剂，会增加 CBF 和 $CMRO_2$[407-408]。在脑脊液通路阻塞患者的早期研究发现，氯胺酮降低 CPP、增加 ICP[409-410]。近期对于严重脑损伤患者的研究显示，氯胺酮增加脑灌注压，且仅轻微增加 ICP[411-413]。一项 30 例气管插管的脑损伤患儿的研究显示，单次剂量的氯胺酮能够降低 ICP，并不导致血压及脑灌注压的降低[414]。目前，在上述患者中或者未完全控制气道的患者中，氯胺酮对神经损伤预后的影响还未明确。然而氯胺酮可能适于颅脑损伤的患者，尤其是有多发性创伤且不适用依托咪酯的患者。

丙泊酚

丙泊酚是一种短效的具有镇静催眠作用的静脉麻醉药，可用于提供中度或深度的镇静。丙泊酚能够快速使患者达到深镇静状态，且作用时间短，恢复期愉快。对于需要在镇静下进行无创神经系统检查（例如 CT 平扫或 MRI）的儿科患者中，丙泊酚较受欢迎。由于起效迅速且恢复快，很容易进行反复的神经系统评估，例如由于卒中出现精神状态改变的镰形细胞贫血症患儿。丙泊酚也有抗惊厥和降低 ICP 作用，可用于癫痫患者的镇静或用于脑室腹腔分流术后效果不好，出现阻塞性脑水肿的患儿进行神经放射学成像诊断[415]。同时，也有丙泊酚提供足够镇静并治疗颅内高压的报道[415-416]。一些儿科创伤性颅脑损伤的病例

报告称，在长时间（24h）持续输注丙泊酚的患儿中出现代谢性酸中毒及死亡的情况[417-421]。有一种罕见但致命的"丙泊酚输注综合征"，其与乳酸酸中毒、高脂血症、多器官衰竭相关联，首次报道于接受长时间（24h）及大剂量 [> 4.5mg/（kg·h）] 输注丙泊酚的患儿[422]。目前的指南建议，在创伤性脑损伤患儿的治疗中，不推荐"连续输注丙泊酚"[423]。丙泊酚的不良反应包括注射部位疼痛、呼吸暂停或呼吸抑制、低血压和心动过缓，对具有脑缺血风险的患者产生不利影响。如果使用，尤其需要关注丙泊酚降低平均动脉压的作用。有时需要经静脉快速补充晶体及使用血管活性药物缓解丙泊酚导致的脑灌注压的降低作用并避免缺血事件的发生。丙泊酚不提供任何镇痛作用。

右美托咪定

右美托咪定，一种中枢性 α_2 肾上腺素能受体激动药，被美国食品药品监督管理局批准用于气管插管成人患者的短时间持续静脉镇静（<24h）[424]。与丙泊酚相似，右美托咪定具有起效快及相对快速的消除半衰期，通常给予单次注射剂量后持续输注。与其他镇静药物相比的优点之一是镇静的同时发生呼吸抑制的风险较低。越来越多的人研究将该药用于无气管插管患儿无创神经影像学检查中的镇静。在一项研究中，对比了右美托咪定和丙泊酚在小儿磁共振检查中的应用[425]。虽然丙泊酚镇静的起效时间及恢复时间较短，但相对于右美托咪定，更易出现低血压、呼吸抑制和血氧饱和度下降[425]。

动物研究显示右美托咪定能够对缺氧缺血区域具有神经保护作用并减少细胞凋亡的发生，这也增加了将右美托咪定作为成人和小儿镇静和神经保护药物的研究热度。同时，在成人健康自愿者的研究中发现，其能够平行降低脑氧代谢率及脑血流，这也就预示了右美托咪定将有望用于颅内高压患者的短期镇静，例如头外伤、脑肿瘤或梗塞性脑积水[426]。在小儿 TBI 病例报告中，未发现右美托咪定对 ICP 具有不利影响。一例患儿在接受右美托咪定和其他镇静药物的治疗后出现了高血压，另外两例患儿接受右美托咪定和其他镇静药物并进行治疗低体温时出现了心动过缓[427-428]。对于右美托咪定在颅内高压患儿中的潜在应用价值还需要进一步研究。右美托咪定最常见的副作用是心血管系统反应。心动过缓，甚至窦性停搏或心搏骤停都曾见报道。低血压和高血压都曾被报道，后者可能与 α_{2B} 受体激动导致外周血管收缩有关。很可能还存在轻度的呼吸抑制。尽管 ICP 并没有增加，

但是脑灌注压和脑血流出现下降。其对于癫痫发作阈值的影响似乎是混合性的[429]。笔者并不推荐右美托咪定作为一种麻醉诱导药物使用，然而，它很可能对于颅脑损伤且需要镇静的患者有益。右美托咪定在儿科患者方面的应用研究仍需探索。

气管插管后处理

气管插管成功后，需要确认血氧饱和度为 100%、CO_2 分压正常（35 ~ 39mmHg，通过动脉血气分析确认，呼气末二氧化碳监测趋势），并行胸部 X 光片显示气管插管处于隆嵴上（在儿科气管插管中常见气管导管误入右主支气管）。除非患者具有脑疝的症状和体征，应该避免应用预防性过度通气（$PaCO_2$ < 35 mmHg）。过度通气会导致大脑血管收缩，进而减少脑血流量和脑血容量。这虽然可以降低颅内压，但可能导致脑缺血[430]。脑疝的症状和体征，例如库欣三联征（不规则呼吸、心动过缓和系统性高血压）、瞳孔异常、一侧肢体无力或者伸肌异常，100% 纯氧过度通气是可以挽救生命的手段。但要避免（组织内）氧过多，一旦能够保持稳定的气道，应调整 FiO_2 使 SaO_2 大于 90%。抬高头部 30°（注意保护颈椎）以增加静脉回流，降低 ICP[431-432]。另外，应保持头部中立位，防止静脉扭曲，进而影响脑部静脉回流。如果上述措施还不能改善脑疝的症状及体征，需要应用额外的镇静药物及镇痛药物，此时要注意避免因药物引起的低血压。

声门上气道装置

尽管在危重患者中，声门上气道装置并不被当作永久性的气道，然而在脑损伤患儿的复苏急救过程中却是很重要的。声门上气道装置，例如 LMA，可能能够拯救患儿的生命。当使用直接喉镜插管困难或者简易面罩通气（bag-mask-ventilation, BMV）难以提供通气支持时，应置入 LAM 来减轻缺氧并控制通气，直到医师能够使用更先进的方式成功进行气管插管。

插管后处理

气管插管成功后，吸入氧浓度应该保证血氧饱和度高于 90% 和正常的 CO_2 分压（35~39 mmHg，通过 ABGs 和 $ETCO_2$ 确认）。如果脑疝即将发生，应采用中度的过度通气（30~35 mmHg）并通过便携式胸部 X 线机来确定气管内插管的位置[430]。抬高头部 30°，同时患者头部保持中立位，改善静脉回流并降低颅内压[431]。

神经功能监测（参见第 49 章）

最近，Kohaneck 等发布了关于婴儿、小儿和青少年 TBI 治疗的指南更新[433]（见第 49 章）。当决定颅内容量的四个因素（CSF、血液、脑组织和支持组织）之一增加时，颅内压即将增加。如果其中一个因素增加但另一个因素出现等量的容量下降，那么 ICP 将不发生变化。当容量变化调节作用消失时，颅内压在容量增加的驱动下开始成比例增加。对于大龄儿童和成年人来说，头颅坚固，颅腔是一个封闭的容器，而且其内容物是不可压缩的。当患者 GCS 评分为 8 分时，Ⅲ级证据支持置入 ICP 监测装置[433]。当 ICP 高于 20mmHg 时，应考虑进行干预治疗，然而绝对的 ICP 目标值尚未确定，间歇性的 ICP 升高超过 20 mm Hg 可能与自主调节不稳定有关。最近，Chestnut 等[434]报道了一篇关于在成人严重 TBI 时应用临床检查或影像学检查进行颅内监测的随机对照实验。其研究结果及最新的临床证据都在质疑 ICP 高于 20mmHg 时进行干预治疗的严谨性。上述目标或许应该被用作多模式监控的一个组件[377]。最常用作 TBI 的多模式监控（multimodal monitoring, MMM）的辅助手段为脑组织氧合（Licox, Integra），脑组织氧监测同样被用于小儿严重 TBI 的监控中[381,435]，如果使用脑组织氧合监测，需要维持脑组织局部氧分压超过 10 ~ 15mmHg。虽然目前尚不清楚多模式神经监控，但在进行高级神经复苏时，需要考虑包括有创监测（脑组织氧合、微透析、脑血流和颅内脑电图）和无创监测。但是包括 Chestnut 等[434]研究均显示，需要进一步探究脑的机制、脑监测的时机及检测方法的选择以尽量避免继发性脑损伤。

颅内高压及继发性损伤的一线和二线辅助治疗

在 2012 年的指南中[433]，使用高渗盐水治疗颅内高压为Ⅱ级证据，可考虑用于降低颅脑损伤患儿的颅内压。由于钠离子不能快速通过血脑屏障而且其具有类似于甘露醇的渗透压梯度，因此使用 3% 的生理盐水治疗颅内压增高的方法日益普及[436]。3% 的生理盐水理论上还更多的益处，包括提高心排血量、减少炎症反应、维持正常细胞的静息电位和细胞容积以及刺激心房钠尿肽的释放。推荐单次注射剂量为 6.5 ~ 10 ml/kg，但是医师可以考虑从小剂量开始给药并滴定至需要的药效学反应。可以重复给药，但建议保持血浆渗透压低于 320mOsm/ L。应该避免预防性过度通气使 $PaCO_2$ 低于 30mmHg。甘露醇通过降低血液黏度降低颅内压，但会增加瞬时脑血流和氧的运输。

腺苷浓度降低，具有完整的自动调节功能区的脑血流量不变。尽管脑血容量和颅内压降低，脑血流量仍保持不变。甘露醇还通过对脑实质脱水和利尿进而降低 ICP[437]。药物发挥渗透性作用需要 20 ~ 30 min。可以间断性静脉给予 0.25 ~ 1 g/kg 甘露醇以控制 ICP。但药物最终会进入 CSF，并升高 ICP。巴比妥类药物应仅考虑用于顽固性颅内高压。对于头部损伤患者，没有证据推荐严格控制血糖，同时也没有证据表明需要使用调节免疫的饮食。但在严重脑损伤患者中，有Ⅱ级证据表明需要进行抗癫痫治疗。在笔者的工作机构，标准做法是进行连续性脑电监测，并开始预防性使用左乙拉西坦。将床头部抬高 30°，并保证头部中立位以保证颅内静脉回流。即便头部轻微偏离中线也可能导致颅内压成倍的升高。

严重颅脑损伤的低温治疗

Hutchinson 等[438]发表的一项多中心随机对照试验，探讨使用低温作为小儿神经保护策略[8]。实验结论如下，在小儿重型脑损伤后 8h 内开始使用低温治疗（32.5℃，持续 24h），其神经系统的转归并未改善，而且低温组死亡率增加。这项研究的后续分析表明，低温组低血压情况和脑灌注压下降情况显著增加，可能是死亡率增加的原因[439]。第二阶段的三项随机对照实验研究严重 TBI 患儿经历一个相对较长的低体温窗口（48 ~ 72h）及一个缓慢的复温过程后的低温和常温治疗策略的有效性[440]。但由于实验中期分析时显示无效而提前终止。因此目前人们认为，小儿颅脑损伤的护理标准为常温。

去骨瓣减压术

依据 2012 年的指南[433]，对于出现早期恶化迹象、脑疝或者难治性高血压的脑损伤患儿可以考虑去骨瓣减压术，证据等级为Ⅲ级。目前，一项探讨针对成人严重颅脑损伤的手术减压方法正在研究中。

治疗环境

已经证实有组织的创伤中心的护理能够减少严重颅脑损伤患者的死亡率[441]。不幸的是，大部分严重的颅脑损伤发生在缺乏院前急救及 ICU 高级护理的区域[442]。脑损伤的危重患儿需要稳定且快速地转移至一级创伤中心。

缺氧缺血性脑病

没有证据表明 ICP 增加或调整 ICP 能改善缺氧

缺血性脑病患者的预后。临床上合并外伤或代谢性脑病的患者预后较差，积极管理颅内压，最多能够防止中枢神经系统的进一步损害，这点是非常重要的[433]。GCS 评分为这些患者提供了合理的神经功能评价。

脑 积 水

另一个导致 ICP 升高的原因是 CSF 容量的增加（即脑积水）。脑积水的常见原因包括：脑室分流阻塞、先天畸形导致的导水管狭窄和压迫、感染、后颅窝肿瘤或颅内出血。置入一个外部或者内部的分流导管引流脑脊液可以挽救生命。

肿 瘤

脑肿瘤在小儿很常见，约 70% 发生在后颅窝。最常见的肿瘤类型是星形细胞瘤。最初的症状包括局灶性损害、共济失调或颅内压增高的症状。肿瘤切除后需要立即行神经功能评估，可能还需要脑 CT 扫描来进行评估。后颅窝开颅术后，出血可能导致呼吸抑制。如果进行了脑室引流，那么应关注引流量。术后应密切随访，关注抗利尿激素分泌综合征（syndrome of inappropriate antidiuretic hormone secretion, SIADH）、尿崩症及脑性耗盐综合征。SIADH 通常发生在手术后的 24 ~ 48h，导致自由水潴留和血中电解质的减少，可迅速加重脑水肿。中枢性尿崩症（central diabetes insipidus, DI）通常发生鞍上肿瘤术后，当抗利尿剂储备耗竭后出现的显著利尿作用，导致血清渗透压增加、尿渗透压降低及尿比重下降（<1.005）。DI 是鞍上手术后的一个典型的三段式变化（从 SIADH → DI → SIADH）中的一段，需进行扩容及必要时应用血管活性药物。

小儿癫痫持续状态

癫痫持续状态是抽搐持续发作时间持续超过 20min，或癫痫反复发作而中间意识未恢复。医师常无法找到癫痫发作的确切原因，诊断出的最常见的原因是感染（脑膜炎或脑炎）和代谢异常（毒素、头部外伤及缺氧缺血性损伤）。由于癫痫持续状态下癫痫活性增大，脑及骨骼肌代谢和氧耗增加，这将患儿置于细胞缺氧的风险之中。在癫痫发作时，气道梗阻及无效的胸壁和膈肌运动将限制通气，加重低氧血症和高碳酸血症。癫痫发作的治疗中首先要建立通畅的气道，给氧并确保通气充足，静脉注射抗惊厥药物终止其发作。常用的抗惊厥药包括劳拉西泮、苯巴比妥、副醛及苯妥英钠。劳拉西泮是一种快速、可靠的抗癫痫药物，可单次静脉给予 0.1mg/kg，当未建立静脉通路时可直肠给药。苯巴比妥，单次注射剂量为 5 ~ 10mg/kg（极量：20mg/kg），也可终止癫痫发作。劳拉西泮的主要副作用是当给予大剂量时会产生呼吸抑制。联合使用苯巴比妥和劳拉西泮会加重呼吸抑制。磷苯妥英静脉给药剂量可达到 20 mg/kg，但应该缓慢给药避免心血管功能抑制。副醛可经直肠给药，剂量 0.3 ml/kg。最后，经静脉注射硫苯妥钠 1 ~ 4mg/kg 可终止大多数难治性癫痫，但更大的剂量会引起呼吸暂停、呕吐和胃内容物误吸。更进一步来说，将来可能很难获得硫苯妥钠。一旦癫痫得到控制，必须查明引起癫痫的病因。

肾 系 统

肾系统的功能发育

肾系统的胚胎发育开始于妊娠第 3 周中期，首先发育形成前肾小管。妊娠第 10 周，一个有功能的肾和集合系统诞生，胎儿尿液排泄到膀胱内。妊娠 32 ~ 36 周，每个肾有足量的肾单位。因为胎盘是胎儿的主要排泄器官，因此肾的生长不受功能需求所控制。在妊娠晚期，肾的生长随着体重和体表面积呈线性增加。在妊娠 28 ~ 35 周，肾小球滤过率（glomerular filtration rate, GFR）迅速增加，从 10ml/（min·m²），到出生后 2 周时增至 20 ml/（min·m²）左右。虽然 GFR 在早产儿较低，但增长的速率与足月儿相同[444]。肾小管的功能在足月儿出生时尚未完全成熟。新生儿的肾对抗利尿激素（antidiuretic hormone, ADH）和加压素非常敏感，尿液的渗透压可以从 50mOsm/L 上升到 780mOsm/L[445]。早产儿肾小管的功能更不成熟。

在新生儿，碳酸氢盐的肾阈值约为 20mEq/L。因此 20mEq/L 的血浆碳酸氢盐浓度对于婴儿是正常的，并不能提示代谢性酸中毒，这表明标准酸碱的列线图表不适用于婴儿。肾小管葡萄糖的阈值在足月新生儿与成人中相同，但在早产儿低至约 125 ~ 150mg/dl。足月儿出生后第 3 天，约排出 1% 或略少的钠。但在早产儿，可排出高达 5%。新生儿的肾素、血管紧张素和醛固酮水平很高，在出生后数周降低。

肾功能评估

在静息状态下，肾接收 20% ~ 25% 的心排血量，由于存在自动调节，肾维持接近恒定的肾血流量和肾小球滤过率。肌酐是骨骼肌的最终分解产物，并完全由肾排出体外，血液尿素氮是蛋白质代谢的副产物。在脱水、蛋白质摄入量增加及 GI 消化血液的情况下，BUN 值可以不依赖于肾功能而增加。

肾药理

危重患儿疾病治疗的一个重要方面是维护适当的液体平衡。在 ARDS 患者、慢性肺部疾病患者或 CHF 患者，即使肾功能正常，也经常应用利尿剂预防肺水肿和改善心肺功能。升袢利尿剂呋塞米可能是儿科重症治疗中最广泛使用的药物之一。呋塞米经由（肾）小管液到达 Henle 的升袢。对于首次应用利尿剂治疗的患者，呋塞米的单次注射剂量通常为 0.5 ~ 1mg/kg，总量约为 10mg。应采用能够增加尿量的最小剂量，以避免其毒性，包括电解质紊乱及耳毒性 [446]。对于进行性肾功能不全者，需要增加呋塞米剂量才能保持相同的临床反应。由于利尿剂治疗经常引起显著的低钾血症、低氯血症及其他的电解质丢失，因此对于进行利尿剂治疗的患者需要经常监测电解质及肾功能。呋塞米和白蛋白结合，在低白蛋白时（多在危重症患者中出现），转运至肾的分泌位点的呋塞米减少。在给予利尿剂之前或同时，给予 25% 的白蛋白可以改善呋塞米的转运及利尿作用。白蛋白的常用剂量为 0.5 ~ 1g/kg。作用于其他部位的利尿剂，如氢氯噻嗪（远曲小管）是常用的辅助性利尿剂。螺内酯，阻滞醛固酮激素，是一种较弱的利尿剂，但其可以避免钾离子的丢失。增加利尿剂剂量但利尿效果不佳时可能提示肾灌注恶化或肾衰竭。

肾衰竭

急性肾衰竭是突发性的，通常为肾功能暂时性丧失（见第 72 章及第 74 章），不能排出含氮的废物，存在液体及电解质的失衡。急性肾衰竭的表现为：①梗阻位置（肾前性，肾后性（梗阻性），或肾性肾功能紊乱）；②尿量（少尿、多尿、无尿）。尿液的成分组成通常是改变的，同时在急性肾衰竭中，经常存在液体、电解质及酸碱平衡紊乱。急性肾衰竭的原因包括低灌注、梗阻、毒素、药物、炎症及自身免疫系统紊乱。

在危重症患儿中，急性肾衰竭多为肾前性，主要是由于全身灌注不足，肾血流降低，进而导致尿量减少、氮质血症及缺血性肾损伤。氮质血症是由于蛋白质代谢所产生的含氮性产物蓄积而造成的。对于脱水患者进行补液或补液与正性肌力药物联合使用，可能逆转肾前性肾衰竭。通过测定 CVP 和心排血量或通过肾血流量（多普勒流量分析或核显像技术）判定循环血容量是否足够，。

肾性肾衰竭的原因可能是肾小球、肾小管或肾血管疾病。肾小球疾病包括溶血性尿毒症综合征（hemolytic-uremic syndrome，HUS）、链球菌感染后肾小球肾炎、过敏性紫癜和其他炎性免疫性复合疾病。急性肾小管损伤最常由低氧或缺血所致；其他原因有横纹肌溶解、脓毒症、高热、溶血和各类肾毒性物质如汞、四氯化碳和乙二醇。

肾后性的尿路梗阻可以发生在集合系统的任何部位，但在膀胱颈水平或输尿管膀胱或输尿管肾盂连接部分的梗阻是常见表现。所有这些畸形均可造成机械梗阻性肾病、肾损伤或者肾衰竭。梗阻的症状可能很轻微，要通过放射性核素、超声或内镜检查来判定。反复发作的泌尿道感染常常是梗阻性损伤的临床表现 [447]。血管疾病，包括动脉栓塞、静脉血栓及先天性畸形，也是肾衰竭的原因。

高钾血症及钠异常

随着肾功能不全，钾的排泄逐渐减少。高钾血症可引起致命性心律失常，并需要立即处理。中度的血钾增高在心电图表现为 T 波高尖。随着高钾血症进一步进展，可出现 ST 段压低、宽大的 QRS 波群，进而导致传导异常、心动过缓、心室纤颤或心搏骤停。高钾血症治疗包括立即停止注射外源性钾，可静脉注射钙剂：氯化钙 10 ~ 20mg/kg 或葡萄糖酸钙 30 ~ 60mg/kg，以稳定心肌细胞膜。静脉应用碳酸氢钠 1 ~ 2mEq/kg，通过提升血 pH 驱动钾离子进入细胞内液。葡萄糖和胰岛素也可以驱动钾离子到细胞内，静脉用葡萄糖 1 ~ 2g/kg，胰岛素为 1U/4g 葡萄糖。如果患者气管插管，增加呼吸频率使血液偏碱性，驱使钾离子进入细胞内。值得注意的是，上述手段并未将钾离子移出体内。在透析开始前，离子交换树脂，磺苯聚乙烯酸钠（Kayexalate），可以与钾离子结合以移除钾。该树脂以混悬剂形式口服或直肠给药，并最终从身体内排出。口服剂量为 1g/kg，可以每 6h 一次；直肠给药可以是每 2 ~ 6 h 一次。灌肠给药的效果不如口服给药。

在危重症患儿中，还可见其他电解质紊乱，即严重的低钠血症和高钠血症。低钠血症可出现癫痫发作，常发生于血钠低于 120mEq/L 时。在低钠性癫痫中，初始治疗是给予 3% 高渗盐水，旨在终止癫痫发作，并提高血清钠，使其高于 124mEq/L。然而，在没有癫痫发作时，患者多为慢性低钠，应缓慢纠正，以避免渗透性脱髓鞘。此治疗策略也适用于高钠血症，迅速纠正高钠血症可能比高钠血症本身更有害。

肾替代治疗

肾替代治疗用于改善体内液体的转移及严重的电解质紊乱。透析的适应证见框 95-4。肾替代治疗通常采用腹膜透析、血液透析或连续静脉 - 静脉血液透析。透析模式的选择取决于患者的体重及医疗单位的经验和资源。

腹膜透析（peritoneal dialysis, PD）相对成本低，与静脉过滤相比，血流动力学变化小，且无需中心静脉通路，操作简单。此技术在婴儿及小龄儿童患者中特别有效。腹膜透析需要向腹腔置入一根柔软多孔的导管。确认透析管通畅后，向腹腔注入透析液，脏腹膜及壁腹膜作为半透透析膜，使透析液与血浆及细胞外液平衡。透析液的组成类似于血浆组成：约 130mEq/L 钠离子，100mEq/L 氯离子，35mEq/L 的乙酸盐或乳酸盐作为缓冲剂，3.5mEq/L 钙离子，1.5mEq/L 镁离子，葡萄糖浓度可以是等渗或高渗的。高渗溶液可以移除体内液体及电解质。在腹膜透析时，由于腹腔内透析液可以增加腹内压，进而阻碍有效的自主呼吸，因而呼吸可能会受到影响。一旦发生上述情况，应进行机械通气。腹膜透析时经常发生细菌或真菌性腹膜炎。严重脱水、循环衰竭及代谢紊乱也是腹膜透析的并发症。

血液透析的原理与腹膜透析基本相似，只是血液接触面是半透膜而非腹膜。血液透析比较适于急性致命性电解质紊乱、液体超负荷及有毒物质摄入。血液透析比腹膜透析更有效。溶质运输通过血液滤过和超滤进行对流转运。通过高渗透膜两侧的静水压使血浆超滤，同时血容量被乳酸林格液置换[448]。

框 95-4   透析的适应证

1. 严重高钾血症

2. 对治疗无反应的代谢性酸中毒

3. 容量超负荷伴 / 不伴重度高血压

4. 容量超负荷伴 / 不伴充血性心力衰竭

5. 尿毒症导致的尿毒症性脑病、心包炎及出血

6. 非梗阻性无尿

7. 先天性代谢异常

8. 某些药物过量

9. 明显增高的血尿素氮水平（>100）是相对指征

10. 治疗有可能降低脓毒症或全身性炎症反应综合征的炎症

连续静脉 - 静脉血液滤过（continous veno-venous hemofiltration,CVVH）是 CRRT 的常见形式，能清除等渗液体但清除溶质的作用有限。然而，这些管路可很容易地转换为透析，即连续静脉 - 静脉血液透析，能够清除更多的溶质。对于体重较小的患者，当 CVVH 管道内超过患者 15% 的血容量时，精确的流速是很重要的。此外，由于小号透析管的流动特性，其在技术上也具有挑战性。血液透析可以通过两个独立的 5-F 单腔导管，但通常使用双腔导管，最小需要 7-F。CVVH 的抗凝可以应用肝素或局部应用柠檬酸。柠檬酸可以通过机器前放置的三通给予，使管道局部处于低钙环境，进而产生抗凝作用，再通过中心静脉给予患者补充钙离子。通过柠檬酸进行局部抗凝，避免了全身抗凝，减少了全身出血的危险。

肾衰竭的预后

急性肾衰竭预后与患者的年龄、基础疾病以及突发性打击的程度有关（见第 23 章）。总的来讲，儿童预后要比成人好。事实上，若肾仅遭受短时间缺血缺氧性损害，且其他器官未被累及，则儿童通常可以完全恢复。慢性肾衰竭儿童需要在门诊进行长期腹膜透析或血液透析，直到其可以行肾移植[449]。研究表明，在 CRRT 初始时液体超负荷的程度与患者死亡率相关[124]，且独立于疾病严重程度的评分。

溶血性尿毒症综合征

溶血性尿毒症综合征（hemolytic – uremic syndrome, HUS）是儿童急性肾衰竭最常见的原因。该综合征以微血管病理性溶血性贫血、血小板减少及急性肾损害为主要特征。在北美，HUS 常与产毒性大肠埃希杆菌 O157 感染有关，但也与其他血清型和其他志贺样菌产毒细菌感染有关[450]。大肠埃希杆菌 O157 寄生在牛肠道内，并可通过一些加工途径污染牛肉[451]。该细菌可以通过煮沸杀灭。可在日间护理机构、社会机构和军队中出现人与人之间的传播。该疾病中只有一小部分表现为家庭形式的传播。HUS 主要侵害 6 个月～4 岁的儿童，但各个年龄段均可出现感染[170]。其实验室检查及临床表现与成人血栓性血小板减少性紫癜相似。事实上，一些研究者认为这两种情况是一种疾病的连续性表现。细菌毒素和脂多糖（一种细菌内毒素）是 HUS 形成的病因。毒素导致肾内皮细胞、血管及其他器官的损害直接或间接与激活白细胞有关[452]。细胞因子如白介素 -1、肿瘤坏死因子、前列腺素 I_2、血栓素 A_2 和假性血友病因子多聚体，可能参与了此疾病的病理过程[453]。该病潜伏期 3～12 天，症状持续约 1

周。患者通常有腹部绞痛、血性腹泻、里急后重和呕吐[454]。儿童感染大肠埃希杆菌 O157 后出现血性腹泻者约有 10% 进展为 HUS。轻度感染患者表现为贫血、血小板减少、氮质血症、尿量减少，病程简单。重症患者无尿较常见，也可能发生高血压及癫痫发作，病程延长。少部分儿童表现为进展性和永久性肾功能不全、严重者反复发作性溶血、血小板减少症及神经系统损伤。血液学异常包括溶血及血小板减少。溶血可导致高胆红素血症，尽管网织红细胞增多，仍出现严重贫血，血红蛋白浓度可降至 4 ~ 5g/dl。血小板减少症是由于肝和脾中血小板的破坏和分离所致[455]。其余血小板表现为聚集功能受损[456]。弥散性血管内凝血（disseminated intravascular coagulation，DIC）常见。HUS 患者均会出现肾小球毛细血管内皮细胞损害。急性肾衰竭的少尿或无尿通常持续不超过 1 周，但可以迁延 10 周以上[457]。肾小球和（或）动脉损伤可能很大程度上取决于是否存在肾功能不全（肾小球的损害）、溶血及高血压（动脉损害）以及其严重程度。中枢神经系统异常表现为意识不清、癫痫发作、易激惹、共济失调、肌张力降低、偏瘫，反射亢进和幻觉。CNS 异常并发症可能与严重高血压、电解质紊乱、微血栓或脑水肿和 ICP 升高有关[458]。腹部绞痛常见，可能很难与肠套叠、肠狭窄或穿孔、结肠坏疽及其他外科急腹症相鉴别[459]。胰腺炎也常发生在 HUS 患者。液体超负荷、高血压、贫血或循环内毒素介导的心肌抑制可能会导致充血性心力衰竭。治疗 HUS 主要是支持疗法，要慎重对待容量状况、电解质和酸碱平衡、营养状况、抗感染情况及高血压和凝血异常的治疗。胃肠道隔离是防止该病继发性传播的必要手段。准确记录体液出入量，经常评估体重及体液情况为临床管理的重点。留置中心静脉导管用来检测 CVP 及抽取血样，也可通过中心静脉导管进行静脉内给药和营养支持。尽可能避免肾毒性药物，若必须应用时，应调整剂量，并且严密监测血药浓度。每日的液体量必须严格限制，补充不显性失水量、尿量和其他丢失量。补充的液体必须含有所丢失的电解质。热量支持是必需的。经肠道进食是首选，但出现肠梗阻时，常需进行胃肠外营养。止泻药会使结肠炎持续时间延长，并且抗生素可能促进 HUS 的进展[460-461]。迄今尚未证实有任何特效疗法。肝素、纤维蛋白溶解剂、阿司匹林、双嘧达莫、皮质激素、维生素 E 及呋塞米均未影响 HUS 的转归[181]。免疫球蛋白治疗、血浆置换、输注新鲜冰冻血浆的疗效不确定，也未证明其远期治疗效果。在过去 30 年中，透析、加强营养以及其他支持疗法可将死亡率从最初报道的 100% 降至 10%

以下。但在发展中国家和表现为遗传倾向的 HUS 儿童，死亡率仍然很高。

内分泌系统

肾上腺轴

肾上腺轴的异常可以导致糖皮质激素和（或）盐皮质激素分泌过量或不足。许多这方面的紊乱只有到成人阶段才被诊断出来并治疗处理。本文将对先天性肾上腺增生症、嗜铬细胞瘤和医源性慢性肾上腺功能不全进行简单阐述。

先天性肾上腺增生症

先天性肾上腺增生症是一类常染色体隐性疾病，与 21-、11- 或 17- 羟化酶缺乏相关。儿童 21- 羟化酶的缺乏可以是部分型（单纯男性化型）或完全型（盐丢失型）。出生时，部分型儿童患者表现为外生殖器的男性化，而完全型患儿则表现为进行性的盐丢失状态（即低钠高钾）。出生后最初数周内表现为喂养困难、呕吐和停止生长；临床表现和病史提示幽门梗阻。如果该疾病在早期未被及时诊断和治疗，患儿可发生严重的心血管性衰竭。必须抽取血样进行电解质、葡萄糖分析，如果诊断未被明确，须检测促肾上腺皮质激素（ACTH）、可的松、醛固酮和血浆肾素活性。

治疗应积极处理血容量和心功能问题、调节血糖并补充所缺乏的激素。紧急情况下，可单次静脉注射醋酸氢化可的松 1.5 ~ 2.0mg/kg，然后以 25 ~ 250mg/d 分次给药。盐皮质激素可以用醋酸氟氢可的松替代，0.05 ~ 0.2mg/d，口服给药，这类患者常需在日常饮食中添加额外的盐分。11- 或 17- 羟化酶的缺乏不会导致盐分流失，男性化和高血压是常见的首发症状[185]。

嗜铬细胞瘤

仅有不足 5% 的嗜铬细胞瘤患者在儿童时期得以诊断。通常情况下，这类肿瘤常局限于肾上腺髓质，但亦可发生于交感神经链的任何部位。儿童儿茶酚胺过量的症状和体征与成人相同。术前、术中和术后的处理也与成年患者相似。

医源性慢性肾上腺功能不全

长期每日使用类固醇制剂治疗哮喘、肾病综合征、恶性肿瘤的情况很普遍。这种用药方法会造成肾上腺功能不全状态，可能在严重疾病和应激状态下引起心血管衰竭的风险。对于儿童，局部使用激素可以抑制 ACTH 的生成。在应激状态下必须进行激素替代治疗（每日补给剂量的 3 倍）。

垂体前叶

脑垂体功能不全通常继发于肿瘤或肿瘤的切除[462]。ICU 中与这些病变相关的急性问题，常需对肾上腺轴和 ADH 异常进行支持治疗。

尿崩症

尿崩症分为中枢性、肾性或精神性。中枢性是 ICU 患者最常见的形式。ADH 的缺乏导致多尿和烦渴；并且严重的患者可能无法通过饮水满足液体需要量，进而发生严重低血容量。尿崩症的原因可以是脑肿瘤、脑外伤、神经手术和临床脑死亡[463-464]。ICU 的处理为液体替代治疗，或在效果不明显的情况下应用水合血管加压素（抗利尿激素）进行激素替代治疗。临床症状可能是暂时性的也可能是长期的。无论怎样均必须密切监测液体出入量。

抗利尿激素分泌异常综合征

抗利尿激素分泌异常综合征表现为患者肾功能正常，但由于尿液中钠和水的异常流失导致低钠血症和低渗透压。尿液渗透压高于血浆渗透压。此综合征可在多种情况下发生，包括脑外伤、神经手术、脑膜炎、低氧以及其他任何可引起大量体液转移和需要大量液体替代治疗的大手术[465]。该疾病常为自限性，只有在未考虑此诊断而患者出现严重低钠血症并引起 CNS 功能障碍时，该病才会导致严重后果。癫痫发作很少见，除非血浆钠低于 120mEq/L，治疗时须注意，应缓慢提高血浆钠水平。治疗该综合征应限制液体入量，在严重病例，可输注高渗或等渗盐水。

胰腺和胰岛素（参见第 39 章）

低血糖

在 ICU 患者中，低血糖是一种常见问题。对儿童低血糖的判定曾经产生过争议。然而，无论在儿童、早产儿或者足月的新生儿的血糖水平很少低于 40 mg/dl。低血糖的常见症状包括心动过速、出汗、虚弱、意识

模糊、癫痫发作和昏迷。低血糖的原因可以分为引起糖利用增加的疾病和造成糖生成减少的疾病两个亚类。新生儿由于肝糖原异生作用不成熟或者糖异生减少引起短暂的低血糖，可以在数小时到数天内自行纠正。如果低血糖状态持续存在，则需要考虑是否存在肝酶缺乏、内分泌异常或高胰岛素血症（即胰腺细胞异常，糖尿病母亲的婴儿）。在新生儿期，其他引起低血糖的原因包括脓毒症、低温、缺氧及母亲服用的降糖药物经胎盘进入胎儿体内。在大龄儿童，低血糖与酮症性低血糖[466]、肝酶异常、高胰岛素血症、肝衰竭及瑞氏综合征等有关，亦可是某些药物的副作用。无论何种病因，低血糖最初的处理都是给予葡萄糖。初始剂量是以 0.5g/kg 配制 50% 糖水（$D_{50}W$）。然后静脉持续输注以维持儿童代谢所需的葡萄糖量（参见随后的胃肠道系统章节）。

高糖血症

根据病因及预后不同，儿科 ICU 的高糖血症可分为两大类。第一类包括已知的 1 型糖尿病患儿，因为疾病的初始临床表现而被送往 ICU，此外还有其他疾病的患儿因为反复的胰岛素代谢问题而被送往 ICU。第二类送往 ICU 的患儿主要是指在治疗原发疾病过程中突然发生的危急的高血糖症，这种情况通常可能是身体应激反应的结果。

糖尿病酮症酸中毒

糖尿病酮症酸中毒（diabetic ketoacidosis, DKA）是糖尿病最严重的急性并发症，是葡萄糖和酮体生成过多和利用减少造成的高血糖性酮症酸中毒（参见第 39 章）。临床症状包括：高血糖性渗透性利尿导致的脱水和低血容量性休克、代偿性过度通气（Kussmaul 节律）、致命性电解质紊乱，以及在严重代谢失衡病例出现神经功能迟钝及昏迷[467]。实验室检查存在血糖浓度增高、严重的代谢性酸中毒及代偿性低碳酸血症、渗透压增高、高脂血症以及血钠浓度正常或偏低（通常因高脂血症而出现假性低钠血症）。全身性钾流失，磷酸盐可能流失，但两者水平可能因为代谢性酸中毒的存在而表现为正常。

治疗 DKA 需要谨慎纠正代谢紊乱，密切监测 DKA 引起的多系统并发症以及由治疗引起的并发症。以等渗无糖溶液补充足够的血容量，同时联合应用外源性胰岛素，通常被定义为 two-bag 系统[468]。通过静脉输注普通胰岛素 0.1U/（kg·h），治疗目标是使血糖以 75 ~ 100mg/（dl·h）的速率降低，持续输注至血糖达到 250 ~ 300mg/dl。此时，应同时输注

5% 的糖盐水（D5NS）。糖和胰岛素应持续输注，直到患者能够耐受口服营养的摄入及常规胰岛素皮下注射。大多数临床医师继续给予胰岛素输注至酸中毒基本纠正。必须密切监测血钾水平。这类患儿有全身性钾流失，但只有出现尿液后才能在输注液体中加入钾。理论上需要补充磷酸盐的量要比实际上需要的多，但在大多数情况下，有一半的钾是以磷酸盐形式补充的。静脉输注液体和胰岛素通常可以纠正严重的代谢性酸中毒。应避免使用碳酸氢钠纠正酸中毒，因为这会造成或加重患儿的神经系统功能异常。在重度 DKA，患者处于高渗性脱水状态，脑细胞内容量减少。脑细胞可产生具有渗透活性的渗透微粒（如肌醇），以此来吸引更多的水到细胞内来帮助细胞维持正常形态。当充分补液和高渗状态开始纠正时，脑细胞会逐渐肿胀直至增加的渗透微粒代谢或清除。因此，快速纠正高渗状态可导致明显的脑水肿 [469]，并可能导致神经功能障碍的恶化，这种情况下需要有创性的神经功能监测 [443]。脑的 pH 值由脑脊液的 HCO_3^- 水平和所含 CO_2 决定。与 HCO_3^- 相比，脑脊液中 CO_2 的含量可以快速与血液达到平衡。因此，随着体循环酸中毒的纠正，过度通气减弱，引起 $PaCO_2$ 增高；如果 $PaCO_2$ 上升太迅速，在脑脊液中 HCO_3^- 再平衡前，可加剧脑脊液的酸中毒。由于迅速纠正 pH 存在上述问题，在 DKA 中不提倡给予碳酸氢盐，除非患者心血管状态不稳定。即使应用碳酸氢盐，也应给予小剂量。但是，尽管非常谨慎及缓慢地纠正高渗状态和酸中毒，高渗性昏迷和急性脑水肿依然可能发生 [470]。DKA 中脑水肿的病理生理机制尚不清楚。在 DKA 患儿中，亚临床的脑水肿相对常见 [471]。如果肿胀明显，应立即使用甘露醇并开始治疗颅内高压，其目的是避免继发性的脑损伤。

胃肠系统

ICU 中的胃肠问题包括：由获得性疾病及先天性解剖畸形和器官功能障碍所致的器官功能障碍及衰竭。另外，足够营养的补给对危重病患者来说很重要。

肠道结构及功能的发育

胎儿中肠发育的相关知识可以解释许多严重的先天性畸形。虽然肠道起始于一个空腔管道，但其在妊娠 7 ~ 10 周时就被快速生长的上皮细胞封闭起来。中间腔的再造要推迟到上皮细胞中的空泡融合时。此再

造过程的异常导致了一些新生儿肠道的闭锁。妊娠 3 ~ 10 周，中肠位于腹腔外，只有后肠与腹部的左侧相固定。在妊娠第 10 周时，肠道逆时针旋转 270° 并重新进入腹腔。如果中肠未移回到腹腔内，则出现脐膨出。中肠旋转异常可导致腹腔内关系异常，其中最重要的是肠旋转不良和肠扭转。

肝的发育

约在妊娠第 3 周，肝开始发育，起始于前肠的外生长。与成人相比，胎儿期的肝相对较大。尽管胎儿在子宫内依赖母体肝和胎盘进行解毒和排泄，但是无论在出生前还是出生后，胎儿肝均为其生存所必需。早在妊娠 10 ~ 12 周，胎儿肝即参与葡萄糖调节、蛋白质及脂质合成，以及一些药物的代谢。胎儿肝储存的肝糖原接近成人的 3 倍，但在出生数小时内几乎完全释放，以补偿胎儿营养供给的中断 [472]。新生儿需用数周的时间重新建立肝糖原储备，因此在此阶段，婴儿处于低血糖的危险之中。

先天性畸形

明显的解剖畸形通常在出生后数天内便可诊断。一些明显的畸形，如脐膨出、腹裂、膈疝及肛门闭锁，可通过最开始的体格检查发现。另外一些畸形在出生后数天内即有症状，例如无法进食、肠闭锁、小结肠、气管食管瘘及胎粪性肠梗阻。还有一些畸形在新生儿期之后发现，其诊断和治疗尚处于两难境地。一些特殊疾病将在下文中予以讨论。

肠旋转不良和中肠扭转

肠旋转不良是由胎儿中肠在进入腹腔时的不完全旋转所引起的。这种异常的旋转可以通过腹膜的索带（Ladd 带）导致部分性或完全性十二指肠梗阻，或者更重要的是可以导致中肠扭转。中肠（十二指肠到横结肠）及其血管供应形成一条单独的长柄，如果柄扭转，可导致整条中肠梗死。脐膨出的婴儿通常合并有肠旋转不良。婴儿和儿童的症状通常有高位肠梗阻（胆汁性呕吐）或急腹症、肠穿孔和脓毒症。治疗主要是将坏死的肠管行外科切除、手术复位和固定扭转肠道。术前受累严重的婴儿需要在术后进行呼吸支持和全胃肠外营养。

Meckel 憩室

Meckel 憩室表明脐肠系膜或卵黄管的持续存在。

由于其是无痛性低位胃肠道出血的原因而受到临床关注。出血是由胃酸分泌引起肠道黏膜溃疡所致。虽然这些出血通常为自限性的，但是也有危及生命的大量出血的报道[473]。其诊断通常很难确定，常为排除性诊断。高锝酸盐同位素扫描时可发现憩室中时有胃黏膜。治疗措施是支持疗法，但需要格外关注血液的补给，确切的治疗方法是外科切除。

Hirschsprung 病

Hirschsprung 病（先天性巨结肠）是一种发生在直肠和结肠（偶尔发生在小肠）的副交感神经节缺失性疾病[198]。神经节的缺失导致了远端肠管的狭窄以及相邻的近端正常肠管的膨胀。其临床症状较轻者可出现腹部膨胀、粪便淤滞，重者则可出现中毒性巨结肠、腹膜炎甚至肠穿孔。中毒性巨结肠经常发生于较小的儿童；据报道，其死亡率高达 75%。Hirschsprung 病的初步诊断可以依靠病史及体格检查发现。钡餐灌肠可以显示狭窄段及其近端肠管的胀气。其确切诊断为在直肠或回肠（或两者）组织活检未找到神经节细胞。中毒性巨结肠的治疗既有支持性治疗（扩容和抗生素治疗），又有确定性治疗（外科结肠造瘘术减压）。

其他肠道疾病

肠道疾病可以表现为出血、梗阻、炎症以及继发性的营养吸收不良和肠穿孔。引发儿童胃肠道出血的因素包括炎性疾病（胃炎）、溃疡、血管曲张以及血管畸形。尽管溃疡作为原发病在儿科患者并不常见，但是危重症患儿会发生应激性胃炎和应激性溃疡，因此应考虑适当应用抗酸药及 H_2 受体阻断药。肠套叠、肠管围绕先天性或术后形成的索带扭转，以及肠自身的扭转（肠扭转）均可以导致肠梗阻。肠套叠在小儿年龄组相对常见，常发生于回肠远端。只有在少数情况下才会出现有意义的症状，如息肉或局限性水肿（如 Henoch-Schönlein 紫癜）。肠套叠的治疗主要是外科手术治疗，但如果患者无明显肠道坏死表现，也可以通过一些方法如钡餐、空气或盐水灌肠治疗[474]。炎性肠疾病包括克罗恩病和局限性肠炎[475]。亦须考虑多种致病菌，如沙门菌、志贺菌和耶尔森菌属。这些患者经常有腹泻、吸收不良（尤其伴有乳糖耐受不良时）和血性腹泻。有些患者甚至发生中毒性急腹症。

坏死性小肠结肠炎

坏死性小肠结肠炎（necrotizing enterocolitis,NEC）是一种以小肠和结肠溃疡坏死为特征的暴发性新生儿疾病，具体病因不明，可能是多因素导致的。其中早产是发生 NEC 的最高风险因素。该病可能是肠道缺血、口饲以及病原微生物的综合作用结果。脐动脉导管、围产期窒息、呼吸窘迫综合征以及持续的动脉导管未闭均可能是与其有关[476]。此病的发生率在逐年升高，儿科 ICU 中有 1% ~ 5% 的新生儿罹患该病。其最初常见表现为：喂养不耐受、腹部膨隆和血便，继而还可能出现肠梗阻、肠穿孔和脓毒症。治疗方法为：停止胃肠道喂养、鼻胃管减压、静脉输液、血流动力学支持及合理使用抗生素，如果出现了腹部游离气体，则需行剖腹探查。腹腔引流对极低体重和濒死患儿会有帮助[477]，常需维持数周的全胃肠外营养，在相对好转之后数周至数月内可能还会发生肠梗阻[478]。

肝衰竭

肝衰竭可以出现在慢性或急性肝病患者中。慢性肝衰竭可以由胆道闭锁、先天的代谢性疾病（酪氨酸血症、Wilson 病、半乳糖血症、囊性纤维性病变）或者慢性肝炎引起。患有慢性肝疾病的患儿主要表现为合成功能失调（营养不良、低蛋白血症、凝血异常）、降解功能失调（黄疸和高血氨症）以及门静脉高压症（脾功能亢进和静脉曲张）。急性肝衰竭最常见的起因是甲型肝炎和乙型肝炎。出血、水肿、其他器官功能失调（包括肝脾大小）可以通过体格检查获得。实验室检查包括合成功能指标［白蛋白、凝血酶原时间（prothrombin time, PT）、部分凝血活酶时间（partial thromboplastin time, PTT）］、降解功能指标（胆红素和氨）以及肝酶指标。根据个体化原则，还可以做肝脏超声、放射对照检查以及肝组织活检等。肝衰竭的致命性并发症包括：急性出血、心血管功能障碍（继发于体液大量转移的血管内的低血容量）以及中毒性脑病引起的颅内高压。治疗措施为期待治疗和支持治疗。10% 的葡萄糖输液可以保证足够的糖类供给，低蛋白质饮食使氨的生成最小化。可以根据需要给予维生素 K、新鲜冰冻血浆和血小板以纠正凝血功能障碍。用新鲜血浆和血小板置换血浆可以改善凝血功能并维持血容量正常。口服乳果糖和新霉素灌肠法可用来降低肝肠循环中氨的生成和吸收[479]。同时，应当密切监测心血管系统和呼吸功能，并给予支持治疗。对颅内高压这一并发症的预测是十分重要的。血清中氨的水平通常用于监测神经系统功能[479]，但氨是否为中枢神经系统的主要毒素或仅是化学标记物之一，目前尚不清楚。激素可用于治疗一些炎性肝炎。应用换血和血浆置换来减少毒素水平[480]，但尚无充足的证据证明该手段可以改善发病率及死亡率[481]。对于某些急性肝衰竭患者，包括由毒素和感染引起的患者，可以考虑做肝移植手术[482]。

肝外胆管闭锁

每 8000 ~ 10 000 名新生儿中可出现 1 例肝外胆管闭锁[483]。不同患者之间其闭锁的程度及十二指肠与肝管近端分支之间胆道系统的不连续性均不同。肝外胆管闭锁常采用外科治疗（空肠 Roux-en-Y 和肝门肠吻合术）及缝合肝外胆管。不足 6 ~ 9 个月的患儿应用 Kasai 术式最为成功。然而，该方法也存在许多急性或慢性的并发症，包括肝衰竭、上行性胆管炎、伴有门脉高压和血管曲张的肝硬化。尽管存在上述并发症，但是由于适合的供体器官不足，所以 Kasai 术依然在实施[484]。

肝移植

免疫抑制剂的发展及外科技术的进步增加了肝移植的成功率（见第 74 章）。肝移植手术的成功取决于围术期及术后阶段的管理，其依赖于外科学、胃肠学、麻醉学、免疫学和 ICU 等诸学科的通力合作。现在，肝移植相关的多数临床问题均能预先得到评估。在手术室中，术中大量的血液丢失并需要大量的输血输液，因此，必须严密监测心血管、肾和血液 / 凝血情况。移植物生存所要求的免疫抑制使患者处于"正常"菌群和条件致病菌感染的危险境地，监测和早期积极进行抗生素治疗极为重要。与 CVP 及肺毛细血管楔压升高无关的体循环高血压可能与抗排斥药物有关。许多患者需要积极抗高血压治疗（如肼屈嗪、二氮嗪和卡托普利）[485-486]。

危重病儿童的营养支持

在 PICU 的患儿并存神经系统、呼吸系统及心血管病系统疾病时，营养支持可能不是优先考虑的事情。然而，不给予营养支持可能导致患儿错过改善治疗与预后的重要机会（见第 106 章）。与肠外营养比较，肠内营养支持对于减少肠道细菌易位、减少便秘，并减少感染风险都有潜在好处。Khorasani 等[487]发表于 2010 年的一项单中心研究对比晚期接受肠内营养（12%）和早期接受肠内营养（8.5%）的烧伤患儿死亡率，发现早期肠内营养可以降低烧伤患儿的死亡率。Mehta 等[488] 在 2012 发表的一项国际多中心队列研究中发现，较低水平的 60 天死亡率与肠内营养摄入占目标营养摄入的高百分比有关。该队列入选了 500 例从 1 个月到 18 岁的在 PICU 需要机械通气支持 48h 以上的儿童，肠外营养的患儿死亡率较高。该项研究证明，早期肠内营养可以改善危重患儿的预后，该结论在 Mikhailov 等[488]2013 的研究工作中得到进一步证实。该项研究是涉及 12 个中心的多中心回顾性研究，入选标准为 PICU 驻留超过 96h 及以上的 1 个月到 18 岁的患儿，共 5015 例患儿入选。该项研究把早期肠内营养定义为在入住 ICU 的第一个 48h 内通过肠内营养获得目标热量的 25%。该项研究发现，与未接受早期肠内营养的患儿相比，接受肠内营养的患儿死亡率更低（OR：0.51；95% 可信区间，0.34 ~ 0.76；P=0.001），上述结果均经过疾病的严重程度、年龄及参与中心的校正。早期肠内营养并未增加住院时间及机械通气时间。

鉴于越来越多证据支持早期肠内营养，应该每日考虑是否可能开始肠内营养，并将饲管放置超出幽门，以保证在 ICU 中肠内营养供给的可行性。Mehta 等[489]表明，即使已经开始早期肠内营养，仍会受到显著干扰。71% 的患者中平均停止肠内营养的时间约为 2 天。尽管对于每个临床医师来说，个体化的对其管理的患者进行肠内营养供给可能存在困难，但是在 ICU 中，制订早期肠内营养方案以增加目标营养供给是值得期待的[490]。PICU 中，可能有 25% ~ 30% 患儿营养不良[489]。较小儿童及患有慢性病的儿童能量储备有限，应早期给予肠内营养。若肠内营养供给困难，尽管存在风险，也应考虑给予肠外营养。高浓度葡萄糖溶液增加了静脉炎及其他并发症的风险。给予高浓度葡萄糖肠外营养也需要放置中心静脉导管。中心静脉导管在置管及使用过程中存在感染的风险。其他肠外营养的风险还包括：感染、胆汁淤积、肝管狭窄、电解质紊乱及三酰甘油升高。如果肠内营养不可行，除非有进一步的证据显示对营养不良的儿童有害，应进行肠外营养。

血液病学

ICU 的血液病急症包括凝血系统、免疫系统及红细胞异常。这些异常独立出现或继发于多器官系统衰竭。免疫系统将在感染性疾病章节讨论。

凝血系统

正常的凝血包括初始血小板栓子的形成及纤维蛋白的产生（内源性或外源性途径）。无论在哪个阶段，都必须有血小板、凝血因子以及完整的血管共同参与（见第 62 章）。新生儿可能存在可测得的凝血功能异常，但很少有临床表现。足月儿及大多数早产儿均有正常的血小板 - 血管间相互作用，但血小板的聚集暂时受损。此外，在胎儿及新生儿中许多凝血因子的活性或者浓度下降。最为重要的是维生素 K 依赖性因子：因子 Ⅱ、Ⅶ、Ⅸ 和 X。上述因子在刚出生时很低，若没有补充维生素 K，则在出生后第 1 周降至更低水平。在大多数婴儿，除早产儿外，因子 V 和 Ⅷ 接近成人水平。在婴儿，虽然常规凝血活性检查结果延长，但由于新生儿缺少足够的蛋白酶抑制剂（主要是抗凝血酶Ⅲ），新生儿的血液在体外能很快凝结[216]。

输血治疗

很多患儿在 PICU 驻留期间需要输血治疗（表95-9；参见第 61 章）。红细胞减少可能是因为自身红细胞产生减少和频繁的实验室检查所导致的细胞损失。血小板减少可能是因为自身产生减少或脾的吞噬。因频繁的实验室检查而导致的血小板减少很少见。肝衰竭所致的凝血因子的降低可能会导致患者进一步出血。输入血液制品有风险。输血反应可以分为非免疫性及免疫性。非免疫性反应包括：通过血液成分传播的病毒或细菌感染、循环超负荷、凝血障碍、低体温及电解质紊乱。储存时间过长将导致 PRBC 红细胞溶血增加，同时钾离子水平明显升高。在创伤或者急性失血时，快速输注红细胞将导致高血钾。在 ICU，PRBC 输注时间通常超过 2~4h，因此不会出现高血钾问题。免疫相关的输血反应包括：血管内及血管外的溶血。溶血性输血反应可能非常严重甚至危及生命。交叉配血可以减少溶血反应，但也必须仔细核对患者及待输入的血液制品。非溶血性免疫相关的输血反应包括：发热反应、轻度过敏、过敏性反应及输血相关的急性肺损伤（transfusion-related acute lung injury，TRALI）。

表 95-9 血液成分治疗

血液成分	剂量	说明
浓缩红细胞	10~20ml/kg	升高血红蛋白 2~4g/dl
任意捐献者血小板	1U/10kg 或 5~10ml/kg	来源于许多捐献者
机采血小板	10ml/kg	来源于单个捐献者
新鲜冰冻血浆	10~20ml/kg	提供 20%~30% 的凝血因子
冷沉淀	1U/10kg	提供大量纤维蛋白原（50~80mg/dl）

输血相关的急性肺损伤

以前没有认识到 TRALI 是输血的并发症，但是这种意识在不断提高（见第 61 章）。关于 PICU 中患儿 TRALI 的研究越来越多[491-497]。输血而产生的 TRALI 的诊断依赖于排除其他原因导致的肺水肿，包括容量超负荷、脓毒症导致的肺水肿及心源性肺水肿。关于 TRALI 机制提出了二次打击模型。初次打击是肺里内潜在的炎症因子，二次打击是血液制品的输入，进而导致 TRALI。还不确定这些损害是否由长时间储存血液中存在的中性粒细胞、HLA 抗体或者脂质的生物活性所引起。一项由 Church 等[489]开展的研究表明，ALI 患儿接受新鲜冷冻血浆后死亡率增高，此类患者中 ALI 已经形成了初次打击。死亡率增高的相关性独立于低氧血症的严重程度、弥散性血管内凝血或者多器官障碍综合征。输血有一定风险，并且在输血前就应该考虑到这些风险。在一些临床案例中，儿科患者能承受的缺血程度要高于预期。在2007 年，Lacroix 等[499]在儿科重症监护病房的输血需求（the Transfusion Requirements in Pediatric Intensive Care Units，TRIPICU）研究中表明，采用限制性输血策略能够降低 PICU 中的 PRBC 使用。以血红蛋白作为指标，一组为 7g，一组为 10g。在限制性输血组，PRBC 的使用降低了 44%，且未增加任何不良后果。上述结果可能并不适用于所有的 ICU 患者，如持续性出血者。在 TRIPICU 研究中，患者的动脉血压没有低于同龄平均值的 2 倍 SD 以下，也没有需要增加正性肌力药物。在普通小儿外科[500]及心外科患儿[23]中，对原始的 TRIPICU 研究进行亚组分析后，发现组间的多器官功能障碍综合征发生并无显著差异。

凝血障碍

在 PICU 患者中，许多原因能导致凝血缺陷，如脓毒症、外伤、恶性肿瘤、胰腺炎及肝衰竭（见第 62章）。PT 检验了外源性凝血途径及共同凝血途径。在肝衰竭、维生素 K 缺乏及 DIC 时，PT 延长。活化部分凝血酶时间（activated partial thromboplastin time，aPTT）反映内源性及共同的凝血途径。在肝衰竭、血友病 A、血管性血友病及 DIC 时，aPTT 延长。在PICU 中，需要关注的是有些患者的潜在炎性状态可以激活凝血并抑制自然抗凝机制。这也是 DIC 发生的基础。2001 年，血栓和止血国际协会（the International Society of Thromnosis and Hemostasis）[501]发布了 DIC 评分系统。该评分系统采用血小板计数、纤维蛋白相关标记物、凝血酶原时间及纤维蛋白原作为指标，并把 DIC 分为非显性 DIC 及显性 DIC。在非显性 DIC 中，凝血的平衡被炎症或微血管的非炎症性紊乱抑制，但代偿机制仍存在。在显性 DIC 中，止血系统失代偿。该 DIC 评分系统可用于研究及评估对治疗的反应。Khemani 等[502] 在 2009 年发现，在 132 例伴有脓毒症或者休克的 PICU 患者中，DIC 评分较高与死亡率相关。DIC 的最高评分为 8 分。评估指标为血小板计数及纤维蛋白原的降低、凝血酶原时间的延长及纤维蛋白降解的证据。显性 DIC 的患者死亡率为 50%（DIC 评分 ≥ 5）。DIC 分数小于 5 的患者死亡率为 20%。即使校正了疾病的严重程度及正性肌力药物的使用，较高的 DIC 评分与死亡率的相关性依然存在。DIC 的治疗也是针对导致凝血系统失衡的潜在疾病的治疗。未来的研究目标将是研究患者 DIC 纠正后的预后，甚至是 FFP 也可以影响预后。Church 等[498] 发现较高的死亡率与 FFP 输入有关，DIC 的风险与输血风险之间的平衡还未明确。

镰状细胞病

血红蛋白 S，或者镰状细胞，是最常见的血红蛋白病。地中海贫血患者具有明显的地域差异。血红蛋白 S 是由于 β 链 6 位密码子上的一个点的突变，导致缬氨酸代替了通常的谷氨酰胺。血红蛋白 S 是由带有缬氨酸的异常 β- 链和正常的 α- 链结合的产物。当存在两个异常基因时，就形成了血红蛋白 SS（hemoglobin SS, HbSS, 或者镰状细胞病）。HbSS 的并发症是因血红蛋白进入 PICU 最常见的原因。脱氧 HbSS 的红细胞导致了细胞内的血红蛋白聚合，这使红细胞失去可变形性并出现形态学的变化。在脱氧状态下，异常的红细胞从双凹结构变为典型的镰状细胞形状。异常红细胞的寿命更短且更容易发生溶血。相应的，罹患镰状细胞疾病者伴有慢性的严重的溶血性贫血。

镰状细胞危象

有三种镰状细胞危象：溶血性，再生障碍性及血管闭塞。溶血性危象的特点是由于溶血的增加导致的红细胞比容及血红蛋白急剧下降。这种典型下降伴随着红细胞生成显著增加或网状细胞增多。同样的，再生障碍性危象也伴有血细胞比容和血红蛋白的下降，但是不伴随网状细胞增多，骨髓中红细胞前体的产生减慢或者停止。再生障碍性危象常由感染造成，其中 90% 为细小病毒 B19 感染。血管闭塞危象是经典的镰状细胞危象，是由感染、脱水、酸中毒或缺氧引起。红细胞呈现镰刀状阻塞小血管，导致梗塞。梗塞能发

生在任何器官，但更易发生在肺、肾、骨骼、皮肤、脾、眼睛及中枢神经系统。

急性胸部综合征

发生在肺部的血管闭塞危象导致急性胸部综合征（acute chest syndrome, ACS）。ACS 是镰状细胞病患者死亡的首要原因，也是该病的第二常见并发症。ACS 被定义为胸部放射线下可见的新出现的肺浸润，且伴随着发热、呼吸道症状或者胸痛，临床过程多变。国际急性胸痛综合征研究小组（the National Acute Chest Syndrome Study Group）[500] 发表一项多中心报告表明，几乎 50% 被确诊为 ACS 的患者最初表现为其他种症状，大多数为典型的疼痛。常有肺脂肪栓塞的报告，通常是非常严重的病例，其原因可能是骨髓坏死后释放的坏死的骨髓脂肪进入了血流。ACS 的常见病因是感染，肺炎衣原体及支原体菌属是常见的病原菌。ACS 的治疗目标是早期诊断。由于罹患镰状细胞疾病的患儿初期几乎没有症状，所以应该提高警惕。所有伴有发热的镰状细胞疾病的患儿都应接受胸部放射线检查。胸部放射线显示任何阳性变化，都应立即进行治疗。初始抗生素治疗应用头孢呋辛或头孢噻肟复合大环内酯类。患者应该充分水化，且严密监测病情变化，一旦出现液体超负荷，则应立即开始利尿治疗。即使氧饱和度正常，患者也应该吸氧，如允许，每位患儿均应进行肺活量测定。且应考虑使用支气管扩张药物。应尽最大努力控制疼痛。如果患者贫血，单纯的红细胞输入可能有帮助，但是可能需要血液置换。上述措施的应用具有地域性差别。血液置换的原因是随着血红蛋白的增加血液的黏度也会增加，同时，镰状细胞患者的血液黏度在去氧的条件下会更高，进行血液置换可以降低血液黏度并且改善氧合[501]。血液置换可以改善微血管的灌注并且降低炎性介质；红细胞交换能降低患者的白细胞计数、血小板计数及可溶性血管黏附分子 -1[28]，然而对于白细胞介素 -1α、白细胞介素 -1β、白细胞介素 -8 或肿瘤坏死因子 -α，没有效果或者仅短暂的降低。在全国急性胸痛综合征研究小组刊物上[504]，13% 的患者需要机械通气，且气管插管组死亡率为 19%。

神经系统并发症

血液置换对于因镰状细胞疾病引发的神经系统并发症的治疗具有重要作用。对于年龄在 20 岁以下的罹患镰状细胞疾病的患者群中，卒中的发病率为 0.44/ 每 100 患者年[505]。已有研究旨在评估神经系统并发症的风险并对卒中进行预防治疗。镰状细胞疾病相关

的卒中预防试验（the Strokr Prevention Trial in Sickle Cell Anemia, STOP）目的是评估慢性输血治疗能否预防镰状细胞疾病患儿发生卒中，可以通过经颅多普勒评估患者卒中风险。实验组的血红蛋白 S 浓度保持在 30% 以下[506]，与标准治疗组相比，采用慢性输血疗法患者的卒中发生率降低了 90%。因上述研究结果，该试验提前 16 个月完成。慢性输血疗法也伴随着同源免疫及铁过载等长期副作用[507]。可获得的数据表明，输血疗法应该用于罹患镰状细胞疾病及急性神经系统改变的儿童。对急性胸痛综合征及神经系统功能改变者，虽然血液置换很重要，但是也存在风险。是否需要中心静脉通路或者动脉通路具有地域性差异。在血液置换过程中，应该密切观察以防止液体负荷过重或者是血容量过低。血液制品也具有风险。若血液未经加温，则导致幼儿低体温。血液置换的最佳地点及方式取决于 ICU 的资源、血库及血液科。

获得性障碍

众多情况均可以降低凝血因子含量，维生素 K 依赖性因子是最易受到影响的。肝部疾病、华法林治疗及继发于肠道疾病的吸收障碍综合征或者由于长期的抗生素治疗导致的肠道菌群的改变等均可以导致维生素 K 依赖性凝血因子的降低。此外，未经治疗的新生儿维生素 K 缺乏将导致新生儿出血性疾病。在这种情况下，PT 延长，且因子 II、VII、IX 及 X 均处于低水平。除非肝的合成功能严重受损，否则服用维生素 K 通常可以逆转上述因子的缺乏。

获得性血小板异常包括产生减少、破坏增加和功能减退。产生减少或者低增生状态包括骨髓疾病，例如白血病和再生障碍性贫血及化疗药物的副作用。破坏增加可以是免疫介导的（如特发性血小板减少性紫癜）[508]或者是消耗性疾病导致的（如微血管病，HUS 或者血栓性血小板减少性紫癜）[509]。最后，血小板功能障碍已经发现于尿毒症、慢性红细胞增多症伴有发绀性心脏疾病的患者[510]。获得性血小板减少症的治疗包括：输注血小板，如果有可能，纠正潜在的疾病。治疗性脾切除术可以增加某些罹患严重免疫性疾病患者的血小板生存率。

肿　瘤　学

过去的几十年里，儿科肿瘤患者的生存率得到了显著提升。关于儿科肿瘤的监测、流行病学及最终转归可以在 http://www.seer.cancer.gov 中获得。而且，造血干细胞移植（hematopoietic stem cell transplantation,

HSCT）可治疗疾病的数量及种类也在不断增加。这些因素导致 PICU 中肿瘤患者数量的增加。这类患者群多在专业的肿瘤病房或者骨髓移植舱中受到更专业及细致的治疗。这些护理区域都有严格的护理制度及隔离规程，这在医院的其他病房是不可能实施的。为了保证肿瘤患者都能待在肿瘤病房，一些医院在这些区域允许使用低剂量变力性药物，如多巴胺 5 μg/(kg·min)。这可能意味着如果一些患者超过上述支持水平则需要被送到 ICU。他们可能伴有脓毒症及休克，并且对体液复苏及低水平变力性药物支持无反应。另外一些患者可能因病房里不能实施呼吸支持而转入 ICU。早期的文献提示尽早开始 CRRT 治疗或防止液体超负荷对 HSCT 患者有益[511-512]，但是也有其他研究未发现上述意义[513]。然而，有阳性发现的文献认为，伴有液体超负荷的 HSCT 患者应尽早进入 ICU。总之，有证据表明 ICU 护理能够改善儿科肿瘤患者的预后[514-517]。对于在控制疾病严重程度后进行的 HSCT 来说，死亡率并未得到明显改善[518]。而且，对于需要机械通气的患者来说，与非 HSCT 相比，HSCT 患者的死亡率更高[519]。

由于患病期间的治疗及疾病自身特点，肿瘤患者的免疫力很低。在中性粒细胞减少期间，脓毒症的风险增加，发热可能是脓毒症的首发症状，目前研究多致力于发现哪类患者易发展为菌血症[520-521]。脓毒症及肿瘤疾病的预后需要持续性关注。Pound 等[514]的研究表明，ICU 中脓毒症的死亡率在肿瘤组（15.9%）与对照组（11.6%）间没有显著性差异，从 ICU 转出后前六个月的生存率也未发现显著性差异。Fiser 等[517]于 2005 年的研究表明，伴有严重脓毒症的儿科肿瘤患者的总体死亡率为 17%，HSCT 组的死亡率为 30%，明显高于非 HSCT 组（12%）。对于同时需要机械通气及变力性药物支持的患者，其死亡率高达（64%）。

白细胞淤滞

白细胞淤滞（血管阻塞）是由于细胞或白细胞（white blood cells, WBCs）数目增加所致的高黏滞性造成的。急性淋巴细胞白血病患者的 WBC 超过 500 000/mm³ 及 AML 患者 WBC 数目超过 200 000/mm³，预示将出现这种综合征。在 AML 中，与淋巴细胞相比，白血病细胞变形能力降低，因此虽然白细胞计数低也会产生相同的症状。

脑及肺是白细胞淤滞的主要靶器官，通常表现为血管阻塞及器官梗死。初始症状包括：呼吸急促、发绀、呼吸作功增加、意识改变以及局部神经功能障碍。

除了支持疗法外，减少循环肿瘤负荷及黏滞性是治疗的首要目标。通过去除白细胞和血液置换可以暂时达到治疗的目的。头部放射治疗可以减少中枢神经系统的肿瘤负荷，化疗可以阻断细胞的生成，同时可能会破坏循环中的肿瘤细胞。化疗的初始目标是阻止细胞的生成且不产生大量的细胞溶解。这样可以停止肿瘤细胞负荷的增加，且在充分灌注重新建立之前不引起严重的代谢危象 [522-523]。

肿瘤细胞溶解综合征

肿瘤细胞溶解综合征是由大量肿瘤细胞急性溶解导致的代谢危象。血清中尿酸、钾离子、磷酸盐浓度均升高；磷酸盐浓度的升高导致低血钙。高钾血症及低钙血症是致命的；尿酸的升高可导致急性肾衰竭 [524]。可以通过碱化尿液、输入液体及利尿来治疗肿瘤细胞溶解综合征。在进行任何化疗之前，必须评估患者的肾功能。若肾功能正常，则可以给予别嘌呤醇和拉布立酶。在多数病例中，强化利尿这种保守治疗及给予别嘌呤醇或拉布立酶可以防止肾衰竭，但偶尔有些病例也必须进行透析治疗。透析治疗的指征包括：

1. 钾 >6 mEq/ L，并且尽管进行离子交换仍继续上升
2. 尿酸 >19mg/L
3. 肌酐 >10mg/L
4. 磷 >10mg/L 或上升迅速
5. 容量过度负荷
6. 具有症状的低钙血症

纵　隔　肿　瘤

罹患纵隔肿瘤及呼吸窘迫的儿童常常主诉咳嗽、呼吸困难、喘鸣及气促。他们更愿意直坐而不能仰卧。胸片通常显示有纵隔大肿块，气管影模糊或消失。这些肿瘤可以导致血管的体位性梗阻，比如上腔静脉和肺动脉。Lam 等 [525] 报道，临床表现常常是非特异的或者是偶然的，而且罹患气道狭窄的患者也常表现出上腔静脉综合征的症状 [525]。上述症状通常被称为严重纵隔肿块综合征（critical mediastinal mass syndrome），需要经验丰富的多学科团队的关注。这些肿瘤可能是恶性的（87% 为霍奇金及非霍奇金淋巴瘤），也可能是良性的；预后和治疗依靠明确的诊断，诊断最好是治疗前进行活检 [526]。然而，获得纵隔肿物的组织样本可能需要

麻醉和手术，必须要控制和监测气道，而所有这些操作均可能导致患者死亡。影像学指导下应用局部麻醉的细针穿刺活检可以使某些患者在非麻醉状态下获得组织样本。在获得组织样本前进行放疗可以使肿瘤减小，进而使麻醉下的组织活检更加简单和安全。胸内气管阻塞是这些患者面临的主要麻醉风险；当患者仰卧，且深度麻醉或者被肌松药麻痹时，往往难以保持气道通畅 [525,527]。检查需要患者的充分配合，因为存在呼吸困难，患者经常很难配合治疗。麻醉诱导及气管插管多采用坐姿并且保留自主呼吸。如果气道损害严重，应该对肿瘤进行放疗并且在进行组织活检前应该给患儿类固醇；然而，这些治疗可能改变诊断结果，因此在实施前应该先和肿瘤科医师讨论。有时，外周结节或肿物也可在局部麻醉下进行组织活检。如果肿瘤巨大，一些肿瘤也可能超出放疗范围。Sticker 等 [527] 报告表明，46 例单中心回顾中，对有症状的前纵隔肿块患者，在全麻并保持自主呼吸情况下实施组织活检，并未发现严重并发症 [527]。总之，尽管诊断是治疗肿瘤疾病的关键，但是活检的风险可能远大于组织学诊断的益处。

免疫与感染

经验性抗生素治疗

对 PICU 来说，对抗生素治疗做一个经验性建议很困难。缺乏适当管理的广谱抗生素应用会造成抗生素耐药性。经验性抗生素治疗应根据各医院及患者群的常见易感细菌进行。笔者所在机构，对于脓毒症患者，由于耐甲氧西林金黄色葡萄球菌（methicillin-resistant Staphylococcus aureus, MRSA）的发生率上升，首选联合应用万古霉素和第三代头孢菌素。为了减少 MRSA 的传播，所有患者入住时均进行筛查，若发现 MRSA 则隔离患者。当菌培养结果及药敏实验结果回报后，抗生素的治疗可以更具有特异性并且抗菌谱更窄。与传染病专家见面并讨论目前医院的培养隔离菌群及抗生素的耐药性，是可能对经验抗生素治疗做出的最好建议。最好提前做好经验性抗生素治疗的决定。

预防医源性感染

医院获得性感染（hospital-acquired infections, HAIs）对医疗系统具有显著影响，而对患者可以是致命的。Klevens 等 [528] 2007 年发表的一篇文章估

计 2002 年全美国院内感染的人数为 170 万。这其中，有 417 946 例成人及儿童的感染发生在 ICU 中。预计该阶段院内感染的死亡人数为 98 987。最好的保护措施可能是洗手及使用酒精凝胶，并且鼓励其他人也这样做。鼓励他人或者树立一个正面典型比仅仅参与更有效果。Schneider 等 [529] 于 2009 年进行了一项研究，将重症监护实习生或新护士与高级管理人员配对并且评估手部卫生是否合规。在控制阶段，高级管理人员并未意识到该研究，手部卫生达标者为 20%。被辅导的实习生手部卫生合格者为 22%。当高级管理人员被招募到研究中后，其手部卫生合格率为 94%，对研究不知晓的实习生的手部卫生合格率增加到 56%。可以推测出如果医护人员知道他们正在被观察，那么手部卫生合格率会更高。Schneidr 等的研究表明，建立正面行为的角色非常重要 [529]。推荐进行持续的手部卫生合格审核。审核人员可能是患者的父母，若发现医护人员没有洗手，应该给予提醒。尽管很困难，但是愿意去提醒别人洗手很重要。

呼吸机相关肺炎

气管插管及机械通气对于呼吸衰竭的患者是必需的。不幸的是，气管插管阻止了气道的保护机制，增加了呼吸机相关肺炎（ventilator-associated pneumonia, VAP）的风险。没有肺部感染但需要机械通气的患者可能出现肺炎；因肺炎而需要机械通气的患者可能出现二次感染。VAP 能增加发病率及死亡率。Srinivasan 等 [530] 2009 年的一项研究表明，罹患 VAP 的患者机械通气时间及 ICU 驻留时间均更长，更为重要的是死亡率显著增加。未罹患 VAP 患者的死亡率为 2.4%，而罹患 VAP 患者的死亡率为 10.5%。VAP 定义为机械通气超过 48h 的患者新出现的下呼吸道感染。诊断标准包括：胸片可见的新的浸润灶、细菌培养阳性、白细胞计数升高或降低及发热或者体温波动。

在 2005 年 1 月，非营利医疗保健机构（Institute for Healthcare Improvement, IHI）开展了拯救 100 000 生命的运动。目标是在 18 个月内通过 6 种特定的可靠的临床干涉措施拯救 100 000 例患者。他们鼓励医院设置快速反应小组，对急性心肌梗死采取循证疗法、预防药物不良反应、预防手术部位感染、预防中心静脉的感染及 VAP。最后两项利用具有科学依据的集束化治疗干预共同实施。这些干预成功。从 VAP 立场看，在实施该措施之前 PICU 患者中 VAP 发生率

在 2002 年为 11.6/1000 呼吸机天 [531]。VAP 集束化干预措施特别适用于儿科患者 [532]，并且 VAP 的发病率有显著的改善。在 2009 年的研究中显示集束化干预措施具有益处。Bigham 等 [533] 研究表明，VAP 发生率从 5.6%/1000 呼吸机天降至 0.3%/1000 呼吸机天。该单中心研究结果还表明，机械通气时间、住院时间及死亡率均降低。在其他儿科研究中也显示出这种集束化干预措施的好处 [534-535]。

为了在机械通气时减少新的细菌感染，VAP 束的组成旨在减少细菌定植并防止污染分泌物的误吸。为了减少口腔和鼻窦的细菌，每 2～4h 用氯己定进行口腔护理。为了降低污染分泌物的误吸，需要采取多种措施：首先，在气管导管内吸引或者是气管导管套囊放气之前，应该对口咽部进行吸引。其次，每 2～4h 或重新摆体位前，应该排干呼吸机管道的冷凝水。进行上述操作时不应该切断呼吸机。第三，使用导管内吸引，在气管导管内吸引时无需断开呼吸机。最后，通过保持床头抬高 30°，可以防止呼吸机管路内分泌物被动进入气管导管。

VAP 束中包含的方法不难操作而且很容易成为常规操作。更有趣的协同作用是干预措施的联合应用效果大于单独干预措施的效果。存在中心静脉导管时，严格遵守预防措施束对预防血液感染也有很大的帮助。

导管相关的血流感染

成人和小儿的导管相关的血流感染（catheter-associated blood stream infection, CA-BSI）越来越受到重视。由于 CA-BSI 导致住院时间延长，造成发病率、死亡率及费用增加，因此，这也是评估医院的一个指标。在一项儿科心脏 ICU 进行的前瞻性研究中，Abou 等 [536] 发现，血行感染患儿的死亡率为 11%，而未患有血行感染的患儿死亡率为 2%。降低血行感染的最好方法就是不放置中心静脉管。应该不断评估患者是否需要置入中心静脉导管，若允许，可采用外周导管。不幸的是，在多种条件下，例如需要应用血管活性药物，则中心静脉置管不可避免。中心静脉置管护理的一系列措施的联合运用能够显著的减少血行感染，并且降低患者的发病率及死亡率。

在中心静脉导管置入及留置过程中，实施集束化预防措施后，可以显著降低感染率。2010 年一项涉及 29 个 PICU 的研究 [537] 指出，这些措施可以将 CA-BSI 降低 43%。这个结果是稳定的而且程度在逐步提高。同一研究小组在 2011 年的随访研究中表明，CA-BSI

的发生率进一步降低[538]。上述措施可分为两部分：中心静脉导管的置入及留置。在中心静脉管置入期间，该措施的目标是保证整个涉及区域完全无菌。应用氯己定两个月以上患儿做皮肤准备。术间的所有人均佩戴无菌口罩和帽子。操作者还要穿无菌手术服及戴无菌手套。床上铺较大的无菌单。第二部分是中心静脉导管留置期间。对于静脉注射管，hub 和导管置入部位的护理均有严格的指南。当换药时，应该使用无菌手套并用氯己定擦洗置管区域 30s，保证风干 30s。住院期间，严格遵守上述措施，对于防止 CA-BSI 是必要的。在许多机构，感染人数已降至很低，以致每件感染事件都可以单独审查。

尿路感染

尿管相关的尿路感染是最常见的医源性感染。移除非必需的导尿管可以显著地降低尿路感染的风险。在一些病例中，尿管不能移除，但是需要努力防止感染。建立集束化膀胱护理措施作为质量改进措施，可以显著降低感染率。在 2013 年 Esteban 等[539]的研究中，一系列方法的实施使尿管相关的尿路感染从 23.3/1 000 尿管天降低到 5.8/1 000 尿管天。导尿管护理的一系列方法减少了细菌定植和尿液反流至膀胱。尿管以无菌的方式置入，并且每次更换尿管时至少用氯己定纱布清洁尿道周围一次。为了防止尿液反流，尿袋位置应该低于膀胱水平，在移动患者时要排空尿袋或者夹闭尿管。

新生儿感染

具有免疫缺陷的新生儿感染的易感性增加。细胞免疫的降低导致胎儿和婴儿容易感染病毒和真菌。另外，婴儿的 B 细胞功能降低及免疫球蛋白产生减少，后者可以通过母体免疫球蛋白 G 增高得到补偿。2 ~ 3 月龄时，婴儿还不能产生足够的抗体，而母体的抗体已经达到最低值[540]。该阶段，体内抗体数量浓度低，因此感染的概率增加。先天或产后的因素均可能引起围生期感染。先天性感染的原因是出生前接触病毒、原虫及细菌病原体。常见疾病包括"TORCH"：即弓形虫（T）、其他（包括 HIV、梅毒及肺结核）（O）、风疹病毒（R）、巨细胞病毒（C）和单纯性疱疹病毒 II 型（H）。这些感染很少引起严重的脓毒症，但是当发生严重的中枢系统抑制、循环衰竭及血小板减少时，会与细菌感染相混淆。若在怀孕初期感染 TORCH，可引起胎儿的衰竭或主要器官的畸形。早产儿在新生儿期很容易出现急性感染。无论妊龄大小，感染的表现和症状难以察觉。因而，应提高对感染的怀疑力度，降低诊断和治疗的阈值[541]。最常见的病原体是由母亲的生殖道寄居病原体：B 族链球菌、大肠杆菌 E、李斯特菌及疱疹病毒。产道有疱疹病毒活动时可引发新生儿暴发性感染，这是剖宫产的一个指征，但并不能阻止所有新生儿避免疱疹病毒的感染。B 族链球菌是导致新生儿脓毒症最常见的病原体。B 族链球菌感染导致心肺系统严重不稳定，30% 的患儿感染脑膜炎。2 ~ 3 周龄的新生儿，此病原体多表现为脑膜炎，很少表现为肺部疾病。一旦怀疑存在脓毒症，应立即进行血培养、尿培养及脑脊液培养。由于很难确定婴儿的感染部位，所以需要反复的完整的脓毒症检查。细胞培养结果回报后，就可以开始氨基苄林及氨基糖苷类治疗，如庆大霉素，直至获得特异性的菌群信息。大约 50% 的怀疑脓毒症的新生儿可以获得血培养的阳性结果。

小儿创伤

产前及围产期损伤

围产期损伤见于产前或出生后即刻（见第 81 章）。最常见的产前损伤是由于母亲的枪弹伤或是钝器伤。这两种情况下胎儿的死亡率至少是母亲的 2 倍[542]。导致胎儿死亡多由于母亲休克或胎儿乏氧，而非直接损伤。出生时的损伤常见于过大、足月胎儿和臀位胎儿。头部损伤包括线性或凹陷的颅骨骨折、颅脑血肿、硬膜下或蛛网膜下血肿以及脑实质或脑室内出血。颅内损伤可以引起 ICP 升高、脑缺血、神经系统损伤和死亡。胸锁乳突肌损伤引发颈斜，颈部牵拉导致脊髓横贯性损伤。由颈部牵引导致的其他神经损伤是膈神经麻痹和欧勃麻痹或克兰麻痹（Erb or Klumpke palsy），这可能是由于牵拉和（或）撕扯臂丛神经造成的。肩位难产通常导致锁骨骨折或肱骨骨折，臀位可导致股骨骨折。肝、脾、肾上腺及肾损伤可引起致命性大出血或血栓。血栓引起大脑、冠状动脉及肾血管床的组织缺损。在产房紧急情况下的气管插管可导致气管和食管穿孔，尤其是早产儿。

儿童创伤

1 ~ 14 岁儿童最主要的死亡原因是事故和外伤[543]。儿童易发生坠落伤和摔伤、溺水、几乎溺死、车祸、误服毒物和烧伤。头部损伤很常见，尤其是幼儿，其头部很大，而颈部肌肉支持相对缺乏[544]。儿童受到刀、枪之类的锐器伤较少，而钝器伤则更常见。腹部钝器伤引起实质性脏器损伤（肝或脾）的机会要比空腔脏器多。体温降低通常是外伤后的常见并发症，儿童由于体表面积相对较大所以热量丢失也快。溺水小儿或接近溺水小儿是典型的低体温损伤。所有年龄段创伤患者的处理均要求井然有序的快速诊断和治疗。小儿外伤后可预防的死亡原因包括气道阻塞、气胸和休克。休克常见的原因是未充分治疗的出血或颅内血肿不断扩大导致的继发性脑损害[545]。美国外科医师学会建议对儿科创伤患者使用四步法：①初步检查，②复苏，③再次检查，④最终治疗[250]。初步检查要求快速评估气道、呼吸及循环（ABCs）。对于意识消失的患儿来说，相对大的舌体和较窄的口咽很容易造成气道阻塞。在昏迷的儿童中，其舌体相对咽部而言比例较大，容易造成气道阻塞。先托起患者的下颌并通过面罩和气囊给氧，直到完成气管插管。不合适的通气可以导致胃内胀气、呕吐和误吸。与成年人相比，在儿童中颈椎损伤比较少见，但这类患者在排除脊柱损伤前需要固定颈椎。在建立气道以后，需要观察胸壁的对称运动、听诊呼吸音和早期拍摄胸片来确定足够的通气。张力性气胸可临床诊断，可通过针吸引流。针吸引流可在放置胸腔引流管之前减轻张力、稳定患者病情。儿童的循环状态可以得到快速评估，低血容量首先表现为心动过速、外周灌注差、脉搏细弱，最后出现低血压（可能在血容量丢失25%后才会发生）[546]。严重低血容量患儿要快速置入中心静脉导管。若不能迅速建立外周静脉通路，可以进行骨内置管[547]。通过患儿的临床表现及失血量（或血浆量）的评估指导容量复苏。在进一步评估中，需要进行从头部到足部的全身检查，并制订确切的治疗方案。儿童的诊断方法与成人相似，但需考虑到儿童的特殊之处。由于需要开腹手术的患者会出现腹膜炎及腹围增加，临床上可以进行判断[548]。诊断性腹腔冲洗有助于已补充40ml/kg的血液后血流动力学仍不稳定患儿的诊断。有的患儿情况太不稳定以至于不能做CT，腹腔冲洗可以定位不明确的出血位置。腹腔冲洗也可以评估准备做非腹腔手术的急诊手术患儿的腹腔损伤状况。如果手术很紧急，很多医师放弃采用此方法。腹部损伤手术指征包括腹腔内有游离气体、有脏器破裂表现和不可控的急性出血。脾的破裂和肝裂伤并不一定是外科手术的指征，应首选支持治疗并积极补足血容量并重新评估[549]。对于颅内损伤者，应快速检查颅脑及神经系统。颅脑损伤最重要的征象是意识逐渐减弱。快速诊断并治疗颅内严重损伤可以降低ICP

并防止继发性脑损伤。

虐待儿童

虐待儿童的诊断是存在急性外伤，而外伤的原因通常是难以解释的，还可能伴有陈旧性伤痕，包括已治愈的撞伤、打伤和骨折。儿童虐待还包括精神虐待、性虐待以及不给儿童提供足够的食物、衣着、住所、医疗、卫生、教育和监护。当对损伤的解释不恰当或不充分以及现存的外伤程度超过了诉说的原因时，就应怀疑存在虐待儿童。多家医院的住院史、急诊科就诊史、多位医师或医院的就诊记录和以前的外伤史都提示儿童有受虐待的可能。通常来说，受伤史会经常变化。以上是儿童受虐待的共同特征，但并非特定病征。大多数受虐儿童都大于3岁，他们常常卫生条件很差，身心发育延迟。常见伤害包括撞伤、鞭打、皮肤破口、烫伤，或是被烟头、火炉和热铁块烧伤。长骨骨折可以出现在任何年龄。腹部外伤、窒息征象、多处软组织损伤和生殖器损伤亦很常见。头部损伤也有可能，摇动婴儿可导致无明显外伤的颈椎损伤及颅内出血及对冲伤。怀疑虐待儿童时要仔细客观地记录病史，在病例上记录好细节，采集病史时对肯定的陈述及所做的修改要有备注。体格检查包括生长参数、软组织损伤和烫伤的描述，最好对所有损伤部位做图解甚至拍照。受伤部位的颜色、形状、分布和估计外伤的时间都需要记录在案。化验检查应包括所有长骨、肋骨和颅骨的检查；凝血功能状况包括血细胞比容、血小板计数、PT和PTT；如果考虑可能有性虐待的话，尚需对生殖器和咽喉部进行细菌培养以确定有无性病。若怀疑虐童，应马上上报。

服毒伤害

虽然各种公共卫生预防措施都获得了成功，但小儿中毒仍是一个常见的现象。幸运的是，通过向地区中毒控制中心打电话咨询，绝大多数怀疑为中毒的儿童能够在家中得到处理。一项研究表明，所有进入PICU的患者中有5%为急性中毒[550]。在这项研究中，约有半数为意外服毒，另一半为自杀性服毒。在意外服毒的人群中，平均年龄为2岁，而在自杀人群中，平均年龄为15岁。虽然儿童和青少年可能服入的有毒物质不同，但治疗原则却是一致的。治疗有3个主要目的：①鉴别有毒物质、去除污染物并排出有毒物质[551]；②使有毒物质对患者的危害最小；③密切观察并进行器官支持，直到解毒过程完成。排毒的过程包括催吐、洗胃、使用活性炭和柠檬酸镁使有毒物质排出。可通过某些特效解毒剂，结合血液透析或炭血灌注来最大程度减少毒性作用，特效解毒剂包括针对铁的去铁胺、针对甲醛的乙醇、针对麻醉性镇痛药过量的纳洛酮以及针对对乙酰氨基酚的 N- 乙酰半胱氨酸。因为服毒情况复杂，尤其是自杀性服毒包含多种药物，特效解毒剂治疗只能偶尔成功。器官系统功能的监测和支持通常包括：气道保护和机械通气、开放静脉、对心律不齐和心肌抑制患者行心血管功能监测及发生惊厥时给予抗惊厥药物治疗。向临床药理学家或当地中毒控制中心咨询以及与社工或精神病医师沟通，是治疗急性中毒儿童的重要部分。常见的服毒以及相应治疗的并发症包括摄入碳氢化合物或声门功能丧失导致的吸入性肺炎、脓血症、呼吸抑制、心肌抑制、心律失常、惊厥和昏迷。在治疗时还应当考虑到引发或促成其服毒的社会心理环境。应当向家庭提供咨询使其能正确地监护和保护儿童的安全。自杀未遂者常常会再次企图自杀，应及早进行心理干预。

重症儿童的转运

重症患儿的转运可能发生在院内或者院间。院内转运往往是必需的，例如往返于手术室和病房的转运，及进行影像学检查时的转运。在这种情况下，临床医师必须清楚检查的风险及益处，例如 MRI 获得的信息是否值得转运、改变监测手段及离开 ICU。以脑部 MRI 为例，患者可能需要离开病房 90 ~ 120 min，此过程中患者的监测及治疗情况明显改变。CT 扫描时间较短，但仍然存在同样的风险。因此，必须考虑患者疾病的严重程度。带有气管导管的患者面临导管阻塞及移动的风险；需要正性变力药物支持的患者面临药物中断的风险。根据不同的医院，患者转运小组可包括呼吸治疗医师、临床护士及转运护士。有的医院会派出 ICU 人员，一些医院有专门的院内转运小组。当购入新设备时，转运监测装置应考虑配有监测呼末二氧化碳的装置。对于幼儿来说，转运过程中很难维持体温。

三级医院建立院间转运系统。规模较小的社区医院可以使用外部资源。应该了解可用转运小组的能力，了解的细节包括直升飞机及固定翼飞机的可用性、转运小组的工作方式、转运小组的负责区域及转运小组可提供的医疗干预措施的能力。多数转运护理医师可进行气管插管、静脉或动脉置管及在院外时放置胸腔引流管。当与相关医院交接时，这些信息都很重要。同时，在接收到转运请求时，需要评估仅提供基本的生命支持的复苏小组来转运患者是否安全。如果医院对于治疗危重患儿没有经验，那么可能首先考虑的就是转院以给予患儿更好的治疗，可能没有考虑到在转运中，当患儿病情恶化时可以采用哪种支持，他们也可能不愿意等待转运小组，但是必须讨论转运儿童需要的所有的相关情况。当考虑组建转运小组时，需要考虑相关医院的距离、患儿病情、复苏支持的状况及不停变化的情况。一旦转运小组出发，接收医院应该根据原医院的建议继续支持及复苏。关于转运小组组建及发展的相关信息已经超出了本章讨论的范围。一个非常好的资源是来自于美国儿科学会关于空中和地面转运新生儿和胎儿的指南。如果考虑用直升机来转运患儿，则必须考虑海拔方面的物理学知识。之前可能没有考虑过的肺泡里大气压的公式

$$PAO_2 = (P_B - P_{H_2O}) \times FiO_2 - (PaCO_2/R)$$

由于在海平面时 P_B 是 760mmHg，而到了海拔 8 000 英尺后 P_B 变为 565mmHg。因此，飞行中需要充足的供氧，对于患有明显肺部疾病者，即使给予供氧，仍可能存在氧合不足。根据波耳定律（压力$_1$ × 容量$_1$ = 压力$_2$ × 容量$_2$），低海拔压力时气体扩张，这意味着小量的气胸有可能扩张为大量气胸，气管导管套囊可能膨胀使气管受压。PICU 依靠转运小组的出色技能。为保持熟练度，转运者需要练习插管和相关技能。当转运小组医师或护士在手术室内培训气管插管时，应该对其提供帮助，这点十分重要。

参 考 文 献

见本书所附光盘。

第七部分

术后治疗

第96章　麻醉后监护病房

Theodora Katherine Nicholau

朱萧玲　王韶双 译　侯立朝　熊利泽 审校

要　点

- 全麻苏醒期可伴有影响多器官系统功能的多种生理紊乱。最常见的是术后恶心呕吐 (PONV)、低氧、低体温和寒战以及血流动力学不平稳。

- 在一项对麻醉后监护病房 (PACU) 的 18 000 多例患者的前瞻性研究中, 麻醉苏醒期并发症的发生率高达 24%。其中最常见的是恶心和呕吐 (9.8%), 需要上呼吸道支持 (6.8%), 低血压 (2.7%)。

- 术后早期发生呼吸道梗阻的最常见原因是仍处于镇静状态或反应迟钝的患者咽肌肌力尚未恢复。吸入全麻药、静脉全麻药、肌肉松弛剂以及阿片类药物的残余作用, 均可引起 PACU 患者咽肌肌力恢复延迟。

- 口咽部肌肉是神经肌肉阻滞后恢复最慢的肌群, 常规四个成串刺激 (TOF) 肌松监测并不能准确反映咽肌肌力的恢复程度。

- 中时效肌松药可增加术后呼吸系统并发症的发生率。用胆碱酯酶抑制剂新斯的明拮抗肌松, 不仅不能预防术后肺部并发症发生, 事实上反而可能增加术后肺部并发症的发生率。

- 约有 8%~10% 腹部手术患者进入 PACU 后仍需气管插管和机械通气。术后早期呼吸衰竭多见于一些短时快速可逆的异常情况, 如: 疼痛引起的屏气、膈肌功能恢复不良、肌力恢复延迟以及药物性呼吸中枢抑制。

- 在 12 导联心电图 (ECG) 检查中, 尽管联合 II 导联与 V_5 导联能反映 80% 的心肌缺血事件, 但心电监护仪的诊断准确度却很有限。由于存在人为错误, 美国心脏病学会指南推荐, 在术后早期采用电脑 ST 段分析系统 (如果条件允许) 对心脏并发症高风险患者提供心肌缺血监护。

- 术后尿潴留是指膀胱容积 >600ml 且 30min 内不能排尿, 有研究指出 PACU 中尿潴留的发生率为 16%。发生术后尿潴留的最明显的预测因素: 年龄大于 50 岁, 术中输液量大于 750ml, 入 PACU 时膀胱容积已经大于 270 ml。

- 围术期接受静脉造影剂的患者应注意充分水化。用生理盐水进行积极地水化是防止造影剂肾损伤的最有效方法。

- 据报道, 66 例腹腔镜减肥手术患者中有 22.7% 患者发生横纹肌溶解。其风险因素包括体重指数 (BMI) 超标和手术时间过长。

- 术后寒战发生率在全身麻醉后高达 65% (5%~65%), 硬膜外麻醉后为 33%。已明确的风险因素包括: 男性患者和诱导用药选择。与硫喷妥钠相比, 丙泊酚使用后常有寒战。

- 约 10% 的年龄 >50 岁的择期手术患者在术后 5 天内会出现不同程度谵妄。某些特定手术术后谵妄发生率更高, 如髋关节骨折修复术 (>35%) 和双膝人工关节置换术 (41%)。

- PACU 监护标准要求有一名医师承担 PACU 患者的转出任务 (标准 V), 即便是转出决定是由 PACU 床旁护士根据医院制定的转出标准或评分系统做出的。

麻醉后监护病房（postanesthesia care unit，PACU）是用来监护和治疗患者生理功能从麻醉手术中早期恢复的地方。PACU 是从对患者一对一监护的手术室转移到较少密切监护的普通医院病房或患者独立在家之间的过渡。为应对这独特的过渡时期，PACU 的配置既要满足不稳定患者复苏的需要，还要为稳定患者的"恢复"提供一个安静舒适的环境。PACU 的位置要靠近手术科室，便于麻醉医师快速协助诊治。

转 入 PACU

PACU 的工作人员主要是由受过专门训练、能及时识别术后并发症的护士组成。患者被送达 PACU 时，麻醉医师需向 PACU 的护士提供有关患者病史、用药情况、麻醉和手术的详细信息。需特别注意监测氧合（SpO_2）、通气（通气频率、气道通畅度和 $ETCO_2$）以及循环 [血压、心率、心电图（ECG）] 等。患者在 PACU 时需连续记录生命体征，至少每 15min 记录一次。所记录的生命体征及其他相关信息是患者医疗文书记录的一部分。对 PACU 患者监护和治疗的特殊要求和建议可参考美国麻醉医师学会（ASA）制定的操作规范和指南。

PACU 监护规范

PACU 监护规范规定了临床所需的最低监护要求。因此，应将该标准作为最低要求，工作人员根据临床判断可高于该最低标准。PACU 监护规范应定期更新，以适应临床参数与技术进步。最新版本的 PACU 监护规范发表于 2009 年，总结如下[1]：

Ⅰ.所有接受全身麻醉、区域麻醉或监护麻醉的患者，都应接受适当的麻醉后监护。

Ⅱ.应由一名熟悉患者情况的麻醉人员护送患者到 PACU。转运期间应根据患者情况进行适当的监护与支持并不断地评估及治疗。

Ⅲ.到达 PACU 时，应再次评估患者情况，并由护送患者的麻醉人员向 PACU 责任护士就患者病情进行口头交班。

Ⅳ.在 PACU，应连续评估患者的状况。根据患者病情选用合适的监测方法对患者观察监护。尤其注意监测氧合、通气、循环、意识和体温。在麻醉恢复期，特别是恢复早期，应采用定量的方式，

如脉搏氧饱和度来监测评估患者的氧合状况 *。

Ⅴ.医师负责决定患者是否可转出 PACU。

与操作规范不同，操作指南不是规定。操作指南旨在协助医护人员作出临床决策。ASA 麻醉后监护操作指南是通过以下三方面人员协同多次探讨制定的：① ASA 任命的一个特别工作小组，由私人麻醉医师、院校麻醉医师和流行病学家组成；② PACU 顾问；③大多数 ASA 会员。该指南是根据文献回顾、专家意见、开放论坛评论和临床可行性来制订的。该指南推荐在麻醉手术恢复期，合理评估、监测并治疗重要脏器功能（框 96-1）[2]。

除了框 96-1 中总结的 PACU 患者病情评估与监测措施外，还包括以下措施：

- 应用多种止吐药预防或治疗术后恶心呕吐（PONV）。
- 有低氧血症风险的患者吸氧。
- 条件许可时，可给予暖风机维持患者正常体温。
- 可使用哌替啶或其他阿片受体激动剂治疗术后寒战，但不能替代用复温治疗低体温。
- 只要使用苯二氮䓬类、阿片类或肌松药物时，就应备有相应的拮抗剂。
- 患者主诉要求排尿或喝清流汁不应该作为 PACU 患者转出的一个标准，但对特定患者可能是必要的。
- 所有患者均需由负责人员陪伴回家。
- 不必强制规定最短留滞时间，但 PACU 患者转出前必须排除其不再有心肺功能抑制的风险。

术后早期生理变化

患者全麻手术苏醒时有可能伴有许多影响多脏器系统功能的生理紊乱。最常见的是术后恶心呕吐（PONV），低氧，低温和寒战，以及循环不稳定。在一项纳入 18 000 多例 PACU 患者的前瞻性研究中，并发症的发生率高达 24%，其中最常见的是恶心呕吐（9.8%）、需上呼吸道支持（6.8%）和低血压（2.7%）（图 96-1）[3]。

美国一项历时 4 年于 1989 年结束的麻醉相关医疗事故索赔案调查研究显示，1175 例案例中 7.1% 是恢复期事故[4]。尽管 PACU 中恶心呕吐的发生率非常高，但严重不良后果却与气道、呼吸和心血管事件的发生

---

* 在一些情况下，负责的麻醉医生并不一定照此做。这时应在病历中进行记录（包括原因）。

框 96-1　PACU 患者病情评估与监测指南概要
呼吸系统 　定期评估气道通畅度、呼吸频率和氧饱和度，应特别关注氧合和通气监测 **心血管** 　应常规监测心率和血压，心电监护应处于随时可用 **神经肌肉** 　对所有应用非去极化肌松药或患有神经肌肉系统疾病的患者，应进行神经肌肉功能评估（参见第 53 章） **精神状态** 　应定期评估精神状态 **体温** 　应定期测定患者体温 **疼痛** 　应定期评估患者疼痛 **恶心呕吐** 　应常规进行定期评估患者恶心呕吐情况 **容量** 　应评估患者术后补液情况并相应调整。评估包括：对明显出血以及需要额外的静脉液体管理 **尿** 　对特定患者或特定手术操作应根据实际情况评估尿量和排尿情况 **引流和出血** 　必要时应定期评估引流量和出血情况

From Apfelbaum JL, Silverstein JH, Chung FF, et al: Practice guidelines for postanesthetic care: an updated report by the American Society of Anesthesiologists Task Force on Postanesthetic Care, Anesthesiology 118:291-307, 2013

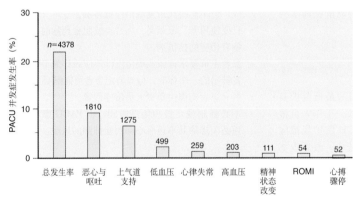

图 96-1　18 473 例 PACU 患者的研究数据显示：PACU 患者并发症总发生率为 23.7%。其中恶心呕吐、需要上呼吸道支持和低血压最为常见。ROMI，指排除心梗 *(From Hines HR, Barash PG, Watrous G, et al: Complications occurring in the postanesthesia care unit: a survey, Anesth Analg 74:503-509, 1992. Used with permission.)*

密切相关。根据澳大利亚不良事件监测研究（AIMS）数据库的统计显示，2002 年发生的 419 例恢复室医疗事故中，气道和呼吸系统问题（183 例，43%）和心血管事件（99 例，24%）占绝大多数（表 96-1）[5]。这与 1989 年结束的美国麻醉事故索赔案调查结果相似，该数据显示 PACU 医疗事故索赔中与呼吸相关的事件占一半以上 [4]。

患者至 PACU 的转运

　　把患者从手术室转运至 PACU 的过程中，须严密监测患者上呼吸道通畅程度和呼吸运动的有效性。观察胸廓是否随呼吸动作适当起伏，听诊呼吸音，或简单地把手掌放在患者口鼻上方感觉呼出气流，就能确定患者通气是否充分。

　　除个别情况外，所有全麻手术患者在转运途中都应吸氧。一项对 502 例转入 PACU 的患者观察发现，患者到达 PACU 时出现低氧血症（$SpO_2 < 90\%$）的一个最重要相关因素是转运期间呼吸空气。其他风险因素还包括体重指数（BMI）增高、镇静评分增高和呼吸急促 [6]。

　　尽管大多数日间手术患者身体健康，在呼吸空气时也能安全地转运，但必须根据患者自身情况作出这样的决定。高龄（>60 岁）（见第 80 和 89 章）和超

表 96-1　报告 AIMS 的 419 例恢复室相关不良事件中的事故原因分析

事故原因	案例数（比例 %）
心血管	99 (24)
呼吸	97 (23)
气道	86 (21)
用药错误	44 (11)
中枢神经系统	32 (8)
设备	27 (6)
沟通	7 (2)
低体温	6 (1)
区域阻滞问题	4 (1)
病历不完整	4 (1)
体温过高	3 (1)
外伤	3 (1)
牙科问题	2 (0.5)
肾	1 (0.2)
皮肤	1 (0.2)
输血	1 (0.2)
设施受限	1 (0.2)
胃肠道问题	1 (0.2)

From Kluger MT Bullock MF: Recovery room incidents: a review of the Anesthetic Incident Monitoring Study (AIMS), Anesthesia 57:1060-1066, 2002

重（>100kg）的日间手术患者在转运中呼吸空气时发生低氧的风险明显增高[7]。接受小手术的健康患者，如存在单纯通气不足，同样可导致低氧血症。

上呼吸道梗阻

咽部肌肉张力丧失

全麻术后早期气道梗阻的最常见原因是镇静和反应迟钝患者容易发生咽部肌肉张力丧失。吸入麻醉药、静脉麻醉药、肌肉松弛剂和阿片类药物的残余效应是 PACU 患者咽部肌肉张力丧失的主要原因。

在清醒患者，膈肌收缩产生吸气性负压的同时，咽部肌肉收缩从而利于上呼吸道开放。由此，舌和软腭向前牵拉，确保了吸气时气道开放。睡眠期间咽部肌肉兴奋性受抑制，导致肌肉张力下降易发气道梗阻。吸气相咽部组织顺应性消失又可引起反射性的代偿性

呼吸用力和反射性的代偿性吸气负压增加，从而进一步加重气道梗阻，形成恶性循环[8]。

气道梗阻时患者用力呼吸的特征是反常呼吸，表现为胸骨上凹和腹肌活动增强。随着气道梗阻加重，用力吸气时胸壁塌陷和腹部凸起产生的摇摆运动更加明显。此时，上托下颌保持呼吸道通畅或（和）面罩持续正压通气（CPAP）就能缓解由于咽肌张力消失所引起的气道梗阻。麻醉药物的残余作用完全消失之前，需持续给予患者气道支持。个别患者可能需要放置口咽或鼻咽通气道、喉罩，甚至气管内导管。

神经肌肉阻滞残余作用

在 PACU 评估上呼吸道梗阻时，应考虑麻醉期间使用肌松药的患者存在肌松残余作用的可能（框 96-2）[9-10]（参见第 35 章）。由于膈肌肌力恢复早于咽肌，所以患者抵达 PACU 时残余肌松表现并不明显。保留气管导管时呼末二氧化碳和潮气量虽能提示患者通气已充分恢复，但仍不能保证患者维持上呼吸道通畅和清除分泌物的能力也恢复了。拔管刺激、搬动患者到转运车上，以及随后面罩气道支持，都有利于在转运到 PACU 的路上保持患者气道开放。当处于 PACU 安静环境时，患者的上呼吸道梗阻才表现出来。使用中短效肌松药的患者在 PACU 也有可能存在残余肌松作用。即使在手术室内使用肌松拮抗剂达到了充分的临床拮抗效果，在 PACU 仍可能出现残余肌松作用。

临床上常采用 4 个成串刺激（train-of-four，TOF）比值来评估全身麻醉患者的神经肌肉功能[11]。TOF 比值是一种主观评价指标，单凭触碰或视觉观察常会出现误差其结果不一定可靠。TOF 值在 <0.4 ~ 0.5 才会受到重视，然而 TOF 值持续在 0.7 时就会出现明显的临床肌无力症状和体征[12]。此外，拇指内收肌 TOF 比值大于 0.9 时咽肌功能才恢复正常[13]。尽管 100Hz 刺激引起的 5s 强直性收缩是药物性肌松作用被充分逆转的最可靠指标[12, 14]，但也和 TOF 比值一样存在同样误差的问题。

曾使用神经肌肉阻滞药的患者，即使已经应用了拮抗药新斯的明仍需特别注意。一项针对 18 000 余例术中应用中时效神经肌阻滞药的患者的前瞻性对照研究表明，无论是否给予抗胆碱酯酶药拮抗肌松作用，中时效神经肌肉阻药引起的肌无力会增加术后发生呼吸系统并症的风险[11]。

对于清醒患者，临床评估神经肌肉阻断恢复情况首选疼痛性 TOF 或强直刺激。临床评估指标包括握手

<table>
<tr><td colspan="2">

框 96-2　促使非去极化肌肉松弛药作用延长的因素

药物
吸入性麻醉药
局部麻醉药（利多卡因）
抗心律失常药（普鲁卡因胺）
抗生素 [多黏菌素类、氨基糖苷类、林可酰胺类（克林霉素）、甲硝唑（灭滴灵）、四环素类]
皮质类甾醇类
钙通道阻滞剂
丹曲林
代谢与生理状态
高镁血症
低钙血症
低体温
呼吸性酸中毒
肝 / 肾衰竭
重症肌无力综合征
延长去极化肌松药作用的因素
琥珀酰胆碱过量
血浆胆碱酯酶活性降低
　血浆胆碱酯酶含量降低
　• 极端年龄（新生儿、老年）
　• 疾病状态（肝疾病、尿毒症、营养不良、血浆置换术）
　• 激素水平改变
　• 妊娠
　• 避孕药
　• 糖皮质激素
　血浆胆碱酯酶活性受抑制
　• 不可逆性（二乙氧膦酰硫胆碱）
　• 可逆性（依酚氯铵、新斯的明、溴吡斯的明）
基因变异（非典型血浆胆碱酯酶）

</td></tr>
</table>

力度、伸舌、抬腿、抬头持续 5s 等。其中，抬头持续 5s 被认为是标准指征，它不仅反映整体的运动力量，更能反映患者的维持和保护气道能力。然而，门齿强烈对抗压舌板的能力是反映咽肌张力的更可靠指标。该操作相当于平均 TOF 比值为 0.85，而能持续抬头时 TOF 比值为 0.6[12]。在一项长达一年，对 7459 例全身麻醉患者的研究中，Murphy 等确定了其中 61 例严重呼吸事件（见第 35 章）。这些严重呼吸事件均发生在入 PACU 后 15min 内，同时已行 TOF 检查。与对照组（0.9098±0.07）相比，这些患者的 TOF 比值较低（0.62±0.20）[15]。

PACU 患者肌无力主要表现为呼吸窘迫和（或）躁动。如果怀疑患者持续存在或重新出现神经肌肉无力，应尽快排查可能的原因（见框 96-2）。其中呼吸性酸中毒和（或）低体温比较常见。在患者入 PACU 且外部刺激减小后，挥发性吸入麻醉药或阿片类药物（或二者都有）的残余抑制作用常可导致上呼吸道梗阻，进而引起进行性加重的呼吸性酸中毒。使用一些简单的方法，如注意保暖，给予气道支持，纠正电

解质紊乱都有利于患者肌力的恢复。应用舒更葡糖钠（sugammadex）替代新斯的明作为肌松拮抗剂，有望降低 PACU 患者残余肌松的发生率。新斯的明的使用必须在肌力开始有所恢复时才有效，而舒更葡糖钠是选择性罗库溴铵结合剂，其使用则不需要等待肌力恢复。最新研究表明，舒更葡糖钠能在 5min 内使 85% 的患者从无肌颤恢复至 TOF 比值 >0.9[16]。尽管欧洲自 2008 年即开始使用舒更葡糖钠，而美国目前仅仅限临床试验（参见第 35 章）。2012 年，美国开始实施舒更葡糖钠和新斯的明拮抗罗库溴铵肌松作用的临床对照研究[17]。

喉 痉 挛

喉痉挛是指声带突然痉挛，导致喉口完全关闭。喉痉挛常发生在全麻苏醒期刚拔管的患者。尽管喉痉挛最可能发生在手术室拔管时，但全麻后转入 PACU 时入睡的患者在被唤醒时，也有发生喉痉挛的风险。

上托下颌并应用 CPAP（高达 40cmH$_2$O）常常是足以中止喉痉挛的刺激。如果上托下颌并给予 CPAP 无效，可立即给予琥珀酰胆碱 [0.1～1.0mg/kg 静脉注射（IV）或 4mg/kg 肌内注射（IM）] 使骨骼肌松弛。喉痉挛时声门紧闭，试图强行通过声门行气管内插管是不可取的。

水肿或血肿

气道水肿可能是长时间俯卧位或头低脚高位手术的一个并发症。这在大失血和需积极液体复苏的手术患者中尤其明显。颜面和巩膜水肿是重要体征，能提醒临床医师患者可能存在气道水肿，但这些外部可见的体征并不一定伴有咽部组织水肿（参考第 55 章）。除全身性水肿外，舌部、咽部和颈部手术操作，包括甲状腺切除术[18-19]、颈动脉内膜剥脱术[20] 以及颈椎手术[21] 均能引起局部组织水肿或血肿。在 PACU 给这类患者拔管时，必须在拔管前先评估气道的通畅度。通过吸除口咽部分泌物和抽出气管导管套囊内气体后评估患者通过气管导管外呼吸的能力。封堵气管导管近端，然后要求患者通过气管导管外进行呼吸。气流良好提示拔管后患者仍能保持气道通畅[22]。另一种方法，抽出气管导管套囊气体后，测定导管周围产生"漏气"时所需的胸腔内压。这个方法最初用于小儿伪膜性喉炎患者拔管前的评估[23]。当该方法用于普通口咽部水肿患者时，难以确定"安全"压力阈值。最后，当患者采用容量控制通气模式时，可测定套囊放气前

后呼出气潮气量。需再次插管的患者一般"漏气"量较小（套囊放气前后呼出气潮气量之间百分比差别较小）。建议拔除气管导管的临界值是差值 >15.5%[24]。套囊放气后出现漏气，提示有可能成功拔管，但并不保证能成功拔管。反之，正如套囊漏气试验失败，也不能排除成功拔管的可能性[25-26]。当然，套囊漏气试验并不能替代全面可靠的临床评估。

水肿或血肿所致严重上呼吸道梗阻的患者，可能无法实施面罩通气。甲状腺或颈动脉手术后血肿，应尝试解除伤口包扎或拆开缝线，并清除血肿，以缓解气道压迫。该方法只作为姑息性措施，如果大量液体或血液（或二者都有）渗入咽壁组织层，上述方法不能有效地解除气道压迫。如需紧急气管插管，要备好困难气道处理设备，如有条件，做好行紧急气管切开术的准备也非常重要。如此时患者能自主呼吸，应首选清醒气管插管技术，因为此时使用直接喉镜可能很难窥见声门。

阻塞性睡眠呼吸暂停

由于大多数阻塞性睡眠呼吸暂停（obstructive sleep apnea，OSA）患者并不肥胖，且绝大多数患者在外科手术时漏诊，OSA 综合征常常是导致 PACU 气道梗阻的易忽视因素[27-28]。

OSA 患者很容易发生气道梗阻，应该在患者完全清醒且能按指令动作后再拔除气管导管[8, 29]。此类患者咽部组织增生不仅增加气道梗阻的发生，并且使直视喉镜气管插管困难或难以操作[30-31]。在 PACU，已拔除气管导管的 OSA 患者对阿片类药物极为敏感，如有可能，应采用连续区域阻滞技术提供术后镇痛[32-33]。十分有趣的是，苯二氮䓬类药物对咽肌肌力的影响大于阿片类药物，围术期使用苯二氮䓬类药物能显著增加 OSA 患者在 PACU 发生气道梗阻的概率[8, 34]。

针对 OSA 患者，术前制订相应处理方案时应考虑到术后即可给予 CPAP 支持。应要求患者在手术当日携带自己的 CPAP 设备，以便患者抵达 PACU 前即设定好 CPAP。对于在家不常规使用 CPAP 或自己没有 CPAP 设备的患者，需要提前联系好呼吸治疗师为患者提供合适的 CPAP 传输装置（面罩或鼻腔导气管），并确定能预防上呼吸道梗阻发生的正压通气压力[35-36]。

对合并有病态肥胖的 OSA 患者，应在手术室拔管后即刻给予 CPAP，而不是等送达 PACU 后再应用，这对患者更有益。Neligan 等比较了腹腔镜减肥手术患者拔管后即刻给予 CPAP（10 cmH$_2$O）和 30min 后在 PACU 给予同样 CPAP 的临床效果。与对照组相比，拔管后即刻 CPAP 支持能够改善患者术后 1h 和 24h 的肺功能（如功能残气量、呼气峰流速、用力呼气量）[37]。

上呼吸道梗阻的处理

应密切关注上呼吸道梗阻。再次行气管内插管前，应尝试用无创方法开放气道。对咽肌肌力下降患者，上托下颌同时给予 CPAP（5 ~ 15 cm H$_2$O）通常都足以开放上呼吸道。如果 CPAP 无效，应立即置入口咽通气道、鼻咽通气道或喉罩。成功开放上呼吸道并确保足够通气后，应找出引起上呼吸道梗阻的原因并给予处理。对成年患者，可给予持续性刺激或分别静脉给予小剂量的纳洛酮（0.3 ~ 0.5μg/kg）或氟马西尼（0.2 mg）（最大量 1 mg）来逆转阿片类药物或苯二氮䓬类药物的镇静作用。对肌松药的残余作用，可通过药物方法或纠正导致肌松残余的其他因素来逆转，如低体温。

PACU 患者低氧血症的鉴别诊断

肺不张和肺泡通气不足是术后早期短暂性动脉低氧血症的最常见原因[38]。对术后持续低氧血症患者，应注意临床相关情况鉴别[39]。回顾患者病史、手术过程以及临床症状与体征将有助于可能的原因（框 96-3）。

肺泡通气不足

根据肺泡气平衡方程，呼吸空气时，单纯通气不足就可导致动脉低氧血症（见第 19 章）（图 96-2）。在海平面水平，二氧化碳分压正常的患者呼吸空气时肺泡氧分压（PAO$_2$）为 100 mmHg。因此，没有明显的肺泡 - 动脉血氧分压差异的健康患者，其动脉血氧分压（PaO$_2$）也接近 100 mmHg。同一位患者，如肺泡二氧化碳分压（PACO$_2$）从 40 mmHg 增加至 80 mmHg（肺泡通气不足），就会造成 PAO$_2$ 仅 50 mmHg。因此，即使肺功能正常，呼吸空气时如果发生通气不足，也可引起低氧血症。

正常情况下，PaCO$_2$ 每升高 1mmHg，分钟通气量呈线性增加约 2L /min。在全麻术后早期，由于吸入麻醉药、阿片类药物和镇静催眠药物的残余作用，对二氧化碳的通气反应受到显著抑制。除呼吸动力受到抑制外，术后通气不足的原因还包括残余肌松作用或潜在神经肌肉疾病所致的全身乏力。一些限制性肺功能

框 96-3　导致术后动脉低氧血症的因素

肺内右向左分流（肺不张）
通气 / 血流灌注比值失调（功能残气量下降）
充血性心力衰竭
肺水肿（液体负荷过重、气道梗阻后水肿）
肺泡通气不足 [麻醉药和（或）肌松药的残余作用]
弥散性低氧（给予氧气也难以缓解）
吸入胃内容物（误吸）
肺栓塞
气胸
氧耗增加（寒战）
脓毒症
输血相关性肺损伤
成人呼吸窘迫综合征
高龄
肥胖

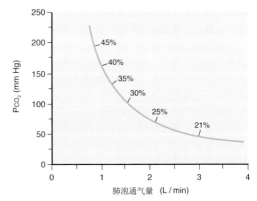

图 96-3　肺泡二氧化碳分压（PCO_2）可反映静息肺泡通气量。百分比指肺泡氧分压（PO_2）恢复至正常范围所需要的吸入氧浓度 *(Modified from Nunn JF: Nunn's applied respiratory physiology, ed 6. Philadelphia, 2005, Butterworth-Heinemann. Used with permission.)*

$$PAO_2 = FiO_2 (PB - PH_2O) - \frac{PCO_2}{RQ}$$

$PaCO_2 = 40 \text{ mm Hg}$
$$PAO_2 = 21(760 - 47) - \frac{40}{0.8} = 150 - 50 = 100 \text{ mm Hg}$$

$PaCO_2 = 80 \text{ mm Hg}$
$$PAO_2 = 21(760 - 47) - \frac{80}{0.8} = 150 - 100 = 50 \text{ mm Hg}$$

PAO_2 ＝肺泡氧分压
$PaCO_2$ ＝动脉血二氧化碳分压
FiO_2 ＝吸入氧浓度
PB ＝大气压
PH_2O ＝水蒸汽压
RQ ＝呼吸商

图 96-2　通气不足是动脉低氧血症的原因 *(From Nicholau D: Postanesthesia recovery. In Miller RD, Pardo MC Jr, editors: Basics of anesthesia, ed 6. Philadelphia, 2011, Saunders.)*

异常，如原有胸壁畸形、术后腹部包扎或腹胀也可导致通气不足。

通过吸氧（图 96-3），给予外部刺激患者保持清醒，给予药物逆转阿片类药物和苯二氮䓬类药物的作用或机械通气可纠正继发于高碳酸血症的低氧血症。

肺泡氧分压下降

弥散性低氧是指氧化亚氮（N_2O）麻醉结束时，N_2O 快速弥散到肺泡内，N_2O 稀释肺泡气体，导致 PAO_2 和 $PaCO_2$ 一过性下降。患者呼吸空气时，PAO_2 降低可引起动脉低氧血症，而 $PaCO_2$ 降低则可抑制呼吸驱动力。在无供氧的情况下，停用 N_2O 麻醉后，弥散性低氧能持续 5～10min。因此，这可导致刚入 PACU 时发生动脉低氧血症。

通气 / 血流比失调和分流

缺氧性肺血管收缩是使正常肺维持最佳通气 / 血流比的机制（见第 19 和 51 章）。该反应使肺通气不良区域的血管收缩，促使该区域血液流向通气好的肺泡。在 PACU 中，吸入麻醉药的残余作用，及用于治疗高血压的硝普钠和用于改善血流动力学的多巴酚丁胺等都会削弱缺氧性肺血管收缩反应，加重动脉低氧血症。

与通气 / 血流比（V/Q）失调不同，真性分流对氧疗无反应。引起术后肺内分流的原因包括肺不张、肺水肿、反流误吸、肺栓塞和肺炎。其中肺不张很可能是术后早期肺内分流的最常见原因。让患者保持坐位姿势、深呼吸和面罩正压通气能有效地治疗肺不张。

静脉血掺杂增多

静脉血掺杂增多通常指在低心排血量状态下，未氧合的静脉血与氧合的动脉血混合。正常情况下，只有 2%～5% 心排血量经肺分流，且分流的血液混合静脉血氧饱和度在正常范围，对 PaO_2 影响很小。低心排时，氧合严重不充分的血液回流到心脏。另外，肺泡氧合障碍时，如肺水肿和肺不张，使分流量显著增加。此时未氧合的分流血液与氧合的动脉血混合使 PaO_2 降低。

弥散功能降低

弥散功能降低可能反映存在潜在的肺部疾病,如肺气肿、肺间质病变、肺纤维化或原发性肺动脉高压。因此,在 PACU 低氧血症的鉴别诊断必须考虑任何原有肺部疾病的影响。

最后,应当牢记由于未被及时发现氧源中断或空氧气瓶所致的氧供不足。

肺 水 肿

术后早期肺水肿通常是心源性的,继发于容量超负荷或充血性心力衰竭。由气道梗阻(梗阻后肺水肿)、脓毒症、输血(输血相关性急性肺损伤,TRALI)引起的肺水肿较少见。

梗阻后肺水肿

梗阻后肺水肿和由其所致的低氧血症是麻醉手术结束、拔除气管导管后发生上呼吸道梗阻的严重后果,临床上较为罕见。梗阻后肺水肿是一种漏出性水肿,是由于用力吸气对抗关闭的声门,引起胸腔内负压急剧增加所致。此时胸腔内负压及静脉回流增加,使跨肺血管床的静水压力梯度增大,促进了液体渗出。健康强壮患者发生梗阻后肺水肿的风险会增大,由于其能产生更大的吸气力量。

喉痉挛可能是 PACU 梗阻后肺水肿最常见原因,但是任何上呼吸道梗阻情况都有可能引起梗阻后肺水肿[41-42]。由此导致的低氧血症通常在上呼吸道梗阻 90min 内发生,同时伴有胸片表现为双侧肺部散在浸润。治疗措施为支持性治疗,包括供氧、利尿,严重者可给予正压通气。

输血相关性肺损伤

对术中接受过血液制品的患者,PACU 肺水肿的鉴别诊断应包括输血相关性肺损伤(见第 61 章)[43-44]。输血相关性肺损伤的症状一般出现在输注含血浆的血液制品(浓缩红细胞、全血、新鲜冰冻血浆或血小板)后 1~2h 内。因为这种反应在输血后 6h 内仍可发生,术中输血的患者在 PACU 有可能发生输血相关性肺损伤。由此所致的非心源性肺水肿常伴有发热和全身性低血压。出现症状时应行血细胞计数检查,可见白细胞计数急性降低(白细胞减少症),说明肺组织和渗出液粒细胞增多[45-46]。支持治疗措施包括供氧和药物利尿。机械通气可用于纠正低氧血症和呼吸衰竭,可能需要升压药处理顽固性低血压[47]。

以往,由于缺乏特异性诊断标准,对该综合征存在漏诊和漏报。最近,输血专家通过欧美共识会议提出有关诊断标准,提高了对该综合征的认识(框 96-4)[48-49]。

低氧血症的监护和治疗

供 氧

在成本控制的时代,对所有全身麻醉恢复期患者常规辅助供氧被认为是增加费用且不必要的措施[50]。反对常规氧疗者认为,以现有的 PACU 标准连续监测血氧饱和度容易识别需氧疗的患者。支持此意见的研究显示,全身麻醉后在 PACU 的大多数患者吸空气时不会出现低氧(63% 的患者在 $SaO_2 < 90\%$ 的阈值,83% 的患者在 $SaO_2 < 94\%$ 的阈值)[51]。尽管该研究的作者预测在 PACU 取消常规吸氧可大大节省医疗费用,但是另一些学者认为,限制氧疗的经济效益可能会被处理并发症带来的费用所抵消[52-53]。

尽管在 PACU 对所有全麻苏醒期患者预防性吸氧存在争议,但是大多数学者认为利大于弊。即便给予吸氧,相当一部分患者在 PACU 停留的某个时间将发生低氧[54-55]。Russell 等观察了 100 例呼吸空气转运至 PACU 的患者。在 PACU 内雾化面罩吸入至少 40% 的氧气。在转运 PACU 前 2min $SaO_2 > 97\%$。有 15% 的患者在抵达 PACU 时有一过性的低氧($SpO_2 < 92\%$ 持续时间 >30s),这种即发性低氧的发生与患者年龄、体重、ASA 分级、全身麻醉和静脉输液量超过 1500ml

---

框 96-4　输血相关性急性肺损伤诊断标准:欧美专家共识会议建议

1. 急性肺损伤诊断依据:
   a. 急性出现的症状和体征
   b. 低氧血症
      i. $PaO_2/FiO_2 < 300$,或
      ii. 吸入空气 $SpO_2 < 90\%$,或
      iii. 低氧血症的其他临床证据
   c. 胸片显示:双肺有浸润性改变,无心影增大
   d. 无左心房高压的临床证据
2. 输血前无急性肺损伤
3. 输血 6h 内出现肺功能障碍
4. 发病时排除了其他造成急性肺损伤的相关因素

Modified from Swanson K, Dwyre DM, Krochmal J, Raife TJ: Transfusionrelated acute lung injury (TRALI): current clinical and pathophysiologic considerations, Lung 184:177-185, 2006.
PaO_2,动脉血氧分压;FiO_2,吸入气氧浓度;SpO_2,脉搏血氧饱和度

呈正相关。此外,尽管在到 PACU 后给予预防性氧疗,还有 25% 的患者在到达 PACU 30 ~ 50min 后仍发生出现低氧。这种迟发性低氧较转入 PACU 时低氧更严重(SaO_2 可降至 71% ~ 91%),且持续时间更长(5.8±12.6min)。其他相关因素包括麻醉持续时间和女性。

无供氧的情况下,安全地实施麻醉后监护的前提是必须随时备好以下条件:包括每个床旁都备有有效的供氧装置,并有足够的人力观察和及时处理。Gravenstein 认为这种警觉可能不实际,也难以避免少部分患者发生不良后果的风险[56]。

脉搏氧饱和度的局限性

麻醉后监护的 ASA 标准要求"特别注意"观察和监测患者的氧合与通气。脉搏氧饱和仪是 PACU 监测低氧血症的标配监护仪,但它并不能说明通气是否充分[57]。尽管已有数项研究证实氧饱和度仪发现吸空气患者是否存在通气不足的作用有限[58-59],而且它也不能可靠地发现吸氧患者是否存在通气不足[59]。在 PACU 监测通气状况时,脉搏血氧饱和度监测不能替代专业人员的密切观察。

最适围术期氧合

术后恶心呕吐

大量研究就围术期吸氧能否减少 PONV 的发生率进行了探讨(参见第 97 章)。在第一项研究中,Grief 等对 231 例择期结肠切除术患者随机给予 30% 或 80% 氧疗(用氮气调整吸入氧浓度)。此研究示,术中及术后 2h 给予 80% 氧疗使 PONV 的发生率降低近一半(从 30% 降至 17%)[60]。研究组随后一项对 240 例择期妇科腹腔镜手术患者的研究示,围术期吸入 80% 氧在预防 PONV 方面具有与昂丹司琼(吸入 30% 氧)一样的效果。与单使用 30% 氧组相比,给 80% 氧和昂丹司琼都能使术后 24h 内的 PONV 发生率降低 50%(从 44% 降至 22%)[61]。

提高吸入气氧浓度不能降低择期小儿口腔手术[62]、成人甲状腺手术[63] 或斜视手术[64] 患者 PONV 的发生率。对 210 例(年龄 4 ~ 79 岁)斜视手术患者的研究发现,PONV 发生率在 30% 氧气或空气 + 诱导时昂丹司琼、80% 氧气或空气、30% 氧气或空气等三组患者中相同。此外,腹腔镜胆囊切除术患者,不使用氧化亚氮,也不增加吸入氧浓度,同样可降低 PONV 的发

生。在该研究中,把氧浓度从 40% 增加到 80% 并无进一步获益[65]。

不用氧化亚氮、增加氧浓度可减低 PONV 发生率的机制尚不明了。尽管有证据证实围术期增加氧供能降低结肠直肠手术患者 PONV,但并不支持非肠道手术[66]。增加氧供对降低肠外手术患者 PONV 发生率的效果并不明显,这可能是不用氮气和氧化亚氮与高浓度氧一起发挥作用可减轻肠胀气和肠道缺血等胃肠道反应。

Kober 等对救护车转运的轻微创伤老年患者研究发现,与吸空气相比,高浓度氧能使恶心呕吐发生率降低 4 倍。在这项双盲研究中,患者随机给予吸空气或氧流量 10L/min 的 100% 氧面罩吸氧。并且该研究的作者认为氧气对晕动症的作用可能存在中枢机制[67]。

伤 口 感 染

增加氧供似乎可降低结肠手术患者伤口感染的发生率。Grief 等将 500 例结肠切除术患者随机分为给予 30% 或 80% 氧气(复合空气)。此研究示,较高浓度氧能使伤口感染发生率降低 6%(11.2% 降至 5.2%)[68]。最近对西班牙 14 所医院 300 例患者的一项多中心随机对照研究发现增加氧供能使患者伤口感染降低 30%[69]。此研究者比较了术中与术后 6h 给予 30% 或 80% 氧。在这项研究中,所有患者围术期标准化护理,根据疾病控制中心标准诊断手术部位感染。

但也有研究结果并不一致,有研究结果示给予 80% 氧的腹腔大手术患者术后伤口感染发生率(25%)高于给予 35% 氧的患者。值得注意的是,该研究因不是随机研究而遭广泛质疑,因为与 35% 氧的患者相比,给予 80% 氧的患者比较肥胖、手术时间较长且术中出血量较多。与西班牙的多中心研究不同,该研究中伤口感染诊断是基于图表回顾而不是基于规范化标准[70]。

氧 化 亚 氮

氧化亚氮在伤口感染风险中的作用尚有争议。预后研究组(the Outcomes Research Group)表明,对结肠切除手术患者控制性供氧(35%)时,不使用氧化亚氮也不能降低手术部位感染的发生率[71]。

目前为止,最大规模的多中心试验比较了 2050 例氧化亚氮为基础的麻醉与无氧化亚氮全身麻醉对重大手术患者的影响。排除心胸手术。是否排除结

肠切除术患者或既往有 PONV 病史的患者由麻醉医师慎重考虑。患者随机给予 30% 氧气 +70% 氧化亚氮或 80% 氧气 +20% 氮气。结果显示，不用氧化亚氮可显著降低 PONV 和术后 30 天内重要并发症的发生率。重要的并发症包括肺炎、气胸、肺栓塞、伤口感染、心肌梗死、静脉血栓形成、卒中和术中知晓。研究主要结论认为不用氧化亚氮并不缩短住院时间[72]。但是，该研究没有控制吸入氧浓度；因此，尚不清楚这种有益的效应是不采用氧化亚氮还是增加吸入氧浓度所致[73]。

供 氧 系 统

补 充 供 氧

在 PACU，供氧系统的选择取决于低氧血症的程度、手术操作和患者依从性。头颈部手术患者因存在伤口和微血管肌肉皮瓣压迫性坏死的风险，可能不宜面罩给氧，而鼻腔堵塞患者不采用鼻导管给氧。对禁忌密闭面罩和固定带的患者，可选用氧帐或不密封的吸氧装备。

传统气泡式加湿器鼻导管给氧通常限制最大流量为 6L/min，以最大限度地降低湿化不充分带来的不适感和并发症。一般来说，经鼻导管氧气流量每增加 1L/min，FiO_2 可增加 0.04，氧流量为 6L/min 时，FiO_2 约为 0.44。直到最近，拔管患者最大氧供仍需通过无重复吸入系统面罩吸入或高流量雾化吸入器提供。然而，这些系统效率低下，面罩不配套和（或）无法满足高分钟通气量的需求导致大量空气混合。新的高流量鼻导管装置能为患者提供 37℃、相对湿度为 99.9%、40L/min 的氧流量，从而让患者更为舒适[74]。

目前经鼻咽部高流量吸氧时所能达到的 FiO_2 相当于传统面罩装置给氧的效果。实际上，在氧流量（10 ~ 40L/min）相似范围内，Vapotherm 系统较非重复吸入式面罩提供更高浓度的 FiO_2。与重复吸入式面罩不同，这些装置是在整个呼吸周期直接给鼻咽部输送高流量氧气。高流量产生的 CPAP 可能提高了该装置的吸氧效果[75]。

持续气道正压

估计有 8% ~ 10% 的腹部手术患者进入 PACU 后仍需气管插管和机械通气。如本章前述，术后早期呼吸衰竭多由一些短暂、快速、可逆性的异常情况所致，如疼痛引起的屏气、膈肌功能失调、肌无力和药物性呼吸中枢抑制。迅速出现的可逆的低氧血症可能是由于通气不足、肺不张或容量负荷过重所致。此时应用 CPAP 能促使肺泡复张和缓解低氧血症。肺储备功能增加也能改善肺顺应性和降低呼吸作功。在最近的一项随机对照试验中，209 例择期腹部大手术患者被随机分为在 PACU 单纯辅助供氧或辅助供氧联合 CPAP（压力 7.5cmH₂O）。结果显示，给 PACU 患者应用 CPAP 可显著降低气管插管、肺炎、感染和脓毒症的发生率。在纳入 209 例患者后，由于效果问题而中止研究（表 96-2）（参见第 103 章）[76]。

行 Roux-en-Y 型胃分流术的肥胖患者中 OSA 患者占很大比例，术后 CPAP 让这些患者明显受益。最初外科医师不愿接受该治疗方案，担心 CPAP 会使胃和近端小肠胀气，导致吻合口破裂。在另一项纳入 1067 例胃空肠吻合术患者的单中心研究中，有 420 例患者合并 OSA，给予 CPAP 并不增加术后吻合口漏的风险[77]。

表 96-2　CPAP 用于处理手术后低氧血症的临床效果观察

	对照组（n=104）	CPAP 组（n=105）	相对风险（95% CI）	P 值*
肺炎，患者例数（%）	10（10）	2（2）	0.19（0.04 ~ 0.88）	0.02
感染，患者例数（%）	11（10）	3（3）	0.27（0.07 ~ 0.94）	0.03
败血症，患者例数（%）	9（9）	2（2）	0.22（0.04 ~ 0.99）	0.03
吻合口漏，患者例数	6	1		
肺炎，患者例数	3	1		
死亡，患者例数（%）	3（3）	0（0）		0.12

Modified from Squadrone V, Coha M, Cerutti E, et al: Continuous positive airway pressure for treatment of postoperative hypoxemia: a randomized controlled trial, JAMA 293:589-595, 2005

CPAP，持续正压通气；CI，可信区间。
* 所有 P 值为双侧 t 检验。对照组与 CPAP 组之间的统计学比较，绝对变量采用 Fisher 精确检验，连续变量采用双侧 t 检验

无创正压通气

即使在 PACU 中应用 CPAP，也会有一些患者需其他通气支持。已有研究证实，无创正压通气（NIPPV）（见第 103 章）是 ICU 中替代气管内插管的一种有效方法。虽然 NIPPV 在急慢性呼吸衰竭治疗中的应用已非常成熟，但其在 PACU 中的应用仍十分有限。

以往由于 NIPPV 可能会引起胃扩张、误吸和伤口裂开，术后早期避免使用。尤其是食管或胃手术患者。决定对 PACU 患者使用无创通气前须慎重考虑患者和手术两方面的因素。相对禁忌证包括：血流动力学不稳定或危及生命的心律失常、精神状态异常改变、有较高误吸风险、无法使用鼻罩或面罩（头部和颈部手术）以及顽固性低氧血症[78]。已有部分个案报道了在 PACU 成功应用 NIPPV 代替气管插管用于成人和儿童患者。2000 年，Tobias 报道 2 例患者成功应用 NIPPV，一例为胃造口术后患者，另一例为胆囊切除术后患者[79]。Albala 和 Ferrigno 系列报道了更多病倒（8 例患者），但都未涉及腹腔内手术。两项研究的作者都认为 NIPPV 的成功应用取决于恰当的患者选择和认真细致的实施方案[80]。

NIPPV 是通过面罩用呼吸机的压力支持模式来实现。另外，使用 BiPAP 呼吸机可通过鼻导管或面罩给予正压。框 96-5 提供了对急性呼吸衰竭患者实施NIPPV 的具体方案。

血流动力学不稳定

PACU 患者血流动力学异常可表现为高血压、低血压、心动过速或心动过缓，单独或同时发生。PACU 中血流动力学不稳定对患者长期预后可产生负面影响。值得注意的是，与低血压和心动过缓相比，术后高血压和心动过速使计划外入住 ICU 的风险增加，死亡率增高[81]。

高血压

有原发性高血压病史的患者，在 PACU 中发生严重高血压的风险最大[82]。其他因素包括：疼痛、恶心呕吐、通气不足及高碳酸血症、全麻苏醒期躁动、高龄、尿潴留和原有肾疾病（框 96-6）。颈动脉内膜剥脱术和颅内手术后多有高血压。许多患者，尤其是既往有高血压病史的患者，在 PACU 期间常需使用药物来控制血压（见第 39 章）。

框 96-5　对急性呼吸衰竭患者实施 NIPPV 的示例方案*
1. 根据手术操作、患者误吸风险、保护气道能力以及对面罩依从性选择合适的患者
2. 床头抬高呈 ≥ 45 度角
3. 选择大小合适的面罩，并将面罩连接至呼吸机
4. 向患者解释所采取的治疗措施，使其放心
5. 设置初始通气参数（CPAP：0cm H_2O；压力支持：10cm H_2O）
6. 轻柔握住面罩置于患者面部，使患者舒适，与呼吸机同步
7. 鼻梁及其他压力点使用伤口护理敷料保护
8. 用头带扣紧面罩
9. 缓慢增加 CPAP
10. 调整压力支持，以达到潮气量足够和患者最舒适
11. 对缺氧患者，以 2 ~ 3cmH_2O 的增幅逐渐增加 CPAP，直至 $FiO_2 \leq 0.6$
12. 避免面罩压力峰值 >30cmH_2O
13. 设置呼吸机报警和窒息备用参数
14. 告诉患者和护士必要时（需重新放置面罩，疼痛或不适）或出现并发症（呼吸困难，腹胀，恶心呕吐）时呼叫医师
15. 监测氧饱和度，并根据血气分析结果调整呼吸机参数

Modified from Abou-Shala N, Meduri U: Noninvasive mechanical ventilation in patients with acute respiratory failure, Crit Care Med 24:705-715, 1996.
CPAP，持续正压通气；FiO_2，吸入氧浓度。
* 该方案来自 University of Tennessee, Memphis, Tennessee, USA

框 96-6　引起术后高血压的因素
术前高血压
低氧血症
容量负荷过多
全麻苏醒期躁动
寒战
药物作用反跳
颅内压增高
交感神经系统活动增加
高碳酸血症
疼痛
躁动
肠胀气
尿潴留

低　血　压

术后性低血压常见下列情况：①低血容量性（前负荷降低），②分布性（后负荷降低），③心源性（自身泵衰竭）（框 96-7）。

低血容量（前负荷降低）

PACU 患者发生低血压的常见原因是血管内液体容量减少和前负荷下降所致。这种低血压对静脉输液反应良好。术后早期血管内容量减少的常见原因有以

<table>
<tr><td colspan="2">

框 96-7　PACU 患者发生低血压鉴别诊断

血管内容量不足
　　持续容量丢失
　　液体进入第三间隙
　　肠道准备
　　胃肠液丢失
　　手术部位出血
毛细血管通透性增加
　　脓毒症
　　烧伤
　　输血相关性急性肺损伤
心排血量降低
　　心肌缺血 / 梗死
　　心肌病
　　瓣膜病
　　心包疾病
　　心脏压塞
　　心律失常
　　肺栓塞
　　张力性气胸
　　药物性低血压（β 受体阻滞剂，钙通道阻滞剂）
血管张力下降
　　脓毒症
　　过敏反应（过敏，类过敏）
　　脊髓休克（脊髓损伤，医源性高位脊髓损伤）
　　肾上腺功能不全
</td></tr>
</table>

下几个方面：体液进行性转移至第三间隙或液体丢失；术中补液不足（尤其是重大腹腔内手术患者及术前接受肠道准备的患者）；椎管内麻醉（蛛网膜下腔或硬膜外阻滞）引起的交感神经系统张力消失。

术中失血量大的患者，术后发生低血压应排除活动性出血。不管估计的术中失血量是多少，估算的失血量往往不准确。如果患者病情不稳定，应床旁检测血红蛋白，以排除实验室检查等待时间。如果患者正服用 β 受体阻滞剂或钙通道阻滞剂治疗，心动过速可能不是低血容量或贫血的可靠指标。

分布性（后负荷下降）

PACU 患者发生血液分布性休克可能是多种生理紊乱的结果，包括医源性交感神经阻断、危重病、过敏反应和脓毒症。医源性交感神经阻滞常继发于区域麻醉技术，是围术期低血压的一个重要原因。高位交感神经阻滞（高达 T_4 平面）可使血管张力降低，并阻断心脏加速神经纤维。如果不及时处理，即使是年轻健康患者，严重低血压情况下发生的心动过缓可能导致心搏骤停[83]。血管加压药、去氧肾上腺素和麻黄碱等升压药是治疗交感神经系统阻滞所致低血压的方法。

危重病患者可能依赖于交感神经系统的过度兴奋，以维持全身血压和心率。即使使用很小剂量的吸入性麻醉药、阿片类药物或镇静催眠药都能够减低这些患者的交感神经系统张力，引起明显的低血压。

过敏反应（过敏或类过敏）也可能是 PACU 患者低血压的原因之一。肾上腺素是治疗过敏反应所致低血压的首选药物。血清类胰蛋白酶浓度增高可证实过敏反应的存在，但血清类胰蛋白酶浓度增高并不能鉴别过敏反应与类过敏反应。用于测定血清类胰蛋白酶浓度的血液样本应在过敏反应发生后 30 ～ 120min 内获得，但结果可能需要等待数日。肌松药是手术期间发生过敏反应的最常见原因（表 96-3）[84-85]。

在 PACU，如怀疑低血压是由脓毒症所致，应立即采血做血培养，并在患者转回预约病区前立刻启动经验性抗生素治疗。尿道手术和胆道手术是导致脓毒症引起的突发性严重低血压的常见手术操作。此时，尽管即刻液体复苏是最重要的措施，但通常仍需要至少短时间的升压药支持。去甲肾上腺素是脓毒症患者首选升压药。脓毒性休克时血管加压素缺乏导致了血管扩张[86]，因此严重脓毒性休克时给予小剂量血管加压素（0.01 ～ 0.05U/min）能改善平均动脉压，并降低对儿茶酚胺类血管加压药的需求，也有利于肾功能的保护[87]。

心源性（心脏泵衰竭）

导致术后明显低血压的心源性因素包括：心肌缺血与心肌梗死、心肌病、心脏压塞和心律失常。鉴别诊断取决于外科手术、患者术前心脏风险及健康状况。为明确低血压的原因，可能需监测中心静脉压、超声心动图，极少数情况需监测肺动脉楔压。

表 96-3　围术期诱发过敏反应的药物

药物	围术期过敏反应发生率（%）	与围术期过敏反应关系最密切的药物
肌肉松弛药	69.2	琥珀酰胆碱、罗库溴铵、阿曲库铵
天然橡胶、胶乳	12.1	乳胶手套、止血带、Foley 导尿管
抗生素	8	青霉素和其他 β- 内酰胺类
催眠药	3.7	丙泊酚、硫喷妥钠
胶体	2.7	葡聚糖、明胶
阿片类药物	1.4	吗啡、哌替啶
其他	2.9	丙帕他莫、抑肽酶、木瓜凝乳蛋白酶、鱼精蛋白、布比卡因

From Hepner DL, Castells MC: Anaphylaxis during the perioperative period, Anesth Analg 97:1381-1395, 2003

心肌缺血：评估和治疗

低危患者

PACU 患者心电图变化的识别受患者心脏病史和危险指数的影响。低危患者（<45 岁，无明确心脏病史，只有一项危险因素）术后 ECG 中 ST 段的改变通常并不表明有心肌缺血。引起这些低危患者心电图 ST 段改变的相对良性的因素包括焦虑、食管反流、过度通气和低钾血症。一般情况下，这些患者只需要常规 PACU 观察；如其他相关症状和体征时就需要进一步临床评估。如 ECG 改变伴有心律失常或（和）血流动力学不稳定，则需要更积极的评价（见第 39 章）。

高危患者

与低危患者相比，即使不出现典型体征或症状，高危患者心电图 ST 段和 T 波改变也具有重要意义。这些患者出现任何与心肌缺血一致的 ST 段或 T 波改变都应该快速做进一步的评估，以排除心肌缺血。在 PACU，如怀疑心肌缺血或梗死时，应检测血清肌钙蛋白水平。在获得测定肌钙蛋白的血样以及 12 导联心电图后，必须采取适当的心脏监护和请心内科随访。

心脏监护

术后早期心肌缺血很少伴有胸痛，确诊 PACU 患者是否有心肌缺血取决于心脏监护的敏感性（参见第 45 和 47 章）。尽管联合 II 导联与 V_5 导联能检测到 80% 的 12 导联 ECG 提示的缺血性事件，但从心电监护上靠视觉获得的结果往往不准确。由于存在人为误差，美国心脏病学会推荐，如条件允许，术后早期应采用 ST 段电脑自动化分析系统来监护高危患者[88]。最近一项小规模单中心研究中，Goldman 等认为 PACU 获得的术后 12 导联心电图可能是调整 50 岁以上心肌缺血低危的患者风险分层的一项有价值的手段[89]。然而，同时对于接受高危或中危手术的已知或可疑冠心病患者，只建议术后应常规做 12 导联 ECG 检查。

心律失常

围术期心律失常通常是短暂多因素的（见框 96-6）。围术期引起心律失常的可逆因素包括低氧血症、通气不足及高碳酸血症、内源性或外源性儿茶酚胺、电解质紊乱、酸中毒、液体负荷过重、贫血和药物戒断

综合征[90]。

心动过速

PACU 患者发生窦性心动过速的常见原因有：疼痛、躁动、通气不足及高碳酸血症、低血容量和寒战。相对少见但比较严重的病因包括出血、心源性或感染性休克、肺栓塞、甲状腺危象和恶性高热。

房性心律失常

非心胸外科大手术后，新发房性心律失常的发生率高达 10%。心脏和胸科手术后，心房受到激惹，这种心律失常的发生率会更高[91]。原有心脏危险因素、体液正平衡、电解质紊乱和低氧患者，其术后心房颤动的风险显著增加[92]。新发的房性心律失常都不是良性的，因为这些心律失常的发生多与住院时间延长、死亡率增加有关[93]。

室性心律失常

PACU 患者常发生室性期前收缩（PVCs）和室性二联律。发生 PVCs 通常反映交感神经系统兴奋性增加，常发生于气管插管、疼痛和短暂性高碳酸血症期间。真正的室性心动过速提示存在心肌病理学改变，但罕见。尖端扭转型室性心动过速、心电图 QT 间期延长则可能是与内在因素或药物（胺碘酮、普鲁卡因胺或氟哌利多）相关。

缓慢性心律失常

在 PACU，心动过缓的发生常为医源性。药物相关性因素包括：β 受体阻滞药、肌松拮抗剂抗胆碱酯酶药、阿片类药物以及右美托咪定等。操作和患者自身相关性因素包括：肠胀气、颅内压或眼内压增高以及蛛网膜下腔麻醉。蛛网膜下腔麻醉平面过高则可阻滞源于 $T_1 \sim T_4$ 的心脏加速性神经纤维，引起严重心动过缓。由此引发的交感神经阻滞、心动过缓、血容量可能不足及静脉回心血量减少，即使是在年轻健康的患者，也有可能造成突发性心动过缓甚至心搏骤停。

心房颤动

控制心室率是治疗新发心房颤动的早期目标。对同时有血流动力学不稳的患者，可能需立即电复律，

但大多数患者在给予药物治疗后就得到控制，药物治疗常用 β 受体阻滞剂或钙通道阻滞剂 [94]。对于禁用 β 受体阻滞剂的患者，可选用钙通道阻滞剂地尔硫䓬。如果担心血流动力学不稳定，可选用短效 β 受体阻滞剂艾司洛尔。对术后由儿茶酚胺引起的心律失常患者，使用上述药物常可达到化学复律的目的。如果治疗目的是药物复律，在 PACU 可使用负荷剂量的胺碘酮来控制心率。但应注意静脉给予胺碘酮有可能引起 QT 间期延长、心动过缓和低血压。

治　疗

治疗心律失常的紧迫性取决于心律失常所致的生理变化结果，主要是低血压或（和）心肌缺血。快速性心律失常可减少冠状动脉灌注时间，增加心肌氧耗。其影响取决于患者原有心脏功能，对冠心病患者的危害最大。而心动过缓对心脏每搏量固定患者的危害比较大，如婴幼儿和限制性心包疾病或心脏压塞患者。大多数情况下，应首先搞清病因并纠正已存在的异常情况（如低氧血症或电解质紊乱）[95]。考虑治疗方案时，还须考虑对心肌缺血或肺栓塞发生的影响。

肾功能障碍

术后肾功能障碍的鉴别诊断包括肾前性、肾性和肾后性原因（框 96-8）。通常情况下，其病因为多因素的，术中的肾损害可加重术前已存在的肾功能不全。在 PACU，诊断和治疗的重点应放在寻找易引起可逆性少尿的原因 [如尿量 <0.5ml / （kg·h）]。例如，导

框 96-8　术后少尿
肾前性
低血容量（出血、脓毒症、第三间隙液体丢失、容量复苏不足）
肝肾综合征
低心排血量
肾血管阻塞或断裂
腹内高压
肾性
缺血（急性肾小管坏死）
造影剂
横纹肌溶解
肿瘤溶解
溶血
肾后性
手术损伤输尿管
输尿管血块或结石梗阻
机械性（尿管梗阻或异位）

尿管阻塞或脱落易于纠正，但常被忽视（框 96-8）。如情况许可，应该与手术医师（泌尿外科或妇科）讨论手术过程的细节，以排除输尿管、膀胱或尿道解剖上的梗阻或断裂。

少　尿

血管内容量不足

术后早期少尿的最常见原因是血容量不足。此时，补充液体（500～1000ml 晶体液）通常可有效地恢复尿量。怀疑术中失血时，应检测血细胞比容，反复进行冲击补液以维持尿量。容量复苏可最大限度地增加肾灌注，对防止进行性缺血性肾损伤和发展到急性肾小管坏死尤为重要。

围术期有很多事件可改变肾灌注。术前或术中血管造影容易造成缺血性损伤，后者则是继发于肾血管收缩和直接的肾小管损伤。围术期容量不足，能加重脓毒症引起的肝肾综合征或急性肾小管坏死。手术本身也能影响到肾血管通畅度而降低肾灌注。最后，腹内压力增高也会损害肾灌注。

如果禁忌液体冲击疗法或持续性少尿，则需评估血管内容量和心脏功能，以鉴别脓毒症性低血容量和低心排。没有使用利尿剂时，测定排钠分数有助于确定肾灌注是否充足。但肾前性氮质血症的诊断并不能鉴别低血容量、充血性心力衰竭或肝肾综合征。此时，监测中心静脉压或（和）超声心动图可有助于鉴别诊断。

术后尿潴留

术后尿潴留可导致膀胱过度扩张和永久性逼尿肌损害。在 PACU，应用超声检查能确定膀胱容量并鉴别尿潴留 [96]。Keita 等使用该技术测定 313 例患者转入 PACU 时和转出 PACU 前的膀胱容量，试图分析出高危患者。该研究收集数据包括：年龄、性别、尿潴留史、术中使用抗胆碱能药物、术中输液量、静注吗啡。尿潴留定义为膀胱容量 >600ml，且在 30min 内无法排空。在此研究中 PACU 患者术后尿潴留的发生率为 16%。最显著的预测因子有：年龄 >50 岁，术中输液 >750ml 以及转入 PACU 时膀胱容量 >270ml [97]。此研究主张高危患者应使用超声检查以发现可能的尿潴留。

造影剂肾病

目前在颈内动脉狭窄、主动脉瘤和外周血管疾病治疗方面，血管造影术与血管内支架置入术正在取代开放

式手术。因此，造影剂肾病也常常被列入术后肾功能不全的鉴别诊断中。对任何已接受静脉内造影剂的患者，围术期应注意充分水化。应用生理盐水加强水化对防治造影剂性肾病最为有效。研究表明，应用碳酸氢钠碱化尿液可提供额外的肾保护作用[91]。如果碳酸氢钠用于肾保护，应在使用造影剂前给予154mEq/L的碳酸氢钠，以3ml/（kg·h）的速度输注1h，随后以1ml/（kg·h）的速度输注6h[98]。乙酰半胱氨酸价格便宜且易于给药（造影前后口服），也可能提供一定的肾保护作用[99]。尽管有许多研究支持乙酰半胱氨酸的有效性，但meta分析并不确定其作用[100-101]。

腹内高压

任何腹部手术后少尿且体检腹胀的患者，应考虑腹内高压。腹内高压会影响肾灌注并导致肾缺血和术后肾功能不全。非肥胖患者的腹腔内压力（IAP）正常值是大约5mmHg。腹内高压通常分为四级：Ⅰ级，12～15mmHg；Ⅱ级，16～20mmHg；Ⅲ级，21～25mmHg；Ⅳ级，>25mmHg。腹腔间隔室综合征是指IAP超过20mmHg伴或不伴有腹腔灌注压＜50mmHg[102]。对腹部大手术患者的前瞻性研究结果显示，约40%新发肾功能不全的患者为腹内高压所致。在这项研究中，术后肾功能损害与以下四个独立因素有关：低血压、脓毒症、高龄和腹腔压力增高[103]。膀胱压力可间接反映IAP的程度。对怀疑有腹内高压的患者，应监测膀胱压力间接反映IAP，以及时发现并尽快给予干预措施，缓解腹腔内压力和恢复肾灌注。测定膀胱压力时，患者应处于仰卧位，在患者呼气末测压，注意避免腹部肌肉收缩。和测定动脉血压一样，压力传感器应置于腋中线水平[103]。

横纹肌溶解

横纹肌溶解可使严重挤压伤或热损伤的患者术后恢复过程变得复杂。接受减肥手术的病态肥胖患者，横纹肌溶解发生率也显著增高。据报道，接受腹腔镜下减肥手术的66例患者，横纹肌溶解发生率为22.7%[104-106]。其风险因素包括：BMI增加和手术时间延长。可根据患者病史和手术过程来决定是否在PACU中检测肌酸磷酸激酶水平[104]。早期积极水化，维持好尿量是治疗的关键。可使用髓袢利尿剂冲洗肾小管并避免液体超负荷。临床上也常静脉滴注甘露醇促进肾肌红蛋白管型从肾小管排出，也给予碳酸氢钠对抗肌红蛋白的毒性作用，但其临床效果有限。对2000多例合并横纹肌溶解的创伤患者研究结果提示，输注碳酸氢钠和甘露醇并不能进一步降低急性肾衰竭的发生率[107]。也没有证据表明肾保护剂量的多巴胺对肾有保护作用[108]。对重症患者，可尝试使用连续肾替代疗法清除肌红蛋白。高通量膜能有效清除循环中的肌红蛋白，常规的血液透析滤器则没有类似的作用。连续肾替代治疗主要采用的是高通量膜。此外，对流式（即连续血液滤过去除溶质的机制）较扩散式（即传统血液透析去除溶质的机制）更能清除大分子溶质[109]。

体温和寒战

全身麻醉和硬膜外麻醉后常发生术后寒战反应（参见第54章）。全身麻醉和硬膜外麻醉的术后寒战发生率分别高达65%（范围5%～65%）和33%。已知的危险因素包括：男性和诱导药物。丙泊酚较硫喷妥钠更易发生寒战[110]。

机制

术后寒战通常伴有低体温，但也有例外。尽管体温调节机制能够解释低体温患者的寒战，但有不同机制可解释正常体温患者的寒战反应。其中一个可能的机制是根据大脑与脊髓在全身麻醉后并不是同时恢复所提出。脊髓功能恢复较快，引发脊髓反射脱抑制，表现为阵挛性活动。支持该假说的依据是，多沙普仑作为一种中枢神经系统兴奋剂，在处理术后寒战反应方面具有一定的效果。其他几个机制可能与κ型阿片类受体、NMDA受体和5-HT受体的作用有关。给予大剂量瑞芬太尼麻醉寒战发生率比较高，其机制与引起痛觉超敏的机制相似。突然停用阿片类药物可激动NMDA受体[111]。此外，同一作者还发现术中使用小剂量氯胺酮能够降低瑞芬太尼所致寒战的发生率，也支持此理论[112]。曲马朵是弱μ受体激动剂、去甲肾上腺素和5-羟色胺再摄取抑制剂。曲马朵在发挥镇痛作用的同时也能够预防术后寒战[113]。

治疗

治疗措施包括及时发现和处理低体温。鼓膜温度是最易获得的准确的中心体温。腋窝、直肠和鼻咽温度测量精确度较差，且低于中心温度。暖风机可用于纠正低体温。有研究表明，在寒战反应刚开始时，给予某些阿片类药物、昂丹司琼[114]和可乐定[115]可有效消除寒战。成人最常用的是静脉注射哌替啶 0.35 ~ 0.4mg/kg（12.5 ~ 25mg IV）。研究表明，全身麻醉[116]和区域麻醉[117]前静脉给予小剂量氯胺酮（0.5mg/kg IV）可有效预防寒战的发生。

临床影响

寒战除了造成患者的明显不舒适外，还增加氧耗、增加 CO_2 产生和提高交感神经张力，并与心排血量增加、心率增快、血压和眼内压增高密切相关。低体温患者转入 PACU 后，应尽快给予保暖措施以避免低温的即刻并发症和延迟性并发症。轻、中度低体温（33 ~ 35℃）可抑制血小板功能、凝血因子活性和药物代谢。低体温可加重术后出血、延长神经肌肉阻滞剂的作用时间，并可延迟苏醒时间。这些即刻并发症可使患者在 PACU 停留时间延长[118]。远期损害有：心肌缺血和心肌梗死发生率增加、伤口愈合延迟和围术期死亡率增高。

术后恶心呕吐

如没有预防措施，吸入麻醉的患者中约 1/3 将出现 PONV（10% ~ 80%）（参见第 97 章）[119]。PONV 的后果包括：转出 PACU 延迟、非预期住院、误吸发生率增高以及术后显著不适。鉴别 PONV 高风险患者并给予预防性干预，能显著改善患者在 PACU 的监护质量和满意度。从患者角度来说，PONV 可能较术后疼痛更加不适。

预防与治疗

PONV 的预防措施包括对麻醉技术和麻醉用药的改进。在一项多因素多中心随机对照研究中，Apfel 等研究了 6 种预防措施（包括相关药物与技术）对 PONV 高风险患者（PONV 风险 > 40%）的效果[119]。针对 PONV 的干预有药物方法和非药物方法。药物方法包括：氟哌利多 1.25mg，地塞米松 4mg 或昂丹司琼 4mg。麻醉干预措施包括：丙泊酚替代吸入麻醉药，氮气替代氧化亚氮，瑞芬太尼替代芬太尼。4 000 多例患者被分至 64 种可能的组合中。该研究发现，三种止吐药都能将 PONV 发生的风险降低至 26% 以下。丙泊酚（降低 19%）和氮气（降低 12%）降低 PONV 发生的风险更明显。

尽管，预防 PONV 比治疗更为有效，但仍有部分患者在接受适当预防措施后在到达 PACU 时仍需治疗。目前也没有确切的证据表明有一种 5- 羟色胺受体拮抗药较其他药物更有效。框 96-9 列出了 PACU 中常用的不同种类的止吐药。如果适时给予足够剂量的止吐药仍然无效，则在 PACU 中仅简单地给予更大剂量的同类药物也不会有明显的效果。

阿瑞匹坦是一种 P 物质拮抗剂，能够阻断神经激肽 1（NK1）受体，可能对高危和难治性患者有效。推荐麻醉前口服阿瑞匹坦 40mg。最初的临床研究表明麻醉前口服阿瑞匹坦有效作用时间可持续至术后 48h[120]。

谵　妄

大约 10% 的 50 岁以上成年患者在择期手术后 5 天内会表现出不同程度的谵妄（见第 79 章）[121]。某些特定手术后谵妄发生率更高，如：髋部骨折修复术（>35%）[122]和双膝关节置换手术（41%）[123]。尽管术后最初几天出现谵妄的患者大多数为老年人，但在 PACU 患者中发生谵妄的比例仍不确定。许多术后谵妄和术后认知功能障碍（POCD）的研究也没有对 PACU 停留时间进行评估[124]。美国精神病学会将谵妄定义为一种认知功能的急性改变或意识混乱，且不能归因于术前疾病状态、药物中毒或药物治疗[125]。然而，患者术前情况包括年龄、器官功能状态和药物滥用等，都是增加术后谵妄发生概率的风险因素。

风险因素

术后持续谵妄一般见于老年患者[126]。因术后谵妄可延长患者的住院时间，增加药物费用并使死亡率

框 96-9　常用的止吐药（成人剂量）

抗胆碱能药物
东莨菪碱（0.3 ~ 0.65mg，IV）
术前耳后无毛区域使用东莨菪碱透皮贴剂（1.5mg），术后 24h 后除去

抗组胺药
羟嗪（12.5 ~ 25mg，IM）

吩噻嗪类
异丙嗪（12.5 ~ 25mg，IM）

促动力药
甲氧氯普胺（10 ~ 20mg，IV）若胃肠梗阻避免使用

5- 羟色胺受体拮抗药
昂丹司琼（4mg，IV）手术结束前 30min 给予
格拉司琼（12.5mg，IV）手术结束前 15 ~ 30min 给予

血管升压药
麻黄碱（25mg，IM）与羟嗪 25mg 合用

皮质类固醇
地塞米松（4 ~ 8mg，IV）麻醉诱导时使用

增加，就人力和物力方面而言其是一种昂贵的并发症。发生术后谵妄的成年高危患者可以在术前鉴别出来。引发术后谵妄的最重要术前风险因素包括：①高龄（>70 岁）；②术前认知障碍；③器官功能低下；④酗酒；⑤既往有谵妄病史。引起术后谵妄的术中风险因素包括：术中失血，血细胞比容 <30% 和术中输血[121, 126]。有研究表明，在成年患者，术中血流动力波动（低血压）[127]、使用氧化亚氮[128]和麻醉技术（全身麻醉或区域麻醉）[129]并不增加术后谵妄或远期认知功能障碍的风险。

PACU 谵妄患者的临床评估包括对患者基础疾病和代谢紊乱的充分评估，例如：肝和（或）肾性脑病。有关术后谵妄的诊断必须排除或治疗医源性因素，包括水化不足、围术期用药、低氧血症、高碳酸血症、疼痛、脓毒症和电解质紊乱。

管 理

在患者转入 PACU 前，对有可能发生术后谵妄的高危患者进行评估鉴别是必要的[126, 130]。严重躁动的患者需约束和（或）需要额外的人手来控制其行为，以防伤及自身。早期鉴别高危患者，也能指导术后药物治疗。把接受择期小型手术的老年患者（>60 岁）尽可能安排在门诊手术中心，也是为了最大限度地降低 POCD 的发生率[131]。

苏醒期兴奋

苏醒期兴奋是全身麻醉苏醒过程中的一过性意识模糊状态，不能与持续术后谵妄相混淆。苏醒期兴奋在儿童很常见，约 30% 以上儿童在 PACU 期间会发生躁动或谵妄。苏醒期兴奋常发生在全身麻醉苏醒后的 10min 内，但在入睡后送到恢复室的患儿也会有发作。苏醒期兴奋在儿童发生的高峰年龄为 2 ~ 4 岁之间[132]。与谵妄不同，这种苏醒期兴奋常迅速消失，随后顺利恢复[133]。

在儿童中，全麻苏醒期兴奋最常见于吸入麻醉后快速"苏醒"。已有研究报道，苏醒期兴奋可见于异氟烷[134]，较少见于氟烷[135]，但常见于难溶解的七氟烷[136]和地氟烷。一些研究提示，苏醒期兴奋的发生主要与使用的麻醉药种类有关，与苏醒快慢无关[137]。七氟烷与丙泊酚的对照研究显示，尽管丙泊酚苏醒迅速，但其麻醉苏醒远较七氟烷平稳。通过逐渐降低七氟烷吸入浓度来延迟苏醒，也不能降低苏醒期兴奋的发生率[138]。

除苏醒迅速外，文献支持的其他病因包括，如麻醉药内在特性、术后疼痛、手术种类、年龄、术前焦虑、潜在疾病和辅助用药。认识到这些促发因素，有助于鉴别与治疗苏醒期兴奋高危儿童[133]。

对全麻苏醒期兴奋高危儿童应采取简单的预防措施，包括减轻术前焦虑、治疗术后疼痛和提供一个宽松的恢复环境。预防和治疗儿童苏醒期躁动和谵妄的药物包括：咪达唑仑[139]、可乐定[140-142]、右美托咪定[143-144]、芬太尼[145-146]、酮咯酸[147]和毒扁豆碱[148]。对儿童患者，应用最常用的术前抗焦虑药咪达唑仑所得出的数据不一。尽管咪达唑仑通常可降低术后谵妄的发生率和持续时间，但并非所有研究都支持此观点。部分研究并没有发现咪达唑仑的有效性，但其结果也不确定咪达唑仑是否是一个独立因素，还仅仅是其他术前风险因素的一个反映[149]。

成人全麻苏醒期兴奋的发生率显著小于儿童，发生率 3% ~ 4.7%[150]。有研究发现，与全麻苏醒期兴奋相关的手术和麻醉因素包括：术前给予咪达唑仑（OR 1.9）、乳腺手术（OR 5.190）、腹部手术（OR 3.206），而手术持续时间与之相关性较小[150]。

苏醒延迟

即使患者经历了长时间手术与麻醉，也应在 60 ~ 90min 内对刺激出现反应[151]。如果发生了苏醒延迟，评估生命体征（动脉血压、动脉氧合、心电图和体温），并行神经学检查（患者在术后早期可能出现神经反射亢进）是重要步骤。监测脉搏氧饱和度，做动脉血气与 pH 值分析，可有助于及时发现氧合与通气方面的问题。必要时加做其他的血液学检查来检测可能存在的电解质紊乱和代谢异常（如，血糖浓度）。

麻醉药物的残余镇静作用是 PACU 患者苏醒延迟的最常见原因。如果苏醒延迟的可能原因是阿片类药物的残余作用，则应静脉注射纳洛酮，并逐步增加剂量（成人每次增量 20 ~ 40μg）；同时应该注意的是该治疗将会同时拮抗阿片类药物的镇痛作用。毒扁豆碱在逆转抗胆碱能药物（特别是东莨菪碱）的中枢神经系统镇静作用方面可能有效。氟马西尼是苯二氮䓬类药物残余中枢抑制效应的特效拮抗剂。在无法用药物效应来解释苏醒延迟时，应考虑其他的原因，如低体温（尤其是体温 <33℃）、低血糖症和颅内压升高，这一点非常重要。当考虑苏醒延迟可能是中枢神经系统原因所致时，有可能需行 CT 检查。已知胰岛素依赖性糖尿病患者可能存在低血糖症时，则需测定血糖浓度。残余肌松作用也可能引起苏醒延迟，可用外周神

经刺激仪证实，并给予拮抗剂来纠正。

PACU 转出标准

　　尽管不同 PACU 的转出标准可能不同，但一些普遍原则是通用的（框 96-10）[2]。总而言之，没必要强制规定 PACU 最短滞留时间。最基本的 PACU 转出标准是，患者恢复到不再有呼吸抑制的危险，且意识清楚或精神状态恢复到基础水平。血流动力学标准宜根据患者基础血流动力学指标而定，不要求具体的血压和心率。转出 PACU 时，应评估患者的外周神经功能并记录在案。如果术后出现新的外周神经病变，患者转出 PACU 时的评估和记录的外周神经功能可能成为有用信息。

麻醉后评分系统

　　1970 年，Aldrete 和 Kroulik 提出了监测麻醉后恢复程度的麻醉后评分系统。最初的 Aldrete 评分是对活动度、呼吸、循环、意识和皮肤颜色 5 项指标，采用 0 分、1 分、2 分进行评分。现采用 10 分评分，对达到 9 分的患者，可考虑转出 PACU[152]。多年来，人们不断完善该系统，以适应现代科学技术特别是麻醉技术发展的步伐，并扩展到日间手术。1995 年，脉搏氧饱和度替代了视诊评价氧合状况，同时还增加了一些评估指标，以适应日间手术管理的需要（表 96-4 和 96-5）[153]。

　　随着门诊手术数量与复杂程度的增加，一些学者对转出标准进行了修改，并包括直接回家的标准。麻醉后出院评分系统（PADSS）仍在不断改进。最初的 PADSS 是根据以下 5 项标准制订的：生命体征、活动度和精神状态、疼痛和恶心呕吐、手术出血以及液体

框 96-10　转出 PACU 推荐意见总结

1. 患者应恢复清醒和定向力，或精神状态恢复到基础水平
2. 不必强制规定最短滞留时间
3. 生命体征平稳，并在可接受范围之内
4. 应在患者已达到具体标准后才转出
5. 应用评分系统对患者转出 PACU 的适合度进行评估并归档
6. 转出前排尿和饮用清流质的要求不应该成为常规转出标准的一部分，尽管这些要求可能适合于某些特定患者
7. 门诊手术患者应该由负责人陪伴回家
8. 对门诊手术患者应提供书面指导，包括术后饮食、用药、活动和紧急情况下呼叫的电话号码

Modified from American Society of Anesthesiologists Task Force on Postanesthetic Care: Practice Guidelines for Postanesthetic Care, Anesthesiology 96:742-752, 2002

表 96-4　PACU 转出评分标准

评估指标	分值
活动度	
按指令移动四肢	2
按指令移动两个肢体	1
无法按指令移动肢体	0
呼吸	
能够深呼吸和随意咳嗽	2
呼吸困难	1
呼吸暂停	0
循环	
血压波动幅度≤麻醉前水平的 20%	2
血压波动幅度为麻醉前水平的 20%~50%	1
血压波动幅度≥麻醉前水平的 50%	0
意识	
完全清醒	2
可唤醒	1
无反应	0
氧饱和度（脉搏血氧测定法）	
吸空气，氧饱和度 >92%	2
需辅助给氧，氧饱和度 >90%	1
辅助给氧，氧饱和度 <90%	0

Modified from Aldrete JA: The postanaesthesia recovery score revisited, J Clin Anesth 7:89-91, 1995

表 96-5　成年患者转出 PACU 直接回家的出院评分标准

评估指标	分值 *
生命体征（平稳，并与年龄和麻醉前基础值一致）	
血压与心率波动幅度在麻醉前水平的 20% 之内	2
血压与心率波动幅度在麻醉前水平的 20%~40%	1
血压与心率波动幅度大于麻醉前水平的 40%	0
活动水平（恢复到麻醉前行走的能力）	
步态稳定，无眩晕或符合麻醉前水平	2
需要搀扶	1
无法行走	0
恶心呕吐	
无或很少	2
中度	1
重度（反复治疗后仍有）	0
疼痛（最小是无痛，口服镇痛药可控制；疼痛的定位、类型和强度符合麻醉前预期的术后不适水平）	
可接受度	
是	2
否	1
手术出血（与手术预期出血相一致）	
轻度（无需更换敷料）	2
中度（需更换敷料达到 2 次）	1
重度（需更换敷料 3 次以上）	0

Modified from Marshall SI, Chang F: Discharge criteria and complications after ambulatory surgery, Anesth Analg 88:508-517, 1999
* 患者总评分至少达到 9 分，方可被允许离开

出入量。现行标准将疼痛和恶心呕吐分开，并删除出院前要求排尿的标准[154-158]。术后疼痛是造成日间手术患者出院延迟和非预期住院的最重要原因（见第89章）。为增加患者满意度和按时出院，Chung等认为加强预防性镇痛治疗使高危患者获益。这项研究纳入了10 008例日间手术患者，结果提示：患者疼痛的发生率与强度随着BMI与麻醉时间的增加而增加。其中矫形外科和泌尿外科手术患者表现更为显著[159]。

PACU监护标准要求安排一位医师专门负责PACU患者的转出（标准Ⅴ）[1]。即使是PACU护士根据医院批准的患者转出标准或评分系统在床旁做出患者是否适合转出时，也必须有一名医师负责。在PACU转出标准付诸实施前，必须首先获得麻醉科和医院医疗行政部门的认可。病历记录上必须注明负责医师的姓名。

感 染 控 制

由于空间[148]、人员[160-161]和时间等方面限制，使感染微生物在PACU传播。PACU一般是开放式病房，病床之间无物理屏障。护士和呼吸治疗师往往同时管理一例以上的患者，而患者在PACU的停留时间是按小时而非按天计算的短暂停留。对于复杂的感染控制监测，常规监测不能发现PACU因感控疏忽导致的感染，而数日后在外科病房才会发现。1999年，在大型都市医院，一系列洗手审查措施被作为改善洗手相关并发症的重要感染屏障被引入PACU的设计中（开放式病房）[148]。

考虑到上述问题，人们一直将PACU看作手术室消毒技术与外科病房感染控制标准之间"最薄弱"环节就不足为奇。尽管已认识到PACU有增加感染的风险，但直到最近才重视这方面的研究。最近一项关于PACU人员洗手的研究结果表明，目前PACU护士遵守该项感染控制标准的依从性很差[162-163]。该研究对3143例PACU患者的监护观察研示，患者进入PACU时护士对洗手规定的平均依从度只有19.6%，当患者已进入PACU后护士对洗手规定的依从度为12.5%。在这项研究中，对患者监护工作的强度是一项预测护士对洗手规定依从度的独立因素，即工作量越大，护士遵守感染控制措施的可能性就越小。其他独立因素包括：高龄患者（>65岁）、清洁手术（手术操作未进入呼吸道、消化道和泌尿道）和污染手术（严密污染控制的情况下的呼吸道、消化道、生殖泌尿道手术操作）。与预计的一样，在面对已知污染或已知有感染伤口的患者时，护士对洗手规定的依从性最好。

ICU床旁安装含酒精洗手液装置，可提高PACU医务人员对保持手部卫生规定的依从度[164-167]。尽管在PACU目前没有相似的研究，PACU患者护理的工作量和工作强度与ICU相当。疾病控制和预防中心发布的卫生保健机构中手部卫生指南建议："在病房入口或病床旁及其他方便的地点安装含酒精洗手液容器，以及医务人员携带个人便携式洗手液容器"[168]。尽管安装含酒精洗手液装置有望提高医务人员对手部清洁规定的依从度，但在PACU未进行过有关随访性研究。

未 来 展 望

重 症 医 疗

近年来，欧美各国对ICU床位的需求显著增加。因为PACU拥有对全麻苏醒期患者进行监护、呼吸支持和复苏的设备和专家，所以在ICU无床位情况下，PACU是治疗危重患者理想的选择（见第101章）[169]。尽管现在常在PACU治疗危重患者，但如何保证患者治疗质量，对医院管理者和医务人员来说仍是一个挑战[170]。

在PACU有效实施ICU救治方案的一个障碍是需要多学科医师的参与。由于PACU距离手术室较近，麻醉医师是在PACU分管大多数全麻苏醒期患者的医师。而管理非外科ICU的专科医师多不熟悉PACU，且这些非外科ICU也远离PACU。因此，在遇到重危患者时，PACU护士必须尽快联系有关专科医师，并沟通好，以确保对重危患者的救治。

如今PACU面临如下挑战：需要多学科医师协作，由内科医师、麻醉医师和外科医师共同负责对患者的救治；缺乏家属访视空间，传统开放式PACU缺乏足够的空间；感染控制力度无法提高，原因是PACU病床间距近和患者周转快；PACU护士应预先接受ICU专业培训[171]。Ziser等通过对英国因ICU患者满员而入住PACU的400例患者的研究发现，PACU医护人员业务能力有限、医患沟通不充分以及患者家属访视设施不足是PACU面临的最重要问题。在这项研究中，患者平均年龄53岁，平均停留PACU时间为12.9h。70%患者需行机械通气，77.8%患者需行有创监测，4.5%患者在PACU等待ICU床位时死亡。转入PACU的高峰时段为凌晨1点到上午11点[172]。

为保证PACU患者的监护质量，PACU专业学会合力提出了一项针对ICU分流患者的救护标准。学会于 2000 年提出了《关于 ICU 分流患者的联合申明》。特别要求 PACU 从业人员必须达到 PACU 护理人员配备比例和 ICU 从业人员资格要求[173]。

《联合申明》推荐：PACU 医护工作应符合如下标准：

- 目前大家认可的是，第 1 阶段 PACU 的主要职责是为全麻苏醒期患者提供最佳的监护，并有效保证手术安排计划顺利实施。
- 配置合理的工作人员来保证安全，既能监护管理全麻苏醒期患者，又能对 ICU 患者进行有效的监护治疗。监护管理 ICU 患者的从业人员标准应该符合 ICU 有关指南，并根据具体要求与需要来确定。
- 第 1 阶段 PACU 的本质就是重症监护病房，应该满足对重症患者监护治疗的需要。PACU 资质应当包括但不仅局限于呼吸机管理、血流动力学监测和药物治疗，并且与患者数量成比例。
- 管理部门需制定和执行一项全面的资源利用预案，并持续评估。这样，当 PACU 或 ICU 患者收容满员时，根据预案调配工作人员岗位，满足这种变化对人员的需求。
- 管理部门应该有一项多学科协作预案，以合理利用 ICU 床位资源。可把转入和转出标准用来评估患者接受重症监护治疗的必要性，并决定转入的优先顺序。

ICU 床位满员时，除增加 PACU 收容急症患者外，也鼓励及时降低特定患者的护理级别。以往也有一些直接从手术室转至 ICU 进行重症监护治疗或特殊监护患者，通过 PACU 接受常规术后监护治疗后成功恢复。例如，开颅手术[174]、肝移植[175-176]和心脏手术术后患者。美国佛罗里达大学神经外科团队的研究表明，接受简单开颅手术的患者通过 PACU 监护治疗后安全恢复，明显减少了住院天数和医疗费用，且不增加发病率或死亡率[163]。同样，现在也提倡肝移植患者术后早拔管，通过 PACU 监护治疗也顺利恢复。为保证 ICU 床位利用率和避免取消心脏手术，澳大利亚墨尔本的一个团队在 PACU 内建立了一个心脏手术恢复病房[177]。以上这些成功案例，都要求 PACU 有足够的空间和专业的护理技能。

PACU 中的门诊手术

最后，PACU 还可安排一些门诊小手术来解决经济效益问题（见第 89 章）[178]。PACU 尤其适用于接受无创治疗和微创伤治疗的患者，如电休克疗法[179-180]、电复律[181]、硬膜外血液填充[178]和肝组织活检[178]等。日间患者可直接入住 PACU 进行以上治疗，经过短时间恢复后即可直接回家。为此，PACU 必须有适当的人员和计划安排，以便不干扰日常手术室安排和术后恢复。电休克疗法的特殊性在于需要麻醉医师实施全身麻醉。通常操作短暂，能安排在日常手术之前进行。一项成功的电休克治疗可安排在早上 5:30，护士和患者比例为 2 : 1，预计在 PACU 停留 2h[180]。

小　结

PACU 不仅是一个全麻苏醒期患者观察病房，而且对各年龄段和处于疾病不同阶段的患者而言，PACU 的监护和治疗是不可替代的。自创建 50 多年来，PACU 已证明了其超强的适应能力，以满足不断发展的医疗保健体系的需求。

参 考 文 献

见本书所附光盘。

第 97 章　术后恶心呕吐

Christian C. Apfel

吴　进 译　邵东华 李伟彦 审校

要　点

- 术后恶心呕吐（postoperative nausea and vomiting，PONV）有可能通过中枢和外周受体介导的多种途径诱发，但确切机制尚不清楚。

- 许多与患者、麻醉和手术相关的危险因素和 PONV 的高发有关，但这种相关可能并非因果关系。例如，妇科手术后 PONV 的发生率较高，这是由于女性对恶心呕吐较敏感所致，并非手术本身的原因所致。

- 应用独立预测因素（经统计学校正了混杂变量）预测 PONV 风险的简化风险评分方法是最佳预测方法，它取代了以往的多种因素相关联的评估方法。

- 在吸入全麻的成年患者中，Apfel 预测发生 PONV 的简化风险评分方法包括女性、非吸烟、有 PONV 史或晕动病史、术后使用阿片类药物这 4 个独立的预测因素。如果具备以上 0、1、2、3 或 4 种情况者，发生 PONV 的风险分别为 10%、20%、40%、60% 和 80%。

- 在实施全麻的门诊患者中，发生出院后恶心呕吐（postdischarge nausesa and vomiting, PDNV）的简化风险评分方法包括女性、年龄小于 50 岁、有 PONV 史、在麻醉后恢复室（postanesthesia care unit, PACU）中使用过阿片类药物和在 PACU 中发生呕吐。如具备以上 0、1、2、3 或 4 种情况者，发生 PDNV 的风险分别为 10%、20%、30%、50% 和 90%。

- 儿童也有一个用于预测发生术后呕吐（POV）的类似的简化风险评分方法，包括手术时间大于或等于 30min、年龄大于或等于 3 岁、斜视手术、POV 史或亲属有 POV/PONV 史这四个主要的危险因素。

- 使用吸入麻醉药和阿片类药物是导致 PONV 的主要因素，因此不用或少用这些药物的麻醉方法（比如，采用区域麻醉或者全凭静脉麻醉）是降低 PONV 风险的有效措施。

- PONV 的预防措施应根据患者的基础风险状态制定，基础风险状态可用简化风险评分方法判定。若 PONV 评分患者处于高风险状态，就应给予干预措施使患者的风险降至最低 [绝对的风险降低水平 = 基础的风险水平 × 相对危险度（RR）降低率]。

- 能有效减少 PONV 的止吐药物有赛克力嗪、苯海拉明、氟哌利多、地塞米松、甲氧氯普胺、昂丹司琼、多拉司琼、托烷司琼和格拉司琼。与安慰剂相比，使用这些止吐药后发生恶心和呕吐的 RR 约为 0.6~0.8。

- 神经激肽（NK$_1$）拮抗剂在抑制术后恶心方面与其他止吐药相当，而在抑制 POV 方面则效果更佳。

- 虽然昂丹司琼预防 PONV 的最小有效剂量为 4mg，但其补救治疗的最小有效剂量仅为 1mg。根据此项观察，许多专家认为 PONV 的补救治疗所需药量仅为其预防剂量的 1/4。

- 术中已经预防性地使用了昂丹司琼，但在 PACU 仍然发生 PONV 的患者，再次使用昂丹司琼或格拉司琼作为补救治疗措施则无效。因此可以推断，针对已被阻断受体的补救治疗措施是无效的，而应该使用作用机制不同的止吐药来替代。

据报道，手术后的恶心和呕吐的发生率约为 20%～30%[1]，两者合在一起成为术后第二大常见并发症（疼痛最为常见）[2-8]。1992 年，Watcha 和 White[9] 作了划时代的综述之后，PONV 已经成为临床常用的专业术语。1999 年，PONV 成为美国国家医学图书馆（NLM）医学主题词。本章中 PONV 这一名词用于描述恶心和（或）呕吐和（或）干呕这些术后综合的临床症状。尽管人们普遍认为手术是导致 PONV 的最重要的直接因素，但是带上"术后"这两个字并不意味着认同这个观点。几项前瞻性的研究表明，不同类型的手术后观察到的 PONV 发生率的不同在很大程度上反映了患者自身因素及麻醉相关的危险因素与 PONV 高度相关，而并非手术因素[4-5,8]。

PONV 是一种很不愉快的感受[10]，患者常认为它比术后疼痛更难受。据一项精心设计的研究显示，美国[11] 和欧洲[12] 的患者分别愿意自己掏腰包支付 56 美元或 65 欧元来治疗 PONV。在 PONV 高危患者中，预防性使用抗 PONV 的药物能有效地改善患者的预后和提高患者的满意度[13]。虽然 PONV 通常能自限，但是术后呕吐 / 干呕（POV）偶尔可导致严重的术后并发症，如误吸、切口裂开、食管破裂、皮下气肿和气胸等（由 PONV 所致的实际发生率还没有具体统计）[14-15]。PONV 可延长患者在麻醉恢复室（PACU）中的留治时间，也是导致门诊或院外麻醉非住院患者意外住院的主要原因[16]。仅在美国，每年用于 PONV 相关的医疗费用就高达几亿美元[17-18]。

大量文献反映了对 PONV 的认识、预防和治疗的理解正逐步深入。在经同行评议的杂志上发表的有关防治 PONV 的随机对照临床研究已达 3000 个左右，而且每年新发表的研究也将近有 300 个。当然，这其

中的部分原因是来自医药产业对研究和开发新的更有效的止吐药的兴趣。本章的目的在于通过深入的方法学理解关于 PONV 的最新研究进展，以解决传统观点和现有的最佳证据之间的分歧。这些关于 PONV 的最新知识和研究进展将使读者能够在日常的临床实践中更有效地处理 PONV。

病因学：恶心呕吐的通路

恶心呕吐可通过很多途径而诱发（图 97-1）[19-20]。

胃肠道内的毒性物质

食入毒性物质（如高张盐水、硫酸铜等）会引起肠壁上的肠嗜铬细胞释放 5- 羟色胺（5-HT）[21]。肠壁上的肠嗜铬细胞中所含有的 5- 羟色胺约占了体内总量的 90%，它可在多种化学和机械因素的刺激下释放 5- 羟色胺。体内 5- 羟色胺也可以通过间接激动 M_3– 毒蕈碱型受体、β- 肾上腺素能受体和 H_3 受体而释放。相反，激动 γ- 氨基丁酸（$GABA_B$）受体、$5-HT_4$ 受体、$α_2$- 肾上腺素能受体以及存在血管活性肠多肽和生长抑素等被认为可抑制 5- 羟色胺的释放[19]。5- 羟色胺分泌在肠道壁上迷走神经传入末梢附近，这些迷走神经通过孤束核传到脑干背侧，这一点通过在切断迷走神经的动物模型上能抑制顺铂所致的呕吐的试验中得到证实[22]。然而具有神经内分泌功能的类癌所分泌的大量 5- 羟色胺通常导致患者出现脸红、腹泻、喘鸣和腹绞痛，但通常并不引起典型的恶心呕吐。这提示 5- 羟色胺的催吐作用是通过自主神经而非通过血流携带至靶器官而发挥作用。因此，虽然腹部手术之后肾分泌

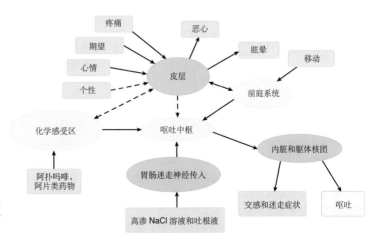

图 97-1 恶心呕吐的通路。虚线是假设的只有间接证据的通路（Created by Christian Apfel, MD, PhD.）

5- 羟基乙酸（5- 羟色胺的一种代谢产物，具有更长的半衰期）与 PONV 相关[23]，但真正导致 PONV 的作用机制仍不清楚。

吸收的毒素和药物

毒素和药物吸收进入血液循环后，可通过刺激延髓的催吐化学感受区（CRTZ）导致恶心呕吐[24]。CRTZ 位于最后区（一种位于第四脑室底部的室周器）。虽然 CRTZ 在解剖学上位于中枢神经系统，但其独特的可渗透的内皮（缺乏血脑屏障）使其能像外周器官一样感受血液中催吐物质的刺激[25]。19 世纪 50 年代，Borison 和 Wang 通过一系列的研究证实了 CRTZ 中有许多受体，激活这些受体可刺激脑干的呕吐中枢导致呕吐（图 97-2）[26-30]。虽然这一机制可解释阿扑吗啡［一种高选择性的多巴胺（D_2）受体激动剂］所致的呕吐以及氟哌利多（D_2 受体拮抗剂）可拮抗其所致的呕吐作用，但是 CRTZ 怎样感知和转导催吐刺激以及为什么输注多巴胺并没有导致典型的恶心呕吐的并发症，目前仍不清楚。此外，目前也不清楚为什么血液循环中某些受体激动剂并不能导致恶心呕吐，而其相应的受体拮抗剂却能预防或者减少恶心呕吐的发生。

刺激前庭系统

正如在晕动病或梅尼埃病中所观察到的，前庭系统是另一个导致呕吐的根源[31-33]。晕动病也是导致 PONV 的危险因素之一[2-8]。究竟是前庭系统的传入冲动导致呕吐中枢呈高致吐状态，还是麻醉药或阿片类镇痛药能增加前庭器官或其信号处理的敏感性而导致呕吐，目前仍不清楚。

危险因素和独立预测因素

从因果关系角度区分关联性

认识危险因素在医学诊断和治疗的决策上起着至关重要的作用。危险因素这一术语是在 Framingham 研究中首先被提出来的。在这个研究中，心脏疾病的风险与某些特定的因素相关，如高血压、高胆固醇和吸烟。了解哪些危险因素是最可能具有病因作用的，哪些危险因素仅仅是相关因素，这对临床上制订有效的危险因素评估方案至关重要。如女性比男性对致吐刺激（运动、化疗、吸入麻醉药和阿片类药物）更为敏感[34-35]。如果 PONV 的总体平均发病率在 30% 左右，而女性的 PONV 发病率约是男性的 3 倍[3, 5]，那么男性和女性患者 PONV 的平均发病率应分别在 15% 和 45% 左右（假定相同数量的男女患者接受麻醉）[36]。因此，将近一半的女性在妇科手术后发生 PONV 就不足为奇了。在这个角度看来，手术的种类可被认为是 PONV 的危险因素之一。然而在妇科手术中常规预防性地使用止吐药而做其他手术时不用并没有得到公认。因为女性在长时间的非妇科手术后 PONV 的发生率也超过了 50%[4-5]，而短时间的妇科手术后（如刮宫术）PONV 的发生率只有 7%[37]。因此，目前手术的分类太过广泛，用来预测 PONV 的发生率并不可靠[38]。

PONV 的发生可能是多种因素所致，也就是说致吐因子（吸入麻醉药、阿片类药物）作用于易感患者（女性患者、晕动病史、非吸烟者）所致。这些因素不仅导致 PONV 发生率增加，而且是预测 PONV 的重要独立因素[38]。重视这些已被确定的可引起 PONV 的独立预测因素可以更准确地对 PONV 做出预测[38]。因此，下文将比较仅仅增加 PONV 风险的相关因素（危险因素或者相关危险因素）与导致 PONV 的危险因素（独立危险因素或者独立预测因素）。表 97-1 列出了大样本队列研究中得出的一些独立预测因素的相对重要性（通过优势比表示）。

可能无关的因素

许多文献和参考书中列出了很多关于 PONV 的危险因素，却没考虑相关证据或者作用的强度。这导致临床普遍持有的有关 PONV 的危险因素的观点和文献证据之间出现分歧。例如，Eberhart 等报道了超过 80% 的德国麻醉医师认为肥胖是导致 PONV 的危险因素[39]。然而，Kranke 等研究发现，体重指数的增加并不导致 PONV 发生率的提高[40]。相似的分歧还存在于面罩通气[41-42]、经鼻或口腔放置胃管[43-46]、静脉使用新斯的明拮抗残余肌松[47-48]、月经周期[49]，甚至天气和月亮的位置等[50-51]是否会影响 PONV 的发生率等争议上。因此，下文我们将在基于文献的基础上集中讨论这些因素是否会影响 PONV 发生率。当然，一些未知的或研究不充分的危险因素也可能还未发现。例如，从手术室将患者快速转运到 PACU，特别是将运输车快速地旋转或减速有可能引起患者的呕吐。但是这一因素从未进行过正规的研究，因此其重要性目前仍不清楚。相应地，下面的讨论集中在一些最可获得的证据上。

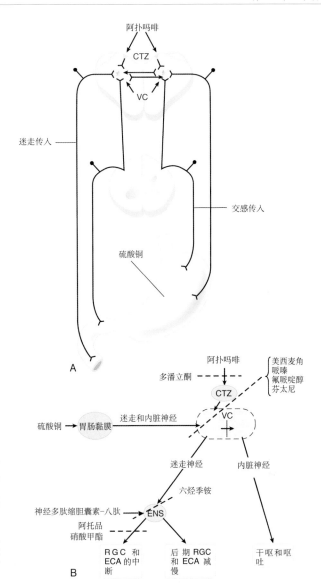

图 97-2　呕吐反射组成的各种模型。A. 1952 年 Wang 和 Borison。B. 1989 年 Lang 和 Marvig。C. 1981 年 Borison 和 McCarthy。D. 1988 年 Andrews、Repaport 和 Sanger。注意：所有这些模型本质上包含了相同的关键部分。CTZ，延髓呕吐中枢；ECA，电控制活动；ENS，肠神经系统；5-HT，5- 羟基色胺；NTS，孤束核；RGC，巨大逆行收缩；PCRF，小细胞网状结构；SP，P 物质；VC，呕吐中枢

与患者相关的独立因素

女性

　　女性是患者特异的最有力的 PONV 的预测因素，优势比约为 2.6[52]（见表 97-1），且与麻醉技术无关。女性可遭遇妊娠剧吐[53]，她们晕动病的阈值也比男性要低[54]。女性对恶心和呕吐更加易感的原因还不清楚，绝经后这种易感性一直存在并可持续到之后的大部分时间[55]。

不吸烟

　　人第一次吸烟的时候经常会出现恶心和腹泻[56]，这可能是尼古丁的急性效应，因为恶心是尼古丁贴片的主要副作用[57]。也许有人认为吸烟者会比不吸烟者 PONV 发生率高[39]，但是 Cohen 等研究发现，不吸烟者其 PONV 发生率是吸烟者的 1.8 倍[3]，这一点已被后来的 meta 分析所证实。这个 meta 分析包含了 PONV 危险因素的大样本的研究[52]。吸烟为什么能够减少 PONV 的风险目前并不完全清楚，但推测是长

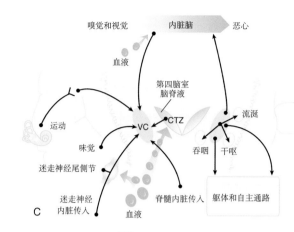

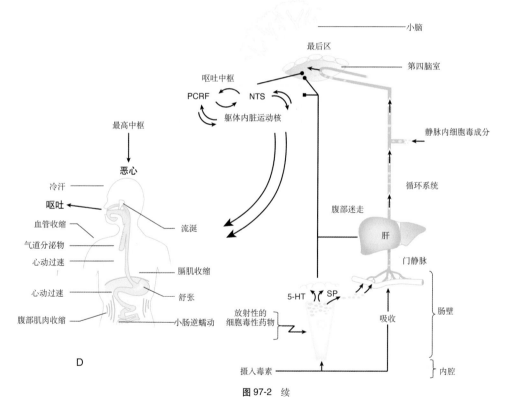

图 97-2　续

期吸烟的人对恶心脱敏所致。尼古丁间接刺激 GABA 受体介导了中枢多巴胺释放[58]，围术期尼古丁的戒断导致术后中枢多巴胺水平降低，因此减少了 CRTZ 部位的多巴胺能通路活化，而这些通路与恶心和呕吐相关（作者的猜想）。然而不吸烟并不是出院后恶心呕吐的危险因素[59]，可能是因为出院后一旦患者继续开始吸烟，由减弱的多巴胺能刺激所产生的保护作用即消失。

PONV 史、晕动病和偏头痛

有 PONV 史[2, 4, 6, 8, 37, 60-62]、晕动病史[2, 4, 6, 61-62] 和偏头痛史[4, 8] 的患者对恶心呕吐刺激的敏感性并不完全相同。虽然人们凭直觉认为有 PONV 史是患者随后发生 PONV 的最强的预测因素，但情况并非如此。事实上，多数研究证实，与 PONV 史相比，女性是发生 PONV 的更强的预测因素。

在一个 1566 例患者的研究中发现：1/3 患者有 PONV 史（569 例），其中发生 PONV 的约占 50%（280 例）；2/3 患者无 PONV 史（997 例），其中发生 PONV 的占 1/3（320 例）（图 97-3）[38]。很显然，有 PONV 史是患者发生 PONV 的高危因素。然而，如果把 PONV 史作为 PONV 的单一预测因素，那么在发生了 PONV 的 600 例患者中只有不到一半（280/600）能够被正确预测。事实上，若把 PONV 史作为 PONV 的单一预测因素，其确定患者发生 PONV 的敏感性不到 50%。也就是说，在发生 PONV 的患者中，只有不到 50% 的患者能够被正确预测到（低于随机猜测）[38]。

年龄

在成人，虽然 PONV 的发生率随年龄的增加而下降，每 10 岁的优势比为 0.88[52]，但年龄并非总是一个强的危险因素[3, 37, 55, 60, 62-66]。然而，在儿童，Eberhart 等研究发现年龄大于等于 3 岁与发生 PONV 的风险增长相关[67]。

焦虑

焦虑有可能影响 PONV 的发生，但这并没有在一项小样本的儿童研究中得到证实[68]。然而，在对样本量相对大些的成人随机对照研究的二次分析中发现，使用两种标准化的心理测试工具来评价焦虑，其与 PONV 有统计学上显著但十分微弱的相关性[66]。虽然焦虑可增加 PONV，但术前焦虑的评估似乎并不能显著提高对 PONV 的预测水平。

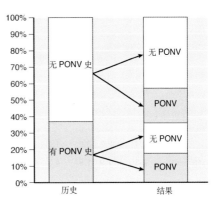

图 97-3　以 PONV 史为例说明单一预测因素评估患者发生 PONV 风险时有限的敏感性 *(From Apfel CC, Kranke P, Eberhart LH: Comparison of surgical site and patient's history with a simplified risk score for the prediction of postoperative nausea and vomiting, Anaesthesia 59:1078-1082, 2004.)*

麻醉相关的独立因素

术前使用阿片类药

比较术前给予不同的阿片类药与 PONV 的关系的研究目前并不多。Eger 等研究发现，术前使用吗啡和哌替啶并没有明显的区别[69]。该研究同时发现增强 GABA_A 的药物戊巴比妥组比安慰剂组 PONV 发生率低。

术中使用阿片类药

在成人，现在还没有关于阿片类药的种类和剂量会影响 PONV 发生的大样本前瞻性研究。在儿童扁桃体切除术中，大剂量使用吗啡［镇痛的半数有效量（ED_{50}）为 0.18mg/kg］可导致 POV 发生频繁（见第 93 章）[70]。

关于术中使用阿片类药的种类是否对 PONV 有影响现在还没有定论。有研究发现阿芬太尼引起的 PONV 比芬太尼或舒芬太尼少[71]。有人推测瑞芬太尼可能因半衰期超短以致术后蓄积少，从而导致 PONV 发生率低。然而，芬太尼和瑞芬太尼相比，其 PONV 发生率并没有显著差异，这可能是由于该研究以大手术为主，术后需用大量阿片类药来镇痛，从而掩盖了瑞芬太尼的潜在益处[48]。据报道，吗啡 -6- 葡糖苷酸（吗啡的一种有活性的代谢产物）与吗啡相比 PONV 发生率低[72]，但在另一研究中并没有发现显著统计学差异[73]。总之，现有的证据表明，不管是术中还是术后使用阿片类药物，其使用的剂量而非种类是 PONV 的主要预测因素（或原因）之一。

表 97-1　与患者、麻醉或者手术相关的 PONV 危险因素的优势比 *

研究（第一作者和年份）	Cohen, 1994	Koivuranta, 1997	Apfel, 1998	Apfel, 1998	Apfel, 1998	Apfel, 1999	1999	Sinclair, 1999	Eberhart, 2000	Junger, 2001	Visser, 2001	Apfel, 2002	Apfel, 2002	2002
终点	N	N	V	V	V	NV (FIN)	NV (GER)	NV	NV	NV	NV	NV	NV	V
危险因素														
患者相关因素														
女性	2.6	2.4	2.7	3.6	1.7	2.3	3.6	2.8	2.8	2.5	—	2.9	1.7	2.4
PONV 或 MS 史	—	2.3	1.9	1.9	4.3	2.0	1.9	3.1	2.3	—		1.8	1.9	2.4
MS 史	—	1.7	1.9	—	—	—	—	—	2.1	—		1.7	—	—
偏头痛史	—	1.6	1											
非吸烟状态	1.8	2.1	1.7	2.1	1	2.3	2.0	1.5	1.8	1.9		1.8	1.6	1.9
年龄（每 10 岁）	0.9	1	1.2	0.8	0.9	1	0.7	0.9		1.0		1.0	—	
BMI	1.0	1.6	1.4	1	1		1		1			0.8		
ASA 分级	1.5	1.2	1.7	—			1		1					
麻醉相关因素														
持续时间（每小时）	1.5	2.0	2.1	1.3	1		1.8	2.5	1.8	1.4		1.4	1.9	1.9
吸入麻醉药	1.5	1.7						10.1		2.5	2.1			
氧化亚氮	—	—							2.2					
阿片类药物术中使用	1.3	—		1	1					4.2		1.9	1	1
阿片类药物术后使用	—	1.7	1		1	2.5			1.2	1		1.3	2.3	2.5
手术相关因素														
耳鼻喉手术	1.7	1	1	—	1	1		4.4	—	1	—	1	1.4	1
妇科手术	1.3	1	1	—	—	—		3.3	—	1		1.1		
眼科手术	1.8	1	1	—	0.7	1	1	5.9	—	1		1.4	3.7	1
胆囊切除术	—	—	—	—	—			—			2.9			
甲状腺手术	—	—	—	—	2.7									
腹部手术	0.9	1	1	—	0.9	1	1					1.2		
腹腔镜手术	2.3	1	1	—	0.4	1	1					2.1		
矫形外科手术		1	1	—	0.9	1	1	3.4				1.1		
泌尿手术	—	—	—	—	—									
乳腺手术	—	—	—	—	2.2									
神经外科手术	—	—	—	—	—					1				
整形手术	—	—	—	—	—			6.7						
头颈手术	—	—	—	—	—					1				

Modified from Apfel CC, Heidrich FM, Jukar-Rao S, et al: Evidence-based analysis of risk factors for postoperative nausea and vomiting, Br J Anaesth 109:742-753, 2012
ASA，美国麻醉医师学会；BMI，体重指数；FIN，芬兰的数据；GER，德国的数据；MS，晕动病；N，恶心；PDNV，出院后恶心呕吐；PONV，术后恶心呕吐；V，呕吐
在研究的多因素回归模型中被分析过但无显著统计学差异的变量在表中用"1"表示，研究中没有涉及或者报道的变量用"—"表示。有显著差异的结果用粗体表示，无显著差异的结果用斜体表示

Stadler, 2003		Apfel, 2004	Apfel, 2004	Van den Bosch, 2005	Choi, 2005	Wallenborn, 2006	Wallenborn, 2007	Leslie, 2008	Nakagawa, 2008	Rodseth, 2010	Apfel, 2012	
N	V	NV	NV	NV	NV	NV	NV	NV	NV	NV	NV	PDNV
.7	3.8	2.7	3.1	1.6	2.9	2.3	2.5	2.1	7.3	1.9	2.6	1.6
.8	2.0	1.8	1.7	2.1	2.4	1.9	2.1	—	—	2.6	1.4	1.6
—	—	—	—	—	—	—	—	—	—	—	—	—
.2	1.3	—	—	—	—	—	—	—	—	—	—	—
.4	3.0	1.8	1.6	1.9	2.0	2.1	2.0	1	4.6	—	1.4	1.0
.9	0.9	—	—	0.8	1	0.8	—	0.9	1.1	—	—	—
.0	0.9	—	—	1	0.9	1.0	1.0	—	—	—	—	—
—	—	—	—	1	1	—	—	—	—	—	—	—
.0	0.8	—	1.2	1	1.9	3.3	6.3	1.3	0.9	—	—	—
.5	3.7	—	1.4	2.1	2.0	—	—	—	—	—	—	—
—	—	—	1.2	—	1	—	—	2.0	—	—	0.9	1.4
—	—	—	—	—	1	0.8	—	1	—	—	1.5	1.2
.0	1.0	1.5	2.1	1	—	1.5	1.0	—	—	1.4	1.5	1.7
—	—	1.6	—	1.8	—	1.2	—	—	—	—	1.3	1.5
.3	0.8	1.8	1.3	—	—	1.8	—	—	—	—	0.8	1.1
.5	2.1	1.5	—	1	—	—	—	—	—	—	—	—
—	—	3.2	1.5	—	—	1.6	—	—	—	—	1.2	1.8
—	—	—	1.2	—	—	2.0	—	—	—	—	—	—
5.8	1.2	2.2	1.0	1.8	—	0.8	—	1.8	—	—	—	—
—	—	3.2	—	1	1.3	—	—	—	—	—	2.3	1.2
2.7	1.0	1.3	0.9	—	—	1.1	—	—	—	—	1.0	1.4
3.1	6.2	—	—	—	—	—	—	—	—	—	1.2	1.5
—	—	—	0.7	—	—	—	—	—	—	—	0.7	1.1
4.8	1.0	—	—	—	—	—	—	—	6.4	—	—	—
2.9	1.7	—	—	—	—	—	—	—	—	—	—	—
5.0	1.8	—	1.1	—	—	—	—	—	—	—	—	—

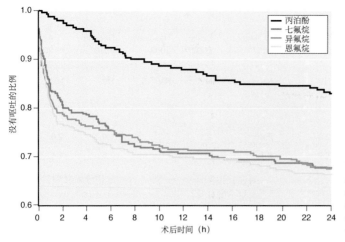

图 97-4　恩氟烷、异氟烷、七氟烷和丙泊酚麻醉术后呕吐的 Kaplan-Meier 曲线 *(From Apfel CC, Kranke P, Katz MH, et al: Volatile anaesthetics may be the main cause of early but not delayed postoperative vomiting: a randomized controlled trial of factorial design, Br J Anaesth 88:659-668, 2002.)*

术后使用阿片类药

　　大多数采用多因素分析的大样本研究证实，术后使用阿片类药会使 PONV 的风险增加一倍[2, 4-5, 38, 60, 74-75]。阿片类药的剂量[76] 比种类（比如，吗啡与哌替啶）[77] 影响更为明显。因此，减少阿片类药的使用可减少 PONV 的发生。事实上，静脉使用对乙酰氨基酚或者环氧合酶 -2 选择性的非甾体消炎药（NSAIDs）[78] 可使阿片类药的用量减少 30% ~ 50%，从而使 PONV 的发生率趋于降低。另外，外周阿片类药的拮抗剂爱维莫潘（alvimopan）似乎能在不影响其中枢镇痛效应的情况下减轻术后晚期恶心的严重程度[79]，其机制可能为减轻术后肠梗阻和阿片类药导致的肠功能障碍[80-83]。

丙泊酚和吸入麻醉药

　　丙泊酚被普遍认为具有止吐作用。在 PACU 中，Gan 等把丙泊酚加入到患者自控镇痛（PCA）的泵中用作"患者自控止吐"。研究发现，丙泊酚在非镇静的血药浓度 343ng/ml 时可使 50% 的患者恶心的发生减少[84-85]。然而用类似的设计，Scuderi 等却未能证实丙泊酚有任何止吐效应[86]。在另一项研究中，健康志愿者被随机分配接受丙泊酚、咪达唑仑和安慰剂，然后输注阿扑吗啡[87]，发现在非镇静剂量下，丙泊酚和咪达唑仑均没有保护作用，但在镇静剂量下，这两种药均能提高患者恶心的阈值。因此，丙泊酚镇静是否有抗呕吐作用还不清楚。

　　与单纯的区域麻醉相比，全麻后 PONV 的发生率明显提高[37]。这就引出了有关全麻中使用的每种药物，比如阿片类药、吸入麻醉药和氧化亚氮，对 PONV 影响大小的疑问。虽然先前的 meta 分析已证

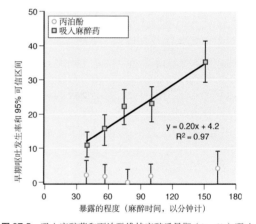

图 97-5　吸入麻醉药和丙泊酚维持麻醉后早期（0 ~ 2h）呕吐发生率 *(From Apfel CC, Kranke P, Katz MH, et al: Volatile anaesthetics may be the main cause of early but not delayed postoperative vomiting: a randomized controlled trial of factorial design, Br J Anaesth 88:659-668, 2002.)*

实，与吸入麻醉药相比，丙泊酚所致的 PONV 的发生率更低[88-89]，但在对志愿者的研究中发现，吸入七氟烷 8h 恶心呕吐的发生率超过 80%，强烈提示吸入麻醉药具有致吐特性[90]。此外，一个大样本的临床研究也证实：①吸入麻醉药和丙泊酚所致呕吐的区别主要发生在术后 2 ~ 6h（图 97-4）；②更为重要的是，早期呕吐发生率的不同与剂量相关（图 97-5），因此这种不同并非由丙泊酚所致，而是与吸入麻醉药剂量依赖性的致吐效应相关[75]。吸入麻醉药异氟烷、恩氟烷和七氟烷所致的 PONV 没有明显差异。这一研究也与 Gupta 等的 meta 分析（比较了丙泊酚、异氟烷、七氟

烷和地氟烷）[91]、Macario 等的 meta 分析（比较了七氟烷和地氟烷）[92] 以及 Wallenborn 等的研究（比较了异氟烷、七氟烷和地氟烷）[93] 结果一致。

氧化亚氮

20 世纪 80 年代的许多研究和 20 世纪 90 年代的 meta 分析中都强调了氧化亚氮有致吐作用 [94-95]，但氧化亚氮的致吐作用可能没有吸入麻醉药强 [74]。而且，氧化亚氮和吸入麻醉药的致吐作用是相互独立的，即它们合用时致吐作用相加 [74]。比氧化亚氮的致吐作用更加值得关注的是：一个具有里程碑意义的研究对氧化亚氮组（70%N_2O，30%O_2）和富氧组（80%O_2，20%N_2）进行了比较，发现氧化亚氮组不仅发生了更多的 PONV，而且也发生了更加严重的不良事件（肺部并发症、切口感染和发热）[96]。另一大规模的多中心研究也通过氧化亚氮组（70%N_2O，30%O_2）和不含氧化亚氮组（70%N_2，30%O_2）的比较，试图为氧化亚氮与严重并发症之间的关联提供进一步的证据 [97]。

麻醉持续时间

几项研究表明麻醉持续时间对 PONV 存在影响 [4, 37, 61, 74-75, 93]。这一时间依赖性的剂量反应的幅度变化很大，以每小时的优势比表示在 1.15[74] 至 2.53[37] 之间。正如先前提到，麻醉持续时间的影响在术中使用吸入麻醉药时较大，而使用丙泊酚时较小（图 97-5），且依赖于阿片类药的用量 [74]。无论如何，长时间的、创伤大的手术 PONV 发生率高的观点通常都是正确的。事实上，在一项交叉效度分析得出的简化风险评分中，麻醉持续时间与术后静脉使用阿片类药的量是呈线性相关的。因为静脉使用阿片类药是稍微更强的预测因素，所以静脉使用阿片类药物仍作为预测 PONV 的一个独立的预测因素，而不是麻醉持续时间 [5]。

手术相关的独立预测因素

许多手术与高 PONV 发生率相关 [9]，这导致针对不同类型手术的许多假说机制——鼓室成形术所致的前庭刺激、扁桃体切除术中吞咽下血液、乳房手术患者的心理负担、腹腔镜手术中的腹膜刺激、腹部手术所致的 5-羟色胺释放以及子宫切除术对迷走神经的刺激等 [98-100]，这些均导致在止吐研究中有限定手术类型的趋势。毫无疑问，接受大的腹部手术或妇科手术的患者 PONV 风险增加，PONV 发生率至少有 50%。然而，在许多情况下，这些发生率可能反映了另一些潜在的因素的影响，如持续暴露于有致吐作用的吸入麻

醉药和（或）术中使用了大剂量的阿片类药物。事实上，增加志愿者吸入麻醉药的暴露时间（无任何手术干预），几乎所有的人随后都会发生恶心或呕吐 [90]。因此，恶心呕吐的风险评估应该基于这些潜在的独立预测因素，而不是手术的种类。另外，有几项研究支持手术种类不是导致术后恶心 [4]、呕吐 [4, 8, 63]、PONV[5, 60] 或需要补救治疗的独立预测因素（见表 97-1）[65]。然而，有别的研究发现有几类手术是导致术后恶心、呕吐 [64] 或 PONV[37, 61, 66, 74] 的独立预测因素。不过，在绝大多数研究中手术种类并非总是能被证明是 PONV 的独立预测因素，但腹腔镜胆囊切除术和妇科手术可能是个例外 [3, 59, 74]。虽然斜视手术在成人并不是危险因素 [101]，但在儿童却是很明确的与临床相关的 POV 的独立预测因素 [67, 102]。

有人认为不管是不是 PONV 的独立预测因素，只要知道哪些手术类型是危险因素就足以使我们决定是否需要预防性止吐。PONV 的发生率在所谓的"易致吐的手术"（如腹腔镜手术，成人斜视手术，中耳手术，疝气修补术，扁桃体或腺样体切除术，悬雍垂-腭-咽成形术）中并不比其他类型的手术高。实际上，Scuderi 等根据"易致吐的手术"将患者分类，研究发现，所谓的"易致吐的手术"与其他手术相比，在 PACU 中 PONV 的发生率分别为 37%（80/215）和 31%（112/360），并没有明显差别 [103]。这些发现也与另一研究一致，该研究发现"易致吐的手术"术后 24h 内 PONV 的发生率为 42%（283/681），而其他手术为 36%（317/885）[38]。综上所述，虽然某种类型的手术会导致 PONV 发生率的升高，但因果关系仍未确定。除了儿童的斜视手术，大多数类型的手术 PONV 的发生率很可能与潜在的患者和麻醉相关的因素相关。

风 险 评 估

PONV 是多因素所致，因此 PONV 风险评估宜采用多个独立预测因素综合评估。

英国的 Palazzo 和 Evans 率先采用多因素 logistic 回归分析了 148 例接受整形小手术的患者，建立了"术后恶心呕吐"预测模型 [2]。一年后，logistic 回归分析被应用于加拿大 4 个临床中心进行的 16 000 例住院患者的 PONV 的调研 [3]。二元 logistic 回归分析是多变量的统计方法，可以通过计算独立预测因素（如女性、非吸烟）的系数来定量这些因素对二元结果（这里是 PONV）影响的相对大小。系数计算公式如下：$P = 1 / (1 + e^{-z})$，$z = \alpha \cdot x_1 + \beta \cdot x_2 + \gamma \cdot x_3 + \cdots + \omega$，$\alpha$、$\beta$、$\gamma$ 是因素 x_1、x_2、x_3 等的系数，这些系数与

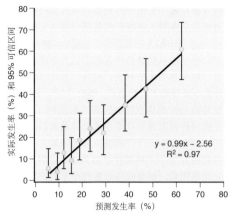

图97-6　10百分位组中术后呕吐的平均预测发生率和实际发生率的相关性 *(From Apfel CC, Greim CA, Haubitz I, et al: The discriminating power of a risk score for postoperative vomiting in adults undergoing various types of surgery, Acta Anaesthesiol Scand 42: 502-509, 1998.)*

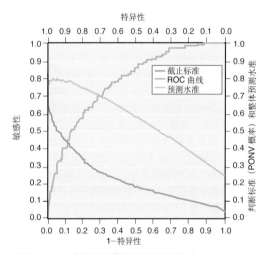

图97-7　ROC曲线的敏感性和特异性的关系 *(From Apfel CC, Greim CA, Haubitz I, et al: The discriminating power of a risk score for postoperative vomiting in adults undergoing various types of surgery, Acta Anaesthesiol Scand 42:502-509, 1998.)*

预测因素的优势比直接相关，通过公式优势比 (a) =e^a 来计算获得。这一方法同下文提到的相对风险或风险比相似。

当比较那些报告系数的文献和那些报告优势比的文献时，认识这点是至关重要的[8]。因此，表97-1所列举的优势比不仅可以衡量PONV作为危险因素的影响，还可以作为独立预测因素的影响。

随后，两个研究机构各自进行了大规模的研究并

运用logistic回归分析建立了更为通用的预测PONV模型[4, 63-64]。Koivuranta等第一个发表了基于logistic回归分析的PONV预测模型，并通过选择5个最强的预测因素：女性、有PONV史、手术时间超过60min、晕动病史及非吸烟，建立了一个简化模型[4]。在这些独立预测因素中有0、1、2、3、4或5个因素存在时，发生PONV的风险分别为17%、18%、42%、54%、74%和87%。一年后，在耳鼻喉（ENT）手术中预测POV的模型也问世了，在一个验证队列中其预测的发生率与临床观察的发生率很相近（图97-6）[63]。因为后一模型是在ENT手术中建立的，其是否能适用于其他手术并不清楚。在随后的研究中纳入了各种类型的手术，手术的类型（在不考虑麻醉时间的情况下）被认为是一独立预测因素，其预测能力用受试者工作特征（ROC）曲线下的面积表示，并不比先前的风险评分（独立于手术类型）差。值得注意的是，ROC曲线下面积（ROC-AUC）是0.77（图97-7），这就意味着预测的平均正确率在3/4左右[64]。随后，这两个研究机构进行了交叉验证并发现一个中心的风险评分可以预测另一个中心PONV的发生（ROC-AUC=0.65～0.75），且简化了的评分的预测能力并不降低（ROC-AUC= 0.63～0.73）[5]。最终的简化风险评分方法包括4个预测因素：女性、有PONV史或晕动病史、非吸烟、术后使用阿片类药物；如具备以上0、1、2、3和4项情况者，PONV发生率分别为10%、21%、39%、61%和79%（图97-8）[5]。虽然Apfel的PONV评分更简单更受欢迎，但在术后阿片类药被大量使用的国家，Koivuranta的PONV评分预测得稍微更确些[62]。

简化风险评分是用于预测住院患者术后24h内PONV的发生率。Chung的团队开发了一个较为复杂的预测门诊患者PONV［也被称为出院后恶心和（或）呕吐（PDNV）］的评分[37]，虽然纳入了手术类型作为预测因素，但这种评分似乎逊于简化风险评分[60-61]。然而，这种评分稍逊的原因之一可能是因为对其验证是在住院患者中进行的。一项更新的来自荷兰的Kalkman研究团队的验证表明，简化风险评分方法的预测效能相当有限，ROC-AUCs仅为0.63～0.66[62]。在他们的患者群体中，发现术后使用阿片类药物（先前的研究中总是被证明可影响PONV的风险，也是简化风险评分模型中的一个重要的独立预测因素）与PONV的发生率的增加并不相关，这也许能解释简化风险评分有限的预测效能。因此，在术后和出院后阿片类药物被广泛应用的美国进行了一个超过2000例患者的大样本多中心的研究，以便开发出一个用于门诊患者PDNV的风险评分[59]。其总的PDNV的发生率是37%（图97-

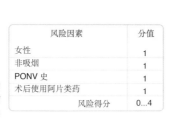

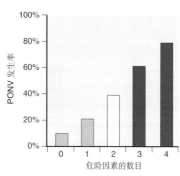

图 97-8　成人简化风险评分 (From Apfel CC, Laara E, Koivuranta M, et al: A simplified risk score for predicting postoperative nausea and vomiting: conclusions from crossvalidations between two centers, Anesthesiology 91:693-700, 1999.)

风险因素	分值
女性	1
非吸烟	1
PONV 史	1
术后使用阿片类药	1
风险得分	0...4

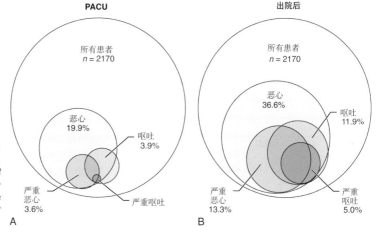

图 97-9　美国一项含有超过 2000 例门诊患者的研究中 PACU 内（A）和出院后（B）PDNV 的发生率 (From Apfel CC, Philip BK, Cakmakkaya OS, et al: Who is at risk for postdischarge nausea and vomiting after ambulatory surgery? Anesthesiology 117:475-486, 2012.)

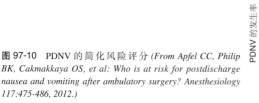

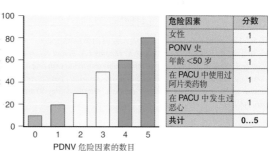

图 97-10　PDNV 的简化风险评分 (From Apfel CC, Philip BK, Cakmakkaya OS, et al: Who is at risk for postdischarge nausea and vomiting after ambulatory surgery? Anesthesiology 117:475-486, 2012.)

危险因素	分数
女性	1
PONV 史	1
年龄 <50 岁	1
在 PACU 中使用过阿片类药物	1
在 PACU 中发生过恶心	1
共计	0...5

9），logistic 回归分析鉴定出 5 个 PDNV 的独立预测因素：女性、小于 50 岁、PONV 史、在 PACU 中使用过阿片类药以及在 PACU 中有恶心发生[59]。基于这 5 个危险因素的简化风险评分的 ROC-AUC 为 0.72，具备 0、1、2、3、4 和 5 项危险因素时 PDNV 的发生率分别为 7%、20%、28%、53% 和 89%（表 97-10）[59]。

这些评分模型是用于预测成人的，并不适用于儿童患者[104]。然而，POV 的风险可通过 Eberhart 等[67]建立的儿童简化风险评分来预测。这个简化风险评分考虑到以下四种因素：手术时间 ≥ 30min、年龄 ≥ 3 岁、斜视手术、本人或直系亲属有 PONV 史（表 97-11）。具备以上 0、1、2、3 和 4 项危险因素时 POV 的发生率分别为 9%、10%、30%、55% 和 70%（ROC-AUC 为 0.72）（亦见第 93 章）[67]。

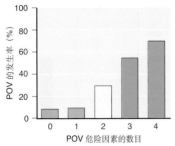

危险因素	分数
手术时间 ≥ 30 min	1
年龄 ≥ 3 岁	1
斜视手术	1
本人父母或兄弟姐妹有 PONV 史	1
共计	0…4

图 97-11　用于儿童的 POV 的简化风险评分 *(From Eberhart LH, Geldner G, Kranke P, et al: The development and validation of a risk score to predict the probability of postoperative vomiting in pediatric patients, Anesth Analg 99:1630-1637, 2004.)*

住院患者

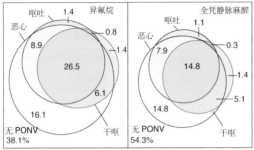

门诊患者

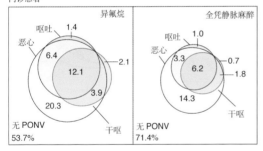

图 97-12　住院和门诊患者实施吸入或丙泊酚麻醉后恶心、呕吐和干呕的 Venn 图 *(From Visser K, Hassink EA, Bonsel GJ, et al: Randomized controlled trial of total intravenous anesthesia with propofol versus inhalation anesthesia with isoflurane-nitrous oxide: postoperative nausea with vomiting and economic analysis, Anesthesiology 95:616-626, 2001.)*

预防性使用止吐策略

方法学背景

恶心和呕吐／干呕的测定

　　正确理解文献中的各种定义和方法学对于解读结果是至关重要的。例如，虽然恶心和呕吐是有联系的，但它们也可能独自发生，因此，应当对它们分开评估和报道，以便进行不同文献之间的比较研究。不论使用吸入麻醉还是静脉麻醉的住院患者和门诊患者都是

如此（图 97-12）[7]。不能意识到这一关键点导致了对相当一部分文献结果评定的困难。相似的困难还表现在各种分级方法一般并不能足够恰当地评估 PONV。例如，采用四级评分法来评估 PONV，即"没有恶心呕吐，轻度恶心，严重恶心或不超过两次呕吐，超过两次呕吐"，这一方法不能反映导致 PONV 的潜在生理原因和表现出的症状，也不能确定患者分别发生恶心、呕吐或者两者都有的比例[105]。

　　恶心（来源于希腊语 nautia，意为晕船）常被定义为胃部不适想吐的感觉。恶心程度可不相同、持续时间可长短不一且程度可随时间变化而变化。有三种方法可衡量这一症状的严重程度。

　　最被广泛认可的测量恶心程度的方法是采用视觉模拟评分（VAS）。VAS 评分采用 10cm 的直线，左端表示没有恶心，右端表示所能想象的最严重的恶心。患者被要求在直线上选择一点来表示其当前恶心的程度。VAS 评分方法被认为是一标准的评价方法，因其可靠性和敏感性已在疼痛研究中得到公认[106]。另一常用方法是书面或口头的 11 点数字等级评定法（NRS），患者根据其恶心的程度选择 0 至 10 中的 11 个数字，0 表示没有恶心，10 表示可能的最严重的恶心。NRS 评分的优点是使用简单且与金标准 VAS 评分敏感性相似[107]。最简单的衡量方法似乎是一个明确的语言等级评分（VRS），患者用无、轻度、中度或严重来描述其症状。遗憾的是，虽然 Boogaerts 等证实在评估恶心上 VRS 和 VAS 评分相关性很好[108]，但在疼痛研究中发现 VRS 敏感性不如 VAS[107]。总之，NRS 评估方法是在敏感性和使用方便方面兼顾平衡最好的方法。

　　通常，恶心的程度随着时间的改变而改变，因此对总的严重程度进行评估需要反复地测试。当评估的间隔时间明显超过恶心发作的持续时间时，对恶心的评估有可能就不太准确。根据经验，让患者评估其恶心的平均程度和（或）最严重程度比局限的被询问时的程度可能更客观。因此，恶心的评估应该是覆盖一

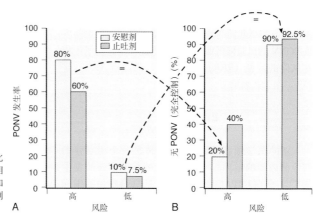

图 97-13 A 和 B，相对风险（RR）或相对风险比（RRR）与患者的基础风险无关。注：A 和 B 表示相同的资料，但药物的效能只能依据发生事件（例如 PONV）的风险率来判断而不能依据不发生事件（例如无 PONV）的风险率来判断

段时间而不是在某个时间点来进行。

呕吐（vomitting），作为一个临床症状，就是胃内容物通过口或鼻强有力地排出。干呕（retching）与呕吐相似，不同的是没有胃内容物进入咽部（干呕）。"呕吐发作"常常人为定义为缓解期不到 1min 的一次或多次呕吐和（或）干呕。然而，为了简化以及由于呕吐比干呕发生更频繁，很多作者所说的呕吐就包括呕吐和干呕。在这种情况下，采用"呕吐发作"这样的术语是比较合适的。衡量呕吐和呕吐发作比衡量恶心简单，因为呕吐涉及了明显可识别的肌肉反射运动。因此呕吐的严重程度最好用呕吐的发作次数表示，对每次呕吐的时间进行记录可以就时间进程进行二次分析。

由于缺乏公认的衡量恶心和呕吐的标准，因此，即使主要结果是复合指标，比如 PONV 发生率，发表文章时还是应该把恶心和呕吐的发生率分开表述。只要有可能，补救治疗的频率和效果也应该报道，以便在随后的 meta 分析中进行治疗效果的比较[105]。另外，患者对轻度（不是严重的）恶心可能无主诉，从而不被包括在粗略的发生率——一个二元结果之内，这也可能就是为什么考虑了恶心呕吐严重程度的评分能使分析的结果比二元结果具有更强的统计学效能。

效能和效应的测量 从流行病学的角度来看，效能是指干预措施在某个临床试验中所能取得的影响，而效应指在现实世界中的影响。对 PONV 试验而言，预防性止吐的效能最有可能通过相对危险 [也叫危险比（都可以用 RR 来表示）] 或者 OR 表示，RR 或 OR 用于衡量药物的特异止吐潜能。不同的是，预防性干预的效应最有可能通过绝对风险差（absolute risk reduction，ARD，也称绝对风险减少）或者需要治疗的病例数（number-needed-to-treat，NNT）来衡量，

ARD 或 NNT 为干预措施应用于某个特定 PONV 风险的人群时所带来的实际收益。为了能完理解文献中关于治疗效果的不同衡量方法的意义，有必要弄清效能和效应的衡量方法之间的根本区别（比如 RR 和 ARD）。当比较不同止吐试验中的效能和确定特定临床情况下的干预措施的效应时，正确理解两者的区别至关重要。

绝对风险差（ARD）和需要治疗的例数（NNT） 应用二元结果比如 PONV 的发生率时，预防性使用止吐药在某个特定潜在风险的个人（或者群体）中的临床获益或者效应最好用 ARD 来表示。例如，一个患者处于 PONV 高危状态，如 80% 的发生率时，使用止吐药如昂丹司琼可把 PONV 的风险降到 60%（ARD 为 20%）（图 97-13A）。因此，在 PONV 基础风险为 80% 的 100 例患者中事先给予昂丹司琼就可以在 20% 的患者中预防 PONV 的发生，也就是说 5 个这样的患者中将有 1 个得益于昂丹司琼干预。换句话说，为了使其中 1 例不出现 PONV，5 例高风险患者将需要预防性止吐：NNT 为 5，可用如下的公式来计算：

$$NNT=1/ARD$$

然而，当昂丹司琼在 PONV 低危险的患者（如 10% 的发生率）中预先使用时，风险仅会降至 7.5%，因此 ARD 仅为 2.5%，而 NNT 为 40。因此，用于衡量效应的 ARD 和 NNT 关键取决于患者发生 PONV 的基础风险。由此可见，一项研究中得出的 ARD 和 NNT 不能用来衡量其在具有不同基础风险的（更高或更低）群体中的效能。这就体现了客观风险评估的重要性，可以把预防性止吐措施用于哪些获益最多的患者。

相对风险的降低和风险率　前面所提到的两个例子具有一个共同的特点，就是使用昂丹司琼可使发生 PONV 的风险降低四分之一，因此，上述例子中相对风险的降低（RRR）都是 25%，风险率（RR）是 75%，用公式表示：

$$RR = 1 - RRR$$

别的医学领域已经报道了 RR 是一个相对强劲的检测效能的指标，可用于广泛的基础事件的发生率 [109]，但在 IMPACT（评价止吐药联合作用的国际多中心临床析因设计试验）中才第一次被报道用于 PONV 领域 [74, 110]。另外，此试验证实三种被测试的止吐药（昂丹司琼、地塞米松和氟哌利多）在止吐中的作用是相对独立的，且总的来说不依赖于其他危险因素 [74]。换句话说，RR 和 RRR 是评价预防性使用止吐药效能的可靠指标，且不依赖于患者的基础风险。

因此，临床上可以预计的预防性使用止吐药的效应即 ARD，可用患者的基础风险（baseline risk）乘以 RRR 来表示。公式如下：

$$ARD = 基础风险 \times RRR$$

相应地，剩余风险（remaining risk）可用如下公式估计：

$$\begin{aligned}剩余风险 &= 基础风险 - ARD \\ &= 基础风险 \times (1-RRR) \\ &= 基础风险 \times RR\end{aligned}$$

免于症状的相对益处　然而，只有当结果是"PONV"而不是"无 PONV"时，RRR 或 RR 才与患者的基础风险无关。在第一个例子（即高风险组）中不发生 PONV 概率分别为 20%（不使用止吐药）和 40%（预防性使用止吐药）（图 97-13B）。因此预防性使用止吐药将会使两倍的患者免于 PONV，也就是说不发生 PONV 的相对得益（RB）是 2。然而，在另一个例子（低风险组）中，即使 PONV 的发生率降低了 25%，但不发生 PONV 概率分别是 90%（不使用止吐药）和 92.5%（预防性使用止吐药），不发生 PONV 的 RB 仅为 1.03（92.5/90）。这表明不发生 PONV 或者"免于症状"的 RB 十分依赖于患者的基础风险。类似的还有完全反应（无呕吐且无补救治疗）或者完全控制（无恶心、无呕吐且无补救治疗）。因此，当报道的结果是免于一些症状比如"无恶心""无呕吐""完全反应"或者"完全控制"时，RB 不能用来衡量药物的效能。因此，以后的文章应报告呕吐或者恶心而不是无呕吐或者无恶心，复合的测量应报告 PONV 或者补救治疗而不是完全反应或者完全控制。

研究结果的推广　如前所述，在临床试验中证实某种止吐药效能所需的患者数关键取决于患者的基础风险（常被描述为对照事件发生率）。一个关于 PONV 临床试验所需样本量的估测表可在 Apfel 和同事所写的"怎样研究术后恶心呕吐"一文中找到 [105]。当对照事件发生率较高时（比如选择了高风险的患者），在研究中需要的样本量就少。此外，对高风险的患者预防性使用止吐药，因其绝对风险差异会更大，也就更有可能从中获益。因此，大多数关于 PONV 的临床试验都选择特定的被认为具有 PONV 高风险的手术来进行研究。然而，如前所述，要鉴别出高风险的患者还是用简化风险评分更可靠 [38]。

仅选择一种手术类型患者来进行研究的另外一个原因是可减少异质性而增强研究的效率。虽然这是一种公认的用于连续性结果的研究方法，但它并不适用于可信区间仅为患者例数和比例的二元结果。

大多数研究只选择一种手术类型的第三个原因可能源于这样的观点：即手术的类型在 PONV 的发生时可能起着关键性的病理生理作用。如果这一观点是正确的，那么，在一种手术中研究的结果可能不能运用于其他手术。Carlisle 和 Stevenson 在对其 meta 分析亚群分析的基础上研究这一问题 [111]，发现没有任何迹象表明手术的种类会影响止吐药的效能，他们亚群分析理论上的局限性是基于了研究间的比较。然而，另两个样本量足够大的随机对照研究也未能发现手术的类型与止吐药的作用之间有任何关联（图 97-14）[74-75]。

总之，目前已发表的数据表明止吐药的效能与手术类型无关。因此，在用于其他类型的手术或与那些随机试验相似的情况时，临床医师可认为这些止吐药可取得相似的止吐效能。对于临床研究者来说，应当探讨更新的问题而不是重复在别的类型的手术中已经进行过的 PONV 试验。因此，针对特定类型手术的关于 PONV 的独立 meta 分析不可能会加深我们对 PONV 的认识和理解 [112-113]。

围术期疼痛管理（参见第 98 章）

局部麻醉

多因素分析的结果表明引起 PONV 的主要原因是暴露于高致吐因素，即使用吸入麻醉药和阿片类

比较：昂丹司琼 *vs.* 对照组
结果：PONV（0～24 h）

研究或亚类	治疗组 (n/N)	对照组 (n/N)	优势比 (99% 可信区间)	加权 (%)	优势比（固定） [99% 可信区间]
耳鼻喉和眼科手术	38/222	54/244		6.31	0.73 [0.40, 1.33]
胆囊切除术	59/192	88/205		8.72	0.59 [0.34, 1.01]
骨科手术	66/382	94/384		11.47	0.64 [0.41, 1.02]
子宫切除术	207/457	248/416		21.00	0.56 [0.39, 0.80]
普外科手术	132/540	193/519		21.99	0.55 [0.39, 0.77]
妇科手术	233/763	319/917		30.52	0.79 [0.61, 1.04]
共计（99% 可信区间）	2,576	268		100.00	0.65 [0.56, 0.76]

全部病例：735（治疗组），996（对照组）
异质性检验：$\chi^2 = 6.91$, df = 5（$P = 0.23$）
整体效应检验：z = 7.06（$P<0.001$）

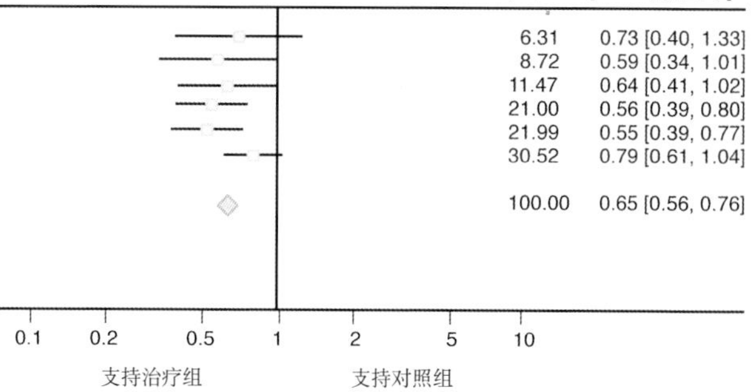

0.1   0.2   0.5   1   2   5   10
支持治疗组   支持对照组

图 97-14 昂丹司琼的效能与手术类型无关 (Data from Apfel CC, Korttila K, Abdalla M, et al: A factorial trial of six interventions for the prevention of postoperative nausea and vomiting, N Engl J Med 350:2441-2451, 2004.)

药物。如果两者都能避免，PONV 的发生率有望大大降低。事实上，一项对 5 年内 1264 例使用了不含阿片类药物的丙泊酚／氯胺酮镇静技术在局部麻醉下行各种门诊手术患者的回顾研究表明，仅有 7 例患者（0.6%）发生呕吐，21 例患者（2%）术后需要止吐药物 [114]。然而，这个研究缺少对照组，因此解释该结果时需持谨慎态度。尽管如此，其结果与一些小样本高质量的随机对照研究相一致，比如 White 等关于不同麻醉方案的比较 [115]。在 White 等的研究中，髂腹股沟-下腹部神经阻滞、脊髓麻醉以及全身麻醉（使用吸入麻醉药和阿片类药物），PONV 的发生率分别为 7%、12% 和 62%。

区域麻醉

与主要采取区域麻醉时（用或不用镇静剂）（参见第 56 和 57 章）PONV 发生率较低相一致的是一篇 meta 分析的结果，这篇 meta 分析将作为门诊手术主要麻醉方法的单次区域麻醉（周围神经阻滞或者椎管内阻滞）和全身麻醉作了比较 [116]。随机接受周围神经阻滞的患者恶心的发生率比那些接受全身麻醉的患者低四倍多（6.8%vs.30%）。RR 为 0.23，RRR 相应为 77%，这相当于联合应用 4 种止吐药物才能达到的止吐效果（见下文）[74]。

与之相类似的是，椎管内阻滞后的恶心发生率也较低（5%vs.14.7%），其 RR 为 0.34，RRR 为 66%，然而这些差异并没有统计学意义，需要进一步研究来证实（$P<0.06$）。用于硬膜外麻醉的麻醉药中常加入阿片类药物来增加阻滞深度，这可能是用不含阿片类局麻药行椎旁神经阻滞的 PONV 发生率比硬膜外麻醉

时低的原因 [117]。

基于同样的因素，脊髓麻醉术中的恶心和呕吐的发生率是不同的。两个大样本的有关脊髓麻醉的队列研究 [118-119] 证实，以下几个因素可以作为预测围术期恶心和呕吐的独立因素：女性、晕动病史、术前心动过速、术前静脉使用过阿片类药物、鞘内使用普鲁卡因、使用去氧肾上腺素或者肾上腺素、低血压或者高位蛛网膜下腔阻滞（T_4 或者更高）。

非阿片类镇痛药

虽然个别的研究已经能够证实 NSAIDs 能够减少疼痛和（或）对阿片类药物的需求（参见第 30 章），但大多数研究不能证明它们对继发结果的益处，如 PONV 发生率。Marrre 和 Bonnet 等进行了一项关于随机对照试验的定量的系统性回顾，虽然还没有足够的证据来证明 NSAIDs 可以显著减少瘙痒、尿潴留或者呼吸抑制的发生，但是他们能够证实其 PONV 的 RR 为 0.7（RRR 为 30%）[78]。虽然 NSAIDs 的效能没有区域麻醉高，但其等同于使用了 4mg 的昂丹司琼。

止吐药

到目前为止，已经发表了超过 3000 篇关于 PONV 的文章，并且每年新增超过 300 篇。虽然大多数是报道预防 PONV 的随机对照研究，但是看来真正能预防 PONV 的良药仍未找到。

一个可能的原因是探询 PONV 发生原因的努力还相对很少。比如，没有什么文献承认引起 PONV 发生的已知的最强因素是吸入麻醉药和阿片类药物以及不含阿片类药物的区域麻醉可能是预防 PONV 最有效

的方法。然而，对于一个特定的患者，可能存在不能运用局部或者区域麻醉来完成手术的医学和管理上的原因。因此，即使止吐药的效能有限，而且避免诱发PONV的因素的出现看起来也更加有效，但止吐药在许多临床情况下仍然是预防PONV的重要工具。

meta分析

考虑到已发表的关于PONV的研究有很多，很有必要做到以下几个方面：①找出所有可用的证据；②如果可能的话解决相互矛盾的结果；③依据最可用的证据评价治疗效果。通过系统综述可以实现这些，比如Cochrane综述，其包括事先设定好的研究问题、入选和排除标准以及确立好的检索策略来确保找到所有相关的文献。术语"系统综述"的特征为科学地严格地找到和考虑到所有可用的证据，而术语"meta分析"的特征为用统计学的方法来综合分析各种研究结果，从而得出对于处理效应最准确的点估计值。因此，使用meta分析来定量分析处理效应的系统综述常常被描述为"定量的系统综述"。

第一篇PONV的系统综述是有关氧化亚氮的效应，由Tramer等所写[94]。因为系统综述往往集中探讨一个定义明确的特定的问题，随后又有数十篇发表，因此有必要对这些系统综述进行综述[120-121]。

幸运的是，Carlisle和Stevenson已对所有可被用来研究预防PONV的药物进行了一个全面的Cochrane综述[111]。第一个版本包含737个研究共103 237名患者：这是到目前为止关于PONV最大样本量的meta分析，也是临床医师想要单个参照来选择预防PONV的药物时最重要的文献。另外，与许多早前的主要集中于NNT（正如前文所述，NNT并非一个有效的评价效能的指标）的系统综述不同的是，Carlisle和Stevenson的Cochrane综述采用的是RR。

止 吐 药

表97-2列出了止吐药的一些概况。

多巴胺拮抗剂

甲氧氯普胺用来预防PONV已有数十年。它的止吐性能主要是通过它的抗多巴胺能作用和促进动力的性能介导[122]。过去，大剂量的甲氧氯普胺（比如200mg/6h）是预防化疗引起的恶心呕吐（CINV）的主要措施。这种大剂量可能具有抗5-羟色胺（5-HT）的

作用[123]。不幸的是，大剂量在超过10%的患者身上可引起锥体外系的不良反应，这些不良反应可用抗组胺药和苯二氮䓬类药物治疗[124]。

因此，小剂量的甲氧氯普胺（10mg）被广泛用于临床。然而，这个剂量已被证实是没有临床效果的[125]。因此，Wallenborn等进行了一个大样本的随机安慰剂对照试验，对比了8mg的地塞米松单独使用或与10mg、25mg或者50mg的甲氧氯普胺联合使用时的效果[126]。与单独使用地塞米松相比，三种不同剂量的甲氧氯普胺与地塞米松联合使用预防PONV的风险比分别为0.89、0.74和0.63。因此，甲氧氯普胺25mg或者50mg的效能看起来与另外一些效果已明确的止吐药类似。使用时应当权衡其效能和潜在的不良反应（多数为可治疗的低血压和心动过速），四组中运动障碍和（或）锥体外系症状的发生率分别为0.1%、0.4%、0.8%和0.8%。在行扁桃体切除术的儿童中，中等剂量的0.5mg/kg的甲氧氯普胺的作用不及0.1 mg/kg的昂丹司琼[127]。

氟哌利多是一个高效能的D_2-拮抗剂，低剂量0.625～1.25mg静脉注射已被证明有很好的止吐性能[111, 128-129]，其对于恶心和呕吐的RR分别为0.75和0.76[130]。虽然以前认为氟哌利多用于恶心的效果优于呕吐[128]，IMPACT证实其用于恶心的效能与呕吐类似（图97-15）[130]。而且，其效果与昂丹司琼相似[74, 131]，对于PONV的RR为0.62[111]。与安慰剂相比，氟哌利多引起镇静的比例增加（RR，1.32），但头痛的比例降低（RR，0.79）[111]。虽有超过400篇的文献对氟

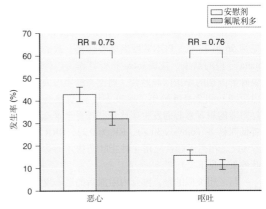

图97-15 氟哌利多与安慰剂相比对于0～24小时恶心和呕吐的风险比（RR）(Data from IMPACT; figure from Apfel CC, Cakmakkaya OS, Frings G: Droperidol has comparable clinical efficacy against both nausea and vomiting, Br J Anaesth 103:359-363, 2009.)

哌利多进行研究，但目前还未明确它的最低有效剂量和最佳给药时机。由于它的血浆半衰期相对较短，约为 3h，所以应当在手术结束时给药，而且给药剂量应为最低有效剂量 0.625mg 以便把其潜在的镇静不良反应降到最低。

基于同样的药代动力学原因，在含有吗啡的 PCA 泵中加入氟哌利多似乎是一种十分有效的减少阿片类药物导致恶心和呕吐的做法。一项量效应的研究表明，在 1mg 的吗啡中加入 5μg、15μg 或者 50μg 的氟哌利多后的 RR 分别为 0.88、0.63 和 0.44[132]。虽然每毫克吗啡中加入 50μg 氟哌利多似乎是最有效的剂量，但它伴有镇静的不良反应，因此作者认为每毫克吗啡中加入 25μg 的氟哌利多是最合适的。

也有报道称小剂量的氟哌利多可导致焦虑不安[133]、静坐不能[134] 和肌张力障碍[135]。然而，这些报道是相互矛盾的[136]。另外，美国食品与药品监督管理局（FDA）已经接到了与氟哌利多使用相关的严重心律失常（尖端扭转型室性心动过速）和死亡的报告，由此发出了下面的"黑盒子"（black box）警告：

氟哌利多禁用于有或可疑有 QT 间期延长的患者，包括那些患有先天性 QT 间期延长综合征的患者。在其他止吐药都没有明显效果的患者中使用氟哌利多，给药之前要使用 12 导联 ECG 确认其没有 QT 间期延长（男性 440ms，女性 450ms），给药之后还要监测 ECG 2 ～ 3h。在有发生 QT 间期延长综合征风险的患者中使用氟哌利多也要极其小心，比如那些电解质紊乱或者使用吸入麻醉药和静脉使用阿片类药的患者。

FDA 关于氟哌利多的"黑盒子"警告在一些临床医师中产生了争议，这些医师仍然看重小剂量氟哌利多用于预防 PONV 的作用。根据 White 等的研究，全身麻醉本身可导致 QT 间期从大约 400ms 延长到 430ms，而安慰剂、氟哌利多 0.625mg 或者 1.25mg 分别在麻醉中使用时，QT 间期平均最长延长了 12、15 和 22ms[137]。与氟哌利多相比，麻醉本身会对平均 QT 间期产生更强的总体效应，而且这种效应个体间差异更大。另一方面，在一例患者中观察到，给予 1.25mg 氟哌利多后，其 QT 间期延长了 133ms。Charbit 等研究了作为 PACU 里的补救治疗措施时，氟哌利多 0.75mg 与昂丹司琼 4mg 对 QT 间期的影响[138]。麻醉后超过 40% 的患者 QT 间期延长，给予氟哌利多或者昂丹司琼后，QT 间期另外又平均最长延长了 17ms 或者 20ms（图 97-16）。这就对 QT 间期延长的临床意义产生了疑惑。一般说来，英国医药产品专利委员会认为 QT 间期延长短于 30ms 不太可能有临床意义。另

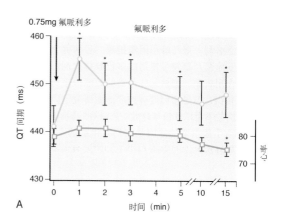

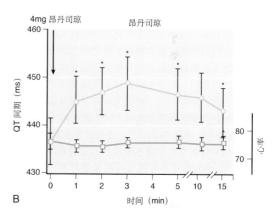

图 97-16 氟哌利多（A）或昂丹司琼（B）治疗 PONV 后 QT 间期的延长 *(From Charbit B, Albaladejo P, Funck-Brentano C, et al: Prolongation of QTc interval after postoperative nausea and vomiting treatment by droperidol or ondansetron, Anesthesiology 102:1094-1100, 2005.)*

外，针对先天性 QT 间期延长综合征的患者的研究得出的数据表明，QT 间期延长 10ms 时，其风险比为 1.056，据此可以推断，延长 30ms 时，其危险增加 18%（RR，1.18）；延长 133ms 时，其危险增加一倍（RR，2.06）[139]。根据以上数据，对于心电图正常的健康患者来说，氟哌利多的危险似乎可以忽略。然而，当存在未被发现的传导异常时，氟哌利多与其他能延长 QT 间期的药物同时使用可能引发有临床意义的 QT 间期延长，导致尖端扭转型室性心动过速，这种可能性很难排除[140]。

由于氟哌利多的"黑盒子"警告，使氟哌啶醇得到更多的关注，最近有研究表明其效能与昂丹司琼相似[141-142]。然而，与氟哌啶醇相关的心律失常和死亡

也被报告给了健康监督机构，因此 FDA 发出警告，氟哌啶醇只允许肌内注射使用，而不能用于静脉注射。

阿立必利、奋乃静和**丙氯拉嗪**（后两种为高效能的神经安定药）是较少使用的多巴胺拮抗剂，其还有其他的作用机制。虽然这些药物的效能似乎与其他的止吐药相当，但是它们没有被广泛地研究，因此有限的患者例数不足以评价其疗效 [111]。这些药物不能经常使用的一个最主要的原因是它们有镇静的不良反应，可导致苏醒延迟。

组胺拮抗剂

苯海拉明和茶苯海明（苯海拉明的一种氨茶碱盐）是 H_1 受体拮抗剂，能有效治疗晕动病，也具有相对较弱的抗胆碱能（抗毒蕈碱的）效应（见表 97-2）[111, 143]。赛克力嗪和异丙嗪似乎具有相同的抗组胺和抗胆碱能效应，抗胆碱能效应使其禁用于患有青光眼和前列腺肥大的患者。所有相对非特异性的组胺受体拮抗剂都有镇静的副作用，在手术即将结束之前使用可能会导致苏醒延迟。苯海拉明、赛克力嗪和异丙嗪能有效预防 PONV，其 RR 分别为 0.71、0.67 和 0.46[111]。不良反应包括困倦（RR，9.0）[111]，还包括尿潴留、口干、视物模糊和因报道太少而不能得出定论的锥体外系症状 [111, 143]。也有报道称异丙嗪导致血管坏死，进而需要进行病变皮肤的整形和（或）截肢术，这使 FDA 在 2006 年对其发出了安全警告。

抗胆碱能药

关于阿托品具有潜在的止吐效能的数据是相互矛盾的。比如，当与新斯的明同时给药来逆转神经肌肉阻滞时，阿托品与格隆溴铵相比，较少引起术后呕吐 [48, 111]。一个似乎合理的解释是阿托品与格隆溴铵不同，它可以穿过血脑屏障。然而，可能由于阿托品的半衰期短，其与安慰剂的比较则是阴性的 [111]。东莨菪碱是另外一种可以作用于中枢的抗胆碱能药（抗毒蕈碱），其与阿托品一样，半衰期相对较短，其透皮制剂具有更好的药代动力学，药效持续 72h，可克服半衰期短的局限。透皮贴剂的膜层用于东莨菪碱的持续缓慢释放，因此不能被剪开，剪开后会使给药剂量受限。一旦症状消失或者风险最高的时期（如术后首个 4~6h）已过，患者可以去除贴剂。东莨菪碱有明确的预防运动导致的恶心和呕吐的作用 [144]，其贴剂也被证实能有效预防术后首个 24h 内的 PONV，RR 分别为 0.59 和 0.68[145]。东莨菪碱在手术前夜透皮给药的效果与在手术当天的早晨似乎相似（RR 分别为 0.56 和 0.61）[145]。透皮贴剂长的作用时间使得其在预防门诊患者 PDNV 上特别有用，然而这方面的数据不多。术后 24~48h 视力障碍发生率的增加似乎是其仅有的不良反应，且存在明显的量效关系，因为术后第 2 天（比如用了两天的药后）视力障碍增加了 3 倍 [145]。虽然在对超过 3000 例患者的 meta 分析中没有发现与精神错乱有关联，还需要进一步的研究来证明当给予抗胆碱能药比如东莨菪碱时，是否年纪越大越容易对这个不良反应易感 [146]。另外，东莨菪碱透皮给药也会导致暂时性的瞳孔扩大 [146]，在神经外科手术中使用时需谨慎，因为瞳孔扩大可以误认为严重并发症的一个表现。

5-羟色胺（5-HT）拮抗剂

昂丹司琼是第一个 5-HT 拮抗剂，它的临床应用对于预防早期 CINV 具有里程碑的意义。与先前所有的止吐药相比，其效果要好得多而且不良反应更少（不引起锥体外系症状或者镇静）。如果考虑到昂丹司琼对于 CINV 的优越效能，那么其能迅速享有预防 PONV 最有效的止吐药的盛名就不会出人意料，且其盛名被阳性结果的重复发表而加强。据 Tramer 等的分析，这些重复发表如果被纳入到 meta 分析，昂丹司琼的效果将会被夸大 23%[147]。事实上，在含有超过 5000 例患者的 IMPACT 试验中，恶心和呕吐的风险缩减量分别为 0.74 和 0.67[148]。与氟哌利多类似，昂丹司琼先前被认为在一个结局（呕吐）上的效果比其他结局更好 [149]，但 IMPACT 试验证实昂丹司琼在恶心和呕吐上的效能类似（图 97-17）[148]。另外，同一研究表明，昂丹司琼用于 PONV 的效果与其他止吐药类似 [74]。具体为：昂丹司琼 4mg、地塞米松 4mg 和氟哌利多 1.25mg 的 RR 分别为 0.76、0.76 和 0.74（每种药物降低 RRR 大约 25%）[74]。昂丹司琼的血浆半衰期为 4h，因此在手术结束时给药比麻醉诱导后立即给药更有效果 [150-151]。

多拉司琼及其经肝转化的活性代谢产物羟化多拉司琼是高度特异的 5-HT$_3$ 拮抗剂，其血浆半衰期大约是昂丹司琼的两倍。一般来说，所有的第一代 5-HT 拮抗剂在给予等效剂量时都被认为作用效果相同。对昂丹司琼而言，4mg 已被明确证明是其最低有效剂量（增加任何剂量都不能进一步产生临床相关效应时的最低剂量）。对于多拉司琼，Korttila 等的研究数据表明，其 50mg 优于 25mg，等于昂丹司琼 4mg[152]。然而这与对三个研究的荟萃分析矛盾，该 meta 分析认为 12.5mg 是最低有效剂量，这也是被 FDA 批准的用于

表 97-2　所有经研究显示有显著统计学效应的止吐药的机制、剂量以及效能

止吐药（美国商品名）	主要的（其他的）作用机制	研究较多的成人静脉用量（另外说明给药途径的除外）	与安慰剂相比有统计学意义的风险比（RR）			注释
			恶心	呕吐	PONV	
甲氧氯普胺（Reglan）	D_2, 促运动的 ,(5-HT_3)	10 或 20 mg	0.82	0.76	0.76	
		10 mg	0.75	0.80	0.78	
		25 mg	0.57	0.71	0.74	
		50 mg		0.60	0.63	
氟哌利多（Inapsine）	D_2 (α_1)	0.625 ~ 1.25 mg	0.65	0.65	0.62	镇静 RR = 1.32, 头痛减少 RR = 0.79, FDA 黑盒子警告
氟哌啶醇（Haldol）	$D_{2,3,4}$ (D_1), 5-HT_2	1mg IV	0.48	0.38		FDA 安全警告
		或 0.5 mg IM		0.23		
阿立必利（Vergentan）	D_2, 促运动的	50 ~ 200 mg	0.65	0.49		缺少剂量反应的证据
奋乃静（Trilafon）	D_2, (D_1), H_1, 5-HT_2	2.5 ~ 5 mg IV 或 IM		0.70		
丙氯拉嗪（Compazine）	D_2 (M, α_1, H_1)	6.25 ~ 12.5 mg IV 或 IM ,3 ~ 6 mg 含服	0.73	0.68	0.68	
茶苯海明（Dramamine）或苯海拉明（Benadryl）	H_1 (M)	31.25 ~ 62.5 mg IV, 50mg 栓剂		0.61	0.71	困倦 RR = 9.0
赛克力嗪（Marezine）	H_1 (M)	50 mg IV 或 IM	0.67	0.55	0.67	
异丙嗪（Phenergan）	H_1 (M)	12.5 ~ 25 mg 或 12.5 ~ 50 mg IM			0.46	
东莨菪碱（Scopoderm）	M	1.5mg（3 次 / 天）	0.63	0.65	0.71	口干 RR = 1.25
			0.49	0.43	0.46	
			0.71	0.68	0.78	
昂丹司琼（Zofran）	5-HT_3	4 mg	0.68	0.54	0.56	头痛 RR = 1.16, 于手术结束时给药
多拉司琼（Anzemet）	5-HT_3	12.5 ~ 50 mg	0.82	0.62	0.72	心律失常警告（加拿大）
格拉司琼（Kytril）	5-HT_3	1 mg	0.67	0.42	0.56	
托烷司琼（Navoban）	5-HT_3	所有剂量	0.77	0.60	0.72	头晕减少 RR = 0.37
		2 mg	0.75	0.67	0.71	
		5 mg	0.69	0.56	0.69	
帕洛诺司琼（Aloxi）	5-HT_3	0.075mg	0.69	0.66		
地西泮, 劳拉西泮（Ativan）	调节 $GABA_A$	10mg PO,2 ~ 2.5 mg PO	0.50, 0.55			
咪达唑仑（Versed）	调节 $GABA_A$	2 ~ 5 mg IV, 7.5 ~ 15 mg PO		0.73		
爱维莫潘（Entereg）	μ 阿片受体					
地塞米松（Decadron）	未知	4 ~ 8 mg	0.58	0.51	0.48	起效慢，诱导后给药
Aprepitant（Emend）	NK1	40mg PO				昂丹司琼的有力对照：对恶心的效果相似，但对呕吐的效果明显更好：RR 分别为0.38 和 0.55

D, 多巴胺；FDA, 美国食品与药品监督管理局；GABA, γ- 氨基丁酸；H, 组胺；5-HT_3, 5- 羟色胺；IM, 肌内注射；IV, 静脉给药；M, 毒蕈碱；NK1, 神经激肽 -1；PO, 口服；PONV, 术后恶心呕吐；RR, 风险比

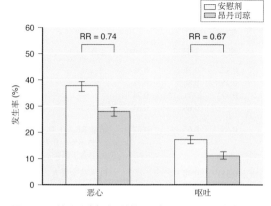

图 97-17 昂丹司琼与安慰剂相比对于恶心和呕吐的相对风险（RR）。两个结局的相对风险之差为 0.07 不太可能与临床相关 (From Jokela RM, Cakmakkaya OS, Danzeisen O: Ondansetron has similar clinical efficacy against both nausea and vomiting, Anaesthesia 64:147-151, 2009.)

预防 PONV 的剂量 [153]。

格拉司琼是另一种高特异性的 5-HT₃ 拮抗剂，其半衰期大约是昂丹司琼的两倍。FDA 批准的格拉司琼用于预防 PONV 的剂量为 1mg。这是基于 Wilson 等所做的量效研究，在研究中格拉司琼 0.1mg、1.0mg 和 3.0mg 在预防术后呕吐方面的风险比分别为 0.94（没有显著差异）、0.56 和 0.66[154]。第二个量效研究比较了格拉司琼 2μg/kg、5μg/kg、10μg/kg 和 20μg/kg 的效能，发现 5μg/kg 似乎是其最低有效剂量，这对于一个体重 70kg 的成年患者来说大概是 0.35mg[155]。尽管这些相对大样本的随机对照试验已经得出结果，但是一些新的研究重新探讨了格拉司琼剂量低至 0.1mg 时能有效预防 PONV 的可能性。一研究在经腹子宫切除术的患者中比较了格拉司琼 0.1mg、0.2mg 和 0.3mg 以及安慰剂的效果 [156]，虽然与安慰剂相比，所有三种剂量在术后首个 6h 内的呕吐发生率都减少，但在术后 24h 呕吐的发生率没有显著差异。另一项研究在行腹腔镜手术的患者中比较了地塞米松联合格拉司琼 0.1mg 或者昂丹司琼 4mg 的效果 [157]。研究显示首个 2h 内格拉司琼和昂丹司琼组中呕吐的发生率在分别为 6% 和 3%，然而，该研究没有足够的效力来证明这个主要结果在统计学上有显著差异。那些认为格拉司琼 3mg 预防 PONV 的效果优于 1mg 的研究已被质疑。目前的证据表明，FDA 批准的 1mg 而不是 0.1mg 是格拉司琼预防 PONV 的有效剂量。

虽然所有的 5-HT 拮抗剂都被认为具有相似的效果，但第二代帕洛诺司琼却可能是个例外。帕洛诺司琼不仅半衰期长达约 40h，还能与 5-HT₃ 受体变构结合导致受体内化，而且还能与神经激肽 -1（NK1）受体有负协调效应 [158-159]。可能正是由于这些独特的特性，帕洛诺司琼是用于预防 CINV 最有效的 5-HT₃ 受体拮抗剂，特别是对于那些其他 5-HT 拮抗剂通常无效的迟发性 CINV。这是否也意味着其预防 PONV 或者 PDNV 有更好的效果，还不清楚。与其他 5-HT₃ 受体拮抗剂一样，帕洛诺司琼 0.075mg 用于 PONV 的 RRR 大约为 30%[160-161]。然而，一项更新的研究表明，当等效剂量的帕洛诺司琼和昂丹司琼分别加入芬太尼 PCA 泵时，其对 PONV 的效能优于昂丹司琼 [162]。除了延长的半衰期和优越的效能外，帕洛诺司琼似乎也不会影响 QT 间期，因此在有心律失常风险的患者中使用可能更加安全。

地塞米松

地塞米松已被证明是一种有效的止吐药 [74, 111]，动物试验表明其通过抑制中枢的孤束核而非通过抑制延髓的最后区而起作用 [163]。大多数早期的研究使用地塞米松 8～10mg[129, 164]，然而几个小样本的量效试验有足够的证据表明 2.5～5.0mg 可以被认为是其最低有效剂量 [165-167]。地塞米松起效慢，这也许能解释其早期应用比晚期应用效果似乎更好的原因 [168]。根据 Carlisle 和 Stevenson 的研究，地塞米松对于恶心和呕吐的 RR 分别为 0.57 和 0.51[111]，直接的逐一比较表明其效能与昂丹司琼或者氟哌利多相似 [74, 111]。

神经激肽拮抗剂

P 物质是一种与 NK1 受体结合的调节肽，NK1 受体被发现存在于胃肠道的传入迷走神经上。更重要的是，在 20 世纪 50 年代，P 物质被证明存在于中枢神经系统的某些区域中，这些区域被认为与呕吐反射有关 [169]。然而，在动物研究中，花费了超过 40 年的时间来证明 NK1 拮抗剂能有效地拮抗各种呕吐刺激 [170]。几年之后，Diemunsch 等初步研究表明，NK1 拮抗剂 GR205171 可用于控制妇科大手术的 PONV[171]。随后，CP-122,721 被进行了多中心研究 [172]，发现 200mg 可使术后呕吐的发生率从 50% 降低到 10%，这相当于 RR 为 0.2，RRR 为 80%，与先前所有其他的止吐药相比止吐效果更明显。

NK1 受体拮抗剂强有效的止吐效果在阿瑞吡坦的研究中得以证实，阿瑞吡坦在同类药中第一个被 FDA 批准用于临床。一个包含三个研究机构的多中心研究比较了静脉给予昂丹司琼 4mg 与口服给予阿瑞吡坦 40mg 或者 125mg 的效果 [173]。虽然各组恶心的发生率相似，但呕吐的发生率分别为 26%、10% 和 5%。考虑到昂丹司琼能减少呕吐的风险大约为 26% [74]，如果在该研究中纳入安慰剂组的话，那么安慰剂组呕吐的发生率将可能在 35% 左右。因而，与安慰剂相比，阿瑞吡坦 40mg 和 125mg 的 RR 将分别在 0.3 和 0.15 左右，也就是说 RRR 将分别在 70% 和 85% 左右，这再一次说明其效果明显强于其他止吐药。一个类似的国际试验（也缺少安慰剂对照组）得到了类似的结果（虽然没那么显著）[174]。在这个试验中，静脉给予昂丹司琼 4mg、口服阿瑞吡坦 40mg 和 125mg 后呕吐的发生率分别为 29%、16% 和 14%。对于预防 PONV，阿瑞吡坦 40mg 是 FDA 所批准的剂量。

将来在市场上我们将有可能看到一些其他 NK1 受体拮抗剂，比如 casopitant 和 rolapitant [176]。然而，虽然 NK1 受体拮抗剂在预防呕吐方面有似乎更加优越的性能，但在预防恶心方面却并不如此。而且由于相对较贵，阿瑞吡坦很少用于预防 PONV。然而，它们出色的止吐效果使得 NK1 拮抗剂成为减少某些医疗风险的理想药物，这些医疗风险与特定治疗（比如用金属丝固定颌，神经外科操作和上消化道手术）后发生的呕吐有关。

联合应用和多模式治疗

目前可用的止吐药中没有哪种能够完全阻止 PONV 的发生。事实上，根据 Carlisle 和 Stevenson 的 meta 分析，FDA 批准的有效止吐药的总体 RR 为 0.65，也就是说 RRR 为 35% [111]。考虑到结果为阳性的小样本研究往往更容易发表（出版倾向性），实际的 RRR 有可能小于 35%。事实上，在一个大样本的多中心研究中，昂丹司琼、地塞米松和氟哌利多的 RR 在 0.75 左右，也就是说其 RRR 是 25% 而不是 35% [74]。

考虑到预防使用止吐药作用有限，Scuderi 等首次研究了多模式的方法 [177]。在行腹腔镜手术的门诊患者中，他们研究了不同止吐措施联合应用的效果（I 组，n = 60），包括术前干预措施（咪达唑仑 10 ~ 30μg/kg 用于缓解焦虑，输注晶体液 10ml/kg）和术中干预措施（氟哌利多 0.625mg，地塞米松 10mg，用瑞芬太尼 / 丙泊酚诱导和维持，手术结束时行胃减压，给予酮咯酸 30mg、昂丹司琼 1mg，手术结束前 10min 给予芬太尼 25μg）。II 组和 III 组的患者采用七氟醚 / 氧化亚氮 / 芬太尼平衡麻醉，给予（n = 42）或不给（n = 37）昂丹司琼 4mg。在采取多模式措施的 I 组中，没有患者发生呕吐，只有一

例患者（1.7%）在出院之前有恶心症状。相比之下，II 组和 III 组分别有 10 例（24%）和 15 例（42%）患者有恶心症状。虽然该研究中不同止吐措施联合应用降低 PONV 的发生这一效应非常显著，但其实验设计不能区别出每一个干预措施对减少 PONV 所做的贡献程度。而且，还不清楚各种止吐干预措施之间会发生什么相互作用，比如，是否存在特定的对这些阳性结果贡献最大的协同作用。

受此启发，IMPACT [74, 110] 应运而生。在该研究中，4123 例患者被随机分到由 6 种预防性措施组成的 64 种可能性组合中：昂丹司琼 4mg 或不给昂丹司琼；地塞米松 4mg 或不给地塞米松；氟哌利多 1.25mg 或不给氟哌利多；丙泊酚和吸入麻醉药；氮气和氧化亚氮；瑞芬太尼或芬太尼。昂丹司琼、地塞米松和氟哌利多各能减少 PONV 的风险约 26%（RR，0.74）[74]。丙泊酚减少风险 19%，氮气 12%；因此使用丙泊酚但不使用氧化亚氮 [比如全凭静脉麻醉（TIVA）] 的 RRR 与使用各单一的止吐药相似。该研究提出了两个主要观点。第一，所有干预措施都被证明是独立起作用的，因此，联合应用止吐措施时的 RR 能通过各自措施的 RR 的相乘估算出。比如，联合应用昂丹司琼、地塞米松和氟哌利多这三种药的 RR 为 0.74 × 0.74 × 0.74 = 0.41；也就是说，三种药物每种能减少风险大约 1/4，联合应用能产生 RRR 为 1 − 0.41 = 59%。图 97-18 表明所有三种止吐药的效果是相似的，它们之间的三种两两联合的效果也是相似的，因为它们之间没有相互作用。第二，通过 OR 或者 RR 来衡量的药物的效能被证明与患者的风险无关。因而，

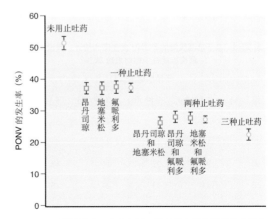

图 97-18 昂丹司琼、地塞米松、氟哌利多单独用药或者联合用药时 PONV 的减少 (From Apfel CC, Korttila K, Abdalla M, et al: A factorial trial of six interventions for the prevention of postoperative nausea and vomiting, N Engl J Med 350:2441-2451, 2004.)

效应（就 ARD 或 NNT 而言）主要取决于患者的基础风险而不是止吐药的选择。由于患者的风险在降低，在联合措施中每新加入一种止吐药所能得到的收益将越来越少。

例如，一例术后需用阿片类药物的无 PONV 史或者晕动病史的不吸烟女性患者的 PONV 的风险大约为 60%[5]。如果她使用止吐药（比如地塞米松 4mg），那么她的风险将减少至 44%（表 97-3；$0.6 \times 0.74 = 0.44$），这意味着 ARD 为 16%。如果使用三联止吐药物，她的 PONV 的风险将减少至大约 24%，如果加用第四种止吐药物风险将减少至 18%（见表 97-3）。第四个止吐药的 ARD 仅为 6%，还不到第一个止吐药的一半。显然，第一个止吐药的效应最大，由于基础风险已降低，再加用的止吐药的效应会降低。另外一个例子就是一准备行短时间手术的男性吸烟患者，其术后也无需使用阿片类药物，其初始风险约为 10%[5]。即使是第一个止吐药也最多只能减少不到 3% 的风险（见表 97-3）。这里最关键的信息就是，患者的基础风险是止吐措施效应的主要决定因素。因此，低风险的患者很少有理由需要预防性用药，中等风险的患者给予单一的止吐药可能是合理的，高风险的患者可能从联合治疗中获益[74]。

其他选择或辅助方法

生姜经常被认为有止吐作用，即使关于生姜的研究很少且大多数结果为阴性，同时 meta 分析的结果也是矛盾的[178-180]。然而，根据 Carlisle 和 Stevenson 的系统综述，生姜作为一个能有效预防 PONV 措施的证据还不够充分[111]。

表 97-3　基于基础风险的 PONV 发生率的估计，假设每种干预措施减少相对危险 26%

无*(%)	干预措施的数目			
	1 种 (%)	2 种 (%)	3 种 (%)	4 种 (%)
10	7	5	4	3
20	15	11	8	6
40	29	22	16	12
60	44	33	24	18
80	59	44	32	24

From Apfel CC, Korttila K, Abdalla M, et al: A factorial trial of six interventions for the prevention of postoperative nausea and vomiting, N Engl J Med 350:2441-2451, 2004.
* 用于举例说明的 10%、20%、40%、60% 和 80% 的基础风险水平分别对应了简单风险评分里的 0、1、2、3 和 4 个危险因素

对补充大量晶体液的研究进行 meta 分析表明，这种措施可以有效减少 PONV 的发生，效果等同于一种止吐药，并且对 PONV 的作用在术后晚期更强[181]。先前认为补充晶体液可通过减轻整夜禁食所致的脱水及随之而来的器官低灌注而减少 PONV 的发生，然而，即使是经过 10 小时的禁食，手术患者血容量仍然正常。因此，相应地，有人推测额外的液体可减轻吸入麻醉药所致的相对低血容量，这种低血流量可导致医学性的垂体后叶中精氨酸血管加压素的释放[182-184]。虽然晶体液相对便宜且不良反应总体上不危险，但大量补充对伤口愈合是有害的，同样对体液容易积聚的大手术如腹腔内手术术后的恢复也是不利的[185-187]。另外，还需要一个设计良好的大样本试验来证实这个 meta 分析的结果。

各种报道探讨了刺激经典的针灸 P6 穴（手腕掌侧的手厥阴心包经上的第六个穴位）用于预防 PONV 的效果[188-192]。Lee 等 2004 年的 Cochrane 综述找到 26 篇文献，发现与对照组相比，其对于恶心和呕吐的 RR 分别为 0.72 和 0.71[193]。这种效果与传统的止吐药相当[194]。这些阳性的结果带来了疑问，那就是预防 PONV 时为什么很少使用刺激 P6 穴呢。由于大多数研究是小样本的，Lee 等进行了一项二次模拟分析，发现其对于恶心而不是呕吐的效果可能是由于出版倾向性的缘故[195]。根据已发表的证据，通过针刺、电刺激、经皮神经刺激、激光刺激、尖锐物刺激和手指按压手腕 P6 穴似乎都是预防 PONV 的有效措施。

特殊情况

小儿麻醉

对儿童的研究较少，而且通常把重点放在 POV 上，因为在年幼的儿童中进行恶心的评估是很困难的（见第 93 章）[196-197]。有限的几项研究探讨了危险因素[198]，但仅有一项设计良好的多中心前瞻性研究建立了一个预测 POV 的模型（见之前的关于风险评估的部分）[67]。虽然手术类型对成年人的影响在某种程度上是有争议的，但正如 Eberhart 等所认为的那样[67]，斜视手术特别是肌肉固定束（Faden 手术）似乎是儿童 POV 的独立预测因素[102, 199]。与此同时，与通常认为的观点不同的是，没有什么证据表明耳鼻喉科手术或者阑尾切除术是 POV 的独立预测因素。

关于止吐药，其对儿童的效能似乎与成人相当。在成人中彻底研究止吐药量效反应的试验还很少，在儿童中就更少。因此，大多数的小儿剂量是人为地设

定为普通成人每千克体重剂量的大约 1/50 ~ 1/25。

出院后恶心和呕吐

在美国，超过 60% 的手术在门诊完成（门诊手术）。PONV 除了是推迟出院和意外重新入院的一个主要原因之外，也可能会给出院后的患者带来极大的困扰（见第 89 章）[200-201]。事实上，由于 PDNV 发生时患者不再能得到即刻的经静脉的补救治疗而口服给药又是不能忍受的，因此 PDNV 应引起特别重视。美国的一项全麻下门诊手术的大样本多中心研究发现术后首个 48 小时内 PDNV 的发生率是 37%[59]，这与美国先前的一项小样本的研究相似，这个研究报道了有 35% 的患者遭受严重 PDNV，以致他们恢复正常日常活动的时间被推迟[202]。考虑到与住院手术相比，门诊手术一般创伤小且范围小，因而暴露于围术期 PONV 诱发因素如吸入麻醉药和阿片类药物的机会就少，这么高的发生率有点令人惊讶。多中心研究鉴别出 5 个 PDNV 的独立预测因素：女性、年龄小于 50 岁、先前麻醉后有 PONV、PACU 中使用过阿片类药物、PACU 中发生过恶心（见之前的风险评估部分）[59]。因此，如同 PONV，使用简化风险评分很容易就可评估患者 PDNV 的风险[59]。

有趣的是，止吐药对于 PDNV 的 RRR 似乎同 PONV 的相似。比如，根据 Gupta 等的一篇系统综述，对于出院后恶心的 RR：4mg 的昂丹司琼为 0.77，1mg 多的氟哌利多为 0.68，地塞米松为 0.55[203]。作用时间短的药物效果要差些，特别是使用其最低有效剂量时，作用时间长的止吐药可能更受青睐。另外，虽然在含有超过 2000 例患者的研究中已证实地塞米松可以显著减少 PDNV 的发生，昂丹司琼却没有效果[59]。因此，地塞米松、东莨菪碱（由于其贴剂能持续释放）、帕洛诺司琼和阿瑞吡坦也许是预防出院后恶心呕吐的合理的首选。当然，还需要进一步的研究来证实这个假设，特别是对那些新的药物。

补救治疗

探讨止吐药用于预防 PONV 的研究很多，而探讨其用于补救治疗已发生的 PONV 的研究却相对较少。事实上，当 Kazemi-Kjellber 和 Tramer 等对用于补救治疗已发生的恶心和呕吐的措施进行定量的系统综述时，一共仅有 18 项随机对照研究符合纳入标准[204]。他们报道的绝对风险降低率在 20% 和 30% 之间，与大样本研究报道的用于预防 PONV 的 RRR 为 20% 到 30%

相一致[74]（在研究补救治疗时，绝对风险降低率和 RRR 是相等的，因为所有接受治疗的患者都已经出现症状）。事实上，Scuderi 等证明对 PONV 早期的补救治疗的效果与常规使用预防性措施相似，这些效果包括对出院时间、意外再入院发生率以及恢复到正常日常活动所需时间的影响[103]。然而这个发现不能解释患者舒适度的差异，即使这种舒适度可能很难通过患者的满意度来衡量。

关于药物剂量，早期使用昂丹司琼 1mg 补救治疗与预防使用昂丹司琼 4mg 效能相似且效应更强[205-206]。因此补救治疗只需要预防措施剂量的 1/4。

5-HT 拮抗剂不仅是最常用于预防的止吐药，也是最常用于补救治疗的止吐药[207]。一个可能的原因为 5-HT 拮抗剂是目前唯一可静脉使用的止吐药，其用于补救治疗时起效快速且不引起镇静的不良反应。正如前面提到的那样，5-HT 拮抗剂有高选择性，易于阻滞几乎所有存在的受体。因而，一旦使用昂丹司琼来预防，之后在 PACU 中再使用其来补救治疗将无效[208]。然而，即使和相关理论及已有的证据相矛盾，在先前已经预防使用过之后，昂丹司琼仍然作为一线的补救治疗措施被普遍使用。类似的，如果患者在先前已接受过昂丹司琼用于预防 PONV，那么再使用格拉司琼——另外一种 5-HT 拮抗剂作为补救治疗措施将无效[209]。因此，作为一个经验法则，目前认为给予一种止吐药后，补救治疗时选择另一种类的止吐药是最有效的。这个建议已被二次分析所证实，分析表明，预防使用昂丹司琼或者氟哌利多之后，异丙嗪作为补救治疗措施的效果明显要比重复使用昂丹司琼或者氟哌利多好得多[210]。

地塞米松用于预防 PONV 时被证明与昂丹司琼同样有效[74]。地塞米松在临床上起效很慢，正如观察到的那样，其在手术开始时给药的效果比在结束时要好[168]。然而，Rusch 等证明在昂丹司琼或者氟哌啶醇中加入地塞米松用于补救治疗时能增加 24 小时内的总 RRR[211]。

总之，与用于预防时相比，用于补救治疗时药物似乎有着相同的效能，从而有更好的效应。另外，与用于预防时相比，补救治疗时所需的剂量更小，并且给予先前没有使用过的药物更加可取。

处理 PONV 的合理指南

已发表的文献如此之多，对麻醉医师制订一个综合、有效的策略来预防和治疗 PONV 带来了挑战。最终，共识性的指南被制定了出来。然而，这只是一群人在某个特定内容或措辞上的认同或者妥协，并不能保证绝对无误。比如，一些指南要求在不同的干预措施中报道 NNT，似乎这能在不同试验中对药物效能进行比较，即使这在方法学上并不理想（要理解效能和效应的差别可见先前的讨论）。

因此，根据本章阐述的最新的知识和理解，最后一节描述了一个用于预防和治疗 PONV 的合理策略，而不是对各种指南进行总结。临床医师可以把它当做指导，但不能当做是教条，因为必然也有其他类似的一些有效策略。正因为如此，下面的三条规则将是有帮助的：①评估对于预防的需求；②根据患者的需求来权衡确定预防措施（包括改变麻醉方法）；③随访患者，立即采取作用机制与先前不同的补救治疗措施。

认识到预防 PONV 的重要性

对预防 PONV 重要性的认识受到患者自身 PONV 的风险、与 PONV 相关的潜在医学问题以及患者和医师对 PONV 的认识和态度三方面因素的影响。建议使用风险评分来评价患者的风险，比如 Apfel 等或者 Koivuranta 等用于成人的评分以及 Eberhart 等用于儿童的评分 [4-5, 67]。虽然这些评分还很不完美，但与 PONV

史或者手术类型相比其提供了较好的预测指标 [38]。

权衡患者的需求

对预防措施需求有限的患者

一般来说，当患者的风险较低时（比如 10%～20%），预防性使用止吐药一般是不合理的（表 97-4）[74]。理由为当患者风险低时，止吐药的效应就低，因而需要预防很多患者才能使其中一例受益。这样低风险的患者就接受了不必要的止吐药物，即使很少发生，这些药物可能带来一些不良反应（比如镇静、头痛、QT 间期延长、尖端扭转型室性心动过速）。然而，正如先前所提到的，如果是患者愿意或者担心呕吐会引起内科或者外科的并发症，预防用药便是合理的。

对需要一些预防措施的患者

当患者有中度风险时，采取一种或两种止吐措施常常是合理的，但不一定就需要使用止吐药物。一种措施是麻醉诱导后应用 TIVA（丙泊酚、空气和芬太尼）和（或）地塞米松 4mg，同时加以能减少阿片类药物需求的措施（NSAIDs、利多卡因、小剂量氯胺酮）。

表 97-4　处理 PONV 的法则 *

	偏爱全凭静脉麻醉	预期的补救措施	1 个危险因素	2 个危险因素	3 个危险因素	4 个危险因素
住院患者	是	昂丹司琼	地塞米松	+ TIVA	+ 多巴胺 2 受体拮抗剂	+ 阿瑞吡坦
		非 5-HT₃ 类药	地塞米松	+ TIVA	+ 昂丹司琼	+ 阿瑞吡坦
	否	昂丹司琼	地塞米松	+ 多巴胺 2 受体拮抗剂	阿瑞吡坦	+ TIVA
		非 5-HT₃ 类药	地塞米松	+ 昂丹司琼	+ 阿瑞吡坦	+ TIVA
	偏爱全凭静脉麻醉	预期的补救措施	1 个危险因素	2 个危险因素	3 个危险因素	4～5 个危险因素
门诊患者	是	帕洛诺司琼	地塞米松	+ TIVA+ 东莨菪碱透皮贴剂	+ 多巴胺 2 受体拮抗剂	+ 阿瑞吡坦
		非 5-HT₃ 类药	地塞米松	+ TIVA+ 东莨菪碱透皮贴剂	+ 帕洛诺司琼	+ 阿瑞吡坦
	否	帕洛诺司琼	地塞米松	+ 东莨菪碱透皮贴剂	+ 阿瑞吡坦	+ TIVA
		非 5-HT₃ 类药	地塞米松	+ 东莨菪碱透皮贴剂	+ 帕洛诺司琼	+ 阿瑞吡坦

* 基于患者风险推荐的预防策略，这些风险包括：住院或者门诊状态、预期的补救措施以及麻醉实施者对于全凭静脉麻醉的偏爱

对预防措施有强烈需求的患者

当患者有高风险或者极高风险时，避免使用全身麻醉且围术期尽量少用阿片类药物可能是最有效的措施（比如外周神经阻滞、脊髓麻醉）[116]。然而，如果仍然需要全身麻醉，推荐使用含地塞米松 4mg[74] 加另外一种止吐药（比如异丙嗪 12.5 ~ 25mg、茶苯海明 31.25 ~ 62.5mg 或者甲氧氯普胺 25 ~ 50mg）的 TIVA。选择哪种药物来搭配没有太大关系，因为大多数药物表现有相似的效果[111]，且间接的证据表明：作用机制不同的药物之间作用是相加的（即它们独立地发挥作用）[74]。当然，如果另外再使用一种止吐药，吸入麻醉可以代替 TIVA，但这使得在 PACU 里一旦发生 PONV，可供选择的补救治疗药物将减少一种。这在选用 5-HT 拮抗剂时尤为突出，如果不使用，其可以作为一个可供选择的没有镇静不良反应的有效补救措施。

及时补救治疗

补救治疗可选择那些先前没有用过的或者根据止吐药的半衰期表明其作用已经消失的药物[190]。如果在手术室里没有使用过 5-HT 拮抗剂，那么它们也许是 PACU 里的首选，因为它们没有镇静的不良反应。另外，在多拉司琼或者氟哌啶醇中加入地塞米松可能会增加补救措施的总的风险降低量（如果其先前没有使用过）[211]。最后，考虑到刺激 P6 穴位用于预防 PONV 的效能已被证实，那么也可以考虑将其作为一种选择。

参 考 文 献

见本书所附光盘。

第98章　急性术后疼痛

Robert W. Hurley • Jamie D. Murphy • Christopher L. Wu

聂　煌　译　孙焱芫　熊利泽　审校

要　点

- 伤害性感受是具有多个调节位点的动态过程（即神经元可塑性改变）。持续性伤害性传入可能导致神经元快速敏化并可能发展为慢性疼痛。
- 术后疼痛，尤其在未予以有效控制时，可导致有害的急性影响（即不良生理反应）和慢性影响（即远期康复延迟和慢性疼痛）。
- 超前镇痛通过预防中枢敏化可能减少急性与慢性疼痛发生。虽然绝大多数实验结果支持超前镇痛的观点，但是由于方法学问题，临床试验的证据尚不充分。
- 在处理术后疼痛方面，患者自控镇痛（译者注：原文为患者自控麻醉）（口服、皮下、离子导入、静脉、椎旁或硬膜外给药）可实现个体化滴定镇痛药物，较之传统的医者给药方式（如肌内注射或间断静脉注射）具有若干优势。
- 不同途径（如静脉/肌内/皮下/椎管内）给予阿片类药物后呼吸抑制的发生率无显著差异。对应用阿片类镇痛药的患者必须进行适当的监测，以便及时发现与阿片类药物相关的副作用，如呼吸抑制。
- 合理选用辅助性药物如非甾体抗炎药物、可乐定、对乙酰氨基酚、氯胺酮和加巴喷丁可能改善术后镇痛效果，减少麻醉性镇痛药相关的副作用。
- 与全身应用阿片类药物相比，围术期硬膜外镇痛可能具有一些优点，包括促进胃肠功能恢复，降低肺部并发症、凝血相关性不良事件以及心血管事件发生率，特别是对高危患者或手术而言。但对个体患者需权衡硬膜外镇痛的利弊，并应在术后硬膜外镇痛期间采取适当的监测方案。
- 硬膜外镇痛不是一种标准化的处理方案，因为不同的导管位置（导管-切口一致或不一致）、术后镇痛持续时间以及镇痛方案（局部麻醉药与阿片类药物相比）对围术期并发症发病率的影响可能存在差异。
- 术后疼痛管理应能满足特殊人群（如阿片类药物耐受、小儿、肥胖以及阻塞性睡眠呼吸暂停患者）的需求，因为这些特殊人群的解剖、生理、药理或社会心理学方面可能与正常人群不同。

基 础 知 识

在过去40年期间，急性术后疼痛管理发生了革命性变化。临床医师、经济学家以及医疗政策专家广泛地认识到对急性疼痛处理不足，因此由美国卫生和人类服务部的医疗质量与研究机构（前身是医疗政策与研究机构）制定了一项有关急性疼痛管理的国家级临床实践指南[1]。该里程碑性的文件包括如下内容：承认对围术期疼痛管理的历史性缺陷，有效控制疼痛的重要性，医疗机构有责任充分提供围术期镇痛，并声明某些病例需要医疗专家的参与。另外，几个专业协会（如美国麻醉医师协会，卫生保健组织鉴定联合委员会）也制定了急性疼痛管理的临床实践指南或者提出了一些新的疼痛管理标准。

麻醉医师精通药理学、各种区域麻醉技术以及伤害性感受神经生物学的知识，他们始终引领急性术后疼痛管理的临床与研究的前沿。麻醉医师建立了急性术后疼痛服务的概念（院内疼痛服务），将循证医学应用于急性术后疼痛中，并革新了急性疼痛管理的方法；麻醉医师在所有这些方面所起的作用，使他们理所当然地成为"围术期医师"，医疗机构的高级顾问和临床治疗专家，以及手术室内的高级技术专家。为外科患者和其他内科患者提供有效的镇痛是麻醉医师多重角色的重要组成部分。在急性术后疼痛服务领域，经常缺失的是对患者除慢性基线疼痛以外的急性术后疼痛的管理。这些患者在院内常被"急/慢"疼痛服务人员随意处置，而没有取到很好的疗效。麻醉医师可以很好地管理伴慢性疼痛患者的急性术后疼痛，因为他们所接受的现行麻醉学课程培训中包含了慢性疼痛治疗的内容。本章主要关注急性术后疼痛，对院内慢性疼痛的急性管理也有所涉及。

疼痛的传导路径和伤害性感受的神经生物学

手术可引起组织损伤，从而导致组胺以及炎性介质如肽类（如缓激肽）、脂质（如前列腺素类）、神经递质（如5-羟色胺）以及神经营养因子（如神经生长因子）等的释放[2]。炎性介质的释放可激活外周伤害性感受器，启动伤害性感受信息向中枢神经系统（CNS）转导与传递；炎性介质的释放还激活神经源性炎症的过程，使外周神经释放神经递质（如P物质和降钙素基因相关肽），导致血管扩张和血浆外渗[2]。伤害性刺激经外周伤害性感受器转导，从外周内脏与躯体经A-δ和C神经纤维传递到达脊髓背角，并在该部位整合伤害性传入与下行性调制性传入信息（如5-羟色胺、去甲肾上腺素、γ-氨基丁酸和脑啡肽）。进一步传递取决于脊髓中复杂调制的影响。某些冲动传递到脊髓前角和前外侧角产生节段性（脊髓）反射，这可能与骨骼肌张力增加、膈神经功能抑制甚或胃肠活动减弱有关。其他冲动则通过脊髓丘脑束和脊髓网状束传递到更高级的中枢，诱发脊髓上与皮层反应，最终产生疼痛感受和情感表达。

外周炎性介质的不断释放使功能性伤害性感受器敏化，并激活休眠状态的感受器[3]。外周伤害性感受器可能敏化，并表现为兴奋性阈值降低，兴奋下放电频率增加以及基础（自发性）放电频率增加[3]。外周强烈的伤害性传入也可能导致中枢敏化（CNS持续性损伤后变化可导致疼痛超敏）和中枢超兴奋（神经元对组织损伤后正常传入反应的夸大和延长[3]）。这种伤害性传入可能导致脊髓背角功能性改变以及其他后果，可能使机体随后感受术后疼痛更加剧烈。脊髓背角的神经环路极其复杂，我们才刚刚开始阐明不同神经递质与受体在伤害性感受过程中的特殊作用[2]。然而，尽管其他神经递质或第二信使效应器（如P物质，蛋白激酶C）在脊髓敏化和慢性疼痛中也可能起到重要的作用，但是某些受体［如N-甲基-D-天门冬氨酸（NMDA）］对急性损伤后慢性疼痛的发展可能起到特别重要的作用。我们对伤害性感受神经生物学的了解从17世纪Descartes提出的固定的反射环路理论，已发展成现今的神经可塑性观点，该观点认为伤害性信息的传递在不同水平均存在动态整合与调制。然而，对于伤害性感受过程中各种受体、神经递质和分子结构的特殊作用，我们的认识仍有许多空白。

了解伤害性感受的神经生物学对理解急性疼痛向慢性疼痛的转变过程极为重要。由于急性疼痛可以很快转化为慢性疼痛，那么传统划分急慢性疼痛的方法则过于武断[4]。伤害性刺激能在1h内引起脊髓背角新基因的表达（神经敏化的基础），并在相同时间窗内足以引起行为学的改变[5]；急性术后疼痛的强度可以很好预测慢性术后疼痛的发生[6]。对围术期疼痛的控制（如超前镇痛）和实施方式（如围术期多模式镇痛）对促进术后患者短期和长期的康复都很重要。

术后疼痛的急性与慢性影响

未得到控制的术后疼痛可能导致一系列有害的急性与慢性影响。通过降低术中伤害性感受向CNS的传入来减轻围术期病理生理变化，并优化围术期镇痛，可降低并发症，并促进患者术后早期[7]以及出院后的康复。

急性影响

围术期可发生伤害性传入触发或维持的各种病理生理反应。尽管这些反应可能是为对机体有益的目的产生，但是对现代手术医源性的同样反应可能有害。未得到控制的术后疼痛可能强化上述某些围术期病理生理反应，增加患者发病率与死亡率。缓解术后疼痛，尤其是采用某些镇痛方案可能降低患者发病率与死亡率[10]。

伤害性刺激从外周向中枢的传递可引起神经内分泌应激反应，这种神经内分泌反应同时伴有局部炎性物质（如细胞因子、前列腺素类、白三烯类、肿瘤坏死因子α）和全身性介质。疼痛引起的主要神经内分泌反应涉及下丘脑-垂体-肾上腺皮质系统与交感肾上腺系统的相互作用。疼痛引起脊髓节段以上的反射性反应可引起交感神经张力增高、儿茶酚胺和分解代谢性激素（如皮质激素、促肾上腺皮质激素、抗利尿激素、胰高血糖素、醛固酮、肾素、血管紧张素Ⅱ）分泌增加以及合成代谢性激素分泌减少[8]。其作用结果包括水钠潴留以及血糖、游离脂肪酸、酮体和乳酸水平升高，出现高分解代谢状态，表现为代谢与氧耗增加、储存部位代谢底物动员[8]。这种应激反应的强度受到多种因素的影响，包括麻醉类型和手术损伤强度，而应激反应程度与手术创伤程度呈正相关[9]。负氮平衡和蛋白质分解可能阻碍患者的康复，而降低应激反应和术后疼痛可能有利并加速患者术后恢复。

神经内分泌应激反应可能强化机体其他部位有害的生理效应。这种应激反应可能是发生术后高凝状态的一个重要因素。凝血功能的增强（如天然抗凝物质水平的降低和促凝物质水平的增加）、纤维蛋白溶解的抑制、血小板反应性和血浆黏性的增强都可能促使术后与高凝状态相关事件的发生率增高，如深静脉血栓形成、血管移植失败和心肌缺血[10]。这种应激反应也可能加重术后免疫抑制，免疫抑制的程度与手术损伤严重程度相关[4]。这种应激反应引起的高血糖症可能导致伤口愈合差以及免疫功能抑制。

未得到控制的术后疼痛可能兴奋交感神经系统，从而促使发病率与死亡率升高。交感神经系统兴奋可能增加心肌耗氧量（这在心肌缺血与心肌梗死发生中可能起重要作用[10]）；并可能通过冠状动脉收缩和减弱局部代谢性冠状动脉舒张作用而降低心肌氧供[11]。交感神经系统兴奋还可能延迟术后胃肠蠕动功能的恢复，诱发麻痹性肠梗阻。尽管术后肠梗阻是中枢性和局部性因素综合所致抑制传入的结果[10-11]，但是交感传出活性增强如未控制的疼痛可能降低胃肠活动，延迟胃肠功能恢复。

手术损伤后激活伤害性感受器，结果可能启动一些有害性脊髓反射弧。术后呼吸功能显著降低，特别是上腹部和胸部手术后，脊髓反射性抑制膈神经兴奋是这种术后肺功能降低的一个重要因素[10]。然而，术后疼痛的控制也同样重要，因为疼痛控制差的患者可能呼吸变浅，咳嗽不充分，易发术后肺部并发症[11]。伤害性感受器的激活也可能启动脊髓反射性胃肠道功能抑制，使胃肠蠕动恢复延迟[10]。

围术期可出现许多有害性病理生理效应，激活伤害性感受器的激活和应激反应。未控制的疼痛可能引起交感神经系统兴奋，导致一系列潜在的有害性生

理反应，增加患者发病率和死亡率。伤害性感受器的激活也可能引起一些有害性抑制性脊髓反射。控制这种急性术后疼痛相关的病理生理过程可能减轻应激反应，抑制交感神经兴奋和抑制性脊髓反射，由此降低患者发病率和死亡率，改善预后［如健康相关性生活质量（HRQL）和患者满意度］[13]。

慢性影响

慢性术后疼痛（CPSP）尚未得到广泛认识，10%~65%的手术患者（取决于手术类型）发生CPSP，其中2%~10%的患者经历严重CPSP[12]。急性术后疼痛控制不良可能是发生CPSP的一项重要预测因素[6,13]。急性疼痛转化为慢性疼痛非常迅速，长期行为学和神经生物学改变的发生也远远早于我们既往所认识的[4]。CPSP较常见于截肢术（30%~83%）、开胸术（22%~67%）、胸骨切开术（27%）、乳房手术（11%~57%）以及胆囊手术（高达56%）等手术后[6]。尽管有研究显示术后急性疼痛的严重程度是CPSP发生的一个重要因素[6]，但是并没有最终确定术后急性疼痛的严重程度和随后发生的CPSP之间的因果关系，其他一些因素（如术后疼痛过度敏感的面积）也许更能预示CPSP的发生[14]。患者术前疼痛的严重程度是上述因素之一。患者存在更强的术前疼痛，可能导致中枢敏化，易感于术后疼痛以及其后的术后慢性疼痛[14]。因此实施急性疼痛服务的临床医生必须充分了解慢性疼痛状况，并在术前参与患者的治疗。随着急性疼痛治疗团队在麻醉手术前参与治疗程度的增加，术后疼痛的发生率和严重程度将明显下降。

控制术后急性疼痛可能改善患者的长期恢复或患者后果（如提高患者的生活质量）。术后早期疼痛就得到控制的患者（特别是采用持续硬膜外或外周导管镇痛技术）可能能积极参加术后的康复训练，从而改善术后短期和远期恢复[15]。优化术后疼痛治疗能提高HRQL[16]。术后疼痛治疗不佳引起的术后慢性疼痛可能对患者日常生活质量造成影响。

预防性镇痛

较老的术语"超前镇痛"是指在手术创伤前给予某项镇痛措施较之术后给予同样举措更能有效缓解急性术后疼痛。超前镇痛的确切定义是医学领域中争议的焦点之一，并且关系到超前镇痛是否具有临床意义的问题。超前镇痛的定义包括在手术开始之前给予什么药物，采取什么措施防止只是切口损伤引起的中枢敏化建立（即术中）、如何防止切口损伤和炎症损伤引起的中枢敏化（如术中和术后），或指涉及整个

围术期包括术前干预、术中镇痛和术后疼痛管理（即预防性镇痛）的干预[3]。前两个定义相对狭窄，可能导致临床试验中检测不出超前镇痛的作用。超前镇痛的合理性是建立在防止中枢敏化的基础上。手术创伤引起的伤害性感受传入可能导致中枢神经系统高敏，加重术后疼痛。作为一种流行或充分讨论的观点，手术前开始实施的单一镇痛措施（无论外周或椎管内阻滞）都不能减轻超出镇痛效应时限的痛行为[17]。当对伤害性传入的阻滞消失，外科损伤将重新使中枢致敏，临床试验的结果就是阴性的。基于上述原因，这一术语已被弃用。

如前所述，强烈的伤害性传入（如术后外周疼痛）可能引起中枢的改变（如中枢敏化），并导致痛觉超敏和超兴奋（如组织损伤后神经元对正常传入夸大和延长的反应）。预防性镇痛的目的在于防止这一类型慢性疼痛的产生。这一定义广义上包括在围术期任何时候给予的任何防止疼痛所致敏化的方案。中枢的敏化和超兴奋也可在术后发生于没有术前疼痛病史的患者。

相反，某些患者在术前已有急、慢性疼痛，手术损伤前中枢神经系统已被致敏，这些患者在术后将经历更严重的疼痛。这一对已有疼痛的强化作用不仅发生在急诊入院患者，甚至也发生在亚急诊和长期门诊就医的患者。采取镇痛措施预防中枢敏化将对患者康复带来短期（减轻术后疼痛，加速康复）和长期（减少慢性疼痛，提高HRQL）益处[16]。遗憾的是，很多临床研究（如试验）都缺乏对超前镇痛/预防性镇痛的明晰界定和实验设计[18-19]。

干预的时机[18]在临床上可能不及预防性的其他因素重要（即干预的强度与时程）。如果手术切皮前的干预不完全或不充分，不足以防止中枢敏化，就不是预防性镇痛。切口和炎症损伤对中枢敏化的触发和维持都十分重要，如果将预防性镇痛的定义仅仅限定在手术（即切口损伤）期间可能缺乏临床相关性，也不够恰当，因为炎症反应可能持续至术后期间，并持续维持中枢敏化。

伤害性刺激的传入被多段完全阻滞并将延续至术后时，可观察到最大临床益处。通过加强多模式镇痛干预措施，预防中枢敏化[18]在理论上可减轻或消除急性术后疼痛/痛觉过敏和手术后慢性疼痛[6]。

围术期恢复的多模式方法

实施多模式策略促进患者恢复一般能将控制术后疼痛的镇痛优势最大化。就围术期转归这样复杂的问题，单模式干预措施很难奏效，因此，术后疼痛治疗可能不足以明显改善患者的某些预后[7, 20]。多模式策略原则包括：通过应用区域阻滞技术[7]和镇痛药联合使用（即多模式镇痛）来控制术后疼痛，使患者早期活动、早期恢复肠道营养、接受宣教以及减轻围术期应激反应。尽管之前曝光了多模式镇痛研究学术欺骗的丑闻，但随后谨慎进行的系统性综述研究对其有效性给予了有力支持[22]。因为可以提供良好的镇痛和有益于维持生理功能，硬膜外镇痛成为多模式策略不可缺少的一部分。

围手术恢复期采用多模式策略来控制术后的病理生理反应和促进康复可以加速患者恢复并缩短住院时间[23]。重大胸、腹部手术患者采用多模式策略，能降低激素与代谢应激反应，维持总体蛋白质水平，缩短拔管时间，降低疼痛评分，使肠道功能较早恢复，并能较早达到离开重症监护医疗病房的标准[23]。通过综合外科学、麻醉学、伤害性感受神经生物学和疼痛治疗学的最新数据和技术，多模式策略将传统医疗程序改变为术后有效康复途径，是"临床途径"（加速术后恢复）或"快通道"的扩展[23]。这种策略在保障安全的前提下可能减少围术期并发症、缩短住院时间、提高患者满意度。然而，广泛实施多模式策略尚需多学科的协作、革新传统术后医疗原则、增加医疗投入和扩展传统急性疼痛服务，这在当今的经济环境中可能受限。

治 疗 方 法

术后疼痛治疗有多种选择，包括全身（即阿片类与非阿片类药物）镇痛药和区域（即椎管内和外周）镇痛技术。根据患者的意愿并个体化评估每种治疗方法的利弊，临床医师可为个体患者选择最适合的术后镇痛方案。对接受不同镇痛方式的患者术后进行监测的基本指标见框98-1。

全身镇痛技术

阿片类药物

优点和特性

阿片类镇痛药是术后疼痛治疗的基础用药之一。尽管有证据表明阿片类药物也可能作用于外周阿片类受体，但是这类药物一般通过CNS中的μ受体发挥其镇痛效应[24]。理论上阿片类镇痛药的优点是其镇痛作用无封顶效应。事实上阿片类药物的镇痛效能往往受药物耐受性或阿片类药物相关副作用的限制，如恶心、呕吐、镇

框98-1　术后镇痛的监测和记录

镇痛药物*
药物名称、浓度和剂量
PCA泵参数的设置：需求量、锁定时间、持续输注量
给药总量（包括无效和有效剂量的总数）
限量设置（如1h或4h内限制所给药量）
补充性或具突破性的镇痛药物

常规监测
生命体征：体温、心率、血压、呼吸频率
镇痛：静息和活动时的疼痛水平、疼痛的缓解情况
爆发痛药物的使用

副作用
心血管系统：低血压、心动过缓或心动过速
呼吸状况：呼吸频率、镇静水平
恶心和呕吐、瘙痒、尿潴留
神经系统检查
运动阻滞或功能和感觉水平的评估
硬膜外血肿的证据

提供的指导说明
副作用的治疗
合用其他CNS抑制剂
需要通知主管医师的触发参数变化
有问题时的联系方式（24h/每周7天）
如PCA泵出现故障时的紧急镇痛措施

*术后镇痛包括全身给予阿片类药物和区域镇痛技术。该表综合了一些预打印医嘱、记录以及ASA急性疼痛管理实践指南中关于静脉PCA和硬膜外镇痛日常管理的重要内容[2]。
CNS,中枢神经系统;PCA,患者自控镇痛

静或呼吸抑制。阿片类药物可通过皮下、经皮和肌内注射给药，但是术后全身性阿片类镇痛药物最常用的给药途径是口服和静脉内。阿片类药物亦可注入特殊的解剖部位，如鞘内或硬膜外腔（参见后部分"椎管内单次剂量阿片类药物"和"持续硬膜外镇痛"）。

治疗术后疼痛时，阿片类药物剂量、血清浓度以及镇痛反应之间的关系存在很大的个体间和个体内差异[25]。某一给药途径（如肌内注射）可能比其他途径（如静脉注射）所引起的血清药物浓度变异性更大。治疗中重度术后疼痛，阿片类药物一般采用胃肠外给药途径（如静脉内或肌内注射），部分原因是这些途径比口服给药的镇痛作用起效更快更可靠。对于术后不能接受口服用药的患者，可能必须胃肠外给予阿片类药物。当患者开始进食，并且胃肠外给予阿片类药物稳定控制术后疼痛时，改为口服给药。虽然口服阿片类药物（代表性作为复合用药的一部分，该复合用药还包括如对乙酰氨基酚的辅助药物）通常在术后按需求给药（PRN），但是口服缓释阿片类药物较传统PRN方案可能提供更好的镇痛效果[25]。当然上述结果

还需进一步试验验证，复合给药也需逐例设定。尽管传统的透皮给予芬太尼（被动）的方式尚未成为急性术后疼痛的常规疗法，但是一种新型芬太尼电易化透皮给药技术已用于成年住院患者[26]。

静脉内患者自控镇痛

术后镇痛不全的原因很多，包括前面提及的个体间和个体内镇痛需求的差异大、血清药物水平的差异（特别是肌内注射）以及用药延迟。传统的PRN镇痛方案难以弥补这些不足。综合考虑这些问题，静脉内患者自控镇痛（PCA）可优化阿片类镇痛药的给药方式，而且能将患者之间药代动力学和药效动力学差异的影响降至最小。静脉内PCA建立在一个负反馈环路基础上；当患者感到疼痛的时候可自行给予麻醉性镇痛药，而疼痛减轻时不需药。如果该负反馈环路被干扰，就可能发生过度镇静或呼吸抑制[27]。尽管有一些设备相关性故障的报道，但是PCA泵本身很少出问题，大多数与PCA相关的问题是由于使用者或操作者失误所致[28]。

PCA装置能设定一些参数，包括需求（单次）剂量、锁定时间和背景输注量（表98-1）。最佳需求量或单次给药剂量是静脉内影响PCA效能的重要因素，因为需求量不足可能导致镇痛效果不佳，而需求量过大可能导致呼吸抑制等不良反应发生率高[27]。尽管尚不能确定最佳需求量，但是现有数据提示，对于从未使用过阿片类药物的患者，吗啡最佳需求量是1mg，芬太尼为40μg；然而临床上芬太尼的实际用量（10～20μg）往往较少[28]。锁定时间也可能影响静脉内PCA的镇痛效能。锁定时间过长可能导致镇痛不足，从而降低静脉内PCA的效果。锁定时间太短，前次给药还未达到充分镇痛作用前就追加另一剂量，可能使药物相关副作用增加。其实，锁定时间是静脉内PCA的安全性特征。尽管最佳锁定时间不明，但根据PCA泵中的药物大多数锁定时间选择在5～10min，在此区间内的变化对镇痛或副作用似无影响[28]。

大多数PCA装置支持除追加量以外的持续或背景输注。最初认为常规应用背景输注有一些优点，包括改善镇痛效果，特别在睡眠期间；然而后来的临床试验并未证实从未使用过阿片类药物的患者采用背景输注有任何益处。许多研究表明，背景输注尤其在成人只增加镇痛药的用量和呼吸抑制等副作用的发生率[31]。应用夜间背景输注并不改善患者术后睡眠模式、镇痛效果或恢复情况[29]。虽然不推荐从未用过阿片类药物的成年患者使用静脉内PCA持续或背景输注，但是背景输注在阿片类药物耐受的患者以及小儿患者中可能有一

表98-1　静脉内患者自控镇痛方案

药物浓度	单次剂量*	锁定时间　（min）	持续输注
受体激动剂			
吗啡（1mg/ml）			
成人	0.5 ~ 2.5mg	5 ~ 10	—
小儿	0.01 ~ 0.03mg/kg ［最大0.15mg/(kg·h)］	5 ~ 10	0.01 ~ 0.03mg/(kg·h)
芬太尼（0.01mg/ml）			
成人	10 ~ 20μg	4 ~ 10	—
小儿	0.5 ~ 1μg/kg ［最大量4μg/(kg·h)］	5 ~ 10	0.5 ~ 1μg/(kg·h)
氢吗啡酮（0.2mg/ml）			
成人	0.05 ~ 0.25mg	5 ~ 10	—
小儿	0.003 ~ 0.005mg/kg ［最大量0.02mg/(kg·h)］	5 ~ 10	0.003 ~ 0.005mg/(kg·h)
阿芬太尼（0.1mg/ml）	0.1 ~ 0.2mg	5 ~ 8	
美沙酮（1mg/ml）	0.5 ~ 2.5mg	8 ~ 20	
羟吗啡酮（0.25mg/ml）	0.2 ~ 0.4mg	8 ~ 10	
舒芬太尼（0.002mg/ml）	2 ~ 5μg	4 ~ 10	
受体激动-拮抗剂			
丁丙诺啡（0.03mg/ml）	0.03 ~ 0.1mg	8 ~ 20	
纳布啡（1mg/ml）	1 ~ 5mg	5 ~ 15	
喷他佐辛（10mg/ml）	5 ~ 30mg	5 ~ 15	

*除注明外的所有剂量均只适用于成人患者。药物之间单次给药剂量（mg vs. mg/kg、μg vs. μg/kg）和持续输注 ［mg/(kg·h) vs. μg/(kg·h)］ 的单位不同。如需要建立初始镇痛作用，麻醉医师应该逐步给予静脉内负荷剂量。患者的需求个体差异很大，老年和危重的患者应给予较小的剂量。对从未用过阿片类药物的患者，不建议开始就应用持续输注

定作用（参见后续部分"阿片类药物耐受的患者"和"小儿患者"）。

与传统PRN镇痛方案相比，静脉内PCA可提供更好的术后镇痛效果，并提高患者满意度，但是否更为经济尚不确定[30]。一项meta分析结果显示，静脉内PCA（与PRN阿片类药物比较）能提供更为显著的镇痛效果，并明显提高患者满意度；然而，静脉内PCA组患者阿片类药物用量和瘙痒发生率均高于PRN阿片类药物治疗者，但是不良事件发生率无差异[30]。从经济学角度考虑，还不清楚静脉内PCA是否优于传统PRN或肌内应用阿片类药物，因为费用计算复杂。

当评价其他患者相关性结果时，静脉内PCA可能具有明显优势，如患者满意度。这些结果正显得越来越重要，因为医疗机构已将这些指标作为评估医疗质量的标准和市场导向的工具（见第6章）。与静脉内、肌内或皮下给予PRN阿片类药物相比，患者更倾向于选择静脉内PCA。使用静脉内PCA的患者满意度较高的可能原因是：镇痛效果较好、可行自控给药、避免出现明显疼痛以及不再依赖护士来给予镇痛药。

无论如何，影响患者满意度的原因复杂，许多因素影响或预测静脉内PCA的满意度。尽管使用静脉内PCA患者满意度在总体上较高，但是正确评估患者满意度方面仍存在许多方法学的问题[31]。

静脉内PCA的阿片类药物相关不良事件的发生率与静脉内、肌内或皮下给予PRN阿片类药物似乎并无显著差异。静脉内PCA相关的呼吸抑制发生率低（约1.5%），且似乎并不高于全身和椎管内PRN给予阿片类药物[32]。静脉内PCA时发生呼吸抑制可能与背景输注的使用、高龄、同时使用镇静或催眠类药物以及并存肺部疾病如睡眠呼吸暂停等有关[33]。程序设定或操作失误（即操作者的错误）也可能引起静脉内PCA相关性呼吸抑制[34]。

非阿片类药物

非甾体消炎药

非甾体消炎药物（NSAIDs）包括阿司匹林和对乙酰氨基酚，是由各种具有不同药代动力学特性的镇

痛化合物所组成。NSAIDs发挥其镇痛作用的主要机制是抑制环氧合酶（COX）和前列腺素类合成，后者是外周敏化和痛觉过敏的重要介质。尽管传统观点认为NSAIDs是主要作用于外周的药物，但是其亦能通过抑制脊髓COX而发挥其镇痛作用[35]。目前至少发现2种COX亚型（即COX-1为组织型；COX-2为诱导型），二者具有不同功能（即COX-1参与血小板凝集、止血和胃黏膜保护，而COX-2参与疼痛、炎症和发热），基于此开发出的选择性COX-2抑制剂有别于同时阻断COX-1和COX-2的传统NSAIDs[36]。COX-3亚型的发现可解释对乙酰氨基酚和其他一些退热剂镇痛和解热的主要中枢机制，然而COX-3与对乙酰氨基酚的确切关系仍不明了[37]。

单独给予NSAIDs一般仅对轻中度疼痛产生有效的镇痛作用。传统观点认为NSAIDs是阿片类药物治疗中重度疼痛的一种有益辅助药物，事实上，一些定量的系统性回顾分析提示，NSAIDs单独或与阿片类药物联合应用时可能较以往认为的更有益（表98-2，图98-1）。NSAIDs通过口服或胃肠外给药，通过一种有别于阿片类药物和局部麻醉药的作用机制产生镇痛效应，作为多模式镇痛方案的一部分尤其有效。几项meta分析探讨了静脉PCA加入NSAIDs和对乙酰氨基酚作为阿片类药物辅助用药的镇痛效能，结果提示只有NSAIDs[38]，而不是对乙酰氨基酚[39]在降低疼痛评分方面具有统计学差异（但可能无临床意义）[40-41]。尽管所有方案都能显著减少吗啡的消耗量，但是只有NSAIDs（而不是对乙酰氨基酚）可降低恶心、呕吐和镇静等阿片类药物相关副作用的风险。

围术期使用NSAIDs可引起一些副作用，包括止血功能下降、肾功能障碍、胃肠道出血、对骨骼愈合和骨生成的有害作用。这些副作用均与NSAIDs抑制环氧合酶和前列腺素类生成有关，后者介导整个机体的多种不同的反应。应用NSAIDs引起的止血功能下降主要是由于血小板功能障碍和血栓烷A_2（由COX-1产生）抑制所致，后者是血小板凝集和血管收缩的重要介质[42]。NSAIDs对围术期出血的影响一直存有争议，一项围术期应用酮咯酸的监测性研究证实，手术部位的出血并未显著增加。至于NSAIDs类是否影响骨的愈合和生成，也存在争议[43]。尽管NSAIDs被用于髋臼骨折和髋关节置换术，以减少异位成骨作用，但他们对其他骨组织的短期作用尚不清楚[44]。近期的两项系统性综述提示，一些高质量的研究结果揭示NSAIDs并未增加骨不连的风险。显然，短期应用NSAIDs缓解骨折后疼痛并不增加延迟愈合的风险[45]。脊柱融合术后短期（短于14天）应用常规剂量NSAIDs（如酮咯酸

表98-2 缓解中重度术后疼痛50%以上的单剂镇痛药相对功效

药物*	平均 NNT[†]	95% CI
对乙酰氨基酚（1000mg 口服）	3.8	3.4～4.4
阿司匹林（600～650mg 口服）	4.4	4.0～4.9
阿司匹林（1000mg 口服）	4.0	3.2～5.4
双氯芬酸（50mg 口服）	2.3	2.0～2.7
双氯芬酸（100mg 口服）	1.9	1.6～2.2
布洛芬（600mg 口服）	2.4	1.9～3.3
酮咯酸（10mg口服）	2.6	2.3～3.1
酮咯酸（30mg 肌注）	3.4	2.5～4.9
萘普生（550mg 口服）	2.7	2.3～3.3
西乐葆（200mg 口服）	2.6	2.9～4.4
西乐葆（400mg 口服）	2.1	1.8～2.5
曲马朵（100mg 口服）	4.8	3.8～6.1
加巴喷丁（600mg 口服）	11	6.0～35
可待因（60mg）＋对乙酰氨基酚（600～650mg 口服）	4.2	3.4～5.3
羟考酮（5mg）＋对乙酰氨基酚（325mg 口服）	2.5	2.0～3.2
可待因（60mg 口服）	16.7	11.0～48.0
吗啡（10mg 肌注）	2.9	2.6～3.6
羟考酮（15mg 口服）	2.4	1.5～4.9

CI，可信区间；NNT，需要治疗的人数。
*部分数据的获得和更改已经得到Bandolier的许可。参见http://www.medicine.ox.ac.uk/bandolier/
[†] 该表中NNT数据指将术后中重度疼痛缓解超过50%必须治疗的患者人数，NNT反映了统计学和临床的差异，可用于比较不同治疗手段的效能，总结临床相关方法的治疗作用。NNT 数值较低提示该组镇痛效能较强。参见以图形表示数据的图98-1

<120mg/d），并不增加不连风险；但大剂量（如酮咯酸>120mg/d）则影响愈合，提示NSAIDs对脊柱融合的影响呈剂量依赖性[46]。脊柱外科医生常倾向于保守而不愿在术后给予脊柱融合术患者NSAIDs。

高危患者如低血容量、肾功能异常或血清电解质异常者围术期使用NSAIDs可能发生肾功能障碍，因为前列腺素类可扩张肾血管床，介导肾利尿和排钠功能。NSAIDs不应禁用于术前肾功能正常的患者，尽管他们可能引起术后早期临床意义不大的肾功能一过性降低，但对血容量和肾功能正常的患者影响不大[47]。围术期使用NSAIDs与胃肠道出血发生率较高有关，因为NSAID能抑制胃黏膜细胞保护因子前列腺素类合成所必需的

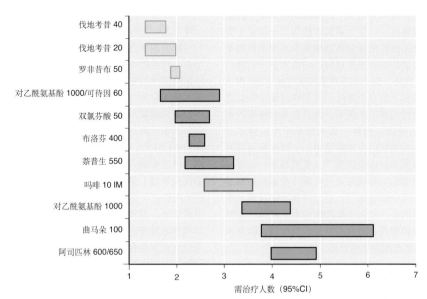

图98-1　缓解患者中重度疼痛50%以上所需接受治疗的患者人数（NNT）。表98-2反映了一些阿片类与非阿片类镇痛药的NNT均值和95%可信区间（CI）。这些NNTs数据来源于与安慰剂比较，缓解中重度术后疼痛50%以上时非阿片类药物单次用量效能的临床试验研究。药物名称的剂量单位是mg *(From Bandolier. Available at http://www.medicine.ox.ac.uk/bandolier/.)*

COX-1[48]。NSAIDs（包括阿司匹林）或对乙酰氨基酚可能诱发支气管痉挛，而且对阿司匹林敏感的哮喘患者对对乙酰氨基酚可能存在交叉敏感性[49]。由于炎症期间外周COX-2的表达增加，理论上选择性抑制COX-2可达到镇痛效果而无COX-1抑制相关的副作用。即使采用超过治疗剂量的COX-2抑制剂，胃肠道并发症的发生率也较低[50]，对血小板的抑制作用最小[51]。然而，长期应用COX-2抑制剂可显著增加心血管风险，这也是罗非考昔退出市场的原因[52]。尽管心血管毒性作用似是所有COX-2抑制剂的一种作用效应，但是COX-2抑制剂的心血管风险与种属相关，并受许多因素的影响如具体药物、剂量以及患者特征等[52]。围术期使用与较长时间使用COX-2抑制剂的问题稍有不同[53]。一项随机试验评估了伐地考昔及其静脉内前体药帕瑞考昔应用于冠状动脉旁路移植术（CABG）患者中的安全性，并与安慰剂作对比[54]。与单独应用安慰剂组相比，伐地考昔组和帕瑞考昔组以及同时应用安慰剂与伐地考昔组患者确定发生至少一项不良事件的比例较高[54]。CABG术后应用帕瑞考昔和伐地考昔可增加心血管事件的发生率，因此这种情况下应用这些药物引起人们的高度关注。但随后一系列的随机对照试验结果显示，帕瑞考昔和伐地考昔用于大的非心脏手术患者时，不良事件发生率与接受安慰剂组的患者相比无显著差异[55]。

加巴喷丁类药物

加巴喷丁和普瑞巴林，除用于抗癫痫外，也用于神经病理性痛的治疗。它们作用于钙离子通道的$\alpha_2-\delta$配体，抑制钙内流及其后的兴奋性神经递质释放。口服普瑞巴林相比于加巴喷丁吸收更快、生物活性更强（≥90% vs. <60%）[56]。尽管存在这些差异，口服加巴喷丁可增强阿片类在静息和运动时的镇痛作用，减少阿片类用量和相关副作用，但随之增加诸如镇静、头晕等副作用[57-59]。普瑞巴林的镇痛效应不如加巴喷丁确切。一项meta分析的结果显示，普瑞巴林用于急性术后镇痛时可减少阿片类用量和相关副作用，但对疼痛强度影响不大[60]。另一项meta分析的结果提示，围术期应用普瑞巴林可提供额外的镇痛作用，但也增加其他副作用如头晕/轻度头痛或视觉障碍的发生率[61]。尽管还需要更多的试验来揭示诸如剂量、用药时间等具体参数，但可考虑将其作为多模式术后镇痛的组成部分。而且，围术期应用加巴喷丁和普瑞巴林可减少CPSP的发生率[62]。

氯胺酮

传统上认为氯胺酮是一种术中使用的麻醉药，然而小剂量（镇痛）氯胺酮可增强术后镇痛作用，因其拮抗NMDA受体的特性对减少中枢敏化和阿片类药物耐受可能具有重要意义[63]。氯胺酮可口服、静脉（PCA或持续输注）、皮下或肌注给药。一项关于围术期氯胺酮的系统性回顾分析结果显示，围术期间使用镇痛剂量的氯胺酮可减少镇痛药的需求量或者降低疼痛强度[64]。此外，围术期应用氯胺酮可减少24h PCA吗啡的消耗量和术后恶心呕吐，且副作用最少[64]。之后的一项系统性回顾结果提示，尤其在术后疼痛严重的患者，如上腹部、胸科、重大矫形手术后静脉应用氯胺酮是术后镇痛的有效辅助用药。氯胺酮同样可减轻儿科患者的术后疼痛强度[66]（见第93章）。对围术期应用氯胺酮的一种顾虑是它可能产生遗忘的神经药理效应并影响认知功能[67]。虽然存在上述可能，但给予镇痛剂量时很少发生。氯胺酮也用于硬膜外和鞘内，但是其外消旋混合物具有神经毒性作用，因此不主张将外消旋氯胺酮用于神经处。

曲马朵

曲马朵是一种合成的阿片类药物，具有弱μ-受体激动剂作用，并可抑制5-羟色胺和去甲肾上腺素的再摄取，具体是哪种形式主要发挥镇痛作用尚不清楚[68]。虽然曲马朵主要是通过中枢机制发挥其镇痛作用，但是它可能具有外周局部麻醉药的特性[69]。曲马朵对治疗术后中度疼痛有效[70]，与阿司匹林（650mg）与可待因（60mg）或与布洛芬复合剂（400mg）的镇痛效能相当（见表98-2，图98-1）[70]。除曲马朵外给予对乙酰氨基酚（较之单独用曲马朵）可减少副作用而不影响其镇痛效能[71]。静脉曲马朵PCA与阿片类PCA的镇痛评分相似，但两组的副作用不同（比如曲马朵组术后恶心呕吐发生率高而瘙痒发生率相对低）[72]。曲马朵用于术后镇痛的优点包括相对无呼吸抑制、重要脏器毒性和胃肠蠕动抑制，滥用可能性低（1/100 000）[68]。常见的副作用（总体发生率为1.6%～6.1%）包括眩晕、嗜睡、多汗、恶心、呕吐、口干和头痛[70]。曲马朵应慎用于抽搐或颅内压增高的患者（见第70章），禁用于服用单胺氧化酶抑制剂的患者[70]。

区域镇痛技术

各种椎管内（主要是硬膜外）和外周区域镇痛技术可有效地治疗术后疼痛。一般来说，硬膜外与外周技术（尤其使用局部麻醉药时）的镇痛效果优于全身应用阿片类药物[73]，这些技术的应用甚至可能降低发病率与死亡率[10,74]。然而，应用这些技术也有相关风险，临床医师应该针对每例患者权衡利弊，特别是在应用抗凝剂情况下这些技术的应用还存有一些争议。

椎管内单次应用阿片类药物

鞘内或者硬膜外单次注射阿片类药物可有效地作为单一性或辅助性镇痛药。决定某一特定阿片类药物临床药理学的重要因素之一是其亲脂性程度（相对于亲水性而言）（表98-3）。一旦这些药物经鞘内直接注射或从硬膜外腔逐渐渗入与脑脊液（CSF）产生反应，亲水性阿片类药物（如吗啡和氢吗啡酮）倾向于滞留在CSF中，产生延迟的长时间镇痛作用，同时其副作用发生率一般较高，因为亲水性阿片类药物易向头侧或脊髓上扩散。椎管内给予亲脂性阿片类药物如芬太尼和舒芬太尼则镇痛作用起效迅速，从脑脊液中迅速清除，因此限制了其向头侧扩散和某些副作用如延迟性呼吸抑制的发生。亲水性阿片类药物的镇痛作用位点主要在脊髓，而椎管内单次注射亲脂性阿片类药物的主要作用位点（脊髓抑或全身）尚不肯定[75]。

针对不同临床情况，亲脂性与亲水性阿片类药物药代动力学的不同可能影响阿片类药物的选择，以期达到镇痛效果最佳、副作用最小的目的。鞘内单次注射亲脂性阿片类药物可满足镇痛起效迅速（数分钟）、镇痛持续时间适中（<4h）且呼吸抑制的风险最小的需求（如日间手术患者）[76]。对于需要更长镇痛时间可予监护的住院患者，则鞘内单次注射亲水性镇痛药更为合适。

表98-3 椎管内给予阿片类药物的特性

特性	亲脂类阿片类药物	亲水性阿片类药物
常用药物	芬太尼，舒芬太尼	吗啡，氢吗啡酮
镇痛起效	起效迅速（5～10min）	起效延迟（30～60min）
作用时间*	较短（2～4h）	较长（6～24h）
CSF扩散	CSF扩散最小	CSF中广泛扩散
作用位点	脊髓±全身	主要在脊髓±髓上
副作用		
恶心与呕吐	亲脂类阿片类药物的发生率低于亲水性	
瘙痒	亲脂类阿片类药物的发生率低于亲水性	
呼吸抑制	主要在早期，延迟性罕见	早期（<6h）和延迟（>6h）性都有可能发生

CSF, cerebrospinal fluid，脑脊液。
*镇痛持续时间有所差异

硬膜外单次注射亲脂性和亲水性阿片类药物也可用于术后镇痛，其注意事项一般类似于鞘内单次注射阿片类药物。硬膜外单次注射芬太尼可产生快速术后镇痛作用，然而研究提示，以不含防腐剂的生理盐水将芬太尼（常用剂量50～100μg）稀释至少10ml，单次硬膜外注射可使镇痛起效延迟、作用时间延长，可能是由于亲脂性阿片类药物初始扩散与弥散增加所致。硬膜外单次注射吗啡可产生有效的术后镇痛作用。硬膜外单次注射亲水性阿片类药物可能特别适用于硬膜外置管位置与手术切口部位不一致（如腰部硬膜外置管用于胸部手术）的术后硬膜外镇痛。老年患者和胸部硬膜外置管的患者对硬膜外吗啡的需要量较低。鞘内与硬膜外阿片类药物的常用剂量见表98-4。

最近问世一种包裹于脂质体中的缓释型硬膜外吗啡制剂（单次用量），可将硬膜外镇痛时间延长至48h[77]。应用这种新型硬膜外吗啡制剂时需要警惕一些问题。为使药物颗粒重新悬浮，抽取药物前应将药瓶轻轻倒置，但要避免剧烈或过度摇晃。同时给予脂质缓释吗啡和局部麻醉药可能增高吗啡的峰浓度，因此为将药物的这种药代动力学相互作用减至最小，药品制造商建议临床医师给予局部麻醉药（包括试验剂量）和脂质缓释吗啡的间隔时间至少为15min。另外，由于这种脂质缓释吗啡不含任何抑菌物质，一旦从药瓶抽取后应在4h内使用。最后，作为传统的椎管内单次注射的阿片类药物，脂质缓释吗啡用于老人、生理储备能力下降或合并其他疾病的患者时，应采用较低剂量。目前，脂质缓释吗啡在小儿患者的应用尚无任何研究，未被批准使用。

持续硬膜外镇痛

通过硬膜外留置导管实施镇痛是一种安全有效治疗急性术后疼痛的方法[78]。术后硬膜外镇痛的效果优于全身应用阿片类药物（图98-2）[79-80]。然而，应该认识到硬膜外镇痛并不是一个通用术语，它包含与众不同的操控因素，如镇痛药的选择与用量、导管留置部位、围术期实施镇痛的时机与持续时间[78]。虽然本章主要介绍术后硬膜外镇痛的管理，事实上，术中应用硬膜外复合全身麻醉与全身麻醉后全身应用阿片类药物镇痛相比，可使患者术后疼痛更轻，恢复更快[81]。以上每一个因素都可能影响术后镇痛的质量、患者预后，甚至发病率和死亡率。

镇痛药物

局部麻醉药 硬膜外单独输注局部麻醉药可用于术后镇痛，但是通常其镇痛效果不及硬膜外局部麻醉药-阿片类药物[79-80]。局部麻醉药在硬膜外腔作用的确切部位还不清楚，可能部位包括脊神经根、背根神经节或者脊髓本身[68]。尽管一些解剖学资料提示局部麻醉药在硬膜外腔最初阻滞的部位是在神经根鞘和背根神经节[75]。单纯硬膜外输注局部麻醉药用于术后镇痛可能避免阿片类药物相关副作用，但是因其失败率较高（感觉阻滞减退以及镇痛不全），且运动障碍和低血压的发生率较高[78]，所以联合应用局部麻醉药-阿片类药物更为常用[78]。

硬膜外输注阿片类药物 阿片类药物可单独应用于术后硬膜外输注，并且一般不会引起运动障碍或交感神经阻滞所致低血压[78]。硬膜外输注亲脂性（如芬太尼、舒芬太尼）和亲水性（如吗啡、氢吗啡酮）阿片类药物会有所不同。硬膜外持续输注亲脂性阿片类药时，镇痛部位（脊髓抑或全身）尚不明确。一些数据提示硬膜外输注亲脂性阿片类药物优于静脉给药[82]，但

表98-4 椎管内阿片类药物的用量*

药物	鞘内或蛛网膜下腔单次用量	硬膜外单次用量	硬膜外持续输注量
芬太尼	5～25μg	50～100μg	25～100μg/h
舒芬太尼	2～10μg	10～50μg	10～20μg/h
阿芬太尼	—	0.5～1mg	0.2mg/h
吗啡	0.1～0.3mg	1～5mg	0.1～1mg/h
氢吗啡酮	—	0.5～1mg	0.1～0.2mg/h
缓释吗啡[†]	不推荐	5～15mg	不推荐

*药物用量仅适用于椎管内单独使用阿片类药物。未提供鞘内或蛛网膜下腔持续输注剂量。老年人或用于颈或胸段采用较低剂量可能就有效。不同药物单次用药（μg vs. mg）与持续输注（μg/h vs. mg/h）的单位不同。

[†]具体用量和用法参见说明书

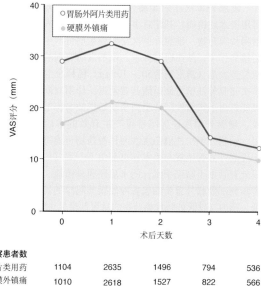

图98-2　术后1～4天每日（x轴）硬膜外镇痛（深蓝色圈表示）与胃肠外阿片类药物（浅蓝色圆圈表示）的视觉模拟疼痛评分的均数和标准差（y轴）*(From Block BM, Liu SS, Rowlingson AJ, et al: Efficacy of postoperative epidural analgesia: a meta-analysis, JAMA 290:2455-2463, 2003, with permission.)*

观察患者数

	0	1	2	3	4
胃肠外阿片类用药	1104	2635	1496	794	536
硬膜外镇痛	1010	2618	1527	822	566

硬膜外单纯持续输注亲脂性阿片类药物的总体优势并不明显[78]。

硬膜外持续输注亲水性阿片类药物的镇痛部位主要在脊髓。硬膜外持续输注亲水性阿片类药物可能特别适用于硬膜外置管部位与手术部位不一致或硬膜外使用局部麻醉药产生副作用（如低血压、运动障碍）的患者。与硬膜外间断给予吗啡相比，硬膜外持续输注吗啡的镇痛效果更好，且副作用较少。硬膜外持续输注亲水性阿片类药物的镇痛效果可能优于传统PRN全身给予阿片类药物。

联合应用局部麻醉药和阿片类药物　硬膜外输注一种局部麻醉药与一种阿片类药物可能优于单独应用一种局部麻醉药或一种阿片类药物。与单独用药相比，联合应用局部麻醉药和阿片类药物的术后镇痛效果更好（包括活动时镇痛的改善）、减少感觉阻滞的减退，并可能减少局部麻醉药的用量，尽管其对发生率的影响尚不确定[78]。硬膜外持续联合输注局部麻醉药-阿片类药物的镇痛效果也优于静脉内PCA给予阿片类药物[79]。硬膜外应用局部麻醉药与阿片类药物的镇痛作用是相加或协同尚不明了。许多局部麻醉药可用于硬膜外持续输注。一般情况下选用布比卡因、罗哌卡因或左布比卡因，因为它们对感觉和运动神经存在差异阻滞，优先阻滞感觉神经，对运动功能的影响最小。术后硬膜外镇痛的浓度低于术中硬膜外麻醉的浓度。阿片类药物也有多种选择，尽管许多临床医师优

先选用亲脂性阿片类药物（如芬太尼或舒芬太尼），因其起效迅速[78]。亲水性阿片类药物（吗啡或氢吗啡酮）作为局部麻醉药-阿片类药物硬膜外镇痛的一部分也可提供有效的术后镇痛。联合应用局部麻醉药-阿片类药物时疼痛评分最低且药物相关副作用最小的最佳药物配方和剂量尚不明了。需要进一步研究探讨不同硬膜外导管置入位置下其他类型手术的最佳联合用药，并与硬膜外患者自控镇痛（PCEA）比较这些最佳持续输注联合用药的效能。

辅助药物　硬膜外可输注各种辅助药物，以增强镇痛作用，并最大限度地减少副作用，但是尚无一种辅助药物获得广泛认可。研究较多的两种辅助药物是可乐定和肾上腺素。可乐定主要是通过脊髓背角中初级传入神经元以及中间神经元上的α_2受体和下行去甲肾上腺素途径介导其镇痛作用，硬膜外常用剂量是5～20μg/h[83-84]。可乐定的临床应用受到其副作用的限制，如低血压、心动过缓和镇静[85]。低血压和心动过缓呈剂量依赖性。肾上腺素可能改善硬膜外镇痛作用，增强感觉阻滞，通常给药浓度为2～5μg/ml[86-87]。硬膜外给予NMDA受体拮抗剂如氯胺酮在理论上能减轻中枢敏化，并增强硬膜外阿片类药物的镇痛作用，但尚需进一步研究其安全性和镇痛作用。

导管位置

硬膜外导管位置与切口皮区一致（即导管-切

表98-5　不同外科手术推荐导管置入位置

切口部位	手术类型	一致型硬膜外导管留置
胸部	肺减容术，乳房根治术，开胸术，胸腺切除术	$T_4 \sim T_8$
上腹部	胆囊切除术，食管切除术，胃切除术，肝切除术，胰十二指肠切除术	$T_6 \sim T_8$
中腹部	膀胱前列腺切除术，肾切除术	$T_7 \sim T_{10}$
下腹部	腹主动脉瘤修复术，结肠切除术，前列腺根治术，经腹子宫切除术	$T_8 \sim T_{11}$
下肢	股骨动脉旁路术，全髋或全膝关节置换术	$L_1 \sim L_4$

L，腰段水平；T，胸段水平

口——一致镇痛）（见表98-5）通过给适当切口皮区节段输注镇痛药物可使术后硬膜外镇痛效果最佳，最大限度地减少副作用（如降低下肢运动阻滞和尿潴留），降低并发症发生率[10, 78]。观察性研究与随机研究的数据提示，与导管－切口——一致的硬膜外镇痛相比较，导管－切口－不一致的硬膜外镇痛（如胸部手术时下腰段留置导管）可由于无效镇痛造成患者疼痛增加、早期拔除硬膜外导管。导管－切口一致的硬膜外镇痛通过向支配皮区有目标地给予镇痛药物，药物需求量可能较小，药物相关副作用减少。应用腰段硬膜外置管时下肢运动阻滞的发生率较高，也可能导致硬膜外镇痛比预期结束得早[88]。腹部或胸部手术采用高位胸段硬膜外镇痛时，不抑制下部交感神经活性，可使尿潴留的发生率降低，减少常规留置导尿的需求[83]。胸段硬膜外置管似乎相对安全，尚无证据表明其神经并发症发生率较高（与腰段相比）。胸腹部手术患者硬膜外镇痛降低并发症的优点仅见于胸段（一致型），而不见于腰段（不一致型）硬膜外置管[84]。

椎管内镇痛药物的副作用

应用术后硬膜外镇痛可发生许多药物相关性（阿片类药物和局部麻醉药）副作用，但是在自然地归因于硬膜外镇痛方案前，需除外其他因素如低血容量、出血、低心排血量引起的低血压，脑血管意外，肺水肿，以及进展性脓毒症导致的呼吸抑制。对椎管内镇

痛以及其他类型术后镇痛的所有患者都应该实施标准化管理，包括镇痛方案的标准医嘱与护理方案、神经系统监测、副作用的治疗以及哪些临界参数需要向医师汇报（见框98-1）。

低血压　用于硬膜外镇痛方案中的局部麻醉药可能阻断交感神经纤维，促发术后低血压。虽然术后硬膜外镇痛引起的术后低血压发生率可能高达约7%，但是平均可能接近0.7%～3%[78-89]。一项关于术后镇痛的系统性回顾研究结果显示，硬膜外镇痛低血压发生率的均值（95%CI）为5.6%（3%～10.2%）[32]。治疗硬膜外镇痛引起的非严重低血压的措施包括降低局部麻醉药的用量（降低给药速度或浓度），硬膜外单独输注阿片类药物，因为椎管内阿片类药物几乎不引起术后低血压；还有纠正引起低血压的其他潜在因素[78]。

运动阻滞　术后硬膜外镇痛所用的局部麻醉药可能促发约2%～3%患者出现下肢运动阻滞[78-89]，这可导致足跟部出现压痛[90]。一项meta分析的研究显示，PCEA时运动阻滞的平均发生率为3.2%[79]。用较低浓度局部麻醉药以及为腹部或胸部手术留置导管-切口-一致型硬膜外导管可降低运动阻滞的发生率。尽管大多数患者运动阻滞在硬膜外输注停止后约2h消失，但是应及时评估运动阻滞为持续性或渐进性，椎管内血肿、椎管内脓肿和鞘内导管移位都应考虑为鉴别诊断的一部分[78]。

恶心呕吐　椎管内单次给予阿片类药物时，约50%患者发生恶心呕吐，而持续输注阿片类药物的累计发生率可高达80%。数据显示，椎管内阿片类和（或）联合局麻药镇痛时，术后恶心呕吐发生率与全身应用阿片类相仿。不论哪种镇痛方式，女性患者的发生率更高。椎管内阿片类药物相关性恶心呕吐发生率呈剂量依赖性，但是近期的一项meta分析结果提示蛛网膜下腔给入大剂量吗啡（≥0.3mg）与较低剂量（<0.3mg）相比，并不增加术后恶心或呕吐发生率[92]。椎管内阿片类药物引起的恶心呕吐可能与脑脊液中阿片类药物向头侧扩散至延髓最后区有关。硬膜外单独输注芬太尼或与局部麻醉药联合应用时恶心呕吐的发生率低于硬膜外输注吗啡。多种药物可有效治疗椎管内阿片类药物引起的恶心呕吐，包括纳洛酮、氟哌利多、甲氧氯普胺、地塞米松、昂丹司琼和经皮东莨菪碱[93-94]。

瘙痒　瘙痒是硬膜外或鞘内使用阿片类药物时最常见的副作用之一，发生率约为60%，而硬膜外应

用局部麻醉药或全身应用阿片类药物所引起的瘙痒发生率为15%～18%[95]。一项系统性回顾研究显示，硬膜外术后镇痛和静脉阿片类PCA的瘙痒平均发生率（95%CI）分别是16.1%（12.8%～20%）和13.8%（10.7%～17.5%）[91]。虽然椎管内阿片类药物引起瘙痒的原因尚不清楚，但是似乎与外周组胺释放无关，而可能与延髓"痒中枢"的激活、阿片类药物向头侧迁移后激活三叉神经核或神经根处的阿片类受体有关。椎管内阿片类药物相关性瘙痒发生率是否呈剂量相关性尚不清楚，因为一项定量的系统性回顾[95]研究提示，没有证据支持两者间的相关性，但其他临床和实验研究表明两者显著相关[96]。现已评价了各种药物防治阿片类药物诱发瘙痒（对某些患者而言相当麻烦）的功效。静脉内注射纳洛酮、纳曲酮、纳布啡、氟哌利多似可有效控制阿片类药物诱发的瘙痒[95]。meta分析显示，5-羟色胺受体拮抗剂也可有效预防椎管内阿片类给药引起的瘙痒[94]。硬膜外应用吗啡与产后单纯性疱疹的复发有关。

呼吸抑制　椎管内使用适当剂量的阿片类药物引起呼吸抑制的发生率并不高于全身用药。椎管内应用阿片类药物后呼吸抑制的发生率呈剂量依赖性，一般为0.1%～0.9%，并不高于全身给予阿片类药物。如果将呼吸抑制定义为呼吸频率减慢，则发生率低于1%[32]。临床上呼吸抑制发生的确切比例很难决定，因为用于诊断的标准繁多（比如呼吸频率、氧饱和度、二氧化碳分压以及是否需要给予呼吸兴奋剂/阿片类拮抗剂等）[32]。椎管内应用亲脂性阿片类药物引起延迟性呼吸抑制少于亲水性阿片类药物，尽管给予亲脂性阿片类药物可能与早期呼吸抑制明显相关[113]。延迟性呼吸抑制主要与亲水性阿片类药物向头侧扩散有关，吗啡注射后的呼吸抑制一般发生在12h内。椎管内阿片类药物引起呼吸抑制的危险因素包括剂量增加、高龄、同时全身应用阿片类药物或镇静药，可能还包括长时间或大范围手术、存在合并疾病（如阻塞性睡眠呼吸暂停）。临床评估项目如呼吸频率可能并不能可靠地预测患者通气状态或即将发生的呼吸抑制。纳洛酮可有效地治疗呼吸抑制，每次0.1～0.4mg，可重复（必要时应进行气道管理）；但是与椎管内阿片类药物呼吸抑制作用相比，纳洛酮的临床作用时间相对较短，因此可能需要持续输注纳洛酮[0.5～5μg/（kg·h）][97]。尽管围术期给予单剂缓释吗啡（与静脉吗啡PCA相比）可有效缓解疼痛达48h，但呼吸抑制的发生率相应增加[98]。有关预防、诊断和治疗椎管内阿片类引起的呼吸抑制的临床指南已经发布[99]。

尿潴留　与椎管内应用阿片类药物相关的尿潴留是由于阿片类药物与脊髓阿片类受体相互作用，降低逼尿肌收缩力所致[101]。椎管内给予阿片类药物后尿潴留的发生率高于全身用药。尿潴留似乎并不取决于阿片类药物的用量，可采用小剂量纳洛酮进行治疗，但是有逆转镇痛作用的风险。尿潴留发生率约23%，多发于接受硬膜外镇痛患者。另一项回顾性研究提示总的发生率约9%[100]。然而临床上可能难以确定尿潴留的准确发生率，因为重大手术的患者往往常规导尿。

患者自控硬膜外镇痛

传统上，实施硬膜外镇痛是以固定速度输注或持续硬膜外输注（CEI）给药；然而已越来越常见通过患者自控装置（PCEA）进行硬膜外镇痛。PCEA类似于静脉内PCA，满足术后镇痛的个体化需求，某些方面可能优于CEI，包括药物用量较少、患者满意程度较高[43]。PCEA的镇痛效果也可能优于静脉内PCA[79]。

PCEA是普通外科病房安全有效的术后镇痛方法。通过对2项每项1000多例患者的观察性研究结果分析，90%以上的PCEA患者镇痛充分，疼痛评分中位数在静息下为1，活动下为4[89,101]。其副作用发生率为：瘙痒1.8%～16.7%，恶心为3.8%～14.8%，镇静为13.2%，低血压为4.3%～6.8%，运动阻滞为0.1%～2%，呼吸抑制为0.2%～0.3%[89,101]。这些副作用发生率低于或相当于CEI所报道的发生率。

PCEA镇痛的最佳配方和给药参数尚不明了。与静脉内PCA相比，PCEA较常用持续或背景输注加需求量，并且其镇痛效果可能优于仅应用需求量[102]。一般说来，大多数急性疼痛治疗专家倾向于联合应用各种低浓度局部麻醉药与阿片类药物（表98-6），以期增强镇痛效果，最大限度地减少副作用如运动阻滞和呼吸抑制。对于CEI来说，联合应用局部麻醉药与阿片类药物的镇痛效果优于单独应用局部麻醉药或阿片类药物。通常选择亲脂性阿片类药物，因其起效迅速，作用时间较短，可能更适用于PCEA[89]。应用低浓度局麻药可提供完善镇痛而几乎不导致运动阻滞[103]。

硬膜外镇痛的优势

围术期采用硬膜外麻醉和镇痛，特别是应用以局部麻醉药为主的镇痛配方，能减轻手术的病理生理反应，并且与全身使用阿片类药物镇痛相比，可能降低患者的发病率与死亡率[10-11]。一项随机数据（包括141项试验，9 559例患者）的meta分析证实，围术期椎管内麻醉和镇痛（与全麻和全身使用阿片类药物相比）可降低总体死亡率约30%（主要为矫形外科患者）[104]。硬膜外镇

表98-6　患者硬膜外自控镇痛配方

镇痛配方*	持续输注速度(ml/h)	需求量(ml)	锁定时间(min)
总体方案			
0.05%布比卡因 + 4μg/ml 芬太尼	4	2	10 ~ 20
0.0625%布比卡因 + 5μg/ml 芬太尼[†]	4 ~ 8	3 ~ 5	10 ~ 20
0.1%布比卡因 + 5μg/ml 芬太尼	6	2	10 ~ 20
0.2%罗哌卡因 + 5μg/ml 芬太尼	5	2	20
胸部手术			
0.0625% ~ 0.125% 布比卡因 + 5μg/ml 芬太尼[†]	3 ~ 4	2 ~ 3	10 ~ 20
腹部手术			
0.0625%布比卡因 + 5μg/ml 芬太尼[†]	4 ~ 8	3 ~ 5	10 ~ 20
0.125%布比卡因 + 0.5μg/ml舒芬太尼	3 ~ 5	2 ~ 5	10 ~ 20
0.1% ~ 0.2%罗哌卡因 + 2μg/ml芬太尼	3 ~ 5	2 ~ 5	10 ~ 20
下肢手术			
0.0625% ~ 0.125% 布比卡因 + 5μg/ml 芬太尼[†]	4 ~ 8	3 ~ 5	10 ~ 20

*表中列举的配方来自文献中联合应用局部麻醉药-亲脂性阿片类药物。
[†]约翰霍普金斯医院常用的患者自控硬膜外镇痛方案

痛能降低术后胃肠道、肺部并发症发生率，还可能降低心脏并发症发生率[10, 74]。

术后胸段硬膜外镇痛通过抑制交感神经系统兴奋，减少阿片类药物总用量，减轻胃肠道脊髓反射性抑制，能促进胃肠蠕动的恢复，且不引起肠吻合口破裂[74, 105]。临床随机研究证实，采用以局部麻醉药为主的镇痛溶液进行术后胸段硬膜外镇痛，患者胃肠道功能恢复较快，达到出院标准较早[106]。腹部手术后采用硬膜外局部麻醉药镇痛的患者胃肠蠕动的恢复早于硬膜外阿片类药物镇痛者[106]。

围术期采用以局部麻醉药为主的硬膜外镇痛可降低腹部和胸部手术患者的术后肺部并发症[107-108]，推测系通过完善镇痛，从而减轻"夹板"表现，并减轻膈肌功能的脊髓反射性抑制作用，从而保护患者术后肺

功能[10]。48项随机临床试验的meta分析[109]和一项大规模随机临床试验[110]证实，应用以局部麻醉药为主的胸段硬膜外镇痛可降低肺部感染和并发症的发生率。然而，术后应用硬膜外阿片类药物、肋间阻滞、伤口浸润或胸膜内镇痛的患者肺部并发症发生率并无明显降低[109]。随后的一项meta分析证实胸段硬膜外镇痛可减少术后肺部并发症的优点[111]。

术后胸段硬膜外镇痛可降低术后心肌梗死的发生率[84]，而腰段硬膜外镇痛无此作用，可能是由于应激反应与机体高凝状态减轻、术后镇痛效果改善和冠状动脉血流有利地重新分配所致[74]。该研究发现只有胸段硬膜外镇痛可降低术后心肌梗死的发生率，这证实胸段硬膜外镇痛具有有益生理作用的实验结果，如心肌缺血严重程度或心肌梗死面积减少、交感神经介导的冠状血管收缩减轻、有缺血风险部位的冠脉血流量得到改善[74]。行心脏手术的患者使用胸段硬膜外镇痛时可降低术后室上性心律失常和呼吸并发症的风险[112]。

虽然硬膜外镇痛似可降低手术后胃肠道、肺部，并可能降低心脏并发症的发病率，但是术后硬膜外镇痛在其他方面如术后凝血、认知功能障碍[113]和免疫功能的有益作用尚不清楚。尽管术中应用区域麻醉可降低高凝状态相关事件的发生率（如深静脉血栓形成、肺栓塞和血管移植失败）[104]，但是术后硬膜外镇痛并未明显降低高凝状态相关事件的发生率。

硬膜外导管置入位置与手术切口皮区相对应时（即导管-切口——一致性镇痛），术后硬膜外镇痛的优势最大，可使所用药物剂量较少，药物引起的副作用如瘙痒、恶心、呕吐、尿潴留、运动阻滞和低血压的发生率较低[89]。与导管-切口-不一致的硬膜外镇痛相比，导管-切口——一致性镇痛[132]可使胃肠功能恢复较早，心肌梗死发生率较低[84]以及镇痛效果更好[74]。术后硬膜外镇痛减轻术后病理生理反应和改善后果的作用还取决于所使用药物的类型（阿片类药物相对于局部麻醉药）。以局部麻醉药为主的硬膜外镇痛配方能最大限度地减轻围术期病理生理反应，并可使腹部手术后胃肠蠕动恢复较早[106]和肺部并发症发生较少（与阿片类药物为主的配方相比）[109]。硬膜外镇痛不可一概而论，因为不同的置管位置和镇痛方案都可能影响围术期发病率。

围术期硬膜外镇痛是否改善患者自述后果尚不清楚[114]。术后硬膜外镇痛可改善术后镇痛质量和患者自述后果如患者满意度[31]与HRQL[16]。与全身使用阿片类药物相比，硬膜外应用局部麻醉药始终能提供优异的镇痛效果[79-80]。尽管"满意"的概念复杂，难以准确测定，但是术后硬膜外镇痛的优势可能影响患者满

意度和改善HRQL[16]。

围术期应用区域麻醉/镇痛可能与术后癌症复发率降低相关[115]。围术期应用区域麻醉/镇痛使肿瘤手术患者受益的可能原因包括减轻免疫抑制及减少吸入麻醉剂/阿片类用量。区域麻醉所致的交感神经阻滞可能增加四肢血流，从而增加组织氧供，利于杀伤肿瘤细胞[116]。然而，影响肿瘤复发的因素很多，关于围术期区域镇痛技术的远期影响如对肿瘤复发的影响目前尚不确定。全髋或膝关节置换术中采用区域麻醉/镇痛与全麻相比可减少手术部位感染的发生[117]。

硬膜外镇痛的风险

是否采用围术期硬膜外麻醉-镇痛技术必须权衡其利弊。一些并发症与硬膜外导管放置有关，术后硬膜外镇痛的情况下应该讨论硬膜外导管留置有关的数项风险（如硬膜外血肿和脓肿）。一项关于区域麻醉后神经系统并发症的回顾性分析结果表明，椎管内阻滞后神经系统并发症发生率低于4/10 000（0.04%）；外周神经阻滞后神经疾病发生率低于3/100（3%）[118]。然而，现代麻醉实践中椎管内阻滞或外周神经阻滞后永久性神经损伤罕见[118]。椎管内镇痛患者常规监测项目见框98-1。

同时应用抗凝药物和椎管内麻醉与镇痛一直是较有争议的问题。但是1993年北美开始应用低分子量肝素后的10多年里，脊髓血肿发生率的增加引起人们对该问题的高度重视。

不同类型和种类的抗凝药具有不同的药代动力学特质，可影响椎管内导管置管、穿刺以及导管拔除的时机。虽然许多观察和回顾性研究探讨了应用各种抗凝药物和椎管内操作下脊髓血肿的发生率，但是都未得出椎管内麻醉与抗凝药物绝对安全的确切性结论。美国区域麻醉和疼痛医学学会（American Society of Regional Anesthesia and Pain Medicine, ASRA）根据现有文献，就在应用各种抗凝药物情况下实施椎管内技术（导管置入和拔除）列举了系列指南，抗凝药包括口服抗凝药（华法林）、抗血小板药物、纤维蛋白溶解药-溶解血栓药物、标准普通肝素和低分子量肝素[119]。ASRA指南建议：椎管内针穿刺、置管或拔管的时机应该考虑特种抗凝药物的药代动力学特性；必须定时检测神经功能；同时应用多种抗凝药物可能增加出血的风险；镇痛方案应有利于神经学监测（对某些患者，这种监测可能要求持续至拔除硬膜外导管后的24h）。尽管ASRA指南的制定是基于最新的文献，但受限于硬膜外血肿发生率低，一些回顾性研究中操作（如硬膜外导管拔除）发生在指南规定时机以外[120]。在ASRA网站（www.asra.com）上能

查到关于椎管内麻醉与抗凝药物的ASRA一致性声明的更新版本，某些声明列出了较新型的抗凝药物[119]。北美以外的麻醉学会也制定了各自有关不同抗凝药使用时区域麻醉的指南[122-123]。产科患者与其他外科患者发生硬膜外血肿的风险可能不同[122-123]。

与术后硬膜外镇痛有关的感染可能来自内源性或外源性[78]。硬膜外镇痛相关性严重感染（如脑膜炎、脊髓脓肿）罕见（<1：10 000）[124]，尽管某些研究者报道其发生率较高［约1/（1 000~2 000）］[124]。深入分析所报道硬膜外脓肿发生率较高的研究显示，这些患者硬膜外镇痛时间相对较长或并存免疫减弱与其他疾病（如恶性肿瘤、创伤）[78]。普通外科患者术后硬膜外镇痛导管留置标准时间约2~4日，一般不会形成硬膜外脓肿[89]。虽然短期（<4日）硬膜外输注后罕见严重感染性并发症，但是随着导管留置时间延长，阳性培养结果比例增加，表皮炎症或蜂窝织炎发生率可能相对较高（4%~14%），导管细菌定植率可能更高（20%~35%），然而导管定植率可能并不是预警硬膜外腔感染的一项良好指标[125]。ASA颁布了椎管内阻滞相关感染性并发症的预防、诊断、治疗建议[126]。

尽管硬膜外镇痛可能提供优异的术后镇痛效果，但是硬膜外导管从硬膜外腔移位进入鞘内、血管内或皮下间隙可降低该技术的效果。这种失败率（即任何原因导致早于预期终止导管应用，无效硬膜外置管或者导管置入"假硬膜外腔"）约为6%~25%，其中许多医疗中心报道的失败率为10%~20%，但是硬膜外导管过早移位的实际发生率可能较低（平均5.7%；95%可信区间：4.0%~7.4%）[73,89]。幸运的是，硬膜外导管移位至鞘内和血管内的发生率远低于失败率[142]。尽管术后硬膜外导管很少发生移位至鞘内或血管内，但是应用含肾上腺素的试验剂量、局部麻醉药分次注射以及每次注射局部麻醉药前回抽可能预防局部麻醉药意外注入血管内和鞘内引起的相关并发症（如高位或全脊髓麻醉、惊厥、神经毒性）[78]。采用局部麻醉药为主的硬膜外镇痛方案是否势必掩盖下肢筋膜间隙综合征尚不明了，因为全身应用阿片类镇痛药也与筋膜间隙综合征的延迟诊断有关[127]。

外周区域镇痛

应用单次注射或持续输注的外周区域镇痛技术，其镇痛效果优于全身应用阿片类药物[128]，甚至可能改善患者预后[129]。各种伤口浸润和外周区域镇痛技术（如臂丛、腰丛、股神经、坐骨神经和皮神经阻滞）都可增强术后镇痛效果。外周区域镇痛在某些方面可能优于全身应用阿片类药物（如镇痛效果更好，阿片

类药物相关的副作用减少）和椎管内技术（如脊髓血肿风险降低）[130]。

一次性注射局部麻醉药的外周区域技术可能主要用于术中麻醉或作为术后镇痛的一种辅助方法。与安慰剂相比，采用局部麻醉药进行外周神经阻滞能提供优异的镇痛效果，减少阿片类药物的用量，降低阿片类药物相关的副作用，提高患者满意度[130]。局部麻醉药用于外周神经阻滞产生术后镇痛的持续时间不定，但是注射后可能持续长达24h。一项早期的系统性回顾研究显示，局部麻醉药还可用于伤口浸润，为各种手术提供有效的术后镇痛[131]。近期的一项meta分析的结果提示在伤口局部经导管输注局部麻醉药不能减轻术后疼痛[132]。

局部麻醉药可通过外周神经置管后持续输注。多种方法可选择用于置管，包括神经刺激仪、超声引导以及寻找异感。随机对照试验的结果提示，外周区域镇痛利于术后恢复，支持的证据包括：加速关节被动活动范围的恢复、使尽早达到出院标准，有助于患者从医院或康复中心早期出院。持续外周神经阻滞也可在门诊（家）实施，经常应用一种便携式移动泵[133]。与全身应用阿片类药物相比，应用持续输注或患者自控外周镇痛的镇痛效果更好，阿片类药物相关性副作用减少，患者满意度提高[128, 130]。外周镇痛的最佳参数（即局部麻醉药、浓度、阿片类药物、辅助药物以及持续/PCA/间断单次给药的比较）尚需确定。

胸部或非硬膜外镇痛

一些非硬膜外的区域镇痛技术可用于治疗术后胸部疼痛，包括椎旁和肋间阻滞、胸膜间（胸膜内）镇痛和冷冻镇痛。其中最有前途的技术似为胸段椎旁阻滞，它已用于胸部、乳房和上腹部手术以及肋骨骨折疼痛治疗[135]。胸段椎旁阻滞时镇痛的可能位点包括直接的躯体神经、交感神经和硬膜外阻滞[135]。胸段椎旁阻滞可单次注射或通过导管持续输注，提供的镇痛效果可能等于或优于胸段硬膜外镇痛，是替代胸段硬膜外镇痛的一种重要方法[136-137]。与胸段硬膜外镇痛相比，胸段椎旁阻滞可提供同等的镇痛效果，并兼具副作用少（如低血压发生率低）、术后肺部并发症低的优点[137, 139]。经椎旁置管持续输注较之间断给药镇痛评分更低，效果更优。

经腹横肌平面（TAP）阻滞是通过阻断腹壁的神经传入来实现术后镇痛。TAP多用于成人（儿童偶用）多种外科手术后镇痛，通常在超声引导下实施[141-142]。至少2篇回顾性研究提示，TAP可减少术后吗啡用量、降低术后恶心呕吐发生率，可能减轻腹部后的疼痛强度[143-144]。虽然TAP阻滞已显现出术后早期更优的镇痛效果，但手术方式、镇痛药剂量、技术以及最佳镇痛时机都需进一步研究[141]。

胸膜间镇痛的镇痛效能和作用机制[即感觉或（和）交感神经阻滞]不再存有争议。胸膜间镇痛在术后疼痛控制、开胸术后肺功能保护和术后肺部并发症降低方面不如硬膜外和椎旁镇痛[109]。近期的一项系统性回顾提示，胸膜间阻滞不能提供充分的术后镇痛[139]。肋间神经阻滞可提供短期的术后镇痛作用，且术后可反复应用；然而随着阻滞次数增多，气胸发生率增高（单根神经阻滞时发生率为1.4%，每例患者总体发生率为8.7%）[145]。与硬膜外镇痛相比，肋间神经阻滞与胸膜间镇痛类似，均不降低术后肺部并发症的发生率[109]。

关节内镇痛

手术后外周局部给予阿片类药物（如膝关节手术后关节内注射）可提供长达24h的镇痛作用[146]，并降低慢性疼痛的发生率[147]。目前在初级传入神经纤维外周末梢发现阿片类受体，且外周组织炎症期间该受体上调[148]。总结这一专题的多项随机临床试验结果[146]，关节腔内应用较高剂量吗啡（5mg vs. 1mg）的镇痛效果优异，但是关节腔内应用与全身使用阿片类药物的镇痛程度可能并无显著差异[146]。随后的一项定性的回顾性研究结果显示，膝关节镜手术后关节腔内给予吗啡没有明显镇痛作用[149]。不能排除关节腔内注射吗啡的全身作用。一项回顾性研究结果提示关节腔内给予NSAIDs可提供临床相关的外周镇痛。关节腔内注射局部麻醉药可产生短暂的术后镇痛作用，其临床益处尚不明了[151]。临床医生需注意已有关节镜术后注射局部麻醉药引起盂肱关节软骨溶解的报道。

其他技术

其他非药理学技术如经皮神经电刺激疗法（TENS）、针灸、锻炼/活动和心理学方法，都能用于缓解术后疼痛。TENS产生镇痛作用的机制尚不明了，可能与调理脊髓伤害性感受冲动、内源性脑啡肽释放或综合上述因素，以及其他机制有关。尽管这些方法的镇痛效能尚有争议，但是TENS和针灸可能提供术后镇痛作用、降低术后阿片类药物需求量、减少阿片类药物相关性副作用和减轻交感肾上腺系统的活化。总的来说，与其他镇痛方法相比，这些术后疼痛治疗方法相对安全、无创，且无其他镇痛药治疗方法的全身副作用[153]。TENS可提供术后镇痛，减少镇痛药用量[154-155]。

早期下床活动有利于矫形手术后功能恢复[156]，并且在手术病理痛动物模型中证实可减少痛行为[157]。虽然许多现有试验存在一些方法学问题，这些治疗方法在术后疼痛管理中的确切作用尚不明了，但它们可作为备选添加至临床医生的治疗设备中。尤其是锻炼和活动计划不仅便宜，而且易于实行。

虽然本章主要介绍了伤害性感受的神经生物学和目前用于术后疼痛治疗的药理学方法，但是疼痛体验是复杂、多层面的"一种不愉快的感觉和情感体验"，如同国际疼痛研究协会所部分定义的。对手术切口的差异性行为学反应与一般性（即性格、性别、年龄和文化）和特殊性（即恐惧、抑郁、愤怒和应对能力）心理因素有关[158]。认知行为疗法和行为疗法在减轻疼痛和缓解疼痛相关心理因素方面可能有效[159]。鉴别和明确心理因素能减轻疼痛，增强镇痛药物的效能，并减轻患者悲痛，其中部分是通过增强安慰剂的作用[158]。虽然传统上一直认为安慰剂效应具有心理学起源，但是安慰剂反应在其激活内源性阿片类物质的作用中可能发挥部分作用，可用于降低疼痛强度[160]。

特殊人群的术后镇痛

以上讨论了急性术后疼痛管理原则与实践的一般方法，但是对于可能存在特殊的解剖学、生理学、药理学、情感和认知问题的特定人群，可能需要进行调整这些方法。急性疼痛的管理应该考虑特殊人群的特殊需求。在一些书籍中每个论题都有独立成章，以下概述每种人群相关的一般原则与要点，更详细的论述可参考有关文献。

阿片类药物耐受的患者：术前存在疼痛的患者

阿片类药物耐受患者可分为3类：① 采用阿片类药物治疗慢性疼痛者；② 为娱乐目的用药导致药物应用障碍者；③ 上述两个原因兼而有之。不论患者基于什么目的用药，对于他们的围术期疼痛治疗相比于从未用过阿片类药物的患者更具挑战性。

虽然尚无明确的阈值或时间段用以定义阿片类药物耐受，但美国食品与药品管理局（FDA）发布了定义阿片类药物耐受的指南。概言之，常规应用至少一种以下药物的患者考虑为阿片耐受：吗啡口服60mg/d；芬太尼透皮贴剂25μg/h；羟考酮口服30mg/d；氢吗啡酮口服8mg/d；羟吗啡酮口服25mg/d；或服用同等镇痛剂量其他阿片类药物一周以上。

阿片类药物耐受患者的术后镇痛可能难以处理，因为用于阿片类药物用药空白史患者的评价标准与治疗方案并不适用于阿片类药物耐受的患者。虽然阿片类药物耐受患者在术后早期一般需要较高剂量的镇痛药，但是许多医务人员基于担忧成瘾和或药物相关性副作用未能给予术后充分镇痛。处置长期使用阿片类药物的患者时，医务人员常常混淆数个药理学术语（即耐受、生理依赖和成瘾），从而导致医疗行为中可能发生误解和治疗决策不当。

"耐受"指阿片类药物的药理学特性，即为维持一定镇痛水平所需的药物剂量不断增加。"生理依赖"指阿片类药物的另一种药理学特性，以突然中止给予阿片类药物或给予拮抗剂时出现戒断综合征为特征。耐受和生理依赖是阿片类药物的药理学特性，并不同于"成瘾"相关的异常心理状态或行为；成瘾是一种慢性功能紊乱，特征是强迫性使用某种物质，导致使用者生理、心理或社会性危害，并且尽管存在这种危害却仍继续使用。对成瘾的过度担心可促使医务人员治疗术后疼痛不充分；然而，研究资料提示，对既往无成瘾史的患者采用阿片类药物控制疼痛而出现医源性成瘾的风险很小[162-163]。

数项疼痛评估和治疗的原则能够应用于阿片类药物耐受的患者。医师应意识到患者自述的疼痛评分高；以客观疼痛评估指标（如能深呼吸、咳嗽和行走）结合患者自述的疼痛评分来决定治疗方案。医师要明确需鉴别和治疗两个主要问题：一是阿片类药物基础需要量的维持，二是切口疼痛的控制；认识到脱毒一般不是围术期的目标[164-166]。

治疗有阿片类药物应用史的患者需管理患者、家属以及外科同行对镇痛的期待值。对于有慢性疼痛或急慢性疼痛的住院患者，治疗目标是稳定及合理调整（如果必要）门诊治疗疼痛的处方，而不是从门诊角度处置一长期存在的顽固性疼痛，因为治疗围术期疼痛的医生作为治疗团队的一员很难在非常有限的时间内对患者慢性疼痛的处置带来实质性的改变。因此，有几项普遍原则适用于处理阿片类耐受或慢性疼痛接受阿片治疗者的围术期疼痛。虽然慢性疼痛患者不等同于阿片类耐受患者，但许多这类患者也存在阿片耐受，之前讨论的治疗原则和策略也适用于这些患者。医师应早期制订治疗方案，并与患者、手术小组和护理人员进行讨论；术后补偿患者的平时用药量或阿片类药物基础需要量；预计术后镇痛药需求量的增加[167]；最大限度地应用辅助药物，考虑使用区域镇痛技术；并为转为口服药物治疗方案做好计划。医师、患者以及其他人员需认识到，非阿片类辅助治疗（不包括曲马朵、NSAIDs和对乙酰氨基酚）可在住院期间开始，但是对持续存在的慢性疼痛可能没有影响。认识并重视明确疼痛的非伤害性感受来源对慢性疼痛患者可能尤为重要[158]。

对阿片类药物耐受患者显然不宜单独采用PRN的镇痛方案，因为术后期间补偿阿片类药物基础需求量才能优化镇痛效果，并可能预防药物戒断症状。阿片类药物的基础需要量可经全身给药（一般经静脉内），直到患者能耐受口服镇痛方案[28]。例如，能够将患者阿片类药物基础需求量的50%～100%作为静脉内PCA方案的一部分通过持续输注给予，可用需求量来控制切口疼痛。转换表（表98-7）可能有利于阿片类药物等效镇痛剂量的转换（即一种阿片类药物不同途径给药或两种不同阿片类药物间的转换）；但是这些表格仅有助于医务人员在开始滴定阿片类药物时估计用量[168]。

阿片类药物耐受患者一般需要加大术后镇痛药用量，包括较大的需求量[28, 167]。根据镇痛需求，可能需

要频繁（如每天2～3次）调整患者静脉内PCA的需求量或持续输注量。对不同阿片类药物反应存在个体差异；如果决定更换阿片类药物，选择何种阿片类药物不如根据等效镇痛剂量调整重要。不同的阿片类药物可能出现不同的副作用；如果患者不能耐受第一种阿片类药物，可合理地改用另外一种阿片类药物[169]。辅助药物如NSAIDs应作为常规基础用药，以优化镇痛效能，可能起到减少阿片类药物用量的作用。应用椎管内阿片类药物的区域镇痛技术可为阿片类药物耐受患者提供优异的镇痛效果，同时在理论上可防止戒断症状，但临床医生需做好诊断围术期阿片类戒断症状的准备。

患者耐受口服用药后，应着手将静脉内阿片类药物转换为更适合患者出院回家后使用的口服剂型。阿片类药物耐受患者一般调整为联合阿片类药物控释剂型（如缓释吗啡）定时用药与短效即释阿片类药物PRN用药。虽然阿片类药物耐受患者在1～2天内能完成由静脉内应用阿片类药物向口服剂型的转换，但是在极为困难的患者可能需要数日完成该过程。对于静脉阿片类药物基础需求量高的患者（如静脉PCA阿片类背景输注量高），临床医生需注意在药物转换过程中不能突然停止静脉输注阿片类，而应逐步降低基础需求量以适应缓释剂型起效慢的特点。由于个体间或个体本身对阿片类药物的敏感性存在显著变异、阿片类药物之间缺乏完全交叉耐受性（新的阿片类药物的效能可能大于预期）以及疼痛强度的变化，即术后早期疼痛可能迅速减轻[168]，因此阿片类药物由静脉内向口服或透皮剂型的转换并不是一门精确的科学，转换表数据仅作粗略指导。鉴于上述原因，对于合理控制疼痛患者恰当的开始转换方法可能为：将阿片类药物等效剂量的约50%～75%转换为阿片类药物缓释剂或透皮芬太尼贴剂，剩余的转换为PRN使用的短效阿片类药物，但是可能必须额外调整。

虽然阿片类是这些患者最常用的镇痛药，但是通过与院内疼痛服务组织进行协商，医生可考虑使用镇痛剂量（低剂量）的氯胺酮[170]。氯胺酮可作为氯胺酮PCA的一部分或与阿片类合用PCA进行基础给药，皮下或口服均可。对于阿片类耐受或慢性疼痛的患者，相比于术后进一步应用阿片类药物，氯胺酮具有明显优点（比如镇痛反应性强、较低的呼吸抑制发生率以及对胃肠道系统影响小）。

服用布托啡诺的患者与阿片类耐受或慢性疼痛的患者类似，也对术后镇痛带来挑战，不独如此，由于布托啡诺具有部分µ受体激动效应，这将带来新的困难。虽然它是一部分激动剂，但当与纯的µ受体激

表98-7 阿片类受体激动剂等效镇痛剂量指南

药物	与吗啡相比的相对强度	等效镇痛剂量（mg）	
		口服	胃肠外
吗啡		30	10
丁丙诺啡	强很多	N/A	0.4（7.5µg/h TD）
布托啡诺	强很多	N/A	2
可待因	弱	200	125
芬太尼	强很多	—	0.1（16.5µg/h TD）
氢可酮	稍弱	30	N/A
氢吗啡酮	强很多	7.5	1.5
左啡诺	强很多	4	N/A
美沙酮	强	10	5
呐布啡	相等	N/A	10
羟考酮	强	20	N/A
羟吗啡酮	强	10	1
喷他左辛	弱	150	60
他喷他多	弱	100	N/A
曲马朵	弱很多	300	N/A

等效镇痛剂量为大致剂量，仅用于估计阿片类药物需求量。实际用量可能有所差异，部分原因是患者对阿片类药物的反应存在显著的个体间差异。药物剂量应个体化并逐渐加大用量至起效

动剂合用时，它表现出拮抗的药理作用。而且布托啡诺与受体分离的时间存在差异，所以当与一纯的激动剂合用时，很难确定其效应何时由拮抗转为吗啡、羟考酮、氢吗啡酮和其他类似阿片类药物的完全激动效应。这将导致一种危险境地，即先前合适的激动剂剂量可能导致呼吸抑制或其他剂量相关的副作用。理想状态是在手术前2天停用布托啡诺，但是这在很多外科诊室难以做到，因为麻醉医师往往在手术前夕才首次见到患者。如果患者在术前没有正规停用布托啡诺，应通过舌下或皮下给予基础量。或者当患者处于紧急围术期时，必要时给予等效剂量的静脉药物替代。虽然患者维持了稳定的布托啡诺剂量，仍需给予阿片类滴定至术后疼痛缓解，或者给予其他非阿片类辅助药物（包括可乐定、氯胺酮、右美托咪啶）替代阿片类药物。

小 儿 患 者

如同成年患者的情况，相当数量的儿童存在急性疼痛治疗不足[171]，而且这一状况持续存在[167]。儿童与成年人之间除了解剖、生理、药效和药代动力学不同外，小儿患者还存在可能影响术后有效疼痛控制的独特障碍。小儿患者术后疼痛的控制十分重要，因为疼痛控制不佳可能导致发病率或死亡率增高[172]。

小儿患者疼痛控制最重要的一些障碍是误认为小儿和婴儿感觉不到疼痛，对疼痛无记忆，疼痛的经历不会带来任何后果[171]。这些错误假设可能阻碍疼痛的管理。由于发育、认知和情感的差异，难以评估小儿患者的疼痛。小儿患者可能难以定义和量化一种主观感受如疼痛。缺乏疼痛常规评估和再评估方法可能影响急性疼痛的有效管理[171]。特殊的量表可协助年幼儿童自述疼痛；但是，解读行为和生理学参数可用于评估语前或不能自述其疼痛的儿童的疼痛强度。而评估智障患儿的疼痛又是一独特的挑战[173]。

由于小儿患者对术后疼痛和镇痛药物的使用可能存在许多焦虑，所以应在术前与患儿及其家属讨论术后疼痛管理计划。一般而言，轻中度疼痛首选口服镇痛药物，静脉内或区域镇痛适用于中重度术后疼痛[171, 174]。强烈不主张应用肌内注射，因为存在注射痛和镇痛药物吸收差异。患儿对针的恐惧可能妨碍术后疼痛的控制，因为小儿患者可能宁愿默默忍受疼痛也不愿接受疼痛性、令人焦虑的肌内注射。重视药物相关性副作用对减轻患儿痛苦、提高术后镇痛方案的依从性十分重要。

静脉内PCA装置的应用可满足镇痛药个体化需求，为患儿提供了自主权。4岁儿童已具有正确使用静脉内PCA装置的认知能力和身体能力[175]。虽然吗啡是其他阿片类药物参照比较的标准，但是等效镇痛量吗啡的镇痛效果似乎并不优于其他阿片类药物（如氢吗啡酮）。哌替啶的代谢物具有毒性作用，而且有更好的替代药物，故其不适用于小儿患者（或成人）急性疼痛管理[171]。一项有关静脉PCA增加背景输注是否增加呼吸抑制发生风险的meta分析显示，与成人风险增加的结果不同，小儿患者呼吸抑制风险并未增加[29]。护士或父母控制镇痛也有效，可用于某些情况下，但是约1.7%的患儿发生明显的呼吸抑制，所以可能需要严密监测患儿（尽管某些研究显示接受代理PCA的患儿并不比未接受代理PCA的患儿发生更多的不良事件）[176-177]。对于不能使用静脉内PCA的小儿患者，持续输注或间断注射阿片类药物可有效地提供术后镇痛作用[178]。尽管不论何种途径给予阿片类药物都可能发生呼吸抑制，但是临床上罕见小儿患者发生明显呼吸抑制[175]。不同于成人，术后椎管内、静脉内或肌内给予阿片类药物时，小儿患者临床上似乎并不会多次出现明显低氧事件[179]。应用非阿片类药物如NSAIDs或对乙酰氨基酚可能改善整体镇痛效果，降低术后阿片类药物用量，并减少某些阿片类药物相关性副作用如术后恶心呕吐[180]。一些研究资料提示，术后直肠给予高于推荐剂量的对乙酰氨基酚（40mg/kg，随后每间隔6h给予20mg/kg，3次）可达到恰当的血清镇痛水平[181]。此外，在某些特殊情况，其他镇痛药物如氯胺酮和曲马朵也可作为小儿术后镇痛的辅助药[66, 182]。

外周和椎管内区域镇痛技术常有效地用于小儿患者急性疼痛的管理。超声引导下的区域镇痛技术将进一步增加区域镇痛在小儿术后疼痛管理中的应用[183]。最常用的技术之一是硬膜外镇痛，可采取单次注射或导管持续输注技术。导管可置入（一般在全麻下）硬膜外腔的任何节段（如胸段、腰段、骶段），但是骶段方法似最为常用，因为导管易向头侧置入到适当的皮区支配节段。通过硬膜外导管或穿刺针注入局麻醉药或（和）阿片类药物均提供有效的术后镇痛作用。虽然硬膜外（骶管）镇痛可安全地用于新生儿，但是临床医师应该认识到持续输注的最大剂量可能低于大龄儿童，因为其α_1-酸性糖蛋白（结合局部麻醉药）水平较低以及相对不成熟肝代谢酰胺类局部麻醉药的能力下降[184]。硬膜外输注中加入辅助药物如可乐定可能增强术后镇痛效果[185]。

持续硬膜外（骶管）镇痛可安全地用于术后[200]，与持续硬膜外镇痛相关性感染率极低，尽管置管率相对高[125]。持续外周导管技术也能有效地用于小儿患者。区域镇痛技术可用于切口（如疝修补术或睾丸固定术）、开胸术和矫形外科手术的镇痛[186]。局部麻醉药也可表面给药提供镇痛作用。虽然缺乏小儿患者区域镇痛与全身给予阿片类药物后果比较的研究资料，但是一些研究提示应用硬膜外镇痛可改善某些预后，如拔除气管插管较早、胃肠功能恢复较早以及住院时间较短[187]。此外，一些其他的方法如针刺可能成为小儿术后镇痛的有效辅助方法，尽管还需要大规模的随机临床试验来证明它们在小儿术后镇痛中的作用[188]。

肥胖和阻塞性睡眠呼吸暂停

肥胖和阻塞性睡眠呼吸暂停（OSA）的患者可能是发生术后并发症的较高危人群。肥胖和OSA是不同的疾病状态，但是因为肥胖患者发生OSA的比例高于非肥胖患者[189]，所以两种疾病之间有一定关联。尽管一些研究资料提示硬膜外镇痛可能降低肥胖患者的术后并发症[190]，但是OSA患者最佳术后镇痛和监测方案尚不明了。研究资料提示，患者睡眠可能在术后早期受到干扰，这可能影响术后发病率和源自患者的预后。

肥胖的定义是体重指数（BMI）大于30 kg/m^2，病态肥胖和超病态肥胖定义为BMI分别大于$35kg/m^2$、$55kg/m^2$。肥胖的发生率一直在增加，在过去的数十年跨越不同种族、受教育程度和收入水平人群成为一种流行趋势（包括儿童与成人）[191-194]。尽管肥胖患者不一定患有OSA，但是肥胖是OSA患者最重要的生理特征。约60%～90%的OSA患者是肥胖患者，至少5%的病态肥胖患者患有OSA。OSA定义为：尽管有连续通气用力，但是每小时发生大于5次、每次大于10s的呼吸暂停[189]。据估计，约有4%的男性和2%的女性（总共1800万美国人）患有OSA，并且高达95%的患者被漏诊OSA[189]。OSA患者一般是肺动脉高压、心肌病、高血压和可能心肌梗死的高危人群[195]。气流阻塞病理生理学主要与睡眠期间上气道咽部塌陷有关，包括腭后、舌后和会厌后的咽部，特别是在快速动眼睡眠期间[189]。阻塞发作期间，OSA患者可能表现为低氧血症、缓慢型心律失常或快速型心律失常、心肌缺血、左心室每搏量和心排血量突然下降或肺动脉压和全身血压升高[195]。

在了解OSA病理生理学的基础上，就容易理解这些患者术后疼痛管理的困难所在。OSA患者是发生呼吸骤停的高危人群[196]。虽然尚不清楚OSA患者较之不伴OSA的病态肥胖患者是否更易发生术后低氧血症，但病态肥胖患者（无论OSA与否）术后即便在供氧时也更常发生失氧合状况[197]。应用镇静剂量的苯二氮䓬类和阿片类药物可导致频发低氧血症和呼吸暂停，这对于OSA患者尤其危险[196]。有证据显示，术后每小时的呼吸不良事件发生率与吗啡剂量相关[198]，因此使用非阿片类药物（如曲马朵、右美托咪定）或无阿片类技术有助于显示术后呼吸相关不良事件发生。优化使用NSAIDs或非阿片类辅助药（如可乐定、氯胺酮、右美托咪定），避免使用苯二氮䓬类，采用局部麻醉药为主的硬膜外镇痛，可能降低呼吸抑制和呼吸骤停的风险，因为硬膜外和全身应用阿片类药物与术后突发性呼吸骤停有关[196, 199]。此外，应用区域镇痛技术（如胸段硬膜外镇痛）有助于肥胖患者术后肺功能指标的恢复[200]。

美国麻醉医师协会阻塞性睡眠呼吸暂停患者围术期管理小组制定了包括OSA患者术后镇痛方案的指南[201]。尽管专家承认术后镇痛方案的选择结论是建立在对各种镇痛技术疗效评估依据尚不充分的基础上；比较硬膜外、肌内或静脉给予阿片类药物在减少呼吸抑制方面的文献没有得出明确的结论；患者自控用药时，追加阿片类药物的问题也缺乏相关的文献，但专家还是认为使用局部镇痛技术而非全身给予阿片类药可以减少OSA患者因围术期风险增加而可能造成的不良后果[201]。另外，专家认为椎管内术后镇痛时排除使用阿片类药物（与使用相比）可以减少围术期的风险，使用NSAIDs可以通过减少阿片类药物的用量降低不良后果的发生。专家对于OSA患者是否可以通过避免基础输注阿片类药物减少不良后果的发生持怀疑态度[201]。遗憾的是，目前缺乏临床随机试验的数据资料可以为OSA患者术后镇痛提供确切的高质量循证医学建议。

院内疼痛服务

术语"急性疼痛服务（APS）"或"急性疼痛医疗（APM）"与区域麻醉疼痛服务（RAPS）或围术期疼痛服务（PPS）的含义不尽相同，每一术语描绘了一种角色。它们对健康服务体系的其他医生可能造成混淆。APS/APM包含了比围术期更为宽泛的服务，管理住院患者的一切急性疼痛，如围术期疼痛、医疗疼痛、慢性疼痛基础上的急性疼痛，比如发生于镰状细胞病、胰腺炎、炎性肠病的急性扩张或其他需药物或导管技术治疗的疼痛。PPS应用相同技术治疗患者的围术期疼痛，而RAPS只关注于术后镇痛留置了导管的患者，每所医院通过哪种类型服务很大程度上取决于当地专家、当地财力以及患者人群。慢性疼痛服务组织是建立在缺乏广泛性或RAPS/PPS疼痛服务的医院以满足病患需求，因为这些组织是非常受限的治疗团队。当学术性的区域麻醉专家将其职能扩展到围术期疼痛或急性疼痛治疗领域，他们几乎已可提供所有院内疼痛治疗，与此同时，提供门诊疼痛治疗（通常指慢性疼痛治疗）的医师在医院内角色被弱化。

尽管APS/APM已发展出多种模式，但在组织方面的关键问题十分相似（框98-2）。APS/APM的发展和维持需要国家和当地（社会机构和部门）行政和财务的支持。在美国，国家和第三方付款者之间存在分歧，前者提倡通过引进镇痛指南或扩展急性疼痛服务来改进术后疼痛的治疗，而后者希望降低这类服务的开支。由于急性疼痛服务系统的建立会带来一定的经济负担，大医院才有可能提供这类服务，并热衷于使用诸如硬膜外等高水平镇痛技术[202]。采用围术期疼痛治疗方案的正规院内疼痛服务更常出现于教学医院，而不是非教学医院[203]。APS是否能真正改善转归还不清楚。有两篇早期的系统性综述考察了APS对患者转归的影响[100, 204]。尽管两篇综述都表明实施APS能降低疼痛评分，但在镇痛药相关副作用（如恶心、呕吐）

框98-2 院内疼痛服务组织的架构

培训活动
麻醉医师
住院医师宣教（如可行）
健康保险人员
医院管理者
护士
患者及家属
药剂师
外科医师

管理活动
经济问题
设备评估
人力资源：疼痛服务人员、文书管理支持
机构行政管理活动
质量的提高和保障
科学研究（如可行）

护理
继续教育和在职培训
护理职责
护理策略和流程
疼痛护理（如可行）
质量的提高和保障

资料档案
医院政策和规程
床边疼痛管理评估表
日常会诊记录
教学资料
预案启动套件

的发生率、患者满意度以及总体费用等方面，其作用还不确定。除去与管理急性疼痛服务相关的直接成本（如人员、设备、药物），没有适当的药物经济学研究用来评估急性疼痛服务的成本效益：如采用围术期硬膜外镇痛，可以通过缩短在监护病房的滞留时间和减少并发症来降低患者的医疗费用[10]。但是，一项随机对照研究比较了麻醉医师领导的、护理为基础APS管理的患者自控镇痛与全身给予追加剂量的阿片类镇痛，结果显示当APS介入诸如接受大手术的特殊人群时将取得更高的性价比[205]。

专业的院内疼痛服务团队允许麻醉医师参与围术期医疗，尽管在提供这些服务的经济可行性方面尚未达成统一认识[206]。这也是建立这些服务组织面临的众多挑战之一。当住院患者急性疼痛医疗服务不断发展到更广泛的院内疼痛服务时，针对住院患者区分急、慢性疼痛服务似乎已无必要。消除这一重复和不清晰的角色设置，有助于减少费用、提高疼痛治疗的连续性。尽管费用涉及广泛的院内疼痛服务执行的各环节，这些服务为患者、研究机构和社会提供了有效资源。伴随APS/APM的建立，我们针对传统的区域麻醉医师培训设立了新的目标，包括更多有关慢性疼痛状况的正规教育课程以及如何处置此类患者住院期间发生急症的情况。这些教育涉及慢性疼痛状态下的短期治疗、维持患者的长期治疗以及长期治疗与急性疼痛治疗之间的相互作用。

麻醉医师掌握局部麻醉技术，了解伤害性感受神经生物学，熟谙镇痛药和局部麻醉药的药理学知识，已成为术后镇痛和急性疼痛服务的领导者，能够提供围术期镇痛以及危重病医学治疗和术前评估等多项服务，这些与麻醉医师的新身份——围术期医师高度适应。麻醉医师的地位随之提高，成为手术室外受到尊重的专家顾问。

参 考 文 献

见本书所附光盘。

第 99 章　手术和麻醉引起的认知功能障碍和其他长期并发症

Lars S. Rasmussen • Jan Stygall • Stanton P. Newman
蒋玲玲　李锐译　张野　顾尔伟审校

要　点

- 神经心理学测试方法的选择、测量和分析均会影响术后认知功能障碍（postoperative cognitive dysfunction，POCD）的研究结果。患者术后的主观感受与神经心理学测试的结果变化并不相关，可能是受情绪驱使。有充分的证据显示，心脏手术 POCD 的产生机制是多因素的，微栓子的形成是其中之一。非心脏的大手术术后也可能出现 POCD，但其机制尚不明确。高龄是 POCD 的危险因素（见第 80 章）。

　　麻醉和手术后即刻脑功能发生明显改变，表现为意识水平降低以及注意力、记忆和反应时间受损。尽管患者看上去是完全清醒的，但术后数小时内仍可能完全遗失记忆。因此，患者常常重复问同样的问题。正是因为这些原因，无论在医院内还是日间手术后，患者在转运途中以及术后第一个晚上都应该有一名成人陪伴。

　　麻醉后脑功能何时恢复到正常尚不明确。如果所有的问题都是由麻醉药引起的，那么停止输入麻醉药后，认知功能应能够迅速恢复到术前水平。如果将麻醉药的消除作为唯一的标准，那么吸入麻醉药和丙泊酚的作用将不同于那些消除缓慢的催眠药，如巴比妥类和苯二氮䓬类药物。但麻醉药及其浓度（剂量）不过是众多与麻醉恢复有关的重要因素之一（见第 30 章）。麻醉和手术后认知功能恢复所需要时间的长短受多因素影响，包括麻醉类型、手术类型和患者自身的特点。在某些患者，认知功能恢复迅速（数小时内），而其他患者脑功能障碍的时间却长得多。术后认知功能障碍不是新概念，常被简称为 POCD。这个术语的使用也不是一成不变的，且应该区分下面三种术后认知功能的改变。

1. 谵妄通常容易被识别，它是一个以注意力障碍合并意识水平改变或思维紊乱为特征的急性的波动的状态，一般持续数天，严重程度可以从轻度到重度不等。
2. 短期的认知障碍在术后几天内可能很明显。这种

情况较为多见，可能是由于包括手术和麻醉药物在内的多种因素的综合作用。这种认知功能的紊乱是短期的，仅出现在术后的前几天内。神经心理学测试是对其进行评估的最佳办法，其中最常用的筛查测试是简易智力量表（Mini-Mental State Examination，MMSE）。有关 POCD 的临床研究常常在麻醉后数小时或数天内即对患者进行测评。本章将介绍其中一些研究结果。

3. 我们认为真正的 POCD 是一种认知功能的微妙改变，持续时间长达数周、数月甚至更长，需要行神经心理学测试加以验证。它可看做是一种以记忆损害、学习困难和注意力难以集中为特征的轻度的认知障碍。

　　以上数种出现在术后的认知功能障碍需要与痴呆相鉴别。痴呆由大脑病变引起，通常是慢性的或呈进行性发展，在此过程中会出现包括记忆、思考、定向、理解、计算、学习能力、语言和判断力在内的大脑皮层的多种高级功能紊乱，但意识却不受影响。认知功能的损害还伴随情感控制、社会行为能力或意志力的减退。痴呆通常只有在病情持续存在至少 6 个月才诊断。

POCD 的检测

　　POCD 的发病率在不同的研究报道之间差异很大，

尽管手术与麻醉相似。除患者个体差异外，也可部分归因于方法学的差异，比如成套测试方法的选择、术后认知功能测试时间点以及分析方法的选择。

手术患者的神经心理学测试

神经心理学测试通常用来客观地测定认知功能。与其他应用于临床的评估测试不同，这种测试的敏感度应当非常高。这些测试工具应该对潜在的弥漫性脑损伤很敏感。因此，这些测试应该涵盖一整套能够广泛覆盖到各认知领域的评测方法，如记忆、注意力、专注力和知觉运动能力（知动能力）。由于外科手术的限制，留给医生进行评测的时间通常非常有限，因此根据实际情况，这一系列必要的评测方法在实际操作中往往需要做出妥协。

一篇关于非心脏手术后 POCD 相关研究的综述[1]指出，各种研究共用到了约 70 种、9 个系列的不同测试方法，每个研究中使用 1 到 13 种测试方法。测试的主要内容通常是记忆和学习。然而，所采用的测试方法的数量本身也有问题，应用的测试方法越多，所检测出来的功能障碍似乎也越多，虽然这也与 POCD 定义的不同有关。还有一个问题是一整套测试耗时长，容易导致患者疲劳，所以常常通过使用不同测试来维持患者兴趣。此外也可以尝试交替使用纸、笔、计算机、手写以及口头表达等不同的方式进行，以维持兴趣。

早期研究 POCD 时通常使用传统的智力测试，比如韦氏成人智力量表（WAIS/WAIS-R）或筛查测试比如 MMSE。尽管这些测试具有较高的可信度，但对术后可能产生的细微变化并不敏感[2-3]。最近它们已被种类众多的、可用于重复评估的神经心理学测试所替代，其中很多测试方法经计算机处理后已非常便于管理和实现标准化。通常这些研究是由一系列医疗和非医疗的专家（专业人员）进行的。脑功能的评估需要专业的知识与方法，尤其针对如何进行测试以及如何对患者的反应作出反馈，最理想的做法是这些测试由同一位受过培训的神经心理学家在相同的环境里进行评估。

评估的时机

检测 POCD 一个非常重要的问题就是评估的时机。手术前评估的时限在各个试验中差异很大，有些从手术前数周就开始评估，有些则在手术前 1 天甚至手术当天进行。患者通常会对即将到来的手术感到焦虑。尽管在大多数 POCD 研究中，有关术前焦虑对神经心理学测试产生影响的研究证据目前很少，但患者焦虑和抑郁程度是否对认知功能测试产生影响，这点仍有待论证。

认知功能问题通常出现在手术后即刻并且一般是暂时性的。早期评估能够很好地检测出暂时性认知功能紊乱。这些手术后评估可能受医疗常规的影响，例如：阿片类镇痛药、疼痛和疲劳。随后在恢复期（术后至少 4 周）的评估更可能检测出持续性的和具有临床意义的改变。

早期的认知功能紊乱是否总能预示长期的认知功能障碍，这是一个很重要的问题。有证据显示出院前的早期评估可以预测长期的认知功能减退[4-6]，但是两者间的确切关系还需进一步阐明。

分析

许多方法可以定义和测量功能障碍。一些研究利用术后的和正常评分之间的显著差异[7]，其他的研究则使用筛检的截止点[8-11]。第三种方法比较两个不同的手术和麻醉组[12-13]。第四种方法则对一个手术组和对照组进行比较[14-15]。在其余研究中第五种方法依照变量的多重比较来分析系列测试的神经心理学数据。这种方法的灵敏度高，即便差异细微也能检测出，但是出现第一类错误的风险很高。另外，这种分析不是非常合适于说明功能减退发生与否，因为它是基于组的均值，而不是个体变化，并且没有计算认知能力下降的发生率[11, 16]。

许多研究者已经采用第六种方法，即"个体变化"的方法，每个参与者在这种方法里充当对照。参与者术后的评分先与术前的评分进行比较。然后用一个统计学上定义的标准评价参与者是否有 POCD。但这个统计学上定义的标准在不同的研究中并没有统一；例如，Shaw 及其同事[17]认为，与手术前评分比较，手术后评分在一个或多个神经心理学测试中下降等于或大于一个标准差，就可以定义为 POCD。然而，Treasure 及其同事[18]评价参与者是否有 POCD 则需要在两个或更多的测试中出现同样的评分下降。其他的研究者同样采用评分下降 1 个标准差定义 POCD，但是评分下降是在 21 个测试中的 1 个或 4 个[19]，而其余的研究者定义 POCD 为在 20% 的测试中评分下降 20%[20]。这种二元法的优势在于它把个体表现定义和分类到一个在临床环境中似乎有意义的实体，并且容易理解。然而，这些定义源于统计学，没有内在意义或者与脑损伤没有相关性。另一个缺点是这些方法只考虑病情恶化，没考虑病情改善。由于用来研究 POCD 的神经心理学测试应当具有高度的敏感性，还应经得起反复测试。但是当患者接受至少两次以上的测试并且相隔时间较短时，我们会发现患者对一些测试已经有所了解。这可能是由于评估完成时患者对测试或变化策略的熟悉程度增加所引起的。尽管我们采取措施来降低学习效果，比如采用平行等同的形式，但是这些影响还是不可能从重复试验中完全消除。或许，无法学习任务及策略本身就是测量脑损伤的方法，这便是实践效应的基础。这种认识已经出现在很多关于 POCD 的研究之中 [9, 21]。因而，所用的分析形式应该考虑术后发生的任何学习，或者学习失败。

William-Russo 和他的同事 [22] 做了一项把学习进行计量的研究，他们对每种检测建立一种临床显著变化评分（clinically important difference，CID），来对个体变化进行检测。当研究中引入对照组后，就可以对学习效果进行评估。多中心国际术后认知功能障碍研究小组 [23]（ISPOCD）对健康对照组进行三次间断评估后得到了神经心理学测试评分改变的平均值，然后将其与手术组进行比较。对照组分值改变的平均值用来对学习能力进行评估。每次测试后，将手术组的分值改变减去平均值，得到的差值再除以对照组相应分值改变的标准差，就可以得到一个 Z 值。将 Z 值与每个单独测试分数结合能够得到一个复合的神经心理学评分。作者也采用截点评分来定义 POCD，即两个独立测试 Z 值或其合成 Z 值达到 1.96 或是更高（评分越高表示衰退的程度越高）。

有时定义一个对照组的界限不是很明确。对照组的应用使研究可信度大大增强，并且允许评估像学习这样的变量的影响，然而如何构建一个合适的对照组呢？POCD 研究采用了不同类型的对照组，比如健康志愿者、研究参与者的朋友和亲戚、处在其他条件下的患者以及条件相同但未进行手术的患者 [24-25]。然而，在 POCD 中没有"理想"的对照组。例如，采用健康志愿受试者作为对照组不能对认知状态非特异性的影响进行计量。把不同条件下的患者作为对照组，就假设了对照组和研究组的认知和学习条件相同。由于外科的决定或患者的选择不进行手术的条件相同患者作为对照组，由于分组没有随机化，组间的重要临床因素会有不同。

神经心理学研究的局限性

患者需要具备完成神经心理学测试的认知能力作为基准，因此，这些研究只能纳入术前没有脑部疾病的患者。由于很难获得可靠的术前评估，急诊手术患者也没有纳入研究。

在这些研究中，特别是长期随访研究中，一些患者因死亡或者病重而不能继续进行评估，另外一些患者选择拒绝随访。某些情况下，一些恢复良好并重返工作岗位的患者会认为没有必要再联系医生而造成失访。这种病例的减少并非随机，而更可能是受旅途的距离和不便的影响。一般情况下，短期随访的失访率还是较低的 [1]。病情严重的患者更有可能失访 [25]。在智商（IQ）较低 [5] 和受教育程度较低 [26] 的患者中，失访更为常见。假如所有患者都接受评估，POCD 的发病率可能更高或不同于报道。

主观认知和认知变化的代理评级

尽管神经心理学测试是检测 POCD 使用最多的方法，但有时也采用另一种方法，即认知变化的自我报告 [27-30]。这些研究采用的方法有认知障碍问卷、认知行为评定量表、认知困难评分或者检查，并且报道了术后主观认知功能障碍。例如，Khatri 等 [28] 采用认知困难评分，发现 16% 的患者冠状动脉旁路移植术（CABG）后 6 周内自觉有认知困难。另外，Ward 及其同事 [30] 采用认知障碍问卷比较局部麻醉和全身麻醉，发现 3 天前接受全身麻醉的患者报告认知功能有统计学上的显著减退，而接受局部麻醉的患者则没有。

尽管有研究已经阐明了关于患者生活质量的代理人评级的可靠性 [31]，但对患者认知方面的研究却寥寥无几。Thornton 等 [32] 发现，患者认知功能的改变很有可能由患者的配偶或关系密切的亲属发现。Bergh 等 [33] 研究发现，配偶对患者注意力和记忆力的分级与患者本人一致。然而，患者主观报告与正式认知评估之间的关系尚不明确。大量研究发现，患者情绪和对认知困难感知的相关性要比神经心理学测试评分和主观报告的相关性更强 [28, 34-37]，患者越是焦虑和抑郁，报告的认知问题越多。这可能是由于情绪压抑的患者形成消极信息处理的偏差，进而导致认知能力感知的扭曲 [28, 34, 36]。

心脏手术后 POCD 的发生率和危险因素

心脏手术［冠状动脉旁路移植术和（或）瓣膜置换或修补术］后 POCD 的发生率在术后第 1 周为 50% ~ 70%，6 周后为 30% ~ 50%，6 个月和 1 年后为 20% ~ 40%（见第 60 章）[38]。这些差异正如前面所讨论的那样，部分原因是由于方法学的问题，比如采用不同的神经心理学测试，测定的时限和对认知功能减退的定义。为了减少这种差异，召开了会议达成共识并且拟定了关于心脏术后 POCD 评估使用的神经心理学测试的指南[39]。

尽管在发生率、测试时限、测试类型和分析方法等方面均存在差异，但一定比例的患者心脏手术术后发生 POCD 似乎是一个普遍的共识。尽管经常涉及心肺转流术（CPB）的使用，其原因可能是多方面的。

降低与心脏手术相关认知功能减退发生率的干预措施

降低心脏手术后大脑并发症发生率的措施，需要以导致这些问题的原因为依据（见第 67 章）。显著危险因素包括高龄（见第 80 章）、难治性左心室功能不全和 CPB 持续时间，这些因素中我们能够改变的仅仅是最后一条，通过改变 CPB 的管理和相关技术或者避免使用 CPB 来进行干预。

CPB 涉及很多违反正常生理学的行为。体外循环时间长短与 POCD 相关，提示 CPB 操作过程中存在对大脑有害的物质[40-41]。大脑微栓子是手术中重要的致病因子，可以是微粒（如粥样斑块，脂肪或血小板聚集体）或是空气。使用无创性持续经大脑中动脉多普勒超声能够检测出大脑血液循环中的微栓子。通过这种技术，发现微栓子的数量与分流术时间的长短有关。有研究表明心脏手术后不久死亡的患者，其脑中出现微栓子与 CPB 的时间长短正相关[42]。然而，心脏手术中 POCD 与微栓子之间的关系目前仍不明确。有些研究发现它们之间有关系[43-45]，有些则发现没有关系[46-48]。这个关系被一系列的因素复杂化，包括大脑微栓子的大小和最终分布。微栓子的最终位置是一个重要因素，因为它们可能卡在一个不能被所采用的神经心理学测试涵盖的区域，或者是对认知功能不太重要的区域。固体微栓子可能比气体微栓子更容易导致损伤，但没有明确的证据支持这个结论。

CPB 的管理

pH 的管理

低温时可以通过 pH-stat 或 α-stat 来管理 pH（见第 54 和第 67 章）[49]。α-stat 管理的神经病学和认知的预后更好。Stephan 等[50]发现，采用 pH-stat 管理时，术后 7 天患者有显著的脑充血，且神经病学事件增加。尽管 Bashein 等[51]研究后发现这两种技术对神经心理学测试结果的影响没有差异，但 Murkin 等[52]和 Patel 等[49]均发现，与 pH-stat 管理相比，α-stat 管理对神经心理学测试结果影响更小。

温度

低温可以延长循环停止的安全时限（见第 54 章）。低温灌注已经常规应用于瓣膜和 CABG 手术（见第 67 章）。近来常温和常温心脏停搏已用于心肌保护，但其神经保护作用可能受到影响。最近，正常体温和常温下的心搏停搏法被认为是心肌保护的方法，但却没有神经保护作用。关于该问题的研究得出了矛盾的结论，有些研究显示正常体温的灌注可能具有潜在的损害作用[53-55]，而另外一些研究发现这两种方法没有什么不同[56-58]。因为浅低温被认为具有神经保护作用，而在临床试验中没有发现低温的优点，这点令人惊讶。但是脑的低温保护并不适用于所有患者，并且复温过程可能有损害作用。复温到 38℃神经元可能会受到损伤，并且快速复温可能会使得麻醉药和其他气体不再溶解从而产生微栓子。然而，Buss 等[59]发现，与低体温比较，复温到 38℃对神经心理学测试结果的影响并无差异。Nathan 等[60]发现低温可能可对认知功能有保护作用。

术后的体温调节作用尚不明确。Grocott 等[61]发现，术后第一个 24h 内温度和 POCD 之间存在关系。尽管没有发现这段时期 37℃以上时曲线下面积与 POCD 相关，但发现温度峰值与术后第 6 周出现 POCD 直接相关。

动脉管道过滤

动脉管道过滤器是 CPB 循环中可选择的附加装置，主要用来阻止环路中的异物进入患者体内（参见第 67 章）。两项研究发现[62-63]当使用动脉管道过滤器时，大脑中动脉内检测到的微栓子数量明显减少。尽管有两篇更早的研究[64-65]表明，是否使用动脉管道过滤器对于认知预后没有影响，但 Pugsley 等[63]在进一步的研究中发现使用动脉管道过滤器的患者在术后 8 天（46% 过滤 vs. 71% 无过滤，P = 0.05）及术后 8 周（8% 过滤 vs. 27% 无过滤，P = 0.03）POCD 发生率下降。两个早期研究的评估仅局限于急性住院期间，可能混淆了结果，而 Pugsley 等[63]则证明在术后 8 周仍有显著差异。

搏动与非搏动

尽管非搏动性心肺转流是应用最为广泛的灌注方法，但心脏搏动泵出的血流更接近生理学（见第 67 章）。Murkin 等[51]研究发现，搏动和非搏动血流得出的神经心理学结果无显著差异。

血细胞比容

血细胞比容值可能与 CABG 预后有关。Habib 等[66]连续研究了 5000 例手术,发现血细胞比容低至 1/5 与重要器官功能障碍、死亡率和 6 年生存率相关。Karkouti 等[67]也发现围术期发生卒中的风险与术中最低血细胞比容呈正相关。然而,在一项关于认知功能障碍的研究中,Harrison 等[68]发现,认知预后与血细胞比容的水平并无相关性。

血糖的管理

心脏手术后高血糖和 POCD 的关系尚不明确[69](见第 39 章)。然而,Puskas 等[70]对 525 例接受 CABG 术的患者进行了研究,发现非糖尿病患者高血糖与手术后 6 周认知能力下降相关,而高血糖对合并糖尿病患者认知功能没有影响。

氧合器的类型

多年来氧合器有了显著的发展(见第 67 章)。早期研究对两种类型的氧合器(鼓泡式与膜式)进行了比较。Padayachee 等[71]通过经颅多普勒超声发现,膜式氧合器比鼓泡式氧合器产生的大脑微栓子更少。也有两项研究表明,使用膜式氧合器比鼓泡式氧合器更能减少 POCD 的发生[72-73]。目前膜式氧合器的广泛应用很可能对神经心理学测试结果产生了积极作用。

避免心肺转流术(CPB)

脱泵冠状动脉旁路移植术(OPCAB)作为多根血管重建的一项常规技术,使得我们可以把 CPB 在 CABG 术后神经病学和神经心理学功能减退中发挥的作用进行单独研究。OPCAB 可以减少微栓子和脑卒中的发生。三项近期 meta 分析研究[74-76]表明,与传统的 CABG 相比,OPCAB 在降低脑卒中发生率上有一定优势,但是没有显著性差异。

神经心理学方面的研究报道结果同样也不一致。有研究认为与 OPCAB 比较,体外循环下进行手术的患者,第 1 周和第 10 周认知功能较差[77]。一项大型($n=281$)随机研究显示,对于那些接受 OPCAB 的患者,术后 3 个月的神经心理学测试表现更好,但是这种差异在随后的 12 个月[78]和 5 年[79]随访调查中逐渐消失。同样,对认知结果的主观计量在手术后一年也相似[80]。2004 年 Dijk 等[6]进行进一步研究后发现,首次接受 CABG 的患者出现早期认知功能减退,可预测 3 个月后的认知结果,但 CPB 的使用对这种早期认知功能减退没有显著的影响。

升主动脉粥样硬化的管理

在对主动脉进行操作时,比如插入套管可能使粥样硬化斑块脱落引起栓塞(见第 67 和第 69 章)。明确动脉内斑块有利于改变套管插入位置或者在非体外循环下行冠状动脉旁路移植手术。通常是通过触诊来明确,但超声更灵敏,使用主动脉外超声检测斑块可以降低 POCD 的发生率[81]。

心脏手术中有关脑保护的药理学技术

公认的神经保护性药物在脑保护方面的研究结果各不相同(表 99-1)。此外,很多研究的缺陷使得许多研究结果并不可靠。例如以前报道过的利多卡因的脑保护作用,随后又被否定。

非心脏手术后 POCD 的发生率和危险因素

Bedford[82]于 1955 年对非心脏手术术后是否存在认知功能减退进行了研究。这些结果都是通过对患者的主观观察和询问其家属及监护人而得来的。通过这些方法,他报道全麻后 7%(18/251)的 65 岁以上老年患者全麻后出现痴呆(研究方法与以往不同)(见第 80 章)。显而易见,这项研究缺乏客观依据,意味着需采用神经心理测验来测定患者的认知功能。后来,Simpson 等[83]对 620 例老年患者进行了研究,发现麻醉与认知功能减退并没有显著联系。

许多早期 POCD 研究收集的病例数量较少,因此很多这些早期的研究对 POCD 的检测没有统计学意义。另外,很多研究中进行神经心理学测试的数量有限,分析不明确,并且研究结果存在差异。虽然如此,但是有关非心脏手术后患者出现 POCD 的证据越来越多。例如,Grinchniik 等[20]对 29 例平均年龄 60 岁行胸部或血管手术的患者研究后发现,术后 6 ~ 12 周 45% 的患者出现 POCD(见第 66 和第 69 章)。在心脏手术中 POCD 的定义与早期的研究类似,采用在 20% 的测试中(共有 11 个测试变量)减退 20% 来定义(见第 67 章)。Ancelin 等[19]对 98 例平均年龄 73 岁的患者研究后发现,71% 的患者术后 9 天在 28 项测试中至少 1 项出现下降,56% 的患者术后 3 个月在 28 项测试中至少 1 项出现下降。膝关节置换术后 1 周内 41% 的患者出现 POCD,术后 3 个月 18% 的患者出现 POCD[84](见第 79 章)。一项大样本(228 例患者)研究表明,对年龄大于 64 岁的患者早期评估发现,非

表 99-1 减少心脏手术后的 POCD 的药理干预的随机试验

作者	年份	药物	病例数	神经心理学测试结果
Nussmeier 等[139]	1986	硫喷妥钠	完成 182 例	术后 5 天内没有差异
Roach 等[140]	1999	丙泊酚	完成 99 例	术后 5 ~ 7 天或 50 ~ 70 天内没有显著性差异
Legault 等[141]	1996	尼莫地平	参与 149 例，完成率为 65% ~ 69%	术后 1 周、1 个月、6 个月内均没有差异（实验提前终止）
Fish 等[142]	1987	前列环素	完成 74 例	术后 1 周或 2 个月内没有显著性差异
Grieco 等[143]	1996	GM_1 神经节苷酯	完成 25 例	术后 1 周或 6 个月内没有显著性差异
Arrowsmith 等[46]	1998	瑞马西胺	完成 159 例	发病率没有显著性差异；但用 Z 值评分法则瑞马西胺组 POCD 明显降低
Butterworth 等[144]	1999	培戈汀	完成 58 例	术后 5 ~ 7 天或 4 ~ 6 周内没有显著性差异
Mitchell 等[145]	1999	利多卡因	完成 42 例	术后第 10 天（40% vs. 75%）和第 10 周 46% vs. 75%）利多卡因组的 POCD 均明显低于对照组
Wang 等[146]	2002	利多卡因	完成 88 例	术后 9 天内利多卡因组的 POCD 明显低于对照组（19% vs. 40%）
Kong 等[147]	2002	氯美噻唑	完成 219 例	术后 4 ~ 7 周内没有显著性差异
Taggart 等[148]	2003	来昔帕泛	完成 135 例	出院时或 3 个月内均没有显著性差异
Mathew 等[149]	2004	培克珠单抗	参与 800 例	在术后第 4 天或第 30 天均没有显著性差异
Harmon 等[150]	2004	抑肽酶	完成 35 例	在第 4 天和第 6 周抑肽酶组的 POCD 明显减少，分别为 94% vs. 58% 和 23% vs. 55%
Mathew 等[151]	2009	利多卡因	6 周完成 182 例	术后 6 周或者 1 年没有显著差异
Mitchell 等[152]	2009	利多卡因	10 周完成 118 例	术后 10 周或 25 周没有显著差异

心脏手术后 1 ~ 2 天 POCD 的发病率为 16.8%，POCD 的定义是 3 项测试中有 2 项出现减退[85]。进一步研究证明，非心脏手术后确实会发生 POCD，Williams-Russo 等[22] 报道，231 例平均年龄大于 65 岁的患者行膝关节置换术后 6 个月 POCD 的发生率为 5%（见第 79 章）。在此项研究中，POCD 的定义为专家组对每项测试都一致认为有"临床显著减退"。然而该研究没有与对照组进行比对。可惜的是，这些研究通常没有设立对照组。与之相反，ISPOCD 研究[23] 收集了 1218 例老年患者和 176 例健康志愿者。这些患者在全麻下接受大的非心脏手术。结果发现患者术后 POCD 的发生率 1 周后为 25.8%，3 个月后为 9.9%。此发生率显著高于对照组，对照组中符合 POCD 诊断标准的

分别只有 3.4% 和 2.8%。一项采用相同方法的单中心研究进一步支持这些研究结果，该研究发现年龄超过 60 岁的患者出院时 POCD 发生率为 41.4%，3 个月后为 12.7%[86]。

非心脏手术后 POCD 的危险因素

在大多数关于 POCD 的研究中，被评估的受试者平均年龄为 60 岁[1]，很多研究会特别选择年龄"较大"的患者（见第 80 章）。这就在一定程度上导致了在早期报道中把认知功能障碍与"老年患者"联系在一起。虽然年龄已经被证明是导致 POCD 的显著且独立的危险因素。比如，ISPOCD 研究[23] 显示，

手术后 3 个月，年龄在 60 ~ 69 岁的患者 POCD 的发病率为 7%，而大于 69 岁的患者 POCD 的发病率为 14%。Ancelin 等 [19] 也发现 POCD 的发生率与年龄增长有关系。然而，POCD 的研究选择对象鲜有年轻患者。ISPOCD2 组的研究样本量最大，其中包括 508 例中年患者（40 ~ 59 岁）和 185 例同龄人组成的对照组 [35]，研究发现 POCD 的发生率在术后 1 周为 89/463（19.2%），在术后 3 个月为 26/422（6.2%），而对照组分别为 7/176（4.0%）和 7/169（4.1%）。两组认知功能障碍发病率的差异在术后 1 周有显著统计学差异（$P=0.001$），而术后 3 个月两组差异无统计学意义（$P=0.33$）。有趣的是，将手术患者与之前的年龄大于 60 岁患者相比，发现中年组 POCD 的发生率在术后 1 周（$P=0.0064$）和 3 个月（$P=0.026$）均显著下降 [35]。该结果类似于 Monk 等 [86] 近期一项对 1064 例非心脏手术患者的研究结果。该研究比较了 331 例年龄在 18 ~ 39 岁之间、378 例年龄在 40 ~ 59 岁之间和 355 例年龄在 60 岁以上三组患者 POCD 的发病率。结果发现出院时年轻组为 36.6%、中年组为 30.4%、老年组为 41.4%，各组之间均有显著差异；3 个月后，年轻组与中年组的发病率相似（分别为 5.7% 和 5.6%），

而老年组的发病率明显高于前两组（12.7%）。

除了年龄之外，还确认了影响 POCD 发生率的其他危险因素。ISPOCD1 研究 [23] 显示麻醉持续的时间、呼吸系统并发症、感染并发症、二次手术和教育水平都是重要的危险因素。尽管推测偶发的低氧血症和低血压也是重要的危险因素，但研究中没有发现与 POCD 在统计学上有明显差异。最重要的危险因素相关分析结果在表 99-2 中列出。也有其他学者提出了潜在的 POCD 危险因素。术前曾有脑血管意外被证明是术后 3 个月发生 POCD 的一个显著危险因素 [86]。Ancelin 等 [19] 发现术后认知功能减退与年龄增长、受教育程度低、术前测试水平较低、抑郁以及麻醉类型（全身麻醉与硬膜外麻醉）有关。麻醉类型的重要性将在本章后面的内容中讨论。

手术类型

小手术

对小手术后 POCD 的研究主要集中在门诊手术后早期结果。Heath 等 [87] 随机对 60 例年龄在 18 ~ 60 岁的接受硫喷妥钠或丙泊酚麻醉的患者进行研究，此外

表 99-2　按选择的患者、手术和麻醉因素比较全身麻醉大手术后老年患者分别在 1 周和 3 个月内出现 POCD 的比例

患者、手术和麻醉因素	1 周		3 个月	
	患者例数	POCD 患者比例（%）	患者例数	POCD 患者比例（%）
年龄（岁）				
60 ~ 69	586	135（23%）	532	39（7%）
≥ 70	425	125（29%）	378	52（14%）
教育程度				
＜中学	576	153（27%）	518	49（9%）
中学	290	76（26%）	260	26（10%）
＞中学	145	31（21%）	132	16（12%）
术前使用苯二氮䓬类药物	116	32（28%）	105	5（5%）
麻醉持续时间（min）				
≤ 120	196	37（19%）	179	20（11%）
121 ~ 240	503	121（24%）	448	40（9%）
≥ 241	312	102（33%）	283	31（11%）
并发症				
低氧血症 *	115	30（26%）	98	11（11%）
低血压 †	229	59（26%）	214	20（9%）
呼吸系统并发症	99	40（40%）	88	12（14%）
感染并发症	91	30（33%）	138	13（9%）
二次手术	24	13（54%）	50	7（14%）

* 一次或多次氧饱和度 ≤ 80% 持续 >2min。

† 一次或多次平均动脉压 ≤ 60mmHg 持续 >30min。

Data from Moller JT, Cluitmans P, Rasmussen LS, et al; ISPOCD investigators: Long-term postoperative cognitive dysfunction in the elderly: ISPOCD1 study. Lancet 351:857-861, 1998

还包括 30 例年龄相近的受试者组成对照组。尽管术后 1 ~ 2h 两组在神经心理学行为上有显著差异，但是在 24h 后这种差异消失。ISPOCD 收集了 372 例住院或门诊小手术患者作为研究对象[88]，结果发现在术后 7 天 POCD 的发生率为 22/323（6.8%）；其中 164 例住院患者中有 16 例（9.8%）出现 POCD，而 141 例门诊手术患者中仅有 5 例（3.5%）发生 POCD（P = 0.033），两组病例选择没有随机化（见第 89 章），而术后 3 个月两组 POCD 发生率无显著差异（住院和门诊患者 POCD 发生率分别为 8.8% 和 4.5%）。

总而言之，在术后 1 周 POCD 的发生率小手术比大手术要低得多。数个重要因素可以解释 POCD 发生率的差异，包括手术创伤、手术后应激反应、术后疼痛、睡眠剥夺、镇痛需求以及提前出院后早期返回熟悉环境的可能性。并且，术后炎症反应和恢复程度之间可能存在相关性。Hall 等[89]报道髋关节成形术后通过白介素（IL）-6 测定的炎症反应与认知功能恢复程度相关。

颈动脉内膜剥脱术

颈动脉内膜剥脱术被认为是需要引起格外注意的手术（见第 69 章）。

患者主要表现为颈内动脉重度狭窄（>70% 或 >90%）。手术后，由于大脑缺血、栓塞或过度灌注可能增加神经系统并发症的发生。另一方面，有学者认为，手术后脑灌注纠正或因为脑栓子来源之一颈动脉斑块去除，大脑功能较术前会有所改善。然而，在两项系统性综述中醒目地提出对该方面神经心理学研究得出的结论是矛盾的[90-91]。颈动脉内膜剥脱术后，超过 50% 的研究表明术后患者认知功能可得到改善，而有 43% 的研究显示认知功能没有变化或发生减退[91]。

区域麻醉与全身麻醉

如果全身麻醉是导致 POCD 的重要因素，那么区域麻醉将降低 POCD 的发生率（见第 56、57 章）。一项在术后采用神经心理学测试的随机研究发现，术后第 1 周 POCD 的发生无显著差异，区域麻醉术后 6h 到 4 天的神经心理学测试结果明显优于全身麻醉[12, 92-93]，而手术 1 周以后，没有检测到区域麻醉的优势（表 99-3）。方法学的限制可能是一个重要的混杂因素，因为在这些研究中要对患者单盲甚至包括检查者施行双盲是比较困难的。

一项样本量最大的研究表明，全身麻醉与区域麻醉 POCD 的发生率无显著差异，无论术后 1 周 [全身麻醉组为 37/188（19.7%），区域麻醉组为 22/176（12.5%），P=0.06]，或是术后 3 个月 [全身麻醉组为 25/175（14.3%），区域麻醉组为 23/165（13.9%），P=0.93][94]。24 例区域麻醉组的患者由于麻醉失败改为全身麻醉（见第 56 章），而全身麻醉组也有 35 例患者实际采用了腰麻或硬膜外麻醉。这 59 例患者并没有全部完成研究，但通过研究方案分析排除后发现，术后 1 周两组患者 POCD 的发生率有显著差异：全身麻醉组为 33/156（21.2%），而区域麻醉组为 20/158（12.7%）（P=0.04）；但在术后 3 个月无差异。

病因学分析

POCD 可能是有毒物质或低氧导致脑细胞损伤的结果。有毒物质可能是药物例如全身麻醉药或镇痛药，也可能是手术诱导的激素或炎症介质释放，或者以上联合因素。低氧可能由动脉低氧血症或低灌注引起，而引起低灌注的原因有心排血量下降、血流分布不均、血栓形成或栓塞。

药　物

麻醉药的中枢神经系统毒性可能导致 POCD（见第 15 章）。通常认为全身麻醉是一种完全可逆的过程，但这一论点尚未被证实。动物接触麻醉药物后会引起大脑的数种类型的改变。Jevtovic-Todorovic 等[95]发现大脑在接触异氟烷、氧化亚氮和咪达唑仑后有组织学的变化。将发育中的大鼠大脑接触异氟烷后发现，在丘脑核和顶叶皮层出现细胞凋亡，如果再加入咪达唑仑或氧化亚氮，这种现象更为明显[95]。水迷宫测试显示与对照组相比，麻醉大鼠的记忆能力下降。此外，对幼鼠皮下给予咪达唑仑或氯胺酮[96]，以及给予丙泊酚或氯胺酮联合丙泊酚或硫喷妥钠[97]后发现其大脑皮层细胞发生凋亡。成年大鼠的大脑皮层接触氧化亚氮后出现神经元空泡坏死和神经元变性坏死。然而，经过 3h 的恢复，空泡化神经元似乎能可逆变回没有空泡的神经元，并且加入地西泮或异氟烷后可以阻断神经元退化[98]。这些研究结果很有趣，但尚无令人信服的证据表明人类全身麻醉后可诱发不可逆的神经元改变，而氧化亚氮也并非唯一使用的麻醉药。

人神经胶质瘤细胞在接触异氟烷后可发生凋亡，同时发现淀粉样前蛋白水平增高[99]。淀粉样前蛋白的异常加工及 β- 淀粉样蛋白聚集是阿尔茨海默病的特征性变化。因此值得关注的是全身麻醉药是否影响到

表 99-3　通过神经心理学测试对比全身麻醉和区域麻醉的随机研究

作者	完成例数	年龄	术后的间隔时间	手术类型	结果
O'Dwyer 等 [153]	255	平均年龄 55 岁	6h、24h 和 3 天	疝修补术	无显著性差异
Casati 等 [154]	30	中位数 84 岁	1 天和 7 天	髋关节骨折修复术	无显著性差异
Rasmussen 等 [94]	340	中位数 71 岁	3 个月	手术种类不限	采用意向性治疗分析，术后 3 个月无显著差异；但当采用研究方案分析时术后 1 周有显著差异，21% vs. 13%，支持区域阻滞
Somprakit 等 [155]	120	第 1 组平均年龄 37 岁 第 2 组平均年龄 67 岁	1 天和 3 天	手术种类不限	整个实验组间无显著性差异，但老年组更易出现 POCD
Williams-Russo 等 [22]	231	中位数 69 岁	1 周和 6 个月	膝关节置换术	两组间无显著差异
Campbell 等 [156]	157	平均年龄 77 岁	24h、2 周，3 个月	白内障手术	各组间无显著差异
Haan 等 [13]	37	平均年龄 72 岁	4 天和 3 个月	泌尿系统手术	无显著性差异
Nielson 等 [157]	64	平均年龄 69 岁	3 个月	膝关节置换术	各组间无显著差异
Jones 等 [158]	129 50 例对照	年龄大于 60 岁	3 个月	膝关节或髋关节置换术	在 5 个测试变量中的其中 2 个，全身麻醉较区域麻醉组有显著改善（P 值分别为 0.03 和 0.04）
Chung 等 [10]	44	平均年龄 72 岁	6h、1 天、3 天和 5 天	泌尿系统手术	无显著性差异
Asbjørn 等 [93]	40	平均年龄 69 岁	4 天和 3 周	前列腺切除术	无显著性差异
Ghoneim 等 [159]	105	平均年龄 61 岁	1~7 天和 3 个月	手术种类不限	无显著性差异
Hughes 等 [12]	30	平均年龄 68 岁	24h、48h 和 1 周	髋关节成形术	1 周后无显著性差异
Chung 等 [92]	44	平均年龄 72 岁	6h、1 天、3 天、5 天和 1 个月	前列腺切除术	区域麻醉组中术后 6h MMSE 评分显著升高
Bigler 等 [160]	38	平均年龄 79 岁	1 周和 3 个月	髋关节骨折修复术	两组结果都有改善，但无显著性差异
Riis 等 [161]	30	年龄大于 60 岁	1 周和 3 个月	髋关节置换术：采用全身麻醉，硬膜外麻醉或联合麻醉	认知功能在术后 4 天内发生减退，之后有所改善，两组间无显著性差异
Karhunen 和 Jöhn [162]	47	平均年龄 73 岁	1 周	白内障手术	局部麻醉组术后 1 周两项联合评分中的 1 个有显著下降

该蛋白的加工。麻醉药物的其他作用可能与脑受体功能的长期改变有关。已发现阿尔茨海默病患者的胆碱能功能下降，对这类患者使用胆碱酯酶抑制剂可能有帮助。一项研究表明，反复大鼠腹腔内注射戊巴比妥可以引起大脑胆碱能结合力改变 [100]。通过麻醉组和对照组动物脑组织蛋白质含量的比较，发现麻醉药物

能引起大脑基因表达和蛋白质合成模式的改变 [101-103]。这些通过动物实验和细胞培养得到的结果，很难在人体上复制。在麻醉药毒性的动物实验中氧合、通气或灌注不足及体温调节不当都可能影响实验结果。此外，对啮齿类动物幼体施行全身麻醉可能会导致低血糖发生。因此这些情况下麻醉药的脑细胞损害可能是由药

物效应以外的其他机制引起，但是这些影响因素多数是在小儿麻醉下才会出现。研究麻醉药物对人类中枢神经系统的毒性作用要相对困难得多。尽管大量流行病学研究没有发现麻醉药对认知功能有长期效应，但这些研究都有严重缺陷。例如一项对1257例健康受试者及946例既往至少接触过一种全身麻醉药的实验者的研究发现，接触麻醉药物与认知功能测试之间无显著相关[104]。然而，作为回顾性资料的收集，受试者不能确切地回顾曾经接触的麻醉药物的类型和数量，以及接触麻醉药物的确切时间。因此很难对接触时间进行研究。最近有两项更优化的研究，心脏手术的患者进行CPB时，两组患者分别给予吸入麻醉药和丙泊酚，比较术后认知功能[105-106]（见第67章）。结果显示仅在术后1周两组之间有差异，术后3个月无差异[105]。除麻醉药物外，其他很多与手术相关的药物，比如镇痛药对认知功能也有重要影响，但也有研究认为，在老年手术患者中，术后镇痛的类型与认知功能的减退无显著相关[107]。这与Johnson等[35]的研究结果一致，即测试前24h内给予阿片类药物对结果没有显著影响。目前仍然不能排除在术后数周至数月内，其他精神类药物对患者神经心理学测试结果的影响。

激　素

大手术可以引起下丘脑-垂体-肾上腺轴（hypothalamic-pituitary-adrenal，HPA）和交感神经系统激素的释放。大量实验及临床资料表明，认知功能损害与糖皮质激素水平升高有关[108-109]。已经发现皮质醇对海马细胞有毒性作用，而该结构在短时记忆转变为长时外显记忆以及在HPA轴的下行控制系统中起到关键作用。因此有人推测，反复间断性应激可以减弱海马对HPA轴的抑制从而延长兴奋性[110]。一项187例年龄超过60岁的非心脏手术患者的研究发现持续的皮质醇分泌模式变化和术后1周出现POCD显著相关[111]。

炎性介质

外科手术可以激活免疫系统，通过淋巴细胞释放炎性介质，细胞因子是重要的炎性介质，能够诱发其他炎性介质的激活，并直接或间接影响大脑功能[89, 112-113]。心脏手术中使用CPB会出现非常显著的炎症反应，有报道称在该类手术后出现POCD的患者中，细胞因子IL-1和IL-10水平显著升高[114]。在非心脏手术中，POCD常伴随炎性介质的水平升高[115-116]，这些领域的研究目前集中在动物实验上[117-118]。

低　氧

大脑低氧会导致不可逆转的损伤，取决于低氧的程度、持续时间和易感性。输送到大脑的氧主要依赖于大脑的血供和动脉血氧浓度，主要与血红蛋白浓度和动脉血氧饱和度相关。脑低氧主要是由于血流的减少或动脉低氧血症。与麻醉有关的无法通气或气管导管插入食管未被发现，均能引起显著而持续的低氧血症[119]及随后的脑损伤。围术期动脉血氧饱和度适度降低很常见，但是与脑血流量和血红蛋白水平发生大幅度波动比较，其重要性可能被过分强调[120]。一种可能的解释就是通过脉搏血氧仪比较容易连续监测动脉血氧饱和度。目前尚未发现动脉轻度低氧血症与术后并发症有任何联系，包括POCD[23, 121]。

大脑灌注不足

在脑血管没有闭塞的情况下，脑血流量一过性减少可引起神经学改变或认知功能障碍（见第70章）。脑血流量根据脑代谢来调节，血压变化较大时通过改变阻力血管的直径保证脑血流量基本不变（自身调节）。这种自身调节作用的低限在健康成人大约为平均动脉压50mmHg，但在高血压患者会有所提高[122]。在此限度以下，进一步扩张血管也不会增加脑血流量。手术中要测量脑血流量或脑氧合是复杂的。测量方法包括氙-133、近红外光谱、经颅多普勒超声（实际测量的是脑血流速度）和颈静脉血氧饱和度。所有的这些技术都有其自身局限性。因此，临床中经常使用脑灌注压来评估脑灌注情况。麻醉期间脑代谢间下降，因此可以接受较低的脑血流量。早期对心脏手术的研究发现，长时间低血压是导致大脑功能障碍的一个危险因素[40, 123]，但后续研究均未能证实这一点。

血栓形成或栓塞

栓子或血栓阻塞脑动脉会引起脑梗死，脑组织的坏死包括神经元和神经胶质细胞。通过尸体解剖或脑显影技术如计算机断层扫描（CT）或磁共振成像（MRI）可以明确脑组织结构消失和界限清楚的梗死。脑梗死患者可能完全没有临床症状，这主要取决于梗死大小和位置，但通常的临床表现是脑卒中。通过研究已经明确了在一般人群导致卒中以及与手术相关的数个危险因素。年龄是一个重要的因素，其他的重要危险因素包括手术类型、心脏疾病,特别是心房颤动、周围血管疾病、既往脑血管意外史和糖尿病[124-125](见第 80 章)。普通外科手术后以脑卒中为表现的主要大脑并发症的发生率为 0.2% ~ 0.7%。大多数围术期出现的脑梗死是由栓子导致的。大栓子的直径超过 200μm,主要由粥样硬化物质或血栓组成。这些大栓子可能来源于左心房、左心室或主动脉。

微栓子直径小于 200μm,如前所述,常见于心脏手术(见第 67 章)。与大栓子不同,微栓子通常是由进入静脉循环的空气构成,比如通过 CPB 循环中使用的导管,或通过动脉导管进入。此外,如果手术区域在心脏水平以上且没有静脉窦,比如背部手术、颅骨切开术和膝关节置换术,由于静脉或骨髓的负压作用使栓子从静脉一侧通过开放的卵圆孔造成动脉栓塞。已经发现关节置换术中出现微栓子(见第 79 章)。在术后 1 周和 3 个月通过 13 项测试对 37 例患者的认知功能进行特别评估后发现 POCD 的发生率分别为 41% 和 18%。但是与经颅多普勒超声检测到的微栓子没有显著关系[84]。

遗 传 因 素

对药物、炎症、创伤及其他有害因素易感性的个体差异性可以用遗传变异多态性来解释。此类遗传因子对痴呆的发展具有重要意义,但不是决定其表型的唯一因素。

载脂蛋白 E(ApoE)是一种中枢神经系统损伤后恢复的重要蛋白[126]。ApoE 有三种不同亚型 E2、E3 和 E4,分别由 ApoE 基因上的等位基因 ε2、ε3 和 ε4 编码。等位基因 ε3 是野生型基因,在 75% 的本地欧洲人群中表达,而 ε2 和 ε4 相对较少[127]。ε4 可能增加罹患阿尔茨海默病的风险,并且与头部创伤预后不良相关[128-130]。已有关于心脏手术后等位基因 ε4 与 POCD 之间关系的研究,但相关的研究结果仍存在争议[131-132]。在一项对等位基因 ε4 与 POCD 关系的研究中,选取 976 例年龄大于等于 40 岁的患者进行非心脏手术,结果显示在术后 1 周(P=0.49)和 3 个月(P=0.28)等位基因 ε4 均不是发生 POCD 的危险因素[133]。然而,在颈动脉手术患者中 POCD 与等位基因 ε4 表达之间似乎显著相关[134]。在普通外科患者中,

其他遗传因素也很重要,比如对炎症反应和药物代谢的个体差异性是由于药物代谢系统细胞色素 P-450 的多态性。某种药物代谢非常缓慢可能与恢复延迟相关,而代谢过快可导致高浓度的中间降解产物[135]。这两种情况都可以导致受体功能紊乱,但是否与 POCD 相关尚有待证实。

POCD 的临床意义与长期转归

我们已经讨论了 POCD 的检测及其可能的发病原因,但是这种功能障碍对患者有什么影响呢?常见的报道是老年患者在手术后认知功能显著减退,特别是在记忆方面。家属常描述患者功能丧失、缺乏主动性以及对活动的兴趣下降。在退休人群中表现在玩纸牌或做填字游戏方面。而重返工作岗位的患者表现出非常明显的认知衰退,几乎不可能按照术前原先的方式和速度来完成日常工作。这些问题在中年或青年患者中也很常见,他们可能也经历了某种程度的认知功能障碍。

值得关注的是,POCD 实际导致的功能损害是否能从日常生活活动中反映。一项对全身麻醉下行非心脏大手术老年患者的研究发现,在术后 3 个月出现 POCD 与日常生活活动中功能减退有显著相关性[23]。Johnson 等[35]在对中年患者研究后发现,根据术后 3 个月亲属的报告,术后一周发生的 POCD 与日常生活能力减退在统计学上显著相关。长期的随访发现,非心脏手术后合并 POCD 的患者死亡率明显升高[86, 136]。同时 POCD 也与提前退休并需要社会经济支持有关[136]。手术后发生痴呆并不多见,而 POCD 是否会导致痴呆并没有相关的深入研究。Avidan 等[137]发现,对受试者反复行认知功能测试,按照手术和麻醉暴露,认知下降比率并没有发生改变,而年龄相关的认知下降可能给出部分解释。显著的可变性也很重要,一些研究发现,接受大手术(甚至心脏手术)的患者和接受很小手术的患者,如经皮血管造影术,两者在长期的 POCD 发生率方面并没有区别。

参 考 文 献

见本书所附光盘。

第100章 术后失明

Steven Roth

陈 曦 译 姚立农 审校

要 点

- 麻醉后失明是一种罕见但后果严重的并发症，常发生于心脏、脊柱和头颈部手术后。

- 围术期失明的原因包括视网膜动脉主干或分支阻塞、前部或后部的缺血性视神经病变、皮质盲和急性青光眼。经尿道前列腺切除术后可出现短暂性失明。玻璃体切除的患者若接受氧化亚氮麻醉，在玻璃体切除后，由于急性气泡扩张和眼内压增加可致视网膜血管闭塞。

- 术后失明的症状和体征可能很隐匿，常被误认为是麻醉药的残余作用。一旦患者主诉眼痛、无光感、完全或部分视野缺损、视敏度降低或瞳孔反射消失，必须立请眼科医师进行评估。

- 围术期视网膜中央动脉主干或分支闭塞的最主要原因是眼部受压。心脏手术时，栓子可能会堵塞视网膜动脉。

- 预计长时间俯卧位手术并且大量失血的患者发生缺血性视神经病变的风险较高。此外，脊柱手术中一些因素，包括性别为男性、肥胖、Wilson框架的使用以及围术期液体管理，都会提高风险。对这些患者，如何评估适当的血压、血红蛋白、液体输入和应用血管升压药物方面尚有争议。麻醉医师在制订麻醉计划时，应仔细考虑缺血性视神经的危险因素。麻醉医师应考虑告知患者，长时间、俯卧位、预计出现大出血的手术存在失明的风险。麻醉医师和外科医师需要共同制订一个手术方案，据此手术知情同意中对该并发症的解释会更加容易。

- 围术期失明同时合并有神经定位体征和（或）共济反射消失以及眼球运动异常时，提示皮质盲，应请神经科会诊。

围术期失明（perioperative visual loss, POVL）是一种并不常见但后果严重的并发症。脊柱手术，特别是融合手术时最易发生。因此，本章讨论的重点是脊柱手术围术期失明，其中包括该并发症的发生率、危险因素、诊断以及眼部损伤的治疗。眼部手术后的眼损伤在相关眼科文献中已有详细介绍，因此本章讨论主要集中于非眼部手术时发生的失明，包括手术后视网膜损伤、视神经损伤和脑的视觉通路损伤。

关于围术期失明尚无大范围的、前瞻性临床研究，仅有少量的回顾性研究、调查报道和病案报道。两个大样本的回顾性研究表明，围术期缺血性视神经病变（ischemic optic neuropathy，ION）较为罕见，发生率仅约为1/60 000～1/125 000[1-2]。

术后失明主要发生于脊柱和心脏手术后。Shen等调查了美国住院患者样本数据库中除了妇产科手术外的8种常见手术的围术期失明的发生率，他们发现，脊柱手术围术期失明发生率最高（3.09 / 10 000，0.03%），其次是心脏手术（8.64 / 10 000，0.086%）。从1996年至2005年的十年间，Shen及同事[3]调查的围术期失明的发生率逐年下降。Patil等[4]发现未记录入美国全国住院患者样本数据库中的脊柱手术围术期失明的全年发病率为0.094%[4]。Stevens等[5]报道3450例脊柱手术患者发生4

例ION（0.1%），在另外一所医院的3300例脊柱手术患者中发现2例（0.06%）[6]。Chang和Miller回顾了某医院14 102例脊柱手术患者，其中确诊为ION的4例，发病率0.028%[7]。另有研究表明[6]，心脏手术后ION的发病率高达1.3%[8]，但最近两项大型的回顾研究表明其发生率为0.06%和0.113%[9-10]。

　　Myers等[11]对28例脊柱外科手术患者进行了术后失明的病例对照研究。美国麻醉医师协会（American society of anesthesiologists，ASA）终审索赔数据库中记录了了93例脊柱手术后失明病例[12]。Nuttall等[9]针对心脏手术患者在梅奥诊所进行了一项回顾性病例对照研究[9]。而最近的研究是一项由美国及加拿大17个医疗机构合作的针对脊柱外科手术围术期缺血性视神经病变的回顾性的病例对照研究[13]。本章将详述这些研究结果。

视网膜缺血：视网膜中央动脉主干或分支闭塞

　　视网膜中央动脉闭塞（central retinal artery occlusion，CRAO）会减少视网膜的整体血供，而视网膜分支动脉闭塞（occlusion of a retinal arterial branch，BRAO）则仅局限性地影响部分视网膜，大多数情况下损伤是不可逆的。引起视网膜动脉闭塞的主要原因有4个：眼外部压迫、视网膜动脉血供减少（视网膜动脉循环栓塞或由全身因素导致的血流减少）、视网膜静脉回流受阻以及凝血异常导致的动脉血栓形成。

　　围术期CRAO常见的原因是体位导致的眼外部受压，眼内压（intraocular pressure，IOP）增高阻断了视网膜中央动脉的血流（见第41章），最易发生于俯卧位脊柱手术的患者。鼻窦手术时眼眶受压也能引起球后中央出血。

　　虽然较罕见，但是各种栓子能够直接减少视网膜中心动脉（central retinal artery，CRA）本身或其分支的血流。栓子通过未闭的卵圆孔到达动脉循环造成血管栓塞[14]，最易发生于心脏开放性手术[15]。单纯低血压本身很少导致视网膜缺血。27 930例低血压患者中只有3例出现视网膜缺血[16]。

　　颈部手术结扎颈静脉后静脉回流受损[17]。不论是正常志愿者还是俯卧位行脊柱手术患者，虽然变化程度不同，但头低位均显著增高IOP，而头高位能降低IOP[18-19]。目前IOP变化的临床意义仍不确定。

临床表现

　　患者主要表现为无痛性失明和瞳孔反应异常。眼

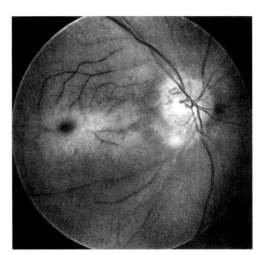

图100-1　视网膜血管闭塞的检眼镜表现。注意：视网膜动脉闭塞的临床标志，图中间视神经凹处可见视网膜变白和樱桃红斑点。缺血视网膜失去正常的透明性，视神经凹比周围组织薄，覆盖的脉络膜呈现出樱桃红斑点 *(From Ryan SJ: Retina, ed 2, St. Louis, CV Mosby, 1995.)*

底检查发现视网膜浑浊或变白，有时可见视网膜动脉狭窄[20]。BRAO的特征是可见胆固醇栓子（金黄色、有折光）、钙化的栓子（白色、无折光）或活动性白色血小板纤维栓子（暗淡、污浊的白色）。CRAO的典型征象是在白色玻璃样的视网膜上可见樱桃红斑点（图100-1）。由于视网膜缺血区呈现白色，其下方的脉络膜供血区显露出红色。然而并不是所有的RAO均有上述表现，因此，未出现上述表现不能排除RAO的发生。其他原因导致失明的鉴别诊断见表100-1。

视网膜缺血的机制

　　视网膜缺血时细胞外谷氨酸浓度增加[21]，体内和体外实验也证实谷氨酸受体拮抗剂能减轻缺血损伤[22]，均支持谷氨酸的兴奋性毒性损伤作用。谷氨酸释放增加引起细胞内Ca^{2+}浓度增高，最终启动细胞破坏机制。

　　缺血后血流具有两种明显的特征。一是充血，如猫视网膜和脉络膜缺血后立即出现血流急剧增加[23]。这种充血与临床密切相关；血管和血-视网膜屏障损伤后充血可导致视斑水肿[24]。另一血流紊乱的极端现象是低灌注。在成年大鼠已观察到再灌注期持续1～4h的低灌注状态[25]。这种血流变化的机制还不清楚，可能与血管舒张物质如腺苷和一氧化氮的耗竭有关。

　　视网膜血供来源于视网膜和脉络膜血管[26]。因此，视网膜血管闭塞后，仍有脉络膜血供从视网膜外

表100-1 鉴别诊断：视网膜、视神经和视皮层损伤的眼科检查*

	AION	PION	皮质盲	CRAO	BRAO
视乳头	白色肿胀，乳头周围火焰样出血，视神经头端水肿 晚期视神经萎缩	初期正常 晚期视神经萎缩	正常	正常 晚期视神经萎缩	正常 晚期视神经萎缩
视网膜	正常或小动脉变细	正常或小动脉变细	正常	樱桃红斑点†，白色、水肿、狭窄的视网膜动脉	可见栓子‡；部分视网膜变白水肿
光反射	缺失或RAPD	缺失或RAPD	正常	缺失或RAPD	正常或RAPD
固定或共济反射	正常	正常	受影响	压迫可影响	压迫可影响
视动性眼球震颤	正常	正常	缺失	正常	正常
视觉威胁反应	是，如果尚有一定程度视觉保留	是，如果尚有一定程度视觉保留	无反应	是	是
跟踪物体	正常，如果尚有一定程度视觉保留	正，如果尚有一定程度视觉保留	缺失	正常	正常
眼肌功能	正常	正常	正常	压迫可影响	压迫可影响
视野检查	高度缺损 盲点	高度缺损，盲区，盲点，常无光感	偏盲（取决于损伤区域），外周受损	多失明	盲区 外周正常

AION，前部缺血性视神经病；BRAO，视网膜动脉分支闭塞；CRAO，视网膜中央动脉闭塞；PION，后部缺血性视神经病；RAPD，相对性瞳孔传入障碍。

*典型症状和体征，有些患者可能不同，因为首发症状不同，检查的时机也不同。

†因为缺乏内层视网膜细胞的覆盖，在樱桃红斑点下可看见脉络膜循环。

‡胆固醇、血小板-纤维蛋白栓子、钙化的粥样斑块

层通过弥散方式供氧。猴眼发生CRAO、缺血97min后视斑几乎没有损伤；240min后出现深层不可逆损伤[27]。这些研究结果是通过夹闭中央视网膜动脉获得的，可能无法类推到围术期眼睛由于外压引起的并发症[28]。有趣的是，同一研究认为动脉粥样硬化不增加猴眼缺血的敏感性。事实上，动脉粥样硬化可能对动物缺血损伤有"预适应"作用。

眼的外部压迫同时减少视网膜和脉络膜血流[23]，同时由于视网膜内层细胞对压力的不同感受性[29]，与CRA结扎相比，眼的外部压迫导致的IOP增加可能引起更严重的损伤。在视网膜缺血动物模型的研究中[30-33]，外部压迫时缺血耐受的时间可能更短（表100-2）。

视网膜中央动脉闭塞

围术期CRAO的原因通常是外部压迫导致IOP增高，最终闭塞视网膜动脉循环。患者的某些特征可能预示CRAO的风险。面部解剖异常的患者更易受到麻醉面罩或头部枕垫等外部压力的损伤。成骨不全患者由于缺少胶原纤维，网硬纤维持续存在，黏多糖增多，因此眼的纤维被膜菲薄且不成熟。由于面部骨质

发育异常，巩膜和角膜显著变薄，突眼症状明显，这些因素都使患者眼部易受外压而损伤。亚裔由于鼻梁较低，眼外部受压的风险较高[34]。

头部位置不正确可能挤压眼内容物，因而使视网膜血流闭塞（见第41章）。不正确体位的病例包括俯卧位手术的患者。应特别注意马蹄形头托，因为它的形状和面部狭窄的开口，不正确的头位或无意中移动头部可能使眼睛接触头托。在俯卧位患者发生CRAO的大多数报道中，都使用了马蹄形头托或相似的设备（例如矩形头托[35]）[34, 36]。Kumar和同事[37]回顾了已发表的脊柱手术后发生CRAO的病例报道。体征和症状包括由于光感丧失造成的单侧失明、传入瞳孔障碍、眶周和（或）眼睑水肿、结膜水肿、眼球突出、上睑下垂、眶上区感觉异常、角膜混浊/云翳以及角膜擦伤。眼球运动损伤、淤血或其他眼部附近的外伤也有报道。眼底镜检查可见视斑/视网膜水肿、樱桃红色斑或视网膜血管减少。两篇报道描述了4例持续眼外部受压患者视网膜色素的改变，提示均发生了脉络膜循环缺血[38-39]。尽管大多数病例没有进行成像研究来明确诊断，但早期计算机断层扫描（CT）或磁共振成

表100-2 视网膜缺血动物实验和导致损伤的时间

作者	动物	缺血方式	缺血时间
Hayreh等（1980，2004）[27-28]	猴	CRA结扎	>100～240min
Ettaiche等（2001）[30]	大鼠（棕色-挪威）	增加IOP	20min和40min
Roth等，Zhang等（1998，2002）[31-32]	大鼠（S-D）	CRA结扎，增加IOP	45min和60min
Zhu等（2002）[33]	小鼠（ND4）	增加IOP	30、45、60min

像（MRI）均显示眼球突出和眼外肌肿胀[37]。醉酒的人睡觉时眼睛受压导致"星期六晚视网膜病变"综合征的研究有相似发现[40]。

Hollenhorst和同事[41]报道，俯卧位行神经外科手术的患者可发生单侧偏盲，并用猴子进行了重复实验，对眼部施加200mmHg压力增高IOP，持续60min并同时降低血压；而在Hollenhorst报告的8例患者中有6例没有出现低血压。组织学检查发现，猴眼由于视网膜神经节细胞死亡后发生不可逆变性，出现视网膜水肿、血管网扩张，4个月后视网膜结构进一步严重破坏并有视神经轴突损伤[41]。

近来有很多研究使用啮齿类动物研究IOP增高的后果。Bui和同事通过视网膜电流描记术发现IOP增高引起视觉功能改变。视网膜神经节细胞对IOP增高最为敏感，IOP从30mmHg增加到50mmHg时，视网膜电流图（electroretinogram，ERG）出现明显异常。继续增加IOP则影响到感光细胞[42]。对不同品系的大鼠或小鼠，能导致视网膜损伤的IOP增高的持续时间有所不同（见表100-2），短至20min，长至30min或45min[32-34]。图100-2概括了外部加压增加IOP导致视网膜损伤的机制。

新型的头部固定装置，如方形或环形头托以及观察眼部状况的特制镜子（即：ProneView，Dupaco，Oceanside，Calif.），能够避免眼部受压。但是，最近报道了一例患者虽然在俯卧位时使用了方形头托并且带有护目镜，仍然出现了单侧视网膜动脉闭塞。由于头托和护目镜之间空间有限，因此护目镜对眼部仍有压迫的风险。此患者出现了眼部直接受压的症状，而较为讽刺的是此款目镜是生产厂商Dupaco为保护眼睛而设计的[44]。

缺血性眼腔室综合征好发于鼻窦手术后的球后出血，在一例俯卧位脊柱手术后也曾出现[45]。该患者术中头部放置在硅胶头托上，手术持续8h，输注了仅1L的晶体溶液。术后出现左眼痛、无光感、面部水肿、眼球突出4mm等眼张力增高症状。眼科检查发现角膜

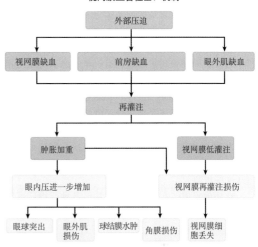

视网膜血管栓塞：机制

外部压迫 → 视网膜缺血 / 前房缺血 / 眼外肌缺血 → 再灌注 → 肿胀加重 / 视网膜低灌注 → 眼内压进一步增加 / 视网膜再灌注损伤 → 眼球突出 / 眼外肌损伤 / 球结膜水肿 / 角膜损伤 / 视网膜细胞丢失

图100-2 眼外部加压后视网膜损伤的机制

水肿且磨损严重，瞳孔居中、扩大、固定、高度白内障、视神经苍白、视网膜出血以及眼球运动不协调。IOP 45mmHg，MRI显示眼球突出，眼外肌扩大以及眼球明显隆起。行一侧内眦切开减压后视力也无明显改善。导致该损伤的原因可能与眼部直接压迫有关。

鼻窦镜手术在围术期可出现眶内出血、眼眶气肿。若眶内使用杆菌肽软膏还能导致眼腔室综合征[46]。眼腔室综合征不同于脊柱手术后ION，可能与Hollenhorst等对眼睛压迫性损伤的早期描述相似[41]，是一种急性眼部损伤，必须尽快减压以降低增高的IOP。

头颈部外科手术

虽然颈淋巴结清扫术后失明的主要原因是ION，但颈部和鼻/鼻窦手术也可能发生CRAO[47]。鼻窦镜手术后眼部并发症的发病率是0.12%[48]。操作中由于钝器伤及眼眶出血可导致眼眶腔室综合征，压迫动静脉循环，发生CRAO和视神经损伤[49]。动脉内注射含肾

上腺素的1%利多卡因可间接损伤CRA，其作用机制可能是由于动脉痉挛或栓塞[50]。

视网膜动脉分支阻塞

BRAO通常导致永久缺血性视网膜损伤和部分视野缺损。当症状只有部分外周视野缺损或小斑点时并不能立即引起患者注意。BRAO主要由各种来源的栓子引起，但个别病例有血管痉挛的报道。大多数报告认为栓子主要来自血管内注射、术野和心脏手术时心肺转流术（cardiopulmonary bypass，CPB）进入的循环性栓子。

视网膜荧光血管造影证实CPB时微栓子可到达视网膜。体外循环灌注损伤的发生和程度与氧合器类型有关。当使用鼓泡式氧合器时，几乎所有患者都有微栓子形成，而在膜式氧合器只有一半的患者有视网膜灌注损伤，神经系统损伤并未见报道[51]。在冠状动脉旁路移植术（coronary artery bypass graft，CABG）患者，CRA分支出现多个钙化栓子的情况很常见，这些栓子造成不同类型和不同位置的视野缺损。用猪进行研究发现，CPB时空气栓塞的机制包括无灌注、血管渗漏和痉挛以及红细胞淤滞和出血。使用全氟化碳能阻断这些机制[52]。

有病例报道，在颈部和头部注射各种药物后可发生BRAO，患者突然出现不可逆性失明。在鼻黏膜注射甾体类药物几乎会即刻失明[53]。几乎近半数的报告病例中，眼底检查发现有晶体栓子，还有一例患者有明显的血管痉挛。使用其他药物，如在颈内动脉超选择性注射卡莫斯汀治疗神经胶质瘤，或整形手术中眼眶注射脂肪，都可能因视网膜动脉栓塞而导致失明[54]。在施行头颈部神经放射学或血管造影/栓塞麻醉时，应该意识到有发生该并发症的可能。

用利多卡因或布比卡因混合肾上腺素（1∶100 000或1∶200 000）施行鼻中隔手术浸润麻醉可引起BRAO，导致部分或全部视野缺损[50]。推测发生BRAO的原因是动脉内逆行注射肾上腺素或利多卡因和肾上腺素进入颈外动脉分支而引起血管痉挛。另外一个可能的原因是肾上腺素引起血小板聚集形成逆行栓塞。

一例俯卧位行脊柱手术的患者发生BRAO。术后发现该患者卵圆孔未闭，失明是由来自腰椎手术部位的异常空气、脂肪或骨髓栓子造成[14]。

预 后

围术期视网膜动脉闭塞导致患者大多数永久性失明。

治 疗

目前可用的治疗方法并不令人满意。如眼部按摩以降低IOP（青光眼患者禁忌）；如果存在栓子，按摩可以将栓子驱赶到更外周的分支动脉中[20]。静脉注射乙酰唑胺可增加视网膜血流，还可以吸入5% CO_2和氧混合气体以增强血管舒张，增加视网膜和脉络膜氧供等[26]。进一步处理包括溶栓治疗，但该方法在某些手术后相对禁忌。初步的临床研究显示，6～8h内通过眼动脉插管行纤维蛋白溶解可明显改善视觉转归[55]。一项多中心的研究正在检验其确切疗效[55]。动物研究表明，局部低温是减轻缺血后损伤的简单有效方法[56]，由于危险性小，可以应用于临床。

预 防

为避免无意识的外力压迫所致的视网膜动脉闭塞，麻醉医师必须设法避免压迫眼球，如避免麻醉面罩压迫眼睛。如果手术野接近面部，术者的手臂一定不许放在患者的眼睛上。对俯卧位手术患者，应使用填充良好的头托，保证眼部不受挤压。应通过视、触间断检查头和眼的位置。俯卧位患者使用马蹄形头托必须更加仔细，目前已有更安全的固定方法。俯卧位行颈椎手术患者不能使用这种头托，因为头部移动的机会更大，会导致眼部受压。卧位病人颈椎手术时防止头部移动的最有效的方法是使用针型固定头架。

对俯卧位患者要检查眼部情况，应该在改变位置后以及没有外部压迫的情况下至少每20min检查一次眼部。如果头托不适合患者头部（如过大）或进行颈椎手术，可考虑使用针型固定头架。目前一些外科医师甚至在腰椎手术时常规使用针型固定头架，以减少眼部受压的机会，但也应考虑防范其相关风险。对大多数俯卧位患者，建议使用商售的方形泡沫头垫。头部处于生理位置，眼和鼻在头垫的开口位置，麻醉医师可从下方间断检查眼部受压情况。当手术床使用透明的托盘时，可以在下方放置镜子（ProneView）间接观察眼部情况。ProneView非常有用，它在泡沫头托的下方直接固定一面镜子，很容易在术中观察眼部情况。俯卧位常规使用方形头托时不建议使用护目镜保护眼睛。

在进行鼻和鼻窦手术及神经放射学操作时最重要的原则是避免注射时误入血管或影响眼部循环。鼻窦镜手术后应检查是否有急性IOP升高的征象，若有则应考虑眶内出血的可能。如果出现应立即进行眼科会诊。体外循环期间栓子是视网膜血管闭塞的主要致病因素。目前还无有效的方法以及时发现和阻止该并发症。手术方式的改进也许能降低动脉栓子的发生率。

缺血性视神经病变

缺血性视神经病变发病初期并无明显征象，是50岁以上老年人突发失明的最主要原因。据估计，美国每年非动脉炎型ION的发病率为2.3/100 000[57]。两种类型的ION——前部缺血性视神经病（anterior ischemic optic neuropathy，AION）和后部缺血性视神经病（posterior ischemic optic neuropathy，PION）——都分为动脉炎型和非动脉炎型。动脉炎型AION由颞浅动脉炎导致，对甾体类药物治疗有效，是一种全身性疾病，常见于60岁以上的老年人，尤其是女性多发。与外科手术无关的自发性ION通常由AION导致。其特殊机制和血管定位的结果仍然不能确定[58]。直到最近才有了AION的动物模型[59]。

非动脉炎型ION比动脉炎型更为常见，围术期以该型占绝大多数。ION可发生于各种手术后，最常见于心胸手术[60]、脊柱融合固定术[61]、头颈部手术[62]、骨关节手术[3]和鼻/鼻窦手术[63]，但也偶发于血管手术、普通外科手术、尿道手术（例如根治性前列腺切除术）、剖宫产、妇科手术和脂肪抽吸术后。绝大多数ION病例是成年人，也有少数发生于儿童[77]。

虽然有许多关于自发性AION的临床研究，但是针对PION的却很少。缺乏对照研究、没有动物模型、病理学和危险因素的不确定等，都限制了对围术期ION的认识。绝大部分的认识是基于个案报道和小样本病例报道，这些病例来自ASA术后失明登记数据库[12]。现已经进行了两项对脊柱手术患者的病例对照研究[11, 13]，以及两项对心脏手术患者的研究[8, 9]。

机　　制

体外模拟的视神经轴突缺血[64]最后导致轴突破坏。当氧输送降低时，ATP耗竭引起膜去极化，通过特异的电压门控通道引起Na^+和Ca^{2+}内流，与Na^+-Ca^{2+}交换泵作用相反[65]。Ca^{2+}超载激活蛋白水解酶和其他酶引起细胞损伤。ION可能通过细胞凋亡导致神经损伤，在体外很可能通过降低氧供来诱发[66]。

血脑屏障破坏是AION的早期变化，对受累患者进行荧光血管造影证实AION时视神经乳头（optic nerve head，ONH）有染料泄逸的现象[67]。染料泄逸与视盘水肿有关，在AION症状发生前就可出现[68]。血

脑屏障破坏和缺血性损伤的关系还不清楚。早期研究显示，视神经头部具有典型的血脑屏障[69]；但是，最新对猴和人视神经头部的微血管进行免疫组化研究发现，筛板前区缺乏典型的血脑屏障特性[70]，这可以解释缺血后视神经乳头的早期水肿现象。

目前对缺血性视神经损伤的体内细胞机制还了解甚少。Guy[71]阻断大鼠颈动脉30min，24h内视神经出现缺血和肿胀。在缺血视神经发现的硝基酪氨酸免疫阳性染色表明，一氧化氮以及氧自由基可能加重血脑屏障的损伤。Bernstein和同事[59]制造了一个AION的啮齿类动物模型。在通过血栓形成诱发AION后，30min内视神经循环被损毁，随后1～2天水肿达到高峰，5天后缓解。可见苍白、萎缩的视神经，与有限的人AION病理学研究结果相似[72]。缺血损伤后37天，视网膜神经节细胞的比例减少约40%。6天后视神经轴突膨胀、溶解。常见的病理变化如视神经间隔增厚和轴突破坏也与人视神经的改变相似。

通过荧光素血管造影对AION进行临床研究显示，当视盘明显水肿时，筛板前视盘充盈迟缓。充盈迟缓出现在76%的受试者中，而正常眼中并未发现。说明AION时充盈迟缓仅是初始过程，并不是由视盘水肿导致[58]。Hayreh[73]指出AION主要由视神经血供的个体差异引起[73]。该理论不但得到解剖研究的支持，而且得到AION患者失明多样性的证明。"分水岭区理论"已引起争议，该理论认为睫状后动脉灌注不足和血流重新分布导致视盘梗死。Arnold和Hepler[67]发现，分水岭区充盈迟缓在正常眼比在AION患者中更常见[67]。因此是由于睫状后短动脉（posterior ciliary arteries，PCAs）分支区域灌注压下降，而不是分水岭区的灌注压下降导致视盘灌注不足[74]。AION的组织病理学发现梗死主要在筛板后区域[75]。提示睫状后短动脉的血流直接供应视盘，是血供减少的主要因素。

一些学者提出血压或IOP的变异可能导致AION。服用抗高血压药物的患者，夜间可反复发生低血压，从而影响视神经血流灌注[76]。在AION发病机制中IOP波动的重要性还未确定[77]。视神经供血循环的解剖或生理差异可使一些患者易于发生AION[78]，特别是当全身动脉压降低时。

Hayreh[79]报告，AION患者血压夜间降低达25%～30%[79]。虽然没有对照组，但是压下降程度大于相同年龄组的正常人群。Landau和同事[80]在正常人群和AION患者中比较了血压下降的程度，发现并没有差异，虽然AION患者的日间血压稍低一些。因此，慢性或间歇性低血压在AION发病机制中的作用仍有争议。另有研究指出AION和睡眠呼吸暂停综合征

有关[81]，但AION的机制是否与反复低氧、眼内压增高、血压降低和视神经血流自动调节改变有关还不清楚。

小视盘（常指杯/盘比例小）的人更易患AION[82]，因为视神经轴突穿出的开口狭小，所以在水肿和血流降低时更易受损。视盘挤压的损伤机制包括缺血后轴浆的机械性阻塞、轴质淤滞、筛板硬化以及视网膜神经节细胞对神经营养因子的利用率下降[58]。Tesser和同事[72]报道了一例自发性AION病例，神经上部的轴突损伤严重包裹CRA。有限的组织病理学证据表明梗死发生在神经的巩膜内部分，并且向后延伸1.5mm。作者认为是致密的巩膜管造成了视神经前部的"腔室综合征"[72]。

很多研究探讨了全身系统性疾病如高血压和糖尿病的作用（见第39章）。34%到47%的AION患者患高血压，但是仅在45岁到64岁的人群中和非AION患者相比有显著性差异。Hayreh发现在各个年龄段中血管危险因素普遍增加。在大多数AION研究中，患者的糖尿病发生率增加，但是AION与卒中、心肌梗死、吸烟和胆固醇增高没有明显的相关性[58]。在缺血性视神经减压试验（ischemic optic neuropathy decompression trial，IONDT）中的患者，47%有高血压，24%糖尿病，11%有心肌梗死病史，3%有卒中史[83]，但这些"血管危险因素"也可能同样存在于普通人群。出于伦理的考虑，IONDT没有设置无ION的对照组。吸烟也可能是ION的危险诱因，不过尚无足够的病例报道[99]。有报道发现AION和促血栓形成因子之间有关联，例如缺乏C蛋白、S蛋白或Leiden V因子，但是各报告的结果相互矛盾[84]。

患 者 特 征

PION大多数发生在脊柱手术后[85]。心脏手术后发生AION时有报道。尽管有迟发病例的报道，特别对于术后需要镇静接受机械通气的患者，但是围术期失明一般发生在术后24～48h，经常在苏醒时被发现[13]。患者出现的典型症状有无痛性失明、传入瞳孔损伤或瞳孔反应消失、完全性失明、无光感或视野缺损、颜色视觉减弱或消失。AION患者可能存在水平视野缺损。AION的早期症状可见视盘水肿和出血。尽管PION患者主诉有失明，但是其视盘检查正常。数周或数月时间以后出现视神经萎缩。损伤可能是单侧或双侧的，但是大多数脊柱外科手术后ION病例都是双侧的。虽然有些报道描述了如因水肿或神经旁增生导致的神经膨大等改变，但是眼部MRI经常漏诊ION[86]。更加先进的MRI技术也许会增加诊断的敏感性[87]。视觉诱发电位可有异常，视网膜电流图一般无明显异常[88]。

最近发表的一些病例报道能提供患者的某些特殊资料。在统计这些资料之后会对更多的病例资料进行检查。1968—2002年共报道围术期AION 51例[89]。其中59%的患者进行了开放性心脏手术；12%鼻部、头颈部手术；12%脊柱手术。平均年龄53岁，男性占72%。许多报道中数据不完善，数据类型有差异。这些患者的手术时间均较长，平均手术时间508min。在有血压记录的患者中，术前平均动脉压92mmHg，最低平均动脉压65mmHg。术前血红蛋白平均13.7 g/dl，术中最低8.7g/dl，术后8.1g/dl。患者术中输入了大量液体：输血1.4L，晶体液8.2L，胶体1.0L。有20%的患者，失血超过2L。61%有冠状动脉疾病，27%有高血压，24%有糖尿病。由于CABG手术占多数，所以可能存在发病率较高的偏倚。

由于发病延迟或行机械通气给予镇静，AION的症状和体征不明显，67%患者失明的症状在术后24h以后才发现。实际上，所有患者都有视盘水肿、苍白或两者同时出现。60%以上的患者有传入瞳孔损伤或非反应性瞳孔改变。14%的患者视野呈水平状缺损，20%有中央盲点，20%以失明为首发症状。55%的患者呈现双侧失明，45%为单侧。报告中有15例进行了试验性治疗，包括甾体类药物、大量输液、血管收缩药或以上方法联合应用，但其病情不能完全改善。51例患者中有47%症状无改善或加重，29%获得改善，25%未描述转归。

1968—2002年间的病例报告描述了38例PION患者。这些患者的手术过程与AION患者不同。8%有开放性心脏手术史，24%鼻部、头颈部手术；39%脊柱手术。平均年龄50岁，男性占63%。虽然AION少有儿童患者的报道，但是其中4例围术期PION发生在13岁以下儿童。同AION一样，这些患者的手术时间也较长，平均手术时间448min。在有血压记录的患者中，术前平均动脉压90mmHg，术中最低平均动脉压61mmHg。术前血红蛋白平均12.0g/dl，术中最低8.0g/dl，术后10.0g/dl。这些数值和AION病例相似。术中血细胞比容从44%降至27%，术后增至29%。患者术中也输入相当多的液体，特别是血液制品：输血2.3L，晶体液8.8L，胶体1.6L。37%的患者术中失血超过2L。只有8%的患者有冠状动脉疾病，32%有高血压，21%有糖尿病。与AION相比，冠状动脉疾病患者的发病率很低。发病时间大都在术后24h以内。47%的患者有失明，水平视野缺损占8%，26%有中央盲点。27例患者（71%）有传入瞳孔损伤或瞳孔无反应性。92%的患者初步行眼科检查发现视盘正常。63%的患者呈现双侧失明，34%为单侧。45%的患者症状无改善，29%获得改善，18%未描述转归。

总之，大多数AION患者均进行了开放性心脏手术。PION患者中行脊柱融合术的患者数最多。主要差别是冠状动脉疾病发生率在PION组较低；PION在儿童患者中的发生率较高，术中血液替代治疗者更多、失明的起病和识别更快以及患病后彻底失明的可能性较AION更大。

系列病例回顾

Sadda和同事[90]回顾性研究了两大学术机构22年多72例ION患者的系列资料。其中38例自发性PION，28例围术期PION，其余6例是动脉炎性PION。38例自发性非动脉炎性PION患者平均年龄68岁，39%有高血压，24%有糖尿病，18%有冠状动脉疾病，32%有脑血管病史。双眼累及的患者占21%，90%的患者存在不同类型的视野缺损。只有30%的患者得到改善，而35%的患者加重。与视神经杯/盘比过小的AION患者不同，PION患者只有4%存在视神经结构异常。14例脊柱手术患者与其他两组比较相对年轻，冠状动脉疾病和糖尿病发病率较低，高血压情况相似。遗憾的是没有提供术中数据，但最初的检查和后期随访发现手术患者比非手术患者更易发生累及双侧的视觉损伤（54%），而且后果严重。

Buono和Foroozan[85]回顾了83例PION病例。其中36例描述了详细的临床特点，而另外47例仅报道了总体数据。大约54%患者行脊柱手术，13%行颈淋巴结清扫术，33%行其他手术。平均年龄52岁，脊柱手术组（平均年龄44岁）比其他组患者更年轻。大约2/3为男性患者，3/4的病例在术后24h内发生失明，76%的患者视敏度仅为"数手指"或更差，54%的患者几乎无视敏度或无光感，60%多的患者双眼受累。治疗后38%的患者视力提高，其中14例最初无光感，12例（85%）没有改善。在PION患者中，65%具有以下一项或几项特征：高血压、糖尿病、吸烟、高脂血症、冠状动脉疾病、充血性心力衰竭、心律失常、脑血管病以及肥胖。最低血红蛋白平均9.5g/dl（5.8到14.2g/dl），最低收缩压平均77mmHg（48～120mmHg），术中平均失血3.7L（0.8～16L），平均手术时间8.7h（3.5～23h）。

脊柱外科手术

Cheng和同事[91]对在美国实施脊柱手术的外科医师进行了调查，22位外科医师报告了24例失明病例。平均年龄47±15岁。实施腰椎手术最常见，平均手术时间4.8±3.5h。平均血细胞比容由42±5%降至35±7%。平均估计失血量793～1142ml（译者注：原文为：793±1142，应为：793～1142ml）。有5例患者失血估计超过1 800ml，其中3例进行输血。24例患者中21例术中血压正常，2例行控制性降压。4例有糖尿病，1例有周围血管病，1例同时有糖尿病和周围血管疾病。

Ho和同事[92]回顾了脊柱手术后发生AION和PION的病例，5例AION，17例PION，年龄中位数分别为53岁和43岁。大多数病例发生于腰椎融合术后。AION病例平均手术时间522min，PION病例为456min。AION患者最低平均动脉压62～78mmHg，PION患者为52～85mmHg。PION患者术中平均最低血细胞比容27%。平均失血量AION病例1.7L、PION病例5L。平均晶体/胶体容积为AION病例6.0L/0.8L，PION病例8.0L/2.2L。60%的AION患者和27%的PION患者有糖尿病，20%的AION患者有冠状动脉疾病而PION患者中没有发现。高血压在两组中相似（40%和53%）。手术后24h内40%AION患者出现症状；59%PION患者苏醒时即刻出现症状，88%的患者在24h内出现症状。60%AION患者和65%PION患者视敏度可有一定程度的改善。

ASA术后失明登记数据库中[12]脊柱手术患者的资料表明，缺血性视神经病患者（83例）与视网膜动脉闭塞患者（10例）相比有非常明显的区别。平均失血量在缺血性视神经病组为2.0L，视网膜动脉闭塞组为0.75L。最低血细胞比容在前者为26%，而后者为31%。ION患者与术前基础水平相比血压下降剧烈：33%患者最低收缩压大于90mmHg，20%患者最低收缩压低于或等于80mmHg。大约57%的患者的收缩压或平均动脉压低于基础水平的20%～39%，25%的患者低于基础水平40%～49%。大约1/4的患者应用了控制性降压。几乎所有的病例手术时间长于6h。大多数病例估计失血量大于1L，估计失血量中位数为2L，最低血细胞比容中位数为26%。这类患者都使用了大容量液体复苏，其中给予晶体液量中位数大约为10L。大多数患者接受了胸、腰、腰骶部的椎体融合手术，这些手术通常需要多次反复进行。患者术中的体位固定，30%使用Wilson框架，27%使用Jackson脊柱床，20%使用软胸垫。57%使用泡沫头垫，19%使用Mayfield头架。与AION相比，PION的病例占大多数。ASA 1或2级的患者占64%，平均年龄50±14岁，大约41%有高血压，16%有糖尿病，10%有冠状动脉疾病。术后失明登记处没有脊柱手术患者原始资料的对照组，无法对风险因素进行病例对照研究。

在一回顾性病例对照研究中，28例脊柱手术后失明患者入选，Myers和同事[11]发现，最低收缩压和血细胞比容在发生ION患者和未发生ION患者间没有差异，说明低血压和贫血不能完全解释ION的发生。大约40%的ION患者手术前没有发现血管疾病等风险因素，高血压和吸烟在两组中比例相似[11]。

此外，一个重要的后续研究于2012年发表，此研究对象为ASA围术期失明注册表，与Myers的研究相比对危险因素做了更为全面的检测。本研究是一个针对腰椎融合手术围术期ION危险因素的多中心的回顾性研究。研究对象为第一批在ASA围术期失明注册表注册的患者。对照组为在美国和加拿大17个学术医疗中心随机选择的患者。这项研究的结果总结在表100-3。在这个回顾性病例对照研究中，增加腰椎手术围术期ION的发生概率有6个高危因素：男性、肥胖、Wilson支架辅助体位、麻醉持续时间、大量失血及胶体/晶体比值较低的复苏液体。

心脏手术

已报道两项心脏手术后的回顾性盲法病例对照研究（见第67章）。Shapira和同事[8]研究了一所机构中的602例患者。患者在全身中度低温（25℃）下使用膜式氧合器行CPB。血流指数为2L/（m²·min），灌注压低于50mmHg时给予去氧肾上腺素，应用α稳态维持pH。8例患者（1.2%）发生AION。发生或未发生失明的患者间的手术前风险因素没有差异。与未发病患者相比，AION患者体外循环时间较长（252min vs. 164min），最低血细胞比容较低（18% vs. 21%）。术中血流指数、灌注压、PCO₂水平没有差异。AION患者比未发病患者术后24h体重增长明显（增加18% vs. 11%），需要更大剂量的肾上腺素和氨力农来维持血

表100-3　增加腰椎融合手术围术期ION发生的比值比的因素

	比值比	P值
男性	2.53（1.35～4.91）	0.005
肥胖	2.83（1.52～5.39）	0.001
Wilson支架	4.30（2.13～8.75）	<0.001
麻醉持续时间，每小时	1.39（1.22～1.58）	<0.001
预计失血量，每1L	1.34（1.13～1.61）	0.001
晶体液作为非血液替代制品，每5%	0.67（0.52～0.82）	<0.001

流动力学稳定。视觉症状通常在术后1到3天撤离呼吸机支持后立即出现。

Nuttall和同事[9]进行了回顾性病例对照研究，调查了1976至1994年间在Mayo临床部进行心脏手术的大约28 000例患者。发现17例（0.06%）患有ION。通过单变量分析得出，导致ION的高危因素包括术后血红蛋白较低、严重的血管疾病史、在体外循环48h内进行血管造影、体外循环持续时间较长、输注红细胞以及使用非红细胞血液成分。ION患者都接受了长时间的CPB，CPB前和CPB后全身血压没有差异。9例患者发生了双侧ION，5例（29%）没有视盘水肿的患者可能发生了PION而不是AION。经检查发现5例ION患者的杯/盘比小于0.3。Holy和他的同事[93]的一系列最新的研究也显示了相似的结果，但他们的研究包括其他类型的手术，这使得心脏手术后果的详细解释变得复杂。Kalyani和同事[10]回顾性调查了一所机构9年间9701例心脏手术后发生ION的病例。结果认为对11例ION患者（0.11%）的调查不能明确ION的特殊风险因素。

外伤（见第72章）

Cullinane和同事[94]回顾性调查了1991—1998年间一所机构中18 000例外伤病例的病案资料（见第81章）。其中350例需要在术后第一个24h进行21～50L（平均33±8L）的大容量液体复苏。ION发病率为2.6%（9例）。4例出现双侧失明。均无眼底镜检查的资料。平均年龄34±13岁。患者有酸中毒，血浆乳酸盐水平为2.5～17.5mEq/L。平均最低血细胞比容为7.5%～28%（平均20%±8%），输注血制品包括9～39个单位的红细胞（平均22±10单位）。所有患者都有凝血障碍，都发生了急性呼吸窘迫综合征，需要吸入高浓度氧和呼气末正压（平均水平29±9cm H₂O）。所有患者都发生全身性炎症反应综合征，66%的患者眼周发生眼眶室综合征。由于患者需要延长机械通气和镇静，检查出失明的平均时间为36天。

视神经血供

缺血性视神经病变中AION影响视神经前段而PION影响后段，虽然推测缺血损伤是由血管引起，但并没有确切的证据，损伤部位是动脉还是静脉也尚未确定。视神经前部和后部的血供在解剖上是不同的[73]。PION的病理生理学和AION相比更不好理解。

视神经前段接近筛板，筛板富有弹性，由胶原组织组成，视神经和视网膜中央动、静脉穿过筛板进入视盘。视神经前段包括表浅神经纤维层和筛板前区。

筛板前区是一层厚密组织并形成视盘的主要部分[95]。表浅神经纤维层由视网膜神经节细胞轴突延伸形成，位于由视盘周围横跨视神经的Bruch膜延伸所成的平面前方。其后面紧接筛板前区，与视盘周围脉络膜相邻。筛板区是胶质细胞束和致密结缔组织间的移行区

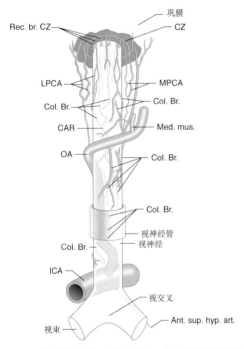

图100-3 眼动脉的起源、路径和分支，从上图可见睫状后动脉。Ant. sup. hyp. art.，垂体前上动脉；CAR，视网膜中央动脉；Col Br，侧支；CZ，Zinn-Haller动脉环；ICA，颈内动脉；LPCA，睫状后动脉侧支；Med. mus.，内侧肌性动脉；MPCA，睫状后动脉中间支；OA，眼动脉；Rec. br.，侧支 *(From Pillanut LE, Harris A, Anderson DR, et al, editors: Current concepts on ocular blood flow in glaucoma. The Hague, Netherlands, 1999, Kugler.)*

域。视神经前段主要是星形胶质细胞，而视神经后段和眼球后段主要为少突胶质细胞和小胶质细胞。神经纤维穿过筛板。筛板后区为视神经后部，由脑膜鞘和有髓鞘轴突组成。视神经直径在此处增大到约3mm。

表浅神经纤维层主要从视网膜的小动脉得到血供，在颞侧也可得到来自睫状后动脉的血供。筛板前区由视乳头周围脉络膜血管向心的分支和Zinn-Haller环（图100-3）的血管供血，但并非每只眼均存在Zinn-Haller环[73]。该区域是否有来自脉络膜的血流尚有争议。筛板区由睫状后动脉的向心分支或Zinn-Haller环供血，但前者是主要的供血动脉。筛板前区和筛板存在的毛细血管纵向吻合也许能对缺血损伤提供额外保护，但其重要性尚未得到充分认识。

筛板后区、视神经后段有2条主要供血动脉（图100-4）在PION时受到影响。由外周向心分布的血管系统为视神经提供大部分血流。这些血管系统主要由视乳头周围脉络膜血管和Zinn-Haller环的分支形成。视网膜中央动脉的软脑膜分支、其他的眼动脉和睫状后动脉也起到了一定作用。软脑膜血管分支走行于神经间隔。视网膜中央动脉神经内部分的小分支形成离心的血管系统，但有时缺如。因此，视神经后部血供的差异可能会导致PION的某些个体易感性[96]。

血 流 调 节

因测量技术有限，对视神经血流的自身调节的研究产生了矛盾的结果[87]。对猴和羊的研究表明，视神经头部血流的自动调节范围与脑灌注压的调节范围基本相同。但是，在有动脉硬化的猴，其自动调节能力存在缺陷[97]。该研究没有直接测量血流而是测量葡萄糖消耗，而且样本量也过小。其他证据表明在视神经后部也存在自身调节。在对猫的研究中，用放射自显

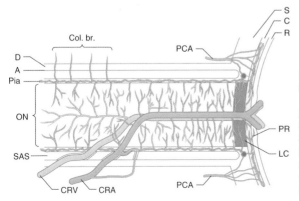

图100-4 视神经的血供。左侧为视神经前段；右侧为视神经后段（脑侧）。前段从睫状后动脉（PCA）和脉络膜（C）获得血供；后段从软膜动脉穿通支（Col br）和视网膜中央动脉（CRA）分支得到血供。A，蛛网膜；CRV，视神经中央静脉；D，硬脑膜；LC，长毛细动脉；ON，视神经；PR，睫状膜后短动脉；R，视网膜；S，巩膜；SAS，蛛网膜下腔 *(From Hayreh SS: Ischemic optic neuropathy, University of Iowa, Department of Ophthalmology. <http://www. medicine.uiowa.edu/eye/AION-part2.> Accessed August 8, 2014)*

影方法直接测量视神经血流，发现全身平均动脉在40～200mmHg的范围内，视神经筛板前区、筛板区和筛板后区的血流维持在恒定水平[98]。

应用激光多普勒对13名健康志愿者的研究发现，眼灌注压在56～80mmHg间视盘的血流保持不变[99]。另一项人体研究中，眼内压极度升高仍有血流的最小灌注压仅为22mmHg[100]。其他调查也发现，在眼压达到40mmHg时视盘仍有血流存在。但是某项研究的10名健康年轻志愿者中有2名没有表现出自动调节能力[78]。用彩色多普勒成像技术证实，眼内压极度增高时睫状后动脉的血流量降低。这些发现似乎都支持睫状后动脉分布存在的"分水岭"区可导致一些患者眼损伤的假设，包括患有未知血管疾病的健康人，当眼灌注压降低、全身血压降低或眼内压升高时，可引起视盘缺血坏死。目前，临床尚无可靠的技术预测这些患者。

组织学表现

仅有少数ION病例进行了视神经的病理组织学检查。3例手术后患者全部发生了视神经眶内部分梗死，但是结果并不完全一致。两例有外周轴突中轴部分的损害。一例患者一只眼睛有轴突外周损伤，而另一只眼有完全的轴突损伤[85]。尽管对AION患者进行了大量的尸检，梗死的位置还是不能确定。Tesser和同事[72]发现一个自发性AION患者的轴突损伤位于神经的上部，主要围绕视网膜中央动脉。梗死发生在视神经的巩膜部分，向后延伸1.5mm。

可能的致病因素

回顾性病例对照研究表明，围术期ION的致病因素包括手术时间长、低血压、失血、贫血或血液稀释、血流动力学改变、视神经的脑脊液流动（包括患者体位的影响和围术期液体复苏）、异常的视神经血流自身调节、视神经血供的解剖学变异、小杯/盘比、血管升压药的应用、存在的全身血管危险因素（包括高血压、糖尿病、动脉粥样硬化、高脂血症、肥胖和吸烟史）、俯卧位、脊柱手术时间过长、手术过程中的液体复苏以及其他系统异常如睡眠呼吸暂停综合征和高凝状态。

通常一个患者具有一个或多个上述不可预测因素。大多数病例有某些程度的低血压、贫血和液体复苏。多数脊柱术后ION患者术前是相对健康的。低血压、失血、手术时间长和大量液体输入可能在很多复杂的脊柱手术中经常发生[11, 85, 90-92]。因此，可能是这些

因素的联合作用加上视神经后部血流自身调节异常、促血栓生成倾向和其他患者的特异性因素导致了视神经缺血损伤。

目前的了解和争议

由于缺乏病例对照和前瞻性研究，ION的致病因素还不确定。Myers和同事[111]发现脊柱手术后失明的患者，其手术持续时间较长且失血量较大。这一研究结果同样被术后失明（postoperative visual loss, POVL）研究小组发现[13]。因此认为手术时间过长、失血量过大的患者可能是ION的高危人群[101]。脊柱融合手术一般耗时较长并伴有大量失血，所以对需要前路和后路进行脊柱融合的手术，分期进行手术可能是明智的。而这些在适当的情况下应由外科医生和麻醉医生共同考虑决定。

多数病例报告认为术中低血压是危险因素[102-103]。但是，低血压并不总是存在，而且接受麻醉的患者常会发生一定程度的低血压，血压本身也可能与术后失明无关[8, 104-106]。Cheng和同事[91]报道的24例脊柱手术后失明中只有2例应用了控制性降压[91]。另一对脊柱融合手术患者的回顾性对照研究中，Myers和同事[111]发现不管患者是否出现ION，术中低血压和贫血的程度是一致的。美国麻醉医师协会术后失明登记处记录有大量脊柱手术后失明患者的资料。这些资料表明，术后出现ION的患者术中血压下降更为剧烈。33%的患者最低收缩压高于90mmHg，而20%的患者最低的收缩压80mmHg或更低。约57%的患者收缩压或平均动脉血压低于基础血压20%～39%，25%的患者低于40%～49%。27%的患者应用了控制性降压[12]。Patil和他的同事们报道了持续性低血压患者ION比值比更高。但是，很多因素的存在影响了研究结果。其中，本研究使用全国住院病人样本（the Nationwide Inpatient Sample, NIS）。使用NIS时，诊断代码不能得到证实，低血压发生的时机（是否处于围术期）和程度亦不能确定[3, 107]。POVL研究小组没有发现病例对照研究中存在低血压[13]。Holy和同事们也得出了同样的结论[93]。同样，Shapira及其同事[8]对同一单位2年内602例开放性心脏手术的病例的回顾性病例对照研究发现，术中最低灌注压在患者和正常患者间没有明显不同。Nutall和同事[9]更大样本的病例对照研究中没有指出CPB期间的血压，但在ION患者和视力未受影响的患者中，CPB前后的血压没有差异[7]。开放性心脏手术时体温降低或者其他全身变化，如全身性炎症反应综合征等也可能在ION的发生中起到一定作用，但这些机制尚未被研究。

低血压可能导致视神经灌注压降低和局部缺血损伤，与眼循环系统的解剖变异、自身调节异常或灌注压降低时无法充分代偿等因素有关。由于确切的术前和术中血压在文献中都没有报道，所以安全的"最低限度"血压很难确定[101]。

围术期ION的病例报告失血很值得关注。这些患者一般在术中出现过大量失血和血红蛋白浓度明显降低。美国麻醉医师协会输血指南[108]建议外科患者的血红蛋白大于8.0g/dl时可不必输血。美国胸外科医师协会和心血管麻醉医师协会通过对心脏手术为主的此类操作可用的证据基础的综合，最近也颁布了类似的指南[109]。

有些专家认为术中血红蛋白降低与麻醉过程中发生的一样会增加发生ION的风险[110]。但在手术中，如心脏和脊柱手术或其他任何手术，是否需要改变该标准目前还存在争议。四项回顾性病例对照研究试图确定血红蛋白或血细胞比容下降是否与ION有关。Myers和同事[111]指出脊柱手术患者是否发生ION与最低血细胞比容无关。同样，POVL研究小组发现血红蛋白下降不增加ION的比值比[13]。Holy和同事[93]得到了类似的结果，但在研究对象为混合病人。但Nuttall和同事[9]认为在心脏外科手术患者，较低的最低术后血红蛋白与ION轻度相关（比值比：1.9；$P<0.047$）。17例发生ION的患者中有13例最低术后血红蛋白小于8.5g/dl，对照组34名患者中有14例也出现类似情况。这项研究的缺陷是没有说明ION的具体类型，有许多统计对照，样本量过小。因为脊柱和心脏手术截然不同，将心脏手术的结果外推到其他手术也是不适当的。虽然心脏手术失明是一种罕见但可怕的并发症，但是，在心脏手术输血临床实践指南中，失血、血红蛋白值和失明间是否有关系尚不能确定[109]。

在尚未控制的大出血时，血容量不能很好地维持，视神经氧供减少可导致AION或PION[111]。只是究竟血红蛋白降低到什么程度、持续多长时间还没有确定（见第61章）。但是，许多病例中都存在频发和明显的出血现象。在维持血管内容量情况下的失血（血液稀释）是有害的论点可能没有科学依据。实验表明，激光多普勒测量的小型猪视神经前部血流在等容血液稀释（血细胞比容降低到30%）时可达到基本维持，同时在玻璃体表面测得的氧张力增加15%[112]。另外，Lee和同事[113]证明成年猪的血细胞比容极度降低（15%）和平均动脉压降低（50mmHg）能够导致视神经血流量显著减少。但没有组织学或视神经功能方面的研究，并且猪脑和眼睛的血液循环与人类差别较大[113]。血液稀释非显著性的降低猫脉络膜氧供[114]并增加视网膜前组织氧张力[115]。健康志愿者可耐受非常低

的血液稀释（血红蛋白50g/dl）而没有任何全身氧供异常[116]。Hebert和同事[117]进行的多中心前瞻性随机试验提供数据证明危重病人的自由输血策略的临床使用（低比容）。大量补液后可发生AION和PION，特别是俯卧位手术的患者。提示手术体位可能改变视神经静脉的血流动力学。因此建议术中应将患者的头部置于心脏水平以上，脊柱外科俯卧位手术时应尽可能使患者处于中立位。通过测量发现，眼内压在俯卧位时确实升高而且受到手术台位置的影响，但眼内压的变化与视觉损伤和视功能的变化没有关联[18]。Cheng和同事[19]发现在麻醉早期，俯卧位患者的眼内压高于仰卧位患者（27 ± 2mmHg vs. 13 ± 1mmHg）。5h后，俯卧位患者眼压升高可达40 ± 2mmHg，但20名患者中无一例出现失明。苏醒期间眼压增高最为明显，资料还表明维持血压正常时眼部灌注压也可能下降，因此进行实验设计时必须考虑这些结果。苏醒期间眼压增高说明浅麻醉增高眼内压。另外，该研究缺乏仰卧位对照组来控制不确定因素，因为俯卧位本身不能解释眼内压的明显升高。虽然该调查结果很有意义，但仍需要进一步的全面评估。

俯卧位手术时眼部的外部压迫是潜在危险因素。很多缺血性视神经病的患者始终没有明显的眼部受压过程，如术中使用针式固定头架[118]或累累眼处于上方[119]。但正如前述，没有压迫导致的视网膜损伤就不会发生缺血性视神经病（见早期研究）。我们已证实猫眼压升高能降低视网膜和脉络膜的血流[23]，Geijer和Bill[120]在猴准确测量了眼压升高的程度对视网膜和视神经血流的影响。当眼压升高使灌注压维持在40cmH2O以上时，对视网膜和视神经前板部分的血流影响很小，但灌注压力低于40cmH2O时，视网膜和前板的血流与灌注压成比例增加或减少。高眼压使视网膜和前板血流停止时，板层后部的血流却在加速，可见高眼压导致血流重新分配，更有利于板层后部的视神经。因此，没有造成视网膜伤害的眼压升高不会产生孤立的缺血性视网膜病。持续升高的眼压能显著降低视网膜和脉络膜血流。即使眼压轻微增加，也会损伤对压力变化更为敏感的视网膜神经节细胞[23, 42]。

大量液体复苏在围术期缺血性视神经病中是否为致病因素仍值得推敲，但此理论仍具有一定的价值。液体复苏对长时、复杂伴有大量失血、失液的脊柱手术中是必需的[104-105]，但可能导致眼压增加、视神经水肿或两者兼而有之。视网膜中央静脉与视神经并行穿出眼部，很容易形成"间隔室综合征"。液体积聚在筛板周围也容易造成对神经细胞轴突的压迫。Cullinane及同事[94]报告酸中毒的外伤患者大量输血后大多

数会出现腹部的"间隔综合征"。Sullivan和同事[121]回顾性调查了13例烧伤面积达25%以上并进行大量液体复苏的患者。入院后48h内4例输注液体超过27L的患者眼压升高超过30mmHg，但没有提及眼科检查的结果。缺血性视神经病患者通常都接受过大量的补液治疗[89]。ASA术后失明登记处记录的患者术中平均输入9.7L晶体[12]，心脏手术术后失明的病例对照研究[6]证实，由于大量输液患者术后体重增加。这些结果均提示大量补液可能导致缺血性视神经病。POVL研究小组发现，当非血液替代治疗中胶体比例下降会使发展中的ION的比值比升高[13]。可能是因为使用胶体可能会减少术中视神经水肿，尤其是当患者术中为俯卧位时。然而，目前视神经水肿尚未证实。在健康志愿者，俯卧位姿势可导致视神经直径的增加[122]。这可能是由于静脉高血压。新的磁共振检查方法可在不久的将来使视神经水肿及静脉高压的研究成为可能。动物模型也可能成为研究这些围术期危险因素的方法。

头颈部外科手术中颈内静脉结扎后可出现缺血性视神经病，因此增加静脉压具有潜在风险[17, 62, 123]。但颈内静脉结扎后，头颈部依然存在其他的静脉侧支循环。尽管液体疗法与缺血性视神经病的关系尚不明确，Myers及其同事[11]、POVL研究小组[13]以及Patil和他的同事[4]均认为长时间手术与缺血性视神经病是有关系的，然而发生缺血性视神经病的手术时间差异很大[12]。

根治性前列腺切除术报道了ION病例（见第87章）。此手术过程值得注意，因为患者的体位采取了头低位的大角度倾斜体位，同时腹腔镜的采用增加了腹内压[124]。有人指出脊柱手术后面部水肿提示发生缺血性视神经病的可能[125]，然而实际上，脊柱融合术后很多面部水肿的患者并未发生缺血性视神经病。因此，两者的相关性仍不确定，面部水肿作为危险因素尚未证实。

Killer和同事[126]采集了自发性颅内高压视神经鞘开窗术患者视神经处和腰部的脑脊液（cerebrospinal fluid, CSF）标本，比较白蛋白、IgG、β-微量蛋白、脑源性脂质运载蛋白样前列腺素D合酶。同时对患者行MRI和CT脑池造影术。根据各种蛋白在视神经和腰部含量的不同以及脑池造影的结果，可以推断脑脊液循环状态。他们发现脑脊液过高会显著压迫视神经。液体复苏时脑脊液压力一般会升高，因此也会导致视神经受压，但该理论还未经过验证。

目前，虽然已提出很多解释术中补液在缺血性视神经病中作用的理论假设，如视网膜中央静脉渗出、视神经内脑脊液流动方向以及颅内压的改变等等，但都没有在动物或人体研究中得到证实。缺血性视神经

病患者的眼部MRI未能给这些理论提供任何证据[127]。没有研究支持眼周水肿、IOP与ION的发生存在任何关系。液体复苏可能是ION的危险因素之一，尤其对俯卧位手术和心脏手术的患者，但具体机制、液体量及性质，目前尚不明确。

视神经血液循环的解剖变异可能导致缺血性视神经病。甚至在正常患者，视神经前部和后部循环潜在"分水岭区"的位置以及血流自动调节能力[78]，都是值得关注却仍未通过临床验证的因素。很少有人研究眼灌注压与视神经血流变化的关系。对人的研究表明，在临床常用或更低的灌注压时，视神经的血流不受影响，但这些研究主要针对视神经前部[99]。使用激光多普勒测量仪进行研究时，仪器的穿透深度很关键。很可能测量的是视网膜血管而不是视神经乳头，而且这种仪器不能测量视神经血流，更无法测量筛板后视神经的血流。在动物研究中，即使平均动脉压低至40mmHg，视神经各层次包括筛板后区的血流依然存在[98]。

Hayreh与其同事[128]认为AION与血管收缩物质的过度分泌有关，过多的血管收缩物质能减少视神经的血流灌注。该假设的主要依据是持续大出血患者后期可发展为AION。缩血管药物在心脏外科手术中或是血管收缩素减少的情况下常被用来维持血压。Shapira及其同事[8]发现心脏外科手术时长时间使用肾上腺素及长时间侧支循环和ION的发生相关。Lee和Lam[106]也报告了1例腰椎融合术后使用去甲肾上腺素（苯福林）而发生ION的患者。不久，他们又报告了4例使用血管升压药和正性肌力药来维持血压和心输出量的危重患者发生了ION[129]。但是，视神经上并不存在α-肾上腺素能受体，全身应用这些药物时除了筛板前区也不能穿过血脑屏障。因此，血管收缩药物对ION患者的作用还不清楚，目前也没有具体的应用指南。

ION的病例报告中患者常有高血压、糖尿病、冠状动脉或脑血管病史，但也有例外。冠状动脉疾病和高血压的患者很多进行了CABG，但很少发生ION。包括Myers、Holy和POVL研究小组的研究在内，没有病例对照数据表明脊柱手术时这些因素与ION的发生有关[11, 13, 93]。系列病例表明许多PION患者围术期很少有血管疾病的危险因素[90]。对非手术患者的前瞻性研究表明，颈动脉疾病与ION也没有关联[130]。尽管一般认为围术期ION与动脉粥样硬化有关的主要原因是视神经血管系统对异常灌注压的调节能力减弱（即：自动调节能力被干扰），但在人体研究中尚未证实，动物实验的数据也很少且不确定[97]。

服用治疗勃起功能障碍药物的患者可发生AION。个中原因一直在争论[131]，但因其可能增加的风险，加

上该类药物对围术期未知的影响，一般建议外科手术前停服这些药物1～2天。

蝶窦和筛窦靠近眶部和视神经且骨质脆弱，手术中易导致眼部损伤。手术损伤筛窦外侧壁、筛骨眶板可引起球后出血。鼻窦内镜手术后也有失明的报道[132]，可能是手术直接损伤了视神经，但球后出血产生的血肿压迫更常见。还可能出现眼部肌肉麻痹（主要是内直肌），表现为眼睑下垂。若出现眼部腔室综合征，需立即进行手术减压以保护视力[133]。预后一般较差，只有1例是短暂失明[132]，而其他所有病例都是永久性失明。麻醉医师对球后出血必须保持高度警惕，一旦出血，需进行紧急手术减压。

综上所述，围术期ION发病机制还未完全清楚。在心脏手术、脊柱外科手术或头颈部手术的患者，许多因素都能够导致ION的发生。患者可能存在视神经解剖变异或血流自动调节能力异常，但这些异常目前在术前还无法发现。手术中各种因素可能会以不可预知的方式影响、导致ION的发生。临床医师应认识到俯卧位、长时间以及大量失血的脊柱外科手术更易出现失明。存在以下情况时风险增加：男性、肥胖、需Wilson框架辅助体位的手术和非血液液体复苏时胶体比例降低（见第61章）。虽然动脉血压和长时间脊柱外科手术时的液体复苏均为有关因素，但是围术期ION的发生机制仍旧不清楚。

预后、治疗和预防

目前尚无有效方法治疗ION。关于围术期ION治疗的病例也少有报道。Williams和同事[110]总结了ION治疗的实验性方法。乙酰唑胺可降低眼内压，改善视神经前部和视网膜血流[134]。利尿药如甘露醇和呋塞米可减轻水肿。在急性期，皮质激素可减轻轴突水肿，但是在术后期却增加伤口感染的机会。由于甾体激素的作用未得到充分证实，使用时应慎重。适当增加眼灌注压和血红蛋白浓度也许是合适的做法，特别是当血压和血红蛋白浓度降低时。如果怀疑眼内静脉压增高可抬高头部，但头部抬高往往降低眼的血供。同样，眼内压增高时也应设法降低。若患者因眼间隔综合征导致失明，应立即行减压（眼角切开术）（见第84章）。

Buono和Foroozan[85]指出，目前围术期缺血性视神经病变的治疗仍缺乏足够的证据。一些病例报告认为增加血压或血红蛋白，或应用高压氧可改善视力[89]。神经保护或降低眼压的药物虽然在理论上是有价值的，但从未被证实过[135]。Stevens和同事[136]报告纠正贫血和低血压后，2例脊柱手术后视神经病变的患者得到明显改善。其中1例局部改善，最终恢复，另1例效果更佳。但正如Buono和Foroozan[85]所说，难以肯定这种改善得益于治疗，因为有些未治疗的患者仍能自然恢复。

预防策略取决于患者视神经循环的情况，但术前、术中我们难以了解和监测。对脊柱手术只能提出一般性的建议，但是否能防止围术期视神经病变仍是未知。

术中头部位置应处于中立位，头低位是应绝对避免的。尽管并无研究证明术中血压管理影响发展中ION的发生，但仍应维持血压接近基线水平。当然，是否可以通过降低血压来减少术中动脉出血和失血热仍需要判断和讨论。心脏手术体外循环时要保持最优的灌注压力。血压管理只是患者麻醉管理的一部分，视神经也不是麻醉管理的唯一考虑。许多麻醉医师应用血管紧张素转换酶抑制剂、血管紧张素Ⅱ受体阻滞剂或联合β肾上腺素受体阻滞剂、钙通道阻滞剂控制高血压，但往往术中又出现低血压[137]。这种情况下患者出现术中动脉血压下降，特别是脊柱手术中，需要使用血管升压药。患者对麻黄碱和新福林可能耐受，需应用血管加压素以维持血压[137]。但应用血管活性药物和静脉输液提高血压又有其他风险，如降低肾、肝和肠道的血流灌注，也可能出现充血性心力衰竭衰竭或心肌缺血。在选择适当的血压范围和补液量时这些风险需要着重考虑[138]。

血细胞比容是否应达到或接近基准值仍有争议（见第61章）。虽然科学依据尚显不足，但麻醉医师在控制性降压和血液稀释时应尽力维持血细胞比容大于25%。然而目前的常规做法是在失血时首先大量补液，往往造成过度的血液稀释，特别是需要大量输血补液的脊柱融合手术。相对"干"的补液策略已在腹部手术中应用，但其作用和效果还未在其他手术证实[139]。更早的使用血液制品或输入更多的胶体液都可能潜在地减少晶体液的用量，但这种液体管理方式对失明的发生情况的影响尚不清楚。POVL研究小组的研究结果提供了一些指南：当患者俯卧位手术需要大量液体复苏时可采用胶体液。此时限制液体量是不明智的，因为控制输液会产生另外的危险如多器官衰竭[138]。

越来越多的神经外科医生对腰椎手术及腰椎融合术采用微创手术方案。这些手术方法减少了失血和补液量，但却增加了ION的发生率。麻醉医师不能直接控制的措施是对复杂脊柱病变进行分期手术，但麻醉医师可以建议外科医生采用保守的手术方案。该方案需要评价多种危险因素（感染、脊髓不稳定等），但可能会大大缩短手术时间。还可以提倡患者与外科医生的术前沟通。预测高失血和其他风险可以完善围术期计划及对患者的护理。

第7版米勒麻醉学的框90-1总结了2006年ASA工作组关于脊柱外科手术围术期失明的结论。2012年，另一个ASA专责小组发布了关于脊柱外科手术围术期失明的修订版（框100-1）。虽然没有重大变化，但更新了文献分析和建议也更为详细。例如，2006年总结了7个要点。相比之下，2012年总结了22个要点，细分为术前、术中、手术分期及术后管理。

2006年ASA专责小组认为高危患者如长时间手术的患者和（或）有大量失血的患者围术期失明的风险也较高。然而围术期失明与失血本身、血红蛋白水平或晶体的使用无关。但头部的位置或头高位体位是一个危险因素。2012年专责小组回顾附加文献得出结论：新的发现和论文不能证明2006年建议的主要变化。然而，2012年的报告陈述中提供了更多的细节。框100-1列出了2012年ASA工作小组的报告陈述总结（附录1）。

对高危患者特别冠状动脉旁路移植和复杂脊柱融合手术的患者，术前是否应告知其围术期视神经病变的可能仍存在争议。ASA围术期失明专责小组的意见是对高危患者，如手术时间长、失血多的脊柱融合患者，应及时告知[141]。但在手术前麻醉医师与患者的短时交流很难获得良好沟通，尤其是在美国现代化的麻醉过程中。因此，麻醉医师应要求外科医生与患者就可能的并发症提前进行深入交谈。

皮 质 盲

完全皮质盲呈双侧失明、无视动性眼球震颤和对威胁刺激无眼睑反射，但瞳孔反应、眼球活动视网膜和视神经正常。左右两侧枕皮层损伤可致完全失明，而局部损伤可致同侧偏盲。

双侧枕部梗死产生的完全失明非常罕见。由于视觉通路穿过顶枕叶，围术期脑血管意外影响颈内动脉、大脑中动脉、基底动脉和大脑后动脉后都可出现皮质盲，但由于循环的双侧吻合，失明的程度很难预测[142]。大约80%的术后皮质盲患者发生于心脏和其他胸部手术。根据神经心理学测试方法敏感性不同，许多患者表现出术后神经后遗症[143]。

最初，完全皮质盲通常伴有顶-枕部区域卒中的体征。患者通常患有认知不能，即对感觉刺激无反应。随时间迁移，视觉通常得到改善，遗留视野缺损和视觉定位不能。典型的表现是调节性瞳孔反射存在，视野在数日内大部分恢复，但空间感觉以及大小和距离感觉损伤持续存在。视觉注意力受限，不能使图像在视网膜上完整成像。

某医院808例冠状动脉旁路移植手术患者有10例出现皮质盲，脑干扫描发现5例有枕部梗死[144]。对同一医生完成的700例冠状动脉旁路移植和瓣膜置换手术进行回顾性调查，2例有单侧枕部皮层梗死[145]。Shaw和同事对[146]312例冠状动脉旁路移植手术进行前瞻性调查有

框100-1 ASA围术期失明专责小组的推荐意见

I. 术前注意事项
- 这个阶段患者没有可预测患者术后缺血性视神经病变（ION）的可识别的术前特征。
- 暂无证据表明眼科或视神经评估有助于识别患者围术期失明的风险。
- 接受长时间手术或者大量失血或者两者同时存在的患者围术期失明的风险可能会增加。
- 长时间手术、大量失血，或两者同时存在都与围术期失明存在小的、不可预知的关联。
- 因为短时间脊柱手术后失明的发生概率比较低，因此是否给予非术后失明的高危患者知情告知还应根据具体情况决定。

II. 术中管理
血压管理
- 高危患者应给予持续动脉血压监测。
- 脊柱外科手术中控制性降压可与围术期失明有关，因此此类患者的控制性降压的实施应根据具体情况而定。
- 高危患者应考虑进行中心静脉压监测，胶体液应同晶体液共同使用以维持大量失血患者的血管内容量。
贫血的管理
- 高危患者术中大量失血时应间断监测血红蛋白和血细胞比容

的值。尚无明确的输血标准以避免贫血有关的围术期失明。
升压药的使用
- 对于脊柱外科的高危患者暂没有足够的证据指导α受体激动剂的使用。
患者体位
- 专责小组认为没有病理生理机制可解释面部水肿导致围术期ION。没有证据表明眼部压迫可导致局部术前或术后ION。然而，应该避免眼睛直接的压力，以防止视网膜中央动脉阻塞（CRAO）的发生。
- 如果有可能，高危患者的头部应固定在心脏水平或更高。

III. 分期手术
- 尽管高危患者采用分期脊柱外科手术可能增加附加额外费用和患者危险（如感染、血栓或神经损伤），但它同时也可以降低一些患者的这类风险以及围术期失明的风险。

IV. 术后管理
- 该小组的共识是当高危患者的状况恶化时应及时评估视力变化。
- 如果认为可能发生失明，应进行眼科紧急会诊以确定原因。
- 抗血小板药物、类固醇或降低眼内压的药物对缺血性视神经病的治疗无明显作用。

From Practice advisory for perioperative visual loss associated with spine surgery: an updated report by the American Society of Anesthesiologists Task Force on Perioperative Visual Loss <https://www.asahq.org/For-Members/Practice-Management/Practice-Parameters.aspx>. (Accessed 09.09.14)

5%发生皮质盲[146]，至少50%患者伴发神经学损伤。在另一项研究中发现视觉损伤的开始时间与神经学损伤发生的时间接近[147]。心脏手术后神经学障碍的最大、最新研究是由Roach和同事完成的[148]，总共对24家不同医院的2108例冠状动脉旁路移植术患者进行了前瞻性研究，神经系统并发症发生率为6%，没有报道眼部并发症。其后的多数研究结果均相似，Newman和同事[149]进行了回顾性分析。皮质盲的相关因素包括年龄、不稳定型心绞痛、糖尿病、卒中病史或短暂性脑缺血发作、冠状动脉旁路移植手术史和血管病史及肺部疾病史。这些研究都没有报道视觉障碍的发生率。

病例报告中皮质盲的患者，55%发生于冠状动脉旁路移植后，23%在其他手术后[150]。儿童也有发生。45%的患者有低血压，23%有贫血/血液稀释。超过半数的患者有冠状动脉疾病，但是皮质盲可发生于有各种全身疾病的患者，包括先天性心脏病、肝衰竭、产后肺栓塞和高胆固醇血症。有半数的病例报告没有说明发病时间，其余报告的发病时间一般在术后一天内。几乎所有患者的检眼镜检查都是正常的，只有1例是AION合并皮质盲。视觉缺损都是双侧的，只有1例表现为类似外侧膝状体损伤的症状。神经学损伤的发生率可高达38%，谵妄的发生率为25%，65%患者视觉可得到改善。

机制和病理生理

皮质盲可由全脑缺血、心搏骤停、低氧血症、颅内高压和大出血、局部缺血、血管阻塞、血栓、颅内出血、血管痉挛和栓子引起。如果缺血或缺氧时间过长，细胞能量供给中断，将启动一系列生化反应最终导致细胞死亡。大脑皮层神经元损伤的细胞通路已被广泛研究[151]。

冠状动脉旁路移植后最易发生皮质盲，但是对其病理生理机制几乎一无所知。脑和视觉损伤的主要原因可能是来自术野的栓子，如脂肪颗粒、粥样硬化斑块、脂质微栓和纤维蛋白-血小板凝集物[152]。已证实冠状动脉旁路移植术后视网膜循环有较高的栓子发生率[153]，动脉粥样硬化的患者尤其危险[148]。脑水肿也可能成为皮质盲的诱因，但是冠状动脉旁路移植术后早期脑MRI证实脑水肿只发生在20～40min，随后1～3周没有脑水肿，所以这个原因值得怀疑[154]。脑水肿可能与冠状动脉旁路移植术后25%多的视觉模糊异常有关[155]。除了栓子，大脑中动脉和后动脉灌注交界区的脑血流短暂降低也可能是一诱因，特别是先前有脑血管病的患者[156]。

预后、治疗和预防

皮质盲的恢复时间可能很长，先前健康的患者恢复程度较好。所以，当有局部神经学症状时，治疗首先应避免卒中加重。心脏手术中防止神经并发症的方法存有争议。现已提出了一些减少术中对主动脉的操作的方法[157]。瓣膜置换时从心脏排除气体和取出颗粒物质可降低栓塞的危险。小于70岁的无脑血管病的患者，体外循环时使用动脉滤器，经颅多普勒超声可发现微栓子数目减少。微小的神经心理和神经变化（包括眼球震颤）发生率也降低，所研究患者中无视力损伤发生[158]。对有脑血管疾病的患者应维持适当的全身灌注压避免低灌注发生，但是在开放性心脏手术中还没有对照性的研究证实失明和灌注压的关系。经颅多普勒技术的发展可提高栓子的可探测率。没有依据表明神经保护药对这些患者有保护作用。非体外循环心脏手术能避免、但是不能彻底消除许多栓子引起的并发症[158]。

急性青光眼

全麻后很少有急性闭角型青光眼的报道。主要在女性和老年患者中自发出现。危险因素包括遗传因素、前房过浅和晶体厚度增加。急性青光眼发病的高峰期是55～65岁[159]。青光眼并没有在围术期多发，目前只有3篇报道。Gartner和Billet[160]报道3437例全麻和脊麻手术后4例发生急性闭角型青光眼（0.1%）[160]。Wang和同事[161]报告25 000例手术发生5例，发生率为0.02%。Fazio和同事[162]报告的发生率最高，913例全麻和脊麻手术后急性闭角型青光眼发生9例，其中2例为双侧（1%）。这些研究都没有发现急性青光眼与特定的麻醉技术和药物有关。

当虹膜与晶体表面贴合时阻塞房水由后房向前房流动，从而造成房水循环障碍，导致急性闭角型青光眼。瞳孔中度散大并伴有瞳孔阻滞，如不及时纠正，升高的眼内压可导致视神经损伤。对疼痛性红眼、云状或模糊视觉的患者应考虑急性闭角型青光眼的可能，有时可能伴有头痛、恶心和呕吐，且通常双侧发病。闭角型青光眼应与角膜磨损相区别，后者虽有疼痛，但无瞳孔体征、眼内压增高、主观失明和头痛[2]，手术后数小时到数天可能无症状出现。急性闭角型青光眼是急症，应立即行眼科会诊。治疗应选用β肾上腺素能拮抗剂、α肾上腺素能激动剂、碳酸酐酶抑制剂、乙酰胆碱能激动剂和皮质激素。必要时应给予全身镇痛药物。后期可行周边虹膜切除术，保持前房和后房通畅[160]。

经尿道前列腺切除术后视觉变化

经尿道前列腺切除术（transurethral resection of the prostate，TURP）后视觉变化已被认识近50年（见第72章）[163]。这些变化可单独发生或作为术后综合征的一部分，该综合征包括因冲洗液（通常用1.5%甘氨酸溶液）过量吸收导致的低钠血症、脑水肿、癫痫、昏迷和容量超负荷所致心力衰竭[164]。虽然由于经济和管理的限制以及新的无创技术的发展，TURP的应用逐渐减少[165]，但并发症仍时有发生。冲洗液的吸收是非手术相关并发症最主要的原因。决定冲洗液的吸收量的因素包括切除时间、前列腺静脉窦开放程度、冲洗液静水压和"冲洗液-血液交界面"的静脉压[166]。Hamilton-Stewart和Barlow[167]质疑手术时间的作用，他们发现切除时间较长并不增加冲洗液吸收。在切除较小的前列腺时，其静脉和被膜暴露较早，尽管切除时间短，但冲洗液的吸收量与长时间缓慢切除基本一样[167]。所以，即使静脉窦不开放，也可能有明显的吸收，因此术者很难预测和估计吸收的液体量。

症状和体征

视觉损伤可发生在切除手术中或术后数小时，很少发生在当患者已经苏醒了的术后第二天[168]。从光感彻底丧失到精细视觉缺损，体征和症状多样，最初主诉可能是光晕感和蓝色视觉。体检发现瞳孔散大、对光反射消失、眼内压正常、眼外肌运动正常、眼底检查无视乳头水肿[169]。这些变化可于数小时后缓解或持续80h以上。还未见永久性失明的报道。

视觉障碍的机制

视觉变化的可能机制包括脑水肿[170]、甘氨酸对视网膜和脑皮质的毒性[169]、氨毒性[171]和IOP增高[172]。甘氨酸是最小的氨基酸，主要通过载体途径进入细胞，但其转运速度相对较慢。甘氨酸很容易透过血脑屏障，通过阻断氯离子通道使细胞超极化，抑制视网膜神经元自发和诱发活性[173]。甘氨酸浓度最高的部位为无轴突神经细胞、神经丛及位于视网膜神经节细胞层[174]。由于对ERG振荡电位的明显影响，甘氨酸的主要作用部位可能是无长突细胞[175]，当然对其他视网膜内层细胞也有作用。甘氨酸改变狗和人的视觉诱发电位，说明它还作用于视神经。出现视觉症状的甘氨酸血浆浓度约为4000μmol/L[176]。

TURP期间的低钠血症/低渗透压都可以引起枕部皮层水肿，但其相关性还未得到证实。也许该区域节段性的血管疾病可导致脑肿胀[164]。高眼压可引起盲斑扩大和旁中央盲点。在水负荷过重时，眼内压增高可能与TURP综合征有关。但在一项对22例行TURP患者的前瞻性研究中，Peters和同事[172]发现TURP时出现临床表现的患者IOP并无变化[172]。TURP后的视觉变化是暂时的，经常伴有TURP综合征。最重要的预防措施是保持高度警惕，避免冲洗液过度吸收。

玻璃体切割术和玻璃体气体填塞致失明

玻璃体切割术患者常用C_3Fl_8进行气体填塞，气泡扩张和IOP急剧增高有导致失明的风险。既往玻璃体切除的患者在外科手术时使用N_2O进行麻醉，因急性气泡扩张可导致视网膜血管阻塞。N_2O麻醉影响眼内气泡的大小。Wolf和同事[177]发现N_2O和氧气的混合气体导致SFl_6气泡体积增大3倍多，吸入空气时增加50%，吸入纯氧增加35%。全氟化碳气体在眼中至少残存28天。玻璃体切除和气体填塞术后41天给予N_2O麻醉仍导致失明。因此，麻醉医师对近期行过玻璃体切割术和气体填塞的患者应高度警惕，不应使用N_2O气体麻醉[178-179]。

结 论

围术期失明可发生于视网膜动脉阻塞、缺血性视神经病、皮质盲或急性青光眼。TURP后可出现一过性失明。玻璃体切除和气泡填塞后使用N_2O麻醉可导致永久性失明。视网膜动脉阻塞和缺血性视神经病损伤最为严重，极易导致失明。尽管避免了对眼的压迫，但这些并发症依然可能发生，特别是脊柱、心脏和整形外科手术后（见第68章和第79章）。导致缺血性视神经病的危险因素还未完全确定。

致谢

Roth博士的相关课题研究由National Institutes of Health Grant EY10343及北美神经-眼科学协会资助。Roth博士代表患者、医院和医疗保健人员声明为围术期失明提供了专业评估和证据。

参 考 文 献

见本书所附光盘。

第八部分

危重症医学

第 101 章　危重症麻醉学

Linda L.Liu • Michael A.Gropper

孙莹杰　刘功俭　译　张铁铮　审校

要　点

- 由于危重症专科医师将非常短缺，人们提出了多种重症监护治疗病房（intensive care units，ICUs）的人员组成模式，包括引入非医务人员、多学科监护团队以及远程医疗等。

- 目前循证医学建议，脓毒症的治疗不再推荐使用大剂量糖皮质激素。适度的血糖控制可能比严格的血糖控制更安全。活化蛋白 C 并不能降低脓毒症的病死率。

- 急性肺损伤或急性呼吸窘迫综合征患者实施机械通气时应采用潮气量为 6ml/kg（理想体重），呼气末正压（PEEP）为 5 ~ 12cmH$_2$O。其他增加动脉血氧分压 / 吸入氧浓度（PaO$_2$/FiO$_2$）的方法，包括肺复张手法和吸入 NO，均未被证实可降低死亡率。

- 未接受肝移植的急性肝衰竭患者死亡率高，其主要原因是多系统器官衰竭、脓毒症和脑水肿。

- 早期施行血液透析和更高容量的血液滤过可降低 ICU 急性肾衰竭患者的死亡率，而与透析方式（间断血液透析或连续性肾替代治疗）无关。

- 早期活动可降低院内死亡率、缩短 ICU 留治时间和住院时间，增加非机械通气天数，缩短谵妄的持续时间。

- 预防呼吸机相关性肺炎的建议包括：使用硫糖铝调控胃液 pH、床头抬高 30° 以及声门下吸引分泌物等。

- 为降低因导管相关性血行感染，建议采取超声引导置管、严格的无菌操作技术以及选用抗感染导管等综合措施。

危重症医学始于 20 世纪 40 年代，当时麻醉医师是为了给脊髓灰质炎患者提供生命支持。如今这一学科已历经革命性的变化。随着新设备、新手术和新药物的不断进展，ICU 医师在各种危重症治疗和生命支持中，逐步采用了侵入性新技术。近十年来，危重症医学和 ICU 引入循证医学，由此掀起了另一场变革。本章将讨论 ICU 人员结构的组成模式，包括对 ICU 医师价值的评估；ICU 医师在改善危重症患者预后，特别是引进循证医学概念以后的作用；着重关注临床新技术的实施及其成本 - 效益比。最后，对 ICU 常见危重症患者的管理进行综述。

重症监护治疗病房的组织机构

随着人口老龄化和医疗技术的提高，ICU 已是现代医院中的一个重要组成机构。在美国，用于危重患者治疗的费用已占国民生产总值（gross domestic product，GDP）的 0.5% ~ 1%[1]。65 岁以上患者占 ICU 患者 50% 以上[2]。巨额的医疗费用促使人们开展了大量研究以求达到最佳的成本 - 效益比。在初期阶段，ICU 的管理多采用开放模式，临床各科医师都可管理其中的患者。近年来，多数 ICU 都已采用"医学主管"模式，由其全面负责危重患者的治疗和管理。

医学主管的作用

"医学主管"应由具有专业资格的危重症医师来担任[3]，其任务是确保 ICU 的医疗质量与安全，其责任包括对患者病情进行分类评估、培训工作人员、制订临床技术流程和改进质量等。外科 ICU 的医学主管通常是麻醉医师，麻醉医师会特别关注影响患者监护和患者从手术室向 ICU 高效转运等问题。1994 年，危重症医学学会（Society of Critical Care Medicine）对 ICU 的医学主管制订了 7 项工作职责[4]：

1. 判定患者收住和离开 ICU 的时间。
2. 制订治疗方案或原则。
3. 收集资料。
4. 核准病房预算。
5. 更新设备与技术。
6. 促进 ICU 人力、物力资源的有效利用。
7. 负责院内及 ICU 人员继续教育工作的协调与运作。

鉴于医学主管需要付出更多的工作时间，其重要性日益增加，医院应对医学主管的工资待遇给予相应的提高，以促使他（她）们全身心地投入工作。

人 员 组 成

2003 年，美国国会要求卫生资源与服务管理局（HRSA）调查危重症医学的人员配备是否充足。HRSA 拥有医师劳动力供需关系的模型，可用于评价专科医师的配备是否充足。在美国胸科协会等机构的协助下，HRSA 得出的调查结论是，如果按照目前的发展趋势，到 2020 年，危重症医学劳动力的增长不足以为大众提供最佳的治疗服务[5]。目前由重症医师直接监管的患者其实仅占危重患者总数的 1/3，因此以上的预测还只是保守估计。如果按照 Leapfrog 集团（美国一家专门对医院照顾患者情况进行评价的第三方机构）的建议，重症医师应直接监管危重患者总数的 2/3，那么对重症医师的需求就更大，将出现 1500 家危重症治疗从业人员的缺口[6]。

危重症医学与麻醉医师

尽管危重症医学起源于麻醉医师的实践，但麻醉医师在危重症专科医师中所占比例正日渐减少。肺科与危重症医师协会人力资源委员会（COMPACCS）于 1996—1999 年间进行的一项调查结果显示，尽管麻醉医师在处理危重患者方面训练有素，且在手术室内也

会经常处理此类患者，但麻醉医师仅占危重症专科医师的 6.1%[6]。随着对危重症专科医师需求的日益增加，这一趋势将更加明显。最新数据表明，2010 — 2011 年间仅有 83 名医师参加了 49 个麻醉危重医学继续教育项目[7]，而有 417 名医师参加了 122 个肺疾病 / 危重症医学继续教育项目。

麻醉医师参加危重症工作的人数逐年减少有多方面的原因。主要原因是危重症医师的报酬一般都比麻醉医师少，额外的专科培训使其报酬更低。在欧洲，由于手术室和 ICU 不存在报酬差异，所以危重症医疗主要是由麻醉医师完成[8]。在澳大利亚和新西兰，重症医学培训已成为可自行培训住院医师的独立专业。2010 年，危重症医学院接管了这项工作，其目标是为危重症专业建立单独的培训体系，并监管所有的重症医学受训者[9]。

麻醉医师参与危重症医学人数减少的现状已引起美国麻醉学理事会（ABA）和美国麻醉医师协会（ASA）的关注，计划在麻醉住院医师培训期间增加危重症医学的教学比例，并施行"试验性的住院医师计划"，该计划将在住院医师及其后的培训期同时提供麻醉学与危重症医学的培训。

内科医师

对普通和专科患者来说，大多数研究显示，危重患者应该由重症医师来治疗。例如，Pronovost 等[10]研究发现，ICU 治疗能影响腹主动脉瘤修补术患者的预后。他们分析了马里兰州 3000 例接受腹主动脉瘤修补术的患者后发现，如果患者未接受 ICU 医师每天一次的查房，其死亡率将增加 3 倍。此外，心搏骤停、肾衰竭、脓毒症、输注血小板以及重新插管的危险性也大大增加。

Pronovost 等[8]在一项大型 meta 分析中研究了医师组成和重症患者的预后，他们将 ICU 分为"初级"ICU 和"高级"ICU，前者没有或只有非专职重症医师，后者具有专职重症医师或为封闭式 ICU。研究发现，"高级"ICU 内的患者院内死亡率的相对危险性下降 29%，ICU 死亡率的相对危险性下降 39%。此项研究及其他研究报告的结果使得在 ICU 配备专科 ICU 医师成为患者和医院管理者的强制性要求。

Leapfrog 集团（www.leapfroggroup.org）是由商业圆桌会议（Business Roundtable）发起的，由几家大公司的执行官（CEO）组成。这些公司为超过 3400 万的消费者购买医疗保险，所以他们对卫生政策具有很大的影响力。该集团最先提出的建议之一就是在 ICU 中应配备受过专业培训的重症医师。虽然有大量证据

支持，但该建议并未得到 Leapfrog 其他建议的强力支持[11]。除前面讨论的因素之外，这也使得对重症医师的需求激增。

关于重症医师是否需要始终在 ICU 中值守甚至值夜班的问题是目前争论的焦点。因为许多社区医院 ICU 缺少夜班医师，所以此前的研究主要是评估教学医院的 ICU 住院医师[2]。与实行 24h 随叫随到的危重症医师制度相比，推行强制性夜班制度对 ICU 患者的长期生存率并无影响[12]。Wallace 等[13] 在一项包括 65 000 例患者的回顾性、多中心研究中，将 ICU 的人员配备同患者的预后相关联，采用多变量模型对 ICU 夜班医师与住院死亡率进行相关性分析，结果表明，配备夜班医师加上低强度的白班人员使死亡率增高，但配备夜班医师加上高强度的白班人员也并不降低死亡率。Kerlin 等[14] 的研究结论与此一致。他们通过在一所教学医院 ICU 进行的随机试验发现，高强度的白班人员并配备夜班住院医师并不能改善患者的预后。上述研究提示，通过增加 ICU 人员进行每天 24h、每周 7 天的工作，既不是最合理的，也不是最经济的模式。

高级医疗执业医师

在主治医生监管下，引入非执业医师如执业护师（NPs）、助理医师（PAs）增加或替代重症医师队伍已非常普遍，尤其是在施行住院医师"值班时间限制"的医疗机构。与传统的由住院医师组成的治疗团队相比，这种人员配备模式对于高强度的成人 ICU 更安全、更高效[15]。住院医师在 ICU 仅是短时间轮转，而非执业医师则更为固定。ICU 人员的一致性和稳定性可更好地促进彼此之间的交流，团队成员相互间更加熟悉[16]。最新的调查结果表明，在美国的教学医院成人 ICU 中，助理医师可承担大约 25% 的 ICU 工作，执业护师则承担了超过 50% 的 ICU 工作[17]。

多学科治疗小组

优化 ICU 的人员组成是降低 ICU 死亡率和提高工作质量的重要方法。多学科模式就是额外配备包括护士、呼吸治疗师、临床药剂师和其他能提供危重症治疗的人员，这部分人员与专业人员共同组成危重症治疗团队。危重症医学学会和美国危重症护士学会已经批准了这种模式[18-19]。Kim 等[20] 的回顾性队列研究显示，按重症医师组成进行分层后，与单纯低强度重症医师的配置相比，高强度重症医师联合多学科治疗小组的配置的死亡率最低（OR 为 0.78，95%CI 为 0.68～0.89，$P < 0.001$），其次是低强度重症医师联合多学科治疗小组（OR 为 0.88；95%CI 为 0.79～0.97，$P = 0.01$）。

护理 使患者得到最佳恢复所需的护士人数尚未明确。尽管大多数的研究显示，护士配备越少对患者的预后越不利（如死亡率、感染及褥疮等），但这些研究多为观察性研究，不能充分证明护理人员配备与患者预后的因果关系[21-22]。很多因素都会影响患者的预后，而护士配备只是其中的一个潜在因素[23]。一些医院更偏爱动态排班，根据预期的工作量编排班次和 ICU 护士数量。这种人员与工作量相匹配的构成在经济上对医院有利，但它可能造成护理人员的不确定性。

药剂师 药剂师已经成为 ICU 小组不可或缺的成员，他们在提高用药安全、改善患者预后、减少药物费用及住院医师培训等方面发挥了很大作用[24]。一项涉及美国 1034 家 ICU 的研究调查发现，临床药师参与 ICU 工作的占 62%[25]，临床药师的参与可降低血栓和其他栓塞性疾病患者的死亡率[26]，并降低院内感染、社区获得性感染和脓毒症患者的死亡率[27]。临床药师参与 ICU 工作最大的益处是能够减少潜在的药物不良事件。Leape 等[28] 研究显示，药剂师参与 ICU 工作可使药物不良事件（adverse drug events，ADE）发生率从 10.4/1000 病程日（95% CI 为 7～14）下降到 3.5/1000 病程日（95% CI 为 1～5，$P < 0.001$）。

呼吸治疗师 呼吸治疗师在通气管理方面具有重要作用。他们的参与有利于顺利撤机，从而缩短机械通气时间[29-30]。其他医院正在以多种创新的方式让他们参与更多的 ICU 工作。Arroliga 及其同事们研究发现，呼吸治疗师参与机械通气患者的口腔护理等工作可显著降低呼吸机相关性肺炎（ventilator-associated pneumonia，VAP）的发病率，使其从 4.3 件次/1000 通气日降低至 1.2 件次/1000 通气日[31]。

远程医疗

尽管有证据支持在 ICU 内应配备专职重症医师，但是目前受过全面培训的重症医师数量无法满足这一要求。Ewart 等估测只有不到 15% 的 ICU 拥有专职重症医师[32]。基于 ICU 医生短缺的事实，"eICU"应运而生，即少量的重症医师利用远程技术监测并指导治疗大量的 ICU 床位。事实上，远程医疗也符合 Leapfrog 集团的要求，是非常具有吸引力的选择。远程医疗通过集中专家意见，可以整合昂贵而又稀缺的医疗资源从而优化危重症治疗，尤其是对于农村和社区 ICU。2008 年，约 5000 张病床是由 eICU 远程监管的[33]。

第一家医院应用远程医疗始于 2000 年，2004 年该医院公布了他们的应用结果，ICU 患者的死亡率下降了 25%（从 8.6% 到 6.3%），ICU 留住时长（length of stay, LOS）缩短了 14%（从 5.6 天到 4.8 天）[34]。Lilly 等研究表明，在采用住院医师随诊的 ICU 中实施远程医疗可使患者的院内死亡从 13.6% 下降到 11.8%，住院时间可从 13.3 天下降到 9.8 天 [35]。这一新的诊疗模式还有助于改善现有的危重症治疗实践。另外一项包括两所社区医院、4000 名患者的研究结论与此相反，该研究认为 eICU 的应用并不能降低病死率、住院时间和医疗费用。但该研究中大量临床医师参与 eICU 时受到限制，所以这一研究存在一定的局限性 [36]。而 Lilly 的研究中医师的介入更加积极主动、诊疗的患者更多。

总之，现有数据表明，因重症医师短缺和提高诊疗水平应运而生的 eICU 能极大地影响和改善 ICU 患者的预后。目前，eICU 对于死亡率高、住院时间长，以及偏远地区无法实现高危患者转运的 ICU，已成为重要的组成部分。所以，应大力支持 eICU 的存在 [37]，eICU 在重症治疗工作中的作用亦将得到进一步的发展。在由机构购买医疗的体系中，eICU 可成为弥补危重症医师缺乏的方法之一，但其是否会被取代或如何取代尚不明确。

危重症治疗的质量评估

证据的质量

决定一种临床治疗方案的应用价值，重要的是评估制订方案所依据的证据。许多研究小组已经制订了评价证据的标准。牛津循证医学中心制订了证据分级的严格标准（表 101-1）。有了这些标准，我们就可用定好的标准对具体工作进行分级。只有通过严格的临床试验分析才可以确定哪些治疗措施可以改善患者的预后。对这些治疗方案成本 - 效益的分析同样重要。诊疗手段的施行需要财政支出和人力投入，所以医学主管的作用就是让医院管理者了解新的诊疗措施的成本 - 效益比。图 101-1 所示为一项理论上合理的治疗的成本 - 效益关系。

治疗技术和药物的进展使危重症诊治有了长足的进步，循证医学对危重症医学的发展也作出了同样的贡献。最初我们总是把危重症治疗的目标放在恢复人体内稳态上，现在我们逐渐认识到正常生理的恢复并不总是最希望达到的治疗目标。该原则的一个重要范例是在处理急性呼吸窘迫综合征（ARDS）患者中发现的。当采用较大潮气量（12ml/kg 标准体重）机械

表 101-1　证据的等级

等级	说明
1a	随机对照试验的系统综述（同质）
1b	有较窄可信区间的单向随机对照试验
1c	全或无试验 *
2a	队列研究的系统综述（同质）
2b	单个队列研究（包括低质量的随机对照试验）
2c	结局调查
3a	病例对照研究的系统综述（同质）
3b	单个病例对照研究
4	病例系列研究（和质量不高的队列研究及病例对照研究）
5	无明确严格评估的专家意见，或基于生理学、前期研究或"第一原理"的专家意见

Modified from data provided by the Centre for Evidence-Based Medicine, Oxford, UK. Available at <http://www.cebm.net/index.aspx?o=1025.>(Accessed 15.07.12.)
* 未采取治疗措施时所有患者均死亡，采取措施后部分患者存活；或者采取治疗措施前部分患者死亡，采取措施后均存活

通气时可改善氧合 [38]，但这些患者的死亡率比采用较低潮气量（6ml/kg 标准体重）的患者死亡率更高。这个例子和其他一些实例都说明，对现有的和新的治疗手段，应该采用前瞻性随机临床试验进行检验。

循证实践的实施

循证实践的应用促进了患者监护治疗方案的标准化，使效率提高，资源使用减少 [39]。医院必须制订适应临床实践的方案，但这种方案不能取代正确的临床判断的地位。这些方案应该是临床实践的有益补充，它们不是静止不变的，应当根据情况不断修改方案，使其成为不断改进的指南。为了使方案有效，院方要投入方案实施所必需的资源，必须征集足够的关键人员如医师、呼吸治疗师、护理人员等，使得全体重症监护治疗小组成员都能帮助修改制订方案的标准。

也许开展循证医学实践最困难的任务是确定具有特定临床情况的个体患者能否从循证医学实践中获益。存在可削弱治疗效果的特殊疾病患者和其他患者存在病理生理学差异吗？在可能降低治疗安全性或疗效的体系或医护人员依从性方面有无重要的差别？患者是否存在应从试验中排除的其他并发症？尽管存在这些局限性，但当这些措施大规模应用于患者人群时，

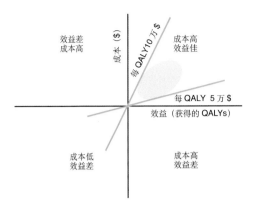

效益差 成本高

成本 ($)

每 QALY 10 万 $

成本高 效益佳

每 QALY 5 万 $

效益（获得的 QALYs）

成本低 效益差

成本高 效益差

图 101-1 一项理论上合理的治疗的成本 - 效益关系示意图，该项治疗增加了额外花费，但有效地提高了患者生活质量，延长了其生命。质量校正生命年（QALY）是指生活质量达到可接受水平的一年。每个 QALY 的成本。斜线代表 QALY 的成本。斜线代表 QALY 的成本决定于接受治疗的患者总数。例如，病情不太危重的患者接受活化蛋白 C 治疗的每 QALY 的成本要远远高于那些更危重的患者

通常能降低死亡率和降低医疗费用。

危重症患者的管理

本部分将讨论几种常见危重疾病的管理，诸如脓毒症、急性呼吸窘迫综合征（ARDS）、肝衰竭和肾衰竭。众多管理计划支持采用"协议治疗方案"。另外，将介绍一些可能被引入未来方案中的管理理念，在此讨论是因为它对于重症监护具有重要意义。

脓毒症与多系统器官功能衰竭

脓毒症是美国危重症患者死亡的主要原因，每年有 75 万人罹患脓毒症[1]。每年投入脓毒症治疗的经费近 170 亿美元[1]。鉴于脓毒症死亡率高、花费巨大的事实，促使人们投入相当大的精力研究有效的脓毒症治疗方案。与其他医学领域一样，新治疗方案需要从临床常规实践中归纳整合而得，其过程将是漫长的。经过多年临床试验的失败之后，一些随机对照试验开始取得成效。本部分将集中讨论三个问题：皮质醇替代、血糖控制和活化蛋白 C。

皮质醇替代疗法

随着人们认识到严重脓毒症是一种极度炎症反应，皮质激素成为众多针对脓毒症的随机临床试验中的首选治疗方法之一。研究表明，大剂量、短疗程肾上腺皮质激素治疗是有副作用的[40-41]。2002 年，

Annane 等提出不同的设想[42]，即脓毒症患者如果接受小剂量氢化可的松治疗 5 天以上（一般为 7 天），其撤离血管加压药的时间显著缩短[43-44]。研究结果显示，对促肾上腺皮质激素试验无反应的患者，对照组死亡率为 63%，治疗组死亡率为 53%（P = 0.02）；在对照组，有 40% 的患者可以撤离血管加压药治疗，而在治疗组为 57%（P = 0.001）。

采取皮质激素治疗脓毒症仍存在争议。Annane 团队完成的大样本随机研究显示，小剂量糖皮质激素治疗并无疗效，却伴随感染率增加。皮质激素治疗脓毒性休克研究项目（CORTICUS）历时 3 年，纳入欧洲 52 家 ICU 中的 499 例患者，以评价小剂量皮质激素是否能提高脓毒性休克和脓毒症患者的生存率[45]。患者接受 11 天的类固醇逐渐减量治疗，不使用盐皮质激素。结果与 Annane 等的研究相反，治疗组患者的 28 天死亡率与安慰剂组比较，无明显改善（34% vs. 31%，P = 0.57）。总之，虽然小剂量糖皮质激素联合盐皮质激素治疗最初可能有益，但多中心大样本随机研究并不能得出相同的结果。因此，对严重脓毒症患者不应采取大剂量皮质激素治疗。

这些研究提出了一个问题，依托咪酯具有肾上腺抑制作用，采用依托咪酯施行气管内插管的患者，其预后较差。因此，建议不使用依托咪酯。Chan 等[46]对严重脓毒症和脓毒性休克患者使用依托咪酯的研究进行了 meta 分析，其中 5 项研究评价的是死亡率，7 项研究评价的是肾上腺功能不全。汇总结果发现其死亡率的相对风险增加了 1.2（95% CI 为 1.02～1.42），而肾上腺皮质功能不全的风险增加了 1.33（95% CI 为 1.22～1.46）。尽管这些数据还不足以得出结论，但文献建议依托咪酯不适合作为脓毒症患者的首选药物。

危重症患者的血糖控制

入住 ICU 的严重损伤或重症感染患者（如烧伤、创伤或脓毒症）常处于高代谢状态（参见第 39 章），并伴有外周葡萄糖摄取和利用增强[47]、高乳酸血症[48]、糖合成增加[49]、糖原合成抑制[50]和胰岛素抵抗[49]。当骨骼肌、脂肪组织、肝和心脏对葡萄糖的摄取达到饱和之后，可出现糖耐量降低、糖异生不完全性抑制以及外周胰岛素抵抗[51]。通过上述机制可使机体处于高血糖状态，借以满足机体对能量代谢底物的需要。这种代谢反应强度在创伤的最初数日内达到峰值，而后随着患者的恢复逐渐降低[48]。但由于组织低灌注或感染的持续存在，高血糖反应状态可持续很久，并由此引发进行性代谢紊乱和多系统器官功能衰竭。

过去认为，继发于脓毒症的高血糖状态是一种有

利反应，因为高血糖能在细胞能源耗竭时促进细胞对葡萄糖的摄取。通常推荐血糖浓度为 160～200mg/dl，这是不引起高渗血症而细胞葡萄糖摄取量最大的血糖浓度[52]。然而，在高血糖患者，由于中性粒细胞吞噬细菌的作用减弱[53]，使糖尿病患者术后感染率增高[54]，降低了心肌梗死患者的远期预后[55]。高血糖使脑卒中和颅脑外伤患者的预后更差[56]（参见第 70 章）。

Van den Berghe 等[57] 推测，即使轻度高血糖（血糖水平介于 110～200mg/dl）也是有害的，仍会增加危重症患者的病率和病残率。他们对 1548 例外科 ICU 患者进行了前瞻性对照研究，一组施行胰岛素强化治疗，严格控制血糖水平在 80～110mg/dl；对照组按传统方法治疗，控制血糖水平在 180～200mg/dl。在 ICU 住院 5 天以上者，传统疗法组死亡率为 20.2%，而强化治疗组死亡率为 10%（P = 0.005）。强化治疗组的血行感染发生率降低（4.2% vs. 7.8%，P = 0.003），需透析治疗的肾衰竭发生率降低（4.8% vs. 8.2%，P = 0.007），多发性神经病理损害的发生率降低（28.7% vs. 51.9%，P < 0.001）。胰岛素强化治疗组患者需要长时间机械通气和重症监护治疗的可能性减少。该试验结果有力地说明了严格控制血糖的意义，至少对外科 ICU 患者是如此。

反对对危重症患者严格控制血糖的学者提出，应当慎重考虑低血糖的危险，因为是胰岛素的治疗作用而非血糖控制带来益处。胰岛素有多方面的治疗效应，包括抑制肿瘤坏死因子 TNF-α[58]。TNF-α 触发促凝活性和纤维蛋白沉积，抑制对内毒素血症和中毒性休克有促进作用的巨噬细胞抑制因子[59]。为明确是胰岛素的作用还是血糖控制的效应，Van den Berghe 等[60] 将以往的资料运用多变量分析法进行再次分析，其结论是：死亡率、多发性神经病变和血行感染的发生率降低与血糖水平的降低有关，而与胰岛素实际给予量无关。研究发现，胰岛素的剂量与肾衰竭的发生率有关，而与血糖水平无关。研究者认为，这种差别可能是胰岛素对肾的直接作用引起，或是由于胰岛素经肾清除，肾衰竭患者对外源性胰岛素的需要量减少。Finney 等[61] 在一项前瞻性观察性研究中提供了另外的证据。他们观察了 523 例外科 ICU 患者的血糖控制效应，再次证实不良结局的主要决定因素是高血糖，而不是低胰岛素血症；死亡率的降低与控制血糖水平有关，而与胰岛素的保护效应无关。增加胰岛素剂量与所有水平高血糖患者的死亡率增加均有关。经过回归分析的这些资料提示，保持血糖水平在 145mg/dl 以下者的生存率，与严格控制血糖水平在 80～110mg/dl 者可能是相同的。

对 Van den Berghe 研究的主要质疑认为，该试验是在相对同质的外科患者人群中进行的。最近，该研究团队发表了一个对 1200 例 ICU 患者进行严格血糖控制的跟踪随访的研究报告[62]。其结果显示，严格控制血糖使得新近获得性肾损伤的发病率降低、呼吸机撤离时间较早、转出 ICU 或出院时间提前，但死亡率并无改变。对患者亚群的分析显示，对入住 ICU 3 天（或以上）的患者严格控制血糖水平肯定是有益的，死亡率可降低（43% vs. 52.5%，P = 0.009）。但该试验未能明确说明对入住 ICU 短于 3 天的患者施行胰岛素加强治疗是否会造成伤害或是否有好处。

此后，数项多中心随机对照研究评估了严格控制血糖的风险 - 收益比[63-65]。两项研究［重症脓毒症容量替代和胰岛素治疗（VISEP）研究以及血糖控制治疗研究］被提前叫停，原因是低血糖发生率过高（分别为 17% vs. 4.1%，P < 0.001；8.7% vs. 2.7%，P < 0.001）。最近，最大规模的 NICE-SUGAR 试验研究包括了 42 家 ICU 的 6000 名患者，结果表明两组患者在 ICU 留住时间、呼吸机撤离时间以及肾替代治疗时间上并无差别。更令人不安的是，他们发现严格控制血糖可增加低血糖的发生率（6.8% vs. 0.5%，P < 0.001）和 28 天的死亡率（22.3% vs. 20.8%，P = 0.02）[65]。经过对 NICE-SUGAR 数据库的详细分析显示，患者损害程度取决于低血糖的程度[66]。基于目前的研究可以认为，严格控制血糖甚至是常规正常血糖都可能不是正确的目标导向[67]。最佳的血糖目标对于不同患者和不同病情来说可能各不相同，而血糖的变化率比一个恒定的数值更有价值。

活化蛋白 C

严重脓毒症患者有凝血功能异常，轻度的凝血功能异常可以表现为 D- 二聚体浓度轻微升高，重者直接发生弥散性血管内凝血（DIC）[68, 69]。人们认识到脓毒症可引起微血栓，而且脓毒症患者血液中活化蛋白 C（activated protein C，APC）的浓度偏低，故研究 APC 以期找到针对脓毒症的治疗方法[70]。APC 是天然的抗凝血剂，可使 Va 和 Ⅷa 失活，阻止凝血酶生成，后者可激活多种炎症通路而诱发炎症[71]。APC 可溶解血栓，清除全身微血栓[69]，减少组织因子表达及结合选择素，后者可激活作用于血管内皮细胞表面的中性粒细胞[72]。最新资料表明，无论多系统器官功能衰竭的启动因素是什么，APC 的水平可预测其预后[73]。

重组人类 APC（Xigris，美国礼来制药）用于治疗严重脓毒症[72]。在一项蛋白 C 治疗严重脓毒症的全球性评价（PROWESS）研究中，将 1690 例重症脓毒症患者随机分为 APC 治疗组和安慰剂组。安慰剂组的死亡率为 30.8%，APC 治疗组的死亡率为 24.7%（$P = 0.005$）。持续 96h 静脉输注 APC 24μg/(kg·h) 可使绝对死亡危险降低 6.1%。由于该试验很早就得出了有效的结论而随即被终止，但亚组分析显示随病情严重程度的增加［急性生理与慢性健康（Acute Physiology and Chronic Health Evaluation，APACHE）评分 >24］，其降低死亡率的效果会受到限制。由于 APC 自身的抗凝作用，可以预见其最主要的不良反应是严重出血（3.5% $vs.$ 2%，$P = 0.06$）。美国食品药品监督管理局（FDA）仅基于 PROWESS 一项研究即批准了该药的应用，但仅限于高危患者使用，并且要求对 APACHE Ⅱ 评分较低的患者进行进一步研究。而此前针对低 APACHE 评分患者的 ADDRESS 试验（ADministration of DRotrecogin alfa [activated] in Early stage Severe Sepsis trial）因意义不大，很早就被数据安全监管委员会叫停了[74]。

一项新的有关 APC 的随机安慰剂对照试验（PROWESS-SHOCK）希望能提供一个明确的答案[75]。在这项试验中，募集了来自欧洲、北美洲、南美洲、澳大利亚、新西兰以及印度的 208 家医院患有感染、全身炎症反应和休克的 1697 名患者，随机注射 96h 的 APC 或安慰剂。主要研究终点为 28 天死亡率，结果两组相同（APC 组 26.4%，对照组 24.2%，RR 1.09，95% CI 0.92 ~ 1.28，$P = 0.31$）。此项研究结果促使礼来制药公司在 2011 年年末自愿从市场上撤回了药物 APC。

急性呼吸衰竭

最初 ICU 是为治疗脊髓灰质炎所引起的急性呼吸衰竭而建立的。从那时起，随着现代机械呼吸机的不断发展，急性呼吸衰竭的治疗得到彻底革新。1967 年，Ashbaugh 等[76] 最先报道了 12 例成人 ARDS，其症状包括急性呼吸窘迫、氧疗难以纠正的发绀、肺顺应性降低及胸片示双肺弥漫性渗出阴影。由于最初的定义缺乏鉴别患者的明确标准，1994 年欧美共识会议委员会制订了 ARDS 的诊断标准[77]。

尽管欧美共识委员会制订的诊断标准为 ARDS 网络研究和其他研究提供了统一的框架标准，但该定义存在明显不足，包括 PaO_2/FiO_2 比值会随呼吸机设置而变化、胸部 X 线检查可靠性差以及难以与静水压性肺水肿鉴别。因此，有必要召开新一届的共识会议更新既往的定义，ARDS 柏林定义由此产生[78]。表 101-2 比较了急性肺损伤（acute lung injury，ALI）和 ARDS 两种诊断标准的区别。

对 ALI 或 ARDS 的治疗主要是支持性的机械通气，其目的是为病因治疗和肺的自然愈合赢得时间[79]。直到最近，多数研究报道 ALI 或 ARDS 的死亡率为 40% ~ 60%，其死因主要为脓毒症或多器官功能衰竭，而非原发性呼吸方面的病因[80, 81]。

数项临床试验均指出，ALI 和 ARDS 的共同标志性特点是"肺顺应性降低"。2000 年，在美国国立卫生研究院（National Institutes of Health，NIH）ARDS 网站上发表了对保护性机械通气策略的权威性研究结果"[38]。在这项针对 ALI 患者的前瞻性研究中，接受 12ml/kg 潮气量通气的患者其死亡率为 40%，而潮气量为 6ml/kg 者死亡率降至 31%；低潮气量组无须机械通气和未并发器官衰竭的时间较长。该研究与既往一些非结论性研究存在差异，推测主要源于以下几个方面：首先，NIH 的研究采用了比其他研究更低的潮气量，因此更能说明问题；其次，NIH 研究中通过提高通气频率或使用碳酸氢钠来治疗呼吸性酸中毒，预

表 101-2 急性呼吸窘迫综合征 AECC 定义和柏林定义的比较

	AECC 定义 [77]	柏林定义 [78]
病程	急性起病	已知临床发病或呼吸症状新发或加重后 1 周内
氧合指数	ALI：$PaO_2/FiO_2 \leqslant 300mmHg$； ARDS：$PaO_2/FiO_2 \leqslant 200mmHg$；	轻度：$200mmHg < PaO_2/FiO_2 \leqslant 300mmHg$ 伴 PEEP 或 CPAP $\geqslant 5cmH_2O$ 中度：$100mmHg < PaO_2/FiO_2 \leqslant 200mmHg$ 伴 PEEP $\geqslant 5cmH_2O$ 重度：$PaO_2/FiO_2 \leqslant 100mmHg$ 伴 PEEP $\geqslant 5cmH_2O$
胸片	双侧肺浸润影	双肺斑片影不能完全用渗出、小叶／肺塌陷或结节解释
水肿	无左房压增高的临床证据情况下，PAWP $\leqslant 18mmHg$	呼吸衰竭无法完全用心力衰竭或体液超负荷解释
危险因素	无	若患者无肺损伤的危险因素，则应行客观评估如超声心动图等检查以排除静水压性肺水肿

AECC，欧美共识会议；ALI，急性肺损伤；ARDS，急性呼吸窘迫综合征；FiO2，吸入氧浓度；PaO2，动脉血氧分压；PAWP，肺毛细血管楔压；PEEP，呼气末正压

防了其他有害作用；最后，NIH 研究中纳入 861 例患者，是迄今为止最大样本量的研究，因此增强了研究所发现的低潮气量通气的阳性结果的统计学效力[82]。

在采用相同患者数据的第二次研究中，Eisner 等[83]发现没有证据表明低潮气量通气策略所产生的效果随 ARDS 的临床原因而变化。尽管脓毒症 ARDS 的死亡率最高（43%），肺炎和吸入性肺炎 ARDS 的死亡率居中（36%），创伤 ARDS 的死亡率最低（11%），但无证据显示低潮气量通气治疗对不同组 ALI 或 ARDS 的治疗效果

有差异。研究人员得出结论，无论其致病原因是什么，低潮气量通气治疗适用于所有的 ALI 或 ARDS 患者。

对 ALI 或 ARDS 患者通气管理上取得的重要进展使 ICU 患者的治疗得到提高。ARDSnet 试验证实，低潮气量机械通气治疗可使 ICU 死亡率明显降低 9%，因此在更有效的策略出现之前，该方法应列为治疗 ALI 或 ARDS 患者的标准策略。图 101-2 所示为加利福尼亚大学旧金山分校对 ALI 或 ARDS 患者所采用的机械通气治疗方案。关于无 ARDS 患者是否应采用保

ARDSnet
NIH NHLBI ARDS 临床医学网
机械通气治疗方案总结
UCSF 危重症医学科

急性发作诊断标准：
1. $PaO_2/FiO_2 \leqslant 300$（校正海拔高度）。
2. 与肺水肿同时出现的胸片示双侧肺部渗出影（片状、浸润或无改变）。
3. 无左心房压增高的临床证据。

第一部分：通气机的设置和调节
1. 计算理想体重（IBW）
　男性 = 50 + 2.3 ×［身高（英尺）−60］
　女性 = 45.5 + 2.3 ×［身高（英尺）−50］
2. 选择辅助控制模式
3. 设置初始 TV 到 8ml/kg（IBW）
4. 每隔一定时间（≤ 2h）减低 TV 1ml/kg(IBM)，直到 TV = 6ml/kg(IBM)
5. 设定初始频率接近基线 V_E 水平（不大于 35bpm）
6. 调整 TV 和 RR 以达到目标 pH 和平台压
7. 设定吸气流速超过患者的需要（通常 > 80L/min）

第二部分：撤机

撤机耐受的定义
1. RR ≤ 35（超过 35，持续不到 5min）和
2. $SpO_2 \geqslant 88\%$（可以耐受 80%，不超过 15min）和
3. 无呼吸窘迫（少于下列 2 项）：
脉率 > 通常频率的 120% 并超过 5min，辅助呼吸肌明显参与呼吸，腹部反常呼吸，出汗，主诉呼吸困难。

A. 当出现下列情况时，执行 CPAP 试验
1. $FiO_2 \leqslant 0.40$ 和 PEEP ≤ 8
2. PEEP 和 $FiO_2 \leqslant$ 前日水平
3. 患者有可接受的自主呼吸用力（可在 5min 内减少通气频率 50% 以检测呼吸用力）
4. 无血管收缩药支持的情况下，收缩压 ≥ 90mmHg

实施试验：
设置 $CPAP = 5cmH_2O$，$FiO_2 = 0.50$
假如 RR ≤ 35 持续 5min，进一步采用下面的压力支持通气撤机
假如 RR > 35 在 5min 之内，可在适当处理（如吸引、镇痛和抗焦虑）之后再重复试验
假如不能耐受 CPAP 试验，回到以前的 A/C 模式

B. 压力支持撤机程序
1. 设置 PEEP=5，FiO_2=0.50
2. 根据 CPAP 试验期间的 RR 设置初始 PS
　a. 如 CPAP RR < 25：设置 $PS=5cmH_2O$ 并采取步骤 3d
　b. 如 CPAP RR=25～35：设置 $PS=20cmH_2O$，然后每间隔不到 5min 减少 $5cmH_2O$，直到 RR=26～35，然后采取步骤 3a
　c. 如初始 PS 不能耐受：回到以前的 A/C 模式
3. 降低 PS（1700h 后不再降低）
　a. 每隔 1～3h 减低 PS $5cmH_2O$，然后采取 3d 步骤
　b. 如 PS ≥ $10cmH_2O$ 不能耐受，回到以前的 A/C 模式（再次采用上一次可耐受的 PS 水平，并采取步骤 3a）
　c. 如 $PS=5cmH_2O$ 不能耐受，回到 PS $10cmH_2O$；如得耐受了，则可整夜用 $5cmH_2O$ 或 $10cmH_2O$ PS，直到第二天清晨撤机
　d. 如 $PS=5cmH_2O$ 能耐受 2h 以上，可以考虑使用下面的非辅助呼吸

图 101-2　加利福尼亚大学旧金山分校（UCSF）对 ALI 或 ARDS 患者所采用的低潮气量机械通气治疗方案。该方案基于 ARDSnet 临床试验方案而制订。A/C，辅助 / 控制；BP，血压；CPAP，持续正压通气；FiO_2，吸入氧浓度；ICU，重症监护治疗病房；I：E，吸 - 呼比；NHLBI，美国国立心肺和血液研究院；NIH，美国国立卫生研究院；PAO_2，肺泡气氧分压；PEEP，呼气末正压；Pplat，平台压；PS，压力支持；RR，呼吸频率；SpO_2，外周血氧饱和度；TV，潮气量；V_E，每分通气量

C. 非辅助性呼吸试验
1. 放置 T 管，气管垫圈或 CPAP<5cmH$_2$O
2. 按下列方法评估 2h 耐受性
3. 如能耐受，考虑拔管
4. 如不能耐受，回到 PS 5cmH$_2$O

> 非辅助呼吸耐受的定义：
> 1. RR ≤ 35 和
> 2. SpO$_2$ ≥ 90% 和（或）PaO$_2$ ≥ 60mmHg 和
> 3. 自主呼吸 TV ≥ 4ml/kg（IBM）和
> 4. 不存在呼吸窘迫（少于下列 2 项）：
>   脉搏高于通常脉率的 120% 且超过 5min，辅助呼吸肌明显参与呼吸，腹部反常运动，
>   出汗，主诉呼吸困难。

氧合目标：
PaO$_2$ 55 ～ 80mmHg 或 SpO$_2$ 88% ～ 95%
使用以下渐增式 FiO$_2$/PEEP 比值以达标：

FiO$_2$	0.3	0.4	0.4	0.5	0.5	0.6	0.7	0.7
PEEP	5	5	8	8	10	10	10	12

FiO$_2$	0.7	0.8	0.9	0.9	0.9	1.0	1.0	1.0
PEEP	14	14	14	16	18	20	22	24

目标平台压：≤ 30mmH$_2$O
至少每 4h 和在每次改变 PEEP 或 TV 时检查平台压（吸气末停顿 0.5s）、SpO$_2$、总 RR、TV 和 pH

若平台压＞ 30cmH$_2$O：减低 TV 1ml/kg（min = 4ml/kg）
若平台压＜ 25cmH$_2$O：增加 TV 1ml/kg，直到平台压＞ 25cmH$_2$O 或 TV ＜ 6ml/kg

目标 pH：7.25 ～ 7.45
酸中毒的处理：
pH ＜ 7.25 但≥ 7.20
1. pH＜7.25 时通知 ICU 住院医师
2. 提高 RR，直到 pH ＞ 7.25 或 PaCO$_2$ ＜ 25
3. 如 RR=35 和（或）PaCO$_2$ ＜ 25，可以给予碳酸氢钠，也可不予处理至 pH ＜ 7.20
pH ＜ 7.20
1. 增加 RR 到 35（如果不到 35 的话）
2. 如 pH 持续＜ 7.20，考虑输注碳酸氢钠，可以以 1ml/kg 的幅度增加直到 pH ＞ 7.20（可以超过平台压靶目标）
碱中毒的处理（pH ＞ 7.45）
1. 尽可能减低通气量

I：E 目标比率 1：1 ～ 1：3。调整流速以达到目标。
若 FiO$_2$=1.0 且 PEEP=24cmH$_2$O，可以调整 I：E 至 1：1

图 101-2　续

护性肺通气策略的问题尚无答案，最新的 meta 分析表明在无肺损伤的患者中，低潮气量通气可延缓肺损伤、降低死亡率[84]。

非传统的通气措施

为改善 ALI 引起的低氧血症和通气血流比失调，除采用低潮气量通气策略外，还可采取其他的治疗措施如高呼气末正压、肺复张手法、俯卧位通气、一氧化氮吸入（iNO）、神经肌肉阻滞药和早期气管切开术等。下文将对此进行讨论。

高呼气末正压　应用呼气末正压（positive end-expiratory pressure，PEEP）的主要目的是减少周期性肺泡塌陷和剪切伤。Brower 等[85] 评估了低潮气量和增加呼气末容量避免肺损伤的作用（assessment of low-tidal volumeand increased end-expiratory volume to obviate lunginjury，ALVEOLI 研究），将接受低潮气量通气的 549 名 ARDS 患者随机分为高 PEEP 组和低 PEEP 组，结果发现两组组内死亡率相似（24.9% vs. 27.5%）。这一结论被近期的 meta 分析所证实，该分析从 3 项超过 2000 名患者的试验收集数据来验证高或低 PEEP 的效果。而高 PEEP 或低 PEEP 与提高住院患者的生存率无关[86]。故目前仍然推荐使用传统的 5～12cmH$_2$O 的 PEEP 值。

肺复张手法　ARDS 患者必然伴发"重力依赖性肺不张"。肺不张可导致肺内分流、通气血流比失调和肺不同部位的肺顺应性差异。有人对肺复张提出采用持续性增高气道压的策略，以促使肺泡重新膨胀[87]。运用此法必须谨慎，操作不当可引起不良并发症，诸如静脉回流显著减少而导致低血压；肺泡通气量下降可引发高碳酸血症和呼吸性酸中毒；还可能引发气胸、心律失常和细菌移位等。最合适的气道压力、持续时间和频率尚无明确参数可循。ALVEOLI 研究中，给予患者高 PEEP 的同时采用气道压在 35～40cmH₂O，持续 30s 的肺复张手法，以评估其对氧合的影响[85]。对最初 80 例患者的观察提示，肺复张手法仅有轻度改善氧合的作用，所以未应用于其他患者。由于肺复张手法仅短暂提高氧合而不能改善死亡率，所以不推荐常规应用。

俯卧位通气　鉴于肺不张和通气血流比失调可能与重力有关，有人设想如果将患者处于俯卧体位，有可能改善气体交换功能。尽管在变换俯卧位的搬动中可能会遇到一些困难，诸如气管导管、监测仪缆线或胸腔引流管的意外脱落、患者的意外伤害等，但可获得较高的功能残气量，也利于排出气管内分泌物和改善氧合。Gattinoni 等[88]设计了一项多中心的前瞻性随机试验，比较仰卧位和俯卧位对 ARDS 患者的影响。该研究将 304 例患者分为仰卧位组和俯卧位组，后者每天给予 6h 以上的俯卧位机械通气，连续 10 天。俯卧位组氧合得到改善，但两组之间的死亡率并无差异。最近，Guerin 等[89]对重症 ARDS 患者（PaO₂/FiO₂<150mmHg）进行了研究，所有参与此项研究的中心均有 5 年以上俯卧位通气的经验。所有患者在病程早期（随机分组后的 1h 内）采用俯卧位通气，每天连续 16h，同时给予镇静药和肌肉松弛药。结果表明，28 天死亡率从对照组的 32.8% 下降到俯卧位组的 16%，而且干预组的并发症发生率未见明显增加（$P < 0.001$）。个别患者可能从中获益，但现有数据不支持在所有医院常规施行俯卧位通气。利用具有旋转功能的特制病床可能是俯卧位通气的替代措施，但目前尚无针对这种病床疗效的前瞻性研究。

一氧化氮（NO）吸入　人体有许多细胞具有合成内源性 NO 的功能，如巨噬细胞、肥大细胞和平滑肌细胞等。NO 具有调节血管紧张度和神经传递、抑制血小板聚集和细胞毒性等功效，与自由基产生相互作用[90-91]。NO 与血红蛋白结合，经代谢转变为亚硝酸盐和硝酸盐而经尿排出[92]。其代谢过程非常迅速，

半衰期极短，仅几秒钟，且效应点仅局限于其即时释放的区域。故吸入 NO（iNO）可选择性地抵达肺通气尚好的区域，促使局部毛细血管扩张，由此来改善通气血流比失调和改善氧合（图 101-3）。iNO 的这种效应与其他肺血管扩张剂有所不同，后者的作用是不加选择地扩张全身血管，反而促使气体交换功能恶化（参见第 104 章）。而 iNO 的作用仅局限于肺血管内的血红蛋白，这样就可避免全身血管扩张的危害。

最初，iNO 仅作为一种改善氧合的抢救性措施用于严重 ARDS 的治疗[93]。进一步的研究发现，在 ARDS 病程早期使用 iNO，能降低肺动脉压；使静脉血掺杂下降；在不影响血压、体血管阻力（SVR）或心排血量的情况下使氧合改善[94-95]；PaO₂/FiO₂ 比值平均可提高 42%[96]。长时间吸入 NO，其良好效果仍能保持稳定，但如果突然终止 iNO，则可出现反跳综合征[97]。

1988 年已有 3 篇对 ARDS 患者 iNO 治疗的随机研究报告发表，其中 2 篇的病例数少（不足 40 例），但其结果恰与另一篇多中心研究的随机双盲观察结果相一致[98]。这些报告都指出，在使用 iNO 之初，氧合可快速改善；但在第 2～7 天时，试验组与安慰剂组的组间 FiO₂ 已无显著性差异。最重要的结果是，两组间在 4 周内的死亡率、存活天数和需行机械通气等方面无差异。患者对 iNO 治疗反应好的含义是：PaO₂增高超过 20% 或更高，iNO 治疗组与传统治疗组间的 30 天死亡率无显著性差异[96]。最近一项包含 12 个单位 1237 例资料的 meta 分析也发现，iNO 组的 PaO₂/FiO₂ 比值增高，但 iNO 组的住院死亡率、机械通气天数或撤离机械通气时间均无显著性差异。iNO 组的肾功能紊乱风险增高（*RR* 为 1.5；95%*CI* 为 1.11～2.02）[99]。

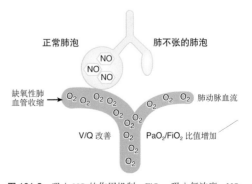

图 101-3　吸入 NO 的作用机制。FiO₂，吸入氧浓度；NO，一氧化氮；O₂，氧气；PaO₂，动脉血氧分压；V̇/Q̇，通气 / 血流 *(Adapted from Liu LL, Aldrich JM, Shimabukuro DW, et al: Special article:rescue therapies for acute hypoxemic respiratory failure, Anesth Analg111:693-702, 2010.)*

根据以上资料，对 ARDS 患者不推荐常规使用 iNO。对氧合低下的危重症例也无资料表明 iNO 具有抢救性效果。iNO 对某些特殊病例（例如急性进行性缺氧、严重肺动脉高压或右心功能衰竭）的潜在价值，尚有待进一步研究阐明。

神经肌肉阻滞药 1977 年首次报道了患者联合应用机械通气、高剂量皮质醇和神经肌肉阻滞药（neuromuscular blocking agents，NMBAs）后出现严重的肌无力（参见第 34 章）[100]。此后，又有 20 余项研究成果公开发表，多为观察性研究。大部分研究结果表明，NMBAs 仅偶尔与 ICU 获得性肌无力（ICU-acquired weakness，ICU-AW）有因果关系[101]。Kesler 等[102] 在临床实践中改变策略以避免肌肉松弛。他们比较了 1995—2004 年期间 74 名哮喘患者的记录，发现尽管刻意减少了 NMBAs 的使用，但 ICU-AW 的发生率并无不同（20% $vs.$ 14%，$P = 0.23$）。

最近，Papazian 等[103] 报道了一项关于顺式阿曲库铵对重度 ARDS 患者（PaO$_2$/FiO$_2$<150）影响的研究，340 名患者随机分为接受 48h 的顺式阿曲库铵组和安慰剂组。除了 90 天生存率这个主要参数外，同时将肌力测试作为检验肌无力的指标，结果显示，两组 ICU-AW 的发生率无明显差别（29% $vs.$ 32%，$P = 0.49$）。在接受不同剂量顺式阿曲库铵的亚组试验中，各组间 ICU-AW 的发生率也无差别（37% $vs.$ 30%，$P = 0.32$）。同安慰剂相比，顺式阿曲库铵组 90 天死亡风险比为 0.68（95% CI 为 0.48 ～ 0.98，$P = 0.04$）。

就目前对 NMBAs 的了解，尚需更多的研究资料加以明确。在行机械通气的 ARDS 患者中，短时间使用 NMBAs 能增加氧合、减少呼吸机相关性肺损伤。但 ICU-AW 的发病机制究竟是因为神经肌肉阻滞药还是因为制动或镇静，这需要进一步研究以明确，在此之前无法给出最终意见。

气管切开术的适应证

气管切开术是 ICU 的常用措施。行机械通气的危重症患者中约有 10% 需施行气管切开术[104]。一般认为气管切开术具有如下优点：便于更安全的气道管理；可早期安全进行肠道营养；更便于口腔护理；镇静药用量减少的同时患者的感觉比较舒适；促进早期活动。气管切开术的并发症包括造口处感染、气胸、皮下气肿、气管软化和气管狭窄[105]。气管切开术存在的问题主要有：哪些急性呼吸衰竭患者应施行气管切开术？如何判定气管切开术的最佳时机？

一篇发表于 1998 年的综述指出，气管切开术用

于危重症患者能改变机械通气时长和防止气道损伤，这一观点尚未得到充分的证据支持[106]。其后，有个别研究报道认为早期施行气管切开术可减少机械通气天数[107]，缩短留住 ICU 时间和住院总天数[108]，使上呼吸道损伤率降低[107]。一项 meta 分析研究试图对这一问题做出决定性评价，但遗憾的是符合入选 meta 分析标准的患者例数在 5 项试验中仅有 406 例[109]。分析结果提示，实施气管切开术的时机不能改变死亡率和院内获得性肺炎的风险，但早期施行气管切开术可减少机械通气天数和留住 ICU 的总天数。有关数据见表 101-3。由于下列问题（病例入选或排除标准、实施气管切开术"早"或"晚"的定义、入选患者的个体差异性、院内获得性肺炎的诊断标准等）的可变性，所以此 meta 分析的异质性较高，因此对上述结果尚不能视为结论性意见。

最近 Blot 等在法国 25 所 ICU 进行了一项随机对照试验，将早期气管切开术（气管插管 4 天内）与长期气管插管相比较，结果显示，气管切开术对 28 天死亡率、VAP 发生率、无须机械通气时间和 ICU 留住时间并无益处[110]。Terragni 等在意大利 12 所 ICU 中进行的随机对照试验也证实了这一结论，他们发现早期气管造口（插管后 6 ～ 8 天）与晚期气管造口（插管后 13 ～ 15 天）对减少 VAP 无统计学意义（14% $vs.$ 21%，$P = 0.07$）[111]。

危重症患者早期或晚期实行气管切开术对死亡率和 VAP 发生率均无明显影响。也许某些患者能从早期气管切开中获益，但困难在于如何判断这些患者可能在首次撤离呼吸机时失败而需要延迟撤机过程，这就需要一个更好的预测模型。气管切开术应在可能撤机困难或撤机过程较长的患者实施。遗憾的是，目前尚无特异而敏感的试验或者评分系统能预测患者是否需延迟撤机。因此，对施行气管切开术患者的选择尚存在主观性。

表 101-3　早期和晚期实施气管切开术的比较

	相对风险	95% 可信区间	P 值
气管切开术的时机	0.79	0.45 ～ 1.39	0.42
肺炎的发展	0.9	0.66 ～ 1.21	0.48
	平均差	95% 可信区间	P 值
机械通气时间	−8.5 天	−15.3 ～ −1.7 天	0.03
ICU 留住天数	−15.3 天	−24.6 ～ −6.1 天	0.001

Modified from Griffiths J, Barber VS, Morgan L, et al: Systematic review andmeta-analysis of studies of the timing of tracheostomy in adult patientsundergoing artificial ventilation, BMJ 330: 1243, 2005

经皮穿刺式气管切开术与切皮开放式气管切开术的比较　经皮穿刺式气管切开术是为保障成年危重症患者气道安全而出现的一种方法，其优点包括：皮肤创口小、组织创伤少、创口感染率低、移动患者入手术室时的风险低、所需人力少。两项 meta 分析报告指出，经皮穿刺式气管切开术的并发症减少，资源消耗降低，成本 - 效益提高；并且，由于该方法可在床旁施行，因此与切皮开放式气管切开术相比，前者可行性更强 [112-113]。需要谨记的是这些研究结果的适用范围需排除下列情况，如紧急气管造口、可疑困难气道或困难气道、既往气道问题、凝血功能障碍和既往气造口史等。因此，尽管经皮穿刺式气管切开术安全有效，但从目前资料看，该法仅适用于入住 ICU 的某些特定患者。

静脉液体的管理和监控

肺动脉导管（pulmonary artery catheters，PACs）用于危重症患者的比例已大幅度下降。多数研究未能证实其有效性，甚至认为反而有害。其中最著名的研究是 SUPPORT（Study to Understand Prognoses and Preferences for Outcomes and Risks of Treatments），该研究对 5735 例危重患者进行回顾性分析 [114]，指出采用 PAC 者死亡率增高、费用增加。Richard 等 [115] 对 ARDS 或休克患者进行了 PAC 和中心静脉导管（central venous catheters，CVCs）的前瞻性对照研究。该研究纳入法国 36 所 ICU 的 676 例患者，临床管理交由经治内科医师来负责，结果显示两者所有涉及预后的变量均无差异。

最近，在美国国立心肺和血液研究所（NHLBI）ARDS 临床试验网站指导下，对 1000 例确诊为 ALI 的患者进行液体和导管治疗试验（Fluids and Catheters Treatment Trial，FACTT），分别采用 PAC 或 CVC 作为获得血流动力学数据的工具 [116]。承担这项研究的人员都来自大学 ICU，受过血流动力学数据分析的培训，遵循特异性的管理流程。研究表明，尽管与导管相关的严重并发症很少，但 PAC 组的心律失常和传导阻滞发生率确实较高；两组都不能防止或逆转器官衰竭，不能减少必需的支持治疗（如血管加压药、辅助通气或肾替代治疗），不能缩短转出 ICU 的时间，不能降低 60 天死亡率。可能是由于对上述资料的认识，美国在过去 10 年间的 PAC 使用率已降低 65%[117]。

最近，FACTT 得出一个令人感兴趣的结论，在已确诊的 ALI 患者中使用保守性液体治疗方案可能更为有效 [118]。虽然两组的 60 天死亡率相同，但保守性液体治疗可改善肺功能和中枢神经系统功能；减少镇静

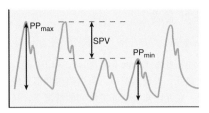

图 101-4　液体反应的无创监测。PPmax，最大脉压；PPmin，最小脉压；SPV，收缩压变异度

药、机械通气和重症监护的需求；不增加并发症（如非肺源性器官衰竭或休克）的发生率。

既往 10 年不再强调对肺毛细血管楔压和中心静脉压的监测，而是更关注对液体治疗反应的评估 [119]。基于生理反应的动态指标比静态指标更有意义 [119]。这种源于动脉压力波形 [收缩压变异率（SPVs）和脉压变异率（PPVs）] 的监测是微创的、实时的，可用于评估机械通气患者的心肺交互作用（图 101-4）。尽管在麻醉状态下，这些预测液体反应性的研究前景良好 [120-121]，但在 ICU 中却存在很多问题。通常要求患者必须是窦性心律、胸腔闭合、腹压正常，而且是在行 $0 \sim 5cmH_2O$ PEEP 控制通气的情况下 [122]。

或许最佳的液体治疗方法是根据临床检查结果进行管理，并根据患者的病程进展给予适当的滴定输液。在脓毒症急性期，目标导向的开放性输液对患者是有益的 [123]。但是，在确诊为 ALI 的患者，过量的液体是无益的。

液体选择：晶体与胶体比较

目前尚无明确证据表明哪类液体（胶体或晶体）更适用于液体管理。Finfer 等将近 7000 名 ICU 患者随机分组给予 4% 白蛋白或生理盐水 [124]。两组 28 天死亡率相似，提示白蛋白和生理盐水用于混合的 ICU 患者容量替代治疗的作用是相同的。在胶体液中，证据显示不应使用羟乙基淀粉，以避免肾损伤。与生理盐水相比，使用羟乙基淀粉复苏的患者需要肾替代治疗的比例明显增加（7% vs. 5.8%，$P = 0.04$），而且副作用更多（如瘙痒和皮疹）（5.3% vs. 2.8%，$P < 0.001$）[125]。与乳酸林格液相比，严重脓毒症患者使用羟乙基淀粉可增加 90 天死亡率（RR 为 1.17；95% CI 为 1.01 ~ 1.36，$P = 0.03$）和肾替代治疗率（RR 为 1.35；95% CI 为 1.01 ~ 1.80，$P = 0.04$）[126]。目前越来越多的观点认为不应使用羟乙基淀粉（参见第 61 章）。

急性肝衰竭

流行病学

急性肝衰竭（acute live failue，ALF）是一种罕见的全身紊乱，表现为黄疸、凝血障碍和多系统器官功能衰竭。在无已知慢性肝脏疾病的情况下，从出现黄疸开始，在 8 周内出现肝性脑病（肝昏迷）者，即可确诊为 ALF[127]。美国每年约有 2000 例 ALF 患者[128]，其中服用过量乙酰氨基酚是主要诱因[129]。对暴发性肝衰竭（fulminant hepatic failure，FHF）患者如果不及时施行肝移植手术，死亡率可高达 60% ~ 80%[130]，死因主要为多器官衰竭、脓毒症和脑水肿。一般来讲，在 ALF 期间施行肝移植，预后比慢性肝病期施行肝移植者为差，其术后由脓毒症和多系统器官功能衰竭导致的死亡率高[131]。

影响急性肝衰竭预后的因素

肝移植时机的选择与患者的筛选非常重要，因为肝移植是治疗 ALF 的唯一有效措施[132]。虽然目前已有相关的评分系统，但是由于 ALF 的病因十分复杂，所以其准确度受到影响（图 101-5）。绝大多数是受到例数的限制，而有些病程较长的患者在治疗过程中支持性的治疗措施不断改变。英国皇家学院（The King's College）的评估标准用于评估那些不行肝移植手术则面临死亡的患者，特异度可高达 94.6%，但灵敏度较低（58.2%），这提示有一部分未达到评估标准的患者仍将会死亡[133]。此评估标准的阴性预测值也不高，因此可能导致原本无须肝移植就可恢复的患者接受了肝移植手术。另一种预测标准终末期肝病评估模式（Model for End-Stage Liver Disease，MELD）[134]，适用于评估各种原因（包括乙酰氨基酚）所致的 ALF 的预后。测定血乳酸盐水平[135]和高磷酸盐血症[136]也有一定的应用前景。

暴发性肝衰竭的处理

一般支持治疗　ALF 患者往往病情迅速恶化，均需入住 ICU 进行严密监护、明确病因，并尽早将适合原位肝移植的病例转入移植中心。对出现神经症状而致气道不畅者需尽早施行气管内插管。为维持血压需输注晶、胶体液扩容。为预防脑水肿，需纠正酸碱失衡、处理高热和严密监测血糖。因肝肾综合征导致的肾衰竭，随着肝功能的恢复可逆转。对进展期 ALF 需施行连续性肾替代治疗（continuous renal replacement-therapy，CRRT），以治疗肾功能不全、稳定血容量和防止脑水肿。由于这些患者发生菌血症和脓毒症的概

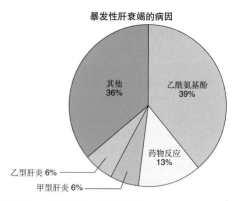

暴发性肝衰竭的病因

其他 36%
乙酰氨基酚 39%
药物反应 13%
甲型肝炎 6%
乙型肝炎 6%

图 101-5　暴发性肝衰竭的病因 (*Modified from Schiodt FV, Atillasoy E, Shakil AO, et al: Etiology and outcome for 295 patients with acute liver failure in the United States, Liver Transpl Surg 5:29-34, 1999.*)

率高于普通人群，故早期使用抗生素和控制感染源非常重要[138]。尽管凝血与纤溶途径均存在异常，但仍处于相对平衡，除非血小板计数过低，出、凝血功能尚可保持相对稳定状态[139]。一旦明确病因，应采取对应的治疗（如 N- 乙酰半胱氨酸用于治疗乙酰氨基酚中毒、青霉素 G 用于治疗蕈类中毒、妊娠相关急性肝衰竭者尽早分娩等）[134]。

颅内压增高的处理　ALF 一旦发生脑水肿和颅内高压，很可能是一种灾难性的并发症（参见第 70 章）。体内原本由肝清除的渗透活性化合物此时蓄积在血液内并弥散入脑实质。其水分移入神经细胞和神经胶质的结果是脑肿胀，可能诱发脑疝。目前对构成脑水肿的真正化合物尚不清楚，氨可能是其中一种重要物质。

脑水肿的诊断可能比较困难。必须进行一系列的神经病学检查，经常行头颅动态计算机断层扫描可识别脑水肿的早期征象。尽管早期监测颅内压已被证实不能改善预后[140]，但很多中心仍在采用。传统方法采用脑室内置管监测，但由于可导致严重出血，所以可通过经颅或经腰椎经硬膜外腔进行颅内压的监测。

降低颅内压的方法还包括 CRRT 清除血氨、低温、巴比妥类药镇静以及使用甘露醇和高张盐水等[141]。尽管大多数实验室数据证明低温有益于控制 ALF 引发的脑并发症，但仍缺乏临床随机试验证明其安全性或有效性[142]。

肝的支持设备

生物人工肝：生物人工肝使用肝细胞以代替终末期肝的合成、解毒和排泄功能。人的肝细胞不易培养

成活，所以通常选择猪肝细胞更为合适[143]。生物人工肝的基本原理是：在空心纤维毛细管的管壁外空隙中预置肝细胞，将患者的血浆引入纤维毛细管，血浆中的分子物质允许通过管壁薄膜，与肝细胞接触进行交换，而血浆中的免疫球蛋白、补体和细胞成分则被阻止不能通过。2004 年，一项前瞻性的关于生物人工肝系统的多中心随机对照研究结果发表[144]，结果表明，生物人工肝不能提高生存率。该研究的亚组分析结果显示，有部分暴发性或亚暴发性肝衰竭患者接受生物人工肝治疗后生率有所提高，但该结果无显著意义。

体外人工透析设备：能提高滤过选择性的微孔膜的问世使体外人工透析设备重新得到关注。这种系统针对白蛋白结合物包括 FHF 患者体内蓄积的大多数毒素，大分子物质如免疫球蛋白不能通过。这种装置在生物化学方面有了显著的改进[145]，但是这些研究规模还比较小，而且缺乏对照，所以是否能应用到临床并改善预后仍存在争议（参见第 107 章）。

总之，这些肝支持系统看似安全，但存在出血、全身感染、弥散性血管内凝血（DIC）和过敏反应等副作用。一项针对接受人工和生物人工生命支持系统治疗的 ALF 患者的 meta 分析（该分析包含 8 项随机对照试验的 139 名患者）结果显示，上述肝支持系统不能明显改善 ALF 患者的死亡率[146]。考虑到患者病情的严重程度，临床随机试验受到限制。在该方法被大力推荐应用于临床之前，应该开展更多的有关存活率的对照试验。

急性肾衰竭

流行病学

ICU 中急性肾损伤（acute kidney injury，AKI）的发病率及其预后差异很大。据报道其发病率可高达 35%[147]。肾替代治疗是这类患者的主要支持手段，但死亡率仍然很高。尽管近年来肾替代治疗技术有所提高，但 ICU 中 AKI 导致的死亡率仍高于 50%[148]。

诊断

AKI 的诊断尚无统一标准。最近的调查显示，在各类文献中 AKI 的定义至少有 35 种[149]。这种混乱状况导致报道中 ARF 的发病率和临床表现存在很大的差异。由肾科医师和重症医师组提出急性透析的质量倡议（Acute Dialysis Quality Initiative，ADQI），提出了诊断肾功能不全的新标准。他们认为识别轻度肾功能不全具有重要的临床意义，因此将肾功能不全按轻度至重度进行分级才能更好地描述该疾病。推荐采用 RIFLE（Risk，Injury，Failure，Loss and ESRD）诊断标准（表 101-4），以风险、损害、衰竭与两种预后分级（肾功能丧失和终末期肾病）进行描述。患者死亡率随着 RIFLE 升高而升高，与共存疾病无关[150]。这些数据提示即使对于轻度 AKI 也应采取预防措施，这样能提高生存率，且恢复 ICU 患者肾功能应作为特定的治疗目标。

急性肾衰竭的处理

一般支持治疗　对 ARF 患者需严密监控，应按肾前性、肾性和肾后性原因进行鉴别诊断。实验室评估应包括血清电解质、尿电解质、尿常规和尿沉淀物检查。少尿时必须仔细评估容量状态是低血容量还是高血容量，低血容量能够引起肾前性氮质血症。需纠正电解质紊乱及酸碱失衡。对进行性肾衰竭患者应给予持续的肾支持，包括纠正容量负荷过重和电解质紊乱。对抗生素和其他药物的剂量，需根据肌酐清除率

表 101-4　RIFLE 诊断标准

	肾小球滤过率（GFR）	排尿（UO）	住院死亡率相对风险[150]
风险	Cr 增加 1.5 倍或 GFR 减小 > 25%	UO < 0.5ml/(kg·h) × 6 h	2.2（95%CI 为 2.17 ~ 2.3）
损伤	Cr 增加 × 2 倍或 GFR 减小 > 50%	UO < 0.5ml/(kg·h) × 12h	6.1（95%CI 为 5.74 ~ 6.44）
衰竭	Cr 增加 3 倍或 GFR 减小 ≥ 75% 或 Cr > 4mg/dl	UO < 0.3ml/(kg·h) × 24h，或无尿 × 12h	8.6（95%CI 为 8.07 ~ 9.15）
丧失	肾功能完全丧失 > 4 周		
ESRD	终末期肾病		

GFR，肾小球滤过率；UO，尿量；OR，比值；Cr，肌酐；ESRD，终末期肾病
Modified from Kidney Disease: Improving Global Outcomes, Acute Kidney Injury Work Group: KDIGO clinical practice guideline for acute kidney injury, Kidney Inter Suppl 2(1):1-138, 2012

和血药浓度进行调整，并予严密监控。尿毒症可能引起血小板功能障碍而引发出血问题，需使用去氨加压素（DDAVP）支持。

使用高氯溶液（0.9% 生理盐水、4%～5% 白蛋白）进行液体复苏可导致尿量和电解质分泌减少、高氯性血症、代谢性酸中毒和肾血管收缩。近期一项开放性序贯研究显示在危重患者限制使用高氯溶液可延缓肾衰竭的进程及减少肾替代治疗的需求[151]。

肾支持治疗 ARF 患者常需要某种肾替代治疗。一般采用"持续静脉 - 静脉血液滤过法"（continuous venovenous hemofiltration，CVVH），这种方法是 CRRT 的一种。尽管 CRRT 理论上比间歇血液透析法（intermittent hemodialysis，IHD）更具优势，如可以增加血流动力学稳定性、提高滤过量、增强超滤能力等，但尚无独立的随机试验证明其优越性[152, 153]。对其有效使用时限、配量设置以及对患者的益处尚不十分清楚。

近期研究发现，透析效果与透析方式（IHD 或 CVVH）无关，而与透析剂量有关。透析不足似乎是有害的[154]，ARF 患者早期开始较高滤过量的透析治疗似乎可降低死亡率[155]。而加强剂量的 CRRT 在死亡率、肾功能恢复以及 ICU 留住时间等方面并未显示出优势[156-158]。尽管行 IHD 时的血流动力学更不稳定，但当 CRRT 和 IHD 治疗的两组患者采用相同的透析剂量、多聚体膜和碳酸氢盐缓冲系统时，两者的 60 天死亡率并无差异[159]。尽管目前都趋向于使用 CRRT，但可显著省 ICU 资源的 IHD 正在引起关注。

重症监护治疗中的并发症

ICU 死亡率已有所下降。例如，2 年内脓毒症的死亡率从 37% 下降到了 30.8%（P<0.001）[160]。尽管 ICU 的医疗管理已有长足的进步和提高，但 ICU 治疗的并发症限制了死亡率的进一步下降。下文将讨论 ICU 并发症的预防，如 ICU-AW、院内获得性感染（HAIs）以及交班时出现的错误。

ICU- 获得性肌无力

近年来，随着危重症患者生存率的提高，很多患者从 ICU 转出后需行进一步的康复治疗。重度神经肌肉无力或 ICU-AW 是 ICU 存活者中常见的并发症，并且可导致严重的功能损害。导致 ICU-AW 的危险因素众多，包括疾病的严重程度、全身炎症反应综合征（SIRS）[161]、持续数天的两种或两种以上器官功能障碍、机械通气持续时间[162]、ICU 留住时间、血糖水平[163] 以及皮质类固醇或 NMBAs 的应用[164]。严格控制血糖的利弊尚存在争议，皮质类固醇或 NMBAs 的应用与 ICU-AW 之间是否存在因果关系尚无定论。目前还缺少针对 ICU-AW 的预防和治疗意见[165]。

可行性的治疗就是在 ICU 中要尽早活动、避免长期卧床。运动锻炼能提高肌肉力量，并促进具有肌肉保护作用的抗炎细胞因子的产生[166]。Griffiths 等在应用 NMBAs 治疗的呼吸衰竭患者中观察一侧下肢持续被动运动的疗效。与另一侧下肢相比，接受被动运动的下肢中肌肉 DNA- 蛋白比例（一种消耗指标）的下降明显减少[167]。

其他研究也证明了早期活动可改善临床预后。专业的运动治疗团队（包括护士、助理护士及理疗医师）按照早期运动治疗方案，提供每周 7 天的康复治疗，可明显降低住院死亡率（12.1% vs. 18.2%，P = 0.125）。对体重指数、APACHE Ⅱ评分和血管加压药使用情况进行校准后发现，早期运动可以减少 ICU 留住时间（5.5 天 vs. 6.9 天，P = 0.025）和住院时间（11.2 天 vs. 14.5 天，P = 0.006）[168]。

尽管此前资料显示早期运动具有明确的益处，但对 ICU 内危重患者的运动仍存在挑战和顾虑。困难之一就是 ICU 危重患者所接受的气管内插管、血管内穿刺置管以及其他医疗设备的使用均要求卧床并制动，且已成为常规，但研究表明机械通气的患者同样可以安全地进行活动。Bailey 等观察了 103 名 ICU 患者的 1400 次活动，发现只有 9 名患者发生了 14 个微小事故。这些早期运动并未引发气管导管脱出等意外事件，也未增加医疗费用和延长住院时间[169]。Morris 等对 145 名气管插管的 ICU 患者实行早期运动的研究得出了相似的结论，也未发生设备脱出等意外情况[168]。很显然，ICU 中早期运动是可行的，应受到常规的支持，而且应该更早于目前的习惯做法。Schweicker 等的研究是在气管插管平均 1.5 天后开始早期运动治疗[170]。早期运动患者出院后各项功能更加自主（59% vs. 35%，P = 0.02），更多的患者可直接回家（43% vs. 24%，P = 0.06）。在 28 天随访期内，给予运动治疗的试验组与对照组相比较，发生精神障碍的时间更短（中位数 2.0 天 vs. 4.0 天，P = 0.02），无须机械通气的时间更长（23.5 天 vs. 21.1 天，P = 0.05）。

ICU 中的早期运动治疗需要多学科合作[171]。想达到改变常规的目标需要得到单位领导和临床医生的支持[172]。医师、护士、理疗师之间的良好交流至关重要。应深入研究哪些患者群体比其他患者更能从早期运动治疗中获益，同时应进一步明确早期运动的适宜度和相对或绝对禁忌证。总之，早期运动对降低死亡率是非常有前途的治疗手段。

院内获得性感染

ICU 中最常见的院内感染为尿路感染（31%），其次是肺炎（27%），再次是原发性血行感染（19%）[173]。某些研究指出，积极改进服务质量可降低院内交叉感染率、死亡率和费用[174-175]。由美联邦政府资助的"医疗补助计划和医疗保险服务中心"对 ICU 常见并发症如尿路感染和 CVC 相关性血行感染，已不再提供额外的经费补偿。除了普遍采用的公布感染率外，此项"绩效"政策显然促进了医院对感染率监控的重视。

呼吸机相关性肺炎

在气管插管前无肺炎迹象或可能发展为肺炎的临床证据，而于插管机械通气 48h 后出现了肺炎，称为"呼吸机相关性肺炎"（ventilator-associated pneumonia, VAP）[176]。VAP 是行机械通气和危重患者发病率和死亡率较高的主要诱因。VAP 的发生率估计为 10% ~ 25%[177]，死亡率估计为 5% ~ 27%[178]。VAP 的发病可能与微量误吸被细菌污染的口咽或胃液分泌物有关，危险因素包括已行抗生素治疗和施行有创监测[179]。

对 VAP 的诊断尚存在质疑。当患者出现发热、白细胞增多、脓性分泌物、X 线胸片示新的浸润性阴影，以及气管内分泌物经非定量性分析分离出细菌时，可以做出肺炎的疑似诊断。这种诊断标准属非特异性，容易导致滥用抗生素、增加住院费用、促使耐药微生物的出现，而且还可能延误对发热真正原因的诊断。这些问题促使一些学者建议对 VAP 的诊断采用有创性技术手段。

Fagon 等[180] 在纤维支气管镜直视下，利用无菌取样刷或支气管肺泡灌洗技术采集样本，进行定量性细菌培养。如果用取样刷采集的样本，每毫升培养出不低于 10^3 个菌落单位（CFU）/ml；或用支气管肺泡灌洗采集的样本，每毫升培养出不低于 10^4 个 CFU/ml，即可确诊为 VAP。有创性取样组与对照组比较，第 14 天时死亡率下降（16.2% vs. 25.8%，P = 0.022），无须抗生素治疗的天数增加（5.0±5.1 天 vs. 2.2±3.5 天，P<0.001）。该研究提出在应用抗生素治疗之前必须明确 VAP 的诊断，这一点引发强烈争议。Bregeon 等[181] 沿用同样的研究思路，但不用有创性纤维支气管镜手段，而改用带无菌刷的导管直接采集样本，其细菌检出敏感度与有创纤维支气管镜采集样本者相同。

呼吸机相关性肺炎的预防

和所有院内感染一样，预防是最为有效的措施。过多使用预防应激性溃疡而改变胃液 pH 的药物会增加发生 VAP 的危险[182]。因此，使用不增高胃液 pH 的硫糖铝可能优于 H_2 受体拮抗剂或质子泵抑制剂。采用床头抬高 30° 的体位是预防 VAP 成本 - 效益比最优的方法。Drakulovic 等[183] 发现此项措施可使 VAP 发生率降低且无副作用。这种体位可减少胃食管反流，并且易于实施和监控。

气管导管套囊上方分泌物堆积可使进入气道的细菌量增加。连续吸引声门下分泌物需要使用专门的气管导管，这种导管有第 2 个腔可允许吸引导管套囊近端的分泌物。一项 meta 分析纳入了 13 项符合入选标准的随机对照试验。在这 13 项试验中，12 项试验显示声门下分泌物吸引可明显降低 VAP 发生率。VAP 总的 RR 是 0.55（95% CI 为 0.46 ~ 0.66，P < 0.00001）。声门下分泌物吸引可降低 ICU 入住时间（−1.52 天，95% CI 为 −2.94 ~ −0.11，P = 0.03）和减少机械通气时间（−1.08 天，95% CI 为 −2.04 ~ −0.12，P = 0.03），并延长了 VAP 首次发作的时间（2.66 天，95% CI 为 1.06 ~ 4.26，P = 0.001）。但是声门下分泌物吸引并没有降低不良反应，亦不能降低在院死亡率或 ICU 死亡率[184-185]。对于预期需长时间气管插管行机械通气的患者，导管内声门下分泌物吸引可有效预防 VAP 的发生。最近的一项 meta 分析显示，采用口腔护理和 2% 的氯己定减少口腔微生物的数量也可有效预防 VAP 的发生（RR 为 0.72；95% CI 为 0.55 ~ 0.94，P = 0.02）[185]。

导管相关性血行感染

中心静脉导管相关性血行感染是医源性感染的主要原因之一。美国导管相关性血行感染（catheter-related bloodstream infections, CRBSI）的发生率已经从 2001 年的 43 000 例下降到了 2009 年的 18 000 例[186]，9 年间下降了 58%。由于每例 CRBSI 可增加医疗费用 16 550 美元，所以 CRBSI 发生率的下降除了能减少并发症率和死亡率外，还节省了医疗支出。随着临床技术的整体推进，多数 CRBSIs 是可以预防的。事实上，医疗补助计划和医疗保险服务中心已不再赔偿因 CRBSI 而产生的额外费用[187]，很多州政府也要求医院向公众发布 CRBSI 的发生率[188]。

中心静脉导管感染的预防

最近许多研究表明，通过包括循证干预手段在内的大规模高质量的改进措施，预防 CRBSIs 已取得了巨大成效 [189-190]。美国卫生保健感染控制实践咨询委员会近期刚刚更新了预防血管内导管相关感染的多学科指南 [191]。指南推荐应用超声引导置管 [192]、氯己定和乙醇消毒皮肤 [193]、穿刺点内配备氯己定海绵 [194]、应用抗感染中心静脉导管 [195]、2% 氯己定日常皮肤护理 [196] 等技术和标准，并要求应用足够大的无菌敷料。指南还强调，只有经过专业训练的人员才能执行此项操作，并且要建立周期性评估制度来考核这些专业人员。

由于发生 CRBSI 与留置导管的时间有关，因此对是否继续留置 CVC，需要每日评估，对已不需要留置者，应立即拔除。导管置入后 5 ~ 7 天内感染的风险相对较低，长于此时限者感染风险率呈指数级增长 [197]。几项采用导引钢丝更换导管或在新穿刺点定期更换导管的试验未能显示有改善感染风险的结果 [198]。虽然最佳的置管和维护技术可使感染风险降至最小，但是降低血行感染的最有效措施是正确评估留置 CVC 的时间，不再需要留置时应予以立即拔除。患者转出 ICU 前应再次评估是否需要继续留置 CVC，此时常是拔除导管包括导尿管的适宜时间。

导管相关性尿路感染

医源性尿路感染（hospital-acquired urinary tract infections，HAUTIs）占院内感染（HAIs）的 40%，每次感染所需的医疗费用估计为 1200 ~ 2700 美元 [199]。几乎 80% 的 HAUTIs 是导尿管相关性尿路感染（catheter-associated urinary tract infections，CAUTIs）[200]。ICU 最常放置的是 Foley 导尿管，CAUTIs 的发生率是 3.1 ~ 7.4/1000 导管日 [201]。

一项对 441 所医院的调查结果显示，美国 ICU 内很少关注 CAUTI 的预防 [202]。为弥补这一缺陷，多个相关的公共和个人部门都积极地参与了这项工作，协助减少 CAUTI 的发生率以及与之相关的发病率、死亡率和医疗费用。例如，医疗补助计划和医疗保险服务中心不再为医院支付 CAUTI 所产生的费用 [202]。2011 年，联合委员会引入循证医学，把预防 CAUTIs 作为 2012 年国家患者安全目标之一 [203]。今年医疗补助计划和医疗保险服务中心通过的 2014 年启动的医院住院质量报告公布了 CAUTI 的发生率 [204]。

导尿管相关性尿路感染的预防

遗憾的是，目前尚无一种能被广泛应用的 CAUTI 预防策略。Saint 等发现只有 30% 的医院常规应用便携式膀胱超声仪，只有 14% 的医院为男性应用安全套导尿管，只有 9% 的医院下达导尿管留置提醒或停止医嘱 [205]。为此，联合委员会已经制订了相关流程，包括合理留置导尿管列表和拔出及管理导尿管列表 [206]，并提出如下措施：

1. 置入导尿管应遵循现有的循证医学指南，适当情况下应限制导尿管的使用和留置时间，并采用无菌技术留置导尿管。
2. 导尿管的管理应保持尿液流出顺畅、尿液收集装置无菌，必要时应更换收集装置。
3. 依据指南的监测依从性或最佳临床实践评估 CAUTI 预防流程，并评估预防措施的有效性。

有关严格遵守预防 CAUTI 推荐意见与 CAUTI 发生率之间的关系还有待研究。

手部清洁

手卫生是减少院内感染最有效的独立因素。尽管如此，医务工作者遵守手卫生的比例仍不理想 [207]。多种手部清洁产品被用于评估加强医务人员手部清洁的依从性，其中包括普通肥皂、乙醇基质抗菌剂、氯己定、六氯酚、碘酒和碘伏、对氯间二甲苯酚、季胺类化合物和二氯苯氧氯酚等 [208]。尽管缺乏随机对照试验资料，但数项研究表明，使用含乙醇洗手液，同时遵循洗手规范，可降低耐药金黄色葡萄球菌感染的发生率 [209]。

一项来自感染控制相关人员的调查研究发现，95 所退伍军人管理局（Veterans' Administration，VA）所属医院中 86% 使用乙醇洗手液，在非退伍军人管理局所属的 416 所医院中 85% 采用乙醇洗手液。含乙醇洗手液在医院的推广应用需要领导的支持、强制性应用以及引入并遵循循证医学推荐意见 [210]。含乙醇洗手液易于采用，对使用者几乎无危险。手卫生是一项价格低廉、易于达成的目标，且具有无可比拟的益处。

交流沟通和工作交接

由于住院医师工作时间的限制，许多 ICU 又需要满足每天 24h 和每周 7 天的工作要求，所以工作人员之间的交接对患者的治疗护理尤为重要。交接班时极易发生交流沟通问题，导致患者安全性降低、医疗差错增加[211]。2006 年，联合委员会制订了一项新的关于交接班的患者安全目标，要求各机构按标准流程完成交接班工作。目前还缺少相关研究，因此，医院医学学会召集专家组完善了一系列交接班规范。

专家组参考文献并提出了如下建议：①应具有正式的、受到公认的交接班计划；②安排特定时间进行交接班，使用模板或其他技术手段记录患者信息；③各班次间要设有预期目标，施行面对面口头交接；④优先交接危重患者，关注可能发生的病情及如何处理等具体事项；⑤重点标注应落实的工作[212]。无论是教学医院，还是非教学医院，均应开展随机对照研究，以进一步评估这些推荐意见，并探讨更好的交接班方法。

结 语

随着人口老龄化以及新操作、新技术不断投入临床实践，危重症医学正在成长和发展。麻醉医师在美国参与 ICU 工作者仅占少数，而在欧洲和世界其他地区则占大多数。ICU 培训为麻醉从业人员提供了更多机会。本章回顾了 ICU 常见问题的管理，读者可参阅第 101 ~ 108 章内容以了解更多与 ICU 相关的临床实践。ICU 是一个联系多学科的融合体，不仅要治疗原发疾病，更需要处理各种并发症。为避免带给患者伤害，ICU 从业人员对最优的临床实践包括从最简单的措施如手卫生到最先进的技术手段，都要了然于胸。

参 考 文 献

见本书所附光盘。

第 102 章 危重症治疗规程和决策支持

Benjamin A. Kohl • C. William Hanson
荆娜译 马虹审校

要 点

- 治疗规程能保证临床治疗的标准化，并使循证治疗得到广泛采纳。
- 治疗规程的实施需要多学科团队全面的设计和监督。通常需要反复地进行评估（尤其是早期），以确保治疗规程的依从性并监测结果。
- 治疗规程的设计目的不仅是为了提高治疗质量，还包括改善预后和提高治疗效率，同时降低治疗的差异性和医疗费用。
- 治疗规程执行后应根据特定的指标来评估干预措施的效能，并帮助决定是否需要调整治疗规程。
- 已发现有价值的质量指标（根据效果、可行性和证据的力度）包括：①呼吸机相关并发症患者的百分比 [1]；②耐药菌感染患者的百分比；③中心静脉导管感染患者的百分比；④每位患者出现并发症的数量；⑤机械通气的平均天数；⑥胃肠道出血率；⑦平均 ICU 留住时长；⑧患者的满意度。
- 计算机决策支持流程正日渐复杂化且应用更加广泛。熟悉特定工具的局限性对其应用管理和避免差错至关重要。

呼吸和重症学会人力资源委员会（COMPACCS）应美国重症医疗服务的持续需求提出的 2000 年规划似乎很准确 [2-3]。因为未来经过适当培训的医务人员的供给未必能满足日益增长的需求，医将面临患者更多、病情更重而医疗资源却相对匮乏的局面 [4-5]。毋庸置疑，由危重症医师主导的病区会因发病率和死亡率降低而受益，而医务人员短缺和患者数量的不断增加迫使我们改变医疗模式，以达到效益最大化、治疗差异最小化及疾病治疗标准化 [6-9]。为达此目的，越来越多的重症监护治疗病房（intensive care unit，ICU）正逐步采用并实施临床路径和临床治疗规程。然而，治疗规程的设计并不是一件轻松的事。在制订治疗规程时，不仅要考虑到改善服务质量，还要能改善预后并达到效率最大化，同时能减少治疗的差异并降低费用。Lohr 及其同事将"质量"定义为："为个人和群体提供的健康服务能达到预期效果的可能性所增加的程度，且与当前专业知识相一致。[10]"为了我们患者的福祉，不管是设计新的还是执行已知的治疗规程，医疗服务的提供者将此定义作为指导原则是很有必要的。此外，至关重要的是临床医师不应将以治疗规程指导的医疗看做是对临床判断的制约。相反，治疗规程需要更多地考虑患者之间细微的个体差异，一位专职而有经验的临床医师能够在适当的时机终止治疗规程的实施。这样，上述目标就变成了一个动态的过程：这是一个学习的过程、一个观察的过程和一个训练反应的过程。若没有该目标，重症医疗则会变成"食谱化医学"，而治疗规程则成为"灾难配方"。

在本章中，我们将结合以下 5 个预设目标讨论处理治疗规程的理论基础：①提高治疗的质量；②改善效率；③降低费用；④减少差错；⑤促成严谨的临床研究。我们更加致力于治疗规程设计的技术方面，包括团队建设、最佳证据的评估和达成共识、保留灵活性以及持续质量改进（CQI）。此外，也应讨论治疗规程实施的必要因素。这个过程是首先判别优先等级，继而设定目标，直至最终根据新证据不断修订治疗规程。为了诠释这些重要的理念，本章回顾复习已被

ICU 普遍使用的三种治疗规程。在最后的部分，讨论基于治疗规程的医学的未来，包括闭环反馈计算机辅助决策模型和便携式电脑的作用。此外，以治疗规程为基础的危重症医疗领域已初具规模，但是治疗规程的发展和实施及繁杂细微之处，需要一个庞大的多学科团队的协助、理解及主人翁精神。最后，举例说明如何将治疗规程整合为高端复杂的计算机决策工具。

制订治疗规程的理论基础

当利用最佳的有效证据来改进治疗质量和患者预后时，需要建立可以减少治疗变异性的危重症治疗规程或临床实践指南（clinical practice guidelines，CPGs）。1994 年，英国医学期刊的一篇评论预言："'循证医学'一词目前只为少数医师所熟悉，但是到新千年时它将被所有人了解。[11]"尽管预言得到证实，但患者治疗模式变更的幅度却差强人意。当今的重症医师必须从诸多的文献资料中，总结出对特殊患者或人群最有效的治疗手段，而不是根据经验或个案去实施治疗。这些客观资料的质量和统计分析的稳定性在不断地提高。尽管现行的许多治疗规程来自于多中心随机对照试验（randomized controlled trials，RCTs）的数据，但 2000 年以前发表的临床指南超过半数没有 RCT 支持[12]。

重症治疗中的大量干预措施很明显可以降低发病率和死亡率，同时降低费用[13-18]。尽管如此，最佳证据和最佳实践之间仍存在差异[19-20]。随着不断出现的新证据，我们如何去分析和执行这些新的资料呢？使用同样的方法获取每个证据有利有弊（表 102-1）[21]。治疗规程或指南的发展应明确说明，使用了何种客观

表 102-1　使用同一系统分级证据来实施 ICU 治疗规程的优点和缺点

优点	缺点
使用不同的系统评估各种干预可能会造成混乱	未采用随机对照试验研究的干预也许不能被评估或者导致假阴性结论
选择一种特定的分级治疗规程，可以减少因个人兴趣产生偏差结果的概率	使用单一系统充分地分级多种等级的干预证据，可能过于复杂
用一种相似的分级治疗规程比较两种完全不同的结论时，证据的缺陷会变得更加明显	
鉴别证据的差距可以促成更好的研究	

Adapted from Schunemann HJ, Fretheim A, Oxman AD: Improving the use of research evidence in guideline development: 9. Grading evidence and recommendations, Health Res Policy Syst 4:21, 2006

的评级制度来归类和分级数据。

CPGs 发展的要素包括：①改善患者预后；②建立管理标准（无论在体制或者专业方面）；③改变实践模式[22]。尽管这些要素为 CPGs 提供了基本理论，但任何新治疗规程的主要目标还是提高治疗质量。质量的定义是什么？美国医学研究所定义为："为个人和群体提供的健康服务能达到预期效果的可能性所增加的程度，且与当前专业知识相一致。[10, 23]"持续质量改进（continuous quality improvement，CQI）这一术语源于商业领域，由 W. Edward Deming 所创。Deming 是一名专业的统计学家，因在第二次世界大战期间对美国经济所产生的积极影响而声名大振。他教导管理阶层如何通过客观评估、测试和再评估改善设计和产品质量。CQI 与传统的、被动的根本原因分析形成对比。根本原因分析集中于识别问题，然后识别与此有因果联系的"重大事件"（或事件）。在 CQI 中，对重症管理所涉及的所有因素进行评估，并将其作为改善治疗规程的潜在目标[24-25]。新治疗规程一旦确认，用设计好的系统去衡量该特定干预的效能和结果[26]。这种变更通过内部的评估系统不断地重新评估和改良[27]。根据某个特定 ICU 的目标，可以制订适当的有针对性的干预措施。

不适当的目标可能导致错误的结论和不恰当的干预，所以要仔细选择改善质量的特定目标。以"降低 ICU 再次入住率"为目标就是一个实例。尽管再次入住 ICU 的患者死亡率和住院时间显著增加，但再入住 ICU 可能也意味着此前出 ICU 时的质量问题，或者可能代表与疾病严重的程度相关的副现象[24, 28-31]。质量目标不应该仅限于发病率和死亡率，以"过程中的变化"为目标可能同样重要，例如阿司匹林或 β- 受体阻断剂在急性冠状动脉综合征患者中的应用。同样，"管理中的主观感受"为目标（如患者满意度、疼痛缓解、恶心）与任何其他结果一样，需要同样的重新评估[32]。根据文献报道，改善患者预后的干预措施和质量评估已被证实[14]。已发现有价值的质量评估方法（根据效果、可行性和证据的力度）如下：

1. 呼吸机相关并发症患者的百分比
2. 耐药菌感染患者的百分比
3. 中心静脉导管感染患者的百分比
4. 每位患者出现并发症的数量
5. 机械通气的平均天数
6. 胃肠道出血率
7. 平均 ICU 留住时长
8. 患者的满意度

当治疗规程符合"质量"标准后，就有必要对治疗规程的效能和费用进行分析。效能不仅涉及可实施性，也与总的经济费用和干预时机有关。另外，有效的治疗规程可以减小管理的变异性，很可能也能减少错误并拯救生命[6, 33]。尽管治疗规程的发展是以循证医学为基础，但仍处于一个反复试验的初级阶段。系统理论为我们提供了许多重要的内容，这些是治疗规程设计及最大化实践性所必需的[34-35]。统计制程控制领域的奠基人 Walter Shewhart 首次描述了新过程测试及其对整个系统影响的评估。Shewhart 描述了通过行动学习模式，名为计划-实施-研究-行动（Plan-Do-Study-Act, PSA）循环[36]。在 1996 年，利用 PSA 循环完成实践的最佳例子是由北部新英格兰心血管疾病研究小组所完成[37]。通过在实践中不断地再评估差异性及源于庞大数据库的发病率和死亡率，小组成员制订出一些实践的治疗规程，如麻醉、止血和心肺转流泵的管理治疗规程，使这一地区冠状动脉旁路移植手术死亡率降低 24%。

矛盾的是，治疗规程的发展和实施对其他昂贵治疗产生了负面影响，从而导致总体疗效不佳。其中以 ICU 的治疗规程为例，ICU 治疗规程的设计是为了优化镇静和镇痛效能。尽管实施该治疗规程达到了抗焦虑和缓解疼痛的最初目标，但是副作用也相应出现，包括延长了机械通气时间、增加了院内获得性肺炎和血流动力学不稳定的风险[38-39]。治疗规程效能的最后一个方面是干预的时机。在不恰当的时间实施循证治疗可能无效或有害，例如为急诊科设计严重脓毒症治疗规程[40]。在疾病进程中延迟实施这些治疗（甚至 1 天），会增加死亡率[41]。因此，一个没有鉴别和说明危险人群和诊断的疾病治疗规程是没有意义的，甚至会存在危险。

最后，治疗规程有助于规范临床研究。即使没有标准、定义、确定的路径和明确的干预，不管是前瞻性、随机性的研究，还是观察性的研究，对研究发现的解读都将加强临床的实用性。治疗规程中限定了某些标准试图去控制混杂变量。治疗规程被测试和反复应用时，新的研究也正在产生。大量 RCTs 呈现出实施治疗规程时的改良结果[42-46]。为了危重症医学的长足进步，治疗规程必须不断接受新的研究结果，危重症医师必须乐于遵循指南。然而，当考虑不同的种群时，基于种群研究和仔细分析的数据才适用于特定指南或治疗规程。

治疗规程设计

治疗规程设计通常需要一个多学科团队[46-47]。然

框 102-1　指南制订的过程
制订过程
优先选择问题
成立专门小组
声明利益冲突
就进程达成协议
准备步骤
问题的系统回顾
确定重要的结果
为结果准备证据
证据质量分级和推荐的强度
确定每个结果的证据质量
确定结果的相对重要性
判断所有证据的总体质量
权衡利弊
权衡收益与费用
决定推荐的强度
后续步骤
实施和评估

From GRADE Working Group: Grading quality of evidence and strength of recommendations, BMJ 328:1490, 2004

而，设计过程需要正确判断受影响的变量、分级数据、不断的重新评估方法和内在的灵活性（框 102-1）。受影响的变量是指将受到新治疗规程间接影响（正面或负面的）的因素。例如，镇静、抗焦虑治疗规程并没有考虑机械通气时间、院内肺炎发生率、恶心、呕吐等其他变量。受影响的变量是为了达到某种治疗目的而伴随出现的副作用。受影响的变量可能是普遍的，如上述变量，也可能是特有的。呼吸机撤机治疗规程在表面上看起来还不错，但在实际应用中并不完全实用，需要取决于呼吸治疗师所在的机构。同样，ICU 血糖控制治疗规程可能在某一机构中有效，但在其他机构可能无效，甚至有害[48-49]。

评估和分级文献必须是基于在研究中所得出的变量。另外，"最佳证据"的评估必须考虑到设计治疗规程相关的患者人群。必须了解某一研究中的纳入和排除标准，以及疾病的流行程度和发生率。只有以这种方式进行严格的分析研究，从业人员才能开始进行证据质量分级。传统上，证据质量涉及四个部分：研究设计、研究质量、一致性及直接性[50]。

研究设计包括调查研究的基本格式和目的。研究设计包括病例对照研究、队列研究和随机对照研究（RCTs）。病例对照和队列研究的目标是在某些潜在危险因素（如高血糖症）和发病率（如感染）或死亡率之间建立一种联系。队列研究可以是回顾性的或者前瞻性的，而病例对照研究一定是回顾性的。RCTs 是前

瞻性的，力求确认因果关系而不是联系。出于各种原因，RCTs 被认为是最具有决定性的试验，也常被认为是准确可靠的[51]。然而，RCTs 不总是可行的，尤其涉及罕见疾病及其预后，可能不像观察性研究一样适用。事实上，很多治疗规程已经挑战了传统的分级研究设计模式，如把 RCTs 放在首位，而将专家意见和个案放在次要位置[52-53]。无论如何，研究设计必须根据其优点进行评估和分级，对于特殊人群和特定结果加以考虑。

　　研究质量与之前提到的"质量"是完全不同的概念。研究质量涉及研究方法和研究实施过程。在评估研究质量时，需要仔细检查以下因素：适当的盲法、随机化方法、安慰剂选择、统计分析及降低偏倚。修订后的 CONSORT 报表提供了一个有用的可以测量研究质量指标的模板（表 102-2）[54]。识别研究质量妥善性的能力并不精确，评论者的观点也不一致[55]。在参

与者的共同努力下，已经为解决这些不足而制订了一个处理程序，通过此程序可以减少在研究质量评估和分级中产生的观察者之间或观察者自身的变异性[56]。此外，优秀的研究设计并不一定会产生同样优秀的研究质量。例如，RCTs 不一定具有最高的质量，RCTs 也可以具有显著的内在偏倚[52-53]。尽管将偏倚从研究中完全消除很困难，但是为了高质量的研究，必须充分减少偏倚。Jadad 等将研究质量定义为"产生无偏倚结果的试验设计的可能性"[59]。然而，如 Verhagen 等指出的那样，尽管偏倚的减少能增强研究的内部有效性，但研究质量必须考虑研究的外部有效性[60]。也就是说，当评估质量研究时，把适应性和研究结果对人群的影响作为一个变量来整体考虑。检查研究的一致性和直接性是测量外部有效性的途径之一。

　　一致性指不同研究者结果的再现性。我们必须考虑效应强度的一致性、效应的趋势、效应特殊的统计

表 102-2　评估研究质量所需考虑的项目

章节／题目	描述词
题目／摘要	如何分配干预措施的实施对象
导言／背景	科学背景和原理说明
方法	
参与者	参与者的入选标准，收集资料的环境和位置
干预	每组中干预措施的精确细节，这些干预实际上如何和何时实施
目标	特定目标和假设
结果	明确首要和次要的结果测量，当需要时，使用增强质量测量的任何方法
样本量	如何确定样本量，当适用时，对任何暂时分析和终止规则原因进行说明
随机化	
制订顺序	制订随机分配顺序的方法，应包括任何限制的细节（如阻断、分层）
分配隐藏	实现随机分配顺序的方法，阐明顺序是否被隐藏直至分配干预
实施	谁制订分配顺序，谁登记参与者，以及谁给参与者分组
盲法（掩蔽）	负责干预和评估结果的参与者是否对分组情况不清楚；如果完成，如何评估盲法成功
统计方法	比较主要结果的统计方法；附加分析方法，例如亚组分析和校正分析
结果	
参与者的数量	每阶段参与者的数量。确切地说，报告每组中随机分配的、接收预期治疗的、完成研究治疗规程的、分析主要结果的参与者的数量
征集	确定征集和随访的时间
基本资料	每组基本人口统计学信息和临床特性
数据分析	在每个分析中包括每组参与者数目，是否分析由"目的到治疗"
结果和估计	每个主要和次要结果、每组结果的总结，以及估计影响的大小和精密度（如 95% 可信区间）
辅助分析	通过报告其他已完成的分析以说明多样性，包括亚组分析和校正分析，说明预先设定的和探索性分析
不良事件	每个干预组中所有重要的不良事件和副作用
评论	
解释	结果的解释说明，考虑研究假设、潜在偏倚或不精确的来源，以及分析和结果多样性的相关危险
普遍性	研究发现的普遍性（外在有效性）
全部证据	在现有证据基础上对结果的总体说明

From Moher D, Schulz KF, Altman D: The CONSORT statement: revised recommendations for improving the quality of reports of parallel-group randomized trials, JAMA 285:1987-1991, 2001

和临床意义。如果根据限定，某些相似群体产生较大的不一致性，降低了证据质量和对特殊结果的概括性，因此在对治疗规程实施的证据进行分级时应加以考虑。异质性是一个统计学术语，用来评估不同研究之间的一致性，它在 meta 分析中常常被用到。传统上，Cochran Q 统计根据全部 meta 分析估计值中的每个独立研究的估计值的方差之和计算而来 [61]。然而，当研究数量较小时，这个检验发现显著异质性的能力较差，为此 Higgins 等设计了一个应用更广泛的检验统计值 I^2。I^2 描述的是由于存在异质性，而并非由于偶然性导致的研究间总方差的百分比 [62-63]。I^2 值的范围是 0（未观察到异质性）~ 100%。设计以证据为基础的治疗规程时，必须重点考虑 I^2 值（参见第 111 章）。

最后，研究的直接性能更具体地说明外部效度的普遍性和适用性。单一中心死亡率的降低能代表所有 ICU 患者的死亡率吗？还是结果只能代表单一机构的疗效？在探讨高容量血液滤过与脓毒症发生率之间的关系时，也提出了同样的问题。这样的问题被描述为："我们很愿意推广随机试验结果，但由于各种原因，多数患者不能被纳入最相关的研究。[64]"即使有种说词叫"数据就是数据"，但对于医师来说，采用直接性评估等方法来做决定同样很重要 [65]。在应用这些原则或执行治疗规程前，必须详细审核其证据所涉及的患者人群、诊断标准和替代指标 [66]。

治疗规程设计中，上述各个方面都应考虑，并根据结果的重要性、疾病的严重程度、实施治疗规程的风险和益处以及费用将这些方面进行分级。尽管困难，但文献必须被分级。对其中 100 多个系统的回顾发现，不存在单一的最佳设计；相反，证据评估过程的应用才是最重要的 [67]。

实施治疗规程

设计一个危重症治疗规程和在实践中实施一种变化是完全不同的。如前文所述，治疗规程设计是以资料回顾、适用性的判断和证据力度分级为根据的。然而，实施治疗规程需要 ICU 团队中各个成员的沟通和合作。在实施一个新的治疗规程之前，培训、确定对象和目标、数据收集、差异性分析和实施效果的评估很重要。

认真选择一个多学科的专门工作组去评估和策划危重症治疗规程的开发和实施是非常重要的。在大多数情况下，这样的团队包括拥有主导作用的医师和护理人员，以及挑选出的专业辅助人员（依治疗规程而定），例如呼吸治疗师、营养学家、药剂师或理疗医师。尤其对于外科 ICU 来说，医师成员中应该包含危重症治疗和首诊外科团队的领导人员。

被动的教育方式，如治疗规程讲授或治疗规程宣传，都是无效的实施策略 [68-70]。医师医疗行为的改变需要拓展、对话和讨论。治疗规程被整合于计算机系统，在适当的时候进行警告、提示和建议，已证明是有效的治疗规程实施策略 [69]。培训须讲明治疗规程的要点，例如支持改变当前治疗规程的证据、新治疗模式的优点以及新治疗规程与现行惯例的兼容性。

尽管目标和目的定义不同，但它们通常是联系在一起的。目标经常作为连续数据点被测量，并设定一界限，超出界限的患者不被考虑在"治疗规程范围内"。目的定义为满足目标要求后，大概所能达到的实际结果。以目标为例，如维持血糖水平 ≤ 150mg/ml、床头抬高 ≥ 30°，在感染出现 3h 内给予抗生素，维持机械通气患者的吸气峰压低于 30cmH₂O（参见第 103 章）。以目的为例，如降低胸骨创口的感染率、降低呼吸机相关性肺炎的发生、降低脓毒症向脓毒性休克的进展、降低呼吸机相关肺损伤的发生。目标和目的在治疗规程实施前就必须设定，以便客观地对治疗规程的依从性和效果进行分析。

重症监护治疗病房的治疗规程

本部分将重点讲述当前在 ICU 中使用的三个治疗规程。此用意不在于确定一项特殊的管理法则，而是为了阐明各团队已经制订的最佳管理方法。每个题目介绍了治疗规程发展和实施的不同方面。

血　糖　控　制

自从具有里程碑意义的"Leuven"研究发表之后，又发表了许多严格控制血糖的治疗规程（tight glycemic control，TGC）（参见第 39 章）[15]。而且，该单一研究改变了外科 ICU 的管理标准，此后严格控制血糖很快被各种不同的专业采用 [71-72]。如何最好地达到正常血糖已经成为真正的论题，研究小组需结合自身的基础环境设计一项适合他们自己的治疗规程。我们以斯坦福医院合理的治疗规程设计过程举例学习（图 102-1）[73]。尽管该小组设计的实际治疗规程可能与其他小组不同，但设计的过程和步骤可以为想要从事相似工作的小组提供模板。开始时就提出问题（即高血糖与医院死亡率增加有关），着手对相关文献进行综述并确认问题。在他们的机构中，采用一种系统对问题进行精确量化、测量相关变量和评估结果。由多

ICU 血糖管理治疗规程

由 ICU 委员会批准 2/01/03
由 ICU 多学科委员会最终修改 9/26/03

基本理论
高血糖与住院期间死亡率及重症患者器官功能紊乱高度相关

目标
本治疗规程目标为维持血糖 <140mg/dl

监测
按附表，通过采血或指尖检测评估血糖水平

饮食	监测频率
NPO	Q8h：6AM，中午，6PM，午夜
PO 饮食	1h AC 和 QHS
管饲，TPN	Q6h：6AM，中午，6PM，午夜

对大多数患者，6h 血糖评估将从早晨 BMP 获得。如果连续 2 天无任何治疗，血糖 <140mg/dl，血糖监测将变为 Q12h 执行（6AM，8PM）

高血糖的治疗

血糖值（mg/dl）	措施（皮下注射胰岛素剂量）
<140	无须治疗
140 ~ 169	3 单位普通胰岛素，每 3h 复测血糖
170 ~ 199	4 单位普通胰岛素，每 3h 复测血糖
200 ~ 249	6 单位普通胰岛素，每 3h 复测血糖
250 ~ 299	8 单位普通胰岛素，每 3h 复测血糖
300+	10 单位普通胰岛素，每 3h 复测血糖

+ 如果 2 次连续测量血糖值超过 200 mg/dl，开始胰岛素持续输注。
对接受胰岛素输注的所有患者进行每小时 FSG 或血糖测量。
上述波动值是指南；若患者需要更多或更少的监护治疗，治疗规程可以做出相应修改。

胰岛素输注管理
1. 最初输注速率

血糖值（mg/dl）	胰岛素剂量
200 ~ 249	4 单位 /h
250 ~ 299	6 单位 /h
300 ~ 399	8 单位 /h
400+	10 单位 /h

重点
* 所有接受持续胰岛素输注的患者必须持续补充糖原，无论是通过静脉（D5W 或 TPN）还是胃肠道内营养。
* 如果患者必须离开 ICU 去进行诊断性检查，与从 ICU 转出一样，胰岛素输注需要中断。

2. 随后的管理，基于每小时的血糖检测

血糖值（mg/dl）	胰岛素剂量
<140	停止输注或持续低剂量输注以避免"反弹"
140 ~ 169	2 单位 /h
170 ~ 199	3 单位 /h
200 ~ 249	6 单位 /h
350 ~ 399	8 单位 /h
400+	10 单位 /h

如果这一治疗计划没有降低患者血糖，请联系医师。

图 102-1　合理治疗规程设计的实例。AC，餐前；BMP，基础代谢功能检查试验组合；D5W，5% 葡萄糖；FSG，空腹血糖；ICU，重症监护治疗病房；NPO，禁食；PO，口服；QHS，睡前；TPN，全胃肠外营养 *(From Krinsley JS: Effect of an intensive glucose management protocol on the mortality of critically ill adult patients, Mayo Clin Proc 79:992-1000, 2004.)*

学科团队合作设计一项解决问题的治疗规程。最后，确定治疗规程并成功实施，进行统计分析以确认该治疗规程的作用。

输　　血

在美国有三分之一的 ICU 患者将会接受输血治疗

（参见第 61 章）[74-75]。尽管导致危重症患者贫血的因素众多，还有一些是隐匿因素，但需要输血治疗是很明确的 [76-77]。输血相关感染的风险已经降低，但是仍然存在。遗憾的是，同种异体输血造成了大量非传染性并发症，包括急性肺损伤和免疫调节问题 [79-81]。那么医师如何把握输血时机呢？

为危重症患者有效输注红细胞相关的最佳证据来

自加拿大危重症管理研究小组[42]。限制性输血（维持血红蛋白在 7.0 ~ 9.0g/dl，输血指征是 7.0g/dl）患者预后与大量输血（维持血红蛋白在 10 ~ 12g/dl，输血指征是 10g/dl）患者的预后无差异。自此，两个大规模的多中心研究开始评估以上输血实践。ABC（危重症患者的贫血和输血）试验探讨了在大规模欧洲人群中的输血风险和益处[82]。作者提出接受任何输血治疗和 28 天死亡率之间存在正相关（22.7% vs.17.1%，P=0.02）。此外，死亡风险随着输血量的增加而增加。第二个研究是美国的一项 CRIT 试验，也进行了一个相似的分析[75]，再次证实了输血是死亡率相关的独立危险因素，红细胞输注量的增加与死亡率增加相关。

然而，输血治疗规程的实施需要的不仅是对文献的理解。如上所述，实施治疗规程必须对基础设施、多学科团队的组建、文献的系统分级、测量实践效果及变异性的方法都有深入理解。一项综合的血液保存策略需要被理解和发展。如果未标明混杂变量，治疗规程实施的净效应可能就不值得一提。影响输血风险的变量包括静脉切开术[77, 83]、不适当的抢救措施[84-85]、不专业地使用止血药[86]（参见第 61 ~ 63 章），但不仅限于这些。关于这个题目最具凝聚力和逻辑性的设计已经发表，应该成为专有治疗规程实施的模板[87]。

呼吸机撤机

在 ICU 的一些干预措施中，很少有比机械通气后撤离呼吸机研究更严密的治疗规程（参见第 101、103 章）。其实，这方面的治疗规程已经过试验和验证，并成为循证医学指南[88-93]。有大量的数据资料包括 3 个大规模的随机对照研究，已经证明在治疗规程指导下，机械通气持续时间可以缩短，所以重症管理医师应该掌握解决此问题的治疗规程[45, 94-95]。呼吸机撤机治疗规程被高度重视的原因是，在设计治疗规程时指出了问题的关键：无论是在设计或参与的人员方面，如果混杂因素没有解决或包含在治疗规程内，该 ICU 治疗规程终将失败。关于 ICU 呼吸机治疗，镇静和镇痛就是两个干扰因素。在呼吸机撤机和终止镇痛时机之间如果没有某些接合点，遵守和成功实施治疗规程便会遇到巨大困难[44, 96]。

以治疗规程为基础的医学展望

对于已制订的治疗规程的实施，最常见的障碍是执业医师的依从性。个体经验通常是循证医学实践的敌人。决策过程越来越依赖于特别设计的计算机和手提设备[91, 97-100]。然而，更重要的是医师对当前技术和近期文献的理解、对这些资源局限性的认识，以及本着优化指南为目标，对上述因素和结果进行持续动态解析的能力[101]。几个小组在一些领域已经开始了这样的回顾，如创伤性脑损伤[102]、营养支持[103]、血糖控制[104]、镇静和镇痛[105]。难道危重症医学已经变得如此复杂，以至于只能依靠医师的能力，每天在浩如烟海的信息中去进行探究和总结吗？

尽管临床治疗规程确实减少了实践的差异性，但还是不能为 ICU 治疗提供一种通用性方法。一些研究者提倡，针对每个患者的多种治疗目标，系统性地制订多种检查清单，从而为医务人员进行提示，而不是一味地更新治疗规程。Vincent 开发的 FAST HUG 助记符号就是一个典型例子：

F：营养（Feeding）
A：镇痛（Analgesia）
S：镇静（Sedation）
T：预防血栓（Thromboprophylaxis）
H：床头抬高（Head of bed elevation）
U：预防溃疡（Ulcer prophylaxis）
G：控制血糖（Glycemic control）

每天，助记符号都应用于每一位患者。鉴于治疗规程可能涉及并适用于任何系统，目录可以帮助重症医师避免疏忽。

计算机化的临床决策支持

尽管临床决策支持（clinical decision support，CDS）的概念已经存在了十多年，但近期才开始实施应用如此系统化流程建立的治疗规程[107-108]。任何坚实的临床支持系统都必须依赖于多种数据源的多重数据输入。通过适当的处理，这些数据可以用来评估治疗和干预的效果，并且适当调整进一步的管理治疗。这种检测、应答、检测变化并恰当的再应答能力是闭环系统成功的关键[109-111]。因此，计算机化的治疗规程一定是可取的，并且当系统（患者）改变时能够整合新的数据。适当的监督可能使这样的流程比治疗规程来指导医师更有效[112]。对于这种实用性学科，还需要进一步的研究以更好地评估其适用范围，但是技术的进步必定会使其更普及。

结 语

治疗规程的发展和实施是一个复杂和艰苦的过程。治疗规程的全面恰当实施需要一个多学科团队和一个详细的教育计划。尽管循证医学是这个过程的核心，但也要对文献有详细的解读，且临床经验和个案也不容忽视。治疗规程是为大多数医师设计的，它需要一个细致和受过专业培训的重症医师去判定不适用的患者。治疗规程也应使研究设计标准化和混杂变量最小化。治疗规程成功应用的关键是具有评估特定治疗规程效果和进行适当调整的能力。未来的危重症医学中必然会产生越来越多的以高质量证据为基础的治疗规程。这些治疗规程可能与各种计算机和手持设备接合，有助于确保治疗规程的遵守，并更容易地解读每天获得的大量信息。重症医师需要学习选择干预的适合人群，并在核查清单的帮助下，保证对患者的全面管理。

参 考 文 献

见本书所附光盘。

第 103 章　呼 吸 治 疗

Salvatore Grasso • Luciana Mascia • V. Marco Ranieri

张 洁 译　张 卫　王士雷 审校

要　点

- 间歇正压机械通气是急性呼吸衰竭患者辅助通气的金标准。呼气末正压（PEEP）是在正压通气的呼气末给予正压。在自主呼吸整个循环周期内给予持续正压称为持续气道正压（CPAP）。
- 机械通气的模式可分为完全呼吸机控制通气和部分呼吸机控制通气。
- 正压机械通气通常需要通过气管插管或气管切开实施，但也可经患者口、鼻及通过头罩实施。
- 完全或部分不经过肺的体外气体交换器（体外支持）可用于对传统机械通气治疗效果不佳的呼吸衰竭患者。
- 急性呼吸窘迫综合征（ARDS）是急性发作的肺部炎症反应，胸部影像学检查可见双侧浸润性改变。ARDS 的特征是肺功能残气量减少与静态顺应性下降。正确的呼吸机设置对于最大限度地减少 ARDS 患者呼吸机诱导的肺损伤至关重要。

机械通气的目的是通过最小的呼吸做功（WOB）产生气体流量和容量以提供充足的肺泡通气，呼吸肌的收缩产生通气需要的动力。通过整合化学感受器、肺牵张感受器和代谢需求的变化等传入信号，由膈神经调节这一动力的时机和强度。自主呼吸时，呼吸肌收缩产生的压力（Pmus）提供气体流量和容量分别对抗呼吸系统的阻力和弹性。在这种情况下，每个瞬间的自主呼吸行为可以被描述为：

$$Pmus = Pres + Pel \qquad (1)$$

其中 Pres 代表阻力，是气体流量和呼吸系统阻力的函数（Pres= 流量 × 阻力），Pel 代表弹性回缩力，是气体容量和呼吸系统弹性的函数（Pel= 容量 × 弹力）。假设阻力和弹力之间为线性关系，方程 1 则变为：

$$Pmus = （流量 × 阻力）+（容量 × 弹力） \qquad (2)$$

急性呼吸衰竭需要呼吸支持通常出现在下列病理或药物干预过程中：①呼吸肌肌力减弱，难以产生足够的呼吸肌收缩力（Pmus）；②呼吸肌做功不能满足通气需求的增加；③呼吸功负荷增加。在患者吸气相气道开放时应用"正压"（即高于一个大气压的压力）是当前实施"辅助呼吸"和恢复适当通气的主要方法。在患者气道开口和肺泡之间形成的气压梯度产生"正向的"气流（即从呼吸机流向患者）。而被动的呼气相则依赖吸气末肺泡压（吸气相储备于呼吸系统中的弹性回缩力使之成为正压）与气道开口之间的压力梯度。在这种情况下，患者气道开口压（Pao）应包括通气设备产生的压力（Pappl）加上呼吸肌收缩产生的压力，并遵循下列方程式：

$$Pmus + Pappl = （流量 × 阻力）+（容量 × 弹力） \qquad (3)$$

恢复气体交换、减轻患者呼吸肌负担和改善患者呼吸困难的能力取决于呼吸机设置和患者通气需求之间的匹配程度，即患者 - 呼吸机的相互作用[1]。

根据患者 Pmus 和 Pappl 的相对比例，机械通气模式可分为完全呼吸机控制通气和部分呼吸机控制通气。

- 完全由呼吸机控制的通气支持：患者的自主呼吸完全由呼吸机取代，Pmus 因镇静（及后期出现的呼吸肌麻痹）或某一病理过程而消失；由呼吸机提供流量、容量和（或）压力。
- 辅助 - 控制通气支持：当患者用力自主吸气时，呼吸机提供固定的辅助或吸气时间支持；由患者触发呼吸机（辅助 - 控制模式）。
- 辅助通气支持：患者控制呼吸频率的同时接受对自主呼吸的正压辅助。理想状态下，患者自身保留对吸气时间和呼气时间的完全控制。作为辅助自主呼吸的 Pappl 固定不变或与自主吸气用力（即 Pmus）成一固定比例。

机械通气的设置

　　呼吸机正压通气可根据 3 个变量来分类：触发变量（引发呼吸）、限制变量（正压控制气体输送）和切换变量（终止吸气相）。可在呼吸机上设置的这 3 个变量会影响与呼吸有关的 3 个生理变量，即通气动力、（当吸气开始时）、通气需求（满足代谢需要的流量及容量）和吸气持续时间及其与呼吸周期时间的比值[2]。调控通气的触发变量是时间（在机械控制通气时）或流量和压力，以及呼吸机感知患者吸气的能力（触发功能，在机械辅助通气时）。呼吸机的气体输送可设定为固定（控制通气模式）或可变（辅助通气模式）的流量、容量或压力。根据预定的时间、气流、压力值或膈肌电活动阈值，呼吸机实现从吸气到呼气的周期切换。

完全呼吸机控制通气支持（机械控制通气）

　　机械控制通气的主要特征是呼吸机按预定的时间变量启动或者停止呼吸（由医务人员设置）。在呼吸机通气支持过程中控制气体输送的限制变量是流量和容量 [机械控制通气（CMV）或压力控制通气（PCV）]（图 103-1）。前一种方式中，呼吸机以恒定的（方形）或非恒定（主要为递减的）的流量传送预设的潮气量（V_T）。流量是独立变量（即无论患者的气道阻力如何，呼吸机维持预设的流量模式），在充气过程中，气道开口压（Pao）取决于患者呼吸系统的物理机械特性。后一种方式中，呼吸机向患者的气道开口施加预设的正压水平（通常是方形的）。因此，Pao 是由呼吸机设置的独立变量并保持不变，而输送的 V_T 取决于吸气时间和患者呼吸系统的物理机械特性。吸气流量

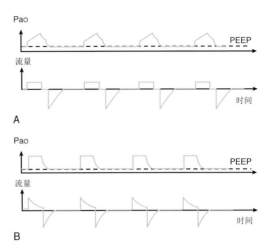

图 103-1　两种基本控制性间歇正压通气模式中的流量和气道开口压的变化示踪图。A. 容量切换；B. 压力切换。PEEP，呼气末正压

开始即达到峰值，随后呈指数式衰减，当预置压力与肺泡压相等时衰减为 0。

　　目前尚无确切证据支持如何选择容量切换或压力切换通气方式。当维持每分通气量较为重要时，宜选择容量切换模式。因为在 PCV 时，V_T 是因变量，受施加的压力、吸气时间和呼吸系统阻抗（主要是吸气系统弹力和阻力）的影响。另外，从生理学角度来说，机械通气时压力模式可使肺实质内的 V_T 分布更均一[3]。病理状态通常会增加肺实质的不均一性，使得肺区内肺组织存在不同的弹力和阻力（即不同的时间常数 τ = 弹力 × 阻力）。理论上说，流量限制性控制通气模式会导致弹力和阻力较低肺组织过度通气，同时高弹力和（或）阻力肺组织通气不足。根据这些理论，对患有非均质性肺疾病的患者，压力限制性控制通气是较好的选择，因为这一模式可以使 V_T 在不同弹力和阻力的肺组织内分布更均匀。

　　近年来，新型呼吸机在理论上能够提供兼具恒定压力和预设 V_T 的控制通气模式（压力调节容量控制或容量补偿）。它包含一个闭环程序，这一程序能够根据对呼吸系统静态顺应性的自动测量，在每一次呼吸时持续适应性调整施加的压力水平以达到目标 V_T。

机械辅助通气

　　机械辅助通气技术旨在减轻呼吸肌负担，缓解通气支配神经损伤患者的呼吸困难。根据程序设置，患

者可获得一定的自由度，包括呼吸频率、呼吸模式（吸气时间、呼气时间、吸气持续时间及其占呼吸周期时间的比例）和辅助方式。这些部分通气支持模式恢复气体交换、减轻呼吸肌负担和减轻患者呼吸困难的程度，主要取决于呼吸机设置和患者通气需求之间的匹配程度 [1, 2, 4]。

保留需要通气支持的危重患者膈肌活动的目的是减少镇静和肌肉松弛的需要，使与机械通气相关的心血管副作用降到最低 [5]，更重要的是减少控制模式时发生的膈肌失用性萎缩 [6]。实际上，Levine 与他的同事 [6] 已经证实，与机械控制通气相关的膈肌静止在 18～69h 内即可导致显著的肌纤维萎缩，后者可能与膈肌静止诱发的蛋白质溶解有关。此外，与控制模式相比，部分通气支持已被证明可能通过膈肌收缩复张萎陷的肺区，从而改善通气 / 血流比例失调。

辅助模式的一个潜在问题是患者 - 呼吸机不同步，可被记录为无效呼吸、双重触发和神经与机械吸气时间不一致。Brochard 团队建立了一个非同步评分系统用于评估机械辅助通气模式，已表明高评分与危重患者的延迟撤机和高气管切开率有关 [7]。

辅助 / 控制机械通气

患者可通过激活吸气触发功能设置自己的呼吸频率（作为一项安全措施，如无自主呼吸发生，呼吸机会按预设的备份频率给予控制呼吸）。呼吸机使用时间变量终止呼吸。控制气体传输的限制变量是流量和容量［机械辅助 / 控制通气（A/CMV）］或压力［辅助压力控制通气（A/PCV）］。

若激活压力触发装置，患者需降低呼吸回路中的压力达到预定阈值，而流量触发装置则需患者吸气达到预设的吸气流量。A/CMV 期间，患者 - 呼吸机同步依靠触发机制（压力或流量触发）的质量和控制呼吸的类型（容量切换或压力切换）；联合应用流量触发和 A/PCV 能够改善患者 - 呼吸机相互抵抗，因为后者与容量切换模式相比有较高的吸气峰值流量 [8]。

A/CMV 能够满足患者的需要吗？ Marini 和其同事 [9] 的研究证明，在患者触发呼吸机时，气体开始传输的同时，呼吸用力并未停止，总的呼吸做功甚至可能超过自主呼吸，特别是在辅助 / 控制通气模式时 [9]。其实，一旦患者触发呼吸机，即出现一个与自主呼吸时相似的吸气流量迅速增加，患者就会与呼吸机施加的持续流量对抗。相反，应用压力限制程序时，呼吸机依据患者的呼吸用力增加容量输送，因而患者能够获得与患者生理需要更加接近的吸气峰值流量 [10]。

总而言之，辅助 / 控制（A/C）通气不能恢复神经通气的协调性。呼吸机工作量的减少是以患者呼吸用力增加为代价的。如果要恢复正常的神经通气的协调性耦联，需要在较大的吸气用力时给予较高的辅助支持水平，反之亦然 [11]。清醒患者很难耐受这种通气模式。动力性过度充气（见后）和吸气冲动增加的患者（由于发热、高代谢状态和脓毒性休克所致），A/CMV 时会出现进行性气体陷闭和呼吸性碱中毒。

同步间歇指令通气

同步间歇指令通气（SIMV）允许患者在预设的间歇指令控制呼吸之间进行自主呼吸。在这一时间窗内，自主吸气动作可触发呼吸机送气，即呼吸机软件根据设定的强制呼吸频率建立一个时间窗口，患者的自主用力可在这一时间窗内触发每一次强制呼吸。如果患者在时间窗内无自主呼吸，则呼吸机会按预设的呼吸频率自动送气辅助通气。根据同步指令通气的模式不同，控制呼吸可以是容量或压力切换模式。自主呼吸可得到不同程度的压力支持（见后文）。改变指令呼吸的频率可使呼吸模式接近完全控制呼吸或完全自主呼吸。在患者 - 呼吸机的互动方面，SIMV 与 A/CMV 有相同的局限性。

压力支持通气

压力支持通气（PSV）是目前对机械通气患者撤机前和呼吸冲动保留的急性呼吸衰竭患者实施机械通气最常用的部分机械通气模式 [12]。压力支持通气时，患者的自主呼吸触发呼吸机，继而呼吸机通过有创或无创的方式在气道开口施加持续正压（Pappl，见方程 3）。V_T 取决于 Pmus、Pappl 和呼吸系统阻抗（主要是弹力和阻力）三者的相互作用（见方程 2、3）。PSV 旨在为呼吸肌减负并改善患者的呼吸用力和 V_T 之间的关系。也就是说，在相同的吸气用力时，患者能够产生大于自主呼吸时的 V_T。PSV 在多种临床情况下能够缓解呼吸困难。然而应用 PSV 时，呼吸机的辅助与患者吸气用力无关，因此只能部分恢复神经 - 通气耦联 [11]。

在压力支持通气过程中，当吸气流速下降到预设水平时发生吸气相到呼气相的切换。吸气流量的衰减是患者神经性吸气时间的明确指示。当自主用力吸气停止时，流速将衰减至呼气触发阈值以下 [13]。根据呼吸机软件设置，"呼气触发"感应可以是一个固定的最小吸气流速值或与呼气流量峰值的百分比。在几种不同的 ICU 呼吸机中，触发呼气的吸气流量峰值百分比（呼气触发感应）可在 5%～90% 调节。遗憾的是，通常在神经性用力吸气终止与呼吸机辅助终止之间存在滞后现象，可能严重干扰患者 - 呼吸机相互作用而引发患者 - 呼吸机非同步[7]。如果患者用力吸气微弱或呼吸机加的压力相对高于患者需求，或二者同时存在时，呼吸机将会延长吸气辅助时间，甚至超过自主吸气时间，造成神经性和机械性吸气时间的严重差异[14]。一种干预措施是匹配神经与机械性吸气时间以最大程度减少非同步并调整呼气触发感应。另外，部分呼吸机允许调整肺充气开始时的压力上升时间（吸气压力斜率）以改变吸气流量峰值[15]。但是，PSV 模式无法估计吸气用力的值。临床上对呼气触发感应的调整大多依靠经验。研究表明，当患者没有用力吸气时，呼吸频率将会低于 20 次 / 分而 V_T 大于 8ml/kg[16]。临床常用方法是调整通气支持以维持呼吸频率在 20 ~ 35 次 / 分，V_T 在 5 ~ 8ml/kg[17]；然后调整吸气压力斜率和呼气触发灵敏度以使患者 - 呼吸机非同步最小化[7]。

成比例辅助通气

成比例辅助通气（PAV）时，呼吸机放大患者呼吸用力的作用以产生与患者的流量和容量相匹配的压力。预先设定的是患者吸气用力与呼吸机施加压力的比例而不是目标压力[11, 18]。

要实现 PAV，呼吸机可通过内置传感器测量患者自主呼吸瞬间的流量和容量，同时监护医师需要计算并设定弹性和阻力的数值。得到这些参数后，呼吸机的处理器估计 Pmus 值（见方程 2），并按比例辅助患者呼吸用力（根据操作者预先设置好的比例参数）。

设置 PAV 需要可靠地估计弹力和阻力（见方程 2）。如果估计是正确的，呼吸机产生的压力将会低于抵消呼吸系统被动特性所需的压力，患者将会维持自主呼吸，同时呼吸机也会成比例放大患者呼吸用力的作用。过高或过低地估计弹力和阻力都会严重影响患者和呼吸机的相互作用。如果低估弹力和阻力，PAV 的辅助不足以有效缓解患者的呼吸困难；相反，如果估计过高，将会产生正反馈，当患者停止吸气用力时，呼吸机仍持续输送流量和容量（"逃逸"现象）。

为解决估计自主呼吸患者弹力和阻力的临床问题，最近的 PAV plus（PAV+）程序通过内置传感器以无创的方式自动测量弹力和阻力，呼吸机可以根据测得的数值连续调整比例辅助的水平。对于呼吸系统机械特性的无创评估，是通过在 PAV 过程中于吸气末短暂地（100 ~ 300ms）阻塞气道开口实现的[19-20]。

PAV 与 PSV 最显著的区别是，PAV 时，V_T 随时间变化的范围较大[21]。PAV 时，突发高碳酸血症主要通过增加 V_T 引起每分通气量的代偿性增加，而呼吸频率保持不变。与此相反，PSV 时，呼吸频率增加，但 V_T 并不能显著增加。这样看来，与 PSV 相比，PAV 更好地模拟了高碳酸血症时的生理反应[8]。PAV 被证实能明显减轻吸气肌负担并改善慢性阻塞性肺疾病（COPD）患者的呼吸模式[22]。

神经调节通气辅助

神经调节通气辅助（NAVA）的算法是基于测量膈肌电活动的通气辅助方式。膈肌电活动可以通过一个植入鼻胃管放置于食管下段的电极片进行测量。这一信号既可以触发呼吸机（神经触发），又能使呼吸机与膈肌成比例地辅助患者吸气用力。应用 NAVA 时，呼吸动力控制贯穿在触发到吸气相与呼气相之间切换的通气循环的所有阶段（图 103-2），并且通气输出的所有变化均与每一次呼吸匹配。NAVA 恢复神经 - 通气耦联的潜在生理优势已被证实[23-24]。然而，与 PAV 相似，尚缺乏有力的临床试验表明 NAVA 能够显著改善临床转归（快速撤机、气管切开率、患者 ICU 生存率）。

NAVA 时，由膈肌电活动信号驱动呼吸机。如何根据膈肌电活动的微伏特（μV）值设置呼吸机输送的压力值呢？推荐使用以下几种方法：①在 PSV 期间记录膈肌电活动，在虚拟状态下设置 NAVA 以获得与 PSV 相同的峰压（NAVA 预览系统）；②进行性增加 NAVA 辅助水平直至出现峰压或 V_T 平台[25]；③设置 NAVA 水平以维持呼吸频率在 20 ~ 35 次 / 分，V_T 在 5 ~ 8 ml/kg（临床方法，模拟 PSV），但仍需更多的临床研究来回答这一重要问题。

记录膈肌电活动信号提供了一个极好的方法来研究不同通气模式时患者 - 呼吸机相互作用的切入点。膈肌神经通气效能（NVE）可通过计算自主呼吸 V_T 与膈肌电活动峰值水平的比值得到，而膈肌神经肌肉效能（NME）可通过计算短时气道开口阻塞期间（10 ~ 20s）Pao 负向偏移与相应的膈肌电活动峰值水平的比值获得。准备撤机前测量的 NVE 与 NME 值与撤机成功率相关[26]。

呼气末正压与持续气道正压

呼气末正压（PEEP）是指机械通气在呼气末施加的正压。在自主呼吸过程中施加的持续正压称为持续气道正压（CPAP）。PEEP 和 CPAP 对生理的影响在于对气体交换、肺顺应性和全身血流动力学的作用。

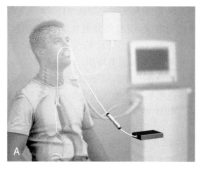

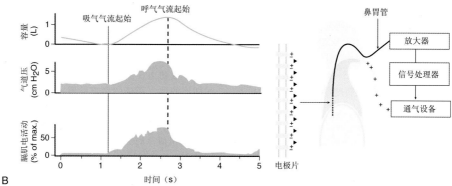

图 103-2　神经调节通气辅助（NAVA）的构想。植入鼻胃管并放置于食管下段的电极片，能感知膈肌电活动。这一信号可以触发呼吸机（神经触发功能），并使其与膈肌电活动成比例地辅助患者吸气用力

对气体交换的影响

PEEP/CPAP 通过复张塌陷的功能性肺泡，改善肺水再分布，改善动脉血氧合，从而减少通气 / 血流比例失调。

肺泡复张指一定 PEEP/CPAP 水平时塌陷组织的再次膨胀，使 V_T 分布更均匀，并增加功能残气量。此外，PEEP/CPAP 使肺水重新分布，从肺泡区向血管周围间质分布，并通过使血流由分流区转向正常区域改善通气 / 血流比例失调。

所有这些效应取决于所施加的 PEEP/CPAP 是否能够复张原先萎陷的肺泡[21-22]。一方面，如果应用的 PEEP/CPAP 能够促使肺泡复张，将会降低分流，改善氧合，减少无效腔。另一方面，如果出现大量正常肺泡过度膨胀，那么由于无效腔增加将导致动脉血二氧化碳分压（$PaCO_2$）升高，同时动脉血氧分压（PaO_2）下降，这取决于 PEEP/CPAP 是否减少心排血量。

对呼吸力学的影响

呼吸系统顺应性（即 $V_T \div Ppl-PEEP$）很好地反映了呼吸系统的弹性特性。PEEP/CPAP 的应用会对顺应性产生如下影响：

- 顺应性增加，提示肺泡复张。
- 顺应性不变，表明通气处于呼吸系统容量 - 压力曲线的线性部分。
- 顺应性下降，表明肺过度膨胀。

对血流动力学的影响

应用 PEEP/CPAP 可能通过以下几种不同的机制影响血流动力学：降低右心静脉回流，增加右心室后负荷，降低心室顺应性和减弱心室收缩力[29-31]。总之，其对血流动力学的改变取决于之前的心室负荷情况和心室的功能以及 PEEP/CPAP 对肺机械特性的影响。

如果患者的心功能正常，胸腔内压升高的主要后果是静脉回流减少和心输出量下降。因为右心室前负荷下降，所以在应用 PEEP/CPAP 前需要有足够的循

环血容量,以避免出现右心室输出量下降。对于左心室功能不全或充血性心力衰竭的患者,胸腔内压升高可降低左心室跨壁压,减少左心室后负荷,改善左心室功能。由于舒张期容量增加,静脉回流的减少不影响这类患者的心排血量[32]。

无创通气

一般是通过气管插管或气管切开实施机械通气。然而,研究证实,经口或鼻进行无创机械通气具有改善呼吸功能的作用,并使与有创通气相关的副作用降到最低。无创通气几乎完全是通过部分辅助呼吸技术实施。无创通气的潜在优势包括减少患者不适、减少镇静的需求以及降低呼吸机相关性肺炎和败血症的发生率[33](参见第 101 章)。临床试验表明,在特定的临床情况下,避免气管插管,患者的预后显著改善[34]。然而,无创通气成功的关键依赖于对患者的正确选择和应用该技术团队的专业水平,因为最近的数据提示,在尝试无创通气失败后行气管插管的患者会经历更长时间的有创机械通气和更长的 ICU 留置时间[35]。

大量随机对照试验明确支持无创通气的指征包括 COPD 急性加重、急性心源性肺水肿、术后呼吸衰竭和免疫功能低下患者的呼吸衰竭(例如实体器官移植受体和骨髓移植患者,见后文)[35]。

在其他临床情况下,应慎用无创通气。据报道,经无创通气治疗的社区获得性肺炎患者的气管插管率较低,住院时间缩短[36]。在经验丰富的中心对 ARDS 以应用无创通气为首选干预措施,使得约 54% 的病例不需插管[37],而应用 CPAP 并未提高生存率或缩短住院时间[38]。很多临床研究都试图将无创通气技术确定为加快从有创通气脱机的一种手段,但是尚无结论性结果。作为"困难脱机"的 COPD 患者的一种脱机技术,当患者未完全达到自主呼吸标准时,无创通气的应用对机械通气时间和死亡率的影响在两项临床研究中得到相互矛盾的结果[39-40]。最近,已证明无创通气并不能避免拔管后发生急性呼吸衰竭患者的再次插管[41]。几乎没有无创通气在急性哮喘、上呼吸道梗阻和创伤患者中应用的研究。其他可能的应用领域包括低氧血症或高碳酸血症患者进行纤维支气管镜检查时[42],以及非有创通气适应证患者的姑息治疗[43]。

最近发表的两篇文章评价了两家著名的大医院(波士顿的麻省总医院和意大利都灵的 Molinette 医院)无创通气的疗效[44-45]。这两项研究均表明,无创通气作为常规治疗标准应用于由于心源性肺水肿和 COPD

急性加重而致的呼吸衰竭患者时,最终插管的百分比与随机对照试验相似,但应用于低氧性呼吸衰竭患者时的插管百分比较这些试验高。无创通气失败与低氧性呼吸衰竭患者的高住院死亡率相关[44-45]。

预示无创通气成功的因素包括:年龄较轻、疾病起病较缓[以急性生理学和慢性健康评分(APACHE Ⅱ)或 SAPS(简化急性生理学评分)Ⅱ 评分进行量化评分]、患者的合作能力、牙列完整、最小化气体泄漏的技术能力、适度高碳酸血症(即 45 ~ 90 mm Hg)和适度酸中毒(即 pH 7.35 ~ 7.10)[46]。无创通气试验有效的标志为在 30 ~ 60min 内出现呼吸频率减慢、$PaCO_2$ 降低。

理想的无创通气连接装置应达到患者的最佳舒适度和最少气体泄漏。目前可用的有面罩(口鼻或鼻)和头罩。口鼻面罩在 80% ~ 100% 的患者中出现漏气,20% ~ 34% 面部皮肤发红,8% ~ 32% 不耐受面罩,10% ~ 20% 口鼻干燥、鼻腔充血,2% ~ 31% 鼻梁溃疡,16% 感到眼涩,8% 出现胃胀,6% 发生误吸。使用头罩可尽可能减少这些副作用,但这种通气装置可能延误 PSV 辅助通气,并引起明显的噪声[47]。

无创通气时患者的监护包括频繁检查通气装置以评估二氧化碳重复吸入、意外脱机、气体泄漏、皮肤坏死、患者清除分泌物的能力。监测生理学参数(氧饱和度、动脉血气分析、呼气 V_T、呼吸频率、辅助呼吸肌的运动、反常腹部运动、胃胀、心率和血压)以及主观参数(精神警觉性、舒适度和呼吸困难)对患者的安全至关重要。据估计,第一个 8h 呼吸治疗师花费在无创通气治疗患者身上的时间较气管插管患者更长,但在随后的 8h 花费在气管插管患者身上的时间更长[48]。

非常规通气支持

以上描述的通气支持模式被定义为"常规的",因为它们遵循两个原则:输送高于无效腔量的 V_T 和在气道开口处施加正压。接下来,我们将描述被定义为非常规的通气支持模式,这类模式输送低于无效腔量的 V_T(高频振荡通气,HFOV)。

高频振荡通气

应用 PEEP 常规通气的目的在于当输送 V_T 时周期性增加气道开口压力时保持肺充盈。不同的是,HFOV 呼吸机类似于 CPAP 设备,施加一个持续的平均气道压(Pao,mean)。新鲜气体(40 ~ 60L/min)持续进入呼吸回路,同时呼气活瓣允许维持预设的 Pao,mean 水平。与 CPAP 的主要不同之处在于,振荡压力冲击以极高的频率（即 $180 \sim 900$ 次/分，$5 \sim 15Hz$）叠加于 Pao,mean 之上。技术上，高频振荡呼吸机是基于一个能够在 CPAP 回路中产生脉压"冲击"的振荡活塞泵（图 103-2，A）。每次振荡产生一个正弦周期压力，上升或下降至高于或低于 Pao,mean 的水平（当活塞泵向患者方向移动时，压力升高；紧接着活塞泵远离患者，压力下降）。一个重要的问题是，HFOV 不仅提供主动吸气（正向冲击波）的动力，而且提供呼气（负向冲击波）的动力。由操作者确定整体振幅，压力变化幅度（ΔP）可调节至高达 $70 \sim 90cmH_2O$。值得注意的是，ΔP 数值在活塞附近读取，而传导至气道开口的压力大幅下降（由于高振荡频率和极为有限的活塞运动），气管导管和肺泡内的 ΔP 也大幅下降（通常只有 $2 \sim 4cmH_2O$），因此，所产生的 V_T 为 $1 \sim 2$ ml/kg——也就是说低于解剖无效腔。观察发现，以极高频率输送压力冲击波能够从气管插管患者肺内排出 CO_2 至气道开口，这是在气道开口处快速振荡通气以测量肺机械特性试验的意外收获。HFOV 期间 CO_2 排出的机制包括：①对近端肺泡的直接通气；②邻近肺单位之间以不同时间常数进行的摆动呼吸；③分支肺泡管内吸气与呼气气流的流动；④轴向对流与横向混合[49]。CO_2 由肺内排出，弥散至呼吸回路内，然后被持续进入回路内的大量新鲜气体所稀释。HFOV 期间氧合的决定因素是气道开口平均压力和吸入氧浓度。CO_2 清除的主要决定因素是压力变化幅度（ΔP）、压力振荡频率和偏流（有限）。可通过增加 ΔP 和降低振荡频率加速 CO_2 清除。简言之，ΔP 越高，V_T 越大，CO_2 清除越快；振荡频率越慢，V_T 越大，CO_2 清除越快。

综上所述，HFOV 是一种独特的以极低 V_T 和较高平均气道压为特点的通气方式，同时能够维持足够的 CO_2 清除率。这成为一种"极端"的肺保护方法，因为 V_T 最小化和充足的压力在保证肺充气的同时避免了传统 V_T 输送方法可能带来的过度充气的风险。传统上，HFOV 被认为是当 ARDS 患者需要高正压水平以保证肺泡张开时保留通气的策略[50]。因此，它主要被应用在病变严重患者的小型研究中，这些研究人群的死亡率相对较高。近期有两项多中心、大型临床研究 OSCAR[51] 和 OSCILLATE[52] 试验，分别观察了 398 例和 548 例患者，检验 HFOV 作为保护性肺通气策略应用于 ARDS 早期能够降低 ARDS 死亡率的假设。遗憾的是，这些试验未能证实 HFOV 优于传统的肺保护性通气策略（见后文）。根据这些发现，不推荐将 HFOV 作为 ARDS 患者的常规治疗措施。

机械控制通气的监测

在容量切换型恒定流速通气伴短暂吸气末暂停时，对获取的气道开口-时间（Pao-t）信号的分析有助于对呼吸系统的物理机械性能的监测。恒定流速期间的 Pao-t 包含以下信息（图 103-3）：

- 阻力压增加（图 103-3 中的 AB 段）代表在吸气气流开始输送时气道开口压（Pao）的逐渐升高。它不完全垂直于时间轴，而是由于呼吸机无法突然增加流量和不同肺区的不均一性呈现为一条不连续的斜线。
- 弹性压增加（图 103-3 中的 BC 段）代表由呼吸系统进行性充气膨胀产生的 Pao 升高，其斜度取决于呼吸系统的弹性特质。它并不总是线性的，当呼吸系统顺应性随着肺充气而改变时，它可能呈曲线（见后文）。
- Pao_{peak}（图 103-3 中的 C 点）是吸气末 Pao 达到的峰值。流速和吸气时间已定时，Pao_{peak} 同时表示"阻力"压和"弹性"压增加。Pao_{peak} 之后，吸气末暂停时（吸气活瓣和呼气活瓣同时关闭），Pao-t 图像可分为两段：①由于气流中断使压力为零，压力立即从 Pao_{peak} 降为 $Pao_{occlusion}$（图 103-3 中的 D 点）。②从 $Pao_{occlusion}$ 缓慢减到吸气末压力（Pao_{plat}）（图 103-3 中的 E 点），这一段取决于气体在肺部不同弹性和阻力特性的区域之间重新分布的过程及肺组织的惯性特征。V_T 已定时，Pao_{plat} 表示呼吸系统的弹性。吸气末停顿后，呼气活瓣打开，同时吸气活瓣关闭，呼吸系统被动呼气直至达到呼吸系统弹性平衡点（图 103-3 中的 EF 段）。如果向呼吸回路的呼气支添加一个呼气末活瓣，FG 段等于施加的 PEEP 值。

已证实，在恒定流量通气时，气道压力-时间曲线变化的程度与 V_T 肺充气时呼吸系统顺应性变化的程度相关：曲线斜率逐渐增加表明顺应性逐步增加；反之，曲线斜率逐渐降低，表明顺应性在 V_T 吸气时逐渐降低；压力呈线性增加表明顺应性在肺充气过程中保持不变[53-54]。充气时顺应性的逐渐增加或降低分别与肺泡开放、塌陷和肺泡充气过度相关[55]，这是机械通气产生肺机械牵张的主要机制[56]。因此，通过分析恒定流量通气时的 Pao-t 图形（BC，图 103-3），可无创检测出肺泡复张/再塌陷或过度充气或两者同时发生（张力指数的概念，图 103-4）。最近的数据表明，在 ARDS 患者中根据张力指数分析调整 PEEP 水平，可以最小化呼吸机产生的机械牵张，并提示连续监测该指数可能有利于建立肺保护性通气策略[57]。

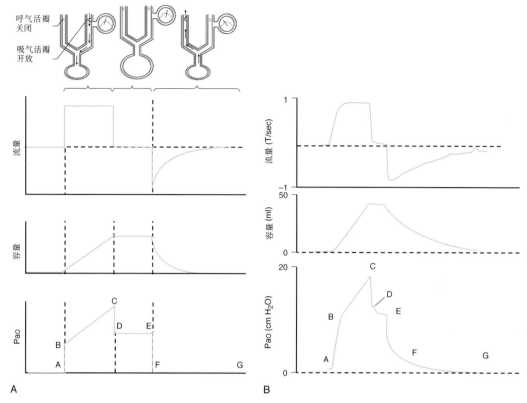

图 103-3　恒流机械控制通气时流量、容量和气道开口压（Pao）的描记图。A. 单室肺模型中呼吸机工作周期不同阶段的理论图形。模型没有考虑呼吸系统的黏滞弹性和惰性特征以及肺不同区域的不均一性。B. 实际图形。相应地，AB 段（阻力压增加）、BC 段弹力压升高。C 点（Pao$_{peak}$）之后的 Pao$_{peak}$ 到 Pao$_{plat}$（E）段，Pao-t 可分为两部分：①压力迅速从 Pao$_{peak}$ 降为 Pao$_{occlusion}$（D）；②在 2 ~ 5s 内从 Pao$_{occlusion}$ 缓慢减到 Pao$_{plat}$。后者主要是由于气体在不同弹性和阻力的肺区之间（不同区域吸气末压力不平衡）重新分布的过程。因此，Pao$_{occlusion}$–Pao$_{plat}$ 的差异与肺部不同区域间的不均一性成比例

呼吸阻力对抗气流通过呼吸系统，定量为引起一个单位气流所必需的压力数值，根据欧姆定律：

$$阻力 = 驱动压 / 流速$$

其中驱动压是在气道中产生既定不变的层流的"阻力"。呼吸系统的总阻力是肺阻力（气道阻力加肺组织阻力）和胸壁阻力（主要是组织抵抗力）之和，单位为 cmH$_2$O/(L·s)。因此，当恒定气流突然中断时，呼吸系统总阻力（Rmax, rs）与 P$_{peak}$–P$_{plat}$ 压力的衰减呈正比，根据方程：

$$Rmax,rs= （P_{peak}–P_{plat}）/ 流量$$

呼吸系统总阻力 Rmax, rs 可进一步分为气道阻力（Rmin）和附加阻力（ΔR）。从 P$_{peak}$ 到 Pao$_{occlusion}$ 压力

的瞬间下降与气道阻力成比例：

$$Rmin= （P_{peak}–Pao_{occlusion}）/ 流量$$

而从 D 点缓慢减到 P$_{plat}$ 与额外阻力成比例：

$$ΔR =Rmax,rs–Rmin$$

对于全身麻醉期间的正常人，气流 0.4L/s ，V$_T$ 在正常范围时，Rmax,rs 为 5 ~ 6 cmH$_2$O/(L·s)，Rmin 为 2 ~ 3cmH$_2$O/(L·s)。

Rmin,rs 在气道阻力增加的病理状态下升高，如哮喘、急性心源性肺水肿、ARDS 和 COPD。但是，由于 Rmin,rs 是气道阻力、机械回路和气管导管阻力的总和，在鉴别诊断时应考虑到气管导管阻塞的可能性。在一些病理情况下如严重 COPD 或病态肥胖的患者，

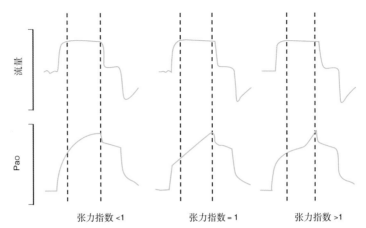

图 103-4 张力指数的概念。通过分析恒定流量通气时的 Pao-t 图形，可检测出肺泡复张／再塌陷或过度充气或两者同时发生。Pao-t 向下凹陷表明充气时由于肺泡复张，顺应性逐渐增加；反之，向上凸起表明充气时由于肺泡过度充气，顺应性逐渐降低。根据 Pao-t 图形得出的方程（$Pao = a \times t^b + c$）可测算张力指数。在这里，系数 a 和 c 是常数，系数 b 是用来描述 Pao-t 图形的一个无量纲的数值。如系数 $b<1$，Pao-t 图形呈向下的弧形（充气时顺应性增加）；反之，系数 $b>1$，Pao-t 图形呈向上的弧形（充气时顺应性降低）。当 $b=1$ 时，Pao-t 图形呈直线，充气时顺应性不变

肺和胸壁的惯性及肺组织不均一性（表示为 ΔR）均可能增加。

通过在呼气末屏气 5～10s（呼气末吸气活瓣和呼气活瓣同时关闭），很容易测量机械控制通气的制动患者的 PEEPi 值（静态内源性 PEEP，PEEPi, st），这样使呼吸机的压力传感器可读取呼气末肺泡压（图 103-5）。这是呼吸系统总的呼气末正压（PEEPtot）。动态过度充气患者的 PEEPtot 值高于施加的 PEEP 值（PEEPext），这时 PEEPi, st 就是 PEPtot 和 PEEPext 之间的差值。

当应用部分通气支持技术时，需动态测量 PEEPi（PEEPi,dyn）。其计算的金标准需要连续记录流量、Pao、食管压力和胃内压（图 103-6）。

呼吸系统静态顺应性（Cst,rs）是指呼吸系统容量随每单位施加压力的变化而变化（单位是 ml/cmH_2O）：

$$Cst,rs = V_T / (Pao_{plat} - PEEPtot)$$

其中 Pao_{plat} 在 2～5s 吸气末暂停结束时（E 点，图 103-3）测定。弹性即顺应性的倒数，单位为 cmH_2O/ml，表示如下：

$$Est,rs = (Pao_{plat} - PEEPtot) / V_T$$

为了正确计算 Cst,rs，PEEPtot 必须代替 PEEPext，以区分由于动态过度充气导致的 Pao_{plat} 升高（此时 PEEPtot 高于 PEEPext 而 Cst,rs 不受影响），以及由于 Cst,rs 降低导致的 Pao_{plat} 升高（此时 PEEPtot 等于 PEEPext）。

胸壁机械特性的作用

肺和胸壁呈 "串联"：因此，Cst,rs 是肺和胸壁顺应性的总和（分别为 Cst,L 和 Cst,cw），Est,rs 是肺和胸壁弹性的总和（分别为 Est,L 和 Est,cw）：

$$1/Cst,rs = 1/Cst, L + 1/Cst, cw$$

因此

$$Est,rs = Est,L + Est,cw$$

Cst,cw 和 Est,cw 的计算：

$$Cst,cw = V_T / (吸气末 Pes - 呼气末 Pes)$$

和

$$Est,cw = (吸气末 Pes - 呼气末 Pes) / V_T$$

理论上说，应该利用胸腔压力变化而不是食管压力变化测定肺周围压力。可是，在临床实践中测量胸腔压力几乎是不可能的，因此常用食管压力替代。

记录食管压的方法是在患者半卧位时把带气囊的导管插入食管下三分之一并连接到压力传感器。区分

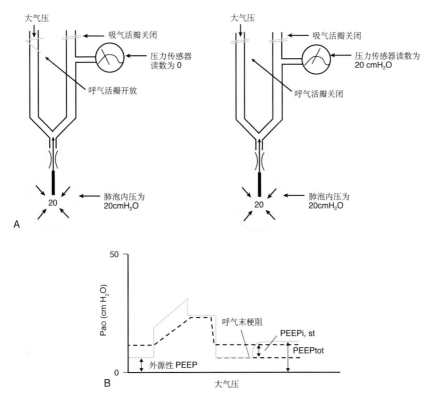

图 103-5 静态内源性 PEEP（PEEPi, st）的测量，呼气末屏气操作图示。A. 图示为呼吸系统和机械通气回路。在呼气相，呼吸机呼气活瓣打开，而吸气活瓣关闭。因此，压力传感器读取大气压力。当执行呼气末屏气操作时，吸气活瓣和呼气活瓣均在呼气末关闭。结果压力传感器读取呼气末肺泡的压力。B. 一个恒流机械通气周期中 Pao 图形的描记，随后为呼气末屏气。屏气结束时，可得到 PEEPtot 值。虚线是指肺泡压的理论值

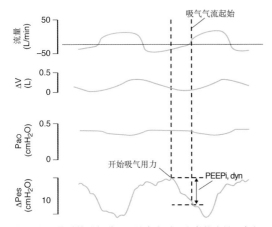

图 103-6 接受持续气道正压的自主呼吸患者的流量、容积、Pao 和食管压（Pes）轨迹记录。动态内源性 PEEP（PEEPi, dyn）是从用力吸气开始至正压吸气气流开始之间 Pes 偏离的数值

肺和胸壁的弹性特点可能有助于呼吸顺应性下降的鉴别诊断。由于胸腔和腹腔仅靠膈肌相隔，腹压增加是导致胸壁僵硬最重要的因素之一，但腹压不高的患者也可能由于胸壁畸形、容量超负荷或胸腔积液影响胸壁机械特性。

跨肺压的作用

常规的通气治疗是根据 Pao 进行调整，这种做法的根据是假定 Pao 接近于跨肺压（P_L）——即气道开口压力（Pao）与胸腔压力（P_{PL}）之差。虽然这种假设对胸壁弹力（E_{cw}）正常的大部分患者来说是合理的，但是当 E_{cw} 显著增加时，相当一部分 Pao 在扩张胸壁时消失，因而低于 P_L。这一点对于 ARDS 患者很重要，因为腹腔压力升高、胸腔积液、容量超负荷和体表水肿都可使 E_{cw} 升高[58]。对这类患者进行通气时，应以 P_L 而不是 Pao 为目标[59-61]。根据 Gattinoni 等提出的弹力计算方法[62]，任何施加于气道开口的正压均

作用于两种串联在一起的弹性结构（肺和胸壁），使得静态胸膜压和跨肺压升高，这一升高可由胸壁与肺组织弹力之比推测得出。所以，$P_{PL} = P_{AO} \times (E_{CW}/E_{RS})$ 且 $P_L = P_{AO} \times (E_L/E_{RS})$。这样，弹力计算得出的 P_L 即为正压机械控制通气时的肺膨胀压力的变化差值，而忽略了绝对 P_{PL} 和功能残气量时的 P_{PL} 值[61, 63]。由于计算的原因，当 Pao 为零时，弹力计算得出的 P_{PL}（也就是 P_L）必然为零，但这并不表示在同样的情况下 P_{PL} 和 P_L 绝对值等于零。因此，必须明确区分弹力计算得出的 P_{PL} 和 P_L 与实际测量或 P_{PL}（和 P_L）的绝对值。Chiumello 等[63] 发现 ARDS 患者的胸壁弹力占呼吸系统总弹力的 7% ~ 67%。

与弹力计算方法不一致的是，由 Talmor 等[64] 提出了在呼气末优化 P_L 绝对值而不管 E_{CW} 是否减弱。通过一项临床随机试验证明这种方法改善了 ARDS 患者的氧合和肺机械特性。在 Tamlor 的研究中，他们调整 PEEP 以对抗呼气末腹部施加于依赖肺区的额外压力，从食管压力计读数中减去 5cmH₂O 的纵隔器官重力后可得出这部分额外重力。这么做的生理学基础是，一些 ARDS 患者的氧合由于腹部器官的压迫而变差。放置于食管下 1/3 处的气囊压力明显受到腹部内容物容量的影响[65]。但是，确定这一"真实" P_{PL} 绝对值实际上是不可能的。事实上，胸壁弹力正常时，食管下 1/3 处测得的 P_{PL} 值可能很高，反之亦然[66]。此外，应用 PEEP（整体施加的压力）时，作用于依赖肺区表面的"局部" P_{PL} 可能引起非依赖肺区的过度膨胀。

在一项猪模型实验和一项 H1N1 流感患者的队列研究中，以弹力计算得出的 P_L,plat 代替 Pao,plat 作为目标以改善肺通气的策略均诱发了 ARDS[69]。

在对 ARDS 和胸壁机械特性受累患者进行通气时，必须明确基本的生理学概念，也就是跨肺压是实际的肺膨胀压力。

机械辅助通气的监测

临床上，机械辅助通气时监测的主要参数包括对患者与呼吸机间的互动评价和人机不同步的发生。

吸气触发不同步

在呼吸肌开始运动和机器开始送气之间实际上始终存在一个滞后，尽管 NAVA 的神经触发机制已使其降到最低[70]。触发相 PEEPi 的存在可能使患者与呼吸机间的互动更为复杂[71]。尽管患者用力吸气，呼吸机仍无法检测出患者辅助呼吸的需求而导致无效触发。这种现象通常出现在通气辅助水平较高和呼气时间较短时。低弹性、高阻力和 PEEPi 这些机械特性，可能引发无效触发的发生[7]。

通气需求 / 气体输送不同步　当呼吸机输送的流量、容量和压力不能满足患者的通气需求时就会出现不同步。以压力为目标的呼吸可以更好地满足患者的通气需求，因为吸气刚开始时的气道压快速上升伴有高吸气流量，产生的气流类似于正常生理状态下的气流。

吸气时间与总时间非同步切换　当患者试图呼气而呼吸机仍继续输送气体时会发生吸气时间（Ti）与总时间（Ttot）非同步切换。Parthasarathy 等证实，在神经性呼气相延长机械充气时间可以减少无阻抗呼气的时间[72]。实施无创 PSV 时，气体泄漏会导致吸气时间异常延长，阻碍吸气向呼气的切换。这种情况下，患者会与呼吸机对抗持续用力呼气或在没有任何压力支持时吸气（吸气中断）[73]。

呼吸功　评估一个接受部分通气支持患者的呼吸功有助于设置机械通气支持的最适水平，这一通气水平使得呼吸肌做功接近正常，且避免了过度的肌肉做功或过度的机械辅助。遗憾的是，这需要复杂的设备、食管内压和胃内压的持续监测以及大量的生理学专业知识。如前所述，PAV+ 程式可持续评估患者的呼吸功，而 NAVA 技术可以持续监测膈肌电活动。尽管呼吸功指的可能是单次呼吸做功，而临床上测量每分钟的呼吸功和每分通气量的呼吸功 [WOB/L = WOB/（min·每分通气量）] 会更有用。正常人休息时的 WOB/L 为 0.3 ~ 0.6 J/L，然而在所有可用的部分通气支持模式中，患者需要额外的"医源性"做功以克服气管导管及呼吸回路的阻力并触发呼吸机做功[74]。

呼吸生理学原理的临床应用

非均质肺的弹性特点和呼吸机相关肺损伤

ARDS 患者常需要机械通气。大多数 ARDS 患者一旦实施机械通气，反映肺换气功能的参数及总体的临床状况都会有所改善。然而自 20 世纪 80 年代中期起，大量的研究表明机械通气可加重之前存在的肺损伤（呼吸机相关性肺损伤，ventilator-induced lung injury，VILI）[56-75]。肺泡损伤的不均匀分布的特点使 ARDS 时较易发生 VILI。轴向 CT 扫描清晰地证实

ARDS 肺中正常通气肺泡与通气不良肺泡、塌陷肺泡与过度充气肺泡共存[76]（图 103-7）。一项关于这些区域分布模式的系统回顾分析将肺不张的分布模式分为局灶性（约 36% 的患者，正常通气的非依赖区域与塌陷的依赖区域共存）、弥漫性（约 23%，肺部呈广泛不透明样改变）和斑片样分布（约 41%，塌陷区域不均衡地分布于整个肺部）[76-78]。这种不均匀分布对呼吸系统的机械特性产生了深刻影响，"静态"或"准静态"下呼吸系统吸气相容量 - 压力曲线可呈现这一点[79]。用不同的容量水平或以极缓慢的方式膨胀呼吸系统时，气道开口压的增加可反映呼吸系统弹性特征的变化。肺充气开始时，肺顺应性的进行性增加["下拐点"（LIP）]表明充气时呼气末萎陷的肺泡重新开放（肺泡复张），而吸气末顺应性的进行性下降["上拐点"（UIP）]表明大量肺泡在吸气末进行性扩张（过度充气）。在正常个体，下拐点通常出现于呼吸系统弹性平衡点以下，上拐点出现于容量接近总体肺容量时。对于 ARDS 患者，上拐点和下拐点都出现在 V_T 范围内，并且分别提示塌陷的肺泡开始复张和过度充气时的压力（图 103-8）。传统的观念依然正确，特别是对早期 ARDS 和存在可复张肺的患者来说。然而，在大部分病例中，肺复张出现在容量 - 压力曲线吸气相的上升支并且是一种渐进的现象。此外，通过绘制容量 - 压力曲线的下降支（即呼气支）可观察到吸气相和呼气相的曲线之间存在明显的滞后现象。这意味着：①肺复张是贯穿整个吸气相的现象，完全的肺复张需要很高的压力；②一旦肺复张后，肺不张区域易于在较低的压力水平萎陷，这一压力低于吸气时肺泡张开所需的压力[80-81]。

根据 Gattinoni 等提出的"婴儿肺"概念，机械通气时输送的"标准" V_T（如使动脉 PCO_2 "正常化"的 V_T）可引起 ARDS 患者正常通气区域的肺泡出现反复的潮式过度充气[82]。此外，如果应用低水平的 PEEP，呼气末塌陷的肺单位会在充气时重新开放，产生反复的潮式肺泡开放和塌陷现象（潮式肺复张）。已证实潮式肺泡复张与潮式过度充气可以激活肺泡上皮细胞、内皮细胞与肺内巨噬细胞的细胞内促炎信号传导通路，使促炎介质以及抗炎介质转录相关的基因分别被上调与下调，最终导致肺泡炎症的发生[83]。即使是相对短期的机械通气也可诱发"生物伤"并导致局部的炎症反应，而肺损伤后出现的中性粒细胞、巨噬细胞与成纤维细胞的浸润将放大这一炎症反应（图 103-9）[75]。此外，作用于肺泡壁的机械刺激可以使肺泡细胞表面释放血栓调节蛋白（通过蛋白水解作用激活蛋白 C 的表面分子），从

而在肺泡水平抑制蛋白 C 的激活。因此，VILI 也可以加重肺泡内的促凝与抗纤溶状态[84]。其他的"生物伤"包括通过灭活 I 型和 II 型肺泡细胞表面的 N+/

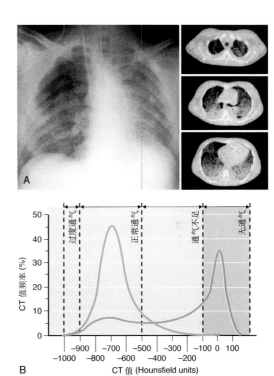

图 103-7 A. 急性呼吸窘迫综合征的胸部 X 线正位片和 CT 扫描（肺尖、肺门和肺底）。胸片显示除右上肺外弥漫性毛玻璃样不透明改变。CT 扫描从前后位和横切面均显示为非均质肺疾病。B. 以 CT 值划分的肺分区，正常情况下（蓝线）和典型 ALI/ARDS 时（灰线）

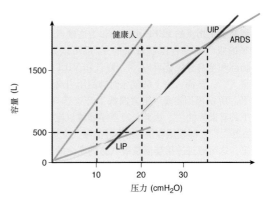

图 103-8 健康人和 ARDS 患者呼吸系统的静态容量 - 压力曲线。UIP 和 LIP 都出现在潮气量范围内并且分别提示塌陷肺泡开始复张和过度充气时的压力。UIP，上拐点；LIP，下拐点

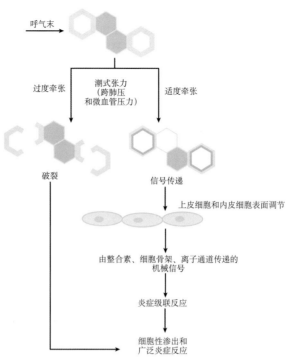

呼气末

过度牵张　　潮式张力（跨肺压和微血管压力）　　适度牵张

破裂　　　　　信号传递

上皮细胞和内皮细胞表面调节

由整合素、细胞骨架、离子通道传递的机械信号

炎症级联反应

细胞性渗出和广泛炎症反应

图 103-9　与呼吸机相关性肺损伤相关的"生物伤"的概念。作用于肺泡壁的机械刺激传导［潮式肺泡开放 / 萎陷和（或）潮式肺泡牵张］引起能导致肺部炎症的生物信号的产生 *(From Marini JJ, Gattinoni L: Ventilatory management of acute respiratory distress syndrome: a consensus of two, Critical Care Med 33:250, 2004.)*

K^+-ATP 酶、削弱肺泡的水肿清除能力[85]、抑制 II 型上皮细胞分泌表面活性物质[86]、上调基质金属蛋白酶的生成[87]。上述所有机制均支持 VILI 可能充当着多系统器官功能衰竭（MODS）"发动机"的观点，该观点由 Slutsky[75] 最先提出并于最近被证实[88]。

已有数种"肺保护"通气策略被推荐用于最大限度地减轻 VILI。最初的研究是基于对呼吸系统吸气相容量 - 压力曲线的测量。为避免呼气末肺泡萎陷应用稍高于下拐点的 PEEP 水平，和为达到低于上拐点水平的吸气末平台压而设定的 V_T 都可以减轻 VILI 的肺部和全身性炎症反应[89]，降低与 VILI 相关的死亡率[90-91]。然而，由于肺复张时肺泡压力高于下拐点水平，所以根据容量 - 压力曲线上升支选择的 PEEP 水平具有误导性[92]。因此，有些学者建议应用"开放肺方法"[81]，即根据容量 - 压力环的呼气支选择 PEEP 水平。这可通过应用肺活量吸气达到完全的肺复张后实施递减 PEEP 试验而实现。

呼气流量受限和内源性呼气末正压

正常人静息状态时，呼气末肺容量（EELV）接近于呼吸系统的弹性平衡点（功能残气量，FRC）。只要呼气时间短于肺内气体排空至正常功能残气量所需的时间，就会发生气体陷闭。因此，此时呼气末肺泡内呈正压状态，导致动态性过度充气，即呼气末肺泡正压，称为内源性 PEEP[93-94]。通过测量由 EELV 至 FRC 延长的被动排空过程（30～60s）中的呼出气体容量，可估测陷闭的气体量（图 103-10）。

流量受限引起的内源性呼气末正压

由于呼气时远端气道塌陷，呼气流量明显受限[95]。这种情况是 COPD 患者所特有的，而对于正常人仅见于最大用力呼气时。呼气流量受限的病理生理特点最初是用瀑布模型解释的（图 103-11）[96]。由此可知，只要外源性 PEEP 值不超过 PEEPi 值，那么通过应用外源性 PEEP 来提高下游压力时并不会影响呼气流量及上游气道闭合的临界压力。

作为一种呼气负荷阈值，PEEPi 增加吸气肌的负担，导致吸气肌必须克服弹性回缩力才能产生吸气流。COPD 急性加重期，克服 PEEPi 产生吸气气流所需的呼吸功可占总呼吸做功的 40%[122]，而给予适当的外源性 PEEP 可以明显减少呼吸肌做功[97]。根据瀑布

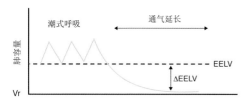

图 103-10　对于动态性肺过度充气患者，机械通气时呼气末肺容量（EELV）和呼吸系统的弹性平衡容量（Vr）之间存在差异（ΔEELV）。肺的完全排空需要在机械呼吸末断开患者与呼吸回路的连接，进行 15～20s 的长时被动呼气直至大气压水平

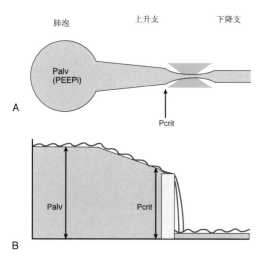

图 103-11　瀑布模型。由于呼气时远端气道塌陷和 COPD 患者呼气气流严重受限，以及呼气末肺泡压（Palv）为正值，从而导致内源性呼气末正压的产生。由于小气道陷闭，增加下游气道压力不会影响上游气道闭合的临界压力，除非施加的压力超过上游气道的压力（Pcrit）

学说，当外源性 PEEP 在测得的 PEEPi 范围之内时，可减少吸气做功而不会进一步导致肺泡过度充气[98]。但是，瀑布学说假设所有远端气道的临界闭合压是相同的，与已知的不同区域肺单位之间有显著差异的观点存在矛盾[99]。因此，简单的瀑布类比可能并不准确。对于机械通气的 COPD 患者，安全的外源性 PEEP 应较测得的 PEEPi 稍低，这样才不会加重动态过度充气。试验数据表明，对于大多数 COPD 患者来说，相当于 75%PEEPi 水平的外源性 PEEP 是低于临界闭合压（Pcrit）的[100]。

无流量限制的内源性呼气末正压

当呼气时间短于肺被动排空至功能残气量水平所需的时间时会产生无流量限制的 PEEPi。肺内气体排

空的时间取决于下面几个变量的相互作用：V_T、吸气末呼吸系统的弹性回缩力和呼气阻力。此外，对于机械通气的患者还应该考虑到气管导管的阻力、呼气活瓣以及 PEEP 设备。因此，高分钟通气量、高呼吸系统的顺应性及高呼气阻力时，肺没有足够的时间排空至功能残气量时的弹性平衡点。这和因气流受限引起的问题是不同的，因为在这种情况下使用外源性PEEP 会产生呼气气流的"反压力"，加重动力性过度通气[101]。

在机械通气的患者，动态过度通气会严重影响血流动力学，因为它会减少静脉回流，增加右心室后负荷，导致低心排状态。Pepe 和 Marini 最早描述了这一现象更常见于机械控制通气的 COPD 和哮喘患者[102]。这与患者自主呼吸时出现明显动态过度通气的情况截然不同[103]。PEEPi 起到一个吸气阈值负荷的作用，即患者必须产生一个与之对抗的胸腔内负压才能产生吸气气流。胸腔内压力下降而肺容量不变这一现象在理论上与 Muller 手法相似（图 103-12）。当出现明显急性加重或依赖机械通气的 COPD 患者突然撤机时，这一机制可显著增加静脉回流和心排血量。由于严重 COPD 患者的肺血管床相对损害较大，肺血管挛缩，会出现肺动脉高压和右心室扩大。另外，已证实急性右心室扩大会引起室间隔左移，从而导致左心室舒张功能受限和肺充血[104-106]。应用低于 Pcrit 的外源性 PEEP/CPAP 不仅可减少呼吸肌做功，而且可减轻 PEEPi 对自主呼吸患者血流动力学的影响[103]。

尽管通常认为 PEEPi 和动态过度通气是同义的，但 PEEPi 并不一定提示动态过度通气或气体潴留。当呼气肌也参与呼气活动时，呼气末肺泡内压将呈正压而无动态过度通气[107]。

机械通气在临床病例的应用

急性呼吸窘迫综合征

ARDS 是由直接或间接的危害性因素导致的急性发作的肺部炎症反应，影像学表现为与肺水肿一致的弥漫性的双肺浸润，肺动脉楔压小于 18mmHg 和（或）没有左心房压增高的临床表现，以及难治性的动脉低氧血症（参见第 101 和 102 章）。根据专家组的建议，ARDS 的定义已被更新（柏林定义）[108-109]。该委员会确定了 ARDS 常见的直接和间接致病因素（见后文），并将 ARDS 定义为一种包含以下标准的临床综合征：① 由特定的临床损害引起；② X 线或 CT 扫描示双肺致密影，并且胸腔积液、肺叶 / 肺塌陷

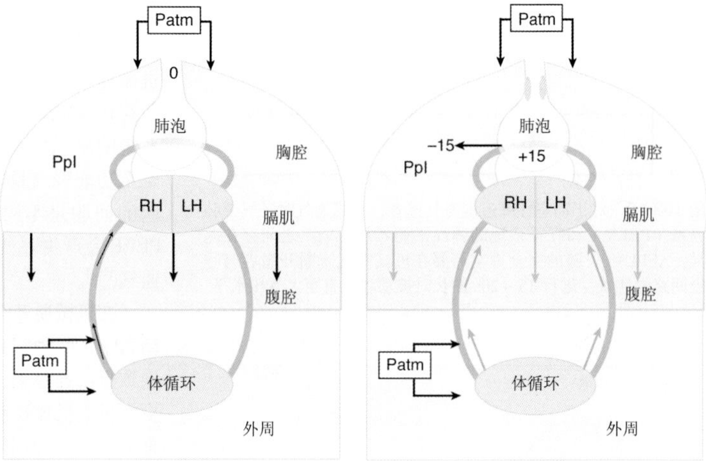

图 103-12 动态过度充气和内源性 PEEP 的血流动力学效应。自主吸气时较大气压（Patm）稍低的胸腔内负压引起静脉回流生理性增加，这一作用在动态过度充气患者中呈病理性放大。为产生吸气气流（即产生负的肺泡内压），过度充气患者需要产生能够平衡 PEEPi 的胸腔内负压，这会明显增加静脉回流

或结节不能完全解释；③无法用心力衰竭或血管内液超负荷完全解释的肺水肿（这些均可与 ARDS 并存）；④氧合受损——在 PEEP 或 CPAP 压力水平高于 5cmH₂O 时，动脉氧分压与吸入氧浓度（P/F）的比值低于 300。P/F 可用于 ARDS 患者的病情分级：根据 P/F 所在区间 300~200、200~100、<100 分别划分为轻度、中度和重度。重要的是，其严重程度与死亡率有关[27]，轻度 ARDS 患者可信区间 CI 为 27%（CI：24%~30%），中度为 32%（CI：29%~34%），重度为 45%（CI：42%~48%）（P < 0.10）[108-109]。

虽然以前 ARDS 十分罕见[110]，但近来一项基于群体的研究表明，每年 ARDS 的发病率（经年龄矫正）为 86.2/100 000[111]。据报道，由于治疗水平的提高，ARDS 的死亡率已经从 20 世纪 80 年代末期的 60%~70% 降至近 20 年来的 30%~40%[112-114]。与 ARDS 死亡率增高相关的危险因素包括：高龄、低 PaO₂/FiO₂ 比、感染性休克、APACHE Ⅱ（Acute Physiology and Chronic Health Evaluation Ⅱ，急性生理学和慢性健康评分系统Ⅱ）评分较高、SOFA（Sequential Organ Failure Assessment，序贯器官衰竭评估）评分较高、Glasgow 昏迷评分较低及合并慢性肝脏疾病[115]。最常见的长期损害有肌萎缩和肌无力、显著的神经认知与情感功能障碍、出院 2 年后持续的生活质量低下。尽管在 6 个月内，除一氧化碳弥散能力持续下降之外，肺功能通常可恢复正常，但上述情形仍会出现[116-117]（参见第 101 章）。

引起肺损伤的因素可分为肺部直接损害和间接损害，前者包括肺炎或误吸，后者包括脓毒血症或严重创伤（图 103-13）。这些"原发打击"诱发肺部炎症反应，如果同时进行损伤性的机械通气，将会加重 ARDS 的病理改变[75, 83]。临床研究表明，临床过程中如果支气管肺泡灌洗液中白介素（IL）-6、IL-8、IL-1 和肿瘤坏死因子（TNF）等细胞因子持续升高，患者的死亡率会随之增加并阻碍肺部和全身性炎症反应的缓解[112, 118-119]。这些炎症介质主要来自中性粒细胞，它们在 ALI/ARDS 的发生和发展中起着重要作用[120]。可是重度中性粒细胞减少的患者也会发生 ALI/ARDS，这表明有多种平行和相互影响的机制参与其中[121]。

ALI/ARDS 以呼吸系统的异常机械特性为特征，其标志为呼吸系统功能残气量减少和静态顺应性下降[122]。

过去推荐使用大潮气量通气（10~15ml/kg）以维持患者正常的 pH 和 PaCO₂[123]。大潮气量通气现已被证实会对肺造成剪切力损伤，引起肺过度膨胀和机械损伤而导致局部和全身炎症反应。由国立健康研究院的心肺和血液研究所资助，ARDS Network 实施的一项多中心随机对照试验有 10 所医学中心的 75 个重症监护治疗病房参与，选择 ARDS 患者，比较 Vₜ 为 12ml/kg 的控制通气策略（基于预期体重，PBW）与 Vₜ 为 6ml/kg（PBW）的肺保护通气策略[112]。这项研究原准备观察 1000 例患者，但在中期分析显示肺保护通气组的死亡率较对照组低 22% 时，样本采集终止，共有患者 861 例。这一有益的结果出现在两组患者中，包括有或无脓毒血症的患者和不同程度肺功能障碍的患者。ARDS Network 根据传统标准，使用标准化 PEEP-FiO₂ 结合表设定 PEEP 水平和吸入氧浓度。此外，ARDS Network 研究通过增加呼吸频率和大量应用碳酸氢盐维持 PaCO₂ 接近正常范围。从临床角度来看，这项研究是非常重要的，因为它证实了一种特

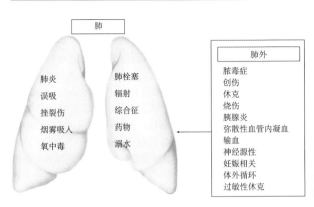

图 103-13 急性呼吸窘迫综合征的肺内（原发的）和肺外（继发的）诱因

肺

肺炎
误吸
挫裂伤
烟雾吸入
氧中毒

肺栓塞
辐射
综合征
药物
溺水

肺外

脓毒症
创伤
休克
烧伤
胰腺炎
弥散性血管内凝血
输血
神经源性
妊娠相关
体外循环
过敏性休克

殊的干预方法即降低 V_T，能降低这些患者的死亡率。最近一些研究旨在测试"更高的"PEEP 对死亡率的影响，虽然他们认为较高的 PEEP 可以缩短呼吸机的使用时间和减少非传统治疗的需求，但其结果表明较高的 PEEP 并未提高生存率[67, 124-125]。迄今为止，尚未确定最佳 PEEP 值以及设定 PEEP 的最好方法[125]。

获得性呼吸窘迫综合征与顽固性低氧血症

最近的研究报道，严重低氧血症在 ARDS 患者中的发生率为 7% ~ 26%[67, 125]，而大部分患者可通过 ARDS Network 的金标准保护性肺通气策略恢复氧合。针对应用保护性通气策略后仍有严重低氧血症的通气治疗困难患者，其抢救治疗流程中包括通气和非通气策略[50, 126]。这里将作简要回顾。

首先需要区分重度低氧血症和顽固性低氧血症。遗憾的是，尚无这一重要问题的指南（参见第 102 章）。在呼气压力研究（EXPRESS）中，Mercat 等[67] 间接地将重度低氧血症定义为已接受抢救性通气治疗或非通气治疗策略；而在肺开放通气研究（LOVS）中，Meade 等[125] 将顽固性低氧血症定义为持续吸入 FiO2 为 1.0 的气体至少 1h 后 PaO2 仍低于 60mmHg。已有的关于使用体外氧合器（ECMO）抢救治疗的 ARDS 患者的数据，包括病例系列报道[127-134]、一项随机临床试验[135]，以及体外生命支持组织的指南，表明尽管使用高水平 PEEP、平均气道压和 Pao,mean，临界的 PaO2/FiO2 比值仍为 50 ~ 80。最近一篇综述中，Esan 等[50] 重新定义了重度低氧血症：①尽管 V_T 低至 4ml/kg PBW，PaO2/FiO2 仍小于 100 或 Pao,plat 高于 30cmH2O，或者②氧合指数（OI）大于 30。氧合指数的计算如下：

$$OI = (P_{AO,mean} \times FiO_2 \times 100) / PaO_2$$

顽固性低氧血症的抢救通气方法

根据临床经验，首选的抢救策略是基于非常规通气方法。首先需要确定可复张的肺泡数量。其重要性是因为它可能改变患者的临床经过。如果尚存的可复张肺泡很少，患者更适合有创非通气抢救策略，主要是 ECMO（见后文）；相反，如果尚存在较多的可复张肺泡，那么应采用开放肺通气方法。

根据所使用的复张肺方法，可复张肺（即肺复张措施能够再次开放的在最小肺膨胀压力下非充气肺组织的百分比）也不尽相同。DeMato 等[136] 在研究中采用积极开放肺的方法，使用高吸气开放压力以完全复张肺组织（高达 55 ~ 60mmHg），然后逐渐减少 PEEP。他们发现可复张肺的中位数为 45%（四分位间距为 25% ~ 53%）。在一项较早的试验中，Gattinoni 等[137] 应用仅 45cmH2O 的肺膨胀压力，可复张比例明显较低（13% ± 11%）。因为，很高的复张压力可能给患者带来风险（气压伤、血流动力学不稳定），应采用积极还是保守性复张方法仍有争议。

受损胸壁机械特性的作用是肺复张时的一个重要问题。如果胸壁弹性高于正常，像某些 ARDS 患者中所出现的，施加于气道开口的肺复张压力会大大影响胸壁并造成 P_L（即实际肺膨胀压力）低于预期值。在胸壁弹性受损时，根据弹力计算得出的 P_L 调整开放肺策略能够重现与胸壁弹性正常时得到的数值相同的吸气末 P_L[68]。最近，应用以 P_L 26cmH2O 为目标的开放肺策略成功逆转了常规通气下的顽固性低氧血症，14 位 H1N1 甲型流感诱发 ARDS 患者中有 7 位成功逆转。这些患者曾准备采用 ECMO 治疗低氧血症[69]。

顽固性低氧血症的非通气抢救方法

已证实俯卧位是顽固性低氧血症的有效抢救治疗

措施 [137-138]。最近的 meta 分析显示它还能降低无顽固低氧血症的重度 ARDS 患者的死亡率 [138a]。

一氧化氮吸入剂 (iNO) 是一种选择性的肺血管扩张剂，无全身作用。iNO 被认为可改善气体交换，降低肺动脉高压，从而优化通气 / 血流比 (参见第 104 章)。尽管它能改善氧合，但尚未证实能改变临床转归 [139]。因此，并不推荐 iNO 用于 ALI/ARDS 的常规治疗，但用于伴有顽固性低氧血症患者的急救治疗可能是有益处的。

对重度 ARDS 患者应用神经肌肉阻滞剂能改善严重的氧合不足 (参加第 34 章)。在一项针对早期重度 ARDS 患者的队列研究中，神经肌肉阻滞剂 (顺式阿曲库铵) 的应用显著提高了生存率 [140]。是否在中、重度 ARDS 患者治疗的第一个 48h 内应用神经肌肉阻滞剂尚无定论。

顽固性低氧血症的体外支持

体外回路、人工肺、导管等技术设备提供了一个连续的治疗过程，从 ECMO 至微创二氧化碳清除技术 (ECCO2R) [141-142]。

静脉 - 静脉 ECMO 最初被建议用于辅助 ARDS 患者自然肺以恢复气体交换 [141]。静脉血通过一个大孔径导管 (24 ~ 32Fr) 引出，通常导管被置入上腔静脉，由泵驱动血液流经人工肺，然后经由一个较小的回输静脉导管返回静脉循环。ECMO 期间，血液的氧合取决于几个变量间的相互作用，包括流经 ECMO 回路的血流量、心排血量、自然肺残余的肺功能，以及 ECMO 氧合器中吹扫式气体的 FiO_2 [141]。20 世纪 80 年代早期，因为在一项随机临床试验 [143] 中未能证实它能降低死亡率，这项技术几乎被弃用。最近这项技术的"复苏"源于两个重要原因：ECMO 回路、血液泵和氧合器的技术改进 (改良的生物相容性)；ECMO 期间对自然肺保护性通气技术的应用。

与过去不同的是，现在 ECMO 用于维持肺部休息的同时提供可接受的气体交换。其目标不再是使气体交换正常化，而是对自然肺提供超保护性通气并应用 ECMO 输送充足的氧气以保持组织的稳态。一项随机临床试验 (CESAR trial) 证实，在集中至三级医疗机构接受完整的抢救治疗的患者生存率比个体医院中常规通气治疗的患者生存率高 [135]。目前，重症 ARDS 病例的治疗成为关注的焦点，可能是因为继发于甲型流感 (H1N1) 的 ARDS 患者及其引起的顽固性低氧血症数量增多 [144-146]。对微创治疗失败患者的抢救治疗，ECMO 具有不可替代的作用 [128, 147]。

急性呼吸窘迫综合征的体外二氧化碳清除

通过"断开"氧合 (由合适的 CPAP 与 FiO_2 水平获得) 和二氧化碳清除 (应用 ECCO2R 和降低分钟通气量) 的理论依据在 40 年前已由 Kolobow 和 Gattinoni 提出 [148]。他们在 ARDS 患者中检测了呼吸暂停氧合 (PEEP 设为 15 ~ 25cmH2O 并在吸气峰压 35 ~ 45cmH2O 之上叠加 3 ~ 5cmH2O 的叹气式正压) 加上 ECCO2R (由泵驱动的静脉 - 静脉装置，其内的血流量为心输出量的 20% ~ 30%) 的效果 [149]。第一代 ECCO2R 装置创伤性较大，它需要 2L/min 的血流量，因此需要大孔径引流和回输导管。此外，其预充量为 1.5 ~ 2L。并且，第一代 ECCO2R 装置气体透过硅胶膜肺创造了血液和空气的接触界面，可激活炎性和促凝血液通路 [142]。

在过去的 10 年中，利用动静脉压力差驱动血液通过低阻力肝素化回路的动静脉无泵装置已被使用 [150]。一方面，它的主要优点是较低的抗凝要求、较小的预充量、对血液成分较低的机械性损伤，以及避免再循环；另一方面，流经这类装置的血流量依赖于患者的血流动力学状态。它们还增加左向右分流，并且因为需要大孔径 (16 ~ 19Fr) 动脉插管，可能导致下肢缺血。

ECCO2R 领域的最新创新是微创低流量 (350 ~ 450ml/min) 静脉 - 静脉泵技术。这种装置采用了高效且具有生物相容性的聚丙烯或聚 -4- 甲基 -1- 戊烯中空纤维氧合器 [142] 和小孔径导管 (8 ~ 12Fr) 或同轴双腔导管，该导管与那些用于连续肾替代治疗的导管相似，它们需要较小的预充量和较少的肝素 [151]。

静 - 静脉低流量装置允许应用超保护性 V_T、极低呼吸频率或两者同时应用。在一项前期观察性临床试验中，与 ARDS Net 协议相比，Ranieri 团队发现降低 V_T 至 3 ~ 4 ml/kg 可进一步减轻 VILI [152]。虽然仍需等待确定性的临床试验结果，但微创 ECCO2R 在 ARDS 的治疗中具有重要作用，因为高碳酸血症是肺保护协议失败的主要原因 [142]。

慢性阻塞性肺疾病

COPD 是一种慢性肺部炎症，其特征为不完全可逆的慢性流量受限 (参见第 101 和 102 章) [153]。COPD 在全球所有死因中居第 4 位，据估计男性发病率约为 9/1000，女性发病率约为 7/1000，但近来的数据显示在发达国家这种疾病的发生率没有性别差异 [154-155]。COPD 晚期发生的严重通气 / 血流比例失调可导致慢性二氧化碳蓄积、低氧血症和代偿性红细胞增多, 再加上肺血管广泛的破坏与重塑, 最终导致肺动脉高压与慢性肺源性心脏病[156]。肺气肿严重损害肺组织的弹性回缩力并改变肺泡与小气道的连接结构, 影响其稳定性。肺泡驱动力下降或易于出现动态呼气期塌陷均导致呼气流量受限[94]。

COPD 急性加重期是指在疾病过程中出现喘息加重、痰量增多呈脓性[157]。气管支气管感染、暴露于污染的空气及并发其他疾病都会导致 COPD 加重, 但有些情形下, 原因尚不清楚[158]。加重期气道梗阻和动态过度充气可引起急性呼吸肌能力受限和每分通气量降低, 结果出现慢性高二氧化碳血症急性发作、低氧血症及血流动力学受损。严重威胁生命的 COPD 加重期以 pH < 7.30 和 PaO₂ < 60mmHg (呼吸室内空气时) 为特征, 此时需要强化氧疗、药物治疗与通气治疗。氧疗的目标是维持 PaO₂ 稍高于 60mmHg, 因为当存在慢性高二氧化碳血症时, 适度的低氧血症可以刺激呼吸中枢。

在 COPD 急性加重期, 早期联合应用无创压力支持通气 (消除吸气肌负荷和增加 V_T) 和呼气末正压通气 (对抗 PEEPi 产生的吸气肌吸气阈值负荷) 可以降低气管插管率、并发症发生率、院内死亡率及缩短住院时间[159-160]。无创间歇正压通气 (NIPPV) 模式的应用经验虽然令人鼓舞, 但有关它们的生理学研究十分有限[161-162]。生理学研究表明 COPD 急性加重期应用持续正压通气 (CPAP) 是有益处的, 可是尚没有使用 CPAP 的明确指征[163]。如果需要采用机械控制通气, 可根据失代偿前的 CO_2 水平来调节每分通气量, 这对最大程度减少肺泡过度充气和避免自主呼吸恢复时发生反弹性呼吸性酸中毒十分重要。这时, 测量 PEEPi 和选择适当的通气模式 (低 V_T、低呼吸频率、长呼气时间) 以尽量降低 PEEPi 至关重要[164]。

ECCO2R 技术可替代无创通气失败的 COPD 加重患者的气管内插管[165], 这种方法的临床重要性有希望被证实。

急性心源性肺水肿

任何引起左心室不能泵出肺静脉回心血量的病理状况都会导致急性心源性肺水肿 (ACPE)。其导致肺毛细血管静水压升高, 引起血液漏出 (具有漏出液的特征) 到肺间质, 最终漏出至肺泡腔。肺间质与肺泡水肿会引起表面活性物质失活、小气道壁增厚, 从而导致肺弹性增加、阻力增加 (心源性哮喘) 与低氧血症。由于低氧和呼吸做功增加使应激反应增强, 而增

强的应激反应使左心室负荷增加, 并可能导致左心室缺血, 进而左心室泵出静脉回心血量能力受限, 这一过程形成正反馈[166]。此外, 僵硬水肿的肺组织使患者产生更大的胸内负压变化, 这种压力变化增加了静脉回流并进一步促进毛细血管液体漏出。最终, 吸气期胸内负压越低, 左心室的透壁压越高, 导致左心室后负荷增加 (图 103-14)[32]。

研究证实 CPAP 和 NIPPV 能够降低插管率及改善 ACPE 患者的预后[167-170]。值得注意的是, 一项小规模的临床研究提出严重警告: 与持续正压通气相比, 使用双相正压通气 (BiPAP, PSV 的一种形式) 的 ACPE 患者发生心肌缺血事件的风险较高[171]。近来, 两项 meta 分析表明 CPAP 和 NIPPV 均可以明显降低气管插管率, 但 CPAP 可明显降低死亡率而 NIPPV 与生存率改善有关, 但无显著差异[172-173]。同一 meta 分析未证实 CPAP 与 NIPPV 引起的心肌缺血事件存在显著差异。总之, 有些学者建议将 CPAP 作为 ACPE 的一线治疗措施, 因为它经济、更容易实现, 并且和 NIPPV 一样有效[173]。

有关无创通气在 ACPE 患者中的应用还有几个问题需要解决: ①诱发 ACPE (收缩性心力衰竭或舒张性心力衰竭)[174] 的机制是否会影响患者对无创通气的反应? ② CPAP 或 NIPPV 可否用于急性心肌梗死患者? ③对这类患者的亚群体使用 CPAP 或 NIPPV 是否有不同的指征? 例如, 对于 ACPE 合并高二氧化碳血症的患者采用 NIPPV 可能是更好的选择[174]。而且, 如何优化 ACPE 患者 CPAP 和 NIPPV 的设置还需进一步的研究。

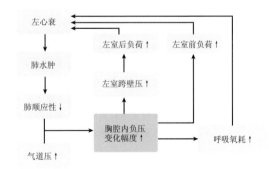

图 103-14 左心室衰竭时心肺相互作用的恶性循环导致急性心源性肺水肿 (详见本文)

参 考 文 献

见本书所附光盘。

第 104 章 一氧化氮和其他吸入性肺血管舒张药

Fumito Ichinose • Warren M. Zapol

陈凤收 译　方波　马虹 审校

要　点

- 内源性一氧化氮（nitric oxide，NO）是氧和 L- 精氨酸经一组被称为一氧化氮合酶的酶与 L- 瓜氨酸作用的副产物。

- NO 对心血管系统的作用多是通过激活酶溶性鸟苷酸环化酶而介导的，后者进而催化 5'- 鸟苷三磷酸生成第二信使环磷酸鸟苷（cyclic guanosine monophosphate，cGMP）。NO 可能直接调节其他信号转导系统。例如，吸入 NO 可能直接参与翻译后的蛋白质修饰，包括蛋白质的亚硝基化。

- NO 可经面罩、鼻导管或气管内插管安全吸入。

- 肺内血流分布和通气（通气血流分布）是决定经肺氧合效果和动脉血氧分压的主要因素。与静脉内使用血管扩张药物相反，吸入 NO 能选择性地增加通气区域的灌注，因此降低肺内分流、改善动脉氧合。

- 吸入 NO 疗法经美国食品药品监督管理局批准用来治疗临床或超声心动图证实的肺动脉高压所致的新生儿缺氧性呼吸衰竭（参见第 95 章）。

- 吸入 NO 疗法可以降低支气管肺发育不良的发生率，并且提高出生体重大于 1000g 的早产儿的存活率 [50]（参见第 95 章）。吸入 NO 是一种在心导管实验室广泛应用于测定肺动脉高压小儿和成人患者肺循环血管舒张能力的安全有效的药物 [68]（参见第 67 章）。

- 几项临床试验表明，急性呼吸窘迫综合征（ARDS）患者吸入 NO 对死亡率或机械通气时间没有影响；然而长期随访显示，小剂量吸入 NO 治疗后 6 个月时，ARDS 存活患者某些肺功能测试结果更佳 [83]（参见第 101 章）。

- 心脏瓣膜病患者吸入 NO 产生的血管舒张反应存在差异。这种血管舒张反应的变异性可能和肺血管重塑与血管主动收缩之间的平衡有关 [89]。

- 尽管吸入 NO 似乎不影响全身血管阻力，但吸入 NO 却表现出多种全身性的效应。吸入 NO 可抑制血小板功能 [54]，减轻肺外器官的缺血再灌注损伤 [125]，并逆转游离血红蛋白在循环中的副作用。

- 吸入依前列醇已被用做成人和儿童患者的一种选择性的肺血管扩张剂 [164]，但吸入依前列醇的疗效和安全性还未确定。对于何时以及如何使用这些吸入血管扩张剂还没有达成共识。

引　言

　　无论是外科手术患者还是 ICU 患者，肺动脉高压都会使其治疗复杂化。严重的急性肺动脉高压可导致右心衰竭。肺动脉高压和右心衰竭可使左心室充盈降低、心排血量减少，引起体循环低血压。由于右心室壁张力增加，右心室舒张末压和右心室心肌耗氧增加，此时动脉压降低将影响右心室冠状动脉灌注，导致右心室缺血 [1]。右心缺血使右心衰竭加重，心排血量及体循环动脉压进一步降低（图 104-1）。只有使肺动脉

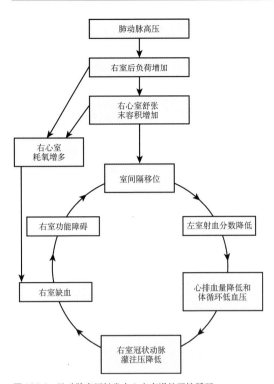

图 104-1 肺动脉高压触发右心室衰竭的恶性循环

压降低，右心室射血增加，才能终止此恶性循环。遗憾的是，一般静脉使用的血管舒张药物会加重体循环低血压。而对于急性或慢性肺动脉高压的患者，吸入NO可选择性舒张肺血管而不降低体循环动脉压。除NO外，文献还报道了很多其他吸入性肺血管舒张药。本章将就NO和其他吸入性肺血管扩张药的理论基础、当前使用状况和未来的治疗潜力进行讨论。

吸入一氧化氮

自从1987年发现NO是内皮源性血管舒张的关键分子，NO的研究已经扩展到生物医学的很多领域。目前已明确NO是遍布体内的重要信号分子。内源性NO是氧和L-精氨酸经一组被称为一氧化氮合酶的酶与L-瓜氨酸作用的副产物。NO对心血管系统的多数作用是通过激活酶溶性鸟苷酸环化酶而介导的，后者进而催化5'-鸟苷三磷酸生成第二信使cGMP。NO可直接调节其他信号传递系统。例如，NO可能直接参与翻译后的蛋白质修饰，包括蛋白质的亚硝基化（图104-2）。

1991年，Frostell 及其同事发现了吸入NO作为选择性肺血管舒张药的治疗潜力。他们给清醒的羔羊输注稳定的凝血噁烷类似物制造肺动脉高压模型，之后吸入NO可起到快速且显著的血管舒张作用（图104-3）。由于NO与血红蛋白亲和性高，快速结合后使得吸入NO的血管舒张作用仅限于肺组织。而经静脉输注血管舒张药常引起血管舒张和体循环低血压。NO特有的高选择性肺血管舒张能力，推动了大量的临床前期研究和临床研究。早期的研究表明吸入NO治疗伴有急性肺动脉高压的危重新生儿，可快速提高氧合而不造成体循环低血压[3-4]。随后在很多研究小组对动物和患者的研究的努力推动下，美国食品药品监督管理局于1999年批准吸入NO用于临床，2001年得到欧洲药品评价局和欧盟委员会批准，2008年又得到日本卫生劳工和福利部门批准[5-8]。

吸入NO在很多方面发挥了重要作用，如小儿及成人肺动脉高压合并呼吸衰竭和心力衰竭的治疗；测定肺血管床血管舒张能力；预防婴儿肺损伤发展成慢性肺病（参见第95章）。

物理性质、给药方法和作用机制

一氧化氮气体的化学性质

NO是一种无色无味的气体，仅少量溶于水[9]。大气中NO浓度在10~500 ppb（十亿分之），但在交通拥挤的地区和闪电时，NO浓度可超过1.5ppm（百万分之）[10]。吸烟时，大气中的氮和烟草中的含氮化合物燃烧氧化生成NO，香烟烟雾中NO浓度可达到1000ppm[11]。NO在空气中不稳定，可自发氧化形成毒性较大的氮氧化物（NO_2、N_2O_4 等）。因此，NO需储存在惰性气体稀释的气瓶中，通常是氮。

吸入一氧化氮的给药途径和监测

NO可安全地通过面罩、鼻导管或气管插管吸入。使用时应仔细调节NO浓度，并控制其暴露在氧气中的时间，现已有数种商业化的设备具有此功能。化学发光设备可以更加准确地测定NO和NO_2，但是电气化学探测器经证实足以测定吸入NO，该方法已作为几种临床输送系统中不可或缺的组成部分。几项临床研究中，NO已通过脉冲鼻腔给药长期使用[12]。尽管已有ICU医务人员担心自身可能会被动吸入NO，但是ICU室内的NO浓度很低，不会产生危害[13]。

一氧化氮/环磷酸鸟苷信号转导系统

NO被吸入后快速通过肺泡毛细血管膜进入下方

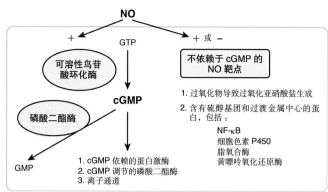

图 104-2　一氧化氮信号通路。cGMP，环磷酸鸟苷；GMP，鸟苷酸；GTP，鸟苷三磷酸；NF-κB，核转录因子 kappa-B

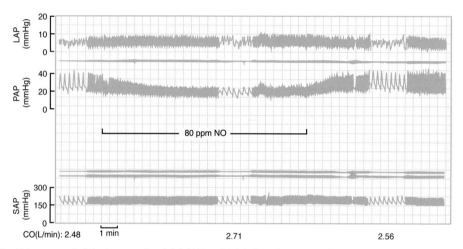

图 104-3　吸入 80ppm 一氧化氮对 U46619（一种稳定的凝血噁烷类似物）诱导的肺动脉高压羊羔的作用。吸入 NO 可降低肺动脉压（PAP）而不影响左房压（LAP）和体循环动脉压（SAP）。CO，心排血量 *(From Frostell C, Fratacci MD, Wain JC, et al: Inhaled nitric oxide. A selective pulmonary vasodilator reversing hypoxic pulmonary vasoconstriction, Circulation 83:2038-2047, 1991. Used with permission.)*

的肺血管平滑肌（图 104-4）。NO 刺激可溶性鸟苷酸环化酶（sGC）合成 cGMP，cGMP 再激活 cGMP 依赖性蛋白激酶引起血管舒张。cGMP 水解成 GMP，生理功能丧失并从细胞内排出。环核苷酸经环化核苷酸磷酸二酯酶（cyclic nucleotide phosphodiesterases，PDEs）家族水解。在 11 个 PDE 同工酶中，PDE5 是平滑肌中活性最高的 cGMP 水解物[14]。PDE5 与 cGMP 亲和力高，可被 PDE 抑制剂如扎普司特、西地那非和伐地那非选择性抑制。除了肺血管舒张作用，吸入 NO 对肺还具有其他几个作用，例如吸入 NO 被证实具有舒张支气管[15-16]、抗炎[17] 和抗增生[18] 作用。NO 还通过非 cGMP 依赖性机制与含血红素分子（除了 sGC）和活泼的硫醇基蛋白相互作用[19]。NO 与超

氧自由基（O_2^-）相互作用形成强效氧化剂过氧亚硝基（$ONOO^-$），由此限制了 NO 的生物利用度。NO 遇到氧合血红蛋白（Hb）迅速代谢为硝酸盐，同时形成高铁血红蛋白（MetHb）。在红细胞内，电子供体快速将 MetHb 转化为亚铁 Hb。

吸入一氧化氮改善通气/血流比

　　肺内通气/血流比值（$\dot{V}/\dot{Q}$）是影响肺氧合效果和动脉氧分压的主要因素。正常健康肺组织的多数通气部分灌注良好。右向左分流主要在肺外（如支气管静脉），且少于心排血量的 5%～8%[20]。正常情况下，局部肺缺氧使邻近缺氧区的血管床收缩，血流重新分布到通气更好和肺泡内 PO2 更高的肺组织。吸入 NO

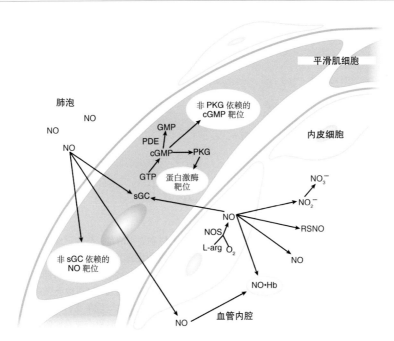

图 104-4 肺内一氧化氮（NO）信号通路图表。NO 来源于内皮细胞或吸入弥散到血管平滑肌细胞。NO 的很多靶位决定了该分子对心血管系统的多种作用。可溶性鸟苷酸环化酶（sGC）是 NO 的一个重要靶位。NO 结合到 sGC 的亚铁血红素部分，刺激细胞内第二信使磷酸鸟苷（cGMP）合成。cGMP 作用于很多靶位，包括离子通道、cGMP 调节的磷酸二酯酶（PDEs）和 cGMP 依赖性蛋白激酶（PKGs）。PKGs 已被证实可磷酸化血管平滑肌细胞内的各种蛋白质。cGMP 经 PDEs 代谢为 GMP。在血液循环中，大部分 NO 与高亲和力血红蛋白快速结合，小部分 NO 仍然与包括蛋白质在内的其他分子作用。GMP，鸟苷酸；GTP，鸟苷三磷酸；Hb，血红蛋白；L-arg, L- 精氨酸；NO_2^-, 亚硝酸盐；NO_3^-, 硝酸盐；NOS，一氧化氮合酶；O_2，氧气；RSNO，S- 亚硝基硫醇
(From Ichinose F, Roberts JD Jr, Zapol WM: Inhaled nitric oxide: a selective pulmonary vasodilator:current uses and therapeutic potential, Circulation 109:3106-3111, 2004. Used with permission)

增强这一机制，因此对一些疾病可以增加血管紧张度。这种吸入性血管舒张效应与静脉应用血管舒张药具有明显区别。静脉应用血管舒张药引起肺血管广泛舒张，增加非通气肺血流，造成肺内分流增加，PaO_2 降低；相比之下，吸入 NO 选择性增加通气区域的灌注，因此降低肺内分流，改善动脉氧合（图 104-5）。在成人和儿童 ARDS 患者中，吸入 NO 改善肺内分流和氧合的益处得到充分展现[21-22]，但这种效果有时很短暂[23]。

吸入一氧化氮的临床应用

吸入一氧化氮在围生期和小儿中的应用

一氧化氮是围生期肺的一个重要调节分子 几项研究表明出生时 NO 对调节肺血管阻力（PVR）具有重要作用。例如在几种动物正在发育的肺中，妊娠后期 NOS 及 sGC 表达和信号传递增加，在出生后达到最大，成年后降低[24-26]；而且由于出生时 NOS 抑制剂减弱了 PVR 下降[27-28]，所以 NO 信号传递很可能在从胎儿过渡到新生儿肺循环系统中发挥关键性作用。

多种新生儿和婴儿肺疾病与内皮细胞损伤和 NO/cGMP 信号传递减少相关。对新生儿的研究证实，过早的动脉导管收缩、脓毒性介质和胎粪误吸都会造成肺内皮细胞损伤。例如子宫内结扎胎羊动脉导管可造成流率诱发的内皮细胞功能障碍，引起内皮 NOS（NOS3）表达[29]及 NO 引起的血管舒张作用降低[30]。此外，心脏病变如房室间隔缺损、房室管、持续性动脉导管未闭和无室缺的大血管转位可造成内皮细胞损伤，降低 NO 介导的肺血管舒张活性，引起肺动脉高压[31]。

NO/cGMP 信号传递在调节肺发育中发挥了重要作用。如轻度低氧的新生 NOS3 缺陷小鼠肺泡发育受到严重抑制，吸入 NO 可以改善[32-33]。此外，在肺血

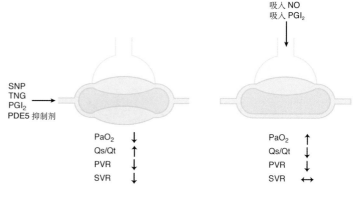

图 104-5 图解吸入性肺血管舒张药和静脉血管舒张药的不同病理生理作用。NO，一氧化氮；PaO_2，动脉血氧分压；PDE5，磷酸二酯酶 5；PGI_2，前列腺素 I_2；PVR，肺血管阻力；Qs/Qt，右向左分流分数；SNP，硝普钠；SVR，体血管阻力；TNG，硝酸甘油

管病的围生期模型中，NO 活性降低，吸入 NO 可改善周围肺动脉的发育[34]。

在初生动物中吸入一氧化氮的选择性肺血管舒张作用实验研究 几项对初生动物的研究证实吸入 NO 可降低肺动脉高压。如给胎盘循环完整的胎羊吸入 NO 可降低 PVR[35]。给肺血管收缩合并低氧血症的新生羔羊吸入 NO 可降低 PVR，增加肺 cGMP 水平，而且不受酸中毒影响[36]。重要的是，后期研究发现吸入 NO 不会引起体循环血管舒张，吸入 80ppm 的 NO 不会降低体循环血管阻力或血压。吸入 NO 还可逆转肺血管重塑初生动物的血管收缩。无论是提早的动脉导管结扎引起肺血管病的初生羔羊，还是合并肺周围动脉肌化肺血管病的初生羔羊，吸入 NO 均可产生剂量依赖性血管舒张，提高全身氧合和生存率[37-38]。

吸入一氧化氮能缓解初生动物的肺疾病 例如初生大鼠持续性缺氧或暴露于内皮毒素造成肺损伤，引起肺动脉肌化和肺动脉高压，这与肺动脉高压和多种先天性心脏病患者相似。慢性缺氧的初生动物模型长时间吸入 NO 可减轻肺血管重塑和右室肥大[34]。重要的是，吸入 NO 甚至能抑制无肺动脉高压的肺血管重塑。Roberts 等报道野百合碱诱导内皮损伤的初生大鼠吸入 NO 可减少肺血管壁细胞异常增生，并预防异常的肺血管重塑，从而避免发展成肺动脉高压[18]。这些发现证实吸入 NO 在纠正异常血管发育和新生肺损伤继发肺动脉高压中发挥重要作用。

早产羔羊和狒狒、新生小鼠和大鼠的肺损伤影响肺泡和肺微血管的发育[39]。吸入 NO 可促进受损的肺组织发育。例如长期机械通气的早产狒狒[40] 和羔羊[41] 长时间吸入 NO 可增加肺泡生成。而且吸入 NO 可改善高氧肺损伤小鼠的肺泡发育[42]。吸入 NO 对肺泡生成保护效

应的机制尚不清楚。研究已经证实肺血管系统在调节肺泡发育中发挥重要作用[43]，而且吸入 NO 保护新生肺血管[34]，由此推断吸入 NO 可能是通过对微血管系统的作用保护肺。吸入 NO 可改善微血管系统发育障碍幼鼠的肺泡生成，这一现象支持上述观点[44]。NO 调节影响肺发育的其他细胞稳态或其他信号系统也可能是其作用机制。

吸入一氧化氮可增加伴有肺动脉高压的低氧新生儿的氧合 前期研究证实吸入 NO 可增加肺动脉高压和严重低氧新生儿的氧合[34]。几项多中心随机对照研究已证实吸入 NO 能改善低氧和肺动脉高压足月儿和接近足月儿的氧合[6, 8]。其中的一项研究发现近半数严重持续性肺动脉高压新生儿吸入 NO 后氧合增加[6]。重要的是，吸入 NO 治疗后婴儿氧合增加幅度与吸入 NO 前低氧水平呈正比，而且 75% 的患儿吸入 NO 后氧合持续增加。另一项研究探讨吸入 NO 的最佳浓度[45]，吸入 80ppm NO 的患儿氧合增加最多，即使 5~20ppm 的 NO 也可明显提高动脉氧分压。几项研究报道吸入 NO 可降低体外膜肺氧合（ECMO）的需求[6, 8]。

吸入一氧化氮在支气管肺发育异常中的应用 支气管肺发育异常（BPD）是一种重要的早产儿慢性肺病。在氧和呼吸机诱导肺损伤后，正常肺泡和微血管系统发育抑制或中断是 BPD 的部分原因[46]。一项早期研究证实吸入 NO 不能降低 BPD 的发生率[47]，但是 Schreiber 等对 207 例早产婴儿的单中心研究表明吸入 NO 可降低 BPD 发生率和早产儿死亡率[48]。随后的一项多中心研究也证实吸入 NO 可降低出生体重大于 1000g 早产儿的 BPD 发生率和死亡率[49]。随后 Kinsella 等对 793 例孕龄 34 周以下早产儿的研究表明，129 例出生体重不低于 1000g 的早产儿亚组吸入 NO 可降

低 BPD 发生率[50]。Ballard 等对 582 例出生体重低于 1250g 的早产儿的多中心研究证实，出生后开始吸入 NO 7～21 天可提高生存率并降低 BPD 发生率[51]。虽然以上研究结果令人鼓舞，但是仍需要更多的研究以明确吸入 NO 预防 BPD 的作用。

吸入一氧化氮对新生儿的安全性　即使研究证实新生儿和婴儿长期吸入 NO 很安全[52]，但是吸入 NO 对肺及肺外的远期效应尚不明确。特别是长期吸入 NO 对正常肺细胞增殖和分化及对肺泡和微血管系统发育的影响尚不清楚。

NO 能增加血小板 cGMP 水平，并抑制血小板功能[53]。吸入 NO 改变血小板功能的潜在作用[54] 在未成熟婴儿要得到高度重视，因为止血功能异常可增加脑室内出血（IVH）及相关神经损伤的发生或发展。一项研究表明吸入 NO 与体重低于 1000g 婴儿的死亡率和 IVH 发生率增加有关[49]。然而其他几项研究证实吸入 NO 不增加早产儿 IVH 的发生率或严重程度[47-48, 51]。事实上，一项对早产儿的大样本研究表明吸入 NO 可降低 IVH 的发生率及其后遗症[52]。

早产儿吸入 NO 改善疾病与改善神经发育是否相关尚不明确。欧洲一项对近百例早产儿的多中心研究表明，吸入 NO 对产后 1 年的死亡率或严重残疾无影响[55]。在随后的随访中，吸入 NO 对早产儿产后 2 年的神经发育并无影响[56]。而对年长早产儿的另一项研究评价更为严格，结果表明吸入 NO 能改善神经系统预后[57]（参见第 95 章）。

吸入一氧化氮在成人心肺疾病中的应用

在心导管室中测试肺血管反应　血管舒张药可改善肺动脉高压患者的长期临床预后已得到证实，并用于临床[58]。很多血管舒张药，包括静脉用前列环素和钙通道阻滞剂已在心导管中用于诊断试验，但是这些药物可引起全身血管舒张，增加肺内右向左分流[59]。相比之下，最近的研究表明吸入 NO 是测定肺动脉高压小儿[60-61] 和成人[62-63] 肺循环血管舒张能力的一种安全有效的药物；比较常用的方法是持续吸入 20～80ppm 的 NO 5～10min。与口服用药和作用于全身的血管舒张药不同，吸入 NO 选择性舒张肺血管[64-65]。建议术前在吸氧和吸入 NO 条件下，而非单纯吸氧下评价血流动力学，可以更准确地评估最适合心脏手术或移植的肺动脉高压患者[66]。1998 年，美国 32% 的三级医院把吸入 NO 作为测试肺血管反应的首要血管舒张药[67]。根据 2000 年的一项调查，94% 的儿科心脏病专家认为吸入 NO 是经临床证实的可作为心导管

室中测试肺血管反应的药物[68]。

吸入一氧化氮治疗慢性肺动脉高压　治疗慢性肺动脉高压的方法包括前列环素（前列腺素 I_2，PGI_2）及其类似物、内皮素 -1 受体拮抗剂（ERA_S）和磷酸二酯酶 5 抑制剂[69-70]。虽然静脉连续应用前列环素（依前列醇）可以改善生存率和运动耐量[71]，但是留置中心静脉导管有潜在引起菌血症的危险。便携式 NO 输送系统应用于少数原发性肺动脉高压患者的可行性已有报道[72-73]，但是长期在家吸入 NO 的安全性和有效性还需要大样本调查[69, 74-76]。PGI_2 类似物、ERA_S 和磷酸二酯酶 5 抑制剂是目前肺动脉高压治疗的主要药物，但它们都会引起除肺部作用以外的全身作用，进而产生副作用。对于无法耐受上述药物副作用的患者而言，可考虑长期的吸入 NO 治疗。

右心室心肌梗死造成心源性休克的治疗　右冠状动脉病变引起的下壁心肌梗死（MI），可能并发右室损伤及右心功能不全。如果冠状动脉血运未能及时重建，即使左室功能代偿，也会发展为心源性休克，死亡率高。Inglessis 等报道少数右室心肌梗死（RVMI）引起的心源性休克患者吸入 80 ppm NO 可减轻右心室负荷，使心脏指数提高大约 25%[77]。RVMI 合并卵圆孔未闭患者吸入 NO 治疗后，右向左分流显著减少，而且全身氧合得到改善。尚需进一步研究确定吸入 NO 是否能降低 RVMI 的发病率和死亡率。

成人型急性呼吸窘迫综合征　对重度 ARDS 患者的临床研究发现，吸入 NO 可以产生选择性肺血管舒张[21]，降低肺毛细血管压[78] 和肺跨血管白蛋白流动[79] 及改善氧合[21]。虽然这些临床研究和急性肺损伤动物模型的基础研究表明吸入 NO 治疗的生理益处，但是后续临床试验结果令人失望。对 177 例患者（平均氧合指数≈129mmHg）的一项随机、双盲、安慰剂对照研究发现，吸入不同浓度的 NO（1.25～80ppm）与安慰剂对比，死亡率、生存天数和脱离机械通气时间没有差异[80]。欧洲的另一项对急性肺损伤患者（n=286，平均氧合指数≈105mmHg）的前瞻性、随机、非盲研究也表明吸入 NO 对死亡或机械通气时间无影响。随后，在美国 46 家医院的 ICU 中进行的一项大型随机、双盲、安慰剂对照研究评估了低剂量（5ppm）吸入 NO 对 385 名中、重度肺损伤患者的作用（参见第 101 章）。意向治疗分析表明吸入 NO 与安慰剂相比（氮气），对于患者的死亡率（23% $vs.$ 20%）、存活且无须辅助呼吸时间（平均值，10.7

天 vs. 10.6 天）、存活且达到拔管氧合标准时间（平均值，16.7 天 vs. 17.0 天）没有明显益处。但是，吸入 NO 治疗会在治疗最初 24h 明显提高 PaO$_2$（$P<0.05$），到了 48h 则再无此差异[82]。令人感兴趣的是，长期随访显示小剂量吸入 NO 治疗后 6 个月，ARDS 存活患者选定的肺功能指示有更好的改善价值［如肺总量（TLC）、1s 用力呼气容积（FEV$_1$）、用力肺活量容量（FVC）、FEV$_1$ / FVC］[83]。肺功能是 ARDS 幸存患者长期发病率及生活质量的影响因素之一，仍需要进一步的试验来确定吸入 NO 对于此类患者慢性肺功能的影响。

慢性阻塞性肺疾病 严重的慢性阻塞性肺疾病（COPD）常常并发肺动脉高压和低氧血症。COPD 低氧血症的主要原因是通气/血流不匹配，而不是肺内右至左分流（如 ARDS）。缺氧性肺血管收缩使静脉血流分布到通气更好的肺区，从而改善动脉氧合。虽然对 COPD 患者吸入 NO 比氧气具有更强大的肺血管舒张作用，但吸入混合空气的 NO 可引起阻塞肺通气不良区域的血管舒张，而该区域的肺组织并没有获得足够的氧气补充。吸入 NO 使低通气肺区域血流增加能导致经皮肤氧饱和度[84]和 PaO$_2$[85]降低。然而，NO 与适度的氧气混合吸入（经面罩 1L/min）[86]，较单纯氧疗使 PaO$_2$ 增加更多。最近的一项前瞻性随机对照研究表明，通过一个便携式吸气脉冲装置混合吸入 NO 和氧气 3 个月，较单纯吸氧能更好地改善肺血流动力学，同时没有使 COPD 患者的氧合恶化[87]。需要进一步研究确定长期非卧床吸入脉冲式 NO 和氧气对重度 COPD 患者生活质量和死亡率的影响。

吸入一氧化氮在围术期肺动脉高压中的应用

冠状动脉旁路移植术 肺动脉高压常常使体外循环（CPB）心脏手术的术中和术后管理更加复杂（参见第 67 章）。一些非对照研究表明，吸入 20～40 ppm 的 NO 能有效降低冠状动脉旁路移植术（CABG）患者术后肺动脉压，甚至在术前无明显肺动脉高压的患者也是如此[88-90]。虽然这些结果证实吸入 NO 可短暂治疗 CPB 后肺动脉高压，然而吸入 NO 是否可以改善 CABG 患者的临床预后尚无定论。需要一个大型前瞻性随机试验明确吸入 NO 在这类患者中的作用。

先天性心脏病 术后肺动脉高压是先天性心脏术后死亡的一个重要原因[91-92]，这可能是由于内皮功能障碍使 NO 生物利用度降低引起[31, 93]。肺动脉高压

和随之而来的心力衰竭与几种先天性心脏缺陷相关，特别是那些肺血流量增加的先天性心脏缺陷（如室间隔缺损和房室管畸形）。据报道吸入 NO 可以改善先天性心脏病术后肺动脉高压[94-95]，减少了术后 ECMO 的需求[96]。在一项随机双盲研究中，Miller 等探讨了实施先天性心脏病手术的高危婴儿吸入 NO 的预防作用[97]（参见第 94 章）。124 例患儿无论有无肺动脉高压均纳入该研究，术前随机分组。他们发现与安慰剂相比，术后持续吸入 10ppm NO 直至拔气管导管前的婴儿更少出现肺动脉高压危象，而且拔管时间更短。这些研究表明，吸入 NO 可安全降低先天性心脏病术后的肺动脉高压。需要进一步研究验证吸入 NO 是否应该用于先天性心脏病手术体外循环后的所有患者以降低围术期发病率和死亡率。

瓣膜性心脏病 慢性二尖瓣疾病患者由于左心房压力升高，术前可能存在肺动脉高压（参见第 67 章）。二尖瓣修补及置换后，肺血管重构及血管收缩可能持续或缓慢逐渐改善。据报道，吸入 NO 对瓣膜性心脏病患者具有血管舒张作用[89, 98]。这种血管舒张反应具有变异性，可能与肺血管重构和血管收缩之间的平衡有关。心脏瓣膜病修复后，吸入 NO 治疗可以减少肺动脉高压的血管收缩成分[99]。吸入 NO 是否可以改变心脏瓣膜术后患者的临床预后尚无定论。

心脏移植 肺动脉高压是心脏移植受体右心衰竭和术后早期死亡的主要原因。急性右心室衰竭的管理目标包括通过维持体循环血压保持冠状动脉灌注，以及降低肺血管阻力（PVR）而减轻右室负荷[100]。静脉血管舒张药物往往造成全身性低血压；相比之下，对少量患者的研究证实心脏移植后吸入 NO 可选择性降低 PVR，增加右室每搏做功[101]。对吸入 NO 产生阳性的血管舒张反应已作为心脏移植筛选的一项标准[102]。

左心室辅助装置植入 左心室辅助装置（LVAD）植入后，20%～50% 的患者会发生右心室功能不全[103]。右心室向 LVAD 泵足量血液的能力由右心室内在收缩力和右心室后负荷决定，而右心室后负荷受 PVR 影响。长期充血性心力衰竭 PVR 通常增高，受 CPB 影响，术后早期 PVR 进一步增高。吸入 NO 已被证明可有效降低 LVAD 植入后右心室功能障碍的 PVR[104]。建议在考虑右心室辅助装置植入前尝试吸入 NO，如果吸入 NO 取得满意效果就可以避免有创的操作[105]（参见第 67 章）。尽管一项小规模随机对照双盲研究显示植入 LVAD 且合并肺动脉高压的患者吸入 NO 对血流动力学

有益（降低肺动脉压力，增加 LVAD 流量）[106]，但最近一项大的临床研究没有发现植入 LVAD 后吸入 NO 的益处[107]。

肺缺血再灌注损伤的治疗　缺血再灌注（I-R）损伤是肺移植后早期移植失败的主要原因之一。肺内皮细胞活化引起活化白细胞的黏附和扣押被认为是 I-R 损伤的重要机制。NO 具有抗炎的特性，在临床前研究中吸入 NO 已被证明可减轻肺 I-R 损伤[108]。虽然两个非对照临床研究表明吸入 NO 可防止肺 I-R 损伤[109-110]，但是一个小型随机安慰剂对照研究显示再灌注后 10min 吸入 20ppm NO 不影响肺移植后患者的生理状况或临床预后[111]。需要更多的研究来明确肺移植后 I-R 损伤患者吸入 NO 的治疗作用。

吸入一氧化氮的肺外效应

由于 NO 可降低 PVR 而不影响血压，所以最初认为吸入 NO 的作用仅限于肺。有一种推测认为 NO 一旦入血，即迅速被氧合血红蛋白清除，产生硝酸盐和 metHb[2]。然而，早在 1993 年，就有越来越多的证据证明吸入 NO 能够抑制血小板的功能[54]。随后，很多关于吸入 NO 具有广泛全身影响的文章发表，详见 McMahon 和 Doctor[112] 最近概括总结的数据（表 104-1）。本部分回顾了吸入 NO 减少 I-R 损伤的作用，以及在什么情况下吸入 NO 调节全身血管舒缩。此外，还探讨了吸入 NO 全身效应的可能机制。

吸入一氧化氮与血小板功能

众所周知，NO 供体能够抑制血小板功能，但是由于其降压作用限制了其抗凝作用的临床应用。1993 年，Hogman 等首先报道，吸入 30ppm 的 NO 能够延长兔及健康志愿者的出血时间[54]。随后，多家研究机构报道了相互矛盾的研究结果。一部分研究者称吸入 NO 能够延长新生儿及成人的出血时间；而另一部分研究者则认为吸入 NO 既不延长出血时间，也不影响血小板功能。最近一项随机对照双盲交叉研究表明，当与肝素合用时，吸入 NO 并不会对活化凝血时间、血浆凝血酶原时间、活化凝血酶原时间、出血时间或血小板聚集产生明显的影响[113]。另外，受吸入 NO 能够抑制血小板功能这一研究结果启示，一些研究者开始进行动物实验，探讨能否利用吸入 NO 来治疗由

表 104-1　吸入一氧化氮的生物效应、生理作用和潜在的临床应用

生物效应	作用	临床应用	参考文献
肺血管舒张	降低肺动脉压	肺动脉高压	2
	减少肺外右向左分流，改善全身氧合	新生儿肺动脉高压和先天性心脏病	3, 4, 94
	降低右室后负荷	LVAD 植入后右室衰竭	106
		合并心源性休克的 RVMI	(77)
		心脏术后右心室衰竭	88
改善肺通气血流比	改善全身氧合	急性肺损伤 / 肺炎	20, 80, 81
		慢性肺病	87
肺血管和肺泡发育	减少血管 SMC 增生和增加受损伤发育肺的肺泡形成	预防或改善先天性心脏病婴儿的肺动脉高压和早产婴儿的慢性肺病	33, 34, 40, 41
吸入 NO 的全身作用	抑制血小板	减少（犬）冠状动脉溶栓后的血栓形成	54, 114
	抑制白细胞	改善（猫）缺血 - 再灌注后肠系膜血流	117
		减少心脏缺血 - 再灌注损伤后心肌梗死面积	121, 122
	红细胞外血红蛋白氧化	减少细胞外血红蛋白诱导的血管收缩和肾功能障碍	132 ～ 134
	神经保护	改善（小鼠）心搏骤停后存活率和神经功能	135 ～ 137
		减少（小鼠）脑梗死面积和增加（羊）卒中后脑血流量	

LVAD，左室辅助装置；NO，一氧化氮；RVMI，右室心肌梗死；SMC，平滑肌细胞。

From Bloch KD, Ichinose F, Robert JD, et al: Inhaled NO as a therapeutic agent, Cardiovasc Res 75:339-348, 2007. Used with permission

于血小板功能亢进引起的血管疾病。例如，Semigran 研究小组报道患有冠状动脉血栓的犬经过溶栓治疗，吸入 20ppm 或 80ppm 的 NO 减少了由血小板介导的血栓形成 [114]，而同时服用 PDE5 抑制剂会增强这一作用 [115-116]。在这些研究中，吸入 NO 既没有延长出血时间，也没有引起血压下降。

吸入一氧化氮与其他器官的缺血 - 再灌注损伤

研究显示，NO 能够与蛋白质巯醇形成稳定的具有生物活性的络合物，Kubes 研究小组据此结果开始研究吸入的 NO 能否被带到外周组织 [117]。在猫缺血 - 再灌注小肠的毛细血管后微静脉研究中观察到，吸入 80ppm 而非 20ppm 的 NO 能够阻止血流速度的下降、白细胞活化（滚动、黏附、迁移）以及血管渗漏。同时还观察到吸入 NO 能够阻止由 L-NAME（NOS 的抑制剂）引起的小动脉收缩及中性粒细胞活化。有趣的是，由于吸入 NO 不改变内毒素血症猫的中性粒细胞活化或血管渗漏，研究者推测吸入 NO 对富含 NO（由诱导型 NOS 产生）的外周组织无作用。恰恰相反，Neviere 等报道吸入 NO（10ppm）将会减慢受内毒素感染大鼠的白细胞黏附于肠系膜小静脉的内皮 [118]。而且，吸入 NO 能够阻止由内毒素血症引起的心功能障碍和白细胞聚集。随后 Kubes 等报道与 NO 供体不同，吸入 NO 并不能阻止由缺血 - 再灌注引起的肠黏膜渗透性增加，认为吸入 NO 的作用限于血管部位 [119]。

基于以上观察结果，Guery 等评估吸入 NO 对心肌缺血 - 再灌注后心功能的保护作用 [120]：一组大鼠呼吸空气 4h，一组大鼠呼吸空气和 10ppm 的 NO 4h，将两组大鼠心脏分离并离体灌注，然后停止冠状动脉灌注 30min，再恢复灌注 40min，结果发现经过吸入 NO 预处理的大鼠缺血 - 再灌注心肌的收缩及舒张功能均改善。Hataishi 等继续深入研究，他们观察了小鼠吸入 NO 减轻在体心脏缺血 - 再灌注损伤的疗效 [121]。在小鼠心肌缺血的最后 20min 和在灌注后 24h 吸入 NO 后，心肌梗死面积缩小并且心肌的收缩及舒张功能有所改善。在缺血后 30min、60min 和 120min 吸入 80ppm 的 NO 对减轻心肌梗死的面积无明显差异。吸入 40ppm 和 80ppm 的 NO 减轻心肌缺血 - 再灌注损伤的作用相当，但是吸入 20ppm 的 NO 没有效果。吸入 NO 能够减少心脏中性粒细胞聚积，当白细胞耗尽时，NO 就不能发挥缩小心肌梗死面积的作用了。最近，此项研究的对象已由啮齿类动物转向更接近临床的猪。Janssens 等报道吸入 80ppm NO 的猪心脏经过 50min

缺血和 4h 的再灌注后，心肌梗死面积缩小，灌注有所改善 [122]。在小样本研究中发现吸入 NO 能减少体外循环后 [123] 肢体缺血再灌注 [124]，以及肝移植患者 [125] 的缺血 - 再灌注损伤，进一步证明吸入 NO 具有减轻肺外器官缺血 - 再灌注损伤的作用。基于这些观点，一项旨在观察吸入 80ppm 的 NO 能否减少 ST 段抬高心肌梗死患者的梗死面积的随机临床试验已经开始了。

吸入一氧化氮与全身血管张力

关于吸入 NO 能否改变全身血管张力仍存在争议。无论成人还是婴儿的各类疾病患者吸入最高达 80ppm 的 NO 均没有观察到有显著临床意义的血压下降。然而，有报道称猫吸入 80ppm 的 NO 可减弱 L-NAME 引起血压升高的作用 [119]。Cannon 等在健康志愿者前臂动脉注射称为 N- 甲基 -L- 精氨酸（L-NMMA）的广谱一氧化氮合酶抑制剂后，吸入 80ppm NO 会增加前臂血流速度 [126]。与此相反，Hataishi 等观察到经 L-NMMA 治疗的小鼠和先天性缺乏一氧化氮合酶 3（NOS3）的小鼠吸入 80ppm 的 NO，全身血管阻力不降低 [127]。

在溶血引起内皮功能障碍的情况下，吸入 NO 导致全身血管阻力下降的作用最明显，如镰状细胞病（SCD）发生血管闭塞疼痛危象（VOC）时。血浆中的血红蛋白可通过清除内皮源性 NO 导致全身血管收缩 [128]。临床前研究和小样本临床研究提示吸入 NO 对改善镰状细胞病血管闭塞疼痛危象有益处 [129-130]。然而，一项前瞻性、多中心、双盲、随机、安慰剂对照的临床试验对 150 名镰状细胞病发生血管闭塞疼痛危象的患者，分别吸入 NO 和氮气 72h，结果显示与安慰剂相比，吸入 NO 并不能缩短疼痛缓解的时间 [131]。

临床前研究也显示吸入 NO 在对抗全身性血管收缩以及血红蛋白氧载体相关性炎症 [132]、延长浓缩红细胞的保存期限（40 天）[133]，以及对抗脑型疟疾方面 [134] 都有益处。几项研究吸入 NO 对多种与细胞外 Hb 相关疾病疗效的临床研究正在进行。

吸入一氧化氮的脑保护作用

尽管 NO 依赖的信号通路能够对 I-R 损伤起到多方面的保护作用，然而 NO- 供体化合物对全身血管的扩张作用限制了其在血压不稳定患者中的应用，特别是心搏骤停复苏后的患者（参见第 108 章）。心搏骤停是世界范围内的重要死因之一。虽然心肺复苏的方法引入了体外自动除颤仪和低温治疗，有了很大的改进，仍只有接近 10% 的院外心搏骤停患者能够存活至出院。幸存者中多达 60% 的患者在复苏后 3 个月内有中到重度认知缺陷。没有药物能够改善心搏骤停和 CPR 的结果。

最近的一项临床前研究中，Minamishima 等评估了吸入 NO 对小鼠心搏骤停和 CPR 结果的影响。他们指出自主循环恢复后 1h 开始吸入 40ppm 的 NO 持续 23h：①可以改善小鼠的神经和心肌功能及其 10 天生存率；②减轻 24h 内水异常扩散和血脑屏障的破坏（在活体小鼠通过 MRI 可发现）；③防止心搏骤停 4 天后脑内细胞凋亡及神经胶质细胞激活；④减轻心搏骤停后 1 天和 4 天时炎性细胞因子诱导的大脑和心脏炎症反应[135]。CPR 后吸入 NO 的保护作用如果外推到人类，临床可行度高，因为 NO 吸入在患者入院获得知情同意后即可开始。

随后的临床前研究也支持吸入 NO 的作用。Terpolilli 等发现吸入 NO 通过选择性扩张侧支动脉能够防止在小鼠和绵羊由于大脑中动脉阻塞所致的缺血性脑损伤[135]。与之类似，在幼鼠新生儿缺血模型中，吸入 NO 可通过建立侧支循环降低脑损伤[137]。评估吸入 NO 的神经保护作用的临床研究正在进行之中。

吸入一氧化氮是如何引起全身效应的？

人们目前只知道吸入 NO 在溶血性疾病中的外周作用机制，其他情况下的外周反应机制并不完全明了。其中一个假说提出，在吸入 NO 期间，血细胞包括白细胞、血小板在红细胞清除 NO 之前均暴露于 NO，正是这些暴露于 NO 下的血细胞引起吸入 NO 的全身效应（图 104-6）。例如，血小板暴露于肺循环中的 NO 后，其在受损血管处的活化受到抑制。然而，这个假说并不能完全解释 Fox-Robichaud 等[117]所报道

的内容，他们发现吸入 NO 能够导致一些血管床扩张，而且在猫不会改变白细胞与体外固化的血小板单体结合的能力。

另一个相反的假说是，有一部分吸入的 NO 逃过了血红蛋白的清除，并以一种持久稳定的生物活性状态输送到外周（图 104-6）。Loscalzo 的小组认为内源性 NO 与血液中各种分子量的硫醇包括血清白蛋白发生作用[138-139]。这些亚硝基硫醇能够把 NO 带到远离其合成部位的组织。Stamler 等[93]观察到 NO 与血红蛋白 β 链上的半胱氨酸巯基作用，血红蛋白的亚硝基化取决于氧分压，肺部氧分压较高，能够使红细胞获得血红蛋白，而到达氧分压相对低的外周组织时就会释放低分子量的亚硝基硫醇[112]。NO 在血中被氧化为亚硝酸盐，当其遇到亚硝酸盐还原酶类包括去氧血红蛋白则会再次释放 NO[140]。在缺氧的组织中，由于红细胞含有亚硝基化血红蛋白以及硝酸盐形成，这些物质可能与全身血管舒张有关。NO 可能与血浆中其他物质发生反应生成新的物质，然后再次释放 NO，例如亚硝胺类、亚硝酰基及硝化了的脂类。

在人们确定了吸入 NO 能够选择性扩张肺血管前，即已有数个小组研究了吸入 NO 的代谢转归。1975 年，Oda 等报道在小鼠、大鼠及兔，吸入 NO 在血液中形成亚硝酰基血红蛋白[141]。1987 年，Yoshida 和 Kasama 报道吸入 145ppm 的 NO 123min 后，有亚硝酰基血红蛋白、亚硝酸盐和硝酸盐形成[142]。最近 Cannon 等发现健康成年志愿者吸入 80ppm NO 后，亚硝酰基血红蛋白浓度显著升高，而亚硝酸盐增加不明显[126]。这两种物质在动脉血中的浓度要高于静脉血，这说明它们在外周组织得到利用。Cannon 等并没有检测到血浆中

图 104-6　吸入 NO 是一种选择性肺血管舒张药，可作用于全身血管。该肺泡毛细血管单位示意图重点显示了吸入 NO 舒张肺小动脉、降低肺动脉压（PAP）的能力。虽然正常情况下吸入 NO 不舒张体循环小动脉或改变体循环动脉压（SAP），但是吸入 NO 也具有全身作用（如文中所述），这是由于循环中的细胞暴露于肺内的 NO 及血液中的 NO 衍生物：巯基亚硝基化蛋白或包括巯基亚硝基化白蛋白的 S- 亚硝基蛋白；巯基亚硝基化血红蛋白或 S- 亚硝基血红蛋白（在 β 链的 Cys[93]上的亚硝酰化）；NO-Fe- 血红蛋白或亚硝酰基血红蛋白和亚硝酸盐 *(From Bloch KD, Ichinose F, Robert JD, Zapol WM: Inhaled NO as a therapeutic agent, Cardiovasc Res 75:339-348, 2007. Used with permission)*

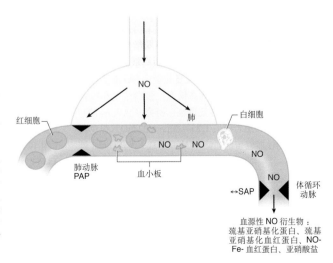

亚硝基硫醇及亚硝酰基血红蛋白增加。与此相反，Ng 等报道在猫吸入 80ppm NO 后，检测到血浆中亚硝基硫醇和亚硝酰基血红蛋白含量增高，这两种物质在肠内 I-R 处升高更明显[143]。亚硝基白蛋白在动脉血中水平较高，而亚硝酸盐浓度在静脉血中较高，这说明亚硝基白蛋白在外周被消耗，而亚硝酸盐在外周产生。

最近 Duranski 等研究证实亚硝酸盐作为吸入 NO 的介质在 I-R 损伤中发挥重要作用[144]。他们发现血液中亚硝酸盐水平稍有增加即对减轻肝和心脏的 I-R 损伤有重要意义。此外，在鼠类的 I-R 损伤研究中，Hataishi 等[121] 报道吸入 NO 能够增加血浆及血液里的亚硝酸盐水平，而这一浓度正与 Duranski 等证实的有效浓度接近。最近，Nagasaka 等发现吸入 NO 会导致血液及组织中 NO 的各种代谢产物迅速蓄积，使吸入 NO 产生的心肌 I-R 损伤保护作用迅速起效[145]。

使用方法及安全性

长时间吸入低浓度的 NO 是安全的。大部分临床毒性是由于 NO_2 形成及高铁血红蛋白血症所致。NO_2 在水溶液中迅速转变成硝酸（如酸雨），硝酸对呼吸道有巨大的毒性。已有报道人类暴露于低至 1.5ppm 的 NO_2 中气道反应性增加[146]。吸入高于此浓度的 NO_2，主要的毒性反应是肺水肿[147]，吸入后可导致迅速死亡[148]。

吸入 NO 后，NO 与血红蛋白结合形成亚硝酰基红蛋白，然后迅速被氧化成高铁血红蛋白。二价血红蛋白摄取及释放 NO 的速率是其摄取及释放氧气的 $10^5 \sim 10^6$ 倍。循环中过高浓度的高铁血红蛋白将导致组织乏氧。通常，只有高铁血红蛋白占全部血红蛋白的 15% ~ 20% 时，才会出现发绀；高于 30% 时，会出现明显的临床症状，如疲乏无力、呼吸困难[149]。在红细胞中，高铁血红蛋白还原酶迅速将高铁血红蛋白还原为血红蛋白。由于新生儿高铁血红蛋白还原酶活性较低，在高浓度长时间吸入 NO 后，新生儿发生高铁血红蛋白血症的风险比成人高[149]。成人及婴儿吸入 NO 的临床研究中，需频繁监测血液中的高铁血红蛋白浓度和吸入气中 NO_2 浓度[5-7, 80]。综合几项临床研究（成人 n=120，新生儿 n=351），患者吸入 1.25 ~ 80ppm 的 NO，很少发生明显的高铁血红蛋白血症或 NO_2 形成（见 Steudel 等的总结表）[20]。如果高铁血红蛋白和 NO_2 的浓度超过设定的极限值，就下调吸入 NO 的浓度。在 471 个病例中仅有 3 例（0.6%）由于高铁血红蛋白和 NO_2 超过极限值而中断吸入 NO。

尽管吸入 NO 能够增加左心衰竭患者的左室充盈压，但已经证明 NO 在心力衰竭患者具有选择性舒张

肺血管的作用[59, 150]。体外实验数据[151-152] 显示 NO 具有直接负性肌力作用，临床观察也得出一致结论，认为吸入 NO 对左心功能不全患者会产生明显的负性肌力作用。然而，研究人员发现吸入 NO 出现的左室充盈压升高是由于左室顺应性相对差的区域灌注增加，而非负性肌力作用的原因[153]。左室机械辅助的心力衰竭患者只有当心排出量没有得到辅助时，吸入 NO 才会增加左室充盈压[154]，这一现象支持上述观点。但是必须意识到，吸入 NO 舒张肺血管的作用超过左心功能下降，从而可引起肺水肿。

其他吸入性肺血管舒张药

背 景

吸入 NO 作为选择性肺血管舒张药成功应用于临床后，由于其治疗费用昂贵（最高限额每天 3000 美元，每月 12 000 美元），在美国人们开始寻找 NO 的代替品[155]。各种静脉用血管舒张药，如前列环素（PGI_2）[156]、米力农[157]、硝酸甘油[158]、硝普钠[159]、前列腺素 E_1（PGE_1）[160]、依前列醇（一种稳定的 PGI_2 类似物）[161]、伊洛前列素[162] 都以吸入形式进行过临床试验。人们期待这些静脉用血管扩张剂经吸入给药后能够在肺部发挥最大疗效，而同时全身作用最小（图 104-5）。尽管这些药物围术期说明书以外的用药及用药途径（如吸入）的研究报道了鼓舞人心的试验结果，尤其是吸入性依前列醇[161, 163-164]，但至今关于这些吸入性血管舒张药的有效性及安全性尚无定论（依前列醇在作者所在机构使用会作为例子在下一部分讲述）。

吸入性依前列醇

在马萨诸塞州总医院，成人和儿童患者中依前列醇（Flolan）已被用于治疗心脏手术中肺动脉高压、术后肺动脉高压、右心室功能不全以及顽固性低氧血症。对于成人患者，使用注射泵和喷射雾化器将依前列醇（30 000ng/ml）连接到呼吸机的吸入通道[163]（图 104-7）。通常的起始剂量为 30ng/(kg·min)，并且可以提高到 50ng/(kg·min)。对于儿科患者，药物浓度和空气流量应相应地调整。

局限性 虽然短暂暴露于吸入性 PGI_2 或其类似物与吸入 NO 类似，能减小 PVR[165-166]，但 PGI_2 及其类似物大剂量吸入时可导致低血压[166]。依前列醇的血浆

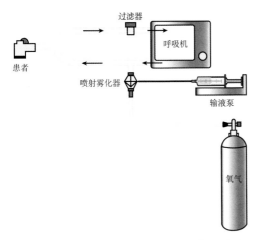

图 104-7　患者机械通气时吸入依前列醇的装置示意图

半衰期足够长（～6min），会导致全身效应，即使使用很小的剂量也能在体循环动脉中发现其活性代谢产物。此外，依前列醇必须溶解在一种高黏度和碱性甘氨酸稀释剂（pH=10.5）中，而此稀释液与气管炎[167]、间质性肺炎[168]和呼吸机机阀失灵[169]相关。建议每 2h 更换呼吸机过滤器以避免阀门故障。最后，虽然声称吸入依前列醇的成本低于吸入 NO，但是还未有考虑到后续治疗对整体成本影响的完整的成本比较。例如，如果一种治疗减少了 1 天 ICU 治疗或 RV 辅助装置或 ECMO 灌注，那么此时药物费用的差异就并不重要了。为解决这些问题需要合理设计并进一步研究，以便更好地确定其他选择性较差的吸入性肺血管扩张剂的作用。

结　语

　　吸入 NO 是能够产生确切的选择性肺血管舒张作用的第一种血管舒张药。它具有选择性作用于肺部血管的特性，并且能通过增加肺通气区的血流来改善肺通气 / 血流比，增加动脉血氧合。已有大量的实验室及临床研究阐述 NO 的生化、生理及副作用，及在成人和儿童不同疾病中的临床效果。与此同时，吸入 NO 已经普遍应用于临床。据估计，在美国每年大约有 2 万人接受吸入 NO 治疗。在过去 16 年间，全世界超过 10 万例儿童和成人接受吸入 NO 治疗肺动脉高压和低氧血症。对很多患者来说，吸入 NO 挽救了他们的生命。人们仍然把吸入 NO 作为独特的、富有吸引力的方法，尝试用它治疗各种疾病，从移植肺的急性排斥反应到镰状红细胞危象。对 NO 各方面的评估非常复杂，不能因为在某种特殊疾病状态的个别研究误导我们对其的理解。随着医学的发展，大范围临床人体研究结果的积累最终会确立吸入 NO 在多种疾病中的治疗地位。

参 考 文 献

　　见本书所附光盘。

第 105 章　神经重症监测治疗

Michael J. Souter • Arthur M. Lam

刘学胜 译　张 野　顾尔伟 审校

要 点

- 神经系统的重症监护是基于对大脑和脊髓的生理功能支持以及继发损伤的预防。此目标的实现还有赖于对心肺、胃肠道、肾、内分泌等多系统功能的适当维持。

- 大脑功能主要依赖与脑代谢相匹配的脑血流灌注和氧合。当颅内容量增加超出颅内压（ICP）的自身调节能力后，ICP 升高，将会进一步降低大脑灌注。由此引起的细胞能量衰竭将会启动与加速脑水肿和炎症。

- 脑水肿的消退取决于施加于血脑屏障上的流体静水压和渗透压的相互作用。灌注压力过高或血管内低渗会加剧脑水肿，应避免出现。血脑屏障的通透性随时间及病理进程而变化，并会显著影响高渗性药物的脱水作用。

- 发热在神经重症监护病房中常被忽视。发热通过一系列病理过程会显著影响患者的预后。

- 神经学监测不仅指选择适当的监测设备，还包括对监测到的数据做出迅速反应并制订相应的治疗方案。尽管目前大部分常用的监测方法仍缺乏 1 级证据支持，但监测的目标仍是最大限度地优化内环境。临床神经功能检查仍是监测和治疗的重要内容。

- 颅脑外伤的发病率有所下降，其多见于年轻患者，并对社会经济产生长久影响。需要迅速地进行外科评估。目前已不再推荐对广泛颅脑挫裂伤患者行去骨瓣减压术。低温治疗可能对难治性颅内高压患者有益。禁止使用糖皮质激素。

- 蛛网膜下腔出血（SAH）在最初的出血停止后，继发的脑缺血会增加患者的发病率和死亡率。治疗缺血并发症的方法包括增加灌注压力、维持血容量以及采用合适的氧疗。无论是否使用血管舒张药物，腔内血管成形术在治疗血管痉挛中发挥着越来越重要的作用。SAH 也可能伴有明显的肺、心血管、内分泌等系统的改变。

- 缺血性脑卒中的成功救治取决于生存时间窗的把握。及时评估和快速治疗对患者转归至关重要。血管腔内治疗以及超声技术将随着磁共振成像技术的进展而发挥越来越重要的作用。

- 脊髓损伤患者必须密切观察其呼吸功能，因为在患者出现临床情况改善前，呼吸功能随时可能恶化。呼吸肌疲劳是常见的原因之一。

- 针对中枢神经系统感染，需要采取类似于脓毒症患者那样积极主动的治疗措施，例如脑脊液取样检查以及早期经验性使用抗生素等。

中枢神经系统（CNS）重症监护涉及多学科间的合作，如神经外科学、神经外科麻醉学、神经病学、神经放射学和神经电生理学。每个学科都有其独特的作用，不仅对脑损伤提供监测治疗，而且通过合作可以对心肺、内分泌、胃肠道和肾等支持脑生理功能的多个系统均提供最佳的监测治疗。为完成对上述多个救治目标的整合工作，需要专科的神经危重症治疗医师的参与，该专业已被越来越多地认识到是一个重要的亚专业[1]。

为了降低住院患者的死亡率并缩短住院时间，最好是建立神经危重症救治团队而并非由某一单一专业的医师进行救治[2]。尽管大脑在人体器官中具有重要的功能，然而其功能的维持也主要依赖于其他器官功能的稳定，以使得大脑的稳态得以维持和修复、恢复机制得以实现。脑损伤不仅与多个其他脏器系统的功能紊乱有关，而且也会加重其他脏器系统的损伤（框105-1）。尽管其他专业的医师经过培训也能成为神经危重症治疗医师，但经过神经外科麻醉和危重症治疗培训的麻醉医师显然更适合承担这份工作。他们通过综合应用气道管理和心血管支持方面的技能，加上自身对生理学和神经药理学知识的理解，有可能改善患者的预后。

颅内生理学和大脑自身调节作用

脑血管循环受到外周坚硬颅骨的限制（参见第17章）。当有限的代偿机制耗竭后，由于颅骨的限制，颅内容量的增加会导致颅内压（ICP）增加。随颅内容量的变化而改变的 ICP 曲线通常称为颅内顺应性曲线，将其称为颅内弹性曲线可能更合适（图 105-1）。

这样，颅内弹性率增加意味着顺应性的下降，颅内容量的微小变化即可导致压力的显著增加。颅内容量的改变是由脑组织和颅内液体容积的变化所引起的，颅内液体包括血液、组织液和脑脊液（CSF）。颅内占位性病变会改变颅内容量，降低颅内顺应性，加剧液体容积变化所致的压力变化。

脑脊液从颅内流入椎管可以代偿性调节颅内容量的微小变化，呈现指数关系的压力 - 容积曲线（图105-1）。

颅顶被大脑镰和小脑幕所分隔，故形成颅内压力梯度（图 105-2）。脑组织可能经脑室的这些"孔"膨出形成脑疝。靠近硬脊膜边缘的脉管系统变形和受压可能直接或间接地引起脑组织损伤[3]。其典型表现见于严重的大脑镰疝，即"中线移位"，这时可能会引起脑前部脉管系统的阻塞，导致额叶梗死。

框 105-1　严重脑损伤相关的潜在性系统并发症

全身	发热
	炎症激活
心血管	心律失常：心动过缓、心动过速、心房颤动
	高血压
	低血压
	左心室功能不全
呼吸	呼吸暂停
	肺炎：误吸性、坠积性、呼吸机相关性
	肺水肿
	急性呼吸窘迫综合征
胃肠道	胃腐蚀
	肠梗阻
	便秘
	穿孔
	吸收不良
肾	脱水
	急性肾衰竭
	泌尿系统感染
血液	贫血
	白细胞增多
	凝血紊乱、弥散性血管内凝血
	深静脉血栓形成、肺栓塞
代谢 / 内分泌	低钠血症、高钠血症
	高血糖
	低钾血症、高钾血症
	低镁血症
	低磷血症
	氮质血症
	横纹肌溶解症

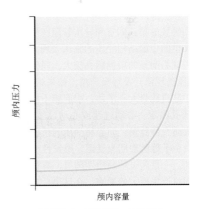

图 105-1　颅内压力 - 容积关系

压力梯度是驱动液体流动的动力，促使脑脊液在脑室和颅外椎间孔内流动。这种压力代偿能力的大小受制于可以改变的脑脊液容量；当容量发生剧烈变化时，将引起脑组织的移位。这种移位可能是由于脑脊液排出受阻，即大脑镰疝导致的室间孔阻塞或是小脑

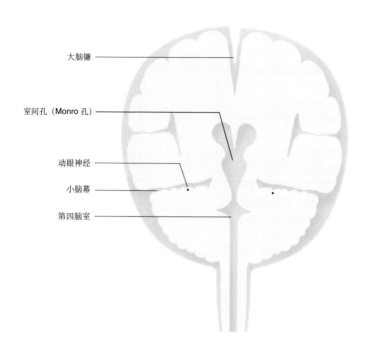

大脑镰

室间孔（Monro 孔）

动眼神经

小脑幕

第四脑室

图 105-2 颅内腔隙——冠状缝切面概略图

幕裂孔疝导致的第三脑室和导水管阻塞所致。这都将会出现典型的中脑结构受压的临床表现。有自主呼吸的患者表现为明显的单侧瞳孔放大、同侧或对侧偏瘫（颞叶脑压迹现象）及呼吸异常。如果脑疝持续发展，将会使小脑自枕骨大孔下移，引起脑干持续受压，出现双侧瞳孔固定、心动过速或心动过缓及高血压[4]。连接脑皮质至静脉窦之间容易受压的桥联静脉一旦受压，也会由于静脉血回流受阻，继发性地导致颅内容量的增加。一旦超过脑顺应性阈值，容积的变化就会对静脉回流产生巨大的影响，在这里，容积的变化起到了一个 Starling 电阻器的作用。这种静脉回流的下降将反过来加剧和延长压力的上升。血容量的增加包括血管外因素（如出血）或血管内因素（如主要的静脉容量蓄积）。静脉血容量约占颅内总血容量的 75%，而动脉、微动脉和毛细血管内的血容量仅占约 25%。

其他主要液体成分容量的变化主要受脑水肿的影响。脑水肿常见的是细胞毒性脑水肿和血管源性脑水肿[5-6]。细胞毒性脑水肿常源自低氧，表现为细胞肿

胀；而间质性的血管源性脑水肿通常是由于血脑屏障出现破坏所致，常见于高血压患者[7]。

因此，控制脑血容量的变化会对 ICP 产生显著的影响。脑血流量（CBF）的自身调节会随着动脉压、动脉血二氧化碳分压（$PaCO_2$）或动脉血氧分压（PaO_2）的改变而产生相应的变化，这种自身调节作用通过动态改变小动脉管径以维持足够的脑灌注来满足脑代谢的需要（图 105-3）。pH、$PaCO_2$、钾和腺苷都是参与流量调节的众多代谢性调节递质[8]。

脑损伤、异常的呼吸和血压都可能直接损害脑血流调节。反过来，当动脉灌注量超出了静脉引流量时，静脉血容量会进一步增加，也可以升高 ICP。结果，如低血压、气道梗阻、发热和癫痫发作等诸多不良事件也会导致所谓的"继发性生理性损伤"。也已证实这些不良事件将会加剧对脆弱大脑的损害，导致患者的预后更差[6, 9]。

底物供应（如氧和营养元素）下降到低于细胞赖以生存所必需的阈值时，细胞因子和趋化因子的释放

就会引起细胞损伤。炎症的扩散会加剧这种损伤[10]，破坏血脑屏障的功能，并可能直接导致细胞凋亡。血脑屏障的破坏可导致血管源性水肿发生，并使血清蛋白以延时效应进入到脑实质。与白质相比，这种作用在高代谢的灰质表现得更为明显[5]。多数研究认为，变化的峰值出现在最初的48h内，但有一项研究显示，多达25%的患者ICP增高的峰值出现在5天后[11]。

心肺功能的综合考虑

任何通气效能的下降都可能会通过 CO_2 诱发的血管舒张作用对脑顺应性（弹性）产生不利影响。已有学者注意到这种情况下呼气末正压（PEEP）的影响，但患者肺顺应性的下降不仅使 PEEP 的使用成为必要，

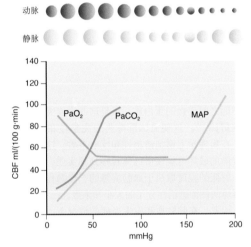

图 105-3　脑血流量（CBF）和血管管径随平均动脉压（MAP）、动脉血氧分压（PaO_2）和动脉血二氧化碳分压（$PaCO_2$）变化的自身调节控制图

同时也会削弱胸膜腔内压向脑循环的传递[12]。总体而言，使用 PEEP 所带来的通气效能的改善利大于弊。但是，需要警惕的是在血容量不足的情况下不恰当地使用 PEEP 可能会减少功能性静脉回流量和心排血量，而这最终会影响到脑灌注[12]。

心排血量和动脉血压的下降会触发脑血管的舒张反射，以优先保持脑血流量。一般认为低血压是增加死亡率的因素，无论其发生在复苏中，还是源于医源性的因素[13-14]。这种血管舒张作用将会增加静脉血容量并进一步降低脑灌注压（CPP）[15]。

低氧血症会引起直接或间接的脑损伤。当氧分压低于60mmHg时，除了使细胞氧梯度降低造成直接损伤外，还可能是引起 ICP 升高造成大脑继发损伤的一个重要因素。撇开原发因素，脑灌注下降可能会进一步加重意识障碍，进而导致气道损害和通气不足，使氧合功能进一步下降（图105-4）。结果，存在意识障碍的颅脑损伤患者，无论其原发病发病机制如何，由于气道反射受损和反复发生的误吸，常并发肺损伤，使肺炎的发病率显著增加[16]。

另外一个可能的机制是由损伤触发的炎症反应导致脑内细胞因子的释放，有时足以诱发急性呼吸窘迫综合征（ARDS）和全身炎症反应综合征（SIRS）[17-18]。此外，初始阶段过度通气所采用的高潮气量通气会加重 ARDS 的发展[19]（参见第101~103章）。对于存在脑部病理生理改变的患者，这将使治疗陷入两难的境地。然而，旨在为减小肺泡的过度膨胀、减轻肺损伤而发展出来的所谓"开放肺（open lung）"概念（即小潮气量、高频率和高 PEEP），虽然理论上存在对 ICP 的不利影响，但似乎也可用于神经外科的患者[20]。

利用 $PaCO_2$ 和 CBF 之间的关系也可用来测试机械通气患者的自主呼吸。如果使 $PaCO_2$ 恢复正常后，出现 ICP 升高，则提示脑血管顺应性受限。该理念可

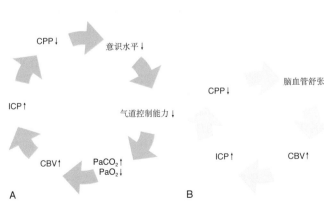

图 105-4　A. 通气-神经环路功能异常，动脉血二氧化碳分压（$PaCO_2$）和动脉血氧分压（PaO_2）的诱发改变引起脑血容量（CBV）、颅内压（ICP）和脑灌注压（CPP）的变化，从而影响呼吸调控。B. 血流动力学-神经环路功能异常，与A图类似，低血压诱发脑血管舒张，增加 CBV 和 ICP 及使 CPP 下降，从而导致血管扩张

用于指导随后的治疗和制订通气策略，任何脱机操作时还应考虑对 ICP 的影响。

液体和电解质

正常情况下，流体静水压使毛细血管内液体流出，而毛细血管内外渗透压平衡使液体留在血管内[21]：

$$Jv = Kf([Pc - Pi] - \sigma[\pi c - \pi i])$$

其中 Jv 代表腔隙之间的净液体流动，Pc 代表毛细血管流体静水压，Pi 代表间质流体静水压，πc 代表毛细血管渗透压，πi 代表间质渗透压，Kf 代表滤过系数（这是体表面积和渗透系数的乘积），σ 代表反射系数（膜对渗透活性粒子的抗渗透性）。在颅外毛细血管，这些渗透力来源于血浆渗透压，因为较小的溶质能够顺着浓度差通过毛细血管基底膜，只有大分子蛋白质继续发挥作用。

然而，由于大脑内皮细胞之间表现为"紧密连接"，完整的血脑屏障仅允许较小的溶质（如钠离子和氯离子）通过；这种半通透性使脑毛细血管液体转移产生流体静压和总渗透压的功能，而血浆渗透压所起的作用很小，体液转移大部分依赖于渗透压梯度。在未使用外源性渗透活性物质（如甘露醇）的情况下，这个渗透压梯度主要取决于钠离子的浓度。

血清渗透克分子浓度 = 血清钠 ×2 + 糖 /18+ 尿素氮 /2.8

因此，总的来说，当水肿作为一个重要的考虑因素时，神经外科患者不应使用低渗溶液。常用溶液的摩尔渗透压浓度如表 105-1 所示。

同时，内皮细胞紧密连接和脂质双层膜也会起到降低水的渗透性的作用，因而降低滤过系数。这种生理结构限制了水分子因张力改变而通过血管床，否则，仅仅每千毫摩尔分子量的微小变化就可引起巨大的渗透压变化，使得脑容量显著降低。因此，通过血脑屏障的净液体转移取决于其透水性（即滤过系数）和溶质渗透性（即反射系数）。一些血脑屏障反射物质对脑部水含量能产生重要的影响（如甘露醇和高渗盐水），这些物质可以产生渗透性利尿作用。

无论是相对的还是绝对的灌注及底物供应不足，均会引起能量衰竭。这对血脑屏障的完整性和功能造成影响。血脑屏障是一个依赖于能量的生理学结构，而不是一个纯粹的解剖学结构。缺血和快速的再灌注可引起金属基质蛋白酶的产生，其直接破坏封闭内

表 105-1 常用静脉溶液的钠含量、重量渗克分子浓度和胶体渗透压

液体	重量渗克分子浓度 (mOsm/kg)	胶体渗透压 (mmHg)	Na⁺ (mEq/L)
血浆	289	21	141
晶体			
0.9% 氯化钠溶液	308	0	154
0.45% 氯化钠溶液	154	0	77
3% 氯化钠溶液	1030	0	515
乳酸钠林格液	273	0	130
Lyte 血浆	295	0	140
甘露醇（20%）	1098	0	0
胶体			
羟乙基淀粉（6%）	310	31	154
白蛋白（5%）	290	19	

皮突起之间连接的蛋白质，正是这些内皮突起组成了血脑屏障[22]。这使血脑屏障失去完整性和增加通透性，在病理学上增加渗透性和反射系数。这种急性血脑屏障的破坏可能使得液体转移到脑实质，导致脑肿胀。肿胀的程度取决于血脑屏障的"渗漏程度"和血脑屏障两侧渗透活性分子的大小和浓度。

因此，在脑缺血和发生炎症的情况下，液体治疗应当慎重考虑。脑对代谢及内分泌活性发挥着稳态调控的作用，神经系统功能障碍可使水和电解质平衡出现异常变化。糖尿病尿崩症产生的多尿和随后的血容量减低就是很好的例证，如果未及时处理，将会引起低血压。医源性原因，如使用渗透性利尿剂、镇静剂和镇痛药，也会出现这种情况。脑干或脊髓损伤可引起去交感神经支配，这时由于血管舒张和外周静脉瘀积的增加，也会导致静脉回流的减少[23]。

通常伴随脑损伤出现的交感神经放电增加同样可引起脑外全身性的应激性增加，导致应激性胃溃疡、高分解代谢、高血糖和葡萄糖耐量异常等发病率上升[24]。

脑损伤后营养需要量常常增加，有证据表明，早期使用肠内营养可改善预后（参见第 106 章）[25]。

高血糖是加重脑损伤的一个重要因素[26]。但是，严格控制血糖的强化胰岛素治疗方法总的来说对危重症患者的预后可能有害，并有可能加重大脑代谢应激[27-28]（参见第 39 章）。适度的血糖控制值得提倡。

发热和感染

超过 50% 的神经重症监护病房的患者会出现发热 [29]。虽然常被忽视，但对受损的大脑来说，它会导致氧耗和代谢应激增加 [29]。ICU 患者存在诸多引起感染和脓毒症的危险因素，包括多种腔内留置导管（如动脉导管、静脉导管和脑脊液引流管等）。其他引起发热的可能原因包括颅内出血和药物的特异质反应（如抗癫痫药苯妥英钠）[29-30]。发热与神经系统损伤的预后不良相关，包括颅内出血、蛛网膜下腔出血（SAH）和脑卒中。有 meta 分析研究表明，发热与神经系统发病率和死亡率的增加相关 [31]。

尽管尚未证实低体温能有效治疗脑外伤 [32] 或 SAH[33]，但这并不意味着正常体温与高热相比不能给患者带来益处。临床上，许多医师越来越倾向于预防和治疗发热 [34]。

由于能引起发热的原因众多，为了能选择恰当的治疗，必须每天对患者进行病情评估以寻找发热的原因。然而，大多数情况下都不能明确病因，这时可以采取经验性治疗，包括按时给予对乙酰氨基酚和应用降温毯等，有时甚至需要更多有创的降温措施。

监　　测

积极采用各种有创的生理功能监测（参见第 49 章和图 105-5）可避免出现或纠正继发性生理损伤。但任何监护仪都不能替代定期临床 CNS 检查的重要性，因为监测各种脑功能（如脑电活动、脑氧合和 ICP）的监护仪只呈现各种数据，其本身对信息并不能进行完整的分析、整合。同样，还必须密切关注患者的液体容量状态、呼吸频率、心血管稳定性和代谢消耗等基本参数。

颅　内　压

ICP 监测自 20 世纪 70 年代被引入临床后，便迅速成为一项标准监测指标，但其实用性和有效性难以确定。虽然如此，NIH 在拉丁美洲资助的一项随机对照试验证明 ICP 监测没有明显的益处 [36]。迄今为止，尚无可靠的无创监测 ICP 的方法，这仍是需要研究的课题。然而，最近的研究结果显示 ICP 监测对预后只有很小的影响 [35]，监测必须有效地指导治疗，且 ICP 数据应当作为影响因素之一而不应替代临床评

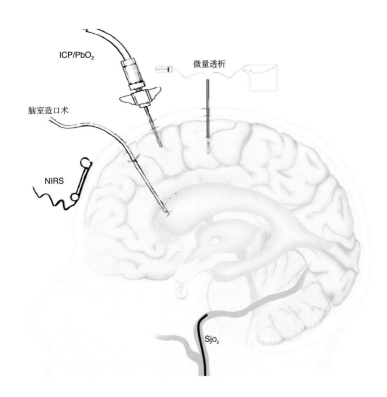

图 105-5　有效的颅内监测示意图。NIRS：近红外血氧定量法；ICP：颅内压（经由脑室造口或实质探针）；PbO₂：脑组织血氧定量法；SjO₂：微量透析和颈静脉血氧定量法

估。但是，大多数神经外科中心在管理创伤性脑损伤和 SAH 时已常规加入此项监测，并使用确定的阈值（如 ICP>25mmHg）作为开始干预治疗的临界点，包括使用渗透性药物（如甘露醇或高渗盐水）或手术治疗（如颅骨切开减压或 CSF 引流）。

ICP 传感器可能仅代表它们所放位置的腔隙压力（图 105-2），对大脑镰或小脑幕对侧的急性瞬间压力变化可能不敏感 [37]。脑实质光纤测压装置的创伤较小且易于放置，但只能在体外校准且不能引流 CSF。因此，只要有可能放入脑室，脑室导管仍是测压的金标准，但需要付出增加大约 6% 的感染风险的代价 [38]。

当脑室很小时，技术操作上会变得很困难，出血和挫伤的风险也会增加。

只要适当注意可能的校准漂移问题，富有经验的专业人员能快速地放置 ICP 监测设备并尽可能减少并发症发生 [39]，这对指导治疗一般来说是有益的。但当存在凝血病和血小板功能障碍时，则禁忌放置此类监测装置。

ICP 变化趋势中一旦出现特征性的波形则有助于判断患者的预后（如 ICP 出现 Lundberg "A" 样或 "平台样" 波形，提示脑顺应性严重下降 [40] 并即将发生脑疝）。

脑 血 流 量

Symon 和其他研究者确定了维持脑功能的重要脑血流量阈值（表 105-2）[41]。最初的定量测量脑血流量（CBF）的方法费力、费时，且并不能准确判断局部情况 [42]。它们逐渐被可进行基本区域血流测量的同位素示踪方法（如吸入的或血管内的氙 -133）或成像与定性测量相结合的方法 [如单光子发射计算体层摄影（SPECT）] 所取代。定标显像技术例如正电子发射断层摄影（PET）和稳定的氙或对比 CT 灌注法 [42] 已经成为许多中心的标准。可能在不久的将来，磁共振成像灌注法将会快速普及并提供定量血流监测。

尽管这可以提供有关局部灌注情况的有用信息，但检查时常常需要将患者转出 ICU，这在患者病情不稳定的情况下可能并不适用。

温度稀释法是一种局部测量技术，它是将小型热电偶放置于大脑皮层。血流量与温度在探针上的扩散速度相关 [43]。其中的一个方法就是根据颈静脉血流温度的扩散速度来测定血流量。其是否可重复性地反映 CBF 取决于颈静脉血流与全部脑静脉血流的比值 [44]。这些设备能否成为一种可靠的、持续监测的工具仍有待观察。

表 105-2　脑血流量的功能阈值

脑血流量 [ml/(100g·min)]	结果
50	正常
20	脑电图缓慢
15	等电位脑电图
6～15	缺血半影区
<6	神经元坏死

经颅多普勒监测

经颅多普勒监测是通过多普勒频移效应来测定接受超声波检查部位的动脉血流速度 [45]（参见第 49 章）。其常用来反映表浅血管的血流量，对有经验的操作者来说则可了解动态变化的血流量。这项技术具有可床旁使用、相对快速和无创的优点，经眼、颞侧和枕骨大孔声窗这些主要部位监测大脑动脉环血流量，具有极好的瞬时分辨力，本身无创，可以进行反复测量，且风险极低或无风险。在小部分患者，主要是老年女性，颞骨的厚度可能会妨碍监测 [46]。流速与流量之间估算的前提是假定大的传导血管的直径相对固定。在不同情况下，血流速度的改变可用来评估血管直径的变化（如蛛网膜下腔出血后血管痉挛）[47] 或颅内血管的狭窄程度（彩图 105-6）。对大脑中动脉而言，通过检查颅内血流速度与颅外颈内动脉血流速度的比值——痉挛指数（the Lindegaard index）可以鉴别血管痉挛与充血。比值大于 3 通常提示血管痉挛，而比值小于 3 则提示血管充血 [48]。同样，通过比较颅内基底动脉流速与颅外基底动脉流速，在后循环也确定了相似的血流速度的比值，比值大于 2 且基底动脉血流速度增快与血管痉挛相关 [49]，尽管这种判断结果与血管造影的结果有时并不一致 [50]。

自身调节和血管张力反应

监测 CBF 能够评估脑脉管系统对代谢环境和血压变化的反应（如自身调节）[51-52]。通过倾斜试验或适当使用血管活性药物的方法持续调节血压，可以测定静态脑自身调节能力；而使用一个充气压力大于收缩压的成人袖带突然放气的方法可以评估动态脑自身调节能力。另外，通过转移函数分析经颅多普勒超声（TCD）监测到的脑血流速度对自发性血压波动的反应可以评估脑自身调节，尽管与刺激 - 反应模式相比，

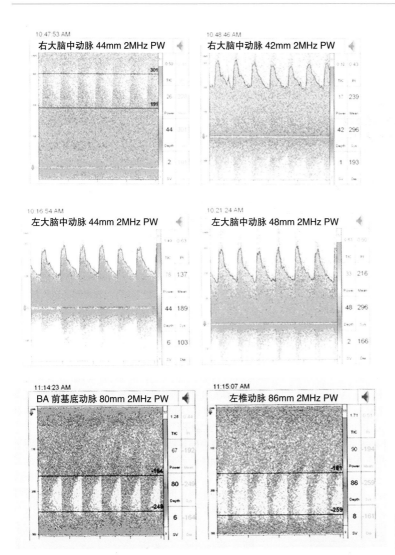

彩图 105-6 中脑和脊椎基底动脉脑血流速度升高的经颅多普勒超声图像

可能这些方法的可靠性相对较低[53]。评估患者有无脑自身调节能力可以用于指导随后的治疗和判断预后，因为患者一旦失去脑自身调节能力，往往提示预后不良[54-55]。当采用观察 CBF 对 $PaCO_2$ 变化的反应来评估脑血管储备功能或脑血管张力反应性时，可以通过再次吸入或向呼吸回路内添加 CO_2 的方法进行，也可使用乙酰唑胺来进行评估[53]。

颈静脉球血氧测定

在假设红细胞比容和代谢恒定的前提下，Fick 原理可以反过来通过监测静脉血氧饱和度来评估 CBF 是否足够以及脑氧供需平衡是否匹配：

$$如果\ AVDO_2 = (CMRO_2/CBF)，那么$$
$$CaO_2 - CjvO_2 = (CMRO_2/CBF)$$

如果忽视溶解的 O_2 的作用，则：

$$(SaO_2 - SjvO_2) \times Hgb \times 1.34 = (CMRO_2/CBF)$$

这里 $CMRO_2$ 为脑氧代谢率，CaO_2 和 $CjvO_2$ 分别

为动脉和颈静脉氧含量，SaO_2 和 $SjvO_2$ 分别为动脉和颈静脉血氧饱和度，Hgb 为血红蛋白浓度，1.34 为氧亲和力常数。在体内，导管可以通过颈内静脉逆行被放置到颈静脉球内接近颈静脉孔的位置，甚至可以到达更高的位置，进入大的颈静脉窦（图 105-7）[56-57]。

这些导管可以提供与灌注和耗氧量相关的信息，类似于使用混合静脉血氧定量法进行休克治疗。去饱和（<50%，提示氧供不足或氧耗过多）和异常高饱和（>75%，提示充血或脑卒中）均提示患者预后不良[58-59]。推算出的动静脉氧含量差可能在脑血流量充足的情况下是更为准确的评估方法，也已证明与预后相关[60]。由于对局部变化反应不敏感，颈静脉血氧定量法受到了质疑，因为它反映的是两个大脑半球静脉回流汇合后的平均静脉血氧饱和度。因此，相对于无氧代谢，一些作者建议使用氧耗量联合脑动静脉乳酸梯度来进行有氧代谢的化学计量评估[61]。他们还建议使用代谢导向管理策略，反对使用脑血流动力学管理策略，也就是说，目标导向治疗依据代谢参数（颈静脉血氧饱和度），而不是依据血流动力学参数（ICP 和 CPP）。

脑组织氧压

与评估体内氧合作用的概念相似，目前已出现了微型化的 Clark 电极，它通过与 ICP 监测导管整合在一起，可以用来同时监测组织氧压和 ICP。其正常值是 25 ~ 45mmHg，低于 15mmHg 则提示存在病理改变[63]。这些 PbO_2 监测设备已被用于多种病理情况的

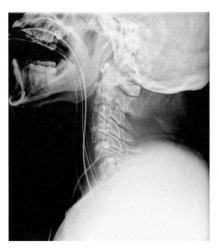

图 105-7　颈椎侧位片，其显示放置颈静脉血氧饱和度（$SjvO_2$）导管的合适定位——第 1 颈椎下缘之上（箭头实际上在颈静脉孔内）

监测。许多作者发现它们有利于指导治疗、提供脑灌注是否充足的有用信息[63]，虽然在没有 CPP 监测时单独使用 PbO_2 监测也能判断患者不良结局[64]，但其本身也存在诸多局限性，比如存在测量误差、校准漂移，而且仍不能确定局部测量结果是否具有整体的普遍意义[65]。不过，对于无局灶性损害的患者，它可以提供有关大脑对调节血压和氧合等治疗措施的反应性的重要反馈信息[66]。寄希望于基于 PbO_2 指导的治疗策略在今后的临床试验中可以解决上述问题[67]。

脑微量透析

使用脑微量透析探针评价脑的生化环境是一项令人感兴趣的技术。这些探针经颅骨钻孔置入，将少量的透析液在脑组织中循环后，经导管回收到颅外的收集系统中。这样，多种物质（如乳酸、丙酮酸、葡萄糖、甘油和谷氨酸）可以通过半透膜渗透入收集到的透析液中，再通过床旁高压液相色谱仪对其进行分析[68]。按照透析液收集的时间间隔（通常 1h），可以图形化或数字化地显示各种物质浓度的变化趋势，从而反映出脑内的生化环境状态。这项技术虽然看起来十分具有吸引力，但仍存在大量悬而未决的问题，诸如探针放置的最佳位置在哪里、测量结果与病变病理改变之间的关系如何，以及探针需要放置在白质内还是灰质内等[68]，这些都严重阻碍了它的广泛应用。

为了提高测量结果之间进行比较的准确性并便于广泛积累相关的经验，最近就微量导管的放置达成了一项共识[69]。目前透析膜技术的进步已使大分子物质能够透过透析膜，因而使得研究微血管内的蛋白质组学成为可能[68]。

脑　电　图

脑电图（EEG）是通过合适的电极放置来检测和记录产生的脑电活动，这种放射状和轴向放置电极的方法是一种国际标准记录系统（参见第 49 章），定义为 10/20 系统，它显示和记录随后监测到的波形。EEG 监测仪通过一系列不同的方式量化和分析波谱成分的频率、振幅和功率。这些设备对于其他方式无法评估的神经危重症患者可以提供重要的诊断信息。在使用 EEG 进行单独评估时，倾向于使用诊断性的快照模式；而在 ICU 中，持续 EEG 监测尚未得到充分使用。由于在使用和图像解释方面存在困难，需要专业设备和专业技术人员的参与。一般而言，24h 连续监测 EEG 比快照式记录更有意义。

此外，无论是脑外伤还是 SAH，会有很多患者发展成非惊厥性癫痫持续状态[70-71]，这一点容易被忽视，但这是脑病变和脑应激很重要的原因。然而，EEG 监测仪使用与操作相对复杂，它的使用具有明确的适应证，神经重症监护医师应当熟悉其功能和使用的基本原则。

利用处理过的 EEG 信息也已研制出多种相关设备，用于监测"麻醉深度"。尽管这些设备也被用来监测危重症患者的镇静水平，但设计这些仪器的初衷并非是用于且也不适用于监测神经系统的完整性或癫痫发作的活动。

近红外分光光度计

20 世纪 90 年代初提出的"脑脉搏血氧测定"是一个引人关注的概念。它依据的是光谱反射原理：近红外光可以轻易地穿透骨骼，其被散射与反射的比例与组织中光吸收物质（如血红蛋白和其他组织中的有色基团）的浓度呈反比。颅骨表面的探测器被设计并校正成可以探测经表面向下穿透大脑皮质后反射回来的光线。另一个毗邻的探测器用于探测仅穿透浅表组织的反射光线。将两个信号通过一定方式的演算就可以估算出组织氧饱和度。但该监测在使用中也受到了诸多因素的困扰，例如如何保证所选择监测部位组织的可靠性和特异性，以及如何避免组织中其他有色基团的交叉干扰等[72-73]。它用来持续监测血流量变化趋势的意义可能更大一些，尤其是儿童和颅外颈动脉疾病患者[74-75]。

放射成像技术

虽然在监测时间上存在一定的滞后，但放射成像技术仍可作为一种监测手段[76]。其中最常用的是 CT 和 MRI。CT 是最有用也是最常用的技术，因为它也是最有效的方法。MRI 尽管比较耗时，但对脑干和轴突损伤比较敏感。无论 CT 还是 MRI 均能提供有关血管结构的有用信息，但传统上还是以血管造影术作为金标准。对颅内肿块、弥散性损伤或出血的评估可以用来指导患者的治疗、分类和预后判断[77]。

为了便于临床研究中比较不同治疗方案之间的治疗效果，必须对 CT 影像进行标准化并进行分类。Marshall 评分表（Marshall scale）已被用于创伤性脑损伤患者颅内出血程度的分级及预后判断（表 105-3）[78-79]。Fisher 评分表（Fisher scale）主要用于 SAH 患者蛛网膜下腔出血量的评估[80]。这里再次提示，血管痉挛的程度与患者

的预后显著相关（框 105-2A）[81]，更与改良 Fisher 评分相关（框 105-2B）[82]。两种评分的准确性均依赖于对图像的经验性判读。最近一篇文献在总结了意大利 18 个神经外科中心的资料后发现，Marshall 评分与临床情况并不相符，这进一步揭示了对影像资料进行标准化的迫切性[83]。

临 床 检 查

进行必要的神经学检查是神经危重症监测治疗中必不可少的内容。重复的、客观的神经学功能检查的重要性并不亚于上述提到的各种复杂的检测技术，而

表 105-3　Marshall 评分表：CT 对颅脑损伤的分类

种类	定义
Ⅰ 级弥散损伤	无明显的颅内病理学改变
Ⅱ 级弥散损伤	脑池存在中线偏移 0～5mm 和（或）呈现密度病灶；没有 ≥ 25ml 的高或混杂密度病灶
Ⅲ 级弥散损伤	脑池受压或消失，中线偏移 0～5mm；没有 ≥ 25ml 的高或混杂密度病灶
Ⅳ 级弥散损伤	中线偏移 >5mm；没有 ≥ 25ml 的高或混杂密度病灶
可清除的大型病灶（Ⅴ级）	外科手术可清除的任何病灶
不可清除的大型病灶（Ⅵ级）	≥ 25ml 的高或混杂密度病灶；不能经外科手术清除

框 105-2A　Fisher 评分表：CT 扫描表现	
1 型	未检测到出血
2 型	蛛网膜下腔血液弥散性沉积，无血凝块，无 >1mm 的出血板层
3 型	局限的血凝块和（或）垂直板层厚度 ≥ 1mm 的出血
4 型	弥散或无蛛网膜下腔出血，但脑内或脑室内存在血凝块

框 105-2B　改良 Fisher 评分表：CT 扫描表现	
0 型	未检测到出血
1 型	薄的 * 蛛网膜下腔出血，无脑室内出血
2 型	薄的蛛网膜下腔出血，有脑室内出血
3 型	厚的蛛网膜下腔出血，无脑室内出血
4 型	厚的蛛网膜下腔出血，有脑室内出血

* 薄厚的区别是垂直厚度是否超过 1mm

且它能更深入地了解神经系统的整体功能，并能在一个复杂的动态过程中整合相关的信息。其中一项最基本而重要的检查是瞳孔对光反射，单侧对光反射消失可能提示颞叶沟回疝已形成对中脑的压迫且情况紧急。双侧瞳孔对光反射消失提示小脑疝即将或已经发生，但迅速有效的治疗仍可能使之逆转。

用于普通神经系统评估的临床评分系统已有很多。Glasgow 昏迷评分（GCS）是一个著名的、使用广泛的评分系统（表 105-4）。GCS 主要是对命令、声音和伤害性刺激后出现的睁眼、言语和运动反应等进行单独评估 [85]。Hunt & Hess 评分（Hunt and Hess scale，表 105-5）用于 SAH 患者分类和死亡率的估计 [86]。世界神经外科医师联盟评分（WFNS）是一个更好的评分系统，因为它利用了更为流行的 GCS 评分，但对其不足之处进行了修正（框 105-3）[87]。了解和使用这些评分对理解相关术语和进行神经危重症治疗至关重要。

多模式监测

没有一种监测能单独对脑生理功能提供令人信服且可靠的信息，因而也就出现了多种替代的监测技术。任何单一的监测方法可能都会受到各种质疑，但现在有一个很有意思的理念就是：将不同的监测参数综合起来进行多模式监测，以提高诊断的准确性并指导临床治疗 [88]。尽管理念比较诱人，但在临床应用上才刚刚起步，在方法学的标准化问题上也存在很多困难；

表 105-4　Glasgow 昏迷评分

	6	5	4	3	2	1
睁眼	N/A	N/A	自行睁眼	呼之能睁眼	刺痛能睁眼	不能睁眼
言语	N/A	能对答，定向正确	能对答，定向障碍	胡言乱语，不能对答	仅能发音，无语言	不能发音
运动	能按指令完成动作	刺痛时能定位	刺痛时肢体能回缩	刺痛时肢体异常屈曲	刺痛时肢体过度伸展	刺痛时肢体无动作

N/A, Not applicable，无

表 105-5　Hunt & Hess 评分系统

级别	临床表现	存活率（%）（近似）
1 级	无症状或轻度头痛	70
2 级	中等到剧烈头痛，颈项强直，除可能的颅神经麻痹外，无神经系统功能缺失	60
3 级	精神状态轻度改变（意识模糊、昏睡），轻度局部神经功能缺失	50
4 级	木僵和（或）轻度偏瘫	20
5 级	昏迷和（或）去大脑强直	10

框 105-3　世界神经外科医师联盟评分
1 级　GCS 评分 15 分，无运动缺陷
2 级　GCS 评分 13 ~ 14 分，无运动缺陷
3 级　GCS 评分 13 ~ 14 分，存在运动缺陷
4 级　GCS 评分 7 ~ 12 分，不论有无运动缺陷
5 级　GCS 评分 3 ~ 6 分，不论有无运动缺陷

GCS, Glasgow 昏迷评分

相关产品的快速商品化可能会对临床应用有很大的促进作用。

神经危重症监护病房的常见病

头部外伤

创伤性颅脑损伤的治疗是神经危重症治疗早期的重点之一（参见第 81 章）。随着交通立法的完善及对乘客保护的加强，美国创伤性颅脑损伤的发病率已呈现下降的趋势，坠落伤已取代交通事故上升至首要原因 [89]。这些致病因素再加上暴力袭击、越野以及运动损伤等，使其成为一种"鲜为人知的流行病" [89]。近年来的武装冲突和爆炸袭击也增加了伤者的数量 [90]。创伤性颅脑损伤多见于年轻人。除了在战时，醉酒也是常见的致病因素之一 [91-92]。

在所有情况下，动能的传递都会导致大脑结构的变形，产生血管和神经纤维的离断性损伤。这种损伤涵盖了从局部挫伤到弥漫性多病灶损伤，不同环境和不同受害者之间所遭受的损伤各不相同。比较典型的是脑挫伤多位于蝶骨翼和颞骨脊等骨性突起处 [93]。

损伤引起的病理特点呈现多样性，这使得一些脑损伤假说受到了质疑，因为颞叶损伤的表现可能与后颅窝损伤完全不同。

创伤性颅脑损伤也可以按钝性伤或贯通伤等来进行分类。贯通伤导致的后果也千差万别，主要取决于创伤的部位、深度和损伤的能量，但如果是横贯中脑的贯通伤，一般多是致命伤[94]。虽然贯通伤的早期死亡率较高，但幸存者的预后与非贯通伤相似[95]。

创伤造成的血管损伤可能累及较表浅的动脉血管，如翼点骨折常存在典型的脑膜中动脉损伤。这通常会导致硬膜外血肿[96]，如果不及时治疗，这些迅速扩大的血肿会导致神经功能的迅速恶化和灾难性的后果，其死亡率在 15% ~ 20%[97]。另外，大脑皮质和硬脑膜静脉窦间的皮质桥联血管经常会因旋转力或加速/减速性作用力而撕裂，产生慢性硬膜下血肿。其临床表现可能进展缓慢，甚至难以发现外部创伤的痕迹。遗憾的是，在静脉血肿形成的这段时间内，症状可能很隐匿，易被忽略。缓慢扩张的血肿可以产生累积的破坏效果，到最终出现严重的体征时，其破坏性可能等同于甚至比进展迅速的损伤更严重[98]。该疾病更常见于老年患者，高龄性的脑萎缩使桥联静脉的张力和跨越的距离均增加，因而也更容易破裂。

正如之前所描述的颅内压 - 容量关系一样（图105-1），通常继发产生的颅内高压使动脉血流减少，随后导致 CPP 下降，结果造成组织缺氧和细胞死亡，从而使原发性病理损伤加重。

自身调节功能的丧失也会反作用于上述病理过程，使 ICP 进一步升高。这种情况常见于弥漫性脑损伤。这些患者虽然单个病灶很小，但多个病灶叠加起来所产生的炎性改变就足以影响大脑的自主调节功能[99]。

创伤性蛛网膜下腔出血（tSAH）患者约占创伤性颅脑损伤入院患者的 60%[100]。虽然不同的报道之间存在某些差异，但可以肯定的是 tSAH 会影响患者的预后[101]。一个有趣的发现是，67% 的 tSAH 患者存在QTc 时间延长[102]。约 20% 的 tSAH 患者可能出现血管痉挛，进而导致二次缺血性损伤。经颅多普勒成像有助于血管痉挛的诊断和治疗。血管痉挛也被认为是爆炸伤害病理学进展的特征性改变[90]。

ICU 创伤性颅脑损伤患者治疗的关键在于运用"高级创伤和生命支持"（ATLS）的指导原则对患者进行全面的检查和评估。众所周知，隐匿性损伤在早期检查中常常被漏诊，常导致患者在抵达 ICU 时病情被延误。更糟的是，患者甚至可能在做 CT 检查的过程中出现病情恶化。这些患者可能因二次生理性打击

而加重原发性脑损伤[14]。

总体而言，创伤性脑损伤治疗的共同目标是维持脑灌注。占位性病变的患者当颅内占位引起组织结构变形时，应进行手术切除。尽管还没有大样本临床试验的结果，但药物难以控制的 ICP 升高患者尽早进行去骨瓣减压术尚未证明有效，甚至可能使患者预后变差[103]。药物治疗在术前和术后均可进行，也可作为弥漫性脑损伤患者的备选治疗手段。ICU 患者药物治疗的中心环节在于降低 ICP 和维持脑灌注，虽然两者有时难以兼顾。尽管使用渗透性利尿剂治疗 ICP 升高是一种合理的方法，但它也有可能对有效循环血容量和心肌功能产生不利的影响[104]。甘露醇使用后早期有利于减少脑内容积，随后被肾排出。甘露醇也会减少体循环血容量，引起心排血量和血压下降——可能在改善原发损伤的同时又造成新的损伤。

近年来甘露醇的使用已呈下降趋势，取而代之的是使用高张性盐水（HTS）[105]。HTS 的复苏效果满意，也不会出现使用甘露醇后那样的延迟性低血压[106]。使用高张盐水和使用甘露醇一样有一些顾虑（如在损伤或血脑屏障破坏的情况下，具有渗透活性的颗粒可能扩散到脑间质中）[107]。当减少高渗盐水的用量时，血浆渗透压开始下降，这时，"反弹"效应就可能使颅内含水量重新增加。这在脑挫伤与非脑挫伤患者中已观察到存在不同的影响[108]。虽然单次使用高张盐水已证实是有用的，但持续输注高张盐水或持续维持高钠血症是否能改善患者的预后仍有待观察。

虽然在一项针对创伤患者的大型研究中并未发现不同的复苏液体会对预后产生不同的影响[109]，但对分组数据的析因分析（post-hoc analysis）表明，创伤性脑损伤患者使用白蛋白会增加死亡率[110]。这与脑卒中患者的研究结论似乎存在差异[111]，可能需要前瞻性对照研究以进一步明确原因。

通过调节 CO_2 也可调控大脑血流量，但通常需要进行气管插管和机械通气。

减少脑血容量和降低 ICP 一般需要行控制性过度通气[112]。最近的研究表明，过分的过度通气反而有害，而且大多数权威人士也认同要限制 CO_2 降低的水平，以免发生缺血[113]。

颅脑创伤基金会发布了有关颅脑创伤管理的指南，并定期更新。该指南着重强调了先前提及的各项原则，即要在降低 ICP 的同时维持适当的灌注压[114]。同时他们还对这些策略的优点达成共识。他们建议将 $PaCO_2$维持在 30 ~ 35mmHg[108]，CPP 在 60 ~ 70mmHg。过高的 CPP 对预后不仅无益，反而有害[115-116]。

超过脑自动调节范围的高血压可引起颅内血容量

增加，并通过损伤血脑屏障的机制导致血管源性脑水肿[7]。这一观点支持 Lund 团队的方案，即优先限制跨毛细血管床的 Starling 作用力以避免水肿的形成[117]。这些研究者推荐将 CPP 控制在 50mmHg，必要时可使用 β- 受体阻断剂，用巴比妥类药物降低代谢需求以及静脉输注胶体等[118]。

现在已经积累了一定的病例资料，可以用来比较基于 CPP 的治疗方案对预后的影响[119]。然而最近一个小样本随机对照试验发现，对于创伤性脑损伤和 SAH 患者，采用改良的 Lund 治疗方案（包括甘露醇）在微量透析监护下比激进的定向 CPP 处理（70～80mmHg）得到的死亡率更低[120]。尽管这个研究有明显的缺陷，但是可能使患者获益，值得今后深入研究。同亚型的处理过程会对不同的治疗产生不同的反应，同时，病灶的大小、炎症反应的严重程度以及血脑屏障的完整性等也会造成部分影响。

目前，ICP/PbO2 和脑室切开引流都常用于重症颅脑损伤患者的治疗。然而，如果存在凝血障碍，则是选用有创监测的禁忌证。创伤性脑损伤患者出现凝血障碍往往提示预后不良，应积极采用凝血因子、新鲜冰冻血浆和血小板治疗。

众多回顾性研究都表明高血糖与不良预后相关[26]。对于创伤性颅脑损伤患者采用严格血糖控制的 meta 分析表明患者未能受益[121]，Vespa 及其同事在一项交叉研究中发现采用严格血糖控制还能导致灾难性的代谢功能障碍[28]，因此在血糖控制上需要采用温和的治疗策略。

一项样本量超过 10 000 例患者的多中心研究显示，皮质激素会增加患者的死亡率和发病率[122]，因此皮质激素不再被推荐用于颅脑损伤患者。

低温治疗仍然对控制创伤性脑损伤患者 ICP 升高具有一定的作用[123]。早期预防性的应用可能会使患者受益[124]。尽管过去认为低温不能改善预后，但随后发现之前那些多中心研究中的研究对象主要是那些接受较大创伤外科手术的患者，因为这些患者总体预后较差[125]。

预防深静脉血栓形成（DVT）的时机一直存在争议。大家普遍认为需要预防，因为多达 25% 的单纯创伤性颅脑损伤患者会出现 DVT[126]。大多临床医师建议应在伤后 48 h 内采取预防措施。一些证据表明，术后立即使用肝素进行预防是安全的，并没有增加额外出血的风险[127]。

蛛网膜下腔出血

SAH 主要发生在动脉瘤患者中（aSAH）。在美国每年 aSAH 的新发病例约为 9.7/10 万人，有时可多达 14.5/10 万人[128]。不同种族和地域的差别高达 10 倍左右，芬兰和日本的发病率超过美国的 2 倍[129]。女性发生 aSAH 的危险系数是男性的 1.24 倍[129]。大部分微动脉瘤患者年龄超过 50 岁，但是存在性别差异，男性的高峰年龄为 25～45 岁和 85 岁以上，女性的高峰年龄为 55～85 岁[129]。aSAH 具有相对较高的发病率和死亡率[124]。12%～15% 的患者死于院前，25% 死于发病最初的 48h 内，死亡的主要原因是首发出血，其次是再出血[128, 130]。继发病变和死亡主要归咎于缺血而引起的继发性神经功能障碍[128]。

死亡率和发病率在过去几十年已得到明显改善[129]。这表明，通过改进手术操作和强化医疗中心专业知识的更新有可能使死亡率和发病率得到进一步下降。神经影像学和血管腔内隔绝技术的同步发展对改善预后起到了很大作用[131-132]。

早期治疗与晚期治疗

SAH 患者的死亡和病情恶化多数是由于未经处理的动脉瘤再次出血和因动脉痉挛而引起的缺血性损伤或梗死。延迟性大脑缺血一直被认为是继发性的血管痉挛，但最新研究表明血管痉挛和最终的缺血损伤不一致，某些研究发现可能有其他的缺血病因（比如微血栓形成）[133]。这些证据对临床试验中将血管痉挛作为独立临床预后的应用提出了质疑[127]，但血管痉挛仍是缺血的重要原因。再次出血的高峰时间发生在最初出血之后的第一个 24h 内，此后逐渐下降，在 6 个月时趋于稳定，再发风险约为 2%。相反，血管痉挛往往出现在第 3 天，第 5～7 天达到高峰，14 天后开始减少。这导致了关于治疗时机的争论——早期干预可能利于防止再次出血，但却增加了血管痉挛的风险，从而可能导致灾难性的神经缺血性障碍。早期手术同样也不利于血管松弛。虽然尚没有对预后影响的报道，但在出血后 72h 内夹闭动脉瘤可能要优于积极使用缩血管药物和血管腔内支架手术[134]。自从国际蛛网膜下腔动脉瘤试验发表，血管内弹簧圈栓塞正在迅速成为可选的治疗手段，特别是后颅窝动脉瘤和医疗条件不好的患者[135]。

除了再次出血和血管痉挛，25%～30% 的 SAH 患者可出现急性脑积水，急诊行脑室引流术不仅可以挽救患者生命，还可以改善预后[136]。

抗纤溶药

尽管先前认为抗纤溶药物会增加脑卒中的风险[137]，但在夹闭动脉瘤前短期应用抗纤溶药具有一定的益处，虽然有增加脑积水发生率的顾虑，但缺乏研究证据支持[138]。然而，临床上许多医师都通过输注血管活性药（如尼卡地平）来控制血压，以减少再次出血的风险，直到动脉瘤稳定为止[139]。

血管痉挛

血管痉挛被认为是由于一氧化氮介导的血管舒张功能减退所致，同时内皮素的生成增加，引起血管收缩。血管外的血红素分子是众多因子中的罪魁祸首[140]。尽管只有 30% ~ 40% 的患者会出现症状，但 70% 的 SAH 患者造影可以发现血管痉挛。蛛网膜下腔有大量血液的患者出现血管痉挛的风险较高。临床上常用 Fisher 分级预测发生血管痉挛的风险[80]，改良 Fisher 分级中 4 级的血管痉挛发生率最高[82]。最近，一项有关不同治疗技术的 meta 分析结果表明，各种治疗之间血管痉挛的发病率没有差异[141]。然而，最近研究显示血管内治疗与外科夹闭相比，血管痉挛的发生率和严重性下降，但对患者预后两者几乎没有差别[142-143]。

自从 20 世纪 50 年代开始到 80 年代，提倡"三 H"疗法（高血容量、高血压、血液稀释）的不同组合到联合三者的方法用于治疗血管痉挛[144]。尽管临床经验显示可能有效，但缺乏足够的随机对照研究和 meta 分析结果的支持[145-146]。采用"三 H"疗法也可能会导致高血容量相关并发症的发生率增加[146,148]。

目前争论的焦点是推荐使用等容液体加用血管加压素提高血压而不是采用高血容量[128-129]。

血液稀释在很大程度上是高容量补液的被动结果，因而要减少它们的相关性。更重要的是，血红蛋白水平较高的患者较少发生脑梗死，预后也更佳[149]。谨慎输血以增加氧供的方法并未见有益。相反，输血可增加血管痉挛的风险，对预后不利[149-150]。大多数危重症医学文献都支持输血有害的观点[151]。上述结论需要进行更多的前瞻性研究来证明。

从有关 SAH 的随机对照试验中得到的仅有的一项 1 级证据是关于使用尼莫地平的。从确诊后开始预防性地使用该药 21 天，可在一定程度上改善预后并降低缺血性损伤的风险[128,130]，但它对血管造影后血管痉挛的发生率并无明显影响[152]，因此使尼莫地平改善预后的效应受到质疑[133]。尼莫地平具有纤溶蛋白溶解活性，可能对微血栓形成有益[153]。

使用恰当的影像技术有利于血管痉挛的处理，包括使用经颅多普勒监测和 SPECT，以及必要时行脑血管造影。实施"三 H"治疗必须使用有创监测，包括动脉压和中心静脉压监测（或其他能反映前负荷的参数）。

机械性血管球囊扩张（血管成形术）已成为治疗血管痉挛的一件重要武器[154-155]。血管成形术受到血管内径的大小及病变部位是否可以接近的限制，同时存在血管破裂的致命性风险[155]。

通过动脉内注射血管扩张剂行药物性血管成形术已越来越普及。最早使用的是罂粟碱，有关使用尼卡地平和维拉帕米等钙通道阻滞剂的报道也越来越多，且副作用较少。目前使用的药物的局限性主要在于作用时间短暂，一般不超过 24h[156]。血管扩张药可应用于因血管管径太细而无法使用球囊扩张的患者。

目前为止，还没有出现其他更加值得期待的治疗方法。试验性使用内皮缩血管肽拮抗剂和他汀类药物在以血管痉挛和临床预后为终点的试验中还没有得到一致的结果。尽管血管痉挛的发生率下降，但是没有一种药物能改善预后[157-158]。

心功能不全

SAH 患者可出现明显的自律性紊乱，表现为心电图和心肌活动的改变。心电图的改变比较多见，但似乎并不影响患者的预后[159]。然而，一些研究表明，32% 的患者在扫描中出现异常灌注，这与患者的临床病史、心电图变化或神经功能状态等并无明显关系[160]。

8% 的 SAH 患者存在超声心动图的异常，其中多数为脑基底池出血的患者，常伴有低血压和肺水肿，且神经功能评分较低。虽然在报道中提到了多种心电图异常，但较经典的改变是出现对称性 T 波倒置和严重的 QTc 延长[161]。

神经源性心肌顿抑是一个已经明确的临床现象，它可严重限制心肌的收缩力。然而，与心肌梗死相比，它是可逆性改变，预后较好。心功能的显著异常在 72h 内开始减轻；但如果顿抑较为严重，则应该考虑采用血管腔内治疗代替手术治疗（如果动脉瘤适合行腔内成形术）。心功能不全限制了对血管痉挛的积极治疗并使其复杂化，这时采用血管腔内成形术可能更合适[162]。与动脉粥样硬化缺血性心脏病不同，心肌顿抑通常在超声心动图检查中表现为尖端分离[163]。相反，SAH 患者发生的心脏紊乱与 Tako-tsubo 心肌病（一种绝经后妇女由于交感神经活性过高造成的急性短暂的功能障碍）相似[164]。急性 SAH 时，肌钙蛋白常会升高，这种肌钙蛋白的升高与出血的增加、血流动力学紊乱和预后相关[165]。目前仍不清楚这种肌钙蛋白的升高究竟是代表真正的心肌损伤或仅仅是因为"心肌渗漏"。有趣的是，有研究提示心肌顿抑的患者存在肾上腺素受体的多态性，然而，不同的受体基因型意味着患者儿茶酚胺的敏感性及释放均增加，从而导致心肌损伤和功能障碍的风险增加 3 ~ 4.8 倍[166]。框 105-4

框 105-4　有关蛛网膜下腔出血的心血管处理策略的建议

一般策略

1. 不稳定型动脉瘤的高血压管理（尼卡地平滴定使收缩压 <140mmHg）
2. 预防性维持等容量，预防性高血容量没有作用
3. 给予尼莫地平（可能的他汀类药物）

心血管不稳定时

1. 血压和心排血量的调整需保证动脉瘤的安全
2. 心电图
   如果异常：QT 间期延长，ST 段改变，检查肌钙蛋白
   如果肌钙蛋白升高：行超声心动图检查
3. 一旦有低血压或怀疑心力衰竭，检查超声心动图
4. 心排血量监测
5. 多巴酚丁胺支持心排血量和去甲肾上腺素维持血压
6. 切实可行时反复考虑
7. 对于单纯的室壁运动受限和肌钙蛋白不断上升，可置入冠状动脉介入性导管（如果可能的话先考虑）
8. 避免使用 β- 受体阻断剂，除非有活动性的冠状动脉疾病
9. 血管痉挛：使用等容量 / 轻度高血容量和升压药治疗，和监测心排血量：随灌注试验建议调整目标
10. 输血：维持血细胞比容在 25% 以上，如果可能避免使用库血

列出一套典型的心血管处理策略。综合意见列表已经发布[128, 130]。

呼吸功能障碍

　　肺损伤是 SAH 患者临床常见的并发症，其中有近 17% 的患者出现严重呼吸功能障碍。这些患者的神经系统功能预后不佳[167]。输血又使肺损伤（输血相关急性肺损伤）的风险增加，从而增加死亡率[168]（参见第 61 章）。评分较低的 SAH 患者也可发生肺水肿，可以是神经源性或心源性。

内分泌和代谢紊乱

　　高血糖已被确定为预后不良的一个危险因素，特别是 SAH 患者[169-170]。然而，激进的血糖控制对 SAH 患者无益，甚至可能使预后更差[171]。与创伤性颅脑损伤一样，也不推荐使用皮质类固醇[172]。

　　据观察，有 30% ~ 40% 的 SAH 患者合并有低钠血症[173]。脑性盐耗综合征（CSWS）或抗利尿激素分泌异常综合征（SIADH）是不是主导机制仍有争议[174]。

　　在 CSWS 患者，尽管机体处于持续性的低钠血症，钠仍以高浓度形式主动排出机体，并伴有多尿[175]。Berendes 及其同事曾经证实患者脑钠肽（BNP）的释放增加，那时他们认为 BNP 只来源于大脑[176]。但越来越多的证据表明，BNP 的产生主要来源于心室，但目前尚不清楚 BNP 是源自出血时心室的应激性释放并伴有

交感释放，还是源于大脑内处于异常灌注状态的稳态区域。低钠血症也与脑梗死有关[177]，这与临床观察一致，低钠血症预示着约 24h 内将发生血管痉挛[178]。

　　总的来说，SIADH 是全身低钠血症更常见的原因，但它不应减少循环血容量。当发生 SAH 后出现低血容量时，应该（包括我们）考虑 CSWS 可能是更加常见的病因[178]。这两种情况下低钠血症的管理存在诸多不同。CSWS 患者需要钠和水分的替代治疗，而 SIADH 则需要限制液体，因为补液可能会加剧血管痉挛。如果考虑到容量负荷本身会引起利钠作用，则情况将变得更为复杂[180]。两种紊乱都与 SAH 相关，主要的不同特征是血管容量的状态，CSWS 与血容量减少相关，而 SIADH 与血容量增多相关。因为延迟性缺血损伤与低钠血症和血容量减少呈负相关，故许多临床医师建议应用高渗盐水作为 SAH 患者低钠血症的首要治疗措施[181]。图 105-8 给出了神经外科患者低钠血症的鉴别方法。

饮食和营养

　　SAH 可以引起强烈的应激反应，其中分解代谢亢进状态与神经功能损伤的严重程度相关。出血后第 10 天，患者的静息能量消耗达到高峰，可达正常状态下的 172%。高代谢状态加上可能出现的头痛、恶心和呕吐，可导致出现相对的低蛋白血症，加剧低血容量的趋势[182]。

缺血性脑卒中

　　脑卒中是美国第四大死因，仅次于心脏病、癌症和慢性下呼吸道疾病，是主要的致残病因之一，发病率约为 3%，每年患者人数约 79.5 万[183]。

　　当大脑的氧供和营养缺乏到一定程度并持续一定时间后，将出现神经元细胞的死亡。当氧供和营养完全中断时，脑细胞将在数分钟内死亡。坏死组织周围存在一个临界缺血的区域，细胞的死亡可能与缺血的时间有关。这就是缺血半影带，也是经积极治疗可能被挽救的区域。心脏病学家有一句座右铭："时间就是心肌"，同样我们也可以说："时间就是神经元。"

　　因此，治疗的目标已经从稳定生理状态和避免危险因素，转向加快再灌注和挽救受到威胁的脑组织。

　　对受梗死威胁的心肌同时进行积极救治，治疗需在急诊室内就开始，一直持续到进入 ICU。首选静脉溶栓剂，接着进行动脉内溶栓和机械溶栓，最近出现了不同溶栓方法的联合应用。目前推荐的静脉内溶栓治疗时间窗为 4.5h，动脉内溶栓治疗为 8h，但可根

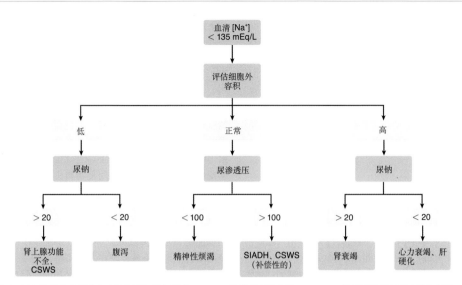

图 105-8　神经外科患者低钠血症的鉴别诊断流程图。CSWS，脑盐消耗综合征；SIADH，抗利尿激素分泌异常综合征

据血流灌注和弥散灌注 MRI 进行调整[184]。在最近对前循环卒中患者的系统综述中，没有证据表明哪种治疗策略优于另外一种策略。保持血流通畅的血管支架植入技术开展越来越广泛，但需要进一步研究其有效性[184]。椎基底动脉闭塞的患者应用更新的技术可能更为有效[185]。

保持充足的灌注直到溶栓完成至关重要。因此，除非引起心肌损害或已发生颅内出血，否则不应对高血压进行治疗。当然，出现颅内出血的患者也不应接受溶栓治疗，应该积极地避免低血压。

一旦溶栓完成，出血风险就会增加，这时高血压应该得到控制[186]。该治疗不良反应的核心问题还是出血，其主要与溶栓药物剂量过大或治疗延误有关[187]。要密切关注溶栓后的 CT 检查和任何全身性出血的征象，比如下腹部疼痛可能提示有腹膜后出血。已坏死区域的脑组织会发生肿胀，造成邻近区域的压迫性缺血。正如创伤性颅脑损伤和 SAH 一样，损伤的不同解剖部位会产生不同的影响，缺血性脑卒中造成的结果也会随发生血管闭塞的区域不同而出现差异。

除了控制脑容量外，最近对发生 "恶性" 肿胀的患者尽早施行减压术又重新引起了大家的兴趣。水肿可导致 ICPs 超过 30mmHg，并随之增加死亡率。目前的研究提示在症状出现后 24h 内实施大骨瓣的去骨瓣减压术可能有益[188]。年龄与预后呈负相关，而是否为优势半球的损伤则似乎与预后无关。然而其有效性仍值得怀疑，因为只有少数研究结果表明患者受益[189]。

神经外科术后监护

许多神经外科的手术时间长，可对大脑造成明显的损伤（参见第 70 章）。尽管开颅术后大多数有意义的事件出现在术后早期，但患者术后通常都进入 ICU 以避免继发损伤，且机械通气的撤机时间也多相应延长[190]。考虑到患者可能存在自身调节障碍和脑血管顺应性的损害，因此 ICU 监护特别需要小心地控制血压，尽量减轻水肿的形成。然而，神经系统检查的重要性仍是不言而喻的，尽早停用或间断停用镇静药物以便进行适当的临床检查是比较谨慎的办法。

血管性病变患者（如动静脉畸形和血管肿瘤）易出现充血，同颈动脉内膜切除术一样，良好的血压控制对其有益。在动静脉畸形或颈动脉疾病患者中，邻近畸形的大脑区域或位于严重颈动脉狭窄同侧的脑组织常常缺乏自身调节作用，或仅在非常有限的血压范围内存在自身调节作用。在患者的自动调节机制恢复正常之前，血压应小心并严格控制在所谓的 "正常压力灌注临界点（normal pressure perfusion breakthrough）" 的水平。可通过单独或联合静脉滴注尼卡地平或艾司洛尔的方法来达到调整血压的目的。

除非实施了血管旁路移植术，否则行动脉瘤夹闭术的患者不属于这个范畴，此时应同时注意血压调控的最低和最高目标，这就是所谓的 Goldilocks 法。如果血压维持太低，将增加移植物血栓形成的风险。如果压力过高，则导致移植血管破裂或发生出血。尽管血压维持的范围有一定的随意性，同时缺乏客观数据支持，但习惯上还是要将收缩压维持在 100～120mmHg 这个狭窄范围内。

虽然罕见，但行腰椎 CSF 引流的患者可能出现中枢性脑疝综合征。其诊断有一定困难，当患者出现意识状态的突然减退且有 CSF 引流史，应及时进行适当的脑干影像学检查。治疗主要是进行水化（补液）并将患者置于屈氏位（头低脚高位）。

颅内出血

非创伤性颅内出血可以由动脉瘤破裂、动静脉畸形血管破裂、出血性脑卒中（淀粉样血管病、高血压）、缺血性脑卒中的转化、肿瘤、药物滥用（乙醇、可卡因、麻黄碱），以及使用华法林（香豆素）等引起。CT 扫描加上伴随的定位症状和病理生理的评估，可以迅速明确诊断。鉴别诊断动脉瘤破裂可能需要行血管造影术。

治疗主要是通过降低再次出血的风险以避免出现二次打击以及避免出现低氧血症、高碳酸血症和脑水肿[191-192]。最基本的治疗主要是针对气道和循环。如果最初的 CT 或 MRI 检查提示有发生动静脉畸形的可能，则应当采取措施控制血压，减少再次出血的风险。加用 ICP 监测将利于 CPP 的目标控制并提供一种更符合生理的方法来处理体循环血压。如果颅内出血位于后颅窝或中脑，应考虑植入脑室引流管，以减少脑积水的风险。存在上述区域损伤的患者易发生气道和呼吸的问题，可能需要尽早行气管插管来保护气道和防止误吸。

这些情况下应用尼莫地平的作用尚不明确。皮质类固醇的使用也无指征。如果患者正在服用华法林，应使用新鲜冻血浆和维生素 K 将其作用逆转。

多数颅内血肿的体积会在最初 24h 内扩大，其扩张的体积与预后相关。虽然重组因子Ⅶa 的使用能减少颅内出血的体积扩张，但不能改善预后。重组因子Ⅶa 在颅内出血中的作用并未确定，尽管它能快速逆转华法林的抗凝作用。

颅内出血的治疗通常采用药物疗法和支持疗法，同时将血压控制在 180mmHg 以下。在进行临床试验时，动脉收缩压目标值为 140mmHg，可以减少颅内血肿体积扩大的风险[193-194]。

颅内出血很少需要手术治疗[192]。然而，对小脑出血、脑干受压或表现为急性神经功能恶化或出现阻塞性脑积水的患者，可能就需要行手术清除血肿[191-192]。尽管近些年来其他类型卒中患者的发病率和死亡率已

经下降，但颅内出血后发生卒中的患者预后并没有明显变化。

心搏骤停后的颅脑损伤

虽然适度低体温对创伤性颅脑损伤和 SAH 患者的脑保护作用并不尽如人意，但已证明其对继发于室颤的全脑缺氧患者，能改善其神经功能的预后（参见第 108 章）。神经系统并发症常见于心搏骤停引起的全脑缺血患者，并且被认为可能与自由基的产生和脑缺血再灌注引起的细胞损伤有关。

有两项研究报道，室颤复苏后仍处于昏迷状态的患者，立即采用 32～34℃的轻度低温疗法可改善神经功能的预后并降低死亡率[195-196]。这些作用已在更多的患者中得到证实，现在 12～24h 的轻度低温已被推荐用于所有心搏骤停后存在神经功能障碍患者的治疗[197]。

最初的研究是使用冷却后的液体经静脉输注来诱导低体温，此后更先进的方法/设备被引入临床。其中包括无创方法，如采用强风冷却毯覆盖四肢和躯干、体表粘贴冷却垫；以及有创方法，如血管内置入热交换导管。连接到热交换器的水冷式黏附垫是目前最常用的方法。

有些临床医师认为使用体感诱发电位（特别是使用 N20 和 N70 潜伏期）将有助于预测心搏骤停后昏迷患者的预后[198]。

癫痫持续状态

这种状况是指"癫痫反复发作，期间没有恢复期"，其发病率和死亡率均较高，据估计每年 12.6 万～19.5 万的发病患者中，约有 5 万人死亡[199]。一些临床医师曾试图用更严格的定义来确诊这种状态，即癫痫状态至少应持续 30min 以上。无论怎样定义，抗癫痫治疗都应迅速开始，因为持续超过 5min 的癫痫状态一般很难自行终止。发作的类型虽然变化多样，但都可能发展成癫痫持续状态，其中包括非抽搐型发作，这一型在诊断上有一定的困难[200]。

任何对大脑皮质影响较大的损伤均可诱发癫痫的发作，包括感染性、机械性、代谢性或中毒性等因素。器质性疾病或一些合并症（如戒酒）能使癫痫发作的阈值下降，这时，即使是轻度的损伤也可能诱发癫痫持续状态。结合前面强调的对大脑应避免和终止二次打击，癫痫持续状态对代谢的不利影响是显而易见的，管理指南也已发布[201]。治疗的目标包括终止发作、生

理支持和预防复发。其中还可能涉及气管内插管和机械通气，但不应使用长效肌松剂，以免掩盖正在发作或复发的癫痫状态。强烈推荐行脑电监测。由于心血管作用相对较温和，首选终止发作的抗癫痫药物包括劳拉西泮和咪达唑仑。苯妥英钠仍然是常用药，但要注意给药速度，给药过快可能引起低血压和心动过缓。诱发低血压的风险也限制了硫喷妥钠、戊巴比妥和异丙酚的使用[201]。针对那些常用抗癫痫药治疗难以控制的患者，使用吸入麻醉药治疗已经被证明有效[202]。

吉兰 - 巴雷综合征

吉兰 - 巴雷综合征（GBS）的发生率为每年 1 ~ 4/10 万人口。其发病率随着年龄增长而增加，是入住 ICU 最常见的神经系统疾病之一[203-204]。

典型的 GBS 是一种急性炎性脱髓鞘性多发性神经病，表现为渐进性加重的肌无力。它可以表现出弛缓性麻痹和呼吸衰竭。该综合征可并发多种病症，包括急性炎性脱髓鞘性多发性神经病（AIDP）、急性运动轴索性神经病（AMAN）、急性运动 - 感觉轴索性神经病（AMSAN）和 Miller-Fisher 综合征（MFS），后者首先影响到脑神经。AIDP 是美国最常见的亚型，而且超过 50% 的患者近期有细菌或病毒感染史。空肠弯曲杆菌是最常被检出的病原体，常同时伴有巨细胞病毒、EB 病毒和单纯疱疹病毒感染。GBS 可能因亚型不同而表现出不同的感觉系统和自主神经系统病变特征，其发病和痊愈的速度也存在一定的差异。通常，症状进展数天后在第 2 周达到高峰期，以后维持一个稳定水平。约 5% 的患者进展更迅速，在症状开始 72h 内，功能丧失即达到顶峰。第 4 周，大部分患者症状进展到极限，其后不久可观察到症状开始改善。但是其恢复期可以迁延至 6 个月。至于发病迅速是否就意味着恢复缓慢和预后较差，仍然存在一些争议[203-204]。

通气功能障碍是患者入住 ICU 的主要原因，用力肺活量小于 20ml/kg 是提示需要密切观察的敏感指标，小于 15ml/kg 则可能需要气管插管，这时患者可出现疲劳和通气不足。由于高碳酸血症症状出现较晚，因此一般不用它来判断病情。

延髓功能障碍虽然不太常见，但可能会出现在通气受累之前，尤其是 MFS 型的患者。

多达 20% 的患者可出现自主神经系统异常，这也是并发症的常见诱因[205]。这样的患者需要密切观察，因为心律失常是老年患者常见的死因。其表现可能千差万别，如尿潴留、顽固性心动过速、严重低血压及突发性高血压等。

检查应包括心电图、CSF 蛋白（有无细胞蛋白升高）、肌电图（轴突变性与不良预后相关）、潜在致病病原体的抗体状态 / 筛选及其动态判断等，因为 GM_1 抗体出现与不良预后相关，而抗 -GQ1b 抗体阳性者常合并有 MFS[204]。

传入神经阻滞痛和精神抑郁是治疗中面临的特殊挑战。这种疼痛可能很严重，主要分布于躯干，抗癫痫药物的治疗作用可能要优于阿片类药物。它无疑与抑郁的多发有关。因为不能活动、厌烦情绪，或由于工作人员因繁忙而不能积极地与这些认知功能正常的患者进行主动交流（在神经危重症监护病房相对罕见）等，都会使患者病情更加恶化。对明确病程较长的患者宜尽早行气管切开术。

使用血浆或静脉注射丙种球蛋白都可以使 GBS 症状局限并促进疾病恢复。两者之中并未发现哪种方法更优，联合使用也没有优势。然而，许多医师在治疗失败时会交替尝试它们。免疫治疗导致的持续性的足下垂是长期机械通气的指征[206]。

已证明，无论单独使用或联合应用免疫治疗，干扰素和皮质激素均不能改善患者的预后[203]。

脊髓损伤

与 GBS 相比，脊髓损伤（SCI）更为常见（1.1 万例 / 年），且治疗困难，几乎不可避免都会遗留长期后遗症。美国脊髓损伤的患者估计超过 27 万例。其功能障碍的程度类似于 GBS，随损伤平面的升高，患者可能会相继出现下肢、躯干、上肢和膈肌的严重运动功能麻痹。此外，患者常存在外伤性交感神经离断，出现心动过缓、低血压和胃肠麻痹。后者常常被忽视，其后产生的腹胀将进一步威胁已经受累的膈肌功能。交感神经阻断引起的心血管效应，尤其是对高于 T_5 水平损伤的患者，会表现为心动过缓和低血压[207]。输液和使用升压药物治疗能起到支持作用，同时可以用多巴胺来提高患者心率。单纯的迷走神经刺激再加上缺氧，可引起心动过缓[207]。复苏的目标是有争议的，但最近比较流行的方法是借鉴创伤性脑损伤患者维持 CPP 的方法来维持脊髓的灌注。低于 T_5 水平的损伤患者亦可出现低血压，但通常只有在变动体位、低血容量或存在合并症时才会出现。

是否需通气支持取决于损伤平面。如果损伤在 C5 以下，即使膈肌功能完整，由于腹肌和肋间肌的瘫痪，在急性期仍可能发生呼吸困难，因为这些肌肉的麻痹显著降低了膈肌收缩的功效。这样，就出现了吸气时胸部凹陷的反常呼吸。应用腹带可以部分缓解。颈部脊髓完全性损伤的患者由于功能残气量的突然丧失和胸锁乳突肌失去了对胸壁的稳定作用，常出现急性呼吸衰竭。随着时间的推移，除了高位颈髓损伤的患者，许多患者可以恢复自主呼吸的能力。关于用于脊髓患者的通气模式存在着争议。有些临床医师建议使用较大的潮气量，因为这样可能会保持肺泡开放，防止出现肺不张和治疗缺氧，但缺乏随机设计的临床研究证明，并且最近观察到肺牵张损害的相反结果。缺氧可能是本体感受紊乱的结果而不是过度通气的适应证[208]。

随着动、静脉短路的增加，下肢的血液流量减少。这可能会导致血栓栓塞性疾病的发生率增加，建议尽早使用低分子量肝素预防。

同 GBS 一样，脊髓损伤患者通常意识清楚，这本身是一个附加的心理性应激因素。因此，最好能采取一个真正全面的治疗方案，除了能支持心肺、胃肠道、肾和外部组织的功能外，还要兼顾患者心理治疗的需求。这类患者的重症监护治疗和康复支持等方面已取得了长足的进步，过去 30 年来，这类患者的 2 年生存率已得到了显著提高。但遗憾的是，长期生存率并没有得到改善[209]。

重症肌无力

虽然重症肌无力是一种相对少见的疾病（患病率 10～20/10 万人），但由于患者可出现肌肉功能的急性快速减退，极易引起通气功能衰竭（肌无力危象），因而也是神经危重治疗的对象之一。重症肌无力本身与各种自身免疫性病病（如甲状腺疾病、恶性贫血、类风湿关节炎）有很强的相关性，也与女性特定类型的人类白细胞抗原（HLA）感染有关[210-211]。

肌无力危象可以随病情的逐渐进展而出现，或常由其他的因素而加剧。这可能包括感染、近期手术或中断免疫抑制剂治疗。许多药物可加重肌无力危象，包括氨基糖苷类药物、喹诺酮类药物、抗癫痫药（包括苯妥英钠）、类固醇、β-受体阻断剂、钙拮抗剂、氯胺酮、利多卡因、神经肌肉阻滞剂和抗胆碱能药物[211]。

诊断时应排除 GBS、脑干卒中、有机磷中毒和肉毒杆菌毒素中毒的可能。检查应包括电生理检查、CSF 蛋白监测、依酚氯铵反应、乙酰胆碱和肌肉酪氨酸激酶受体的抗体等。

其典型表现为呼吸肌和（或）咽肌无力急性恶化。应密切观察患者肌力衰竭的进展情况。用力肺活量低于 15ml/kg 是气管插管的指征[211]。

其他主要疗法是免疫调节。通常是及早开始静脉注射免疫球蛋白或行血浆置换，以延缓症状的进展，避免真正的危象出现。皮质类固醇对长期控制免疫抑制有效，因为 IgG 和血浆置换的疗效持续时间有限。单用皮质类固醇会在患者症状改善之前产生暂时性症状恶化，所以最好在血浆置换或注射 IgG 后立即开始使用[212]。

脑 膜 炎

脑膜炎是一种覆盖 CNS 的严重软脑膜炎症。致病病原体随不同的患病人群而改变。社区感染的常见病菌有肺炎链球菌、流感嗜血杆菌、李斯特菌、脑膜炎奈瑟菌和 B 族链球菌。脑膜炎奈瑟菌在青少年尤为常见。自儿童疫苗接种计划实施以来，流感嗜血杆菌主要影响成年人，但其他致病菌往往会影响所有年龄组的人群。另外，院内感染主要发生在神经外科患者，特别是使用脑室引流的患者，其病原体主要是革兰氏阴性杆菌和葡萄球菌。诊断要点包括发热并伴有典型的颈项强直和精神状态改变；畏光、视乳头水肿和新发的癫痫较少见。皮疹是脑膜炎奈瑟球菌感染的典型表现，而关节炎只发生在极少数人群。检查应包括腰椎穿刺后脑脊液的革兰染色和培养，但先前使用任何剂量的抗生素都可能降低其敏感性。这种情况下，可以选择聚合酶链反应（PCR）检测，并已取代了缺乏特异性的乳胶凝集试验。只有当患者有颅内占位性病变、脑卒中、局部感染，近期有癫痫发作或免疫功能低下等病史时，才推迟行腰椎穿刺而采用 CT 检查。同样，有视乳头水肿的迹象、意识水平下降，或局灶性神经功能丧失也提示需要行 CT 检查以避免腰椎穿刺引起脑疝形成。脑膜炎患者脑水肿并不少见，并可导致精神状况急性恶化。ICP 监测可能是必要的。

应迅速开始治疗，只有在紧急取样做革兰染色和细菌培养时才可暂停治疗。如果革兰染色难以作出鉴别时，可使用第三代头孢菌素开始经验性的抗生素治疗（如头孢曲松或头孢噻肟），并联合万古霉素，直到获得细菌学和药敏试验结果。这将覆盖社区感染的病原体。万古霉素和头孢吡肟可以有效覆盖院内感染或创伤合并感染。联合使用类固醇激素对脑膜炎球菌有效，并且显示可以降低死亡率[213]。

脑膜炎预后取决于患者因素、致病生物体的致病性及开始有效治疗的时间。一项令人关注的研究调查了入院时低血压、精神状态改变或癫痫发作对预后的影响。如果单出现 1 个因素时，死亡率为 9%；存在 2 个因素时，死亡率增加到 33%；而同时存在 3 个因素的患者死亡率为 57%[214]。

脑　炎

脑炎表现为发热、头痛和意识改变，可能还有谵妄、局灶性缺陷及癫痫发作。混合性脑膜脑炎的患者可出现颈项强直，而单纯的脑炎患者多无此症状。伴随的特征表现是可能出现带状疱疹样的水疱疹（尽管没有小疱疹也不能排除带状疱疹的可能）、西尼罗河病典型的双侧麻痹、疑似流行性腮腺炎的腮腺炎，以及狂犬病样的活动亢进、恐水征和咽肌痉挛。西尼罗河病发病率正迅速上升，从 1999 年的 62 例到 2006 年的 4219 例，似乎主要是发生于农村地区[215]。有许多既非病毒性又非感染性因素引起的脑炎可能会混淆诊断，包括脉管炎、系统性红斑狼疮、脑卒中、立克次体和寄生虫感染及由药物引起的脑炎（如 IgG）。仔细的临床检查、病史采集和实验室检查是必需的。应抽取脑脊液做病毒 DNA PCR 以及常规生化、培养和细胞计数等检查。MRI 对确定 CT 难以发现的脱髓鞘和水肿是有效的。血清学检查有助于 Epstein-Barr（EB）病毒、流行性腮腺炎和西尼罗河病毒的病因学诊断。如脑脊液 PCR 无效，推荐配对取样本以供随后的比较。脑组织活检被认为是金标准，但它现在更多的是作为脑脊液 PCR、培养和血清学检查均为阴性结果后的最后手段。

1 型单纯疱疹如果不迅速治疗，预后很差。推荐在标本取样后尽快开始一个疗程的阿昔洛韦静脉用药治疗。

病原体不能确定的病例并不少见，这时患者的预后往往取决于依据临床特征的分型，伴有顽固性惊厥和脑水肿的患者往往提示预后不良。自限性的惊厥发作则提示可迅速恢复。

脑　死　亡

医师掌握脑死亡的诊断标准并在临床上不折不扣地遵循这些标准是至关重要的（参见第 76 章）。已有许多因理解不当导致检查不完善、误诊并造成各方倍感压力的不幸案例。

脑死亡标准最初依据的是 1986 年制订的"哈佛标准"，随后的修改内容包括允许将脑死亡的概念从包括脊髓在内的整个神经系统死亡中单独分离出来[216]。

所有这些诊断均建立在对神经系统功能进行可靠临床检查的基础上，包括检查脑和颅神经对高碳酸血症、疼痛、光照、温度变化及中耳姿态反射等不同刺激的反应；同时还要检测眨眼、咳嗽、呕吐等反射。应该有明确的引起神经功能障碍的机制。与进行 GCS 评分一样，应在患者全身氧合和灌注正常的情况下进行检查。诸如低温、代谢 / 内分泌紊乱和持续镇静或作用于神经肌肉的药物这样的混合因素应加以避免或纠正。尽管指南允许单独一名医师可独立进行成年人的诊断[217]，但两位医师同时评判可能更佳，而儿科病例强制性要求两位医师参与[218]（参见第 95 章）。其中至少有一名医师应该接受过神经内科、神经外科或神经重症监护的培训。对明确诊断的目的而言，检查时间间隔可能并不重要，而选择与家属沟通的时机并让他们做好准备显得更为重要。测试之一应包括进行一次有医师在场的操作得当的呼吸暂停试验，操作中 $PaCO_2$ 的变化范围应适当。儿科病例需要行两次呼吸暂停实验[218]。如果由于任何原因使得某项测试无法在安全的情况下完成，或不能让任一医师满意时，那么就必须做脑血流的确证试验。

医院应有经机构认证的检查方案，并在实施检查的地点张贴已备现场复习，并及时进行质量分析和提高。

▌关于伦理的思考

神经 ICU 领域经常会遇到有关伦理的问题（参见第 10 章）。遗憾的是，和先前提到的高死亡率一样，患者出现影响生存质量的并发症的概率也很高，以致许多患者和家属常常存在放弃积极治疗的想法[219]。对致力于治愈和挽救生命的医师而言，他们很难认同这样的观点。然而，西方文化的伦理价值核心就在于维护个体的自主性（以及无害、仁慈与公平的原则），这一原则已经扩展到了医疗决策的范畴。这可能会在医疗团队内部由于对治疗目标存在观念分歧，而导致出现决策和交流上的不愉快，进而又会将分歧扩大到与患者及其家属之间，因而他们的想法也可能会完全不一样。

下面的一些策略可能有助于避免或减轻这些困难：

* 对预后的评估应该建立在最佳地利用现有证据的基础之上。这可能包括在与家属沟通前，医疗团队成员内部应做好计划和讨论。即使是被请求的，也应避免随便发表个人意见。
* 团队内部的关系应该是开放和平等的，并充分尊重公开讨论的原则。这样可以避免对治疗目标和态度的误解，使得与家属的沟通更具有一致性，因为他们会因发现治疗团队成员之间存在分歧而感到困扰。
* 如果能得到患者的事先声明则好处多多。神经危重症监护病房应建立自己的收治协议，其中应包括要

求所有具有自主意识的患者考虑表达出他们自己的态度或订立遗嘱。

- 如果可能，应定期与家属／患者沟通病情及判断预后，为他们提供一个消除误解的机会，并让家属能逐步了解可能预期出现的问题。

- 在内部从制度上建立一套机制，以便及时提出问题并检讨自己的工作。如有医院伦理委员会则更加有利，他们能检查问题、促进学术性探讨，并帮助达成共识。

- 所有决策应有仔细和完整的记录。

- 对限制或取消治疗的医嘱应有明确的书面记录，并尽可能符合医院的规章制度。

在其他重要领域亦可能发生冲突，本文中不可能一一列举，但读者可就下列问题展开思考：

- 有关脑死亡患者和无心搏患者器官捐赠的问题。

- 对无自主决策能力，又无家属的患者如何作出停止治疗的决策问题。

- 有关死亡证明的医院规章和国家法规，无论它是神经系统标准还是心血管标准。

▎结　语

神经危重症的监护要求对神经系统及支持神经系统的各器官系统的生理学、药理学和病理学都有全面的理解。要获得最佳的治疗效果，需要多学科的协作，以及适当地关注有关的复杂病理过程的细节，并在危重症治疗医师的指导下，对它们进行最佳整合。

▎参 考 文 献

见本书所附光盘。

第 106 章　营养与代谢组学

Charles Weissman

万小健 译　邓小明 审校

要　点

- 脓毒症、创伤和手术可激活影响全身所有系统的复杂代谢与炎症反应。
- 应激反应下代谢反应以分解代谢、高代谢、高血糖症（损伤性糖尿病）和脂肪分解增多为特征。
- 反调节性激素（如皮质醇、胰高血糖素、儿茶酚胺）以及细胞因子（如白介素 –1、肿瘤坏死因子）是应激反应的主要介质。
- 某些术中麻醉方法和术后镇痛方法能够调理应激反应。
- 在疾病急性期，不能进食的患者应接受肠外或肠内营养支持。
- 在危重疾病急性期进行营养支持是一种辅助疗法，旨在为潜在性代谢紊乱的患者提供足够的营养物质，以帮助细胞生化功能，并减少体重进一步下降。
- 只有当应激反应损害已经减轻的情况下，损耗的肌肉和脂肪量才能得以补充。
- 应避免过度喂养或激进地再喂养。

　　人体是一种具有适应能力的有机体，它有许多相互关联的机制，以识别、应答和解决威胁或干扰内环境稳态的内部（如感染）和外部（如极端温度）事件（应激原）。麻醉医师必须了解这些机制，因为麻醉医师日常会处理急性和慢性内稳态改变的患者。而且，麻醉和手术会对机体生理过程、解剖和生化产生明显干扰和改变，这些变化可激活机体的应激反应。

　　应激反应是一种进化的协助机体对紧急危险作出反应的机制。儿茶酚胺和其他激素的大量释放可增强机体呼吸、心血管和代谢系统的功能，从而提高机体脱离危险以及维持失血后重要器官灌注的能力。激素微环境变化引起的代谢性改变，增加了某些底物的可利用性，也减少了另一些底物的可利用性。因此，机体试图改善伤口愈合、血液凝固和体液免疫的状况，是机体对出血和感染等急性事件的一种有益反应。尽管曾认为应激反应是机体一种积极的防御机制，但是目前认为这种应激反应的作用效果更为含糊，因为它引起的生理后果，尤其是增加各种器官系统的输出信号，可能通过加重已经受损害的器官系统负荷，而可能导致机体发病率和死亡率增加。例如在原有冠状动

脉疾病的患者中，儿茶酚胺刺激引起的心动过速和心肌需氧量增加能导致心肌缺血。

　　Hans Selye 最初描述应激反应为"机体对于任何需求所作出的非特异性反应"[1]。然而，现代研究证实，反应性质各异，取决于应激原的类型与强度。当应激过度时，机体反应才表现为非特异性。而且，研究认为，应激反应的慢性激活与多种疾病相关，如动脉粥样硬化和抑郁症。虽然慢性应激往往并不是疾病的原因，但它参与疾病的发病机制、加重及持续时间[2]。

系统生物学和代谢组学

　　机体是一个复杂的系统——这个系统中异质互联的部件内有许多动态和非线性关系，其作用和性质并不能用某些成分的结构和功能来完全解释清楚。这种生物复杂性进一步表现为多水平的组织层次（如基因、细胞、组织）、多种反馈环、对干扰的有效反应、对内源性与外源性威胁的适应能力以及非直观的往往为反常的行为[3]。为更好地理解诸如应激时的生物复杂性，人们对系统生物学 / 医学的兴趣越来越浓厚，其用系

统生物学 / 医学应用数学模式和系统工程方法来阐明生理学和病理生理学之间内在关系的机制 [4]。辅助方法有 omic 技术，其能够分析细胞、组织或生物体中所有收集的基因（基因组学）、蛋白质（蛋白组学）或代谢物（代谢组学）。例如，代谢组学技术用于比较正常与病理环境下某些代谢物和代谢路径的差异 [5]。这些较新的方法不同于通常的简化论方法，其运用广角观点分析复杂生物体系统的某一组成部分。

代谢控制系统及手术应激反应

生物体不断进行调整，以适应不断变化的内部和外部环境。这些本能的改变称为稳态应变，其中包括温度与皮质醇产量的昼夜变化、因饮食和进水引起的代谢变化以及运动时的心肺反应 [6]。当稳态应变机制不足以维持内环境稳态时，就发生应激反应，从而导致机体的许多功能发生改变，以减轻和遏制应激性威胁 [7]。

Cuthbertson 将机体对手术和创伤性损伤的反应经典地描述为三个阶段：

1. 低潮期（≤ 24h），也称为复苏期，以需要处理的组织低灌注为特征。
2. 涨潮期（其持续时间取决于损伤的严重程度），以分解代谢、高代谢、高血糖以及炎症反应为整体特征。
3. 合成代谢期（可能持续数月），是指合成代谢促进损伤修复并恢复至正常代谢状态的时期。

然而，由于现代外科和重症医学的发展使得严重损伤的生存率得到改善，模糊了这一个经典过程。如今严重受伤的患者常常在其受伤的数天内接受多次手术，并且常常在重症监护治疗病房（ICU）长时间滞留期间并发医院内感染。这些手术和感染使已经高度应激的机体产生进一步应激——二次打击 [8]。这种二次打击的后果很棘手，因为其持续或加剧了代谢改变，增加了多器官衰竭发生的概率 [9]。

下丘脑 - 垂体轴

许多稳态应变和内稳态一样，其变化受到中枢位于下丘脑 - 垂体轴反馈控制系统的控制。损伤区域传入神经输入信号或集中于边缘系统的情绪活动，以及体液因子，如炎性细胞因子肿瘤坏死因子 -α（TNF-α）、白细胞介素 -1（IL-1）和 IL-6 等激活下丘脑，结果触发机体对手术与创伤的应激反应 [10]。另外，内源性大麻素信号丧失使神经元释放谷氨酸的

抑制作用消失，从而使下丘脑 - 垂体激活 [11]。下丘脑可增加交感神经系统活性，使心血管系统功能增强，并刺激肾上腺髓质分泌肾上腺素和刺激胰腺分泌胰高血糖素（图 106-1）。下丘脑激活促肾上腺皮质激素（CRH）和减少各种下丘脑释放因子 [如生长激素释放激素（GHRH）] 的分泌。下丘脑是机体的温度调节中心，也能控制体温。诸如 IL-1β（内源性致热原）介质的刺激可通过双相机制引起发热，第一相是通过增加细胞内神经酰胺所介导，第二相通过环氧化酶 -2（COX-2）介导的前列腺素 E_2 所引起 [12-13]。外周的肾上腺髓质、胃肠道、皮肤、神经纤维和免疫细胞也可产生 CRH。在炎症部位，CRH 作为旁分泌或自分泌炎症介质（图 106-2）通过外周 CRH 受体发挥其作用 [14-15]。

应激期间，释放因子以及其他刺激因子可刺激神经垂体（垂体后叶）释放精氨酸加压素 [AVP，也称抗利尿激素（ADH）]，并刺激腺垂体（垂体前叶）分泌催乳素（PRL）和生长激素（GH）进入循环 [16]。CRH 与 AVP 协同作用，可刺激腺垂体分泌阿片黑皮素前体。在应激状态，IL-6 通过垂体促肾上腺皮质细胞表面的 IL-6 受体发挥作用，也与 CRH 协同作用。阿片黑皮素前体可分裂为促肾上腺皮质激素（ACTH）、β- 内啡肽和 α- 黑色素细胞刺激素（α-MSH），从而将内源性阿片类物质与下丘脑垂体 - 肾上腺轴联系起来。ACTH 继而刺激肾上腺皮质束状带分泌糖皮质激素。meta 分析示皮质醇反应随着年龄增大而增强，且女性大于男性 [17]。糖皮质激素，包括外源性给予的糖皮质激素构成一个抑制下丘脑分泌 CRH 和 AVP 的负反馈系统。在非应激状态下，下丘脑 - 垂体控制机制调节皮质醇呈昼夜节律地分泌，峰浓度出现在清晨，在晚上 11 点达到最低。在术后应激状态下，皮质醇分泌增加 2 ～ 3 倍，且昼夜节律紊乱，浓度最高值与最低值间隔延长 [18]。而有趣的是，α-MSH 浓度在重大创伤后降低 [19]。

精氨酸加压素（抗利尿激素）

AVP 对于维持血管内稳态至关重要，在渗透压增加、动脉血压降低以及血容量减少时分泌 [20]。它通过磷脂酰肌醇双磷酸通路（V1 受体）引起血管收缩和刺激水通道蛋白 -2（V2 受体）引起肾水潴留 [21]。各种应激均可造成血浆 AVP 浓度升高，包括手术、肺炎、伴或不伴左室衰竭的心肌梗死等。手术开始后，血浆 AVP 的浓度增加，经常在手术完成后数天维持在高水平。血浆血管加压素浓度升高的程度和时间与应激程度成比例。脓毒性休克时，AVP 浓度在初期增加，随后降至极低水平 [22]。相对低浓度的 AVP 是脓毒性休

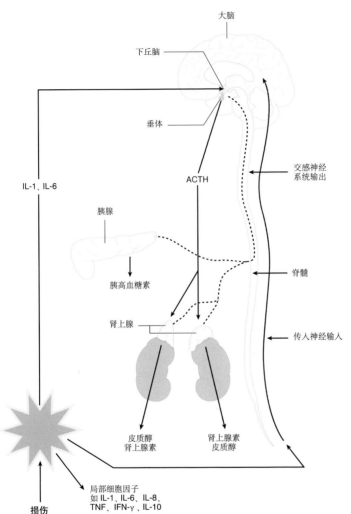

图 106-1 应激反应的启动机制如图所示。传入神经输入信号和细胞因子如 IL-6 和 IL-1 刺激下丘脑 - 垂体轴，导致促肾上腺皮质激素（ACTH）分泌（刺激肾上腺皮质释放皮质醇）和交感神经系统激活（刺激胰腺 α 细胞分泌胰高血糖素和肾上腺髓质分泌肾上腺素）。细胞因子和生长因子在创伤部位发挥局部作用，也有一些具有内分泌作用。IL，白细胞介素；TNF，肿瘤坏死因子

克时血管持续扩张和心脏手术后血流动力学不稳定的原因之一 [23-24]（参见第 67 章）。并且，一些脓毒性休克 ≥ 3 天的患者渗透压调节功能不全，表现为对水盐负荷的 AVP 反应缺乏 [25]。

生长激素

生长激素（growth hormone，GH）由腺垂体分泌，下丘脑生长激素释放因子刺激其分泌，而生长抑素抑制其分泌。GH 对调控胎儿期和儿童期生长发育至关重要，其在应激时有双相作用。应激初期（2～3h）产生胰岛素样作用，而较长时间应激能产生抗胰岛素和促进合成代谢的作用；应激后期引起氨基酸合成结构蛋白质增加，导致胰岛素抵抗而引起葡萄糖耐受不良，使儿茶酚胺的脂肪分解作用敏感性增高而引起脂肪分解增加。GH 可刺激肝和其他外周组织分泌胰岛素生长因子 1（IGF-1）和 2（IGF-2）。IGF-1 具有胰岛素样功能，还具有介导 GH 的合成代谢与促进骨骼生长活性的作用。IGF-1 通过直接减少蛋白质氧化和提高胰岛素敏感性使胰岛素和 GH 刺激蛋白质合成而促进合成代谢。对正常机体输注 IGF-1 5 天并不改变葡萄糖氧化率，但能增加脂肪氧化、提高静息能量消耗（REE）、减少蛋白质氧化。7 种 IGF 结合蛋白可改变 IGF-1 的利用度和作用。多数（～90%）血循环 IGF-1 与胰岛素样生长因子－结合蛋白 3（IGFBP-3）结合，而 IGFBP-1 在调节非结合（游离）IGF-1 方面起重要作用。

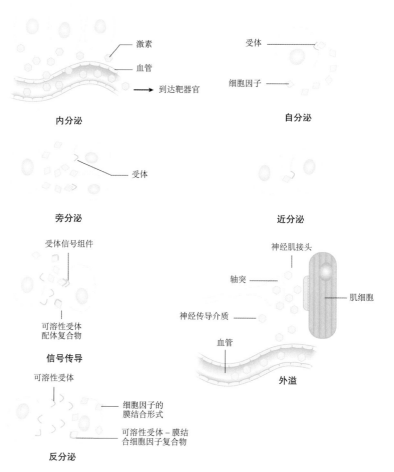

图 106-2 激素、细胞因子以及其他生物活性物质影响终末器官功能的各种机制。内分泌：通过血液运输激素和其他物质到达终末器官。自分泌：细胞产生物质并作用于自身。旁分泌：介质局部作用于同一组织床内。近分泌：经介质作用于邻近细胞。信号传导：一个可溶性受体在其配体存在情况下结合一种多聚体受体复合物的信号成分。外溢：神经递质没有经神经末梢摄取而进入血管。反分泌：可溶性受体与膜结合形式的细胞因子相互作用，用于控制细胞因子的效应

严重创伤性损伤、烧伤、手术等后，血液 GH 浓度即刻升高，其升高程度大致与创伤程度成比例。然而，术前 / 损伤前 GH 浓度在 1 天后即开始下降。严重创伤患者的 GH 分泌仍持续呈搏动性，但暴发性分泌则不那么频繁。IGF-1、IGF-2 和 IGFBP-3 在创伤和烧伤后减少 40%～60%，急性呼吸窘迫综合征（ARDS）时也一样，而 IGFBP-1 和 IGFBP-4 增加[26]。脓毒症患者中 IGFBP-1 和 IGFBP-3 均降低，决定 IGF 浓度的主要是 IGFBP-3[26a]。尽管 GH 升高，但 IGF-1 和 IGFBP-3 降低，可能是因为 GH 对肝刺激作用抵抗所致[27]。GH 和 IGF-1 浓度降低是由于 IL-1β 的抑制作用，其后果是造成蛋白质分解代谢。并且，术后 GH 和 IGF-1 轴抑制减少及皮质激素的明显升高与术后谵妄有相关[26b, 26c]。

内分泌系统

下丘脑 - 垂体轴是内分泌系统的主要控制者，进而控制着机体大部分代谢功能（图 106-1）。内分泌激素是应激代谢反应的主要介质。胰高血糖素、皮质醇和儿茶酚胺与胰岛素对糖和脂类代谢的作用相反，因此称为反调节激素。

交感肾上腺素能系统

交感肾上腺素能系统由交感神经系统和肾上腺组成，产生和分泌儿茶酚胺、去甲肾上腺素、肾上腺素

和多巴胺（参见第 16 章）。在应激如焦虑、低血压、低体温、手术、烧伤、高碳酸血症和意外伤害后，这些激素的血清浓度增加。严重烧伤患者去甲肾上腺素浓度增加 2～10 倍，与烧伤面积相一致[28]。儿茶酚胺分泌方式与年龄相关。与年轻创伤患者（中位数年龄34 岁）相比，老年患者（中位数年龄66 岁）血循环中去甲肾上腺素浓度更高，而肾上腺素浓度减少[29]。在激活交感神经系统反应的同时，并发副交感神经活性急性抑制。这种抑制很重要，因为副交感神经系统可减轻促炎反应[30]。

交感神经系统激活可使肾上腺髓质分泌肾上腺素入血，而大多数去甲肾上腺素由交感神经末梢释放。因此，血浆肾上腺素浓度反映了肾上腺髓质的分泌情况，而血浆去甲肾上腺素水平是交感神经系统活性的指标。血浆肾上腺素和去甲肾上腺素浓度不一定同时增加。大多数由交感神经节释放的去甲肾上腺素通过神经末梢从突触中再摄取。因此，只有"溢出"到血浆中的去甲肾上腺素才能被检测到（图106-2）。血浆去甲肾上腺素浓度是外溢率与血浆清除率之差。除内源性儿茶酚胺分泌增加外，许多危重患者接受输注外源性具有血管加压和正性肌力支持作用的儿茶酚胺，这些儿茶酚胺还有额外的代谢作用及其他作用。例如，输注多巴胺可抑制促甲状腺激素（TSH）、催乳素（PRL）和 GH 的分泌，而输注去甲肾上腺素可降低胰岛素敏感性[31]。

除了其心血管作用，儿茶酚胺对代谢有重要的影响。β_2- 肾上腺素能刺激可增强糖异生、肝糖原分解以及胰高血糖素释放而阻断糖原合成[32-33]。β_2- 肾上腺素和 β_3- 肾上腺素能刺激可增加脂肪分解，但是 α_2 刺激则抑制脂肪分解。儿茶酚胺对脂肪的作用在女性比男性更明显[34]。正常机体输注肾上腺素并不影响蛋白质代谢[35]。普萘洛尔并不能降低葡萄糖产生与葡萄糖循环，这证实儿茶酚胺作为对抗胰高血糖素诱发和维持烧伤患者异常糖代谢方面所起的作用较小。

交感肾上腺素能系统还会影响免疫系统。淋巴组织（脾、胸腺、淋巴结、骨髓）由交感神经支配，使得交感传出信号可直接影响淋巴细胞和巨噬细胞（细胞表面有 β 受体的辅助 T 细胞 [Th1]）。β_2 受体刺激淋巴细胞可使细胞因子合成下调，抗炎细胞因子合成上调，抑制 Th1 细胞功能（细胞免疫），促进体液免疫（Th2 细胞）[30, 36]。但是脓毒症时，儿茶酚胺的免疫抑制作用下降，肾上腺素可增加或不减少 TNF-α 的分泌[36]。因此，交感肾上腺素能系统是应激反应的主要调节系统，同时也是负反馈的一部分。

糖皮质激素

皮质醇是一种主要的应激激素，其血浆水平在手术和创伤应激后明显升高，这主要是由于肾上腺皮质分泌增强。但是在某些情况下，其血浆浓度增高也可由于肾功能降低以及肝血流量减少使其清除率降低所致[37]。此外，给予外源性糖皮质激素对皮质醇生成抑制最轻，这可通过开颅术后连续 2 天给予地塞米松 24mg/d 并不能抑制 ACTH 或皮质醇浓度升高得以证实。血浆皮质醇浓度升高可促进糖异生，使脂肪组织对脂肪分解激素（GH 和儿茶酚胺）的作用更敏感，并通过阻断胰岛素的抗蛋白水解作用而增加蛋白水解[38]。一般认为皮质醇通过降低胰岛素对葡萄糖摄取系统的激活比率（抑制葡萄糖转运体 -4 移位到细胞膜）和增加 11β- 羟基类固醇脱氢酶活性而引起胰岛素抵抗[38a]。此外，皮质醇具有抗炎和免疫抑制作用。抗炎作用包括对 ACTH 和促炎细胞因子产生的负反馈作用，以及刺激抗炎因子 IL-10 的分泌。这些抗炎和免疫抑制作用可防止应激激活的防御机制过度并损害机体。与浓度升高的作用不同的是，基础浓度的皮质醇具有抗脂肪分解作用，并可能促进正常免疫反应。

皮质醇是应激反应的一种重要介质，因为它可促进儿茶酚胺的作用和分泌，从而有助于维持手术应激期间的心血管稳定。肾上腺切除动物和艾迪生病（原发性肾上腺皮质功能减退症）患者在应激期间死亡率较高，证实了糖皮质激素的重要性。此外，观察到依托咪酯用于危重患者镇静时使死亡率增加。依托咪酯通过抑制 11β- 羟化和 17α- 羟化而阻断肾上腺类固醇合成。同样，6 个月内正在接受或一直接受外源性肾上腺皮质激素的患者在应激事件前应给予类固醇激素替代治疗，以避免肾上腺功能不全的问题。

术中及术后 ACTH 和皮质醇水平升高的幅度和持续时间与手术创伤程度相关性良好。股骨骨折和烧伤后皮质醇浓度可能保持高水平长达 2 周。观察研究示手术期间给予外源性 ACTH 并不增加血浆皮质醇浓度，从而证实了手术期间 ACTH 分泌增加往往远大于产生最大肾上腺皮质反应所需要的量。在长时间（7～10 天）危重疾病中，尽管皮质醇水平升高，但是血清 ACTH 浓度低，说明存在刺激肾上腺皮质的其他机制[39]。

80% 的皮质醇与皮质醇结合球蛋白（CBG）结合，CBG 亲和力高，但结合皮质醇的能力低；10% 的皮质醇与血清白蛋白结合，后者亲和力低，但是结合皮质醇的能力高。其余未结合的皮质醇称为游离皮质醇，具有生物活性[40]。在大手术后及脓毒症期间白蛋白浓度下降，因此直接测定游离皮质醇浓度可说明白蛋白的结合效应[41]。大手术后、脓毒症期间以及烧伤后，由于总皮质醇浓度增加和 CBG 降低，故游离皮质醇浓度增加。择期大手术后，血清总皮质醇浓度增加 55%，CBG 降低 30%[42]。在应激状态下，游离皮质醇水平比总皮质醇更好地反映了肾上腺反应[43]。烧伤皮肤和非烧伤皮肤中测得的皮质醇水平均明显升高，与血浆游离皮质醇或总皮质醇无相关性，但与烧伤面积相关。因此，血浆皮质醇水平并不能准确反映其组织活性[44]。CBG 降低可能是因为 IL-6 抑制 CBG 生成和（或）中性粒细胞释放的酯酶增加而导致 CBG 降解增加。

糖皮质激素通过多种神经环路和信号机制产生负反馈而减少激活的下丘脑 - 垂体轴的输出。反馈通过多种机制起作用，包括快速反馈机制，即糖皮质激素激活糖皮质激素膜受体使下丘脑室旁核（PVN）合成内源性大麻素，并逆向调节大麻素 I 型受体调节的对 PVN 神经内分泌细胞兴奋性冲动的抑制作用[39]。其他机制包括皮质醇阻断海马、杏仁核和垂体传出，对下丘脑 - 垂体轴产生负反馈[39]。

胰高血糖素和胰岛素

胰高血糖素和和胰岛素均由胰腺分泌，前者由 α 细胞分泌，后者由 β 细胞分泌。这些激素进入门静脉，在肝脏呈高浓度。胰高血糖素的主要作用是刺激肝糖原分解和糖异生（参见第 39 章）。胰高血糖素可增加肝细胞环腺苷酸（cAMP），通过 cAMP 激活的蛋白激酶和腺苷一磷酸（AMP）激活的蛋白激酶促进糖异生[45]。当转运到肝的糖异生底物（乳酸、丙氨酸、甘油）增加时，胰高血糖素促进糖异生同时磷酸化 cAMP 反应的调节组成部分（cAMP-response element modulator，CREM），其与基因上的反应元件结合使糖异生酶的产生增加[45]。胰岛素的作用相反，它降低细胞内 cAMP 浓度，阻止糖异生。胰高血糖素通过不同于肾上腺素能介质的受体——第二信使机制来增加细胞内 cAMP[46]。在饥饿和糖尿病酮症酸中毒时，胰高血糖素也增加肝糖原分解和生酮作用。生理水平的胰高血糖素是否刺激脂肪分解仍有争论[47]。在非应激状态下，低血糖、蛋白质 / 氨基酸摄取、内啡肽、运动、GH、肾上腺素及糖皮质激素可刺激胰高血糖素分泌。生长抑素、胰岛素、输注或服用葡萄糖可抑制胰高血糖素的分泌。

胰岛素是一种合成代谢激素，具有多种效应。除了增加脂肪细胞和肌细胞葡萄糖跨膜运输外，它可刺激糖原生成，促进葡萄糖氧化，抑制脂肪组织和骨骼

肌脂肪分解，抑制净脂肪酸氧化，抑制肝和肌肉生酮作用，并增加肌肉、脂肪组织及肝的氨基酸转运与蛋白质合成率。胰岛素通过磷酸酰肌醇 3 激酶和在其他过程中激活 Akt（蛋白激酶 B）增加葡萄糖转运子 GLUT-4。血浆胰高血糖素 / 胰岛素比例是糖异生程度的主要决定因素。禁食和饥饿期间，由于胰高血糖素浓度升高和胰岛素浓度下降，使胰高血糖素 / 胰岛素比例升高。该比例增加可促进糖异生和糖原分解。在饱食状态下，胰岛素占优势，与上述情况正好相反。

大多数大型手术后，血清胰高血糖素浓度升高。因为手术期间胰岛素浓度降低，所以胰高血糖素 / 胰岛素比例增加。胰岛素浓度降低是由于儿茶酚胺浓度升高或尿量增多而抑制胰岛素分泌。阻断 α- 肾上腺素能作用能消除这种抑制。低水平胰岛素伴有儿茶酚胺、皮质醇、胰高血糖素水平升高的激素环境，以及胰岛素抵抗导致了血糖升高。脓毒症患者中，该机制可能缺失，从而导致低血糖症，这种状态下存活率极低[48]。术后由于血浆葡萄糖水平增高及肾上腺素诱导的 β- 肾上腺素能刺激增强，胰岛素浓度升高。不同于饥饿状态，血浆胰岛素浓度往往较基础值显著增加，尽管与血糖升高水平相比仍然偏低。

反调节激素

胰高血糖素、儿茶酚胺和皮质醇称为反调节激素，因其与胰岛素的作用相反，并对肝葡萄糖生成起协同增加作用。这些激素上调产生糖异生途径酶的基因[49]。Shamoont 等[50]探讨了正常机体联合输注氢化可的松、胰高血糖素和肾上腺素的短期效应，旨在模拟中度损伤时的血浆水平。他们观察到葡萄糖生成（糖异生）增加，葡萄糖清除减少；同时给予三种激素的效果显著大于仅给予一种或两种激素，提示它们具有协同作用[50]。儿茶酚胺和胰高血糖素具有协同作用：当正常机体输注任意一种激素时，糖异生仅短暂性升高；当两者同时输注时，糖异生时间延长。这种协同作用的可能原因是胰高血糖素通过非 β- 受体机制增加了细胞内 cAMP，尤其在肝。这可能放大了肾上腺素的作用。皮质醇与肾上腺素和其他 β- 肾上腺素能激动剂具有协同作用（该作用用于治疗哮喘）。胰高血糖素和皮质醇均提高与糖异生酶产生相关的基因的转录，如葡萄糖 -6- 磷酸化酶（G-6-P）。推测其机制包括皮质醇导致的抑制儿茶酚胺 -O- 甲基转移酶和阻断儿茶酚胺再摄取。糖皮质激素还可通过增加 β₂- 受体表达和增加 β₂- 受体基因转录阻止 β₂- 肾上腺素能受体下调[51]。此外，糖皮质激素可降低细胞因子浓度，这非常重要，因为 IL-1 和 TNF 能下调 β 受体。此外，

糖皮质激素可部分地逆转术后长时间肾上腺素能刺激引起的 β 受体下调及敏感性降低[52]。同时输注这三种激素还可引起负氮平衡和负钾平衡、葡萄糖耐受不良、高胰岛素血症、胰岛素抵抗、钠潴留和外周血白细胞增多。氮丢失似乎主要是由于皮质醇，因为皮质醇输注时的氮平衡类似于输注三种激素时。这种氮丢失也并非意外损伤后所观察到的程度。激素输注后，亮氨酸通量和氧化发生显著改变，但是 3-甲基组氨酸分泌仅少量增加，表明几乎没有肌肉分解。因此，严重损伤后所观察到的蛋白质分解和大量氮丢失必然是由其他介质所致。另外，正常机体也不发热，急性期蛋白质并不增加，血清铁不降低。当正常机体注入致热性（刺激 IL-1 分泌）激素表雄酮时，出现发热、白细胞增多、血铁过少，而并不出现反调节激素升高、高血糖症或负氮平衡。输注反调节激素及表雄酮较各自单独输注可模拟损害反应的更多特征。因此，在创伤和脓毒症的反应期间，内分泌与炎症介质都起作用。

生殖激素

手术和创伤性损伤反应是以低促性腺激素性功能减退症为特征。垂体下丘脑分泌的促性腺激素释放激素（Gn-RH）的反应下降，造成黄体激素（LH）和卵泡刺激素（FSH）释放减少。手术期间，FSH 和 LH 的浓度几乎无变化，但是在术后第 1 天减少。CRH 和皮质醇浓度升高也可能加重生殖功能的抑制[53]。在男性，由于生殖激素产生减少和清除增加，睾酮浓度显著降低，这种降低直接与疾病严重程度相关。总睾酮比游离睾酮下降明显，同时性激素结合蛋白也下降[54-55]。烧伤患者睾酮下降是由于 LH 的生物活性低下，且 LH 脉冲式分泌高峰反应受抑制。在男性，手术后肾上腺雄激素脱氢表雄酮（DHES）及其硫酸盐（DHEA-S）受抑制。绝经前女性应激期间雌激素浓度下降与闭经有关。然而，绝经后女性胆囊切除术后 DHEA 和 DHEA-S 水平增高。这一有趣的现象是因为肾上腺雄激素浓度在绝经期后下降。危重患者雌二醇浓度升高，升高程度与死亡率相关，与性别无关[56]。外周雄性激素芳香化增加而不是产生增加是血清雌二醇增加的主要原因[55]。

甲状腺激素

术后恢复期间、创伤后、广泛烧伤后以及脓毒症期间（即非甲状腺性急性疾病期间），甲状腺内稳态发生显著变化，表现为血清 T_3 浓度降低、T_4 降低或正常、游离 T_4 正常、反向 T_3 增加以及 TSH 水平正常。这种变化常常称为"非甲状腺疾病综合征"或"病态甲状腺功能正常综合征"。由于 3-型脱碘酶活性增强加速骨骼肌和肝中的 T_3 和 T_4 失活，而 1-型脱碘酶活性降低则导致 T_3 转换为 T_4 减少。但对 1-型脱碘酶活性降低的作用仍有质疑，因为 T_3 在酶活性降低前即经常下降[57]。虽然 TSH 浓度在正常范围内，但是夜间 TSH 峰值较低，类似于中枢性甲状腺功能减退表现。此外，TSH（通过寡糖）的唾液酸化作用降低，这可能是 TSH 的生物活性改变的原因。非甲状腺疾病综合征的发生发展机制仍不明确，尤其在长期重症患者中，其 T_4 浓度也降低。有人指出在血清 T_3 低浓度状态下，TSH 升高能力不足，并怀疑这是否是由于甲状腺释放激素（TRH）的刺激太弱所致。对生前患有病态甲状腺功能正常综合征患者的下丘脑室旁核尸检的研究结果证实了这一观点，其生前血清中 T_3 和 TSH 低浓度与尸解该核内总 TRH mRNA 之间存在正相关。然而，应激状态的患者输注 TRH 可使 TSH 和外周甲状腺浓度增加[59]。

患病期间血清 IL-6 及可能的 IL-1 水平升高与血清 T_3 浓度低有关[60]。短期（4h）和长期（42 天）输注重组 IL-6 可降低 T_3 浓度，但是不降低 T_4 浓度。目前尚不清楚 IL-6 升高是否是非甲状腺疾病综合征的原因之一，或者只是一个相关的现象。正常机体输注内毒素的研究显示，TNF 在内毒素诱发的甲状腺激素变化中并不起作用。输注多巴胺可降低 TSH 基础浓度，抑制 TSH 对 TRH 的反应，降低血清 T_4 与 T_3 水平，并可能加重病态甲状腺功能正常综合征。停止输注多巴胺可导致 TSH、T_4 和 T_3 增加。65 岁以上住院老年患者中，低 T_3 水平是短期预后差的敏感指标之一，而低游离 T_3 是 ICU 患者中机械通气时间延长和死亡率的预测指标（参见第 80、101 和 102 章）[61-62, 62a]。使用甲状腺激素和 TRH 治疗非甲状腺疾病综合征一直受到人们的关注。一项对术后患者甲状腺治疗的系统回顾显示静脉输注 T_3 治疗可增加心排血量，但对死亡率没有影响[63]。

在非甲状腺疾病综合征中，虽然总 T_4 浓度因为甲状腺素结合球蛋白（TBG）浓度降低而下降，但是其血浆游离 T_4 的浓度保持正常。应激期间，肝 TBG 合成减少，清除也可能加快（蛋白酶裂解）。患者在应激状态下，甲状腺代谢方面最有趣的是虽然 T_3 和 T_4 水平低下，但是患者仍呈高代谢状态。

细 胞 因 子

机体对损伤和脓毒症的反应包括神经内分泌与炎症或免疫反应。免疫系统细胞（如淋巴细胞、巨噬细胞）产生的细胞因子是炎症反应的主要介质，许多细胞因子具有多种功能（表 106-1）。细胞因子的释放模式由遗传与环境因素（应激类型与强度）所决定。这些细胞因子释放模式控制着炎症反应的严重程度及免疫反应的强度[64]。一些细胞因子（如 TNF-α、IL-1α/β、IFN-γ、IL-6、IL-8、IL-17、IL-18）是促炎因子（Ⅰ型），而另一些（如 IL-4、IL-10、TGF-β、IL-13、IL-37）是抗炎因子（Ⅱ型）。一些细胞因子（如 IL-12）通过指令未分化辅助 T 细胞分化为 Th1 表型来诱发细胞免疫，而另一些细胞因子（如 IL-10）可诱导 Th2 表型并增强体液免疫。炎症反应通过促炎因子与抗炎因子之间的平衡来控制。结肠手术中和术后 IL-6、IL-8 和 IL-10 水平比术前基线水平高[65]。此外，脓毒症生存率与促炎因子而非抗炎因子的反复分泌有关，这表明对免疫系统的炎症反应刺激是对抗脓毒症的必要条件。另外，创伤后促炎细胞因子 INF-γ 和 IL-12 的抑制伴有抗炎细胞因子 IL-10 水平升高与免疫抑制和脓毒症相关[64]。

促炎因子的释放需要两个步骤[66]。首先是病原相关分子模式（PAMPs）的信号产生细胞因子前体。激活和释放 IL-1β 和 IL-18 等细胞因子需要炎症小体参与，其为多分子复合物，可识别致病细菌相关形态并激活炎症级联反应[67-68]。巨噬细胞形成炎症小体，包含核苷酸结合寡聚化结构域（NOD）样受体蛋白（如 NLRP3、NLRC4）和 DNA 感测复合物，可识别和激活促炎裂解酶-1（caspase-1）。NLRC4 激活还可导致巨噬细胞焦亡（pyroptosis，程序性死亡的一种形式），即抢占巨噬细胞 - 细菌结合的隐藏空间，使其暴露于细胞外而受免疫系统的全面攻击。焦亡的复杂本质也是播散炎症反应的有效手段，可预警宿主病原物的出现。其他炎症小体，尤其是中性粒细胞中发现的含 NLRP3 的炎症小体参与对其他病原物的反应，其释放 IL-1β 和 IL-18，而不是 IL-1α 和 IL-33[68a]。

细胞因子与内分泌系统间相互作用密切。癌症患者应用 IL-6 后，体内促肾上腺皮质激素和皮质醇明显升高证明了这一点。同样，内分泌激素也影响细胞因子的分泌，如皮质醇抑制 IL-1 和 TNF-α 的分泌。

细胞因子除了通过内分泌作用外，还通过局部旁分泌、自分泌以及邻分泌机制发挥作用（图 106-2）。因此，血浆浓度并不能确切地反映细胞因子活性。细胞因子的作用也受到受体、受体 - 拮抗剂和细胞质信号分子的复杂网络的调理。例如，IL-1 的效应受到同时分泌的 IL-1 受体拮抗剂（IL-1ra）的调理，IL-1ra 可阻止 IL-1 的作用。而且，可溶性细胞因子受体是由膜结合受体蛋白裂解或新生物所产生。这些循环中的可溶性受体可结合细胞因子，可能起到中和细胞因子的作用，或者作为载体蛋白保护细胞因子免于蛋白质分解。因此，这些可溶性细胞因子受体可能具有促炎或抗炎作用。

急性伤口愈合过程中存在重叠的时相：止血、炎症、增生、血管生成和消退，该过程证实了细胞因子的局部作用。炎症相包括可分泌生长因子和细胞因子的中性粒细胞、巨噬细胞和淋巴细胞的渗出。这些介质作用于局部，在整个伤口愈合过程中都具有化学趋化、促有丝分裂及其他作用活性。择期切口疝修补术第一个 24h 的伤口引流液中含有高浓度的细胞因子，包括促炎因子（IL-1α、IL-6 和 IFN-γ）和抗炎因子（IL-10、IL-1ra），此后数天浓度下降。似乎两种细胞因子互相平衡，促炎因子刺激免疫细胞以防止感染，而抗炎因子调节促炎因子作用并促进伤口愈合。

虽然细胞因子主要通过自分泌、旁分泌和邻分泌发挥作用，但是很多研究一直在探讨它们在应激状态下的血液浓度。一般来言，血液浓度与应激程度相当。中等刺激的全髋关节置换术后，IL-6 水平在术后 6h 内明显高于术前水平，到术后第 1 天开始回到基线水平。相反，IL-1β、IL-12、IL-10 和 IL-8 水平不升高[69]。与开腹前列腺切除术相比，腹腔镜前列腺切除术后及术后 1 天，IL-10、IL-6 和 IL-1β 立即下降[69a]。

许多细胞因子有多种功能（表 106-1）。例如，IL-1 可引起发热，诱导肝急性相蛋白质合成，上调前列腺素类化合物合成，诱导 B 淋巴细胞成熟，激活 NK 淋巴细胞。IL-6（也称为 B 细胞刺激因子和肝细胞刺激因子）具有内分泌功能，也有局部作用。许多细胞可产生 IL-6，包括单核细胞、成纤维细胞、胶质细胞和淋巴细胞。内分泌激素如儿茶酚胺类可刺激 IL-6 的产生，而皮质醇和雌激素可抑制 IL-6 的产生。IL-6 家族的可溶性受体（如 sIL-6R、sIL-11R）是激动剂，能够通过与所有 IL-6 家族细胞因子的全能信号转导受体 gp130 相互作用来传递信号（图 106-2）。

TNF-α 是一种主要由单核细胞和巨噬细胞分泌的多功能促炎因子，它可影响脂质代谢、免疫、造血、凝血以及内皮功能（表 106-1）。TNF-α 似乎具有作用相反的性质。例如，它可诱导炎症期中性粒细胞增生，但是又能诱导中性粒细胞凋亡[70]。而且，TNF-α 通过抑制 Fas 介导的凋亡来延长炎症细胞的寿命，从而放大炎症反应（图 106-3）。用于治疗类风湿关节炎的 TNF 阻滞剂伊纳西普、阿达木单抗和英夫利昔单抗证实了 TNF 的多种作用。然而这些药物增加了肺结核发病的风险，因为 TNF 在人体免疫抵御分枝杆菌引起的该疾病中发挥着关键作用[71]。

表 106-1 细胞因子

细胞因子	功能
TNF-α(恶病质素) 促炎因子	• 刺激 T、B 淋巴细胞和巨噬细胞 • 是中性粒细胞趋化剂 • 刺激中性粒细胞呼吸暴发和增殖 • 刺激内皮细胞和单核细胞释放组织因子 • 刺激单核细胞释放其他促炎因子 • 具有抗肿瘤活性 • 介导癌症和 AIDS 的恶病质 • 抑制脂蛋白脂酶合成,抑制脂肪细胞内脂肪合成 • 刺激急性期蛋白质合成 • 介导针对专性和兼性细菌与寄生虫的部分细胞免疫 • 参与胰岛素抵抗的形成 • 减少促红细胞生成素的产生,从而导致炎症性贫血 • 促进成纤维细胞增殖
IL-1 促炎因子	• 通过刺激 G-CSF 和 GM-CSF 而刺激髓细胞生成 • 是内源性致热源 • 刺激 T(NK 细胞)淋巴细胞、B 淋巴细胞和巨噬细胞 • 减弱抗凝机制和促进血栓形成,诱导组织因子产生 • 诱导单核细胞释放各种介质 • 刺激辅助 T 细胞,从而诱导该细胞分泌 IL-2 并表达 IL-2 受体 • 通过提高黏附分子如细胞间黏附分子 -1(ICAM-1)和内皮细胞白细胞黏附分子 (ELAM) 表达来促进中性粒细胞、单核细胞、T 细胞、B 细胞的黏附作用 • 是炎症反应的介质,增强花生四烯酸代谢(特别是前列环素和 PGE$_2$)
IL-4 抗炎因子	• 抑制巨噬细胞活性 • 增殖与活化 B 细胞 • 增强 Th2 细胞分化 • 抑制 IL-2 诱导的 NK 细胞的细胞活化
IL-6 促炎与抗炎因子	• 刺激急性期蛋白质反应 • 刺激下丘脑分泌 CRF • 在病态甲状腺功能正常综合征中抑制能将 T$_4$ 转化为 T$_3$ 的 5'- 脱碘酶 • 刺激 B 淋巴细胞,并参与其向浆细胞分化 • 在 IL-2 存在时,诱导成熟和未成熟 T 细胞分化为细胞毒性 T 细胞 • 刺激抗体分泌
IL-8 促炎因子	• 是中性粒细胞趋化剂 • 通过 IL-1 和 TNF-α 强烈刺激合成 • 激活中性粒细胞,从颗粒释放酶 • 趋化所有已知类型的迁移性免疫细胞,增强黏附分子的表达
IL-10 抗炎因子皮肤	• 由 Th1 和 Th2 细胞产生,并下调其功能 • 抑制抗原呈递的细胞活性 • 抑制巨噬细胞活性 • 抑制 Th1 辅助 T 细胞亚群产生促炎细胞因子如 IFN-γ、IL-2 和 TNF-α • 在巨噬细胞中,由细菌脂多糖刺激 • 通过促进细胞因子 mRNA 降解来抑制 IL-1、IL-6 和 TNF-α 的合成 • 防止巨噬细胞活化
IL-13 抗炎因子	• 下调巨噬细胞活性,从而减少 IFN-γ 或细菌脂多糖引起的促炎细胞因子 (IL-1、IL-6、IL-8、IL-10 和 IL-12) 和趋化因子 (MIP-1、MCP) 产生 • 增加 IL-1ra 的产生 • 强烈抑制细菌脂多糖诱导的组织因子表达,降低 IL-1 或 TNF 的致热作用,从而保护血管内皮细胞和单核细胞免于炎性介质诱导的促凝血改变
IFN-γ 抗炎因子	• IFN-γ 有抗病毒和抗寄生虫活性 • 主要生物活性是作为一种免疫调节剂 • 主要功能之一是激活巨噬细胞 • 影响细胞介导的细胞毒性机制 • 是 T 细胞生长和功能分化的调质 • 是 Th1 细胞的标志性细胞因子

AIDS,获得性免疫缺陷综合征;CRF,促肾上腺皮质激素释放因子;G-CSF,粒细胞集落刺激因子;GM-CSF,粒细胞 - 巨噬细胞集落刺激因子;IFN,干扰素;IL,白介素;MCP,单核细胞趋化蛋白;MIP-1,巨噬细胞炎性蛋白 -1;NK,自然杀伤细胞;PGE$_2$,前列环素 E$_2$;Th1,T 辅助 1 细胞;Th2,T 辅助 2 细胞;TNF-α,肿瘤坏死因子 α

脂肪因子

脂肪组织除了贮存脂肪,还是有代谢活性的内分泌器官,其不同的代谢作用取决于脂肪组织的部位[72]。脂联素是众多脂肪因子之一,因其刺激血管内皮一氧化氮(NO)产生而有降低血小板聚集和血管扩张的作用[72]。脂联素因抑制 TNF-α 生成和增加组织对胰岛素的敏感性而有抗炎作用。瘦素控制食欲而调整食物摄入和体重。瘦素浓度与胰岛素水平呈正比,而与糖皮质激素呈反比。抵抗素(resistin)刺激促炎细胞因子释放并降低内皮产生黏附分子。此外,脂肪组织分泌 TNF-α、IL-1、IL-6、IL-8 和单核细胞趋化蛋白 -1 (MCP-1)等促炎细胞因子[73]。

患危重病时,血浆脂联素下降,瘦素浓度下降或无变化,抵抗素水平上升[74-75, 75a]。在这种情况下,血清抵抗素浓度与 C 反应蛋白(CRP)、IL-6 和 TNF-α 等炎症介质水平相关[76]。病毒或细菌性肺炎患者肺中瘦素表达水平增加,动物研究显示瘦素有肺促炎作用[76a]。腹部大手术后,血清脂联素水平及其脂肪细胞内 mRNA 水平下降,脂肪细胞内 IL-6 mRNA 水平上升,同时血清抵抗素水平增加[77-78]。心脏手术时,皮下和心外膜脂肪组织中抵抗素、IL-6 和 MCP-1 mRNA 表达增加,而皮下脂肪组织中 TNF-α 也增加[79]。炎症介质上调伴有脂联素下调,说明脂肪组织参与了手术、创伤和脓毒症应激时的代谢环境改变。并且,给健康人体输注内毒素也提示脂肪炎症和胰岛素信号通路可能与这

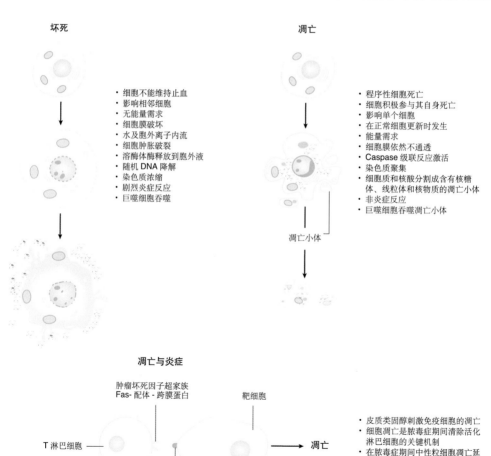

坏死

- 细胞不能维持止血
- 影响相邻细胞
- 无能量需求
- 细胞膜破坏
- 水及胞外离子内流
- 细胞肿胀破裂
- 溶酶体酶释放到胞外液
- 随机 DNA 降解
- 染色质浓缩
- 剧烈炎症反应
- 巨噬细胞吞噬

凋亡

- 程序性细胞死亡
- 细胞积极参与其自身死亡
- 影响单个细胞
- 在正常细胞更新时发生
- 能量需求
- 细胞膜依然不通透
- **Caspase 级联反应激活**
- 染色质集
- 细胞质和核酸分割成含有核糖体、线粒体和核物质的凋亡小体
- 非炎症反应
- 巨噬细胞吞噬凋亡小体

凋亡小体

凋亡与炎症

肿瘤坏死因子超家族
Fas- 配体 - 跨膜蛋白

靶细胞

T 淋巴细胞 ——

→ 凋亡

Fas 受体

- 皮质类固醇刺激免疫细胞的凋亡
- 细胞凋亡是脓毒症期间清除活化淋巴细胞的关键机制
- 在脓毒症期间中性粒细胞凋亡延迟,使其在血流中存在时间延长
- 多器官功能衰竭可能与细胞凋亡增加相关(Fas 系统发挥作用)

图 106-3 坏死与凋亡的区别。图中还展示了炎症期间凋亡的重要性

些情况下机体胰岛素抵抗相关[80]。

内 皮 细 胞

血管内皮细胞代谢活跃，在应激反应中通过合成NO 和黏附分子等各种重要介质而发挥积极的作用[80a]。创伤和脓毒症时的高肾上腺活动性、低灌注压、缺氧和炎症等可触发内皮细胞活动增强（图 106-4）。

免疫 - 凝血联络

外科手术、烧伤及创伤可导致白细胞增多、血小板增多和贫血。细胞因子诱导的造血生长因子、粒细胞集落刺激因子（G-CSF）释放介导了手术和感染时所见的粒细胞增多。G-CSF 可使中性粒细胞、单核细胞和 T 淋巴细胞产生增加，在大手术后至少 1 周内高于术前水平[81]。血小板生成素可诱导血小板增多，并且血小板生成素增高与 IL-6 及急性期反应物水平升高相呼应[82]。急性和某些慢性应激状态下可出现炎症性贫血（也称慢性疾病贫血）。因为尽管在骨髓中铁储备充足，但是不能将铁与红细胞前体结合，所以以红细胞

生成受到抑制。这种抑制是由诸如 IL-6 等炎症因子造成的，其刺激肝细胞产生调节铁平衡的铁调素。铁调素浓度增加可降低转铁蛋白活性，从而使铁转运出巨噬细胞减少，致使巨噬细胞内铁离子集聚[83-84]。另外，红细胞生成素分泌下降以及对其敏感性降低[84a]。

炎症系统与凝血系统之间存在明显的双向交叉联系，如增加的可溶性 CD40 配体、血小板源性 TNF 家族调节物与内皮细胞和免疫细胞上的 CD40 受体相互作用使促炎、促凝和免疫调节功能增强[85-86]。围术期出现明显的高凝状态继发于促凝通路上调，使生理性抗凝物质减少及纤维蛋白溶解减少[87]。抗凝血酶、组织因子通路抑制剂（TFPI）和蛋白 C 降低，同时伴有组织因子（TF）升高，导致凝血酶生成与纤维蛋白沉积增加，结果引起促凝血物质增高。这可导致微血管血栓形成。纤维蛋白分解降低是由于组织纤溶酶原激活物（t-PA）降低和纤溶酶原激活物抑制剂 -1（PAI-1）升高所致。细胞因子是其重要的调理因子：TNF-α 上调 PAI-1，单核细胞表达 TF，IL-6 刺激 TF。另外，尤其在脓毒症期间，来源于体外的血小板反应性增强可增强这种促凝血状态。纤维蛋白原浓度与 α_1-抗胰蛋白酶与 α_2- 巨球蛋白浓度均升高，它们可抑制

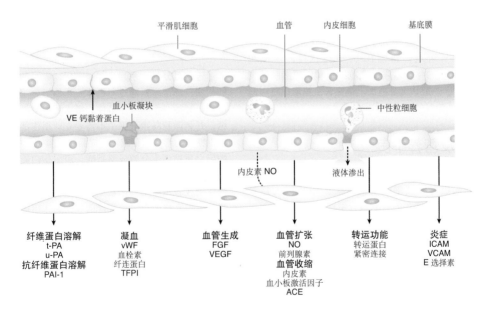

图 106-4　内皮细胞具有许多功能。内皮细胞产生的一氧化氮（NO）通过舒张相邻肌细胞而扩张血管，而内皮素可引起血管收缩。NO- 内皮系统是血管张力的局部控制器。在脓毒症期间，TNF 等炎症细胞因子可上调诱导型一氧化氮合酶（iNOS），从而增加内皮细胞产生 NO，导致血管舒张。脓毒症期间，内皮表面覆盖的细胞一层糖胺聚糖的糖萼脱落使内皮损伤，发生血管内皮损伤，黏附分子表达增加，结果造成白细胞附着和血管内皮（VE）钙黏着蛋白及基底膜均破坏，导致液体渗出到细胞外间隙。并且，循环内皮细胞数量增加。黏附分子及选择素募集粒细胞进入组织。ACE，血管紧张素转换酶；FGF，成纤维细胞生长因子；ICAM，细胞间黏附分子；PAI-1，纤溶酶原激活物抑制因子 -1；TFPI，组织因子通道抑制剂；t-PA，组织纤维纤溶酶原激活物；u-PA，尿型组织纤溶酶原激活物；VCAM，血管细胞黏附分子；vWF，血管假性血友病因子；VGEF，血管内皮生长因子

蛋白 C。升高的 C4 结合蛋白可降低游离蛋白 S，然而 C 反应蛋白（CRP）可通过单核细胞和中性粒细胞增加 TF 的表达。脓毒症和创伤时，由激活或凋亡细胞产生的循环 TF 表达微粒也增加[88]。其他因素也可诱发高凝状态，包括局部组织损伤（内皮细胞分泌 PAI）以及甲基丙烯酸甲酯单体和骨髓碎片等物质。血小板生成素浓度提高促进了血小板聚集，导致单核细胞 – 血小板聚集物的形成[89]。在严重受伤患者中，占主导的高凝状态被释放的 t-PA、可溶性血栓调节蛋白和内皮细胞糖萼外皮（释放肝素样物质）等促低凝因子所弥补[90]。在术后恢复期（第 3 ~ 7 天），高凝状态逐渐缓解。高凝状态并不是由反调节激素所触发。当这些激素的混合剂加上血管紧张素 II 和加压素一起输入正常志愿者时，纤维蛋白溶解和抗凝物质活性均增强，纤溶蛋白原、t-PA 和蛋白 C 浓度增加，血小板活性增强。当内毒素输入正常机体之前，输注的肾上腺素具有抗凝作用，这进一步证实了这些结果。

区域麻醉，尤其下半身手术，引起的高凝状态轻于全身麻醉，引起深静脉血栓形成也较少（参见第 56 章）。腹腔镜胆囊切除术引起的高凝状态似乎轻于开腹胆囊切除术[91]。

反之，促凝状态可加剧炎症反应。凝血酶通过蛋白酶活化受体上调细胞因子（如 IL-6、IL-8 和 MCP-1），并增加黏附分子的表达。正常机体输入重组因子 VII 可增高血浆 IL-6、IL-8 浓度，这证明 TF/ VII 因子复合体可增强中性粒细胞和巨噬细胞的炎症反应[92]。一般认为炎症加上微血管血栓形成是引起多器官功能障碍的原因之一。

禁食及营养不良

禁食可引起适应性反应，使机体即使缺乏营养物质摄入仍可继续维持功能状态。停止摄入营养 24 ~ 48h 期间，储存的糖原被分解（糖原分解）而为组织提供葡萄糖。葡萄糖对脑、红细胞、皮肤及肾髓质至关重要，因为这些组织或器官必须有葡萄糖供给。胰高血糖素 / 胰岛素比例升高（胰高血糖素升高、胰岛素降低）介导糖原分解，并促进内源性葡萄糖的产生（糖异生）。除胰高血糖素升高及胰岛素降低外，通过儿茶酚胺和皮质醇分泌少量增加可避免低血糖症。儿茶酚胺诱导的 β- 肾上腺素能刺激增加，可加快脂肪分解，因此脂肪组织中储存的三酰甘油（TGs）分解成游离脂肪酸（FFA）及甘油。一些 FFA 经肝转化成酮体（β- 羟基丁酸和乙酰乙酸）作为能源利用[93-94]。在禁食 42h 后随着糖原耗竭，葡萄糖逐渐依靠糖异生

来供应，所供应的葡萄糖量占 90% 以上[94]。糖异生的底物中包括脂肪分解释放的甘油和糖酵解产生的乳酸。

随着饥饿的持续，骨骼肌与平滑肌组织蛋白质分解生成氨基酸。丙氨酸和谷氨酸等氨基酸主要运输到肝，但是也有一些转运到肾作为糖异生的底物。肌肉分解可导致负氮平衡（分解代谢）。随着饥饿继续持续发展，身体通过降低糖异生与肌肉分解率进行调整适应，并伴有游离 T_3 及儿茶酚胺水平降低，静息时能量消耗（REE）减少。血清瘦素下降伴有 T_3 下降。肌肉蛋白质分解减少使氮丢失减少，从而减轻负氮平衡。可能出现糖异生降低，这是由于大脑适应了利用酮体作为其部分能量需求[106]。同时，脂肪分解释放脂肪酸产生大量腺苷三磷酸（ATP）。

长期饥饿使得机体的脂肪和瘦体组织（肌肉）大量消耗，从而导致体重下降。蛋白质分解及肌肉蛋白质合成降低，导致机体出现明显虚弱和疲乏，还可出现水钠潴留。长时间饥饿使机体免疫功能降低，导致革兰氏阴性细菌至鼻咽与肺内皮细胞的黏附增加。这种细菌黏附以及呼吸肌与免疫系统功能降低使患者易发生肺炎，这是饥饿或严重营养不良患者死亡的首要原因（参见第 101 和 102 章）。

进　食

进食可分为一系列步骤：消化、吸收和摄入食物的代谢。肠道激素通过向机体发送信号分泌胰岛素等激素，开始一系列有序事件。摄入的糖类转化成葡萄糖，并刺激胰岛素分泌；不需要立即用作能量的葡萄糖以糖原的形式储存或转化成脂肪（脂肪生成）。摄入的蛋白质被消化分解成氨基酸，用于蛋白质合成，并用做神经递质和其他物质的前体。脂肪被储存用于供给能量或者用做前列环素类和其他物质的前体。食物吸收可提高代谢率——进食诱导产热作用或食物产热效应，这占每日总能量消耗的 10% ~ 15%。蛋白质摄入所增加的代谢率大于等能量的糖类或脂肪[96]。进食后能量消耗增加可持续 3 ~ 4h。

手术与创伤性损伤的代谢反应

手术与创伤应激的代谢反应明显不同于饥饿反应。不同于饥饿期间以保存体重为目的的适应性反应，人们一直将手术与创伤应激的这种代谢反应称为自噬代谢[97]。该反应表现为脂肪和瘦体组织丢失，是由以蛋白质分解、糖异生、脂肪分解、高代谢及胰岛素抵

抗为特征的强制性分解代谢状态所致。外源性营养物质并不能丝毫减轻这种自噬代谢（参见第 81 章）。

手术和创伤的代谢反应强度和时程取决于损伤程度、总手术时间、术中失血量和术后疼痛程度。腹腔镜手术的损伤小于开放性手术，可使 IL-1、IL-6 和急性期 CRP 浓度降低。有人观察到严重烧伤（> 40% 体表面积）后患者最大的代谢反应表现为代谢率为正常的 2 倍，分解代谢持续数月，结果导致免疫抑制、反复感染和伤口愈合差[21]。

糖 类 代 谢

手术和意外损伤可使反调节激素（针对胰岛素）皮质醇、儿茶酚胺和胰高血糖素分泌增加[61]，使肝加速性糖异生而出现内源性葡萄糖水平升高（图 106-5）。这种葡萄糖生成增加同时伴有外周组织对胰岛素抵抗引起葡萄糖利用减少以及高血糖症。血清胰岛素水平正常或升高能预防酮症，但是不足以预防高血糖症。一般认为高血糖症是确保以消耗葡萄糖为主细胞的葡萄糖供应，如伤口炎症细胞和免疫细胞。

胰岛素抵抗的定义是在血清胰岛素浓度正常或升高的情况下，葡萄糖清除功能障碍[98]。这种胰岛素抵抗见于外周组织中，可使胰岛素敏感性较健康对照个体下降 50%～70%，这可能是由于受体后缺陷而妨碍细胞摄取葡萄糖，其与手术大小、烧伤范围和脓毒症严重程度相关[98]。这种受体后缺陷可能是由于细胞内葡萄糖转运系统活性或非氧化葡萄糖处理功能受损（即肌糖原合成酶活性降低）所致[99]。胰岛素抵抗伴有蛋白质降解增加、线粒体功能不全、折叠蛋白在肌

浆内质网积聚，导致促凋亡状态[100-101]。胰岛素抵抗在择期开腹胆囊切除术后可持续达 3 周，严重烧伤后可达 3 年[100, 102-103]。内科 ICU 患者中，胰岛素抵抗程度与疾病的严重程度、体质量指数及高代谢程度相关[98]。

应激性疾病的患者尽管葡萄糖氧化途径完整，但是其氧化的葡萄糖总量可能降低（尤其在全身高代谢情况下），这是由于胰岛素抵抗限制了细胞葡萄糖摄取率。尽管对胰岛素浓度增加的增量反应仍能维持，但是每单位胰岛素浓度降低葡萄糖的能力明显低。即使出现胰岛素抵抗，但是由于非胰岛素介导的葡萄糖摄取增加以及大量葡萄糖（由于高血糖症）进入抵抗的胰岛素途径，使外周组织葡萄糖总摄入量往往正常或轻度升高。然而相对于血糖浓度及高代谢，这种摄入仍然低下。

葡萄糖能氧化生成 ATP、水和二氧化碳（CO_2）；能转化成糖原储存于肝和肌肉，或转化成脂肪。后者的过程称为脂肪生成，可见于肝和脂肪组织，但脂肪组织可能是脂肪生成的主要部位。正常情况下，糖类摄取可抑制脂肪氧化，增加葡萄糖氧化，并促进脂肪储存。人体的脂肪生成在数量上并不重要，因为脂肪生成效率低于脂肪氧化率。然而当糖类的摄入量超过能量消耗总量（TEE）时，脂肪生成就成为一个更重要的途径，呼吸商（RQs）可能超过 1.0，这表明净脂肪生成。作为以葡萄糖为基础的肠外营养（TPN）的一部分，重症患者静脉给予葡萄糖 4mg/(kg·min) 可部分地增加肝重新脂肪生成，尽管 RQ 仅为 0.90[104]。虽然一般认为在手术或脓毒症应激情况下，脂肪生成能力下降，但是依然有这种脂肪生成。脂肪生成减少可能继发于 TNF，它和其他物质一起能诱发脂肪前体细

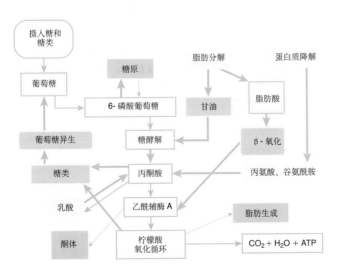

图 106-5 应激期间的代谢环境。内源性葡萄糖生成（糖异生）率大大提高。甘油（来自脂肪分解）、丙氨酸（来自蛋白质分解）和乳酸（来自创伤）为底物。由于胰岛素抵抗，用于产生能量（ATP）的葡萄糖减少，因此，脂肪酸 β-氧化成为主要的产能途径。外源性葡萄糖摄入并不减少糖异生率。由于胰岛素浓度正常或升高，所以酮体生成无明显增加。ATP：腺苷三磷酸

胞和脂肪细胞的凋亡。IL-1β 也可能抑制人体内脂肪细胞的脂肪生成。

脂类代谢

应激状态（如创伤、脓毒症）可改变脂类代谢。主要的改变是由于 β₂- 肾上腺素能兴奋增加而加快脂肪分解[105]。β₂- 肾上腺素能受体兴奋可增加 cAMP 浓度，进而通过蛋白激酶 A 和脂肪组织 TG 脂肪酶刺激激素敏感性脂肪酶的活性（图 106-6）[106]。内毒素可能通过炎症 IKKB/NF-κB 通路（IκB 激酶 - 核因子 κ 轻链 - 活化 B 细胞增强因子）刺激脂肪分解[107]。消瘦者对 β₂- 肾上腺素能兴奋的脂质分解反应大于肥胖者；β₃- 肾上腺素能受体在刺激人体脂肪分解中似

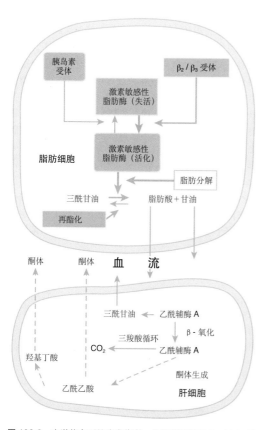

图 106-6 应激状态下的脂类代谢。儿茶酚胺兴奋 β₂ 与 β₃ 受体，激活激素敏感性脂肪酶，导致脂肪分解。游离脂肪酸被运送到肝并接受 β 氧化，是应激期间能量的主要来源（乙酰辅酶 A 净生成 130 个 ATP）。脂肪分解释放的甘油是糖异生的底物，可转化为葡萄糖。由于胰岛素浓度升高，并不增加酮体的产生。脂肪分解和再酯化增加，导致无效循环

乎也起到一定的作用。胰高血糖素、TNF-α、IL-1、INF-α 以及 INF-γ 浓度升高在刺激脂肪分解中可能起到作用[108]。IL-6 刺激骨骼肌中脂肪分解而不是脂肪细胞[109]。胰岛素抵抗有利于脂肪分解，因为胰岛素的抗脂肪分解效应减弱[98]。脂肪分解率具有组织区域性差异。内脏脂肪细胞的脂肪分解率最高，这是因为其 β₂ 与 β₃ 受体活性升高以及 α₂- 肾上腺素能受体活性降低。这种区域差异源自不同的脂肪干细胞[110]。在一定摄入水平下，受伤患者的 RQ 持续低于正常人，说明他们的脂肪氧化较多（表 106-2）。正常机体输注可引起净脂肪合成的葡萄糖并不能抑制受伤和脓毒症患者的脂肪氧化，导致负脂肪平衡。由于脂肪分解率大于脂肪氧化率，所以血浆游离脂肪酸浓度高。

应激期间快速的甘油和游离脂肪酸转换率反映了脂肪分解加速。脂肪分解增加使全身循环游离脂肪酸（FFA）的供给增加。然而转换率大于根据这些底物血浆浓度增加所预期的水平，这表明 FFA 再酯化为三酰甘油（TG）增加并且 TG 分解为 FFA 增加。一般认为这种 TG-FFA/ 甘油底物循环活性增加是应激期间高代谢的原因之一（图 106-7）。普萘洛尔抑制 β- 肾上腺素能受体可降低烧伤患者的脂质氧化和静息代谢率。腹部手术患者输注葡萄糖可增加交感神经系统活性，从而进一步增加脂肪分解。

应激状态下，脂肪氧化对静息能量消耗（REE）的相对作用增加，而葡萄糖氧化的作用下降。脂肪分解释放的游离脂肪酸进行 β 氧化，这是应激状态下患者产生 ATP 的主要途径（图 106-5 和图 106-6）。对食管切除术后患者的观察反映了这种情况，即随着患者的逐渐康复，脂肪氧化供能逐渐减少，而葡萄糖氧化供能增加。

蛋白质代谢

损伤和脓毒症代谢反应的特点之一是分解代谢（负氮平衡）。分解代谢是由于骨骼肌蛋白质分解加速所致，它提供了肝糖异生增加的一些底物（图 106-5）。生长抑素降低肝糖异生率，并不降低外周蛋白质分解率，这证实肝葡萄糖产生速度增加与外周蛋白质分解水平增加没有联系。氮的丢失程度与应激程度成比例，并随着患者康复而减轻。严重烧伤后，肌肉蛋白质分解和氨基酸释放增加近 2 倍。一般认为内分泌应激激素特别是皮质醇只能部分调节蛋白质分解增加；而其他介质如 TNF-α、IL-1、IL-6 和干扰素 -γ 可介导分解代谢活动[111]。就是由这些分解代谢介质与合成代谢激素（如胰岛素和 IGFs）之间的平衡决定了

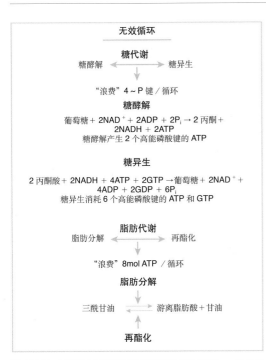

无效循环

糖代谢

糖酵解 ⟷ 糖异生

"浪费" 4 ~ P 键 / 循环

糖酵解

葡萄糖 + 2NAD⁺ + 2ADP + 2Pᵢ → 2 丙酮 +
2NADH + 2ATP
糖酵解产生 2 个高能磷酸键的 ATP

糖异生

2 丙酮酸 + 2NADH + 4ATP + 2GTP →葡萄糖 + 2NAD⁺ +
4ADP + 2GDP + 6Pᵢ
糖异生消耗 6 个高能磷酸键的 ATP 和 GTP

脂肪代谢

脂肪分解 ⟷ 再酯化

"浪费" 8mol ATP / 循环

脂肪分解

三酰甘油 ⟷ 游离脂肪酸 + 甘油

再酯化

图 106-7 应激反应时高代谢供能的两种无效循环。一种无效循环是通过不同酶同时催化的一组相反的反应,其中至少有一个反应是由腺苷三磷酸(ATP)水解供能,因此产热。脂质代谢循环中有净脂肪分解,而葡萄糖代谢循环中有净糖异生。ADP,腺苷二磷酸;GDP,鸟苷二磷酸;GTP,鸟苷三磷酸;NAD⁺,烟酰胺腺嘌呤二核苷酸;NADH,烟酰胺腺嘌呤二核苷酸(还原态);Pᵢ,磷酸葡糖异构酶

分解代谢的程度。骨骼肌蛋白质分解有许多重要的代谢途径,包括溶酶体组织蛋白酶和泛素介导的蛋白质降解通路[111-112]。肝通过增加 α- 氨基氮(尿素)清除也促进分解代谢。手术后该转化速率翻倍。联合应用依托咪酯、生长抑素以及胸段硬膜外麻醉下阻断胰高血糖素和皮质醇的分泌可降低该清除率,说明了胰高血糖素及可能的皮质醇和传入神经反射在该过程中的作用。

应激期间骨骼肌蛋白质合成活性的研究结果并不一致。Constantin 等研究表明,无论输注生理盐水还是 TPN,蛋白质分解都增加,并且骨骼肌蛋白质合成均减少(如开腹胆囊切除术后 24h 降低 31%)[112]。蛋白质代谢紊乱严重,因为开腹胆囊切除术后给予 TPN 并不减少术后 24h 肌肉蛋白质合成。手术过程中肝活检证实,手术 20min 后肝蛋白质合成受到抑制,且随手术进程进一步下降。肠上皮细胞、免疫细胞和角质形成细胞等快速复制细胞的组织也表现为蛋白质合成

减少。其他研究声称,净负氮平衡是由于蛋白质分解加速,超过了蛋白质合成增加所致[113-114]。

创伤和手术后长时间卧床休息的有害影响可进一步加剧应激激素和细胞因子导致的蛋白质代谢紊乱。正常志愿者卧床休息 28 天可导致腿部肌肉量丢失 0.4kg,腿部伸展力降低 23%[115]。当给这些卧床休息的志愿者应用模拟疾病或创伤期间皮质醇浓度的氢化可的松时,腿部瘦体组织丢失增加 3 倍以上(1.4kg),这占腿部肌肉量的 6%,相当于全身瘦体组织丢失 4kg。此外,腿部伸展力量也降低 28%。与卧床休息前相比,肌肉蛋白质合成率下降,而肌肉蛋白质分解率维持不变[116]。相比之下,钝性创伤患者全身瘦体组织平均丢失超过 6.4kg,因为这些患者处于蛋白质分解状态,而且蛋白质合成也减少。长期卧床制动可加重应激患者肌肉量丢失和虚弱。因此,早期运动和锻炼是治疗的重要部分。

应激期间,肝急性相蛋白如纤维蛋白原、结合珠蛋白、补体、免疫球蛋白、血清淀粉样蛋白 A 和 CRP 等合成增加[117]。内源性皮质类固醇(它们不能独立启动该反应)浓度升高与 IL-1β、TNF-α 和 IFN-γ 一起刺激急性期蛋白的分泌。这些细胞因子通过肝巨噬细胞诱导 IL-6 分泌,其通过与皮质醇的协同作用,经由转录激活因子 3(STAT3)的信号转导,促进急性期蛋白的产生[117]。同时,IL-6 及皮质类固醇启动负反馈回路,抑制单核吞噬细胞产生 IL-1β 和 TNF-α。细菌感染触发的急性期反应强于病毒感染。急性期蛋白增强机体抵抗感染的能力,可刺激伤口愈合及改善止血。纤维蛋白原增加可以增加凝血能力和血浆黏度[118],这也是红细胞沉降率作为一项非特异性诊断测试疾病活动性的原因。由于 CRP 浓度急剧增加,故其常用于衡量急性期反应和应激程度(如髋关节置换术后第 2 天,其浓度从 <6mg/L 上升至 >200mg/L)[69]。

急性期蛋白合成增加的同时,白蛋白、转甲状腺素蛋白(前白蛋白)、视黄醇结合蛋白和转铁蛋白等结合蛋白的合成减少。结合蛋白合成及其血浆浓度降低可升高游离激素和电解质的血浆浓度及生物利用度。如上所述,皮质醇结合球蛋白与白蛋白血浆浓度的下降可增加游离皮质醇的浓度。白蛋白浓度(半衰期 21 天)降低是由于合成减少、增加的细胞外液再分布和转换率较大所致。因此,白蛋白浓度的短期变化并不反映其合成的变化。通过测定短半衰期蛋白(如前白蛋白,半衰期 2 天)评价营养状态。然而,这也有诸多限制,因为这些蛋白质浓度在肝衰竭时下降,而在肾衰竭时增加。

表 106-2　能量消耗和热卡需求

能量消耗（定义）

基础能量消耗（BEE），也称为基础代谢率（BMR）：清醒时禁食 12h，恒温环境（25℃）下测得的能量消耗。

食物的产热作用，也称为特殊动力作用：食物摄取后的能量消耗。饭后能量消耗可能增长 5%～10%。

静息能量消耗（REE）：仰卧位休息睁眼时的能量消耗。如果在进餐数小时内或连续输注营养物质如连续输注 TPN，则包括食物产热作用。约比 BEE 大 10%。

睡眠能量消耗（SEE）：即睡眠期间的能量消耗，它通常比 REE 小 10%～15%。

活动能量消耗（AEE）：即体力活动期间的能量消耗。最大运动量时能比 BEE 大 6～10 倍。

环境温度：处于寒冷环境的患者能量消耗增加使体温上升。通过寒战和增加棕色脂肪代谢（新生儿）而使体温上升。

发热：体温每升高 1℃，代谢率增加 10%（或每 °F 增加 7%）。

总能量消耗（TEE）：指 24h 总能量消耗，也就是睡眠、休息和活动期间能量消耗总和。

估计静息能量消耗

1. Harris-Benedict 公式

　　男：eBEE (kcal/d)$=66+(13.7 \times W)+(5 \times H)-(6.8 \times A)$

　　女：eBEE (kcal/d)$=655+(9.6 \times W) + (1.7 \times H)-(4.7 \times A)$

　　eREE $=$ eBEE × 应激因素

　　eTEE $=$ eREE × 活动因素

　　eBEE，估计基础能量消耗；W，体重 (kg)；H，身高 (cm)；A，年龄 (years)；eREE，估计静息能量消耗；eTEE，估计总能量消耗。

2. 应激因素

　　自主呼吸的无镇静患者：

　　　　大手术：15%～25%

　　　　感染：20%

　　　　长骨骨折：20%～35%

　　　　营养不良：减少 10%～15%

　　　　烧伤：视程度，最大达 120%

　　　　脓毒症：30%～55%

　　　　严重创伤：20%～35%

　　　　慢性阻塞性肺疾病（COPD）：10%～15%

　　　　机械通气的镇静患者：减少 10%～15%

3. 活动因素

　　机械通气的镇静患者：0～5%

　　机械通气（辅助通气）的患者：5%～10%

　　长期卧床、自主呼吸的无镇静患者：10%～15%

　　坐在椅子上：15%～20%

　　自由活动患者：20%～25%

测量能量消耗

间接测热法包括测量氧耗量（Vo$_2$）和二氧化碳产量（Vco$_2$）。气体交换法用于测量 Vo$_2$ 和 Vco$_2$，而 Fick 法只能用于测量 Vo$_2$。

Weir 方程：能量消耗（EE）(kcal/d) $= 1.44 (3.9 \times Vo_2) + (1.1 \times Vco_2)$

静息时测量得出 REE

计算 TEE：TEE $=$ REE × 活动因素

连续测量 24h 可得出 TEE

测量氮平衡

氮平衡 $=$ [氮摄入] $-$ [氮排出]；负平衡 $=$ 分解代谢；正平衡 $=$ 合成代谢

而 [氮摄入] $=$ 24h 通过肠内或肠外摄入的所有蛋白质 / 氨基酸

[氮排出] $=$ [UUN $+ 4 +$ EL]

UUN，24h 尿中的尿素氮；4，平均粪便及皮肤丢失量（g）；EL，过量丢失，如富含蛋白质的引流液（如脓液）。

6.25 g 蛋白质 / 氨基酸 $=$ 1 g 氮

患者每日热卡需求	按测量或估计 REE 计算	按体重计算
机械通气的镇静患者	(1.0～1.2) ×REE	20～24 kcal/kg
机械通气的无镇静患者	1.2×REE	22～24 kcal/kg
自主呼吸的危重患者	(1.2～1.3) ×REE	24～26 kcal/kg
自主呼吸的病房患者（维持）	1.3×REE	24～26 kcal/kg
自主呼吸的病房患者（补充量）	(1.5～1.7) ×REE	25～30 kcal/kg

增加 1 磅重的体重，约需要超出 TEE 3500 kcal 的能量

表 106-2 续

呼吸商	能量 (kcal/g)	呼吸商值 (RQ)*
糖类	4.0	1.00
右旋糖（葡萄糖）	3.4	1.00
脂肪	9.0	0.70
蛋白质	4.0	0.80
乙醇	7.0	0.67
脂肪生成		8.00

RQ, 静息时 CO_2 生成量与 O_2 消耗量的比值。
* 全身呼吸商受糖类、脂肪和蛋白质氧化以及脂肪生成的相对总量的影响。例如，当患者以100ml/h 的速度输注 5% 葡萄糖 4 天，其全身呼吸商为 0.77～0.8，反映以脂肪和蛋白质氧化为主要的能量来源状态。全身呼吸商大于 1 表示净脂肪生成。人类即使糖类摄入量极高，通常也不会出现呼吸商高于 1.2～1.3

能 量 消 耗

代谢消耗葡萄糖和脂肪酸等燃料，产生含能量的化合物（如 ATP）以用于许多耗能的机体功能。进食的主要功能之一是补充这种燃料。以热能形式释放的能量总量直接地反映消耗燃料的总量（直接热卡测定），而以消耗 O_2、生成 CO_2 和尿素氮排出总量间接地反映消耗燃料的总量（间接热卡测定）。每天总能量消耗（TEE）的组成概述于表 106-2。每日应摄入的热卡应满足日常的能量消耗。摄入量超过 TEE 可导致脂肪蓄积和体重增加，而摄入量持续小于 TEE 可引起体重下降。

应激性疾病患者的代谢环境改变可增加静息能量消耗（REE）。对术后自主呼吸、创伤、感染和烧伤患者的大多数研究认为，其 REE 高于由 Harris-Benedict 方程所估计的静息能量消耗（eREE）（表 106-2）[120-122]。而作为适应性反应的一部分，饥饿或半饥饿状态的患者的结果截然相反，其 REE 下降。

测量术后自主呼吸患者的能量消耗（间接测热法）显示其 REE 大于 eREE。择期手术患者 REE 较 eREE 高 10%～20%，而脓毒症患者 REE 较 eREE 高 20%～40%（尽管有报告脓毒症后该值可高达 80%）。长骨骨折患者 REE/eREE 往往高于类似损伤程度但无骨折的患者。REE 高峰约出现在术后第 3 天，而危重创伤或危重烧伤患者的高代谢可能持续长达 3～4 周。烧伤患者可表现为极端高代谢状态（REE 较 eREE 高 120%），其高代谢程度与烧伤的范围和严重程度呈正比 [123]。老年患者（>60 岁）高代谢表现较少（参见第 80 章）。

术后机械通气和创伤患者的 REE 增高要低于自主呼吸患者，因为前者正接受镇静剂和（或）肌肉松弛剂，两者均可使 REE 下降 20%[124]。这些患者测得的 REE 往往为 eREE 的 ±（10%～16%）[125-126]。这些患者无高代谢的另一个原因是，机械通气控制呼吸时没

有或很少有呼吸做功。随着患者开始自主呼吸，由于呼吸做功增加及镇静减轻，其 REE 上升。机械通气撤机时，随着患者越来越依靠其自主呼吸维持，且镇静停止，出现焦虑，其能量消耗进一步增加 [127]。然而，重要的是要注意这些极危重的 ICU 患者体内滞留了大量的复苏液（第三间隙），使其体重增加达 10%～12%。由于水肿液无代谢活性，在 Harris-Benedict 方程中应用当前体重而不是损伤前体重，可能高估 eREE，从而低估了高代谢的程度 [128]。

应激期间高代谢的原因有多种。发热可导致能量消耗增加，体温每增加 1℃，能量消耗增加 11%。此外，糖异生和尿素生成等耗能过程增加的作用可增高代谢率。正常机体输入儿茶酚胺可增高代谢率[129]。这种增高的程度甚至大于联合输注皮质醇、胰高血糖素与儿茶酚胺。头部损伤患者显著的高代谢主要是由于交感神经系统的激活。这也见于其他类型的颅内病变。例如，蛛网膜下腔出血后至少持续 5 天，REE 比 eREE 高 18%。高热引发的寒战可使能量消耗明显增加（>200%），因此可使用镇静药和（或）神经肌肉阻滞剂处理。这种能量消耗增加也曾归因于蛋白质氧化与合成增加。然而，据报道择期手术后患者即使蛋白质转换增加，能量消耗也只有轻度变化。促使高代谢的另一个过程是无效底物循环（图 106-7）。β- 肾上腺素能阻滞剂可以降低脂肪分解／重新酯化的无效循环速率，从而降低烧伤儿童的 REE。无效循环增加的目的是使患者灵活地迅速适应能量底物需求的变化。

环境因素也可能影响能量消耗。环境温度和湿度升高可通过减少蒸发丢失来降低烧伤患者的 REE，从而减少产能以维持体温。

对脓毒症的代谢反应

与择期手术短期应激及其后的恢复期不同，脓毒

症以持续应激性刺激伴有全身影响为特点，可导致多器官系统功能障碍。脓毒症期间所观察到的基本代谢反应类似于重大手术、烧伤、创伤后以及重大非感染性疾病如胰腺炎和严重输血反应（如削弱胰岛素对脂肪分解和糖异生的抑制作用）[130]。但是脓毒症进一步表现为由细菌及其成分诱发和持续存在额外的代谢、炎症、免疫和凝血反应[131]。在感染性危重创伤患者血浆蛋白质组谱中发现较大量的补体和凝血蛋白证实了该观点，而无感染的危重创伤患者则不存在这种结果[79]。这种生化差异很重要，因为它们可能作为生物标志物用于早期检测活动性感染，并可用于鉴别脓毒症或脓毒性休克与全身炎症反应综合征（框106-1）[132]。

框 106-1　全身炎症反应综合征和脓毒症鉴别标准

全身炎症反应综合征（SIRS）
符合下列 2 项及 2 项以上标准：
1. 体温：> 38℃ 或 < 36℃
2. 心率：> 90 次/分
3. 呼吸频率：> 20 次/分 或外周动脉血 CO_2 分压（$PaCO_2$）：< 32mmHg
4. 白细胞（WBC）计数：> 12 000mm³ 或 < 4000mm³ 或未成熟形态 > 10%

脓毒症
SIRS 加上确切的感染部位（局部生物培养阳性）。血培养不必阳性。尽管 SIRS、脓毒症和脓毒性休克通常伴有细菌感染，但不一定有菌血症。

严重脓毒症
脓毒症伴有器官功能障碍、异常低灌注或低血压
异常低灌注包括但不限于：
1. 乳酸酸中毒
2. 无尿
3. 急性意识状态改变

脓毒性休克
即使给予液体复苏，仍存在脓毒症导致的低血压及异常低灌注

作为先天性免疫宿主防御系统的一部分，Toll 样受体（一组模式识别受体）可识别细胞外或吞噬体信号分子，包括病原体相关性分子模式（PAMP）即细菌、病毒、真菌和原生动物的产物，或损伤细胞释放的细胞内蛋白白质［损伤相关分子模式（DAMPs），如高迁移率族蛋白 -1][133]。除了 Toll 样受体，还有胞浆内可识别细胞内 PAMPs 的 NOD 样受体和识别病毒 RNA 的 RIG-1 样受体[134]。刺激 Toll 样受体可激活免疫细胞的转录因子 NF-κB 和 JNK（c-Jun 氨基末端激酶），从而启动基因编码促炎因子的转录。Toll 样受体基因缺陷的小鼠仍然死于脓毒症，表明脓毒症期间有多种激活途径。感染类型影响炎症反应的性质。革兰氏阴性菌内毒素（脂多糖）诱导 TNF-α、IL-1 和 IL-6 的产生，而由革兰氏阳性菌引起的 IL-8 增加远超

出 TNF-α、IL-1 和 IL-6 的增加[135]。此外，无菌炎症产生的 Toll 样受体基因表达与脓毒症不同[136]，而感染性休克与严重脓毒症引起细胞因子的特征不同[137]，病毒感染与细菌感染的特征不同。

危重症相关皮质醇不足是指相对于疾病严重性来说血清皮质醇活性不足，据报道这在脓毒症患者中经常发生[138]（参见第 101 章）。皮质醇浓度可能处于超常范围，并且可能因额外 ACTH 刺激而反应性增加。危重症相关皮质醇不足在临床通常表现为对液体及血管加压素治疗的反应性降低，这通常也与病死率增加有关。这种相对性肾上腺皮质功能不全是急性自限性的，因为它随着急性疾病消退而恢复。其病因不明，可能是由于 ACTH 水平或皮质醇分泌减少和（或）组织器官对糖皮质激素敏感性降低所致[139]。因此，面临的挑战是找到可轻松快速地鉴别此类患者的途径，并确定糖皮质激素替代是否能改善结果[138]。在一项多中心、随机、双盲、安慰剂对照试验中，对感染性休克患者给予安慰剂或小剂量激素（如每 6h 静脉注射氢化可的松 50mg 连续 5 天，随后 5～6 天逐渐减量），对 ACTH 有反应和无反应两组的死亡率并无差异。尽管氢化可的松比安慰剂能更迅速地扭转休克，但发生二重感染、出血和高血糖的事件更多[139-141]。

应激反应的调理

虽然应激反应演化为协助机体对即刻危险做出反应的机制，但是其作用可能不利于手术或脓毒症患者。如针对阻止急性出血的高凝状态可能导致卧床患者深静脉血栓形成和肺动脉栓塞。而且，过度应激状态下，细胞因子和应激激素的产生可引起长时间的分解代谢，导致脂肪和肌肉丢失，造成患者虚弱和疲劳。这种虚弱和疲劳加上应激相关性免疫功能紊乱可增加感染易感性。

应激反应的有害后果增加了人们对终止其出现和（或）作用的兴趣。但是，有必要考虑应激反应调理的目标是完全消除或只是减弱这种反应。通过消除应激反应，则低血容量时通过儿茶酚胺维持血压或刺激细胞因子生成以提高免疫力等这些有益作用可能丧失。因此，部分或选择性抑制这种反应可能更合理。这样，可能部分地保留一些反应，如对低血容量的心血管反应。减少应激反应某些后果的其他优点包括减少分解代谢和脂肪分解的程度，从而减少肌肉与脂肪量的丢失。在脓毒症患者中尝试过的一种办法是选择性介质阻滞。在脓毒症和脓毒性休克期间，抗细胞因子疗法（如抗 TNF 抗体、IL-1 受体拮抗剂）就是一个主要例

子。这种疗法的结果令人失望，因为该疗法不仅证实没有改善患者生存率，而且在某些情况下甚至降低生存率。失败的可能原因包括针对单一介质的阻断可能不足以阻断大范围进行中的生物级联反应。另一个可能的原因是，细胞因子产生有益的免疫增强作用以协助机体对抗感染。因此，阻碍这些作用可使免疫功能下降，导致死亡率上升。所以，任何试图调理应激反应的方法必须监测其有害作用。

手术前应激反应

择期手术患者往往面临术前焦虑，这是一种与下丘脑 - 垂体轴和可能的细胞因子低水平激活相关的心理应激状态。这种早期激活的证据来自有人观察到患者获知手术信息后唾液皮质醇上升 50%。其他研究表明，术前 β- 内啡肽和肾上腺素浓度均增加。目前还不清楚这种已经存在的应激反应激活对随后手术引起的应激反应是否有叠加作用（参见第 38 章）。

术前用药以缓解焦虑，从而减轻应激反应。术前用咪达唑仑可缓解焦虑，减少术中肾上腺素分泌，可能还可减少去甲肾上腺素和皮质醇等的分泌。虽然目前还不清楚苯二氮䓬类药物如何发挥其作用，但是接受苯二氮䓬类药物的患者对外源性 ACTH 刺激下可反应性产生皮质醇，这支持较高水平苯二氮䓬类药物对下丘脑或垂体发挥其作用的观点。术前大量用药，即联合应用阿片类药物与抗组胺药物或联合应用阿片类药物、抗胆碱药与苯二氮䓬类药物削弱血清儿茶酚胺、AVP、ACTH 和皮质醇增加的效果优于只给予苯二氮䓬类药物。给予松果体分泌的褪黑激素作为术前用药可缓解焦虑 [142]。也有人研究了非药物方法来缓解焦虑。应用音乐、视频眼镜和智能手机等可减轻术前焦虑，因此可能具有实际应用价值 [143-143c]。

麻醉前禁食是减少肺误吸风险的可行方法（参见第 38 章）。有些患者术前禁食 8 ~ 12h。这种方法已经受到质疑，因为患者到手术室时已处于低胰岛素和高水平胰高糖素导致的糖原分解饥饿状态。患者随后处于手术应激导致的胰岛素抵抗、分解代谢和糖原异生状态。目前的指南允许术前 2h 进食清淡流质。该指南引发了术前 2 ~ 3h 给予糖类（如 50g）或糖类 - 蛋白质混合物（如 50g 糖类 +15g 谷胺酰胺）的兴趣，从而增加胰岛素浓度和降低胰高血糖素水平，由此缓解术后胰岛素抵抗和分解代谢程度 [144-148]。小样本研究显示给予这些食物可降低术后胰岛素抵抗，减少蛋白丢失和保护线粒体功能 [146-148]。meta 分析认为与安慰组相比，术前给予糖类可能是安全的，并可削弱术后

胰岛素抵抗，但此研究样本量较少 [149]。给予糖类是"快速恢复外科（ERAS）"项目的一部分，其还包括胸段硬膜外麻醉或镇痛、无胃肠减压和早期恢复经口进食等。meta 分析提示这可减少开腹结肠手术后所有（而不是主要）并发症和住院时间 [150-151]。对 17 项研究的系统回顾显示术前给予富含糖类的饮料可减少术后胰岛素抵抗，并缓解焦虑和恶心呕吐，但没有证据提示可防止肌肉组织消耗 [151a]。

术中应激反应

应用麻醉药物调理术中应激反应取决于多种因素，包括麻醉与手术类型。由于几乎不可能将麻醉药本身的作用与手术损伤所产生的应激反应分开，所以研究一般是比较在特定的外科手术期间两种或多种麻醉方案对总体应激反应的影响。

吸入麻醉药

挥发性麻醉药抑制激素应激反应的程度最小，并且对手术刺激导致的反向生化反应（如脂肪分解）基本没有作用。尽管挥发性麻醉药中恩氟烷阻断术中儿茶酚胺激增的作用最强，但挥发性麻醉药是否能够防止手术诱导儿茶酚胺分泌的证据相互矛盾。无论是否手术，氟烷和异氟烷都不会影响血清皮质醇的浓度。在腹部子宫切除术中用双频指数（BIS）监测七氟烷麻醉深度在 50 和 25 的情况下，术中皮质醇和血糖水平没有区别 [152]。然而，七氟烷可减弱皮质醇和 ACTH 对腹腔镜下卵巢囊肿摘除术的反应 [153]。吸入麻醉下头颈部长时间（> 10h）手术期间，异氟烷 / 笑气或七氟烷 / 笑气麻醉下，血浆皮质醇、ACTH、胰岛素或胰高血糖素浓度无任何差异；但是吸入七氟烷时，肾上腺素和去甲肾上腺素浓度在手术期间降低，而在术后升高 [154]（参见第 26 章）。

静脉麻醉药

一些静脉麻醉药可部分地改变应激反应的内分泌与代谢性成分。硫喷妥钠（5.0 ~ 5.1mg/kg）并不能防止插管后儿茶酚胺浓度增加。然而，许多研究表明，插管时使用丙泊酚（2.0 ~ 2.2mg/kg）而不是硫喷妥钠，肾上腺素和去甲肾上腺素的浓度较低。这是由于丙泊酚具有抑制儿茶酚胺分泌的内在特性，其可能通过减少嗜铬细胞释放儿茶酚胺起作用。丙泊酚（1.5 ~ 2.5mg/kg）也会降低插管过程中的皮质醇浓度。依托

咪酯除了降低高血糖外并不影响代谢反应，这是由于依托咪酯通过阻止皮质醇与醛固酮的合成而抑制肾上腺皮质反应。

与苯二氮䓬类相比，α_2-肾上腺素能受体激动剂可乐定和右美托咪啶能更有效地减轻插管和术中应激引起的血流动力学与儿茶酚胺反应。α_2-受体激动剂通过减少中枢与周围神经释放去甲肾上腺素而减轻应激反应。术前口服可乐定 $4.5\mu g/kg$ 可降低术中血浆儿茶酚胺浓度。类似的剂量不仅降低血浆，也能降低脑脊液（CSF）中 TNF-α 和去甲肾上腺素的浓度[155]。该剂量也可减弱小手术术中和术后的高血糖反应。可乐定是否也可降低皮质醇反应仍不明了[156]。此外，α_2-激动剂如右美托咪啶并不抑制类固醇生成[157]（参见第 30章）。

阿片类药物

阿片类药物能减轻应激反应。芬太尼（$50\mu g/kg$）加上氟烷和氧化亚氮可避免兔子宫切除术时通常出现的皮质醇和 GH 的升高，并使葡萄糖正常。吗啡（$1.0mg/kg$）可降低腹部手术时 GH 和皮质醇的升高。然而，另有研究表明，相同剂量的吗啡并不能抑制类似手术过程中 GH 分泌的增加。有一些研究但不是全部提示，阿片类药物也可减少细胞因子生成[65, 158-159]。与异氟烷麻醉相比，丙泊酚-阿芬太尼麻醉可使 IL-6 浓度更低。有人认为 IL-6 浓度较低是由于阿片类药物可与单核细胞受体结合，降低细胞内 cAMP 浓度。cAMP 对单核细胞分泌 IL-6 是必需的。然而与七氟烷和七氟烷-芬太尼麻醉相比，丙泊酚-瑞芬太尼并不总是抑制 IL-6 的升高[158-159]。与小剂量瑞芬太尼 [$0.25\mu g/(kg\cdot min)$] 加上七氟烷麻醉相比，大剂量瑞芬太尼 [$1.0\mu g/(kg\cdot min)$] 输注加上七氟烷可降低 ACTH、皮质醇、肾上腺素、去甲肾上腺素和 ADH 对应用肢体止血带的反应[159a]。

在心脏手术期间，阿片类药物抑制应激诱发的反应最为明显。虽然大剂量芬太尼（$50\sim200\mu g/kg$）和吗啡（$2\sim4mg/kg$）可防止体外循环前儿茶酚胺和皮质醇的增加，但是体外循环期间儿茶酚胺和皮质醇浓度仍增加。同样，大剂量舒芬太尼（$12\mu g/kg$ 诱导、切皮前 $3\mu g/kg$、体外循环前 $5\mu g/kg$）可抑制体外循环前儿茶酚胺、皮质醇和 AVP 的增加，但是未能减轻其在体外循环手术中及术后的增加。体外循环逆转阿片类药物抑制应激反应的作用是由于非搏动血流、转流环路的人工表面、肾素和血管紧张素释放、低温以及血浆阿片类药物浓度的稀释所致。

阿片类药物抑制应激反应的机制仍不明了。一种理论认为这种作用是通过下丘脑和垂体阿片类受体所介导。这种理论已受到质疑，因为舒芬太尼对脑阿片受体的亲和力远远大于芬太尼，但是芬太尼与舒芬太尼对应激反应的影响相近。静脉注射（$50\mu g$，然后每 $30min$ 追加 $20\mu g$）和鞘内注射高剂量（$150\mu g$）舒芬太尼均能减弱全身麻醉下腹部重大手术患者术中肾上腺素与去甲肾上腺素的反应。然而，只有鞘内注射组术中 ACTH 与皮质醇的反应减弱。因此，舒芬太尼的独特作用可能只在鞘内给药时明显[160]。

全身麻醉无疑可预防更强的应激反应，使患者感觉不到手术的不适和疼痛，但是它不能完全消除应激反应的许多表现，因为麻醉并不能减少或消除损伤区的传入神经冲动。此外，全身麻醉并不改变伤口区域内所产生的 IL-6 和 TNF 等细胞因子的作用（参见第 30 章）。

椎管内麻醉

椎管内麻醉比全身麻醉能更有效地减轻应激反应（参见第 56 章）。这种麻醉改变术中应激反应的能力取决于阻滞水平、手术位置以及所用药物。硬膜外麻醉下肢手术术中儿茶酚胺浓度低于全身麻醉[100]。这种儿茶酚胺减少可能是由于阻断了传入神经的刺激冲动，从而减少下丘脑激活交感神经系统和肾上腺髓质。下丘脑激活减少的进一步证据是，T4 水平的硬膜外麻醉可成功地削弱 TSH 的增加。同样，硬膜外麻醉下阴道手术可减少通常的 AVP 增加。

椎管内麻醉的下腹部和下肢手术可降低或消除手术的高血糖反应，这可能是由于肾上腺素反应降低或（和）肝交感路径阻滞而导致肝糖原分解的刺激减弱所致。下腹部手术时，硬膜外阻滞降低交感神经与肾上腺活性还可防止术中游离脂肪酸和甘油（脂肪分解）的正常性增加。交感神经阻滞降低术中脂肪分解的进一步证据是，在腹股沟疝修补术期间，只有当脊髓麻醉平面到达 T1～T3 感觉平面时，脂肪分解才减少。椎管内阻滞对皮质醇分泌的影响仍不太明了。虽然下腹部手术期间椎管内麻醉可减轻应激引起的皮质醇反应，但是这种抑制的程度是否与其他激素的抑制类似仍不清楚。可能因硬膜外麻醉不能改变 IL-6 对腹部手术的反应，从而不能完全减少应激反应，这提示 IL-6 分泌既不是由伤害性刺激所介导，也不受交感神经阻滞的影响。IL-6 增加垂体 ACTH 的分泌，从而刺激皮质醇分泌。脊髓损伤患者接受损伤平面以下的手术时，会出现类似的儿茶酚胺和皮质醇分泌减少[161]。

椎管内麻醉减轻下腹部手术应激反应的效果比上

腹部或胸腔手术明显。T3～T4 平面的硬膜外阻滞是否能抑制上腹部手术时儿茶酚胺和皮质醇浓度激增仍有争议。上腹部或胸部手术期间高达 C6 的硬膜外阻滞并不影响皮质醇反应。对胃切除术期间阻滞平面从 T3～T4 扩展至 L1～T12 可显著降低皮质醇反应这个假说仍存在争议。同样，仍不确定上腹部手术时硬膜外阻滞是否能改变脂质或蛋白质代谢，尽管它似乎可部分抑制高血糖反应 [162]。事实上，区域麻醉不能抑制上腹部刺激诱发的应激反应是因为不能完全阻断传入交感神经，以及不能阻断迷走神经传入通路、膈传入神经或局部释放体液物质所致。另有研究提示，区域麻醉不能完全阻断传入刺激，从而不影响下丘脑－垂体－肾上腺轴，因为硬膜外诱导的交感神经阻滞并不能完全阻断神经传导，但是只能削弱其传导。与单独硬膜外麻醉相比，上腹部手术期间联合硬膜外与内脏阻滞（丁哌卡因直接注入内脏神经丛）可明显降低儿茶酚胺反应和血浆皮质醇浓度，由此支持了上述假说。同样，与硬膜外麻醉相比，脊髓连续输注局麻药更有效减轻上腹部手术时皮质醇与血糖反应，这可能是因为传入神经阻滞效果更好。

硬膜外麻醉不能减轻上腹部手术应激反应的另一种可能解释是经未阻断的迷走传入神经传递刺激。然而，迷走神经阻滞或迷走神经切断术后并未见应激反应减弱。膈神经参与其中的证据显示，上腹部手术时硬膜外阻滞达 C3～C4 皮区水平时抑制 ACTH 与 AVP增加的效果比 C8～T2 皮区阻滞水平明显。

区域麻醉时所用药物也会影响其对应激反应的作用。硬膜外阿片类药物并不能防止儿茶酚胺激增。2- 氯普鲁卡因和丁哌卡因可抑制儿茶酚胺浓度增加，而利多卡因无此效应。这种差异可能是由于利多卡因的中枢刺激作用所致。

联合全身麻醉与椎管内麻醉

如果全身麻醉有足够深度以缓解气管内导管的刺激，且椎管内麻醉足以阻断手术部位的传入信号，则联合全身麻醉与椎管内麻醉应该可减轻应激反应。与单独全身麻醉（七氟烷 - 瑞芬太尼）相比，全身麻醉联合罗哌卡因 - 舒芬太尼胸段硬膜外麻醉可明显降低耻骨后前列腺癌根治术中及术后皮质醇、肾上腺素和去甲肾上腺素浓度增加 [163]。结直肠手术应用地氟烷－硬膜外麻醉（感觉阻滞平面 T4～S1）和地氟烷 - 瑞芬太尼麻醉时，葡萄糖生成和高糖血症均少于单纯使用地氟烷 [164]。与单独全身麻醉相比，胸段硬膜外麻醉联合全身麻醉（异氟烷）下行上腹部手术时，血浆皮质醇、肾上腺素和 IL-10 水平较低 [165]。

人们广泛研究了联合全身麻醉与硬膜外麻醉对接受冠状动脉旁路移植术患者的影响。与只接受大剂量芬太尼的对照组相比，冠状动脉旁路移植术期间给予芬太尼复合胸段硬膜外丁哌卡因［每 4h 给予 10mg（5mg/ml）］麻醉的患者术中（包括体外循环期间）和术后肾上腺素与去甲肾上腺素水平平均较低。而皮质醇反应是否也减轻的结果却不一。虽然并不影响细胞因子的反应，但 CRP 和纤维蛋白原而不是肌钙蛋白 -I水平却在术后 16～24h 下降 [166]。与全身麻醉加术后吗啡患者自控镇痛（PCA）相比，在无体外循环心脏手术患者术后（12～48h），全身麻醉联合硬膜外麻醉并术后持续硬膜外镇痛可降低 IL-6 和 IL-8，而不是皮质醇和肌钙蛋白 -I [167]。尽管在体外循环冠状动脉旁路移植术中硬膜外麻醉联合全身麻醉可降低应激反应，但 meta 分析并没有证实其可减少心肌梗死或降低死亡率 [168]（参见第 56 章）。

体温调节

减少应激反应的另一种方法是维持围术期正常体温（参见第 54 章）。术中低体温随后术后复温可刺激应激反应。低温患者（核心温度 35.3℃）术后血浆去甲肾上腺素与肾上腺素浓度高于温暖对照组 [169]。这些儿茶酚胺浓度升高部分是由于术后复温时寒战及血管扩张导致的低血压所致。推测儿茶酚胺升高是低体温患者血管手术后心肌缺血发生率较高的原因之一。因此有诸多理由保持术中患者温度正常。

术后阶段

麻醉对术中应激反应的抑制作用常因麻醉苏醒而消失，这是由疼痛、意识恢复以及一系列引起应激的事件（如气管拔管、寒战）所致（参见第 96 章）。异氟烷麻醉手术后立即出现血浆 ACTH 和皮质醇过度升高证明了这种术后应激反应的存在。同样，七氟烷 -笑气麻醉后，气管拔管后出现皮质醇、ACTH 和儿茶酚胺峰浓度，提示麻醉苏醒的应激强度大于手术。七氟烷麻醉时因为其典型的快速苏醒特点，这种现象可能特别明显。与这种儿茶酚胺浓度明显升高相关的是心肌梗死发病率升高，在术后 24～48h 达峰水平。

与吸入麻醉药一样，静脉麻醉药实施的全身麻醉也不能防止术后应激反应。静脉阿片类药物麻醉并不能减弱术后远期（>3h）的应激反应。体外循环心脏手术后患者给予丙泊酚深度镇静 12h 的研究进一步证实，麻醉苏醒可消除麻醉对应激反应的抑制作用。与对照组相比，这种镇静可减少皮质醇与儿茶酚胺的上升，同时减少心动过速和高血压。然而，一旦停用丙泊酚，激素浓度即上升，表明深度镇静只是延迟应激反应的出现[170]。因此，除非在苏醒与拔管期间及其之后应用药物持续抑制应激反应，否则术后就肯定会出现应激反应。

下腹部手术后，通过硬膜外导管给予局部麻醉药连续术后镇痛可减轻这种应激反应。例如，结直肠外科手术后24h内连续硬膜外镇痛（感觉阻滞T4～S5）可有效削弱儿茶酚胺的增加，但是对皮质醇浓度无效。子宫切除术后24h内采用类似方案的患者血糖和游离脂肪酸浓度低于全身麻醉者。而且，髋关节置换术应用硬膜外24h给予局麻药（感觉阻滞水平T10）患者的氮节约优于单纯全身麻醉患者。这只见于术后局部麻醉药提供镇痛的情况下，而不是麻醉情况下。同样，髋关节置换术采用联合腰硬麻醉及术后硬膜外镇痛（罗哌卡因 - 舒芬太尼）可引起术后第1天亮氨酸氧化率减少，而仅在术中可预防高血糖症[171]。术后连续硬膜外镇痛可更有效减轻上腹部以下手术后的应激反应，结果与术中硬膜外麻醉相近。然而，据报道上腹部手术后应激反应也减轻。例如，腹主动脉瘤术后给予硬膜外吗啡可降低交感反应，但是不降低肾上腺的肾上腺素反应，从而可降低术后高血压的发病率。然而，结肠手术患者术后硬膜外罗哌卡因或硬膜外吗啡镇痛均不抑制分解代谢性反应，但是罗哌卡因确实可增加糖类的氧化速度，这可能反映了胰岛素抵抗减轻[172]。胰岛素抵抗减轻加上糖异生减少可使高血糖症较少[172]。因此，硬膜外阿片类药物或局部麻醉药对疼痛的控制并不能减轻与这些手术相关的许多代谢性变化[173]。然而，联合硬膜外阿片类药物 / 局麻药镇痛在减轻分解代谢方面似乎更有效[174]。

改变应激反应是否可改善结果仍不明了。麻醉的理想作用之一是"无应激"状态，达到这样一种效果已越来越重要，因为应激反应通常与术后并发症的发生相关，特别是在慢性病及老年患者中[175]。然而，当代麻醉实践只能部分地改变这种反应，并且只能在特定条件下实现。全身麻醉减轻应激反应的能力非常有限，而区域麻醉更有效。因此，有理由相信区域麻醉将会改善患者预后。一项meta分析结果表明，在各种手术中，区域麻醉的死亡率低于全身麻醉。然而，该分析已受到质疑，因为似乎只有矫形手术患者的预后得到改善。而且发病率研究证实，在某些情况下，硬膜外麻醉可减少术后并发症，如深静脉血栓形成。

调理围术期应激反应的措施包括非麻醉方法（如使用 β- 肾上腺素能受体拮抗剂阻断心血管终末器官受体和 α2- 肾上腺素能激动剂兴奋中枢受体）。这些方法取得了一定的成功。缺血性心脏病患者使用 β- 肾上腺素能受体拮抗剂并不能减轻围术期神经内分泌或内分泌应激反应，但是可阻断终末器官的反应。这些终末器官的阻断作用也影响代谢。严重烧伤儿童给予普萘洛尔可降低 REE，抑制肌肉分解代谢，减少脂肪分解，保存瘦体组织并降低 TNF 和 IL-1 浓度，而不增加感染[176]。脂肪分解和肝血流降低使运送到肝的脂肪酸减少，因而可预防脂肪肝导致的肝大[177]。普萘洛尔并不影响死亡率[176]。严重脓毒症患者应用选择性 β1- 肾上腺素能受体阻断剂并不影响 REE 或肌肉蛋白质动力学[178]，这表明这种缓解作用主要是由于 β2- 受体阻断作用。然而，重要的是在合成代谢期间不宜继续进行 β- 阻滞，因为 β- 肾上腺素能活性在肌肉组织修复中可能起重要作用[179]。

调理应激反应的另外一种非麻醉方法是术前单次给予外源性糖皮质激素。在重大腹部、肝和食管手术前 60～90min 静脉注射甲泼尼龙（30mg/kg）可降低应激反应，使 IL-6、CRP、去甲肾上腺素和 AVP 分泌增加较少，且增加 IL-10 的分泌。对 51 项研究的 meta 分析显示，单次注射甲泼尼龙（15 或 30mg/kg）并不增加并发症发生率[180]。需要进一步研究来确定这种方法是否显著影响患者结果。同样，心脏手术前应用甲泼尼龙可减少细胞因子的释放。

任何单纯一种方法都不可能减轻应激反应，也不能明显改变患者结果，这就产生了"多模式"方案。其目标是通过改善疼痛控制、肠功能早期恢复以及早期活动来缩短恢复期并减少术后功能状态的下降。这种方案具体包括以下某些或全部方法：麻醉前用药（苯二氮䓬类药、β- 阻断剂、α2- 激动剂）、术前进食糖类、控制血糖、维持正常体温、联合硬膜外麻醉或镇痛和非甾体类抗炎药、避免应用阿片类药物、早期经口进食或胃肠外营养以及腹部大手术后早期活动[181-182]。这样一个方案使 60 例结肠直肠切除术患者中 32 例在术后 48h 内出院回家；而一项经腹结肠切除术研究显示，这可使住院时间从 10 天减少到 7 天[183]。全身麻醉加胸部硬膜外麻醉及术后胸部硬膜外镇痛下根治性膀胱切除术患者，采用早期经口营养和被动活动等，与常规治疗的患者相比，尿液儿茶酚胺类含量较低，负氮平衡较少，肠道功能恢复较早，急性期反应较轻[119]。这种调理围术期应激反应的多模式方案非常符合逻辑且实用，该方案加上非侵袭性手术可能改变术后医疗效果。

葡萄糖控制

重大应激反应后几乎立即出现继发于胰岛素抵抗和内源性葡萄糖加速生成的高血糖症（参见第 39 章）。在非心脏大手术时，麻醉诱导后 2h 即出现血糖峰值[183a]。给予外源性儿茶酚胺类和糖皮质激素类可加重这种高血糖症。目的论解释血糖浓度升高的原因是这可给伤口和其他葡萄糖依赖性组织提供足够的葡萄糖。糖尿病治疗经验表明了严格控制血糖浓度的优点，这促使我们探索在管理应激（如手术、烧伤、创伤和脓毒症）相关的急性高血糖症时严格控制血糖是否也有益处。

烧伤患者出现严重高血糖伴有免疫抑制，刺激交感 - 肾上腺活性，死亡率增加，感染率增加，皮肤移植成活率降低，分解代谢增加以及渗透性利尿导致容量不足[184-187]。这些效应是由葡萄糖促炎作用所致，葡萄糖促进 TNF-α 和 IL-1 分泌增加，中性粒细胞在外周组织黏附与扣留增加，NO 引起的微血管舒张作用受损，以及反映天然免疫功能的单核细胞人白细胞抗原DR（HLA-DR）表达降低[188]。同时伴有高血糖症可使正常受试者输注内毒素引起的促炎因子反应增强[189]。这些观察结果提出了这样的疑问：血糖浓度升高本身是有害的还是高血糖只是严重应激反应的一个标志？创伤患者入院时的高血糖症预示着其死亡率较高，而糖尿病与非糖尿病的心脏外科手术患者的高血糖症与感染发生率较高有关。

而且，Van den Berghe 等[184] 的研究表明，对手术患者（主要是心脏手术）实行加强胰岛素疗法并维持血糖浓度正常水平（≤ 110mg/dl）可降低死亡率。与常规疗法相比，加强胰岛素疗法可使 ICU 患者死亡率（尤其是多器官衰竭者）降低 43%，脓毒症降低 46%，需要透析或血液滤过的急性肾衰竭降低 41%。并且，ICU 内加强胰岛素疗法超过 7 天的患者较少出现危重的多发性神经或肌病[190]。这些结果引发的问题是，血糖浓度的降低或给予胰岛素这种合成代谢和抗炎激素，是否可降低发病率与死亡率。进一步研究提示，避免高血糖而不是给予胰岛素纠正对机体是有益的，因为不管血糖浓度如何，给予胰岛素的总量与死亡率增加有关[191]。后来的临床观察提示，疾病的严重性是发病率与死亡率的主要决定因素，正如组织胰岛素抵抗程度决定了控制血糖所需的胰岛素剂量所证实的。

严格控制应激疾病患者血糖的观点必须加以谨慎考虑。越来越多未发现的低血糖症发生率，尤其是在麻醉和镇静的患者中，这使得推荐将血糖控制在较高浓度（>140mg/dl）[184-185]。多中心的危重患者

血糖异常评估和应用血糖调节方案改善生存（NICE-SUGAR）试验发现，ICU 患者中应用胰岛素控制血糖目标 81～108mg/dl 的患者比控制目标血糖 <180mg/dl 的患者死亡率更高（90 天绝对风险增加 2.6%），低血糖发生率更高（6.8% vs. 0.5%）[192]。死亡率增加是因为低血糖还是其他原因仍不清楚，因为在某些情况下胰岛素也表现出促炎作用，上调 NF-κB[193]。另一个问题是不是所有人群或只是特殊人群有益于严格控制血糖。对心脏手术的一项 meta 分析显示严格控制血糖治疗降低 ICU 死亡率和住院时间，术后心房纤颤减少和降低机械通气支持的时间；而另一相似分析认为死亡率没有减少而术后感染率下降[194-195]。后来在儿外科患者中得到了相似的结果[195a]。血糖 - 胰岛素治疗可能对心肌梗死和缺血患者有利[196]。一项涵盖 13 567 例患者 26 项研究的 meta 分析认为对危重患者严格控制血糖并不降低死亡率，但却可以控制低血糖风险增加[197-198]。针对 1369 例儿科 ICU 患者的多中心试验结果示严格控制血糖（72～126mg/dl）与常规血糖控制（<216mg/dl）对预后没有明显影响[198a]。

对大手术后与危重患者给予胰岛素治疗降低血糖浓度被认为对消除高血糖症所致的促炎作用有利（如降低 IL-6、IL-8、高迁移家族蛋白 -1 和 TNF-α，同时干预 IL-6 信号传导），同时胰岛素有抗炎效应；保护线粒体腔室与内皮细胞；降低血清皮质醇浓度；减少尿素氮丢失；并且增加 IL-4 和 IL-10 等抗炎激素分泌[199-204]。并且，在内科 ICU 中，胰岛素治疗可抑制脂肪分解，减少内生糖的产生，增加糖清除，但对蛋白质丢失没有影响[205]。

营养支持

围　术　期

传统上术后立即给患者输注 5% 葡萄糖（葡萄糖单一水化物），其可提供 50g/L 葡萄糖或 170kcal/L 热卡（每克葡萄糖可提供 3.4kcal 的热卡）。因此，患者接受 5% 葡萄糖 2～3L/d，基本上处于半饥饿状态。输注少量葡萄糖原理是其节约蛋白质的效应（即减少糖异生，从而减少蛋白质分解的需求，使尿素氮丢失减少）。在正常受试者中，氮丢失随着输注葡萄糖的增加而呈线性降低，一直到摄入量达 150g/d。如果不提供蛋白质和脂肪，葡萄糖摄入大于 150g/d 不会进一步节约蛋白质。另外，小剂量应用糖类（100g/d）可防止酮症发生[95]，并可引起术后高血糖。在应激反应时，即使给予大剂量葡萄糖，外源性葡萄糖抑制糖异

生的作用消失。手术中前 3h 以 2g/(kg·min) 输注葡萄糖可减少 60% 的内源性葡萄糖生成，而术前应用可减少 90%[182]。葡萄糖输注方案只应术后持续数日（4~6 天），直到患者能经口进食为止。超过这个时限，患者仍不能经口进食时应评估是否行肠内或肠外营养支持。

人们一直致力于寻找改善术后期间给予葡萄糖低热总量效应的方法。与静脉内疼痛管理方案相比，腹部手术后通过术中和术后用局麻药和阿片类药物（0.1% 的丁哌卡因加上 2μg/ml 芬太尼达到 T7~L3 感觉阻滞）进行连续硬膜外阻滞可更好地缓解疼痛，从而进一步降低内源性氨基酸氧化，并通过降低胰岛素抵抗来增加全身葡萄糖的摄入[206-207]。这些结果是预料之中的，因为术后疼痛本身可诱发胰岛素抵抗，并使机体处于分解代谢状态[208]。而且，硬膜外镇痛可缩短术后肠麻痹持续时间（如胸部＞腰部，局麻药＞阿片类药物），使经口进食恢复较早[209]。

人们一直在探寻术后输注低热卡氨基酸的蛋白质节约效应[210]。该理念是提供少量外源性氨基酸作为糖异生底物（1g 产生 0.5g 葡萄糖），从而避免输注 5% 葡萄糖期间出现的高血糖症。然而，使用多少量蛋白质作为能量来源是有限制的，而术后输注氨基酸只能轻度降低糖异生作用，但抑制蛋白质分解和 IGF-1 下降，刺激蛋白质合成[211-212]。尽管氨基酸确实可降低瘦体组织的丢失，但给予氨基酸代替 5% 葡萄糖似乎并无优点[210]。

术中输注氨基酸的另一作用是作为热卡生成剂，在术前数小时或麻醉诱导后开始应用可预防或减轻术中低体温[213]。麻醉期间，中枢体温调节处于静止状态，从而导致氨基酸的产热作用放大。麻醉期间氨基酸诱导的产热作用主要在骨骼肌等内脏以外的组织，该产热作用是由于氨基酸转换增加，而蛋白质降解与合成都是耗能（产热）的过程[214]。这种输注方法可使脊髓麻醉期间体温下降减少 0.5~0.8℃[215-216]，非体外循环下冠状动脉旁路移植术时也有此作用[217]。输注氨基酸 [11.4% 溶液以 2ml/（kg·h）输注 1h] 可成功治疗术后低温导致的寒战[217a]。

营养支持的适应证

实施营养支持的主要适应证是预防或治疗不能或不愿经口摄入足够食物患者的营养不良。20%~35% 的患者在入院时或住院期间患有营养不良。因此，对所有住院患者都应该将营养的评估和营养支持的决策作为常规医疗工作的一部分。当计划给患者提供营养支持时，主要考虑的是营养是否能改善患者预后或生活质量，因为许多终末期疾病不可避免地存在营养消耗[218]。为应激反应患者提供营养支持的另一个重要原因是这些患者的代谢环境已经发生了变化，这对营养物质的利用与代谢的影响很大。而且，反复发作脓毒症的危重患者正处于进展性促炎反应，可促进持续分解代谢。因此，在应激性疾病的急性期间，营养支持是一种辅助性疗法，其目的是提供能量底物，以辅助细胞功能，并防止瘦体组织和脂肪组织丢失。必须要等到疾病合成代谢期才能补充丢失的脂肪与肌肉组织。

术前营养不良可因更严重的全身炎症反应和更多的术后感染而伴有不良手术后果[219]。术后风险增加的术前标准包括血清白蛋白低于 3.0mg/L，BMI 低于 18kg/m²，以及体重在 6 个月内下降大于 10%~15%[220-222]。与无风险患者相比，14% 行择期胃肠手术的患者在术前营养评估时发现有营养风险时，其术后严重并发症发生风险增加 3.5 倍，平均住院周期增加 2.5 倍[223]。然而，难以证明营养不良患者术前实施胃肠外和肠内营养的益处，除非严重营养不良患者，其术前给予 7~10 天营养补充可减少术后非感染性并发症的发生[224-226a]。术中和术后持续 TPN 也有利于这类患者。

meta 分析显示择期胃肠切除手术后 1~2 天即恢复经口进食，而不是延长禁食或经鼻胃管胃肠减压时间，可减少术后并发症，不增加死亡率、吻合口瘘或延长住院周期。其他类型的择期和急诊大手术后不宜给予营养支持，除非预计患者术后 7~8 天不能恢复足够的经口进食[220]。此时间内预计患者不能恢复足够的经口进食则应在术后早期（1~4 天）即开始营养支持。术前营养耗竭的患者术后早期不能很快恢复经口进食，如头颈部或食管癌患者，手术中应留置经鼻肠管或空肠管，术后即给予肠内营养支持[220]。系统回顾认为与 TPN 相比，肝叶切除术后早期（1~3 天内）即开始肠内营养可减少感染并发症[227]。同样，文献系统回顾提示，尽管许多胰十二指肠切除术患者术前营养耗竭，但是由于并发症发病率高而不推荐常规术后 TPN，而推荐术后肠内营养[228]。与直肠切除术后 8h 开始胃肠外营养相比，经鼻空肠营养支持的吻合口瘘少、排便更早，并且住院周期更短[228a]。

机械通气的 ICU 患者营养不良的发生率为 38%~100%[211]（参见第 102 章）。因此，营养支持指南推荐早期开始肠内营养，即入住 ICU 24~48h 内开始，以减少感染性并发症和缩短住院时间[229-230]。不能耐受肠道摄入营养的患者应考虑 TPN 替代。然而，不能耐受肠内营养的患者何时开始 TPN 仍存在争议。欧洲临床营养和代谢协会（ESPEN）指南认为，如果患者进入 ICU 2 天后仍不能达到足够的经口进食，则应开始 TPN。美国胃肠外和胃肠营养协会（ASPEN）、危重症医学会（SCCM）和加拿大指南则建议等待 7 天后开始 TPN[230-231]。与早期（48h 内）开始 TPN 补充肠内营养不足相比，随机多中心试验发现延期（≥ 8 天）开始 TPN 恢复更快（机械通气时间更少）、感染更少、需要行肾替代治疗的时程更短、胆汁瘀积更少[232]。此研究支持在 ICU 第 1 周给予低热卡喂养。而且，在急性肺损伤患者中，与完全胃肠喂养相比，入住 ICU 后营养喂养（10 ~ 20 kcal/h）6 天并不能减少脱离机械通气的时间，60 天死亡率或感染并发症，但胃肠不耐受发生较少[233-234]。另一项对 ICU 短期肠内营养禁忌患者的随机多中心研究发现，与保守营养支持相比，给他们肠外营养支持尽管缩短了机械通气时间，但并不改变 60 天死亡率或缩短 ICU 留滞时间[234a]。然而其他研究则提示，在入住 ICU 后 48h 内根据测量的 REE，根据需要通过 TPN 补充肠内营养提供能量摄入可提高生存率[235-236]。入住 ICU 后开始营养支持非常重要，但何时开始和给予多少比例的全热卡摄入仍不明确。

肠外营养与肠内营养

设计营养支持方案时主要的决策是营养支持的途径。如果患者自己进食，必须监测其摄入量以确定进食是否充足。许多患者缺乏食欲，因此在两餐之间可能需要补充营养（零食）来增加其热卡摄入。患者可能由于意识模糊或虚弱而不能自行进食，则可能需要喂养。严重 COPD 患者在进食期间可能因动脉血氧合不足引起疲乏无力而受限。这类患者在进食时可能需要经鼻导管额外供氧。不能通过进食获得足够热卡摄入的患者需要行肠内或肠外营养补充。

肠内营养途径优于肠外营养途径，因为前者是一种外源性营养摄入的天然途径。然而，除了价格低廉，目前的证据并不完全支持这一观点[236-237]。肠道途径避免了血管内通路及其伴随的感染和脓毒症的风险。另外，经胃肠道给予营养物质的选择性大于胃肠外途径，允许更好地安排营养物摄入。肠内营养的其他优点是营养物质易制备，可维持肠道功能。维持肠道完整性（肠道可摄取胃肠道腔内营养物质的 70%）的重要性在于减少细菌从肠道易位。动物研究表明，肠道完整性降低和通透性增加引起肠道细菌易位可导致肠道免疫炎症反应系统（派尔集合淋巴结和肝巨噬细胞）的局部激活。这些细胞可释放细胞因子，加剧已存在的全身炎症反应，从而增加多器官功能衰竭的风险。然而，并无充足的证据表明人类存在明显的细菌易位[238]。术后危重患者不摄入任何营养物质或只接受 TPN，肠道不摄入营养物可伴有小肠绒毛萎缩、绒毛细胞数量减少以及黏膜厚度变薄，用尿液乳果糖 - 甘露醇比例测得的肠道通透性增加。这些变化在给予肠内营养喂养后可恢复。有趣的是并没有证据证实，术前接受 10 天肠外营养的患者出现黏膜萎缩。一般认为萎缩本身并不会导致细菌易位，事实上需要进一步的干扰才会发生。休克复苏后小肠缺血 - 再灌注损害就是这样一种干扰，其本身就能改变肠道完整性[239]。临床观察支持该论点，急诊手术时切除肠系膜淋巴结的患者细菌生长发生率更高。有这种淋巴结的患者常发生术后脓毒症[240]。而且，在应激反应患者中，这种肠上皮和淋巴组织持续增殖情况下可能营养供应不足，从而进一步破坏肠道的完整性。对肠道完整性降低的担心，加上研究表明给予肠内营养而不是肠外营养的患者仍可吸收木糖，就有理由推荐早期进行肠内营养，即使仅给予极少量。此时有指征同时应用 TPN，以提供充足的热卡摄入[241]。

实施肠内营养的一项重要决定是采用何种给予方式。大多数患者最初采用鼻肠管，包括大口径导管。大口径导管的优点是能够对残留物进行定量并可快速进行鼻胃管吸引。缺点是胃排空障碍以及导管口径所致的胃食管连接部位功能不全而可能引起肺误吸。另外，长期应用大口径导管可能引起鼻窦炎和中耳炎。因此，饲管的型号及其远端的位置是主要问题。对于中长期肠内营养者，最好选用小口径（8 ~ 12Fr）、质软（如硅橡胶）、长（可达到空肠）且末端加重的饲管。这种饲管可减轻鼻咽部的损伤，并使胃食管连接处功能不全降到最低。危重患者常见胃排空障碍，因此宜将导管远端放置到屈氏韧带（小肠功能一般保持完整），以防止食物胃内潴留及由此引起的肺误吸风险[215]。然而，空肠营养支持实际上是否可降低误吸的风险尚有争议。与胃内营养支持相比，空肠营养支持有助于较高热卡的摄入。由于胃排空障碍和仰卧不动的体位，常常使饲管难以通过幽门。因此，如果可能，应在腹部手术中将饲管插过幽门。在非手术情况下，可尝试将饲管放入胃内后，让患者右侧卧位，给予促进胃肠动力药（如甲氧氯普胺），使远端加重的导管通过幽门。如果失败，应在内镜或 X 线辅助下放置导管。

对于预期术后早期不能进食的患者（如严重创伤、严重头部损伤以及食管手术），推荐在手术中放置空肠造瘘管。需要经鼻胃肠管进行长时间（>4周）肠内营养的患者应该手术或内镜辅助下经皮行胃造瘘术或空肠造瘘术。通常实施经皮内镜胃造瘘术（PEGs），或者通过 PEG 放置空肠管。

当肠道途径不能提供或维持足够热卡摄取时宜应用肠外营养。虽然优先选用肠道，但是有些情况下肠外营养是必要的。短肠综合征患者术后需要 TPN，如果其剩余肠道不能充分满足足够的经口摄入，甚至要持续终生应用 TPN。TPN 的其他绝对适应证是小肠梗阻、活动性消化道出血、假性梗阻且完全不能耐受进食，以及高排出性肠道-皮肤瘘（除非喂饲管能通过瘘管远端）。部分大肠梗阻时可能不可能摄入低渣饮食。肠外营养的相对适应证包括未愈合的中度排出性肠道-皮肤瘘；肠道需要"休息"，如肠道炎症急性发作和急性放射性肠炎；腹内脓毒症所致的明显腹胀和肠梗阻；肠梗阻解除后肠道持续扩张；中链三酰甘油饮食无效的乳糜胸。肠道途径不能提供足够的营养也是 TPN 的指征[242]。ICU 患者因为腹泻、呕吐、胃排空差、喂饲管移位以及因诊断性检查、操作和手术终止进食时均为 TPN 的指征[243]。

肠外营养可通过中心或外周静脉导管给予。外周静脉不能耐受超过 750 mOsm/L 的渗透压（相当于12.5% 葡萄糖），因此所能耐受的液体量限制了热卡摄入。所以，外周静脉途径主要用于补充营养或短期营养支持。中心静脉导管是 TPN 的主要途径。首选入路是锁骨下静脉，其部位稳定，患者接受度好，且感染率低于颈内静脉或股静脉。为了最大限度地减少置管与感染并发症，熟练的操作者应按常用的中心静脉管路（CVL）检查清单要求，在无菌条件下置入锁骨下导管[244]。这个检查清单提倡洗手制度；全屏障预防措施，包括隔离衣、帽子、口罩和手套；以及 5% 氯己定醇皮肤准备等。应在超声引导下置入导管[245]。导管应为只用于 TPN 的单腔导管。多腔导管和多种用途单腔导管的感染率高[246]。为长期使用，应置入经皮下隧道 Hickman- Broviac 硅橡胶导管，其隧道近端有Dacron 套袖以减少感染。

配方成分

葡萄糖和糖类

对于受伤和感染患者，外源性葡萄糖和糖类可最大限度地降低糖异生率和脂肪分解率[247]，这不同于饥饿患者再进食时糖类用于降低糖生和脂肪分解。尽管应激状态患者葡萄糖的利用降低，但是给予糖类仍然重要，因为某些机体组织不能轻易地利用其他底物。

而且，葡萄糖和糖类的摄入可刺激胰岛素分泌，其有促进蛋白质合成和减少脂肪分解的促合成代谢特性。然而，即使通过积极的胰岛素治疗，高血糖症常常限制给予葡萄糖和糖类的用量。TPN 诱发高血糖的严重程度与葡萄糖输注速率和受伤程度呈直接相关性。老年人更易患高血糖症。

重要的是要认识到，通常给予患者的糖类经常不仅仅是 TPN 中葡萄糖或肠内营养中的糖类。患者通常输注 5% 葡萄糖（170kcal/L），而静脉内脂肪乳剂至少包括 22 g/L 甘油，其进入糖异生通路。给予急性应激状态患者过量葡萄糖 [> 4mg/ (kg·min)]，摄入总热卡大于 REE，可引起产热反应，从而进一步升高血糖浓度，并生成额外的 CO_2。额外增加 CO_2 必须经肺排出，如果不能充分排出，可导致动脉血 CO_2 分压（$PaCO_2$）增高。

危重病患者肠内葡萄糖吸收率和程度均下降。吸收下降的原因包括胃排空迟缓和小肠吸收下降[248-249]。与入住 ICU 后 24h 内即开始肠内营养相比，延迟 4 天肠内喂养可使小肠糖吸收障碍[250]，这也是 ICU 收治后应尽早开始肠内营养的另一个原因。

脂类

一般静脉内给予长链三酰甘油（LCT）脂肪乳剂。这些乳剂含有大豆油和乳化剂（卵磷脂），并且热卡高（如 10% 和 20% 的溶液分别含有 1.0kcal/ml 和 2.0kcal/ml 热卡）。一旦输入体内，这种脂肪乳剂就转换为类似于乳糜大小的富含三酰甘油的微粒和乳化剂产生的富含磷脂的微粒，后者称为脂质体。乳糜微粒状颗粒经脂蛋白脂肪酶水解成为脂肪酸和甘油。脂质体刺激胆固醇生成，并与胆固醇结合，以长效异常脂蛋白-X 的形式在血液中蓄积[252]。为了最大限度地减少脂质体的形成，应缓慢输注脂肪乳剂。脂肪乳剂也是丙泊酚、两性霉素 B 和依托咪酯等许多脂溶性药物的溶剂。因此，输注丙泊酚镇静能提供相当数量的脂肪热卡，在计算摄入热卡时应包括在内。

为防止必需 FFA 缺乏需要给予外源性脂肪，所以接受 TPN 的患者每周最少应输注脂肪乳剂（10%LCT 乳剂 500ml）2~3 次。脂肪乳剂还可作为能量，因为脂肪氧化是应激期间产能的主要途径。即使是在给予葡萄糖的状态下，给予脓毒症和创伤患者的脂肪乳剂也能很好地进行氧化，甚至患有脓毒症和多器官功能障碍的慢性肝功能衰竭患者也能有效地代谢静脉内脂肪乳剂。目前临床实践是考虑将脂肪乳剂作为能量底物，并按总 TPN 热卡的 30%~40% 给予脂肪乳剂。

LCT 脂肪乳剂可能有免疫抑制作用。体外研究显示脂肪乳剂可减弱中性粒细胞的细菌杀灭作用，抑制单核因子表达，以及其他免疫抑制作用。对创伤患者的研究认为输注脂肪乳剂导致感染增加，然而一项 meta 分析并没有表明 LCT 脂肪乳剂不利于免疫功能[253]。并且，对健康志愿者接触内毒素的研究显示，当给予输注大豆产生的脂肪乳剂时可提高炎症反应（IL-6 和 TNF-α 增加）[254]。

传统上用于肠外营养的大豆生产的 LCT 乳剂含有 ω-6 多不饱和脂肪酸比例高，特别是亚油酸（53%）。亚油酸是血栓烷 A_2 和前列腺素 E_1 的前体，后两者可导致血小板聚集和炎症。此外，鱼油含有 ω-3 脂肪酸（如二十碳五烯酸和亚麻酸）是不同前列腺素（如血栓烷 A_3）的前体，其引起的血小板聚集活性较低、炎症较轻。手术后输注 7 天富含鱼油的脂肪乳剂的患者血小板聚集程度轻于输注不含鱼油的脂肪乳剂的患者[255]。meta 分析显示鱼油补充的 TPN 可减少住院和 ICU 留滞周期，并减少术后感染率，但不影响死亡率[162]。手术后口服不饱和脂肪酸可提高淋巴细胞增殖和 NK 细胞活性。富含不饱和脂肪酸和 γ-亚麻酸的肠内营养方案可促进抗炎性前列腺素 E_1 产生，并用于 ARDS 患者降低肺微血管通透性，减少肺泡巨噬细胞合成前列腺素、IL-8 和白三烯[256-257]。这些营养配方继续输注的研究发现，其可缩短患者机械通气时间，减少 ICU 滞留时间以及降低死亡率[256-257]。然而，肠内营养单次补充 ω-3 脂肪酸、γ-亚麻酸和抗氧化剂不能增加 ARDS 患者脱离呼吸机的时间[258]。

为减少静脉 LCT 脂肪乳剂可能的局限性，如产生毒性过氧化脂质、免疫抑制和加重炎症等，人们对以中链 TG（MCTs）或橄榄油产生的单饱和脂肪酸取代 LCT 的兴趣增加。MCTs 进入线粒体不需要肉毒碱，在诸如脓毒症时肉毒碱降低的情况下可能有优势。MCTs 本质上是一种能量底物，似乎其不能储存。MCT 对免疫的抑制作用似乎轻于 LCT，且不参与类花生酸的合成[259]。许多商品化的肠内营养配方同时含有 MCTs 和 LCTs，可能是因为 MCTs 吸收更好。静脉用 MCT-LCT 或 LCT-橄榄油乳剂尚未在美国上市[260]。

蛋白质与氨基酸

氨基酸和蛋白质是营养支持方案中必不可少的成分。TPN 包含商品化配制好的氨基酸混合物，而肠内营养配方含有游离氨基酸、肽类或整蛋白。给予应激患者蛋白质或氨基酸的目的是通过对糖异生和蛋白质合成提供外源性氨基酸，以减少内源性蛋白质降解。可惜应激状态下外源性氨基酸和蛋白质并没有很好利用，因为蛋白质水解对给予外源性葡萄糖、蛋白质或氨基酸等的正常负反馈机制相对无反应。恢复期仍然是负氮平衡。烧伤儿童患者在烧伤后 6 个月甚至 1 年内，大腿骨骼肌消耗对输注氨基酸没有反应[261, 261a]。在分解代谢状态，建议蛋白质／氨基酸摄入量为 1.2~1.5g/（kg·d），因为更大摄入量并不能进一步促进氮保留，而是代谢为尿素，因此血液尿素氮可能上升。如大面积烧伤和大脓肿引流等大量蛋白质丢失的情况下，有必要增加蛋白质／氨基酸的摄入量。必须同时给予足够的非蛋白质热卡（即葡萄糖、脂肪），以使蛋白质／氨基酸不被用作能量来源。

蛋白质／氨基酸不能显著减少氮丢失，这促使研究人员探索如何减少蛋白质水解、增加蛋白质合成的方法。曾有人尝试使用富含支链氨基酸的溶液作为 TPN 组成部分，这对氮平衡有一些改善[262]，但并不能改善预后。高度应激患者的某些肠内营养配方也富含这些氨基酸[263]。应用诸如 IGF-1 加 IGFPB-3 等促进合成代谢的物质和有合成代谢作用的皮质醇，从而减少蛋白质氧化，改善蛋白质合成，这些仍在研究中[264]。胰岛素是另外一种合成代谢物质，较低剂量时通过抑制主要的分解代谢通路，即 ATP-泛素蛋白酶体蛋白水解通路，可减少蛋白质分解[265]，较高剂量时其也刺激蛋白质合成[264]。给予烧伤患者小剂量胰岛素，可增加骨骼肌蛋白质合成，并改善创面基质形成。然而，在肠内营养的创伤患者中并没有观察到胰岛素对蛋白质代谢的合成作用。因此，营养摄入途径在胰岛素的合成代谢作用中可能发挥作用。

氨基酸是一些内源性物质的前体。因此，通过改变 TPN 和肠内营养配方中各种氨基酸的比例，可能会影响代谢环境[267]。谷氨酰胺是血液和骨骼肌中最丰富的游离氨基酸，是肠上皮细胞、免疫细胞等快速分裂细胞的主要燃料，也是嘌呤、嘧啶、核苷酸的前体。它主要在骨骼肌中合成，并参与了器官间氮的运输。严重应激期间，血浆谷氨酰胺浓度下降，可能继发于谷氨酰胺合成减少，这可能是丙氨酸成为器官间氮的主要运载体的原因。动物研究显示，分解代谢性疾病期间，当从头合成功能不全时，谷氨酰胺可能成为一种必需氨基酸。这些研究还表明，肠外与肠道补充谷氨酰胺的营养可能防止肠道细菌易位，诱导中性粒细胞吞噬功能激活，减少中性粒细胞凋亡，维持肠道完整性，并增加抗氧化剂谷胱甘肽的浓度。对手术患者肠外补充谷氨酰胺 TPN 的 meta 分析认为，其可以缩短住院周期并减少术后感染的发病率[268]。对入住 ICU 后 24h 给予谷氨酰胺补充的危重患者安慰剂随机对照研究显示，其可以增加多器官功能衰竭患者住院期间和 60 天死亡率[268a]。因此，在这些患者中不建议补充谷氨酰胺。其他有补充谷氨酰胺指征的患者包括烧伤、危重症患者、造血干细胞移植的受体和急性胰腺炎患者[172a]。谷氨酰胺是相当难以溶解的，在水溶液中仅为有限的稳定状态。因此，当静脉输注时通常是给予丙氨酸-谷氨酰胺二肽。营养支持中也加入精氨酸。其可刺激创伤患者免疫细胞减少 NO 的产生，而在脓毒症患者中其可增加 NO 的产生。因此，若精氨酸不使疾病加重的情况下应当补充精氨酸。

营养方案需要许多成分（表 106-3 和表 106-2）。选择给予途径是关键性决策，因为配方的类型与组成完全取决于给予途径。应用胃肠外途径时，蛋白质的摄入限于商业化的氨基酸混合物，糖类限于葡萄糖，脂肪限于可供的脂肪乳剂。肠内营养则有更多的选择，因为有各种商品化配方可选。可能采用各种标准化的蛋白质、脂质和糖类产物来补充肠内营养配方。通过间接测热法测量 REE 或估计需要量，可以决定热卡摄入量（表 106-2）。

并 发 症

营养支持的并发症可由于营养供给系统或营养本身的问题所致。肠内营养时与供给系统或营养物相关的并发症发生率较肠外营养时更常见。然而，肠外营养时感染并发症更常见（参见第 101 和 102 章）。有指导安全解决和施行肠外营养的指南[268b, 268c]。

肠外营养可发生中心静脉置管并发症。这些并发症包括继发于锁骨下或颈内静脉置管的气胸。锁骨下静脉置管的气胸发生率为 1% ~ 5%，但是如果有经验者进行操作，其发生率较低。其他并发症包括出血造成血胸、臂丛神经损伤以及导管误入奇静脉、右心室或逆行进入颈内静脉。外周（经臂静脉）置入中心静脉导管（PICC）有避免气胸的优势，但是较难放置，并且置入位置不理想、上臂血栓和皮肤穿刺部位刺激的发生率较高。导管尖端应高于左心房，并经胸部 X 线确认后才开始输注营养。周围静脉通路无论是通过短的外周静脉导管或 PICC 途径均能引起血栓性静脉炎。使用短的导管，必须将溶液的渗透压限制在 750mOsm 以内，以防止静脉炎。为了进一步防止静脉炎，有些医师将肝素和氢化可的松添加到溶液中，也有人将硝酸甘油贴片放置在导管穿刺部位。至关重要的是，应定期检查周围肠外营养导管部位，当有静脉炎的证据时要更换导管。

导管相关性感染是 TNP 时主要的静脉通路并发症。4 个相互作用的因素可导致微生物定植和菌血症：①疏水性和微生物产生的胞外多糖；②纤维蛋白和纤维连接蛋白附着到导管表面的数量；③导管材质（即疏水性、表面电荷、致血栓性）；④医源性因素，如无菌术和免疫力。在导管置入的第一个 72h 感染少见，但是随后发生率增加。中心静脉导管相关血流感染的发病率为 0.3 ~ 30/1000 导管日，尽管观察到革兰氏阴性菌逐渐增加，但最常见的是由表皮葡萄球菌、金黄色葡萄球菌或念珠菌所致[270-271]。导管相关性感染死亡率高达 25%。TPN 的一个主要问题是减少感染。因此，营养液要在层流净化罩下制备。一旦制备好，不可向溶液中添加任何东西，使用前必须一直冷藏。所有导管或管路必须无菌操作，输液管路操作应保持在最少限度，必须定期检查该部位有无红斑和感染迹象。

置入鼻肠导管进行肠内营养可导致并发症，因为这种导管进入呼吸道，能在胃内盘绕打结，导管不能进入胃内而留在食管。因此，喂饲前通过胸部和（或）腹部 X 线片确认喂饲管的位置至关重要。鼻肠管可以退回到胃（在空肠喂养时）或食管，从而增加误吸的风险。1/3 的胰十二指肠术后患者出现鼻空肠管脱出[272]。患者牵拉导管以及口腔吸引时可发生这种导管异位。因此，导管应稳定固定于鼻部，如果怀疑可能移位，应拍 X 线片确定。肠内营养的主要问题经常是摄入量减少或者中断，这妨碍给予每天热卡需求。这种减少和中断是由于大量胃内残留、喂饲管机械故障（如移位进入食管和阻塞）、内科或外科操作、脓毒症和呕吐所致。多达 1/3 接受肠内营养的患者不能达到摄入 25kcal/(kg·d) 的目标。因此，重要的是要密切监测实际肠内营养摄入量，以便采取措施确保足够热卡摄入。措施包括建立更安全的径路以避免或防止导管移位（如放置 PEG），将导管远端放入到屈氏韧带以下以避免胃残留。肠道摄入量仍然不足的情况下，应该考虑经肠外营养补充[273]。早期喂养不充分的患者可能出现累计摄入热卡不足。因此，重要的是要监测热卡摄入，尽量避免热卡摄入不足。

一般情况下，手术留置针式空肠造口术可为术后肠道喂养提供安全有效的途径。然而，可能出现并发症，包括导管脱落、局部蜂窝织炎和梗阻。通过经常冲洗导管和限制食物黏稠度可避免梗阻。220 例在开腹手术期间放置空肠造口的创伤患者有 4% 出现重大并发症，这些并发症包括小肠穿孔、小肠扭转伴梗死、腹腔内泄漏以及小肠坏死[274-275]。小肠坏死的死亡率接近 100%[276]。直径较大的导管比针式空肠造口术更常发生这些并发症[274]。其他报道的有腹腔内与皮下脓肿以及小肠梗阻。其他并发症还包括导管断裂，特别是在拔除时发生于插孔处和空肠皮肤瘘管形成处。

表 106-3　设计营养支持方案时的考虑因素

因素	要求	问题
给予途径	评估肠内与肠外或两者兼有	
热卡需求	通过间接测热法测量 REE 通过建立的方程估计 REE 使用按体重计算公式	见表 106-2
蛋白质 / 氨基酸比例	评价应激程度，测量氮平衡 肠外营养：氨基酸溶液 肠内营养：标准或高蛋白配方；氨基酸（要素饮食）vs. 多肽 vs. 蛋白质水解产物。如果蛋白质过度丢失，则需要增加蛋白质摄入量	非应激患者：0.8 ~ 1.2g/（kg·d）蛋白质 应激患者：1.0 ~ 1.5g/（kg·d）蛋白质
热量 / 蛋白质比例	以热量 / 氮比例表达	标准配方：150 ∶ 1 应激配方：125 ~ 100 ∶ 1
糖类	肠外营养：葡萄糖是唯一可用的营养物质 肠内营养：低聚糖和淀粉	应激期间，葡萄糖摄入量不宜超过 4mg/（kg·min）
脂类	肠外营养：LCT 脂肪乳剂；在某些国家可有含 MCTs 脂肪乳剂、橄榄油、鱼油（ω-3 脂肪酸） 肠内营养：包含 LCT 或 LCT/MCT 脂肪乳剂；某些富含 ω-3 脂肪酸的配方	
脂类 / 糖类比率	肠外营养：脂类中 C∶H∶O 比率为 30∶70 ~ 60∶40 肠内营养：取决于配方。高热量配方 (1.5 ~ 2.0kcal/ml) 的脂类比率较高	
电解质	肠外营养：钠 (NaCl, 醋酸钠)、钾 (KCl, 醋酸钾)、PO₄ (KPO₄, NaPO₄) MgSO₄、钙（葡萄糖酸钙） 肠内营养：预制剂；如需要，可添加电解质	钾：1 ~ 1.2mEq/（kg·d） 镁：8 ~ 20mEq/d 钙：10 ~ 15mEq/d 磷酸盐：20 ~ 30mmol/d
微量元素	肠外营养：铜、钼、硒、锌、锰、铬 肠内营养：还包含铁、碘	
维生素	肠外营养：商品化的多种维生素制剂含有所有的维生素（某些制剂不包含维生素 K） 肠内营养：含有所有维生素，包括维生素 K；提供推荐的每日需要量的配方容量取决于配方 脂溶性维生素：A、D、E、K 水溶性：B₁（硫胺素）、B₂（核黄素）、B₃（烟酸）、B₅（泛酸）、B₆（吡多辛）、叶酸、B₁₂、C	需要每周检测 PT(INR)；如有指征，给予维生素 K 维生素 C：创伤修复时需要量增加
水	肠外营养：稀释与浓缩配方 肠内营养：标准 (1.06kcal/ml) vs. 高热量 (2.0kcal/ml)	稀释配方用于通过外周静脉输注 浓缩配方用于液体受限或摄入高热量
特殊疾病考虑因素	肾衰竭 肝衰竭 肺部疾病 烧伤 糖尿病 充血性心力衰竭	见正文"特殊注意事项" 见正文"特殊注意事项" 减少糖类绝对摄入量；以脂类代替糖类作为总的高摄入能量 见"特殊注意事项" 控制血糖，监测血清三酰甘油 浓缩配方，低钠摄入

C∶H∶O，碳∶氢∶氧；INR，国际标准化值；KCl，氯化钾；KPO₄，磷酸钾；LCT，长链三酰甘油；MCT，中链三酰甘油；MgSO₄，硫酸镁；NaCl，氯化钠；NaPO₄，磷酸钠；PT，凝血酶原时间；REE，静息能量消耗

代谢并发症

营养支持应缓慢开始，仅当患者耐受饲食时增加。由于营养支持的代谢并发症常见，因此重要的是每日监测急症患者的电解质和血糖，特别是在开始营养支持时。如有必要，应调整配方。高血糖症是一种常见的并发症，特别是在严重应激、使用类固醇激素、需要胰岛素治疗的糖尿病患者。给予胰岛素比减少摄取葡萄糖更有利，除非在给予高剂量胰岛素下仍出现过度高血糖症（>250mg/dl）。胰岛素治疗能降低血清钾和磷的浓度，需要及时补充。重要的是，随着应激反应的消退，糖不耐受程度下降，胰岛素需求减少。因此，必须密切监测血糖，防止低血糖症。

突然停止一直喂食大量糖类时可出现低血糖症。连续喂食可导致血液中胰岛素高浓度，当糖类摄入停止时，就会出现低血糖症。因此，当连续肠外与肠内营养停止时，必须停止任何同时输注的胰岛素，应该静脉输注葡萄糖并频繁监测血糖。临床上使用含糖：脂肪比例较低（70：30~50：50）的 TNP 溶液可降低突然停止饲食后低血糖症的发病率。手术过程中应继续 TPN，而术前 8h 应停止肠内营养，并开始输注葡萄糖，以防止低血糖。

再喂养

对营养耗竭患者（≤6个月内体重下降≥10%）必须谨慎施行再喂养，以免导致他们已经适应了很少或没有摄食情况下的代谢系统负荷过重[277]。这类患者的喂养必须从摄入量低于 REE 的糖类、脂肪与蛋白质的平衡饮食开始。摄入量应在 7~10 天内逐步增加。因为这些患者可能食欲旺盛，应监测摄入量，以防止过度进食。必须监测患者有无液体量超负荷、肺水肿、电解质紊乱的体征。应进行心电图（ECG）监测，因为 QT 间期延长是尖端扭转型室性心动过速的先兆。低磷血症发生在组织开始重建时，尤其是磷酸盐摄入量不足时，这称为"再喂养综合征"。低磷血症可能导致重要肌肉（包括呼吸肌）无力和葡萄糖耐受不良，因为磷酸盐是组织生物膜、酶、核苷，尤其是 ATP 的重要组成部分。并发低镁血症、低钙血症和低钾血症可能加剧肌无力。收入 ICU 后至少48h 没有摄入营养的 62 例患者中有 34% 在再次喂养时出现低磷血症（血清水平 <0.65mmol/L 或下降了0.16mmol/L）。慢性酗酒者尤其容易出现低磷血症。肠内营养发生低磷血症比肠外营养多见[278]。

可能需要一段时间才能转为正氮平衡，因为需要逐步增加蛋白质摄入量，且再喂养后糖异生仍然持续一段时间。一般而言，营养耗竭患者可有效地补充脂肪和糖原储存，并重建肌肉组织。重建肌肉需要锻炼，因此长期卧床或不能活动的患者几乎不可能重建肌肉。

过度喂养

应激患者过度喂可引起许多后果（框 106-2）[230,279-281]。

框 106-2 肠外与肠内营养过度喂养的后果

能量摄入：底物超过能量需求和合成功能
应激患者 >1.5~1.7 REE
- 脂肪储备增加
- CO_2 和尿素生成，产热效应增加

糖类：>4.5mg/(kg·min)
肺：CO_2 生成增加，导致 V_E 增加，可能导致呼吸急促
  如果 V_E 增加不足，则 $PaCO_2$ 增高
肝：脂肪肝，AST、ALT 和碱性磷酸酶增高，肝大
高血糖症：可能导致渗透性利尿和肾前性氮质血症
细胞内钾增加：血清钾降低
胞内磷酸盐增加：血清磷酸盐降低
REE 增加：由于儿茶酚胺分泌增加，引起产热增加所致

脂类：>2 g/(kg·d)
肝：胆汁瘀积、脂肪肝
RES 和脂肪消耗增加
血清三酰甘油增加

蛋白质：>2 g/(kg·d)
肾：尿素生成增加
随着肾功能降低，BUN 升高
肾功能正常下，由于 BUN 分泌增加，可能出现利尿。这可能导致肾前性氮质血症
肺：氨基酸 - 蛋白质增加呼吸动力并可能导致呼吸急促

液体摄入：过度喂养可能导致液体超负荷，心脏或肾功能下降时尤为严重

感染：血流感染增加

AST，谷草转氨酶；ALT，谷丙转氨酶；BUN，血尿素氮；CO_2，二氧化碳；$PaCO_2$，动脉血二氧化碳分压；REE，静息能量消耗；RES，网状内皮组织系统；V_E，分钟通气量

胃肠系统并发症

肠外营养常发生肝脏并发症。与其发生相关的因素包括潜在疾病及其严重程度、并发脓毒症以及所用药物。如果 TNP 不是主要的原因，则可能起附加作用。葡萄糖负荷大 [>4 mg/(kg·min)] 可导致肝脂肪变性和脂肪肝，活检可见"门性三联体炎"。后者伴有 γ- 谷氨酰转肽酶、谷丙转氨酶、谷草转氨酶和碱性磷酸酶升高。TPN 开始后 3~6 周可能出现肝内胆汁瘀积伴碱性磷酸酶和胆红素升高。长时间给予大量 ω-6 多不饱和脂肪酸负荷（≥2g/d）也可能引起胆汁瘀积[282]。鱼油为主的 ω-3 多不饱和脂肪酸似乎可解决此问题[283]。

肠内营养常与胃肠道功能障碍相关。约 50% 的

机械通气患者存在胃排空延迟。内科 ICU 患者胃残留多少与疾病严重程度相关[284]。因此，通常连续给予喂食，并间隔一定时间反复监测胃残留[285]。与小肠内喂养相比，胃内喂养患者胃残留、呕吐和反流更常见。一项对 400 例主要通过鼻胃管喂养的 ICU 患者的多中心前瞻性研究结果显示，胃肠道并发症的发生率为 62.8%，包括腹泻（14.7%）、便秘（15.7%）、大量胃残留（39%）、腹胀（13.2%）、呕吐（12.2%）和反流（5.5%）。15% 的患者由于胃肠道并发症被迫停止肠内营养[276]。胃排空障碍和大容量胃内残留（150～220ml）者，应考虑应用促胃动力药。个别研究显示，静脉内红霉素的效果优于甲氧氯普胺（改善率为 87% vs. 62%），但是两种药物疗效随着时间延长而下降[286]。补救疗治中应用这两种药均有效[285, 287]。为减少误吸，患者应半卧位喂食；若胃内残留量大，可使用促进蠕动的药物。目前尚不清楚幽门下喂食是否可减少误吸[229]。重要的是要意识到肠内营养时可发生药物－营养相互作用。

腹泻对于患者和医务人员而言是非常令人烦恼的肠内营养并发症。根据其定义不同，所报道的发生率在 2%～53%，在饲管时期发生率为 38%。所用腹泻的定义很重要，因为许多肠道产物为"低残渣"，也就是说，它们不含有纤维素，可能不会有成形粪便。配方相关的腹泻原因包括高渗喂食、给予过快、产毒微生物或病原微生物污染饲食。因此，喂养应消毒，并且悬挂不得超过 8～12h[288]。非配方相关的原因包括配伍使用山梨醇酏剂、甘露醇或聚乙二醇等药物，芽胞杆菌性小肠结肠炎，腹腔内感染，广谱抗生素的广泛使用，低白蛋白血症。低白蛋白血症相关性腹泻是由于小肠壁水肿所致，可导致吸收不良。然而，低白蛋白血症患者通过使用要素和肽类饮食可达到无腹泻喂养。含有纤维的配方可减少腹泻，但是不是都有效[289]。大多数肠道配方不含乳糖，可排除乳糖不耐受的问题。非感染性腹泻患者应用果胶和抗动力药可能减轻腹泻。但是，必须监测这些患者是否出现便秘。肠内营养罕见肝胆并发症（< 5%）。

特殊注意事项

烧　伤

烧伤患者面临特殊问题，因为他们能量消耗巨大，蛋白质经皮丢失和液体需要量大（参见第 59 章）。如果患者无法进食，肠内营养是首选方式。许多试验研究结果表明，入院后数小时内开始肠内营养可减轻患者对烧伤的应激反应程度。因此，严重烧伤（>20%）患者常早期即在入院 16h 内开始营养支持。然而，系统性回顾并无足够证据显示早期肠内营养较晚期肠内营养更具优势以及早期肠内营养可减轻应激反应[290]。为确保成功给予高热卡、高蛋白质饮食，鼻肠饲管应放入空肠。必须密切监测烧伤患者的能量摄入。若能量摄入不足，则需要补充。进食的患者可在两餐之间补充摄入营养。肠内营养患者可由肠外营养提供补充营养。并且，烧伤患者蛋白质需求量升高，需要更多的维生素和微量元素[290a]。

肝功能障碍

肝功能障碍特别是肝硬化并发急性疾病时，代谢情况复杂（参见第 73 和 74 章）。90% 确诊肝硬化的患者常因厌食、腹水丢失大量蛋白质，因低盐、低蛋白质饮食口味差而经口摄入差，以及高代谢而出现体重丢失、肌肉消耗[291]。这些患者存在高胰岛素血症、胰岛素抵抗、糖异生加速、脂质过氧化增加，还可能存在糖原生成减少[292]。也可能出现必需脂肪酸、锌和硒不足。肝移植术后，由于纠正了高胰岛素血症和胰岛素抵抗，葡萄糖清除得以改善。然而，患者接受皮质类固醇作为其免疫抑制疗法的组成部分，则持续存在糖代谢异常。

肝硬化患者由于衰竭状态而似乎适合于营养补充。然而，由于其预后差，尤其并发严重疾病时，住院治疗的重症肝硬化患者的肠内营养支持与生存率下降相关。Cochrane 回顾分析并没有发现令人信服的证据支持肝病患者常规应用肠外或肠内营养支持，或经口补充[293]。然而，肝移植的成功使人们对等待移植患者的营养支持重新产生兴趣。这些患者需要限制水钠摄入和需要利尿剂来控制其液体过度负荷。他们需要增加蛋白质－氨基酸的摄入量 [1.2～1.5g/（kg·d）]，以补充腹水形成造成的丢失，而且需要摄入高热卡以补偿代谢亢进（25～40kcal/d）[294]。一些肝硬化患者进展为肝性脑病。当出现脑病时，目前推荐是不减少蛋白质摄入，而是给予摄入 1.0～1.2g/（kg·d）蛋白质合用乳果糖和（或）新霉素[295]。对持续脑病患者，应当考虑给予富含支链氨基酸的溶液或喂养配方。肝硬化时，这些氨基酸的血浆浓度低。一般认为静脉输注这些氨基酸可对抗脑内与肝性脑病相关的芳香族氨基酸的影响[296]。而且，这些氨基酸不在肝代谢，可用于蛋白质合成。Cochrane 回顾分析结果显示，肝性脑病发病率下降，而死亡率或不良事件并不减少[297]。

肾功能障碍

已有慢性肾脏疾病和新发生的急性肾衰竭对营养提出了特殊挑战（参见第72、73和74章）。由于急性肾衰竭与脓毒症和休克相关，所以它是外科领域特别棘手的问题。如同其他应激患者，这些患者存在胰岛素抵抗、分解代谢和高代谢，但由于尿毒症可加重胰岛素抵抗、代谢性酸中毒和循环蛋白水解酶而使分解代谢情况恶化。肾内可转换各种氨基酸，也可降解特殊肽类，所以蛋白质-氨基酸代谢方面也有明显异常。血液透析时释放的细胞因子可能进一步加剧分解代谢状态。肾衰竭患者不能耐受大量液体负荷，特别是少尿时；患者不能自我调节电解质的浓度；由于不能排泄尿素，患者也不能耐受大量蛋白质-氨基酸负荷。由于这些患者需要 30 kcal/(kg·d) 热卡和 1.0～1.5g/(kg·d) 蛋白质，所以需要经常透析来清除废物和多余液体。由于透析相关性氨基酸丢失，可能需要增加蛋白质-氨基酸摄入量。有人曾用富含必需氨基酸的溶液减少尿素的生成，Cochrane 回顾分析认为必需氨基酸可能缩短急性肾功能不全总程度并改善生存率[298]。根据非必需氨基酸在疾病状态下可能成为必需氨基酸的理论，目前建议联合给予必需氨基酸和非必需氨基酸复合物并透析[299]。

血液透析、持续肾替代治疗（CRRT），也就是连续静脉静脉和动静脉血液透析滤过以及腹膜透析，通过排除多余的水和尿素，并平衡电解质浓度而有助于肠内营养和肠外营养，从而使患者充分补充热卡和氨基酸-蛋白质。然而，这些疗法可导致氨基酸丢失（10～15g/d），且与氨基酸摄入量无关，但是与血浆氨基酸浓度、透析液流出量以及滤过效率有关。大多数氨基酸的浓度在血浆和透析液中相等。因此，应增加营养支持中氨基酸-蛋白质含量。通过积极 CRRT，患者需要高达 2.5 g/(kg·d) 的蛋白质才达到正氮平衡[300-301]。目前建议给予蛋白质 1.5～1.8g/(kg·d)[302]。透析也可导致肽、蛋白质（腹膜透析时）和水溶性维生素丢失。因此，一些肾性肠内营养配方添加了维生素 B。

腹膜透析和 CRRT 溶液通常含有 1.5% 的葡萄糖，尽管可使用的浓度可高达 4.25%。这些葡萄糖有 35%～45% 可被吸收，是糖类热卡的来源之一。腹膜透析时，可吸收高达 500 g/d 的葡萄糖。同样，血液滤过时含葡萄糖的置换溶液是葡萄糖能量的来源之一。一项研究显示它可提供 300g/d 的葡萄糖。当设计营养方案时必须考虑这种葡萄糖负荷，葡萄糖-糖类含量需相应减少。此外，因为存在强烈应激状态和

透析相关葡萄糖吸收，所以需要监测葡萄糖浓度。可能需要胰岛素治疗，以减轻高血糖症，但是肾衰竭患者可能对胰岛素特别敏感。若用含糖量低的溶液用于 CRRT，其可导致糖丢失，营养支持时应当补充糖[302]。

一般来说，肾衰竭患者的营养方案不应含有磷、钾或镁，因为这些电解质的浓度都已经升高。可能需要增加钙摄入量，而钠含量应近似于等张，因为患者已不能调节血清钠浓度。然而透析期间，必须密切监测血清电解质，并根据指标进行纠正[301]。

胰　腺　炎

急性胰腺炎和慢性胰腺炎急性发作的传统治疗是停止一切经口进食，施行鼻胃管吸引并提供全方法肠外营养支持。然而，现代实践是在病程早期（48～72h 内）开始肠内营养。一些 meta 分析表明，与 TPN 相比，肠内营养的感染发病率较低、器官衰竭较少、死亡率下降[303]。并且，肠内营养患者较少引起高血糖症，胰岛素需求较少[304]。因此，尽管经鼻胃管喂养并不差，但经鼻空肠肠内营养是急性胰腺炎患者营养支持的首选途径。只有当患者不能耐受肠内营养时才应用 TPN[305, 305a]。

结　语

从日常实践来说，由麻醉医师处理手术和危重患者，这些患者存在创伤和脓毒症造成的代谢与炎症反应的问题。他们必须经常调整该反应本身的主要方面（例如应用硬膜外麻醉）、调节终末器官的反应（例如 β-肾上腺素能阻滞）以及治疗其后果（例如血糖控制、营养支持），而保持其有益方面（如免疫增强）作用。然而，患者的代谢情况是动态变化的；因此，干预措施必须恰当、有效，尤其是及时。这种动态情况需要能快速评估代谢和免疫情况的工具[306]。这种评估包括应用系统生物学方法和基因学、转录物组学（mRNA）、蛋白质组学以及代谢组学信息，以更好地了解该反应的时期。这些组学技术因能快速探寻一些生物标志物而不同于目前仅能追踪一两个生物标志物的方法[307, 307a]。基因组学研究已经揭示了脓毒症期间 Toll 样受体激活，引起细胞因子分泌和终末器官反应的不同取决于个体基因[308]。同样，性别在该反应中起一定作用。例如，年轻烧伤女性较男性高代谢少，且合成代谢激素浓度较高；而健康成年妇女对脓毒症的易感性似乎低于男性，这可能是因为其接触内毒素时

促炎先天性免疫较强，而对去甲肾上腺素敏感性降低较少[309]。因此，应用这些新技术有可能找到更具针对性的治疗措施。

参 考 文 献

见本书所附光盘。

第 107 章　体外支持疗法

Zaccaria Ricci • Stefano Romagnoli • Claudio Ronco

刘 洁　任晓燕 译　熊君宇 审校

要 点

- 体外膜肺氧合（extracorporeal membrane oxygenation，ECMO）和肾脏替代治疗（renal replacement therapy，RRT）是体外支持疗法中两项非常重要的技术，常用于危重患者，其肾、肺和心脏可有效地被人工取代。

- ECMO 由一个特殊的心肺机构成，可以为发生严重但有逆转可能的心脏和（或）呼吸衰竭的患者提供长时间的气体交换支持。尽管体外生命支持（extracorporeal life support，ECLS）一词可以描述得更准确些，但实际上 ECMO 却是最常用且被普遍接受的。

- 针对不同的器官衰竭和病情严重程度（例如呼吸衰竭、心源性休克、心源性休克合并呼吸衰竭），可以给患者应用不同的配置（静脉 - 静脉、静脉 - 动脉、动脉 - 静脉）。

- 在过去的几年中，ECMO 的环路、泵、气体交换器和导管的制造水平有了很大的提高，使系统更简便、安全，并能更有效地用于长时间的支持治疗。这些进步完全得益于制造商、临床医生和科研人员之间的密切交流和合作。

- 体外血液净化技术是一种用于重症急性肾损伤（AKI）患者去除体内废物如肌酐和尿素，以及血液中游离水的方法。血液净化系统通常被称为 RRT。对于危重患者，通常采用持续 RRT（continuous RRT，CRRT）的方法，但也可间断使用 RRT。

- 去除溶质可以通过透析（扩散）、血液滤过（对流）或两者结合的方法实现。水分只能通过超滤（ultrafiltration，UF）的方法去除。

- RRT 需要深入了解重症肾脏病学和多器官功能衰竭的临床表现与临床症状的进展。是否应用 RRT 应由经过严格培训的团队及时作出决定。为了去除溶质以达到血液净化的目的，需要采用正确的 RRT 配方、监测以及操作才能实现。液体超负荷时，仅需采用单纯的 UF，并要制订积极的目标。

体外支持疗法简介：重症患者的多器官支持

当今，不断有危重症患者死于一种复杂且因素众多的综合征——多器官功能障碍，其死亡率在 50% ~ 90%。在过去 10 年里随着外科技术和药物方面的改进，严重疾病的患者能够被收入 ICU 救治。当发生多器官功能衰竭时，治疗方案主要是针对重要脏器的支持，仍无特殊治疗可供选择。肾的自我调节功能薄弱，多器官功能衰竭时常受累，透析已成为常规治疗手段。如今，肾脏替代治疗（RRT）的开发和利用，对多器官功能的支持治疗能够实施可行的、合理的、多方面的干预。多器官支持治疗的概念[1]是指在体外应用专门的泵、回路以及膜来替代心脏、肺、肝和肾的方法来处理患者血液（参见第 101 章）。

本章对有肾衰竭、呼吸衰竭以及循环衰竭的重症新生儿、小儿以及成人进行体外循环机械支持的各方面细节做了全面阐述，其技术特点和临床应用问题将在下面进行讨论。

历 史

体外膜肺氧合

体外膜肺氧合（extracorporeal membrane oxygenation，ECMO）由一个特殊的人工心肺机组成，可以长期为有逆转可能的严重心功能衰竭、呼吸衰竭或二者皆有的患者提供气体交换。用体外生命支持（extracorporeal life support，ECLS）一词来描述可能更为准确，它包括静 - 脉（VV）、静 - 动脉（VA）以及动 - 静脉（AV）模式，但实际上 ECMO 是最常用且被普遍接受的说法。对于体外循环氧合的研究很多年前即已开始。1930 年前后，体外支持第一次尝试用于一位死于肺栓塞的年轻女性患者，当年 John H. Gibbon 和他的妻子于费城杰佛逊医学院在 IBM 公司的帮助下发明了一个滚筒泵装置和氧合器[2]。然而，第一次应用这种新的心肺机是在 1953 年，当时一名叫 Cecila Bavolek 的 18 岁患者接受了房间隔缺损修补术。尽管 Gibbon 的原始心肺机很烦琐，并且难以管理，但它开启了心脏直视手术的时代。1954 年，心脏直视手术之父 C. Walton Lillehei 和 Richard A. De Wall 应用鼓泡式氧合器进行了心脏手术[3]。然而，原始的氧合器设计不适合长时间的支持。1957 年，Karl Kammermeyer 发现，用一个通常称为硅酮橡胶的薄二甲基硅氧烷的膜来分离血液和气体，可以有效地进行气体交换[4]。硅氧烷膜式氧合器的使用终于促成了新术语 ECMO 的出现。1970 年，Baffes 及其同事报道了 15 例利用体外支持进行姑息心脏手术的案例[5]。1972 年，Hill 及其同事报道第一次在手术室外使用体外支持的病例。一名 24 岁男子因摩托车事故导致急性呼吸衰竭，通过外周静 - 动脉插管使用 Bramson 膜心肺机进行了 75h 的体外支持。体外旁路流量为 3 ~ 3.6 L/min 时，辅助治疗可以使氧气张力从 38mmHg 增加到 75mmHg，气道峰值压力从 60cmH$_2$O 降低至 35cmH$_2$O，吸入氧浓度（fraction of inspired oxygen concentration，FiO$_2$）从 100% 降到 60%，最终呼吸衰竭逆转，患者康复[6]。同年，被认为是现代体外支持之父，也是最先在新生儿和儿童中使用 ECMO 的 Robert Bartlett 博士，在一例行马斯塔德手术（Mustard procedure，根治性大血管转位）的 2 岁患儿身上，成功应用 ECMO 长达 36h[7]。1975 年，发生了现代 ECMO 历史上最重要的一桩事件。一名孕妇为了让孩子能过上更好的生活，越过边境，从墨西哥偷渡到美国。当她到达加州奥兰治县时，

胎膜破裂，经历了一个复杂的生产过程后，这名新生儿吸入大量胎粪，发展为重症肺炎。当氧合降至毫无希望的水平时，Robert Bartlett 为她使用了 ECMO。经过 3 天的支持，这个名叫 Esperanza，西班牙语意为"希望"的宝宝完全康复。对新生儿疾病使用 ECMO 使得生存率从最初使用时的 10% 逐渐提高到 75%。1985 年，Bartlett 及其同事发表了一篇引起激烈争议的前瞻性随机对照研究，将 ECMO 用于患有急性呼吸衰竭的新生儿，这项研究是根据一种名为"随机化胜者优先"的方法来统计的。在这个偶尔被临床试验使用的自适应随机设计里，如果一组治疗比较成功，那么更多的患者将被分配到这个治疗组[8]。12 名婴儿纳入该项研究，1 例患者被随机分配到常规治疗组（患者死亡）；剩余 11 例患者均给予 ECMO（全部存活）[9]。随后，Pearl O'Rourke 博士进行了一个重要的随机对照试验，并于 1989 年发表论文[10]。该研究阐述了在儿童中应用 ECMO 的生存率远远高于传统治疗方法（97% vs. 60%），这项研究显示了体外支持相对于传统治疗方法的优势。后来科学界和外界媒体发表评论认为，随机标准治疗方案里没有 ECMO 可能有悖于人道原则。最终，在 1996 年，英国 ECMO 协作试验组于 Lancet 杂志上刊登了 ECMO 治疗新生儿急性呼吸衰竭有效性的确切证据[11]。该研究纳入 185 名患有严重呼吸衰竭（由于胎粪吸入导致持续性肺动脉高压、先天性膈疝、孤立的持续性胎儿循环、脓毒症和特发性呼吸窘迫综合征）的新生儿。这项研究表明，由具有良好组织能力的新生儿 ECMO 服务团队处理，对有潜在可逆性呼吸功能不全的新生儿使用 ECMO，显示了良好的临床有效性。人们对 ECMO 日益增长的兴趣及其在全球的推广导致了一个组织的诞生，这个组织旨在收集 ECMO 的使用数据，比较结果并分享不同的经验和专业知识。1989 年，体外生命支持组织（Extracorporeal Life Support Organization，ELSO）成立。1991 年，在巴黎举行的首届欧洲体外肺支持研讨会建立了欧洲 ELSO（European ELSO，Euro-ELSO）基金会。ELSO 是开发、定义以及出版 ECMO 辅助治疗适应证、指南和建议的中心，不仅针对新生儿，也针对儿童和成人。20 世纪 90 年代发表的一系列案例都表明 ECMO 对于小儿呼吸衰竭治疗的可行性和有效性[12]。1996 年，Green 及其同事[13] 对 41 例因急性呼吸衰竭收入 ICU 的小儿患者进行研究。这些患儿接受常规机械通气、高频通气或 ECMO，结果表明 ECMO 在提高生存率方面具有优越性，对第 50 到第 75 百分死亡率风险组的患者效果尤为明显 [分层是根据氧合指数（OI）和小儿死亡危险评分]。

与新生儿相反，ECMO 对成年患者的益处显效更慢、更困难。由 Zapol 开展并于 1979 年发表在 *JAMA* 的第一个成人试验结果显示，只用静 - 动脉 ECMO 治疗呼吸衰竭的患者生存率很低（来自 9 个中心共 90 例患者）[14]。该研究受到了严厉批评，主要原因是招募的患者为垂死患者、参与研究的许多中心缺乏经验、过度使用抗凝剂（由于使用肝素涂覆的环路）导致出血并发症以及因为 ECMO 组患者没有接受肺保护性通气。该结果导致在数年间，有很多年成人呼吸衰竭患者都避免使用 ECMO。Alan H. Morris 及其同事进行了一项随机临床试验，进一步确认了对成人患者应用 ECMO 无益处[15]。这项研究招募了 40 例成人急性呼吸窘迫综合征（acute respiratory distress syndrome，ARDS）患者。他们接受静 - 动脉支持（去除二氧化碳）或由电脑计算并控制的传统通气策略，但是研究结果表明两组并没有差异。Morris 及其同事的研究项目受到了批评，因为一些中心缺乏收集使用体外机械支持的经验和数据的经验。在 2001—2006 年，一项探讨成人应用 ECMO 的安全性、临床有效性和成本效益的大型研究在英国进行并在 *Lancet* 杂志上发表，该研究对传统通气支持和 ECMO 治疗成人严重呼吸衰竭的疗效进行了比较[16]。共 180 例成人患者按照 1∶1 的比例被随机分配到持续常规通气组（$n = 90$）或 ECMO 组（$n = 90$）。分配到对照组的患者在特定的多个治疗中心接受治疗，而 ECMO 组的患者在唯一的一个 ECMO 中心接受治疗。在该试验的终点，即随机分组 6 个月后，随机分到 ECMO 组的患者死亡率或严重残疾的概率更低（$P = 0.03$）。尽管该研究在有些方面饱受非议（22 例 ECMO 组的患者在接受 ECMO 治疗前就已经死亡，常规治疗组没有特异的肺保护通气），但是研究结果却引起了人们的极大兴趣，尤其恰逢全球 H1N1 流感（甲型流感）大流行。感染 H1N1 会诱发一种特别严重的 ARDS，这使人们对 ECMO 的成人应用重新产生了兴趣。事实上，世界许多地区的 ECMO 中心已经公布了他们治疗继发于甲型流感肺部并发症的经验[17]。在过去的 10 年中，ECMO 在不同类型的患者包括新生儿、儿童和成人中的使用逐步增加。最新的 ELSO 注册表报告 / 国际摘要，根据已收集的共计 50 667 例患者的数据显示，ECMO 的平均存活率为 73%（http://www.elsonet.org）。ECMO 治疗重症急性呼吸窘迫综合征（EOLIA）试验是一个大型多中心临床试验，旨在评估 ECMO 用于重症 ARDS 的疗效，现在正在进行中，许多医生都在热切期待结果，因为这个大型研究将为 ECMO 的使用提供更为详细的数据结

果、适应证和禁忌证[*]。

肾脏替代治疗

1977 年，Peter Kramer 描述了第一个专门用于危重症患者的连续透析模式：连续动 - 静脉血液滤过（CAVH）[18]。那时在 ICU，RRT 是治疗急性肾损伤（acute kidney injury，AKI）患者的最后机会，它主要是用合适的机器采用不同的透析方案来进行治疗，但是它难以用于病情不稳定的危重症患者。在 CAVH，环路中的血液流动由存在的动 - 静脉压力梯度驱动，依靠跨膜压力（transmembrane pressure，TMP）梯度产生自动超滤。动 - 静脉压力梯度取决于患者的平均动脉压和环路的固有阻力；自动超滤取决于过滤器中流体静压以及由超滤柱从患者水平到地面所产生的负压吸引。CAVH 可以连续缓慢地清除体液，维持溶质浓度的稳定，并且防止有毒物质出现峰值。CAVH 是第一次将人工肾支持用于危重症患者的一个例子。它能够克服由于快速排出体液和血浆渗透压的快速下降造成的低血压，由于电解质改变和血管内容量转移导致的心律失常，以及由于脑损伤导致的脑水肿。然而 CAVH 也有很多严重的局限性。它需要动脉和静脉通路，有时难以实现，并能导致更高的发病率。溶质清除受限于低超滤率和 CAVH 的纯对流性质。UF 的限制来自于大多数血流动力学不稳定患者的环路中相对低的血流以及低的跨膜压力梯度。最低的清除率可以导致环路中出现大量凝血。CAVH 低于 20ml/min 就难以满足严重分解代谢患者的需要。

为了克服这些技术上的局限性，人们设计了新的过滤器，它增加了横截面积和内部中空纤维的直径，降低了单位长度和血流阻力。由于这些改进，过滤压力波动和由于超滤导致的易凝血现象虽未能避免，但得以减轻。那段时间有另一种选择，就是在平行平板设备中安装高度生物相容性膜。这些过滤器的固有阻力更低，确保在某一特定动 - 静脉压力梯度下有较高的体外血流；而且它们在过滤室里配备了第二个端口，使逆流透析液能够被新设计的连续动 - 静脉血液滤过透析（continuous AV hemodiafiltration with dialysis，CAVHD）模式所调控。

合理的改进是在体外环路中使用蠕动泵。过去在 ICU 使用血泵被认为是透析团队（护士和肾病顾问专家）的专有技能，需要专业知识。最终，这个泵体系

---

* *http://www.clinicaltrials.gov/ct2/show/NCT01470703?term= eolia&rank=1. (Accessed November 18, 2013)*

的知识开始在重症治疗领域传播，使静 - 静脉血液滤过成为现实。CAVH 硬件的发展需求不再局限于血液泵，还扩展到液体输送系统和超滤控制机制，使透析液或替代溶液的输送达到可接受的精确程度。

持续静 - 静脉肾脏替代治疗的进展是双腔导管的问世，它使得单根静脉穿刺可以实现，因此降低了动静脉都需要穿刺而引起的高并发症发生率。随后，滚动泵的机械作用产生驱动力。血流最终能按程序设定的满意精确度传输。新的持续静 - 静脉治疗需要负压测量及安装在泵之前动脉线路里的报警器，以及正压测量及安装在静脉环路里的报警器。这条线路中必须安装排气泡装置以防气体栓塞（CAVH 中不需要气泡排出装置，因为整个环路处于正压状态下）。血流速度越快，滤过率和清除率越高。 因此，滚动泵也被应用到了透析或者环路中的补液输送部分，而且治疗期间必须频繁使用外部刻度以提供足够准确的液体平衡。新应用的技术所带来的益处还是被系统的总误差以及体外循环环路和液体平衡装置之间的有限整合所抵消。安全性和性能确实没有达到最佳。血泵往往不准确，随着时间的推移，环路管道被损坏，过滤分数因为压力和流量的波动变得不可控。因此，滤过器中的血细胞比容和血小板计数会升高至超出安全值，过滤器内经常发生凝血。准确的超滤调控在现代 RRT 中是必需的。早期的机器没有刻度或泵，而且当容积泵开始用于过滤器来驱动透析液和超滤液时，误差接近10%，难以应用于长达 24h 的治疗。此外，当该膜堵塞和接近失效时，因为膜超滤系数的大幅波动性，超滤体积计量泵的不准确性会增加。最后，获得附加信息或者附加功能的需要使得医生和护士在该系统中加入许多其他的设备，通常整合不佳，最终的结果就是一个令人烦恼的"圣诞树样效应"。大家很快发现，一个理想的体外循环环路应该在超滤和透析端口、过滤器进出管路的导管进出腔内含有持续压力测量装置，它可以使 ICU 工作人员保持过滤器有效和环路通畅，及时发现潜在的凝血，确保患者安全 [19]。

体外支持的技术问题和模式

体外膜肺氧合

如何提供人工气体交换

应用 ECMO 的主要目的是根据全身需求保证足够的 O_2 输送（oxygen delivery，DO_2）（DO_2= 心排血量 × 动脉血氧含量），并以适当的比例清除 CO_2。实际上，心肺治疗的总体目标是保持 DO_2 至少是耗氧量（oxygen consumption，VO_2）[VO_2= 心排血量（动脉静脉氧含量）的两倍。如果药物治疗不能维持这种平衡和（或）出现正在进行的呼吸机或升压药引起的医源性损伤风险（即所需要的治疗本身引起器官功能衰竭），那么此时可以使用 ECMO 提供生命支持，给予诊断和治疗的时间，直到心肺系统恢复。一般情况下，当只需要呼吸辅助时，可采用静 - 静脉 ECMO；而如果需要心血管循环支持时，应该使用静 - 动脉 ECMO。动 - 静脉 ECMO 是一种特殊的模式，主要用于肺被动辅助（无泵）以到达脱羧的目的（见下文讨论）。因此 ECMO 是一个可以改变的体外循环环路，它可以为心肺衰竭的患者提供短期呼吸支持和潜在的循环支持（图 107-1）。它涉及使用的机械装置包括一个泵、一个环路和一个人工肺（参见图 107-1 和见下文讨论）。该技术是通过排放静脉血，并泵入人工肺中，在人工肺中排出 CO_2 并添加 O_2。这些经过动脉化的血液，通过静脉（VV 模式）或动脉（VA 模式）返回体循环中。VV 模式的自体肺和人工肺是串联的，而在 VA 模式中它们是平行的。这两种模式可以完全或部分地取代自体肺，但只有 VA 模式可以为心脏和循环系统提供支持。如果需要完全的心肺支持，那么这两种模式下流经人工肺的血液流量应该等于总的心排血量，这就需要一个排血量为 $60 \sim 100ml/(kg \cdot min)$ 的系统（包括插管、泵、环路和人工肺）。在 VA 模式中，如果静脉血没有完全排空（部分在 VA 旁路中），那么循环血液就是两种分离成分的混合物：①流经自体肺并被左室射入主动脉的血；②流经人工肺去除 CO_2、填充 O_2 后被人工泵（彩图 107-2）泵入主动脉（通常经由股动脉）的血。在 VV 模式（彩图 107-3），流经人工肺的血被泵入右心系统（右心房）与来自体循环的血混合。通过使用多管腔的单管道或两三种不同的管路，不同的技术模式可应用于 VV 模式实现排血（经上腔静脉和下腔静脉流入）和回血（经右心房流出）（彩图107-4，并见下文讨论）。在这种模式的辅助下，泵入右心室的血量（前负荷）等于排出的血量。

氧气的输送和二氧化碳的清除

进行 ECMO 期间，O_2 的输送取决于 4 个要素的共同作用：

1. 人工肺中血液氧合
2. 血液流经人工肺
3. 自体肺中血液氧合
4. 血液流经自体心脏

因此，血液氧合依次取决于膜的技术特性（如几何形状、血膜厚度、材料、红细胞、输送时间、血红

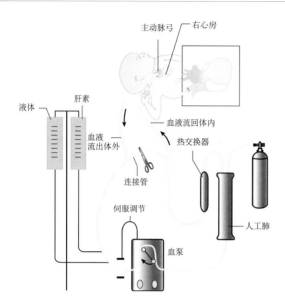

图 107-1　体外膜肺氧合系统示意图。经颈静 - 动脉的 VA ECMO 模式在儿科患者更常见

VA-ECMO

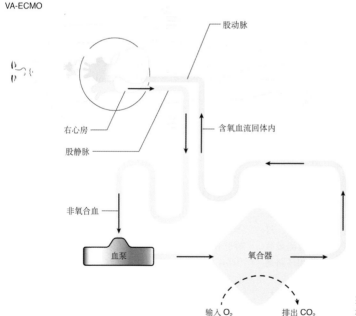

彩图 107-2　经股静 - 动脉 VA ECMO 模式示意图

蛋白浓度、入口饱和度和 FiO_2）、ECMO 排水套管中的氧饱和度（来自患者）、血红蛋白浓度以及 ECMO 环路中的血流量。实际上，当血液氧合几乎完全依赖 VV 模式的 ECMO（例如严重的 ARDS 患者）时，体循环动脉血氧分压 (arterial pressure of oxygen, PaO_2) 不可能在正常范围内（95%～100%），应调整空气 - 氧气混合流量 (FiO_2 ECMO) 以及流经人工肺的血流

以便使 PaO_2 达到最适水平（至少 55mmHg）和（或）使动脉血氧饱和度超过 88% 以及 $PaCO_2$ 正常[20]。呼吸机的 FiO_2 应减少到最低值，防止出现氧中毒，使动脉血氧饱和度保持在 88% 以上。要增加局部肺泡的动脉血氧分压 (PaO_2)，就必须增加环路中的血流。此外，氧合血液到达肺循环时，可以减轻缺氧性肺血管收缩[21]，其会进一步使体循环氧合恶化[21]。一些中心采

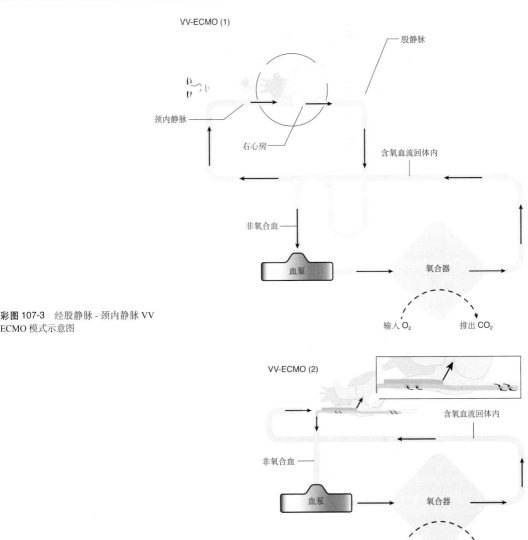

彩图 107-3　经股静脉 - 颈内静脉 VV
ECMO 模式示意图

彩图 107-4　采用 Avalon 插管（小图）的单静脉 VV
ECMO 模式示意图

用滴定法使环路中血流的动脉血氧饱和度（SaO_2）大于 80%[21]。与氧合不同，CO_2 的清除比氧合效率更高，这是因为 CO_2 的溶解度更大（菲克原理）以及 CO_2 解离曲线相对更直。因此，使足够的新鲜气体流经氧合器就可以清除 CO_2，但只有 0.5 ~ 1.5 L/min［10 ~ 15 ml/(kg·min)］的血流经过人工肺。为了获得足够的氧合，通常需要流量达到 50 ~ 60 ml/(kg·min)，血流量取决于心排血量和管路中再循环的血量，但其可能仍需要达到 80 ~ 100 ml/(kg·min)。具体地说，新鲜气体流量初始时可以和环路中血流量相同，然后需要调

整流量以使 $PaCO_2$ 维持在正常范围内[21]。结果，新鲜气体流量主要决定了 $PaCO_2$，而 PaO_2 取决于流经人工肺的血流[21]。

应用 ECMO 期间，机械通气参数的设定应通过维持肺膨胀，尽可能减少创伤性损伤的风险，如呼吸机相关性肺损伤（ventilator-induced lung injury, VILI）。对所有使用 ECMO 的患者都应该实施保护性机械通气策略：使吸气压力低于 25 ~ 30cmH_2O，呼气末正压（positive end-expiratory pressure, PEEP）在 10 ~ 20cmH_2O（防止肺泡萎陷），呼吸频率 4 ~ 6 次 / 分，FiO_2 在维持

外周氧饱和度（SpO_2）大于 88% 的基础上尽可能低。对于预计需要长期呼吸支持的患者，应考虑在 ECMO 下早期行气管切开术[22]。

环路元件

过去的几年中，ECMO 设备包括环路（肝素化）、泵和氧合器在技术上不断改进。ECMO 环路主要由 4 个部分组成：①管和插管；②泵；③气体交换器（人工肺）；④热交换器（图 107-1）。这些部件可以加用压力监测、治疗药物入口、血液滤过、RRT 以及其他监测血液成分的附件（例如 pH、PaO_2、$PaCO_2$、钾、氧饱和度、血细胞比容、温度、血红蛋白浓度、碱剩余以及碳酸氢盐浓度）等配合成套。环路的尺寸和设计可以局部改变，取决于患者身材大小、临床目的以及医疗机构的习惯和做法。在 VA 模式下（对于肺和心脏的支持），总的原则是环路必须保证血流量为：儿童 100 ml/(kg·min)，成人为 60ml/(kg·min)。而 VV 模式（用于肺辅助）目标血流量在新生儿为 120ml/(kg·min)，成人为 60～80ml/(kg·min)[23]。如果临床目的仅仅是为清除 CO_2，环路的模式可以是 VA、VV 或 AV。AV 模式不需要人工泵（无泵），因为它利用动-静脉压力梯度产生一个通过低阻膜（如 NovaLung 公司的介入性肺辅助膜式通气机，NovaLung Gmbh，海尔布隆，德国）的流量（彩图 107-5）。通过该膜的低流量（最高 1 L/min）一般就足以清除 3～6 ml/(kg·min) 的 CO_2[23]。静脉插管（引流侧）和血管是血流通过环路的两个重要的限制性元件。根据泊肃叶方程，血流阻力取决于插管的长度和半径（4 次方）。因此把较短和较大（内径）的插管放置到右心房可使更高的血流进入环路。例如，将 100mmHg 的压力梯度用于 1m 的管子（内径约 1cm）中，那么产生的血流

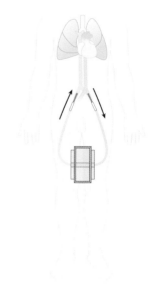

彩图 107-5　NovaLung 介入性肺辅助 [iLA] 膜式呼吸机（NovaLung Gmbh, Heilbronn, 德国）无泵 AV ECMO 示意图

大约为 5 L/m[23]。

目前主要有两种泵用于 ECMO 环路：滚动泵和离心泵。最初的几十年里，滚动泵是唯一使用的类型，但它的普及度在离心泵改进后已经下降。滚动泵由位于曲线轨道内的管道组成。轨道位于滚筒旋转的外径上。滚筒的旋臂末端挤压管道，推动血流前进并产生持续的血流。泵的输出取决于泵每分钟的转数

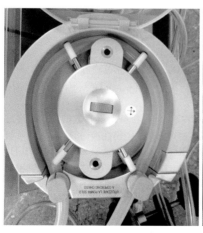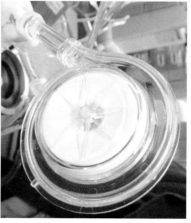

图 107-6　滚动泵（左）和离心泵（右）

(revolutions per minute，rpm)和管道（图 107-6）内容积。滚动泵的主要问题有：①电机笨重；②管道可能被泵的旋臂损坏；③入口（前泵）负压和出口（后泵）正压过大；④使用过程中需仔细监测。

许多医疗机构用离心泵取代了滚动泵作为 ECMO 的常规应用（图 107-6）。离心泵包括一个装有叶片的叶轮或者内置一组光滑塑料锥体的塑料筒。叶轮通过磁场与一个小而轻的电机耦合。叶轮转速为 2000～5000 转 / 分，产生一个受限旋涡将血液吸入泵头并驱使血液向氧合器方向运行。一次性泵头内的磁铁产生的离心力引导血液走向出口（即泵入口的负压将血液吸入泵箱，在出口产生正压）。使用离心泵的问题是当入口堵塞时，血液停滞和泵头发热会增加血栓形成、空腔化［形成空腔（即血液中存在气泡）］和溶血的风险。然而，每分钟转速的限制和新的设计已经大大降低了这些风险 [24]。离心泵是依赖前后负荷的，因此当排血管里血容量减少以及后泵压力增高时，血流降低。最近制造用于 VA 支持的泵提供搏动性血流，这可能比连续性非搏动性血流更好。与滚动泵相比，离心泵具有以下几个优点：①灌注体积更小；②不要求重力排水；③非常重要的是，它们可以工作数周，使得材料损害的发生率最小化。

现代氧合器拥有微孔膜的肺，它比旧的硅橡胶膜明显更加有效。此外，这些新组件更容易灌注和制造。通过涂覆具有超薄气体渗透膜的纤维就解决了血浆渗漏（这些膜的主要缺点）的问题。这个新的装置称为中空纤维氧合器，它具有以下几个优点：①血小板和血浆蛋白消耗较小；②气体交换更有效；③血流阻力更低（便于使用离心泵）；④灌注体积最少 [25]。空气 - 氧气混合气流被输送到氧合器，以维持 O_2 输送和清除 CO_2 所需的弥散梯度。氧浓度（气流的 FiO_2）需调整至使 $PaO_2 > 55mmHg$ 和（或）血氧饱和度 $> 88\%$。气体流量决定了氧合后血液中的 CO_2 分压（partial pressure of CO_2，PCO_2），它的速率应调整到能维持生理 $PaCO_2$。

最后，热交换器中的热水循环维持体温，该热交换器可以有效地将环路和水浴相接触，因此使用 ECMO 的患者通常体温能维持正常。ECMO 还可以给低温患者复温。异体生物材料和塑料可以诱发血栓形成，所以必须使用抗凝剂。和血栓相比，出血并发症仍然更成问题，因为目前的环路和氧合器含有肝素涂层，或涂有生物相容性材料。应该调整肝素的剂量以维持活化部分凝血活酶时间在 40～55s 或 1.2～1.8 倍正常值。也可以考虑维持 1.5 倍的活化凝血时间 [23]。使血红蛋白（hemoglobin，Hb）的水平维持在至少

7～15 g/dl（取决于低氧血症和患者并发症）是有益的，但有关最佳 Hb 浓度尚未达到共识 [25]。如果血小板计数 < 75 000/ mm^3，就应该输注血小板。但一些中心禁止使用血小板，除非因为出血导致血小板减少时才会使用 [25]。一般来说，当血小板计数 > 100 000/ mm^3 且没有出血并发症时，才可以使用阿司匹林。最后，应当给予最小剂量的镇静剂和镇痛药，而神经肌肉阻断药通常应用在 ECMO 的早期 [26]。一些患者在接受 ECMO 治疗期间可以活动。

血管通路

血管通路是所有类型 ECMO 最主要的特点 [27]。成人装置中，一般采用 Seldinger 技术经皮插管。应用血管超声能更好地识别静脉通路，沿着导丝插入血管进入右心房，以免在近端血管处缠绕。另一种方法是手术暴露血管，在儿科更常见。但是插管技术应根据所需支持的类型和患者的年龄、身高以及临床情况而有所不同。例如 VA 型 ECMO 应用在婴儿和儿童时，最常见的方法是手术暴露右颈静脉和颈总动脉，而成年患者通常经皮或手术暴露股静脉和动脉进行插管。成人使用 VA 型 ECMO 时，股动静脉通路常为首选，只有在特殊情况下（如烧伤、开放性伤口、严重周围血管疾病）才使用腋动脉。为降低成人肢端缺血的风险，可以在动脉插管的远端放置小分流导管，或作为一种替代，将股动脉与聚四氟乙烯（PTFE）血管移植物［尾端至侧方（end-to-side）］吻合以产生一个双向血流 [28]。在某些特殊情况下，例如患者无法脱离心肺转流（参见第 67 章）时，可经升主动脉和右心房直接插管（经胸方法）。当使用 VV 型 ECMO 时，可以考虑两个主要的静脉引流模式：①放置 2 个插管，1 个排血、1 个进血（图 107-3）；或② 1 个插管，即插入 Avalon 插管（图 107-4）。在第一种情况下，最常见的是股 - 颈静脉法，即由一个大的多孔排血套管经由股静脉插入右心房，靠近 cavoatrial 结（插管尺寸 23～29Fr）。然后一个单级导管作为回返套管经右颈内静脉插进上腔静脉（21～23 Fr）。可以放置一个补充套管（在另一侧股静脉）来提高排血量。当血液泵入人工肺时，会出现因为高阻力而导致的压力显著升高。尽管血压越高，血液泄漏和膜损伤的概率也会越高，但一般认为 300mmHg 的压力是安全的。有 3 个孔（2 个用于排水、1 个用于回输）的双腔管随着 Avalon 套管插入右颈内静脉；Avalon 套管的前端必须到达下腔静脉，也就是和上腔静脉血一起被排出的地方 [29]。经过气体交换器后，血液返回右心房走向第二腔（彩图 107-4），进入对着三尖瓣的第三孔。单个套管就这样

排出双静脉血，然后将氧合后的血液推入右心室，这样的血液再循环量是最小的。使用 X 线透视法或超声心动图或二者结合进行插管，对于确保入口和出口的准确位置很重要[30]。根据患者的需要，用压力和流程图来选择最合适的设置。

肾脏替代治疗环路：肾的体外膜肺氧合

连续 RRT（CRRT）的目标是使血液净化尽可能接近自体肾的净化效果。血液由 VV 模式驱动通过半透膜以排除水和溶质。目前设计出的适用于 ICU 的第三代机器能够满足透析剂量的需求，具有严格的安全性，因此推荐用于各个现代 ICU[31]。现代设备通常安装 4 ～ 5 个滚压泵（血液、透析液、回输、UF- 出水、附件）、3 ～ 4 个刻度以及压力传感器（入口、出口、过滤器、废水）来监测整个环路条件。这些机器允许的流体负荷为 20 ～ 40 kg，以减少护理工作量和换包需要的停机时间。同时，血泵最大流率增加至近 450ml/min，透析液置换泵最大流率增加至 8 ～ 10 L/h。流出泵最大流率增加至 20 ～ 25 L/h。滚压血泵的准确性能有所提高，实现了宽流速范围，使血流误差保持在 2% 以下。新的计算方法允许每小时更新一次所应用的净超滤量和实际的差距，以纠正接下来一小时的超滤设置，从而减少实际液体流失出入。第三代机器的一个有趣的安全特征即在预定时间内能为可接受的超滤误差设定限制，此后该设置自动中断，需要操作员干预[32]。此功能似乎很重要，因为当超滤错误报警出现延迟或不可控时，它会减少可能出现的人为错误。

CRRT 机器现在的用户界面设计友好，具有大屏幕和清晰的警告、报警信号；最重要的是可以监测过去 24h 或更长时间内环路压的趋势，并最终将这些趋势以曲线图的形式可视化。这些特点使治疗变得灵活和安全，而且易于由高到低调节流量，从低效率的血液透析转变为标准的 CRRT。此外，治疗期间[33]可以调整模式以适应患者迅速变化的临床状况，或者根据环路情况调整 CRRT 设置（例如，增加预稀释血液滤过率或如果出现凝血的早期征兆就切换到透析）。

CRRT 过滤器是危重患者血液净化装置的一个关键特点。目前各种情况下使用的膜都是高度生物相容性的合成膜。这些过滤器是由具有不同总表面积的空心纤维基团（0.1 m^2 至超过 2 m^2）组成，以满足不同身材患者治疗的需要。这种纤维通常具有高孔隙率（30 ～ 50 A°），同时用于扩散和对流的处理（见下文讨论）。聚丙烯腈、聚砜和聚甲基丙烯酸甲酯都是当前市场上最常用的膜类型，它们具有高超滤系数［超过

20ml/(h·mmHg)］、高扩散和高对流的性能。

抗凝

CRRT 环路需要抗凝的原因是，血液与环路的管路、滤过器的膜接触后会激发凝血级联反应。这种体外激活不可避免地会导致过滤器或环路凝血（参见第 67 章）。抗凝策略随 RRT 已设置时间表的变化而改变（是连续治疗的首要特征），在此期间血液和人造表面的相互作用最大化。抗凝的目标是：①保持体外循环环路和透析通畅，同时减少处理或停机处理时间，因为它们可能影响 RRT 整体的清除；②尽可能使用最少的材料来减少治疗费用；③以患者的风险最小化来达到这些目标。总之，抗凝管理的首要标准是任何情况下都不应该让患者冒着出血的风险而延长环路的使用时间。

尽可能完善环路的建立和无抗凝

RRT 环路的许多技术特性都可以影响任何抗凝方法的效果。血管通路必须具有足够的尺寸，应避免管道扭结，血流速度应超过 100 ml/min，须防止泵流量的波动（现代机器中这个问题主要是因为环路阻力增加，而不是流量不准确）和准确地监测静脉气泡（出现于空气和血液接触时）。鉴于此，环路必须放置另一个环路元件；血浆滤过分数应尽可能低于 20%，而且如果可行的话应选择预稀释过的血液进行滤过。当设置最优化时，抗凝剂就只是通畅环路中相对较小的组成部分；事实上，当患者有出血风险（凝血时间延长和血小板减少症）时，可以安全地使用 RRT 而无须使用任何抗凝剂[34]。

普通肝素

普通肝素（unfractionated heparin, UFH）是最常用的抗凝剂。它使用简单，并且有拮抗剂（鱼精蛋白）。肝素的剂量范围是 5 ～ 10 IU/(kg·h)。对于循环时间短的患者，普通肝素可以和鱼精蛋白（区域肝素化）以 1∶1 的比例使用（每毫克鱼精蛋白对应 150IU 的普通肝素），并要严格监测活化部分凝血活酶时间（APTT）。使用普通肝素的问题在于普通肝素的生物利用度相对不可预测、必须保证抗凝血酶Ⅲ（AT Ⅲ）的水平正常和预防肝素诱发的血小板减少症（HIT）发生。

低分子肝素

有些医疗机构已经有将低分子量肝素（low-molecular-weight heparin, LMWH）这种相对较新的抗凝

剂用于 RRT 的经验。前瞻性研究还没有证实 LMWH 在延长环路寿命方面的优越性，但是与普通肝素相比，它有更好的生物利用度、更低的 HIT 发病率，但成本增加 10%。

前列环素

前列环素（prostaglandin, PGI$_2$）的半衰期短，是有效的血小板凝集抑制剂，是 RRT 抗凝的潜在有效药物。PGI$_2$ 输注剂量为 4 ~ 8 ng/(kg·h)，可加入或不加入小剂量的普通肝素。较大剂量 PGI$_2$ 可能引发低血压。一些研究已证实了 PGI$_2$ 的疗效，但其高成本和有害的副作用可能会限制其在短时环路上的使用[35]。

枸橼酸

枸橼酸是一种局部抗凝剂，其抗凝作用是由于枸橼酸对钙的整合能力。钙整合可防止血凝块形成。简而言之，制备一种无钙、含枸橼酸钠替代溶液或透析溶液，或两者的混合物，然后以适当的速度输注以达到所需的 APTT（60 ~ 90s）。然后使用氯化钙替代整合钙作用透析并维持正常血钙。这种方法能有效地保持过滤器通畅，不劣于肝素。这也避免了 HIT 的风险，也不会导致全身抗凝作用。这种抗凝治疗的相对不足包括低钙血症、代谢性碱中毒和替代透析液的操作繁琐[36-37]。

表 107-1　抗凝策略

药品名称	支持	反对
无抗凝	出血风险高	环路使用时间相对短
普通肝素	常规	HIT
低分子肝素	常规（替代普通肝素）	HIT
前列环素	环路使用时间非常短	低血压
枸橼酸	常规，环路使用时间非常短	低钙血症
达那肝素	HIT	数据不足
阿加曲班	HIT	数据不足
Irudine	HIT	数据不足
甲磺酸萘莫司他	HIT	数据不足
肝素涂覆的环路	常规	数据不足

HIT，肝素诱发的血小板减少症

其他策略

之前提到的其他替代方法见表 107-1。

血管通路

必须强调血管通路的基础性作用。事实上，循环障碍更经常见于血管通路不够通畅，而非抗凝不足。因此，好的透析导管能使患者避免抗凝药物剂量的不适当增加。VV RRT 依靠使用临时的双腔导管。这种导管可插入中心静脉中，不同品牌、形状和尺寸都适用。选择插入双腔导管的部位应该考虑许多因素，如临床医生的专业知识、患者体形以及其他现有的静脉插管。股静脉通常是血管通路的首选。颈内静脉或锁骨下静脉往往效果不佳，而腹股沟穿刺对于凝血障碍和危重的患者更安全、更易操作。另一种合理选择是经右颈内静脉插管，导管的尖端到达右心房。采用这种方法时，环路血流量可以达到 300ml/min。成人患者导管内径的大小范围为 12 ~ 14Fr，长度为 16 ~ 25cm。导管越大越短，其性能越好。而选择股静脉时，20cm 长的导管，其前端位置靠近下腔静脉时，环路内的流动性是最佳的。当怀疑有血流不足或导管故障时，应用生理盐水来冲洗静脉和动脉管腔，测试注射和回吸阻力。还须与肢端凝血和因患者体位导致的肢端扭结相区分。在第一种情况下，可以尝试切换动脉和静脉分支。这会增加环路再循环，临床后果可忽略不计。在第二种情况下，可以尝试应用几小时肝素或尿激酶封管，或者最后可以尝试由导丝更换插管。

如何运载净化的人工血：扩散与对流

肾脏替代治疗由通过半透膜的血液净化组成。血液流入由多孔生物相容合成材料制成的空心纤维。多种物质（水，尿素，低、中和高分子量溶质）凭借扩散与对流机制都可以通过这些膜，从血液到中空纤维的流出侧（图 107-7）。

扩散期间，在相同浓度情况下，溶质的运动依靠可从膜的一侧向对侧扩散的倾向从而实现对流；实际结果是溶质从最高浓度侧流向最低浓度侧。半透膜的其他特性如膜的厚度和表面积、温度和扩散系数对扩散的影响很大。透析是 RRT 的一种方式，主要基于扩散原理：透析溶液流经滤器逆流入血液以保持从入口至出口的最高溶质梯度。连续的 VV 血液透析（CVVHD）时，扩散是溶质的运输方法（图 107-8）。

在对流期间，溶质穿过半透膜和相对多的超滤水

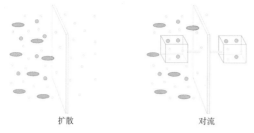

扩散　　　　　　　　　对流

图 107-7　扩散和对流的图示。在扩散过程中，根据如下公式，溶质通量（Jx）是半透膜两侧溶质浓度梯度（dc）、温度（T）、扩散系数（D）、膜的厚度（dx）、膜的表面积（A）共同作用的结果：

$$Jx = D \times T \times A(dc/dx)$$

相反，对流的溶质通量（Jf）需要膜两侧的压力梯度膜 [跨膜压（TMP）] 促使含有晶体的血浆流动，这一过程称为超滤。整个过程也依赖于膜渗透系数（Kf）。根据孔的大小，胶体和细胞不会穿过半透膜。

$$Jf = Kf \times TMP$$

$TMP = Pb - Pd - \pi$，Pb 为血液流体静力压，Pd 为超滤侧的静水压，π 为血液胶体渗透压。

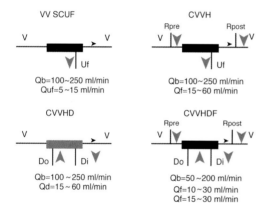

图 107-8　图中所示为最常用的连续性肾脏替代治疗设置。黑色三角形代表血流方向，灰色三角形代表透析液 - 置换溶液流向。CVVH，连续静脉 - 静脉血液滤过；CVVHD，连续静脉 - 静脉血液透析；CVVHDF，连续静脉 - 静脉血液透析滤过；Di，透析液进入；Do，透析液流出；Qb，血流速度；Qd，透析液流速；Quf，超滤流速；Rpost，过滤器后替代液；Rpre，过滤器前替代液；SCUF，缓慢连续超滤；Uf，超滤；V，静脉；VV，静脉 - 静脉。

（水穿过膜）交汇。换句话说，当溶剂（血浆水）对应 TMP 被超滤推压穿过膜时，只要该膜的孔隙率允许分子从血液过筛，溶剂便会携带溶质。超滤的流程由下列因素决定：超滤速率（Qf）、膜超滤系数（Km）和通过在中空纤维两侧压力所产生的 TMP 梯度，可根据下列公式计算：

$$Qf = Km \times TMP$$

血液舱的流体静水压取决于血流量（Qb）。Qb 越

大，TMP 越大。在现代 RRT 机上，超滤通过一个泵来控制整个过滤器，此泵能控制超滤速率。现代系统设定可以维持恒定的 Qf；当过滤器是 "新制品" 时，超滤泵的初始效果是自动延缓超滤工作，在超滤侧产生正压。当膜纤维阻塞时，须用负压维持稳定的 Qf。在这种情况下，TMP 会逐步增加到最高水平，有凝血的可能性并且溶质清除会受到显著影响。事实上，如果对流过程中所清除的分子真正被拖到 UF 一边，那么蛋白层也的确会逐步关闭纤维毛孔，以限制溶质大幅转移 [38]。膜这种独特的能力定义为吸附，研究表明其在高分子量的毒素清除中起主要作用 [39]；但也应当考虑到膜的吸附容量通常在第一个治疗时间就已饱和。这表明吸附成分对溶质清除的影响很小，说明只依靠对大量分离过程影响较小的过程，如扩散和对流 [40]。当 UF 继续进行、血浆水和溶质从血液中滤过，由于血液浓缩和血细胞比容增加，过滤器内的流体静压会消失并出现膨胀压。血浆水从血液移出的比例称为滤过分数，它应保持在 20% ~ 25% 的范围内，以防过滤膜内的血液过度浓缩，也避免膨胀压等于 TMP 时的危急时刻，以及避免过滤压达到平衡的状况。最后，用替代溶液取代血浆水完成血液滤过过程，并将提纯的血液回输给患者。替换液体可以在过滤后给予，伴随着称为后稀释血液滤过的过程。也可以在过滤前注入溶液，这称为预稀释血液滤过。虽然后稀释与尿素清除采用相同的方法（即 2000ml/h，见下文讨论），预稀释尽管在理论上会降低溶质的清除，但它可以靠降低血液浓度和减少过滤纤维内的蛋白质结块来延长环路的使用寿命。常规血液滤过是利用高渗透性的膜，该膜的表面积大约为 $1m^2$，蒸汽灭菌，分界点为 30 000 道尔顿（30kD）。超滤血浆水的体积和回输替代溶液之间的差值等于净超滤，最终液体从患者体内排除，以达到控制液体的目的。根据患者的需要，净超滤的范围可设定为从 > 1 L/h（肺水肿伴发充血性心力衰竭并对利尿剂抗药的急性肾损伤患者）到 0（分解代谢状态下的脓毒症伴有肌酐升高的患者）。在没有水移动的扩散期间，为了控制液体平衡，须增加透析的净超滤速度。

缓慢连续超滤（SCUF）和连续的 VV 血液滤过（CVVH）需要应用对流（图 107-8）。

联合应用对流和扩散就构成了连续的 VV 血液透析滤过（CVVHDF）（图 107-8）。

专业术语

间歇血液透析（intermittent hemodialysis, IHD）：是一种常用的扩散疗法。通常用低通性纤维素膜，使

血液及透析液以逆流的方式循环。由于透析液和血液并不接触，透析液不必消毒灭菌，但必须不含致热原。超滤比率等于预期体重减少量。该项治疗可每日进行或每周进行 3 次，一般每次 4 h。血流量 (Qb)：150 ~ 300ml/min，透析液流量 (Qd)：300 ~ 500ml/min。

腹膜透析 (peritoneal dialysis, PD)：是一种重要的扩散治疗。治疗中，血液沿着腹膜毛细血管循环，血液也接触透析液。通过插入的腹膜导管向腹腔灌注透析液。透析液产生可变的浓度和张力梯度，使溶质和水运动。这种治疗方式可连续或间歇进行。

缓慢连续超滤 (slow continuous ultrafiltration, SCUF)：是一种血液通过高通透性过滤器经由静脉 - 静脉模式的体外回路被驱动的技术。当膜转运尚未被替换时，就产生了超滤液，超滤液的量相当于体重的减少量。这种方法仅用于容量超负荷患者的液体控制 [即对利尿剂治疗无效的充血性心力衰竭 (CHF) 患者]。Qb：100 ~ 250ml/min，超滤流量 (Quf)：5 ~ 15ml/min（图 107-8）。

连续静脉 – 静脉血液滤过 (continuous venovenous hemofiltration, CVVH)：是一种通过高通透性过滤器经由静脉 - 静脉模式的体外回路而驱动血液的技术。为了达到血液净化和容量控制的目的，膜转运部分或完全被替代，超滤液就在这个过程中产生。在过滤器后加入替代液，该技术可称为稀释后血液滤过。若在过滤器之前加入，则称为稀释前血液滤过。因此，在过滤器之前或之后均可以加入替代液。溶质以对流的方式被清除，清除率等于超滤率。Qb：100 ~ 250 ml/min，Quf：15 ~ 60 ml/min（图 107-8）。

连续静脉 – 静脉血液透析 (continuous venovenous hemodialysis, CVVHD)：是一种血液通过低通透性透析器经由静脉 - 静脉模式的体外回路被驱动的技术，而透析液逆流液在透析液室间传输。当膜转运过程产物等于患者所求体重减少量时，超滤液产生。溶质清除主要以扩散转运形式进行，扩散效率只限于小分子溶质。Qb：100 ~ 250ml/min，Qd：15 ~ 60ml/min（图 107-8）。

连续静脉 – 静脉血液透析滤过 (continuous venovenous hemodiafiltration, CVVHDF)：是一种血液通过高通透性透析器经由静脉 - 静脉模式的体外回路被驱动的技术，而透析液的逆流液在透析液室间输送。当膜转运超过患者需要的体重减少量时，就产生超滤液。需补充替代液维持液体平衡。溶质以对流转运和自由扩散的形式清除。Qb：100 ~ 250 ml/min，Qd：15 ~ 60 ml/min，替代溶液流 (Qf)：15 ~ 60ml/min（图 107-8）。

血液灌注 (hemoperfusion, HP)：患者的血液循环于活性炭包埋的血管床上，通过吸附作用清除溶质。这种技术应用于能被活性碳清除的中毒时有特效，但是可能会导致血小板及蛋白质的消耗。

血浆置换 (plasmapheresis, PP)：是一种应用特殊血浆过滤器的疗法。用分子量切割膜所得结果明显高于血液滤过器所得（100 ~ 1000 kD）。血浆被整体滤过。靠输注血浆制品如冰冻血浆或白蛋白进行血液重组。该技术适用于蛋白质或蛋白质结合性溶质的清除。

高流量透析 (high-flux dialysis, HFD)：一种联合应用高通透性透析膜与超滤控制系统的治疗技术。由于透析膜的特点，超滤发生在过滤器的近端，由此产生的负压被应用于透析室的正压所抵消，故在过滤器远端产生了反渗透现象，使替代液从透析液对流通道进入血液。联合了扩散转运和对流转运，由于应用无致热源的透析液，因此无须使用替代品。

高容量血液滤过 (high-volume hemofiltration, HVHF)：是一种用高通透性透析膜和高容量血液滤过设置的疗法：Qb：>200ml/min，Qf：>45ml/(kg·h)。

肾脏替代治疗的剂量与方案

与用于 ICU 中的其他疗法类似，透析也应使用合适的量。RTT 剂量的传统概念认为，它测量的是通过肾脏替代治疗排出代谢废物和毒素后得到的纯净血液的量。由于这庞大且仍不完全被熟知的物质家族太难以测量和量化，RRT 剂量的概念通常被归纳为衡量消除代表性标识溶质的量。这种前提有两个主要缺点：①由于每种溶质的动力学和分布容积不同，标识溶质不能代表 AKI 发生时所积聚的全部溶质，因为每种溶质的动力学和分布容量不尽相同；②对于终末期肾衰竭或 AKI 患者，RRT 期间清除的肌酐未必代表其他溶质的清除，对终末期肾衰竭和 AKI 来说都是如此。然而尽管有这些不足，但众多数据表明[41]，单一溶质标识物评价透析剂量与患者预后之间的关系似乎具有临床相关性，因此，这种评价方法具有临床实用价值。此外，RRT 剂量概念对临床实践也有帮助。与抗生素、升压药、抗炎药以及机械通气类似，血液净化的体外治疗需要操作人员明确治疗时机、剂量与方案。

进行肾脏替代治疗时，肌酐及尿素的清除取决于环路血流量 (circuit blood flow, Qb)、血滤 (hemofiltration, Qf) 或透析 (dialysis, Qd) 流量、溶质分子量以及透析机类型和型号。Qb 作为 RRT 中的一个变量，主要取决于临床所用血管环路及机器的内在特性。在对流转运中与 Qf 相结合的 Qb 和滤过分数相关。滤过分数不限制 Qd，但当 Qd/Qb 超过 0.3 时，可以粗略估计分布于血液中的溶质不会使透析液完全饱和。此外，尽管经过多年的研究，对于特定毒素的清除也没有成功；尿素和肌酐常作为参考溶质来测量肾衰竭时的肾脏替代治疗清除率。虽然现有证据不支持尿毒症的程度与其导致的慢性肾疾病的直接相关性，但在没有特定溶质的情况下，还可用血液中尿素和肌酐的清除率来指导治疗剂量。在 UF 中，驱动压使溶质（如尿素、肌酐）顶住膜并进入孔，此过程取决于膜对该分子的筛过系数（sieving coefficient, SC）。SC 表示无计量单位的数字常数值，以滤过液与血浆或血液中溶质浓度比率来估计。以尿素或肌酐为例，SC 为 1.0，说明完全渗透；SC 为 0，表明完全排斥。分子大小（超过约 12 kD）和过滤器的多孔性是 SC 的主要决定因素。对流转运中的清除率（clearance, K）等于 Qf 与 SC 的乘积。因此，与扩散转运不同，K 与 Qf 呈线性关系，SC 则随溶质而不同。在扩散转运中，当 Qd 超过约三分之一 Qb 时，K 与 Qf 的线性关系就消失。连续缓慢有效的治疗与血液中何种溶质必须被清除无关，我们可以粗略估计 RRT 剂量为 Qf 或 Qd。在 ICU 的连续治疗中，目标是尿素清除率至少为 2L/h。有些临床证据表明尿素的最佳清除率为 35ml/（kg·h），即体重 70kg 的患者约为 2.8L/h（见下文讨论）[42]。其他人建议根据患者需求、尿素的生成率和单个患者的分解代谢状态来设定剂量。然而，对于成年危重患者，连续治疗清除率 < 2L/h 肯定会带来不良后果。

RRT 的剂量也可用某一特定溶质的清除分数来表达，即：

$$Kt / V$$

其中 K 为透析清除率，t 为透析时间，V 为标记溶质的分布容积。在长期血液透析的中期（几年）生存者中，Kt / V 是小分子溶质透析充分的明确的标志物。在终末期肾病中，尿素通常用做晚期肾病的标识分子用于指导治疗剂量，现在推荐 Kt / V_{UREA} 至少为 1.2。例如，假设患者体重为 70kg，每天进行 20h 的血液滤过，零平衡为 2.8L/h。由于血液滤过期间，从血浆中超滤出的水分将把全部尿素拽过透析膜，使其清除率等于 UF 流量，所以该患者的 K_{UREA} 为 47ml/min（2.8L/h = 2800ml/60min）。治疗时间（t）为 1200min（20 个 60min）。尿素分布容积约等于全身含水量，即 42 000ml（70kg×60% = 42L = 42 000ml），则该患者的 Kt/Vurea = [47×1200] ÷ 42 000 = 1.34。然而，Kt/ VUREA 应用于 AKI 患者尚未得到确切验证[43]。事实上，尽管应用 Kt/ V 评价 AKI 剂量在理论上很吸引人，

但是由于 AKI 特性会影响 Kt / V 的准确性，因此仍面临很多问题，包括：缺乏代谢性稳态、尿素分布容积（V_{UREA}）不确定、高蛋白质代谢率、液体容量不稳定以及在 RRT 过程中残余肾功能的动态变化特性。另外，在 AKI 患者，预定剂量的设置也受技术问题的限制，如回路再循环、临时静脉导管引起的血流不通畅、膜凝血和机器故障。最后，低血压及血管活性药使用的临床问题还导致溶质在组织器官中分布不平衡。

上述问题说明，将应用于终末期肾病患者的典型治疗方法，应用于 ICU 中 AKI 患者时存在不足之处。同时也说明，不同于长期血液透析，即便仅改变剂量（如将隔日透析改为每日透析）也可以为 AKI 患者带来"不同"的治疗。更多细微的调整，如计算出的 Kt/V 为 1.0 或 1.2，允许在计算误差范围内，并不代表可靠的剂量变化。然而，剂量、计算以及具体处置的重要价值在于避免了透析不足，并改善了实施有效治疗的监测，提高了实施有效治疗的认识。

最后，能被或需要被 RRT "剂量"影响的治疗需求，其并不是对以尿素为代表的小分子溶质的简单控制。能够被影响的方面包括酸碱平衡、血管张力、钾、镁、钙、磷、血管内容量、血管外容量及温度，以及避免与溶质控制相关的不良作用。对于危重患者（例如心脏手术后凝血障碍性出血的患者），在不引起液体超负荷（每小时有 1 ~ 1.5L 的超滤液被清除）的情况下，快速给予 10U 新鲜冰冻血浆、10U 冷沉淀和 10U 血小板比设定 Kt/V 为任何特殊值重要得多。RRT 剂量与预防性容量控制有关。对于并存右心衰竭、AKI 及 ARDS 的患者，接受肺保护性通气并有允许性高碳酸血症及酸中毒，RRT 可以 24h 调整酸碱平衡以恢复 pH，并通过维持正常容量状态及降低肺动脉压进而改善心肺功能。Kt/V（或者其他溶质剂量的概念）只是所给予剂量产生的副产品。外伤并发横纹肌溶解的年轻患者，其血钾迅速上升至 7mmol/L，透析剂量首先应该考虑控制高钾血症。有暴发性肝衰竭、急性肾损伤、脓毒症和脑水肿且等待急诊肝移植的患者，脑水肿因发热加重，用来降低体温的 RRT 剂量可能使颅内压增加。最后，因缺血性室间隔缺损需要紧急手术而出现的肺水肿、AKI、缺血性肝炎以及需要正性肌力药和主动脉内球囊反搏支持的患者，其 RRT 剂量应是平稳且能安全去除的液体，以确保血管外容量下降而血管内容量保持最佳。去除溶质仅仅是液体控制的一个副产品。对于 AKI 患者的 RRT 剂量，必须明确考虑这些方面。尽管每一方面的剂量都很难测量，但对于 AKI 患者 RRT 剂量的设定，应该将所有相关临床评估的剂量包括在内。迄今为止，在急症领

表107-2　肾脏替代治疗的方案

临床变量	操作变量	设置
液体平衡	净超滤	对于血流动力学不稳定的患者，优先选择负平衡的连续管理（100～300ml/h）。如果以血液净化为主，CRRT 的目标清除率为：2000～3000ml/h [（或 25～35 ml/(kg·h)]，首选 CVVHDF。如果选择 IHD，建议每天 4h，且 Kt/V >1.2
充足程度及剂量	清除率/方式	CRRT：2000～3000ml/h［或35ml/(kg·h)］；优先选择 CVVHDF。如果选择 IHD，建议每天 4 h。规定 Kt/V > 1.2
酸碱	溶液缓冲	对于乳酸酸中毒和（或）肝衰竭的患者，碳酸氢盐缓冲液优于乳酸盐缓冲液
电解质	透析/替代	可考虑使用不含钾离子的溶液以防止高钾血症。同时根据 $MgPO_4$ 变化精确管理
开始时间	计划	建议早期、大强度的 RRT
协议	工作人员/机器	训练有素的工作人员根据既定的机构治疗方案使用 RRT

CRRT，连续肾脏替代治疗；CVC，中心静脉导管；CVVHDF，连续静脉 - 静脉血液透析滤过；ECG，心电图；IHD，间断血液透析；K，清除率；RRT，肾脏替代治疗；S-G，Swan-Ganz 导管

表107-3　连续治疗的方案示例

	估计的尿素清除率（K_{CALC}）[†]	注意	达到 35 ml/(kg·h) 的 Q 值	达到 Kt/V = 1 的 Q 值
后稀释 CVVH	K_{CALC} = Qrep	始终保持滤过分数 < 20%（Qb 必须为 5 倍的 Qrep）	Qrep: 41ml/min 或 2450ml/h	Qrep: 29ml/min 或 1750ml/h
预稀释 CVVH	K_{CALC} = Quf / [1 + (Qrep / Qb)]	改变滤过分数（保持 < 20%）	Qrep:53ml/min 或 3200ml/h （Qb = 200 ml/min）	为使 Qb 为 200ml/min：Qrep: 35ml/min 或 2100ml/h
CVVHD	K_{CALC} = Qdo	保持 Qb 至少为 3 倍的 Qd	Qdo: 41ml/min 或 2450ml/h	Qdo: 29ml/min 或 1750ml/h
后稀释 CVVHDF（50% 对流转运及扩散 K）	K_{CALC} = Qrep + Qdo	CVVH 及 CVVHD 的注意事项	Qrep: 20ml/min + Qdo：21ml/min	Qrep: 14ml/min 替代液 + Qdo: 15ml/min

尿素分布容积：V（L）= 患者体重（kg）× 0.6
估计的清除率分数：Kt/K_{CALC} = K_{CALC}(ml/min) × 处方治疗时间（min）/V(ml)
35 ml/(kg·h) 约相当于 Kt/V = 1.4 的尿素清除率。Kt/V = 1 时约为 25 ml/(kg·h)
滤过分数计算（后稀释）：Qrep / Qb × 100
滤过分数计算（预稀释）：Qrep / Qb + Qrep × 100
CVVH: 连续静脉 - 静脉血液滤过；CVVHD: 连续静脉 - 静脉血液透析；CVVHDF: 连续静脉 - 静脉血液透析滤过；Qb，血流速度；Qdo，透析液流速；Qnet，患者净液体丢失；Qrep，替代液流速；Quf，超滤流速（Quf=Qrep + Qnet）
* 70 kg 的患者，V_{UREA} = 42 L，在理想的 24 h 期间（t = 1440 min）
† K_{CALC} 中简单地认为净超滤（患者液体丢失）为零

域，与容量控制、酸碱平衡控制或张力控制相比，没有证据表明这种溶质的控制与临床预后关系更密切。

表 107-2 和 107-3 所示为每一时间的 RRT 方案。

连续与间断肾脏替代治疗

在 ICU，CRRT 和间断 RRT 都可以实现血液净化。目前 80% 的危重患者使用 CRRT。目前，相关重症医学协会尚未给出具体建议，选择哪种方法主要取决于医疗机构的规章和专业知识。应将对代谢的控制作为衡量透析是否有效的指标，血尿素氮应控制的平均水平为 60mg/dl，100kg 的患者接受 2 L/h CVVH 治疗数天后，血尿素氮值可以控制到这一水平。但是，计算机模拟实验显示，即使在密集的 IHD 中，也很难达到上述血尿素氮值[44]。除了对去除溶质动力学有特殊益处外，增加 RRT 的频率会降低每次治疗的超滤要求。避免因快速超滤率导致的容量波动也意味着剂量计算的可比性是比较困难的。

然而，尽管有新的膜、新的血管通路插管、复杂的透析机器以及量身定制的透析液成分，RRT 频率（CRRT 与间断 RRT）和患者死亡率之间的关系仍尚未确定。根据当前的科学证据，治疗严重脓毒症和脓毒

性休克的救治指南[45]认为，对于 AKI 患者，RRT 的治疗作用等同于 IHD。Vinsonneau[46]等进行了一项大样本前瞻性随机多中心研究，涉及 21 个 ICU，历时 3 年半。在技术设备相似的几个中心，将 360 例急性肾衰竭（ARF）患者随机分为 CVVHD 组和 IHD 组，最初的试验终点是患者 60 天死亡率。8 个月后，由于招募的患者数太少而改变了纳入标准。组间比较显示，28 天、60 天（CVVHDF 33%；IHD 32%）及 90 天死亡率没有统计学差异。作者得出如下结论，所有 ARF（作为多器官功能障碍综合征的一部分）患者都可用 IHD 治疗。当时，该研究是比较这两种治疗方法的最好的随机对照研究。可惜的是，该研究在开展期间，CVVHD 及 IHD 的技术发生了很大的变化。正如 Vinsonneau 等所言，该研究可能改变了部分试验研究策略，特别是在肾脏支持治疗的剂量方面。然而，该研究很难得出"初始标准化剂量"，并使该剂量满足每位患者的代谢控制目标。有趣的是，由于医疗实践中透析剂量的改变，在招募患者阶段，IHD 组患者死亡率下降。在研究中，并未对剂量进行组间比较，因此不能得出确定性结论。作者认为[47]，对于哪种方法更好需要根据各自的特性来考虑。CRRT 可能更适用于血流动力学不稳定的患者及排出水分和溶质的既定时间超过 24h 的患者，而 IHD 能在单位时间内排出更多的水分和溶质，并不需要持续抗凝或完全制动。此外，连续疗法的优点在于长时间治疗而无须间断给药。遗憾的是，Vinsonneau 的研究没有提供此信息。最后一点，如果患有 AKI 的多器官功能障碍综合征患者能接受 IHD 治疗，那么 CVVHDF 治疗也是安全的。

其他学者也得出了相似的结论[48-49]。这些临床试验共同发现是，IHD 与当代透析技术一起应用时更安全更有效。但是，CRRT 自由和扩展使用的安全性和有效性比预期要低。在过去的 20 年中，IHD 技术的改进大大降低了透析中低血压的发生率。这包括容量控制透析机的引进、生物相容性透析膜的常规应用、以碳酸氢盐为基础的透析液应用及大剂量透析。Schortgen 等报道，通过医疗干预提高机体对 IHD 中血流动力学波动的耐受性，IHD 过程中血流动力学不稳定的发生率较低且效果较好[50]。临床实践建议应用等渗盐溶液启动透析循环，设定透析溶液中 [Na+] 在 145mmol/L 以及透析液温度低于 37℃时，停止扩血管治疗。因此，优先选择 CRRT 这种治疗方法的观点正随时间的推移而改变。

总之，选择肾脏支持治疗模式因人而异。在常规的临床实践中按照 Vinsonneau 所设计的方案，当临床状况发生变化时（例如，当患者血流动力学改善或患

者已拔管时，从 CRRT 换到 IHD；反之亦然），治疗方法也应该合理地变化，但是这一共识还没有得到科学的验证[51]。在临床研究中，患者可随机分配接受一种治疗或另一种治疗，所得到的结论有时难于临床推广。

多种技术的融合应用是解决这一永恒争议的可行方案。依据透析时间及溶质清除的方法（对流或扩散），这些技术已被赋予了不同的名称，如慢速低效长期的日常透析（slow low-efficiency extended daily dialysis, SLEDD）[52]、时间延长的日常间断 RRT（prolonged daily intermittent RRT, PDIRRT）[53]、长期日常透析（extended daily dialysis, EDD）[54]，或者单纯的长期透析[55]。从理论上讲，应用上述方法可以达到 CRRT 及 IHD 的最佳疗效，包括有效地清除溶质并使溶质失衡最小化，降低超滤膜的滤过率并稳定血流动力学，优化透析比率，降低抗凝需求，减少治疗费用，有效利用资源，同时提高患者的行动能力。早期病例报道显示，这些技术的融合具有可行性及较高的清除率。一项短期单中心研究发现，与 CRRT 相比，上述技术采用的剂量及血流动力学稳定性方面均是可接受的[56]。Baldwin 等将 16 例患者随机分为 CVVH 疗法组（8 例）、每日长时透析并超滤（extended daily dialysis with filtration, EDDf）组（8 例），进行为期 3 天的观察研究，对比小分子溶质、电解质及酸碱平衡的控制情况[56]。结果显示，尿素及肌酐水平的组间比较未见统计学差异。除 CVVH 组有 1 例患者在 72h 后发生低磷酸盐血症（0.54mmol/L），两种方法均纠正了治疗前的电解质紊乱。为期 3 天的治疗后，与 CVVH 组相比，EDDf 组出现了轻度但持续的代谢性酸中毒。

目前已经能生产出超纯的置换液并应用于 ICU，费用较 CRRT 低，置换量大并且时间较短。血液滤过可以与扩散相结合，在人员充足的白天或夜班期间，也可根据设定的清除率选择纯扩散模式。透析方法的选择几乎没有限制，标准设置后 3h 或 4h 的 IHD 或 35ml/（kg·h）的 CRRT 均可以选择。也可行血液 SLEDD 治疗，透析液的流速为 150ml/min 持续 8h，夜间 12h 的 SLEDD 也可以作为备选方案。

临床应用

体外膜肺氧合

体外膜肺氧合（静-静脉和静-动脉模式）的启动

ECMO 有两种模式：静-静脉 ECMO（VV

ECMO）提供呼吸支持，以及静 - 动脉 ECMO（VA ECMO）提供呼吸和循环支持。静脉血在氧合后返回到主动脉（通常经股动脉或右颈总动脉到达主动脉弓），VA ECMO 可以为心源性休克患者提供循环支持。

VA ECMO 已经成功用于心肌恢复、心室长期辅助装置、心肌梗死后心脏移植、心肌病、心肌炎、心脏切开后心力衰竭以及心搏骤停的支持治疗[57]。使用 VA ECMO 必须考虑的一个关键问题是，由机器泵出的血（高度氧合）混合了来自左心室的血（氧合很差），可能导致上半身（包括冠状动脉循环和脑）低氧血症而下半身氧合颇佳（丑角综合征）。针对这个问题，应仔细监测和测量右侧桡动脉血的氧合情况。可以在流入侧留置套管至右颈内静脉，建立静 - 动 - 静脉的 ECMO（VAV ECMO）。VA ECMO 的另一个问题是，左室衰竭引起后负荷增加，引起左房压力增高。通过穿透室间隔的插管引流左房血液、从心尖处排出左室血液（左侧开胸），或者直接排出左房血液，都可以解决这个问题。

有严重缺氧性呼吸衰竭但无心脏功能不全的患者，可接受经皮外周 VV ECMO。依赖 VA ECMO 而保留心功能的患者可能出现严重的脑和心脏缺氧，使患者面临严重的并发症，例如全身性栓塞、肢端缺血以及左室壁张力增加。在使用 VV ECMO 前常规用超声心动图评价左心功能，以确认是否有必要使用 VA ECMO。在 VV ECMO 模式下，上、下腔静脉血经由股静脉或颈静脉排出（引流），进入人工肺后被泵入右房（回流）。左心室维持肺血流以及体循环。与 VA ECMO 相比，VV ECMO 有以下几个优点：①不使用动脉，避免了缺血或者血栓形成的风险；②肺血流是氧合血，可以促进血管扩张；③维持搏动性血流进入器官；④避免泵血逆流造成的左室后负荷增加。

ECMO 已经用于多种形式的呼吸衰竭，例如传统机械通气难以治疗的 ARDS、肺损伤、严重哮喘、肺栓塞、等待肺移植患者以及其他疾病患者，使用患者包括新生儿和儿童[58]。

VV ECMO 的适应证和禁忌证

成人 尚无大型临床试验对成人使用 VV ECMO 的确切适应证进行研究。尽管如此，仍建议 ECMO 用于各种原因（原发或继发）导致的缺氧性呼吸衰竭：呼吸衰竭的死亡率预计大于 50% 时考虑使用 ECMO，高达 80% 时应当使用 ECMO†。当 FiO₂ 高于 90% 和

† 参见 "ELSO 一般指南中患者特殊支持"。
<http://www.elso.med.umich.edu/WordForms/ELSO%20Pt%20Specific%20Guidelines.pdf> (Accessed October 18, 2012)

（或）Murray 评分 2 ~ 3 时，PaO₂/FiO₂ 小于 150 mmHg 时，死亡风险达 50%；当 FiO₂ 高于 90% 和（或）Murray 评分 3 ~ 4 分时，PaO₂/FiO₂ 小于 80mmHg 时，死亡风险高达 80%。其他适应证包括哮喘引起的 CO₂ 潴留或允许性高碳酸血症伴 PaCO₂ > 80mmHg、无法达到平台压（Pplat ≤ 30 cmH₂O）或严重漏气患者。一般来说，ECMO 应该在微创治疗失败，而 VILI 或持续脑缺氧发生之前使用。2009 年春季 H1N1 流感大流行后，一些机构提出了更严格的标准。例如，澳大利亚的新南威尔士州健康部门建议，针对顽固性低氧血症和高碳酸血症（PaCO₂>100 mmHg 并伴有 PaO₂/FiO₂<100）患者使用 ECMO 时首先使用 VV ECMO。法国的 REVA(Réseau Européen de Recherche en Ventilation Artificielle) 组织建议，如果发生低氧血症 (PaO₂/FiO₂ <50 mmHg)，尽管潮气量减少到 4 ml/kg、高 PEEP(10 ~ 20 cmH₂O) 以及高 FiO₂ (>80%)，当平台压力达到 35cmH₂O 时，应开始使用 ECMO[59]。

根据 ELSO 指南，成人没有使用 VV ECMO 的绝对禁忌证。患者下述情况与预后不良直接相关，故在实施 ECMO 前应仔细权衡，包括 7 天或更长的时间损伤性机械通气、药物源性免疫抑制剂（中性粒细胞绝对计数 <400/ ml³）以及近期或远期的中枢神经系统出血。也应考虑患者的具体情况。虽然没有具体年龄的禁忌证，但年龄的增加也会使风险增加；体重超过 125 kg 会导致操作困难以及不能达到足够的血流量；还应该考虑合并症。

一些移植中心正在评估 ECMO 对肺移植的支持作用。实际上，很多在过去被视为 ECMO 禁忌的情况（例如脓毒症、外伤、恶性肿瘤、肺出血）近来正在被很多有经验的中心重新评估。此外，随着对 ECMO 兴趣的重燃，更先进的技术、更可靠的设备、更有效的培训计划将不断采用并实施，这些都大大扩展了 ECMO 的适应证。

新生儿 根据 ELSO 指南，新生儿的 OI 为 20 时考虑使用 VV ECMO，当 OI 为 40 时必须使用 VV ECMO。OI 的计算方式如下：

[平均气道压力（mean airway pressure，MAP）× FiO₂] ÷ [动脉导管末端 PaO₂ × 100]

致死性严重遗传病、不可逆的脑损伤，以及 Ⅲ 级或更严重的脑室内出血是新生儿使用的禁忌证。相对禁忌证包括不可逆的器官损害（除非考虑器官移植），体重低于 2kg，考虑到孕周小于 34W 可能增加颅内出血风险，也被列入相对禁忌证（参见第 95 章 †）。

儿童患者 众所周知不存在绝对的适应证，但是应该在需使用机械通气高级生命支持 7 天内考虑使用 ECMO[†]。

禁忌证包括 10 天内需行神经外科手术或颅内出血、近期手术或创伤以及出血危险性增加的患者。Ⅱ级或Ⅲ颅内出血是常规禁忌证。

VA ECMO 的适应证和禁忌证

根据 ELSO 指南，成人心力衰竭使用 ECMO 的指征是，血容量充足时使用正性肌力药 - 血管收缩药，但仍伴有组织灌注不足的心源性休克。如果适合的话，应在使用 ECMO 前使用主动脉内球囊反搏。VA ECMO 典型的适应证包括急性心肌梗死、心肌炎、围生期心肌病、失代偿性慢性心力衰竭和心脏手术后休克。感染性休克只有在某些治疗中心才是使用 VA ECMO 的适应证。美国心脏协会关于心肺复苏 (cardiopulmonary resuscitation, CPR) 的指南建议，对容易逆转以及进行了高质量 CPR 的患者可以使用 ECMO 来辅助 CPR[‡]。

对于儿科患者，ELSO 建议针对患儿心脏术后无法脱离体外循环而出现的早期心力衰竭，可以使用 VA ECMO。在 ICU，对适当的药物治疗无效时可以使用 VA ECMO。此外，对于任何原因导致的心搏骤停，对 CPR 有反应但是不稳定以及对 5min 的直接心脏按压无反应的患者可以考虑使用 VA ECMO。最后，VA ECMO 可以用在与手术无关的任何心力衰竭患者，包括心肌炎、心肌病以及药物过量中毒[†]。

管理和监测

拥有现代技术的泵、回路以及氧合器，加上 ICU 护士在 ECMO 技术和管理方面的培训，确保了 ECMO 机器和患者管理的高效性。医疗和护理团队每天应评估回路数次，而灌注师或者其他 ECMO 专业技术人员应每天至少检查回路一次。所有组件都必须检查其适当的功效，有无纤维蛋白沉积和血栓。此外，必须仔细观察插管处以便发现任何炎症和感染的迹象。

ECMO 辅助下的患者需要通过心电图、气道压力和流量、动脉血压以及 ECMO 相关监测仪器来严密监测重要脏器功能。相关仪器包括：

- 流量计计算回路输送的血流量。
- 传感器测量不同部位的压力。膜肺之前的压力非常重要，压力升高意味着氧合器内可能出现血栓。

[†] 参见 "ELSO 一般指南中患者特殊支持"。
<http://www.elso.med.umich.edu/WordForms/ELSO%20Pt%20Specific%20Guidelines.pdf> (Accessed October 18, 2012)

- 引出的静脉（上腔静脉、下腔静脉和冠状窦）血氧饱和度是 VA ECMO 期间 $DO_2 : VO_2$ 的良好指标。
- VV ECMO 期间的高氧饱和度可能意味着由于插管移位导致的静脉血再循环（氧合血被回路再摄取）。

体外膜肺氧合的脱机

肺功能改善（对 AV ECMO 而言，是心脏循环状态改善）是必要条件，也就是说，这是从 VV ECMO 脱机不可缺少的必要条件。呼吸力学、血气以及影像学的改善都是独立的征象。当呼吸机设置为肺保护模式，如果关闭通向氧合器的气流，心肺功能维持稳定达 1 ~ 4h，就可以停泵并且撤除插管。肺的恢复可能需要数周或数月，有报道 ARDS 后经过 50 ~ 100 天的 ECMO 支持后恢复的案例[60]。在 ECMO 的早期阶段因为肺功能严重受损，$EtCO_2$ 可能很低。当肺开始恢复以及流向通气肺泡的血液量增加时，$EtCO_2$ 也就相应增加。$EtCO_2$ 接近正常值意味着可以考虑脱机。当 VA ECMO 应用于心功能障碍的患者时，恢复的迹象包括动脉搏动增强以及超声心动图显示心脏收缩功能改善。在 VA 模式，如果夹闭血管回路，由旁路维持回路内的血液循环时，心肺功能可以维持，也可以除去插管。

肾脏替代治疗的管理

肾脏替代治疗的适应证

无论何种 CRRT 技术，都适用于以下临床指标受累的重症 AKI 患者：
1. 连续控制容量状态
2. 血流动力学稳定
3. 酸碱状态可控
4. 尿毒症控制良好的同时能够提供富含蛋白质的营养支持
5. 控制电解质平衡
6. 控制磷和钙的平衡
7. 预防颅内液体波动
8. 感染风险最小
9. 组织相容性高

尽管开始使用 RTT 的时间有明确的指南或建议，但及时干预的初步概念已被普遍接受。当上面列出的一个或多个临床表现伴随少尿出现时，应该在 24h 内开始应用 RRT。紧急使用透析的唯一指征是高剂量利尿剂治疗无效的肺水肿伴血钾快速增高患者。对伴有无尿的重症患者来说，控制体液平衡是极为重要的。所有的危重患者每天都需要输入大量液体——血液和新鲜冰冻血浆、升压药和其他连续输注药物以及肠内和肠外营养，这些液体的输注都不应该受到限制或中断。伴有感染性休克的 AKI 患者接受大量液体复苏导致液体超负荷的例子并不罕见。随之而来的体液正平衡和间质性水肿倾向使得有必要去水，而且如果可能的话，应达到每日液体的负平衡。体外 RRTS 通常用于超滤。超滤水和血浆具有相似的渗透压。基于这个原因，隔离超滤基本上等同于血液脱水并可能伴随着血细胞比容的增加及溶质浓度的最小变动[61]。CRRT 缓慢并连续地去除患者血浆中的水，以类似于尿排出；而每周 3 次间歇性血液透析，每次在几个小时内去除的液体量必须相当于 2 天以来输注的液体量加上无尿患者机体可能出现的多余水分相当的液体量。与过度超滤相关的血管内容量的丢失基于两个原因，一是所需液体量的高速率去除导致；二是由于快速透析溶质丢失导致的跨细胞及组织液移动造成的。快速去除液体的主要后果是导致血流动力学不稳定。对由于血流动力学不稳定而需要使用大量升压药和适当液体复苏、营养补充以及输注血制品的伴有脓毒症的 AKI 患者，肾脏替代治疗模式的选择应该是保证液体缓慢去除，也就是每日治疗时间延长几个小时以满足每日所需的液体平衡的快速变化。特别是接受 CRRT 治疗的 AKI 患者，当血容量和尿毒症控制妥当时，可给予富含蛋白质的液体（1.5 ~ 2.5 g/d）以改善每日氮平衡，有助于改善免疫功能和整体预后[62]。对于 RRT 期间液体流失的安全处理需要详细掌握患者的情况，理解 UF 过程以及严密监测患者对去除液体的心血管反应。为了保持 AKI 患者的组织灌注，理想的液体平衡是在不影响患者有效血容量的基础上去除多余的水分。但是究竟用哪些临床数据来定义液体超负荷仍有争议，这些数据包括：患者实际体重或干重、平均动脉压（MAP）、中心静脉压、楔压、全身氧饱和度、混合静脉血氧饱和度、生物电阻抗或目前可行的监测手段（中心静脉导管、Swan Ganz 导管以及经食管超声心动图）及其他。然而对于液体超负荷的患者，准确评估应该去除的液体量是极其重要的[63]。缓慢和恒定超滤的主要特征之一是，可以使组织液缓慢不断地补充脱水的血液。这是因为流体静力和渗透力的驱动可以去除血浆内大量的水，同时降低了血容量不足和低血压的风险。对于危重患儿，要优先考虑纠正容量超负荷。近来研究已经证实，重建小儿患者足够的液体含量是预测预后的主要独立变量[64]。在大量 AKI 成人患者研究中也发现了类似的结果[65]。

溶质去除是一个广义的概念，通常定义为消除标记溶质。这个标记溶质应该合理地代表血液中可经过肾正常去除的所有溶质。遗憾的是，能够代表所有 AKI 期间堆积的相关溶质并不存在，因为对每种分子来说其动力学和分布容积是不同的。其结果是，在 RRT 期间控制的单一溶质只能粗略地评估治疗的有效性。由于这些原因，尿素通常是一个不完美的标记溶质，因为它在所有 AKI 患者体内堆积，而且其血清水平易于测量。此外，尿素的毒性温和，是蛋白质代谢的最终产物，它的堆积意味着需要透析，而它的去除意味着治疗的有效性。尿素是一种小分子，它的分布容积类似于机体水分总量。它不与蛋白质结合，可以自由地穿过组织和细胞膜。肌酐具有相似的特性，是另一种常用的标记溶质。

一旦决定使用 RRT，必须设定透析剂量，而且治疗时要小心处置。透析治疗的强度可以通过透析量和输送给患者的血液滤过量来大致表示。Vicenza 小组在 2000 年完成一项里程碑式的临床试验[66]，揭示了这两个量结合体重对 AKI 患者的重要性。发表于 2009 年的两个大型多中心随机对照研究（正常与增强水平 [RENAL] 替代治疗的随机研究[67] 以及退伍军人管理局和美国国立卫生研究院 [VA/NIH] 急性肾衰竭试验网 [ATN] 研究[68]）最终确定了最佳透析剂量的概念。RENAL 和 ATN 旨在比较正常或低强度肾脏支持治疗与增强或密集治疗之间的效果，尤其 RENAL 研究对 25 ml/（kg·h）的 CVVHDF 与 40 ml/（kg·h）的 CVVHDF 进行了比较；而 ATN 研究 20 ml/（kg·h）的 CVVHDF 或 1 周 3 次间断透析与 35 ml/（kg·h）的 CVVHDF 或每日间断透析之间进行了比较。出人意料的是，这两项研究表明 RRT 剂量强度的增加并没有改善患者的预后，基本上用大型数据否定了之前小型的临床试验结果。正常剂量的推荐范围为 20 ~ 30 ml/（kg·h）连续治疗，或者 1 周 3 次间断血液透析，或者二者兼而有之。

少尿－无尿型肾衰竭患者常伴有继发于不可测量的阴离子增加（强离子间隙 [SIG]12.3 mEq/L）导致的轻度酸血症、高磷酸盐血症和高乳酸血症。低蛋白血症的碱化作用减弱了这种酸中毒。研究者评估了间歇性血液透析和 CVVHDF 对于酸碱平衡的影响，代谢性酸中毒在两组中均是常见的，而且间歇性血液透析和 CVVHDF 会纠正代谢性酸中毒。然而，纠正的速度和程度可能显著不同。在第一个 24h 内，CVVHDF 纠正代谢性酸中毒比间歇性血液透析更迅速、更有效。在随后 2 周的治疗期内，与 CVVHDF 相比，间歇性血液透析的代谢性酸中毒发生率较高。因此在纠正代谢性酸中毒上，要优先考虑 CVVHDF 而不是间歇性血液透析。在 CVVH 和腹膜透析之间的比较中，随机分到

CVVH 组的所有患者在 50h 内纠正了酸中毒，而腹膜透析组只有 15% 的患者纠正了酸中毒（$P < 0.001$）[69]。

Rocktaschel 表明一旦开始 CVVHDF，酸中毒会在 24h 内得到纠正。这种变化与 SIG 降低以及磷酸盐和氯化物浓度降低有关。在 CVVHDF 治疗 3 天后，由于 SIG 进一步降低以及持续低蛋白血症中血清磷酸浓度降低导致代谢性碱中毒，患者会出现碱血症[70]。

当临床医生将大量注意力集中在 CRRT 的益处时，关于 CRRT 可能引起的风险常被忽视。作为一种连续体外治疗，CRRT 通常需要连续抗凝，这会增加出血风险。相反，体外循环回路凝血也经常发生在 CRRT 中，这有可能导致血液丢失，并加重危重患者的贫血。使用 CRRT 相关溶质转移的增加，可能使危重患者的氨基酸、维生素、儿茶酚胺和其他具有有利作用的溶质去除增加。连续疗法必须连续工作。每天有多少治疗真正持续超过了 18～20h? 由过滤器 - 回路 - 导管凝血、更换回路、频繁更换替代液以及患者的移动（手术、诊断）导致的停机，应被仔细监测，而且可能会严重影响透析剂量[71-72]。另外值得关注的是技术问题，包括机器故障、用药错误和复合错误，已有 CRRT 运行的技术问题以及由此可能导致患者发病率和死亡率增加的报道。当接受 CRRT 治疗的 AKI 危重患者预期的发病率和死亡率都很高时，检测安全问题、不良事件或两者兼而有之是特别困难的。目前，肾脏病文献中很少有研究给出危重患者使用 CRRT 或 IHD 的安全性或不良反应的实质性信息。引进新的技术和设备到医疗实践中后，会自然而然地设想新的治疗方法能带来益处，尤其是当该治疗成为 ICU 病床的典型设备的一部分而且对重症患者每天 24h 应用时。当一个专业透析护士在白班负责管理治疗几个小时时，人们的关注度更高。尽管如此，新一代具有严密安全特性和多种处方设置的专用 CRRT 机已经上市。在任何情况下，理想的治疗仍然是不存在的。在现代机器变为常规使用前，必须对专业的 ICU 人员进行培训。

停止肾脏替代治疗的指征

关于停止使用 RRT 时机的问题，相关证据极少。可以从近期的文献中收集一些见解。一项开始和结束支持治疗（Beginning and Ending Supportive Therapy，BEST）肾研究组的报告，描述了现阶段多国停止 CRRT 实践中，确定成功停机的相关变量以及停机是否可能对患者造成后果[73]。在这项研究中，313 例患者从 CRRT 停机至少 7 天并被归类为成功组，而 216 名被归类为重复 -RRT 组。对成功停机的多元 logistic 回归

分析得出，尿量 [在停止 CRRT 前 24h 内的 OR（odds ratio，OR）为每天增加 1.078 /100ml] 和肌酐（OR 为增加 0.996mmol/ L）为成功停机的重要预测因素。使用利尿剂对预测尿量会产生负面影响。与其他观察性研究一样，想确认重复 RRT 组患者是否应该在肌酐或者尿量达最佳值后停止 RRT，从而导致不同的预后，这一想法是不可行的。再透析的风险因素也由台湾国立大学外科 ICU 急性肾衰竭研究组分析得到[74]。在这项研究中，94 名 RRT 患者，停机保持在 30 天以上被认为是成功的（21%），而且与序贯器官衰竭评估（Sequential Organ Failure Assessment，SOFA）得分、年龄、透析持续和尿量呈正相关。有意思的是，那些 RTT 停机保持了 5 天的患者中，有超过 2/3 停机时间保持到了 30 天。

作为常规建议，在 RRT 停机前，医生应等待足够的尿量（无利尿剂治疗）以及满意的肌酐值。患者肾小球滤过率和治疗清除率的附加效果应导致 RRT 肌酐值正常或低于正常。一旦肾功能接近基础值或肾前性 AKI 水平，无须任何停机计划而停止治疗似乎是合理的。另外，仅有局部肾功能恢复迹象的患者可能受益于更具体的和延迟的停机时间，例如降低超滤率或者将之前的连续 RRT 治疗方案改为间断 RRT。此外，新的肾预后标志物的探索引起了人们极大的关注，研究者希望通过新型预后标志物预测出一旦停止 RRT，患者何时能恢复肾功能以维持停用 RRT 状态。

其他体外支持技术

体外循环去除二氧化碳或呼吸透析

肺保护性通气是治疗不同程度呼吸功能不全的主要手段之一。肺保护的基本方案包括小潮气量（<6～8ml/ 理想体重）和低气道压力（平台压 < 30cmH_2O），因为有证据显示小潮气量会降低 ARDS 患者机械通气治疗的死亡率。小潮气量通气会降低 CO_2 清除率，从而导致高碳酸血症等相关问题。大量的 ARDS 患者临床实践证明应用肺保护通气策略合并高碳酸血症的概率为 14%[75]，而所有 ARDS 患者通气压力小于 $28\ cmH_2O$ 也可能使患者发生高碳酸血症[76]。我们不希望出现高碳酸血症，因为它会通过免疫抑制和损伤的肺上皮加重肺损伤，还会加重右心衰及已有的颅内高压[77]。当允许性高碳酸血症不适用时，可以使用机器去除 CO_2（extracorporeal CO_2 removal [ECCOR]，体外 CO_2 去除）[76]。现代超保护通气 ECCOR 系统在去除 CO_2 的同时无须提供显著氧合（不同于 ECMO

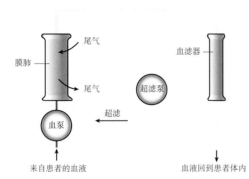

图 107-9 血液被泵入与透析过滤器串联的膜肺，超滤液在膜前回流入血。UF，超滤

系统），即可提高生存率。去除 CO_2 可通过一个专门的系统实施（图 107-9），该系统由一个泵驱动并与新生儿膜肺和血滤器串联在一起的体外 VV 回路组成。这种回路要求膜肺和血滤器耦合。

通过增加血滤器施加的下游阻力，会使膜肺内部的压力升高。该技术也降低了气泡形成的风险。此外，通过由血滤器分离出的血浆水来稀释膜肺的血液会使肝素的使用最小化。最后，由进入肺膜的超滤水再循环提供的附加血流使得 ECCOR 性能优化。用于该装置的血流是不可忽略的（200 ～ 400 ml/min），正常的透析血管通路在这种情况下是不够的 [77]。另一种系统利用心排血量和动脉压使血液流动通过低阻人工肺（AV 无泵的 CO_2 去除系统；介入性肺辅助 [iLA] 膜式呼吸机，NovaLung 公司，德国海尔布隆）（图 107-5）。无泵系统会减少血液的损伤，但需要大口径动脉套管和充足的血流以及动脉压力。考虑使用 ECMO 的一般原则是 ECCOR 基本有效，ECCOR 与 ECMO 的基本区别是 CO_2 和氧动力学的差异（CO_2 以溶解的碳酸氢盐的形式转运，由于其溶解度比 O_2 高，更容易以扩散的形式通过体外膜）导致 ECCOR 系统血液流速降低（0.5 ～ 1.5 L/min）[22]。因为必须要更低的血流，所以更新的 ECCOR 设备使用类似于那些用于透析（CO_2 透析）的双腔插管 [78]。例如，iLA 膜呼吸机加载了一个大流速的泵（从 0.5 L/min 到 6 ～ 7 L/min），再加上不同的膜和插管。肺体外支持的新领域是开发使用效率更高和更简易的新机器。随着 VV 去除 CO_2(decapneization) 适应证的扩展，有损伤通气的需求会显著降低，而且在未来 10 年内，危重患者的预后会进一步改善。

高分子截流血液滤过或血液透析以及血浆治疗

通过体外治疗去除脓毒症患者体内增加的炎性介质，其潜在可用策略是使用高分子截流 (cutoff)，这个膜上的孔足以使更大的分子（15 ～ 60 kD）通过扩散去除。由于生物学依据已广泛接受对患有脓毒症相关的 AKI 患者使用 HCO 膜的 RRT。体外和体内研究已证实，它去除细胞因子的能力大于迄今为止任何其他技术 [79]，并且提高了脓毒症实验模型的生存率 [80]。HCO 疗法似乎对免疫细胞的功能有益，而且关于 HCO 膜间歇性血液透析用于人体的初步研究证实，它可以去除标记的细胞因子白细胞介素（IL）-6 和 IL-1 受体拮抗剂，而且会降低脓毒症患者使用去甲肾上腺素的剂量 [81]。HCO 膜的血液净化现已在至少 4 项临床研究中应用于超过 70 例脓毒性 AKI 患者，没有严重副作用的报道。可以预见的是，白蛋白的损失显著，但是可以尝试使用 HCO 膜的扩散，而不用对流的方式减轻白蛋白的损失，同时还可以保持对细胞因子的清除率。

血浆治疗实际上包括两种治疗：血浆去除和血浆置换。在血浆去除中，血浆从血液细胞中分离出来，沿着含有不同吸附剂的一个或多个柱流动。此后，经过处理的血浆回输给患者。血浆置换是一个单一步骤的方法，即血液被分离成血浆和细胞，再将血细胞回输给患者，而血浆用其他供体的血浆或者白蛋白来替换。新鲜冰冻血浆用来补充失去的液体量，也用于维持凝血功能所需的各种因子的补充，或者纠正血浆疗法导致的潜在功能紊乱。血浆疗法用于脓毒症相关的血栓性微血管病的治疗最有效 [82]。在早期一些小型临床试验中，一种称为配对血浆滤过吸附 (CPFA) 的新兴杂交技术，是在血浆过滤器的下游放置一个树脂盒子，这会提高非脓毒症特异性炎性介质的去除，得到了令人满意的结果 [83-85]。CPFA 旨在降低脓毒症及多器官功能衰竭患者循环中促炎和抑炎介质的水平。

为了克服血浆过滤的缺点并提高去除效率，CPFA 在血浆过滤器的下游使用了一个特定的吸附盒。CPFA 提高了非特异性炎性介质的去除并取得了令人满意的结果。遗憾的是，据 Livigni 报道，最近一项旨在利用 CPFA 提高脓毒症相关 AKI 患者生存率的多中心临床试验（血浆滤过和吸附结合临床试验）已经完成，但是没有达到预期效果。有趣的是，一个亚组分析显示，超过 2L/d 的 CPFA 剂量（处理的血浆量）会降低脓毒症相关 AKI 患者死亡率。此外，一项新的 CPFA 临床试验显示，提高危重患者护理标准可能会降低死亡率，该试验，认为死亡率不是主要观察终点。

需要体外膜肺氧合患者的连续性肾脏替代治疗

危重患者的一种特殊而复杂的类型就是同时需要 RRT 和 ECMO。这种临床现象经常发生在儿科患者。很多 AKI 儿童需要 ECMO，他们患有严重的心功能不全（心肾综合征）或者需要机械通气（肺肾综合征）。CRRT 回路可以并联（血液流动与 ECMO 回路方向相同）或串联（血液流动与 ECMO 回路方向相反）。Santiago 和同事描述了如何将 CRRT 连接到 ECMO 回路上[86]：CRRT 回路的入口（动脉）线由一个三通连接 ECMO 血泵，该三通也用来注入肝素；而出口（静脉）线由另一个三通连接在氧合器之前。笔者在此提出相反的建议，即 CRRT 的入口可以连接在 ECMO 泵之后，而过滤器出口在泵（进入存储器，如果存在的话）之前返回到 ECMO 回路。这种 CRRT 回路靠逆流来实现体外支持，使 RRT 血流从 ECMO 动脉端（血液返回到患者）吸出，然后被注入 ECMO 静脉端（患者血排出）[87]。第二种方法可能会在离心泵后降低血流阻力和湍流，当滚轮泵存在时可以提高贮存排水。考虑到 CRRT：ECMO 血流比从未超过 0.1，由这种回路引起的血液再循环是可忽略的。Shaheen 和同事[88] 最近对两个不同亚群的患儿进行了试验：一组需要血液滤过，另一组需要血液滤过和 ECMO。结果显而易见，需要 CVVHDF 和 ECMO 的患儿死亡率明显高于仅需要血液滤过治疗的患儿。因此，笔者建议某些治疗应该由有经验的团队来实施。对高龄和大体重的多样化人群使用 CVVHDF，给临床和技术带来了极大的挑战。ECMO 中使用低频 CVVHDF 以及其他体外疗法，都提出了维持护理技能的问题。单独使用 CVVHDF 还是结合 ECMO 的客观临床和生化标志物还有待确定。但是一些研究已经显示了这种组合对儿科患者的安全性和可行性[89]，即使对这样困难的组合有一些担心（如液体平衡的准确性）[90]。目前，

一些学者声称应该对所有 ECMO 患者使用 CRRT[91]。在与 46 例历史对照患者的对比中，15 例新生患儿在 ECMO 期间使用了连续血液滤过，其结果是显著降低了体外支持以及机械通气的时间；这种方法也会促进体液管理平衡并改善毛细血管渗漏综合征。此外，这些学者的研究结果显示输血量减少并降低了 ECMO 的花费。

结　语

近年来，体外循环回路的制造在技术上已有了长足进步，使得长期支持更简单、安全、有效。新 ECMO 和 CRRT 系统可以由一名接受过培训并且有经验的床旁护士管理，患者接受数周甚至数月的支持治疗，而无严重的并发症。

虽然最近的研究表明 ECMO 可以改善患者呼吸衰竭或心源性休克，或两者兼而有之的预后，但是 ECMO 的适应证仍然存在争议。有趣的是，RRT 也有类似的争议。尽管如此，除了大型试验显示出确切的证据，对心肺和（或）肾衰竭的危重患者使用肺保护性通气策略以及及时使用连续血液净化的有利证据和经验也不断增加。因此，更简单、更小甚至创伤性更少的体外装置正在研发中，在 ICU 中也越来越频繁地被使用。

在未来，ECMO、CRRT、体外 CO_2 去除设备、血液灌注、吸附或血浆过滤和吸附（用于 CPFA 或肝脏支持）将被整合到单一的多功能机中，用户界面友好，参数设置灵活，可使用不同的任意布局，以适应不同医疗需求。最后，信息技术的进步使集成的体外血液净化系统可以和所有电子治疗设备（从简单的注射泵到 CRRT 机）相连，从而制造出一个真正意义上的人造器官。

参 考 文 献

见本书所附光盘。

第 108 章　心肺复苏：基础生命支持和高级生命支持

Brian P. Mcglinch • Roger D. White

鲁显福 译　曹君利　曾因明 审校

要　点

- 循环、气道、呼吸（circulation, airway, breathing，CAB）已经替代了气道、呼吸、循环（ABC）。对于发生心搏骤停的成人和小儿患者来说，与先开放气道相比，在突发心搏骤停（sudden cardiac arrest，SCA）后首先实施不间断、高质量的胸外按压，能够获得更好的生存机会和神经预后。当怀疑患者出现心搏骤停时，应立即开始胸外按压。

- 在发现心搏骤停后应尽可能早地实施电除颤复苏，随后立即恢复胸外按压，无须进行电击后的心脏节律分析。研究未能证明在单次电击或一连串电击除颤前先实施一段时间的胸外按压对预后有益。

- 开放气道的高级措施已经不再作为心脏复苏时的首选，目前尚缺乏气管插管能促进心搏骤停后成功复苏的有益证据。

- SCA 复苏期间，在不影响实施不间断、高质量胸外按压的前提下，可以使用血管升压药物。肾上腺素、血管加压素和胺碘酮均已被证实能够提高复苏成功率，但对幸存者出院并没有影响。

- 只要设备条件具备，采用超声技术有助于识别心搏骤停的可纠正的潜在原因，并有助于指导复苏的终止。

- 目标导向体温管理（也叫低温疗法）用于因突发、致命性心律失常引起的院外心搏骤停后复苏成功的昏迷患者，能显著改善幸存出院者的神经功能预后。这门技术逐渐被扩展到一些非突发性、致命性心律失常患者的复苏治疗。

- 小儿复苏方法已经被简化以便于复苏的实施。胸外按压以 100 次 / 分的频率实施，每 30 次按压后插入两次呼吸（与成人的复苏一致）。如果只有 1 名施救者，应在实施复苏之前首先进行求助。如果发现婴儿的脉搏低于 60 次 / 分，应立即实施胸外按压。

- 体重超过 10kg、发生致死性心律失常的儿童可以使用成人除颤电极板进行除颤，除颤电极板之间至少相隔 3cm。对于年龄小于 1 岁或者体重低于 10kg 的儿童，推荐使用婴幼儿除颤电极板，首次除颤能量按 2J/kg 设定。

- 大多数成人和儿童 SCA 导致的死亡发生在第 1 个 24h 以内。协调复苏后护理，包括冠状动脉导管置入和其他多种重症监测手段，如实施目标导向体温管理，将为 SCA 幸存者获得较理想的神经和心脏康复创造良好机会。

- 一些旨在提高低心排血量、改善心搏骤停患者自身循环状态的先进技术，是当前临床研究最活跃的领域。虽然众多研究结果提示一些新复苏技术很有前景，但在其未被纳入复苏指南之前，尚需要更多结果一致和可重复性的证据。

虽然复苏的历史可以追溯到《圣经》时代[1]，但是当代心肺复苏（cardiopulmonary resuscitation, CPR）方法则认为始于 1966 年，当时由美国科学院国家研究委员会提出了 CPR 的统一执行标准[2]。自此，历届委员会都会根据基础和临床的有效数据，对既往 CPR 标准进行不断的更新与修订[3-10]。最新被推荐的指南是"2010 年美国心脏协会心肺复苏和心血管急救指南（2010 年 AHA CPR 和 ECC 指南）"，它是由美国心脏协会（American Heart Association, AHA）和欧洲复苏委员会（European Resuscitation Council, ERC）众多专家们就复苏问题所达成的第三次国际性复苏指南与共识，代表了众多不同国家、不同文化背景和不同医学专业人士的集体智慧。

新指南中的每一步干预措施，其科学信息都经过了广泛的循证医学评估，这一结构简明的心血管急救复苏程序有助于解决一些潜在的争议。基础生命支持（basic life support, BLS）和高级心脏生命支持（advanced cardiac life support, ACLS）是建立在可靠的临床基础之上，并得到了心血管急救团体的广泛认同，而反映这种认同性的证据就是 AHA 的 BLS 和 ACLS 培训项目和相关培训材料已被广泛使用。本章旨在结合当前对 BLS 和 ACLS 的理解和 AHA 出版的教材[11-12]，综述 BLS 和 ACLS 的前提、理论基础和操作方法。

反复修订后的心搏骤停后心血管急救指南所推荐的干预措施，在近 50 年来已经挽救了成千上万的生命。但就我们所观察的情况而言，尽管有如此详细的指南，就全球范围内在院外发生的众多目击下的突发心搏骤停（sudden cardiac arrest, SCA）患者，能存活出院的生存概率仍然低于 10%[13]。即便患者出现心搏骤停时能被立刻发现，并严格遵照复苏指南进行正规抢救，绝大多数发生心源性猝死的患者并不能有效复苏。

有关 BLS-CPR 的完整步骤不在本章内容的介绍之列，具体可参阅相关指南和 AHA 出版的教材。本章将着重回顾麻醉医师在手术室、重症监护治疗病房（intensive care units, ICUs）和其他医疗场所中有关 BLS 和 ACLS 的临床实践。

突发心搏骤停和心肺复苏

SCA 是一个复杂的动态过程。心搏骤停后全身动脉血会继续向前流动，直到主动脉和右心房之间的压力差达到平衡；同样，心搏骤停后肺动脉和左心房之间的前向肺血流也会发生一个类似的过程[14-16]。此时，

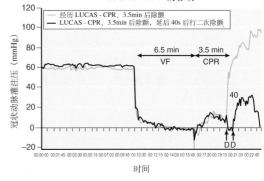

图 108-1 采用 LUCAS 装置 CPR 对冠状动脉灌注压的影响。CPR，心肺复苏；D，除颤；VF，室颤 *(From Steen S, Liao Q, Pierre L, et al: The critical importance of minimal delay between chest compressions and subsequent defibrillation: A haemodynamic explanation, Resuscitation 58:249, 2003.)*

动、静脉压力梯度消失，左心充盈下降，右心过度充盈，静脉容量血管逐渐扩张（图 108-1）。当动、静脉压力达到平衡时（时间大约在心搏骤停后 5min），冠状动脉灌注和脑血流即终止。

生理学机制

20 世纪 60 年代初，CPR 成为一项被广泛应用的临床技能。通常所说的"心泵机制"认为，按压胸骨和脊柱之间的心脏是导致血液泵出的直接原因。临床 CPR 期间使用经食管超声心动图监测，可以帮助我们评估在胸外按压时心脏的大小和瓣膜位置的变化，以评估血流的方向。通过 CPR 期间的超声心动图我们可以观察到，在胸外按压时，左、右心室的血容量下降，三尖瓣和二尖瓣关闭，血液射入动脉系统，所有这些均符合心泵机制（图 108-2）[17-20]。

一旦发现有心律失常（或者任何可以影响心排血量的心律失常），只要患者可以按照语言指示咳嗽，嘱患者反复剧烈地咳嗽（咳嗽 CPR），这能使低血压合并室颤的患者意识维持长达 100s 之久。这种咳嗽维持意识的现象表明，除直接按压心脏（心泵）的机制外，可能仍有其他的机制参与了心搏骤停后的前向血液流动[21]。剧烈地咳嗽可以产生一个动脉压力脉冲，通过前向血流与压力打开主动脉瓣[22]，这个过程通常被称为胸泵机制（图 108-2）。胸外按压导致胸腔内压力增加，最终使得胸腔内的血管内压达到平衡。在静脉端，静脉瓣和胸腔入口处静脉的塌陷限制了压力的反向传递或者血液回流。在动脉系统，血管相对不易塌陷，

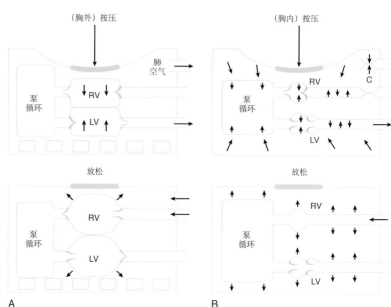

图 108-2 A. 图示心脏按压泵；B. 图示为胸内按压泵，在图 B 中的 "C" 代表气道或静脉壁结构塌陷。LV，左心室；RV，右心室

能够将压力和血液传递到胸腔外的血管系统。一些研究表明，进行胸外按压或者剧烈咳嗽时，左心能够被动地将肺静脉血输入外周动脉循环。当进行胸外按压时，高胸内压促使肺动脉瓣关闭、二尖瓣和主动脉瓣开放，来自肺部的血流通过左心室流向外周[23]。

复苏期间心泵和胸泵机制同时并存。超声心动图已经证实了心泵理论。咳嗽 CPR 至少在致死性心律失常发生后的早期阶段能有效维持患者意识的事实，支持胸泵理论。心搏骤停后，由于左心滞留了大量的血液，胸外按压最初可能是先启动心泵机制；经长时间复苏后，伴随着静脉压力阶差达到平衡时，肺血容量增加，这时可能较为支持胸泵机制。

CPR 期间，体循环、冠状动脉和脑血流量都依赖于有效的胸外按压和回心血量。胸外按压的频率达到 100 次 / 分，按压 - 放松的比例大约为 50：50。这时静脉回流至胸腔的时间有限，心搏骤停后静脉血回流到胸腔所需压力较低。因此，CPR 期间中等程度的胸内压增加及过度通气，都将影响静脉回流，不利于体循环、冠状动脉和脑灌注，从而降低了自主循环恢复（return of spontaneous circulation, ROSC）的可能性。

CPR 期间有效的、不间断的胸外按压，可以使心排血量达到正常自主循环的 25%～30%。CPR 期间体循环和肺循环的灌注情况可以反映心排血量的减少，表现为颈动脉搏动减弱和二氧化碳排出量减少（本章后有论述）。如果心搏骤停时没有缺氧因素（如溺水、

窒息），那么心搏骤停后肺内氧含量足以维持 CPR 最初几分钟内的动脉氧含量。针对 CPR 期间冠状动脉、脑和体循环氧供受限的因素，改善血流比增加动脉血氧含量更为重要。因此，SCA 发生后立即实施胸外按压比进行人工呼吸更为重要。

基础生命支持

BLS 包括对紧急情况的早期识别、启动急救反应系统（如在美国拨打 911），以及在 SCA、心脏病发作、卒中和外源性异物阻塞气道（foreign body airway obstruction, FBAO）后所采取的干预措施。这些干预措施除打电话和（或）自动体外除颤器（automated eternal defibrillator, AED）外，不需要借助其他设备。BLS 中包含 AEDs 是因为其能在公众场所普遍获得（如机场、学校、购物中心、医院、娱乐和运动场所），其操作简单、能自动分析心脏节律以及实施电击（以 AED 为基础进行心脏节律分析）。

所有 BLS 的干预措施（表 108-1）[24]对防止 SCA、终止 SCA 或 SCA 后循环支持直至自主循环恢复，都有时间敏感性。从 2005—2010 年的 5 年间，AHA 关于 BLS 的各项建议、临床证据及对突发心肌梗死后的幸存者的预后观察，都支持在气道管理、人工呼吸和脉搏检查之前应优先实施不间断的胸外按压[24]。在成人和儿童的复苏过程中，气道、呼吸、循环（ABC）已经被

表 108-1 成人、儿童和婴幼儿基础生命支持的关键点小结

	建议		
组成	成人	儿童	婴幼儿
意识	无反应（针对任何年龄） 无呼吸或无正常呼吸（如仅喘息） 10s 内不能触及脉搏（仅对于 HCP）	无呼吸，仅喘息	
CPR 顺序	CAB		
按压频率	至少 100 次 / 分		
按压深度	至少 2 英寸（5cm）	至少 1/3；AP 深度大约 2 英寸（5cm）	至少 1/3；AP 深度大约 1.5 英寸（4cm）
胸壁回缩	按压间期内完全回缩 HCPs 每隔 2min 循环按压		
按压中断	在胸外按压时尽可能少地中断 中断限制在 10s 内		
开放气道 按压：呼吸比例（直到 高级气道建立）	仰头举颏 （HCP 怀疑创伤：托起下巴） 30：2 单人或两人救助	30：2 单人救助 15：2 2 位 HCP 施救者	30：2 单人救助 15：2 2 位 HCP 施救者
机械通气，救助者未受 专业训练或受训练但 不熟悉	仅仅按压		
机械通气，高级气道建 立（HCP）	每次呼吸持续 6 ~ 8s（8 ~ 10 次 / 分） 与胸外按压非同步 大约每次呼吸 1s 可见胸廓抬起		
除颤	尽早使用 AED 在除颤前后尽可能使中断胸外按压时程减至 最小 每次电击除颤后立即开始 CPR		

From Peberdy MA, Callaway CW, Neumar RW, et al: Part 9: post-cardiac arrest care:2010 American Heart Association Guidelines for Cardiopulmonary Resuscitation and Emergency Cardiac Care, Circulation 122: (18 Suppl 3),S768-S786, 2010.
AED, 自动除颤器；AP, 前后的；CAB, 循环 - 气道 - 呼吸；CPR, 心肺复苏；HCP, 医疗保健提供者

循环、气道、呼吸（CAB）所取代[24]。目击者和医务人将濒死喘息误判为患者有自主呼吸的现象很常见，并不能在 SCA 后的早期及时发现脉搏的消失[24-25]。靠呼吸和脉搏的评估判断 SCA 几乎都不准确。因此，无论救助者是否接受过医疗培训，都应该在发现 SCA 后尽早启动 CPR[24, 26-27]，以最大化提高复苏成功率。在发现患者可能发生 SCA 并且呼之不应后应立即启动胸外按压[24]。成人和儿童的成功复苏中，以 100 次 / 分的频率实施 30 次胸外按压，然后人工呼吸 2 次（30：2）。

CPR 期间仍然推荐胸外按压要"用力快速按压"[24]。尽管还没有足够的人类研究证据来确定理想的胸外按压频率，但当前建议成人和儿童心搏骤停后以 100 次 / 分的频率实施胸外按压。对于成人，胸外按压的深度应该达到 2 英寸（5cm）；对于儿童，胸外按压的深度应该达到胸部的 1/3。一项大型研究表明，依据心搏骤停后出院存活率评估 CPR 的质量（根据 2010 年 AHA 指南推荐的 CPR 和 ECC 的胸外按压深度），发现按压的深度和速度影响心搏骤停后的复苏质量[28]。虽然大部分入院前的胸外按压并不符合 2010 年 AHA 推荐的胸外按压深度（50mm），但是相较于那些低于最佳水平的胸外按压，胸外按压的深度和频率接近 2010 年 AHA 指南推荐的深度和频率，患者有更高的生存率。

胸外按压的中断不利于冠状动脉和脑的血流灌

注、自主循环的恢复以及患者的生存[29-30]。针对这种情况，2010 年 AHA 关于 CPR 和 ECC 的指南更加强调即便在实施其他复苏手段（如人工呼吸、气管插管、除颤、电除颤后节律分析和脉搏检查）时不应中断胸外按压[31]。2010 年 AHA 关于 CPR 和 ECC 的指南推荐，在实施单人和双人 CPR 期间，按压：通气比例为30 : 2，以最大限度地减少因人工呼吸导致胸外按压的中断。在自身心脏功能和全身循环缺失的情况下，应立即实施 CPR 直到患者的自主循环恢复或者患者已经宣告死亡。尽管 CPR 的效率远低于自然循环，但是正确、不间断地实施 CPR，可以供给冠脉循环和脑充足的血流量，足以使 ROSC 患者完全恢复。

对于普通的救助人员，可能会感觉不舒服或者不愿意提供人工呼吸，那么单纯的心脏按压复苏仍可能有助于复苏。毫无疑问，对发生 SCA 的人迅速实施胸外按压可以挽救生命。但是，日本一项针对 40 000 名发生 SCA 患者的研究发现，与传统的实施人工呼吸 CPR 对比，接受单纯胸部按压 CPR 的患者，1 个月生存率和神经功能恢复都更低。作者还指出，不能迅速实施 CPR 将降低生存率；并且无论采用哪种 CPR 方法，年龄的增长都会降低神经功能的恢复[32]。为了获得最佳的 SCA 后生存机会，传统的 CPR 明显优于单纯胸部按压 CPR。

采用类似的研究方法，Bobrow 和同事[33] 对院外发生心搏骤停并且首先实施气道干预复苏的患者进行面罩高流量吸氧，然后他们将这些患者与接受袋状面罩进行通气氧合患者的出院后生存率和神经功能恢复情况进行比较，所有患者在实施 600 次胸外按压后都进行气管插管。该复苏新方法使得在复苏早期只需在心脏节律分析和除颤时中断胸外按压，这使人们意识到复苏的早期阶段通气和氧合的价值。报道称，尽管发生未被察觉的心搏骤停或未采取电复律的通气组患者的出院生存率和神经功能恢复情况并没有显著差别，但是对于那些发现心搏骤停和心律失常而进行电除颤并接受了被动氧合而非袋状面罩呼吸者，其神经功能预后有所改善（38.2% vs. 25.8%，调整优势比[OR] 为 2.5，95% 的可信区间[CI] 为 1.3 ~ 4.6）。这些结果进一步强调高质量、不间断胸外按压的重要性，而不再刻意强调在复苏早期实施气道干预。

另一个证明 2010 年 AHA 关于 CPR 和 ECC 的指南注重高质量、不间断胸外按压的例子来源于一项大样本研究（N=3960）。通过 10 年的研究，最后将前 5 年的复苏和生存结果与后 5 年比较，评估院外发生心搏骤停和心律失常而未除颤患者的复苏和神经功能预后[34]。在此期间，AHA 的复苏指南有所修改，主要

是改善胸外按压的质量和避免因其他复苏措施导致胸外按压的中断。尽管发生心律失常的非电击（除颤）患者的存活率明显低于电击患者，但 2005 年 AHA 关于 CPR 和 ECC 的指南仍然强调高质量、不间断的胸外按压，从统计学上可以看到显著改善了 ROSC（从27% 上升到 34%）、出院率（3.4% 上升到 6.8%）、出院后的神经功能预后（3.4% 上升到 5.1%）、1 个月存活率（4.1% 上升到 6.2%）和 1 年存活率（2.7% 上升到 4.9%）。

CPR 标准和机制的多次修订表明适当采取措施改善循环（如插入式腹部按压心肺复苏、机械胸外按压装置、吸气阻力阀装置），有益于自主循环的重新建立；但与标准 CPR 相比，还没有哪种设备被证明能提高出院存活率。因此，无论 CPR 产生血流的机制如何，它只是一种暂时的干预手段，需要快速提供 ACLS，更重要的是对心脏颤动的患者实施快速除颤，只有除颤器有助于持续性地改善心搏骤停后的存活率。

首先电击还是心肺复苏？

早期的指南推荐对未及时发现的心搏骤停或者心搏骤停至开始复苏超过 4min 的患者，在除颤之前先实施一段时间的 CPR。但是，证据表明在除颤之前常规实施 90 ~ 180s 的 CPR 是不够的，两组随机对照试验的结果未能证明在除颤之前实施 CPR 有利于恢复自主循环或者提高出院率[35-36]。回顾前后对照研究的结果证实，如果在除颤之前实施 CPR[37]，可以改善患者30 天和 1 年的神经功能恢复。一项大型观察研究结果也证明了院外发生心搏骤停患者的存活率可能会因为胸外按压次数的增加而改善[38]。而在实践中遇到发生 SCA 者，应立即实施胸外按压直到使用充电完毕的 AED 准备除颤。

体外自动除颤器和手动除颤

成人心搏骤停后最常见的心律失常就是心室颤动（VF），虽然 VF 的发生率正在逐渐减少[39]。VF 是心肌的一种高代谢激活状态，VF 时心肌的氧储备和代谢底物都迅速耗竭。胸外按压可以提供心肌氧气和能量底物，增加除颤的成功率。CPR 可以延长 VF 的时间，但是大多数情况下 CPR 并不能将 VF 逆转为正常节律。其实，除颤的过程就是通过放在胸壁上的 2 个电极板将足够的电流传递至心肌，中断杂乱的心脏活动，并恢复心肌组织的正常节律或使心脏停搏至少 5s[40]。除颤并不等同于复苏，成功的终止 VF 需要有效的胸外按压和迅速的除颤相结合。

AHA 已将使用 AED 进行早期除颤作为 BLS 培

训的一部分，并且强调了公众应用除颤的概念，鼓励非专业人员如警察、保安和其他人等对心搏骤停患者实施早期除颤。针对可能发生 SCA 的患者使用 AED，可以分析心脏节律并检测 VF 和快速室性心动过速，然后自动除颤。经过训练的救助者的任务就是将除颤板放到患者的胸部、打开 AED，当 AED 提示有除颤指征时按压按钮实施除颤。除外 AED 放电和除颤后心律分析，整个过程应尽量减少胸外按压的中断。

世界上第一台 AED 于 1979 年问世[41]。1986 年，世界上第一台带有微处理器的 AED 诞生，它采用 3 次连续、非递增、180J 的单相波放电。随后 AED 除颤技术不断得到改进，由单相波（直流电）向双相除颤波（交流电）转化，仪器变得更小、更轻便，心律分析更准确。

救助人员面临的一个问题是卫生保健和公共场所的 AED 设备有各种型号，对于管理这些设备的部门来说，考虑到 AED 的费用、仪器的寿命和低维修期，更换这些设备不在优先考虑范围内。因此，救助人员在使用 AED 时可能会发生心律分析超时（从而延长胸外按压的中断时间）和除颤多次（如连续 3 次除颤而未插入胸外按压）。这时，即使是过时的除颤方法可能也会比试图遵循当前的 AED 方法更有帮助。如果旧的 AED 方法干扰了复苏，那么应该及早采用手动除颤器。

在使用标准的除颤器而不是 AEDs 进行复苏的情况下，救助者必须马上了解除颤器的性能。当使用手动除颤器时，节律分析屏能够特异性地识别除颤器是单相还是双相的。手动除颤器的使用应与当前 AED 方法相同：①强调当除颤板放置好还未进行节律分析的期间，应当实施不间断的胸外按压；②在电击后立即实施胸外按压；③在胸外按压和人工呼吸 2min 后再次进行心脏节律分析；④只有在出现 VF 和快速性

VT 时行电除颤。如果是使用单相除颤，那么首先就应该使用高能量除颤（300～360J）[42]。

单次与重复除颤

2005 年开始，AHA 推荐在使用 AED 或者手动除颤器实施单次电击之后，立即进行胸外按压和人工呼吸 2min，然后再次进行心脏节律分析。2010 年 AHA CPR 和 ECC 指南中再次强调了这种方法[43]。胸外按压应该持续到除颤器已经准备好进行电击，并在电击后立即恢复胸外按压而不等待心脏节律分析。在大多数情况下，电除颤后心脏只会出现短时间的"停顿"，这有利于胸外按压产生的冠状动脉血流供应。有些心搏骤停的患者已经建立了血流动力学监测，如果电除颤后出现动脉波形则提示可能正常心脏节律已恢复，胸外按压可以不用再继续。

这时，只有在心脏手术或者心脏导管介入实验室内[40, 43]，才可以实施连续多次除颤而不需要等到胸外按压和通气 2min 后的这种特殊复苏方式。这些患者在发生 VF 或者 VT 时，通常都有有创血流动力学监测和除颤电极板，所以能够立即识别 VF。因此，也只有这些复苏过程中才会进行一连串的重复电击。

双相除颤波形

双相除颤波首先向一个方向提供能量，然后向反方向持续放电。现代 AEDs 和除颤器都应用了双相波技术。双相缩短和直线双相（图 108-3 和图 108-4）[40] 两种波形在特定的能量水平下都可以有效终止 VF。非随机临床试验已经证实，对于提高神经功能完整患者的出院率来说，单相波优于其他波。1996 年首次提出电阻补偿、固定低能量双相波（150J）技术，通过电生理实验设置的对照组发现这种双相波比传统的、逐渐增加能量的单相波（200～300J）更能有效地终止

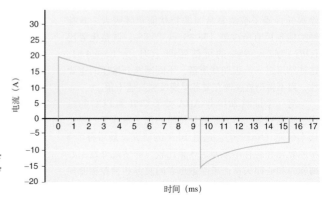

图 108-3 双相截断指数波形 *(From Deakin CD: Advances in defibrillation, Curr Opin Crit Care 17(3):233, 2011. Used with permission.)*

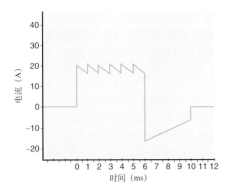

图 108-4　直线双向波形 *(From Deakin CD: Advances in defibrillation, Curr Opin Crit Care 17(3):233, 2011. Used with permission.)*

VF [44-46]。

不论患者体重大小，电阻补偿允许除颤器在电阻测量的基础上改变波形特征，电击后（特别是 70 ~ 80Ω）产生经胸廓的电流进行除颤 [47]。在低能量除颤时，双相除颤波和电阻补偿比单相、无电阻补偿的单相波更有效 [48-51]。

在双相除颤电击后可能会出现一次高的电击除颤率。如果一次双相电击后，VF 仍然持续存在，那么应立即实施胸外按压以补偿心肌氧供和代谢底物，而不是再次电击 [40]。虽然无论波形怎样，第一次双相波电击都不应该低于 150J，但是 Hess 和同事通过研究报道证实，当使用这种固定能量方法（120J-120J-120J）实施直线双向波除颤时，高频率的电击能够成功终止 VF 并且不改变 ROSC 或者出院生存率。

当患儿需要实施电除颤时，有必要对成人除颤过程进行适当的修改。如果可能的话，尽量将小儿除颤器的电极前后放置，首次电击能量水平应该在 2 ~ 4J/kg 范围内。目前还没有资料表明更高的除颤能量对儿童是不安全的，这些建议与之前的 AHA 复苏指南是一致的（参见第 93 章）。

有关心脏复律与除颤的治疗流程，包括一些特殊心律失常的处理，具体详见本章下文。

植入式心脏除颤器

对于一些可能会发生致命性心律失常的患者，应当植入除颤器提供快速自动除颤（参见第 48 章）。植入式电复律除颤器（implantable cardioverter defibrillator, ICD）被认为是治疗由非瞬时、可逆性因素引发患者再发致命性心律失常的最有效方法 [53-54]。ICD 放置的 I 类适应证如框 108-1 所示 [54]。充血性心力衰竭患者放置 ICD 的适应证如框 108-2 所示 [54]。一些 ICDs

植入的 II 类适应证主要是依据指南，认为有发生致命性心律失常高风险且既往无心搏骤停史的患者使用。ICD 放置的 III 类适应证通常为那些可能伴有严重潜在的疾病，不论植入 ICD 与否均不太可能存活 12 个月以上的患者。

对于植入 ICD 的患者，任何表明或证实 ICD 激活的临床指征和检查都可以确定心律失常的存在。如果 VF 或 VT 已经发生，那么可能发生了上述三类中的一种。首先，ICD 激活代表轻度心脏病患者发生了某种孤立的心律失常事件，并且 ICD 能够保持功能放电以纠正这种心律失常的能力，从而使患者长时间生存成为可能。其次，ICD 激活代表之前稳定性心血管疾病出现了不利的改变，心律失常可能预示着发生心力衰竭、心肌梗死或者缺血、瓣膜功能恶化或者其他严重的医学疾病。最后，对于患有严重心脏病的患者来说，ICD 激活表明潜在疾病的进一步发展和极差的预后。在大多数情况下，ICD 激活表明患者的基本情况出现

框 108-1　植入式心脏除颤器放置的 I 类适应证

- 因 VF 或血流动力学不稳定的持续性室性心动过速引发的心搏骤停事件的幸存者，评估诊断除外完全可逆的病因
- 结构性心脏病和自发持续性室性心动过速，不论血流动力学稳定与否
- 临床相关的不明原因的晕厥，电生理检查时血流动力学波动明显的室性心动过速或 VF
- 先前由原发性心肌梗死引起，左心室射血分数 < 35% 至少 40 天，纽约心脏病协会（NYHA）心功能分级在 II 级或 III 级
- 非缺血性扩张性心肌病射血分数 ≤ 35% 和 NYHA 心功能分级在 II 级或 III 级
- 先前由原发性心肌梗死引起，射血分数 < 30% 至少 40 天，NYHA 心功能分级在 I 级
- 心肌梗死，射血分数 < 40% 的非持续性室性心动过速和电生理检查时诱发 VF 或持续性室性心动过速

From Aronow WS: Implantable cardioverter-defibrillators, Am J Ther 17:e208, 2010

框 108-2　充血性心力衰竭患者放置植入式心脏除颤器的 I 类适应证

- 预防性阻止因心搏骤停、VF 或血流动力学不稳定的室性心动过速引起的当前及原先心力衰竭症状加重、左心室射血分数减少
- 原发性阻止猝死，减少非缺血性扩张性心肌病的死亡率或缺血性心脏病心肌梗死后 40 天、左心室射血分数 ≤ 35%、经最佳药物治疗后 AYHA 心功能 II 级或 III 级、期望保持良好功能状态且生存预期在 1 年以上者
- 或许可以用于接受心脏再同步化治疗且 NYHA 心功能分级 III 级的患者，或尽管已接受最佳药物治疗后心功能分级仍是 IV 级的卧床患者

From Aronow WS: Implantable cardioverter-defibrillators, Am J Ther 17:e208, 2010

了严重恶化。

ICD 直接对心肌进行电除颤，通常是 40J。植入 ICDs 的患者通常能感觉到 ICD 激活，这有利于患者向外界求助。当 ICD 检测到恶性心律失常时，会产生 8 次电击，除非检测到新的心律失常，有时候会导致超过 8 次[40]。在确诊或者怀疑 ICD 放电后，应当迅速检查 ICD。

ICD 电击提示救助者需要准备 ACLS，包括除颤器电极板的位置、心电监护和静脉（IV）注射通路。为了防止损害 ICD 和降低 AED（如果没有手动除颤器）将 ICD 产生的起搏峰误认为 QRS 波的可能性，除颤器电极板的位置应该远离 ICD（ICD 除颤电极通常置左侧或右侧胸肌下方）。当 ICD 与复苏相关的一些人工干预设备相竞争时，可以在 ICD 上放置起搏器磁铁来暂停 ICD 的激活。

心搏骤停后的气道管理和通气

麻醉医师都知道通气对于 ROSC 和心搏骤停后器官保护至关重要性（参见第 55 章）。AHA 的 ACLS 培训项目实际上将这种治疗作为胸外按压之后的优先治疗措施，并且尽量减少中断胸外按压[24]，这与 2010 年 AHA CPR 和 ECC 指南是一致的。通气方式的选择取决于临床状况。大多数情况下，推荐仰头举颏法作为控制气道的第一步。对于意识消失或者淡漠的患者来说，引起上呼吸道阻塞的主要原因是会厌而不是舌头[55]。因为会厌韧带附着在舌骨上，所以可以用手移动舌骨将会厌提起。我们所观察到的仰头举颏法能有效地开放阻塞气道，这从解剖学上也得到了证实。仰头托颌法同样也是为了达到恢复呼吸道通畅的目的[56]。

在抢救需行人工呼吸而尚未气管插管的心搏骤停

患者时，不论系单人和双人 CPR 操作，都应该在胸外按压 30 次之后给予 2 次人工呼吸，提供救援的人应该受过 CPR 培训[24]。2010 年 AHA CPR 和 ECC 指南允许未受过训练的救助者为保证不中断胸外按压，而不提供人工呼吸，直到更专业的救援人员到达（图 108-5）[24]。当实施人工呼吸时，只有呼出足够力量和容积的气体才可以使胸廓抬起，并且只有在实施人工呼吸时才可以暂时中断胸外按压（直到建立安全气道）。通气力度或者潮气量过大都可能会超过食管开放压力[57]，从而导致胃胀气、反流误吸等不良后果[58-59]。如果已经气管插管，以 8～10 次 / 分的小潮气量低频通气并不干扰胸外按压。对于心搏骤停的患者而言，最佳潮气量或呼吸频率的设定目前尚不清楚。

在心搏骤停后的最初几分钟内，首先应该实施胸外按压，除非患者是由于窒息、溺水等原因导致的心搏骤停；在这种情况下，必须在胸外按压之前首先进行人工通气[24]。CPR 期间组织的氧供更多是由血流和低心排血量决定，而不是动脉血氧含量[60]。CPR 期间的低心排血量导致肺对氧的摄取下降，反过来减少了在低流量状态下患者对通气的需求[60]。救助者在复苏时应避免过度通气。通气使得胸内压增加阻碍了静脉回流到心脏，从而降低心排血量和复苏效果[61]。

2010 年 AHA CPR 和 ECC 指南已经不再强调开放气道是心搏骤停患者的优先措施[61]。试图进行气管插管通常会严重影响胸外按压，尤其是当救助者没有插管经验或者对这些干预措施不熟练。没有足够证据表明气管插管后可以改善 ROSC。但是一项大样本回顾性研究对 25 000 名院内心搏骤停的患者进行统计发现，在心搏骤停后最初的 5min 行气管插管并没有提高自主循环恢复率，但是提高了 24h 存活率[62]。那些不熟练的或者没有插管经验的救助者应该重点熟悉储

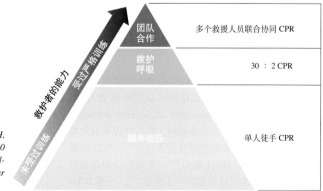

图 108-5　心肺复苏积木模型 (From Travers AH, Rea TD, Bobrow BJ, et al: Part 4: CPR overview: 2010 American Heart Association Guidelines for Cardiopulmonary Resuscitation and Emergency Cardiovascular Care, Circulation 122(18 Suppl 3): S678, 2010.)

氧袋 - 简易呼吸器 - 面罩通气或者放置声门上通气道。

　　声门上通气装置［如喉罩、King LT（喉管）通气］被认为是院内、院外行高级气道管理时较理想的工具。这些设备不需要声门口的可视化，插入时不需要中断胸外按压。虽然大多数情况下，声门上通气道能够开放气道并进行有效的通气，但是没有气管插管安全，不能防止反流误吸的发生，放置声门上通气道并不等同于气管内插管。它们不仅适用于没有气道管理知识的救助者，同样也适用于气管插管困难的情况。当声门上通气道放置后可以监测呼气末二氧化碳分压（PetCO$_2$），其重要性将在下一章讨论。

　　一旦建立气道，必须通过听诊呼吸音、胸廓的抬起和呼气末二氧化碳的存在确认导管的位置。这些参数用于评估择期手术中的气道管理，并且代表了一种标准的麻醉监护环境。由于心搏骤停后的不稳定性和高风险的周边环境（无论是院外还是院内），当在手术室外放置通气道时，必须采用听诊呼吸音、胸廓抬起、二氧化碳存在这些参数对患者进行评估。推荐在复苏过程中持续监测 PetCO$_2$ 是为了确保通气道放置位置安全、指导胸外按压，当呼末二氧化碳容量突然增加时可能提示自主循环的恢复。

　　1978 年，Kalenda [63] 描述了使用二氧化碳波形图指导有效的胸外按压。他通过 3 名心搏骤停患者证实了监测 PetCO$_2$ 数值的价值，患者自主循环恢复伴有 PetCO$_2$ 的改变。Kalenda 提出使用持续机械控制通气时，呼出的二氧化碳可以连续精确地反映肺灌注，进而反映心排血量 [63]。

　　尽管 Kalenda 的观察和结论有重要的临床价值，但是直到近几年人们才开始对心搏骤停和 CPR 中监测 PetCO$_2$ 做了进一步研究。1984 年，Grundler 和同事 [64] 使用猪的心搏骤停模型，证实了在心搏骤停后 PetCO$_2$ 的值迅速减少，一旦复苏立即增加。在这些初步的实验观察基础上，该研究团队提出 PetCO$_2$ 监测可能是 CPR 期间指导实施高级生命支持的一个相对简单无创的方法 [64-65]。如果观察到 PetCO$_2$ 值非常低以及混合静脉血中二氧化碳分压（PvCO$_2$）增加，可能是心搏骤停和 CPR 期间肺血流严重减少，导致急性肺供氧不足 [66]。随后对狗的研究说明，PetCO$_2$ 可能会影响与冠状动脉灌注压有密切联系的呼气末混合静脉血二氧化碳分压（PvCO$_2$），并且灌注压本身也被发现可影响心搏骤停模型的存活率。在猪的 VF 模型中，VF 发生时 PetCO$_2$ 会迅速从 4.0%±0.2% 下降到 0.7%±0.2%［均数 ± 标准误（±SEM）］[69]。实施胸外按压和持续性容控机械通气后，PetCO$_2$ 能迅速增加到 1.9%±0.3%，并且在成功除颤和除颤后继续胸外按压 12min 后，数值继续增加到 4.9%±0.3%。人们发现在开胸和封闭式 CPR 时，心排血量和 PetCO$_2$ 的变化之间都有着密切的联系 [69]（表 108-2）。

　　心搏骤停患者实施 CPR 期间进行 PetCO$_2$ 监测已见报道 [17, 70-73]。通过对 10 名自主循环恢复患者的研究发现，自主循环恢复后 PetCO$_2$ 值能迅速从 1.7%±0.6%（均数 ± 标准差）增加到 4.6%±1.4% [55]。因此，PetCO$_2$ 的快速增加经常是自主循环恢复的首要临床指征。在一项由 575 名患者参与的大型回顾性研

表 108-2　心肺复苏中呼气末二氧化碳监测

患者		PetCO$_2$（mmHg）				
	有 ROSC			无 ROSC		
	患者数	Mean ± SD	95%CI	患者数	Mean ± SD	95%CI
所有						
1min	14	23.0±7.4	18.7～27.3	13	23.0±7.4	10.4～16.1
2min	12	26.8±10.8	20.0～33.7	12	23.0±7.4	11.8～19.0
CPR 期间最大值	14	30.8±9.5	25.3～36.3	13	23.0±7.4	17.4～28.0
心室颤动						
1min	8	24.3±6.8	18.5～30.0	5	23.0±7.4	6.8～17.2
2min	6	28.2±11.4	16.2～40.1	5	23.0±7.4	7.0～17.8
CPR 期间最大值	8	33.0±10.2	24.5～41.5	5	23.0±7.4	6.8～34.4

CI，可信区间；CPR，心肺复苏；PetCO$_2$，呼气末二氧化碳分压；ROSC，自主循环恢复；SD，标准差。
Adapted from ECC Committee, Subcommittees, Task Forces of the American Heart Association: 2005 American Heart Association Guidelines for Cardiopulmonary Resuscitation and Emergency Cardiovascular Care, Circulation 112 (24 Suppl):IV1-IV203, 2005

究中，Heradstveit 及同事们报道[73]，采用 PetCO_2 值鉴别气管导管位置是否在气管内，其灵敏度和特异度均为 100%。这作为胸外按压的有效指征，能早期检测出自主循环的恢复。尽管作者注意到心搏骤停复苏后患者 PetCO_2 较高，但是他们仍然反对用 PetCO_2 来预测自主循环的恢复，因为已经发现有很多其他因素可以影响 PetCO_2（如心搏骤停原因、救助者疲劳、复苏持续时间）。

在 10 名危重症患者中，其中有 9 名因为感染或者心源性休克发生心搏骤停，PetCO_2 在心搏骤停之后瞬间从 1.7%±0.9% 减少至 0.4%±0.4%（均数 ± 标准差）[57]。这种心搏骤停前 PetCO_2 值偏低意味着低心排血量和低肺血流量。随着胸外按压的实施，PetCO_2 值增加到 1.0%±0.5%。在 7 名循环恢复的患者中，自主循环重新建立后，PetCO_2 迅速从 1.3%±0.5% 增加到 3.7%±2.1%，自主循环恢复 4 min 后逐渐下降并稳定在 2.4%±1.8%。对于自主循环未恢复的复苏失败病例，PetCO_2 仍然可以保持在 0.7%±0.4%。

决定 PetCO_2 的主要因素是二氧化碳的产生、肺泡通气量和肺血流量[61-64]。

当实施持续性容量通气时，心搏骤停后不会立即出现二氧化碳产生的变化，无论是动物实验还是临床研究，都在心搏骤停和 CPR 期间以及自主循环恢复期间观察到 PetCO_2 的改变，表明 PetCO_2 反映了肺血流量和心排血量[17, 70-72, 74]。有创全身动脉血压监测和控制通气时，PetCO_2 监测能为充分复苏提供最佳的血流动力学评估；也可以用其对两种干预措施进行评估，用其评估胸外按压和复苏用药的效果是可行的[75]。

PetCO_2 值监测是麻醉和重症监护设置的标准之一（参见第 44 章）。2010 年 AHA CPR 和 ECC 指南强调对于心搏骤停后气管插管或者放置声门上通气道的成人，这一监测技术应当首选推荐。PetCO_2 监测技术已经可以在院外急救设施中获得，而且更加可靠。因此，无论什么时候都应该尽可能地使用 PetCO_2 监测来确保适当的气管导管位置、预测 ROSC 或监测胸外按压的有效性[61]。

高级生命支持

所有的医师，尤其是参与有创性操作如镇静或麻醉等管理的医师，都应该能够实施 CPR 和其他的复苏措施。CPR 后要快速实施 ACLS 措施。一年两次甚至每年都要将 BLS 和 ACLS 作为临床医师实践的检验标准，确保与更新的 AHA 复苏指南同步。

一项使用计算机程序模拟危重患者发生心搏骤停的研究中，只有 30% 的参与者，包括麻醉住院医师、主治医师和私人医师，是按照 AHA 的 ACLS 指南处理模拟的心搏骤停[76]。距离上一次 ACLS 培训的时间长短是决定能否正确处理模拟的心搏骤停的重要因素。6 个月内接受 ACLS 培训的医师，71% 能够根据 AHA 的 ACLS 指南处理心搏骤停。6 个月～2 年内接受过 ACLS 培训的人能正确处理心搏骤停的比例下降 30%。超过 2 年未接受培训的人不能正确使用 ACLS 指南实施复苏[76]。ACLS 培训结束后 6 个月，操作技能有明显的下降（如第一次除颤时间、除颤的顺序、气管插管和药物的给予）。这些研究结果表明进行多种形式的培训和 ACLS 的再培训很有必要，能促使我们熟练地掌握符合 AHA ACLS 培训计划规定的基本知识和技能等现有原则来处理心搏骤停。

心律失常的监测和识别

及时发现和治疗有潜在生命威胁（骤停前）的心律失常是 ACLS 的基本组成部分。早期识别和及时干预心搏骤停前出现的症状和体征，通常可以阻止致命性心律失常的发生，避免了采取 BLS 和 ACLS。在这一部分，首要讨论的是室上性心律失常，以及那些室性起源的心律失常，都可引起血流动力学紊乱（参见第 45、47 和 48 章）。

缓慢型室上性心律失常

缓慢型室上性心律失常可能是起源于窦房结或者房室交界（图 108-6），也可由二度（二度 I 型和 II 型）（图 108-7 和图 108-8）或三度房室（AV）传导阻滞引起（图 108-9）。窦性（或房室交界性）心动过缓和二度 I 型房室传导阻滞（AV 节点）通常表现为迷走神经功能亢进。在大剂量深麻醉状态下可能会看到窦性心动过缓和二度 I 型房室传导阻滞（文氏现象）。

在蛛网膜下腔麻醉时，静脉回流的减少和迷走神经功能亢进可能会产生心动过缓和严重的低血压反应，从而导致心搏骤停。无论是什么类型的心动过缓都可能会导致动脉血压明显下降和心排血量减少（或输出测量值减少）的临床症状，或引起心室肌的异常去极化，所以当出现心动过缓时都应该进行治疗。以上任一种症状的出现，都可能预示着血流动力学或者电生理学的恶化，并向致命性心律失常发展，如心脏停搏或者 VF。首先应该静脉注射（IV）阿托品 0.5～1.0mg，如有必要每隔 3～5min 重复给药，总剂量不超过 3mg[61]。对于成人，阿托品的剂量低于 0.5mg 可能会减慢心率，所以应该避免[61]。

使用阿托品治疗有症状的心动过缓时，应该同时

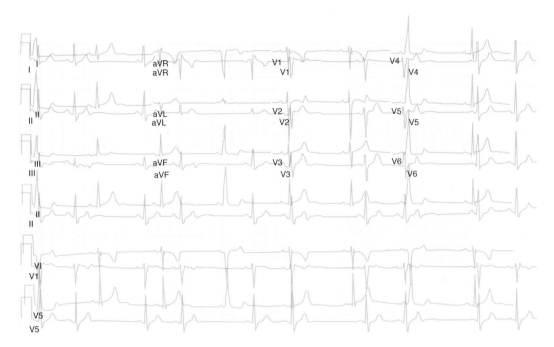

图 108-6　窦性心动过缓伴房性期前收缩复合波

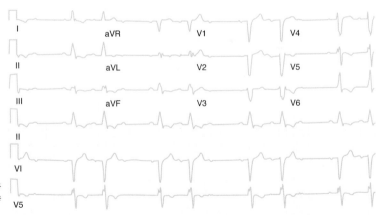

图 108-7　正常窦性节律合并一度房室传导阻滞、莫氏 I 型和 II 型心脏传导阻滞

使用经皮起搏（transcutaneous pacing, TCP）电极。对意识清晰、有症状的缓慢型心律失常患者应用 TCP 是非常痛苦的，所以应该被看做是一种辅助措施，临床上也缺乏有力的证据表明 TCP 优于药物干预 [61]。当使用阿托品和 TCP 治疗缓慢型心律失常没有效果时，可以考虑静脉注射多巴胺 [2 ~ 10μg/（kg·min）] 或者肾上腺素（2 ~ 10 μg/min）。

如果药理学方法和 TCP 都不能有效地使心率和血流动力学增加（动脉血压、心排血量增加）或电生理学改善（心室异位起搏消除），那么可以采用经静脉起搏或者在蛛网膜下腔麻醉时，经静脉注射低剂量的肾上腺素（0.2mg）等替代疗法 [77-78]。术中心脏起搏器的应用（如经食管起搏装置、经肺动脉导管起搏等）减少了在紧急情况下注射异丙肾上腺素治疗术中发生

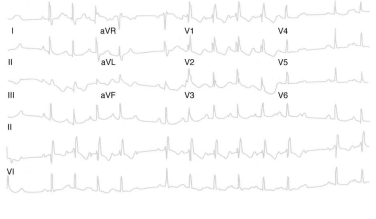

图 108-8　窦性心动过速合并莫氏 II 型心脏传导阻滞及右束支传导阻滞

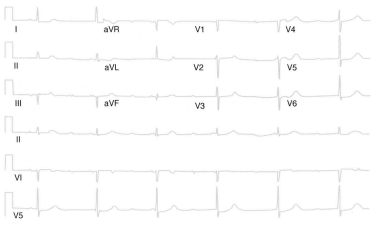

图 108-9　三度完全性心脏传导阻滞合并窦性心动过速与交界性逸搏心律

的缓慢型心律失常事件（参见第 48 章和第 68 章）。

经食管心房起搏能够有效地治疗术中发生的缓慢型室上性心律失常，如窦性心动过缓或交界性心动过缓[79-80]。这种设备与大部分体外起搏装置以及除颤器是一样的，以当前配置而言，经食管起搏仅能有效地起搏心房，想要起搏心室则需要完整的 AV 节点。如果患者存在心房颤动（房颤）或者 AV 传导干扰，使用这种方法治疗有症状的缓慢型心律失常则是无效的。

图 108-10[61] 是 2010 年 AHA CPR 和 ECC 指南推荐的治疗缓慢型心律失常流程图。

快速性室上性心律失常

医学专业人士应该能够正确识别和区分窦性心动过速、单纯复杂性快速性室上性心律失常、广泛复杂性心动过速。快速性室上性心律失常包括：心房扑动（房扑）、房颤、阵发性折返性心动过速以及其他一些罕见的心律失常（参见第 68 章）。这里我们讨论阵发性快速性室上性心律失常（paroxysmal supraventricular tachycardia, PSVT）、伴有心室率增快的房颤（或房扑）、多源性房性心动过速。这些心律失常不仅可以导致血流动力学紊乱，而且可以给诊断和治疗带来挑战。考虑到心律分析的复杂性和早期识别干预的重要性，我们先了解两大概念：心室起源的最广泛复杂的心动过速和不规则狭窄性复杂心动过速，如房颤或多源性房性心动过速。图 108-11[61] 所示是 2010 年 AHA CPR 和 ECC 指南推荐的治疗心动过速的流程图。

以图 108-12 A 所示的 PSVT 为例，如果这种快速性心律失常已导致血流动力学恶化，那么应该选择电复律治疗。对于发生房性快速性心律失常者行电复律，如果使用单相除颤器，推荐初始采用 100 ～ 200J 除颤；

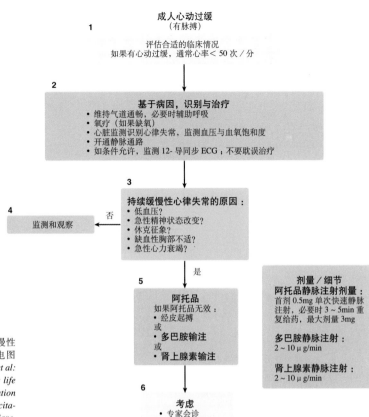

成人心动过缓
（有脉搏）

1

评估合适的临床情况
如果有心动过缓，通常心率＜ 50 次 / 分

2

基于病因，识别与治疗
• 维持气道通畅，必要时辅助呼吸
• 氧疗（如果缺氧）
• 心脏监测识别心律失常，监测血压与血氧饱和度
• 开通静脉通路
• 如条件允许，监测 12- 导同步 ECG；不要耽误治疗

3

持续缓慢性心律失常的原因：
• 低血压？
• 急性精神状态改变？
• 休克征象？
• 缺血性胸部不适？
• 急性心力衰竭？

4

否 → 监测和观察

是

5

阿托品
如果阿托品无效：
• 经皮起搏
或
• 多巴胺输注
或
• 肾上腺素输注

剂量 / 细节
阿托品静脉注射剂量：
首剂 0.5mg 单次快速静脉注射，必要时 3 ～ 5min 重复给药，最大剂量 3mg

多巴胺静脉注射：
2 ～ 10 μ g/min

肾上腺素静脉注射：
2 ～ 10 μ g/min

6

考虑
• 专家会诊
• 经静脉起搏

图 108-10　2010 年美国心脏协会缓慢性心律失常的治疗流程图。ECG，心电图 *(From Neumar RW, Otto CW, Link MS, et al: Part 8: adult advanced cardiovascular life support: 2010 American Heart Association Guidelines for Cardiopulmonary Resuscitation and Emergency Cardiovascular Care, Circulation 122(18 Suppl 3):S749, 2010.)*

如果使用的是双相除颤器，那么首先采用 100 ～ 120J 除颤，然后根据需要可以增加能量。如果患者的血流动力学稳定，可以在药物治疗前尝试采用刺激迷走神经的方法（如对清醒患者行 Valsalva 动作）。单纯刺激迷走神经可以终止 20% ～ 25% 的折返性快速性室上性心动过速（supraventricular tachycardias, SVTs）[81]。如果刺激迷走神经的方法无效，可以选用腺苷来终止规则快速性室上性心律失常。腺苷可以减慢窦房结和房室结传导、延长不应期，从而能有效终止 PSVT，而 PSVT 最常见的原因就是房室结折返 [82-85]。该药物可以引起房室结传导阻滞（图 108-12B），因此可以作为揭示不确定起源的快速性心律失常（如房颤、房扑）机制的诊断性用药。因为腺苷可以被细胞快速摄取和代谢，所以为了在房室结处达到足够的药物浓度引起房室结传导阻滞，必须在靠近心脏的静脉血管内快速注入。腺苷使用的首次剂量是 6mg，根据需要可以在 1 ～ 2 min 内给予第二次剂量 12mg。如果使用中心静

脉导管给药，那么剂量可以分别降至 3mg 和 6mg。如果注射药物的部位远离心脏（如经手背的小静脉）而且速度缓慢，不但可能没有效果，而且可能会短暂地加速快速性心律失常（图 108-13A、B）[88]。这种反向加快心率的现象表明，腺苷在房室结处阻滞不全会导致交感神经系统兴奋增加。同样，我们可以在房扑时观察到 2：1 下传转为 1：1 下传 [89-91]。这种不良反应表明，想要诊断房扑需要依赖心电图；如有必要，可同时使用迷走神经刺激方法激发房扑波。房颤和预激综合征 (Wolff-Parkinson-White 综合征) 患者在使用腺苷后也可以观察到心率加快 [91]。与维拉帕米一样，心率加快是由于房室结传导阻滞导致房颤波沿旁路下传所致。虽然腺苷的半衰期很短，可以减少这种风险，但是对于房颤和预激综合征的患者，最好还是避免使用腺苷及其他一些房室传导阻滞的药物。一旦使用腺苷后出现快速性心律失常，应立即进行电除颤。

　　腺苷的半衰期非常短（＜ 5s），这有利有弊。如潮

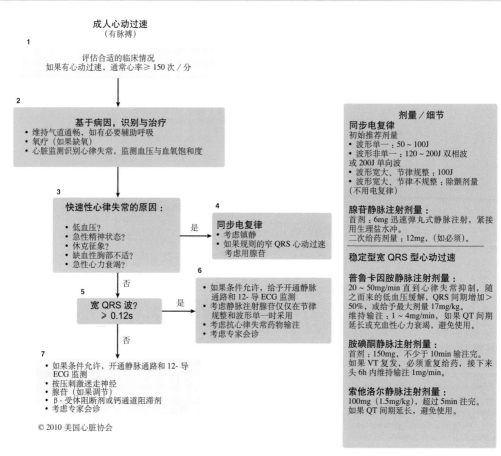

成人心动过速
（有脉搏）

1
评估合适的临床情况
如果有心动过速，通常心率≥150 次／分

2
基于病因，识别与治疗
- 维持气道通畅，如有必要辅助呼吸
- 氧疗（如果缺氧）
- 心脏监测识别心律失常，监测血压与血氧饱和度

3
快速性心律失常的原因：
- 低血压？
- 急性精神状态？
- 休克征象？
- 缺血性胸部不适？
- 急性心力衰竭？

是 →

4
同步电复律
- 考虑镇静
- 如果规则的窄 QRS 心动过速考虑用腺苷

否 ↓

5
宽 QRS 波？
≥ 0.12s

是 →

6
- 如果条件允许，给予开通静脉通路和 12- 导 ECG 监测
- 考虑静脉注射腺苷仅仅在节律规整和波形单一时采用
- 考虑抗心律失常药物输注
- 考虑专家会诊

否 ↓

7
- 如果条件允许，开通静脉通路和 12- 导 ECG 监测
- 按压刺激迷走神经
- 腺苷（如果调节）
- β- 受体阻断剂或钙通道阻滞剂
- 考虑专家会诊

© 2010 美国心脏协会

剂量／细节
同步电复律
初始推荐剂量
- 波形单一：50 ～ 100J
- 波形非单一：120 ～ 200J 双相波或 200J 单向波
- 波形宽大、节律规整：100J
- 波形宽大、节律不规整：除颤剂量（不用电复律）

腺苷静脉注射剂量
首剂：6mg 迅速弹丸式静脉注射，紧接用生理盐水冲。
二次给药剂量：12mg，（如必须）。

稳定型宽 QRS 型心动过速

普鲁卡因胺静脉注射剂量：
20 ～ 50mg/min 直到心律失常抑制，随之而来的低血压缓解，QRS 间期增加 > 50%，或给予最大剂量 17mg/kg。
维持输注：1 ～ 4mg/min，如果 QT 间期延长或充血性心力衰竭，避免使用。

胺碘酮静脉注射剂量：
首剂：150mg，不少于 10min 输注完。
如果 VT 复发，必须重复给药，接下来头 6h 内维持输注 1mg/min。

索他洛尔静脉注射剂量：
100mg（1.5mg/kg），超过 5min 注完。
如果 QT 间期延长，避免使用。

图 108-11　2010 年美国心脏协会快速性心律失常治疗流程图。ECG，心电图；VT，室性心动过速 *(From Neumar RW, Otto CW, Link MS, et al: Part 8: adult advanced cardiovascular life support: 2010 American Heart Association Guidelines for Cardiopulmonary Resuscitation and Emergency Cardiovascular Care, Circulation 122(18 Suppl 3):S751, 2010.)*

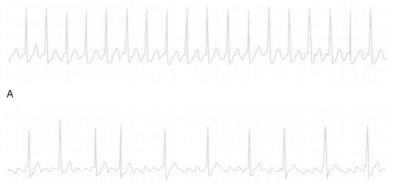

A

B

图 108-12　A. 当前所示心室率达 180 次／分的室上性心动过速，心动过速的原因不明。B. 室上性心动过速静脉注射腺苷 6mg 后；房扑波明显可见，从而确诊

红、呼吸困难和胸痛等副作用持续时间很短，但是可能会引起快速性心律失常的复发，需要使用其他的药物或需要再次使用重复剂量的腺苷。腺苷引起的房室传导阻滞可以被茶碱类或者甲基黄嘌呤拮抗，被双嘧达莫和卡马西平增强[92-93]。框 108-3 列出一个有关腺苷的使用，包括剂量建议的调整方案。

腺苷注射后可以引起支气管痉挛，包括在术中使用时[94-97]，这种并发症也见于支气管哮喘或者慢性阻塞性肺疾病（chronic obstructive pulmonary disease，COPD）的患者。支气管痉挛发生的机制目前还不清楚，可能是由支气管平滑肌腺苷受体受到刺激或者肥大细胞释放介质介导支气管收缩引起。氨茶碱是腺苷受体的拮抗剂，能够有效治疗术中腺苷诱发的支气管痉挛[97]。考虑到这种情况，对于有支气管哮喘或者 COPD 病史的患者应禁用或慎用腺苷。

如果 PSVT 对腺苷没有反应或者再发，可以选择维拉帕米，5mg 就会引起持续性的房室传导阻滞，维拉帕米也可以用来减慢房颤或房扑的心室率[98]。但是对于伴有预激综合征（Wolff-Parkinson-White 综合征）的房颤或房扑患者应禁用；在这种情况下，维拉帕米引起的经旁路传导增加可能会使心室率急剧增加或者引发 VF[90-100]。如果房颤或房扑由于快速的心室率导致血流动力学恶化，应该采用电复律治疗；采用低能量同步电除颤可以终止房扑。

心室率快的房颤或房扑可能会引起与心率相关的血流动力学紊乱，包括围术期低血压或者心排血量减少，或二者兼受影响。对于血流动力学不稳定的患者，应该使用电复律。近期发生的房扑对低能量的电击（如采用单相或者双相 50J）非常敏感。房扑也可以被体外起搏器的超速起搏抑制终止。对于房颤患者，起始电复律能量应采用单相波 100～200J 或者双相波 100～120J，之后根据需要可以逐渐增加电击能量。

对于伴有快速心室率的房颤或者房扑且血流动力学稳定的患者，可以使用药物治疗。对于急性发生的快速心律失常，经静脉注射伊布利特可以最快地恢复窦性心律[101]。伊布利特是第三类抗心律失常药，能够延长动作电位时程和有效不应期而不影响动作电位的上升支[101-102]。首次给药 1mg，10min 内给完，必要时可以在首次给药后 10min 重复再第 2 次给药 1mg。房扑较房颤更容易恢复窦性心律（63% vs. 31%），短阵房颤更易恢复。QT 间期的延长反映了药物的药理作用，8.3% 的患者在使用伊布利特后出现多形性室速（polymorphic VT, PVT）伴 QT 间期延长。因此，临床医生应该学会处理这种心律失常。

其他治疗快速性室上性心律失常的药物包括地尔硫䓬、维拉帕米、β- 受断阻断剂、普鲁卡因胺和胺碘酮。钙通道阻滞剂通过减慢房室传导和延长不应期来控制房扑、房颤和多源性房性心动过速患者的心室率。地尔硫䓬应在 2min 内给予首次剂量 0.25mg/kg，之后根据需要，在 10～15min 内再给予 0.35mg/kg 的追加

框 108-3　腺苷的给药方案 *	
外周给药（肘正中静脉）	6mg，如果必要，追加 12mg
中心静脉给药	3mg，如果必要，追加 6mg
如果服用了茶碱类药物	如果必要，9mg 外周给予，6mg 中心静脉给予
如果服用了双嘧达莫	2mg 外周给予，1mg 中心静脉给予

* 患有哮喘和正在服用卡马西平的患者慎用

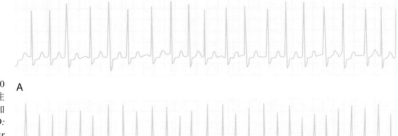

图 108-13　A. 房颤合并 190 次 / 分的室性心动过速；B. 注射 6 mg 腺苷后，心室率增加到 240 次 / 分（From White RD: *Acceleration of the ventricular response in paroxysmal lone atrial fibrillation following the injection of adenosine, Am J Emerg Med 11:245, 1993.*）

量。以 5 ~ 15mg/h 的速率注射可以维持心室率。如果静脉注射维拉帕米，可以先给予 5mg，随后根据需要在 15 ~ 30min 内追加 5 ~ 10mg。如无禁忌证，可以用 β 肾上腺素受体阻断剂帮助控制心室率。胺碘酮是一种复杂的药物，具有抗肾上腺素作用，用于由室上性心律失常、由旁路或者房室结快速传导引起的心动过速和其他药物控制心室率无效的心律失常，可以在 10 min 内静脉推注 150mg，接着以 1mg/min 的速度维持 6h，每天最大剂量为 2g。虽然抗心律失常的药物（如胺碘酮、索他洛尔、普鲁卡因胺、伊布利特等）能够有效终止临床症状明显的 SVTs，但是相较于腺苷和维拉帕米，并不是理想的一线用药。

多源性（多形性）房性心动过速是一类最常被误诊为房颤的快速性心律失常[103-105]。多源性房性心律失常的治疗不同于折返性室上性心律失常（如房扑、房颤和 PSVT 等）。在 12 导联心电图的同一导联上至少观察到 3 种形态不同的 P 波，并且心室率超过每分钟 100 次，才可以诊断为多源性房性心动过速（图 108-14）。多源性房性心动过速常发生于 COPD 患者，尤其是病情加重需要入住 ICU 管理的患者，但是也可在其他情况下发生，如低钾血症、使用儿茶酚胺类药物和急性心肌梗死的患者[105-106]。处理这些引起心肌兴奋性改变的潜在诱因很重要。洋地黄和电复律对其他室上性心律失常有效，而对多源性房性心动过速无效。洋地黄中毒或重复无效地实施电复律可能会引起误诊。心室功能良好的患者，可以用钙通道阻滞剂、β- 受体阻断剂和胺碘酮控制心室率；对于心室功能受损的患者，可以选用地尔硫草和胺碘酮。

同步电复律可以用来治疗不稳定性 SVT、伴有快速心室率的不稳定房颤、房扑和不稳定型单纯室速。

缓慢型室性心律失常

在心血管急救过程中，需要紧急处理的缓慢型室性心律失常是完全性心脏传导阻滞伴缓慢的室性逸搏心率（如 15 ~ 30 次／分）（图 108-15）。在这种情况下，可以尝试用阿托品；但是应尽快完成经体外或经静脉起搏；如果已经安装了体外起搏器，则应尽快启用。

快速型室性（广泛复杂的）心律失常

在所有潜在致命和有心搏骤停前兆的各种类型的心律失常中，室性心律失常（ventricular tachyarrhythmia, VT）最需要进行紧急干预（图 108-16）。发生心搏骤停的 VT（无脉性室速）可与 VF 一起讨论。在药物或电击干预期间或之前，应该一直寻找导致 VT 的原因并积极处理。低氧血症、高碳酸血症、低血钾或低血镁（或二者同时发生）、洋地黄中毒以及酸碱平衡

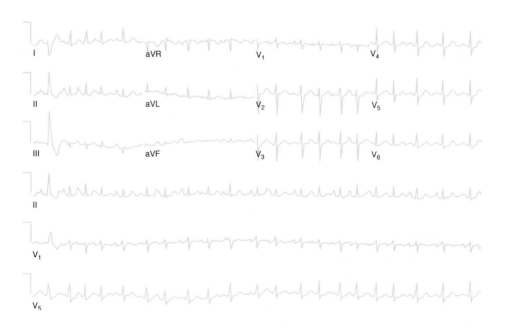

图 108-14 多源性房性心动过速。P 波形态特征呈多形性，每一个 QRS 波群复合体前面均有一个单一的 P 波

失调都是导致 VT 的常见病因，如果存在应立即快速评估与纠正。

　　VT 的治疗取决于心动过速所引起的血流动力学紊乱程度。如果患者血流动力学稳定，且心室功能良好（没有肺水肿的证据或明确的左心室功能不全病史），则可选择普鲁卡因胺和同步电复律进行治疗。如果选择心脏电复律，所用电极能量和前述血流动力学不稳定的患者一样。如果采用抗心律失常治疗，推荐使用普鲁卡因胺（Ⅱ a 类证据）、胺碘酮（Ⅱ b 类证据）、索他洛尔（Ⅱ b 类证据）。长 QT 间期的 VT 患者禁用普鲁卡因胺和索他洛尔。更为重要的是一般只用一种药物治疗，在没有咨询专家的情况下不能增加其他种类的药物。普鲁卡因胺的负荷剂量 20～50mg/min，直到心律失常被抑制、低血压有所改善、QRS 间期延长达 50% 或总剂量达到 17mg / kg。负荷剂量

之后应追加 1～4mg / min 的维持剂量。索他洛尔可在 5min 内、以 1.5mg / kg 的速度给药。胺碘酮在 10min 静脉注射 150mg，随后 6h 内以 1mg / min 静脉滴注，之后 18h 时内以 0.5mg / min 的剂量维持。低血压是上述这三种推荐药物治疗的常见并发症。

　　对于血流动力学不稳定的患者，即对有严重低血压、肺水肿、临床症状或心电图均显示有急性心肌缺血或心肌梗死的患者，应选择单相电极能量 360J 或双相、非递增、电阻补偿式电极能量 120J 同步电复律（参见第 47 章）。

　　尖端扭转型心动过速（"点扭转"）于 1966 年首次描述，是 VT 的一个非典型的特殊类型，以基线为中心、QRS 波呈连续扭转和多形性外观。这种心律失常基于电生理紊乱的主要表现为：显著和不均匀的复极延迟。心电图呈 QT 间期延长，典型表现为 QRS 波群

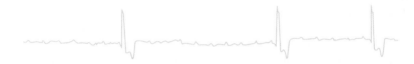

图 108-15　1 例颈动脉窦高度敏感的患者呈缓慢室性逸搏心率（14 次 / 分）。针对这种缓慢型心律失常的治疗，选择采取经体外或经静脉起搏

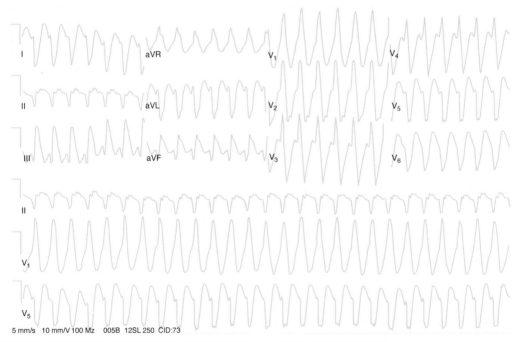

5 mm/s　10 mm/V 100 Mz　005B　12SL 250 CID:73

图 108-16　室性心动过速。心率 280 次 / 分，QRS 波宽度 160ms，并呈连续 3 次夺获或融合节律

间期长 - 短交替不一（图 108-17）。尖端扭转型室速可以由药物如奎尼丁、普鲁卡因胺、丙吡胺和吩噻嗪诱发，也可由心动过缓、低钾血症、低镁血症或急性心肌缺血或心肌梗死诱发。尽管胺碘酮显著地延长复极，但它很少引起尖端扭转，可能是因为该药物引起的心室肌复极时间延长相对均一，不同于其他药物所引起的复极不均匀现象。

与尖端扭转型室速密切相关的是 PVT(图 108-18)。将这类心动过速描述为 PVT 而不是尖端扭转型室速，意味着复极延长的原因不明显、QT 间期并不延长[79, 107-109]。因为 PVT 和尖端扭转型室速都会危及生命，这就需要进行正确的诊断。危急情况下的治疗区别取决于 QT 间期有无延长。如果出现 QT 间期延长，治疗的直接目的就是缩短复极时间（在撤除原先使 QT 间期延长的药物或纠正病理状态，如纠正低血钾后）。在过去，异丙肾上腺素可达到这种治疗目的，但是决定性短期治疗还是依赖心室或心房起搏；如果房室传导功能完好，则心房起搏更好。

如果 PVT（例如呈多形性、广泛复杂的快速性心律失常，无明显 QT 间期延长）伴随血流动力学不稳定，则需立即除颤。如果 PVT 发生在血流动力学稳定

的患者身上，则治疗 VT 的正规抗心律失常药物早期可以尝试应用。在治疗这种类型的 PVT 时，也应早期想到应用硫酸镁，尤其当病史怀疑是尖端扭转型室速，但 QT 间期延长不能被心电图所证实时。为了确定 QT 间期延长，常需要借助 12 导联心电图。

2010 年 AHA CPR 和 ECC 指南为快速性心律失常（包括室上性和室性起源）提供了整套的治疗流程（图 108-11）。该流程较之以前的版本进行了简化，并提供了更准确、更直接的评估及干预措施。

心搏骤停的处理

这部分内容综述了包括电击和药理学手段在内的治疗各种类型到致死性心律失常的干预措施（图 108-19)，并介绍各种 ACLS 治疗药物的优点和副作用。在心搏骤停前或有潜在威胁生命的心律失常的识别和管理中，已经介绍了一些临床常用药物。

无脉室性心动过速或室颤

就治疗目的而言，无脉室速和室颤本质上同属致

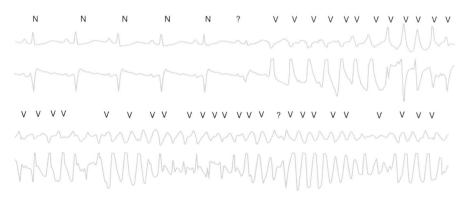

图 108-17　多形性室性心动过速。窦性节律中延长的 QT 间期表明这种心律不齐是尖端扭转型室速，这种心律失常发生在心搏骤停者复苏以后

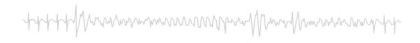

图 108-18　多形性室性心动过速。QRS 波群有多种形态，但是没有像图 108-17 中所示的"尖端扭转"，心动过速自发终止 *(From White RD, Wood DL: Out-of-hospital pleomorphic ventricular tachycardia and resuscitation: Association with acute myocardial ischemia and infarction, Ann Emerg Med 21:1282, 1992.)*

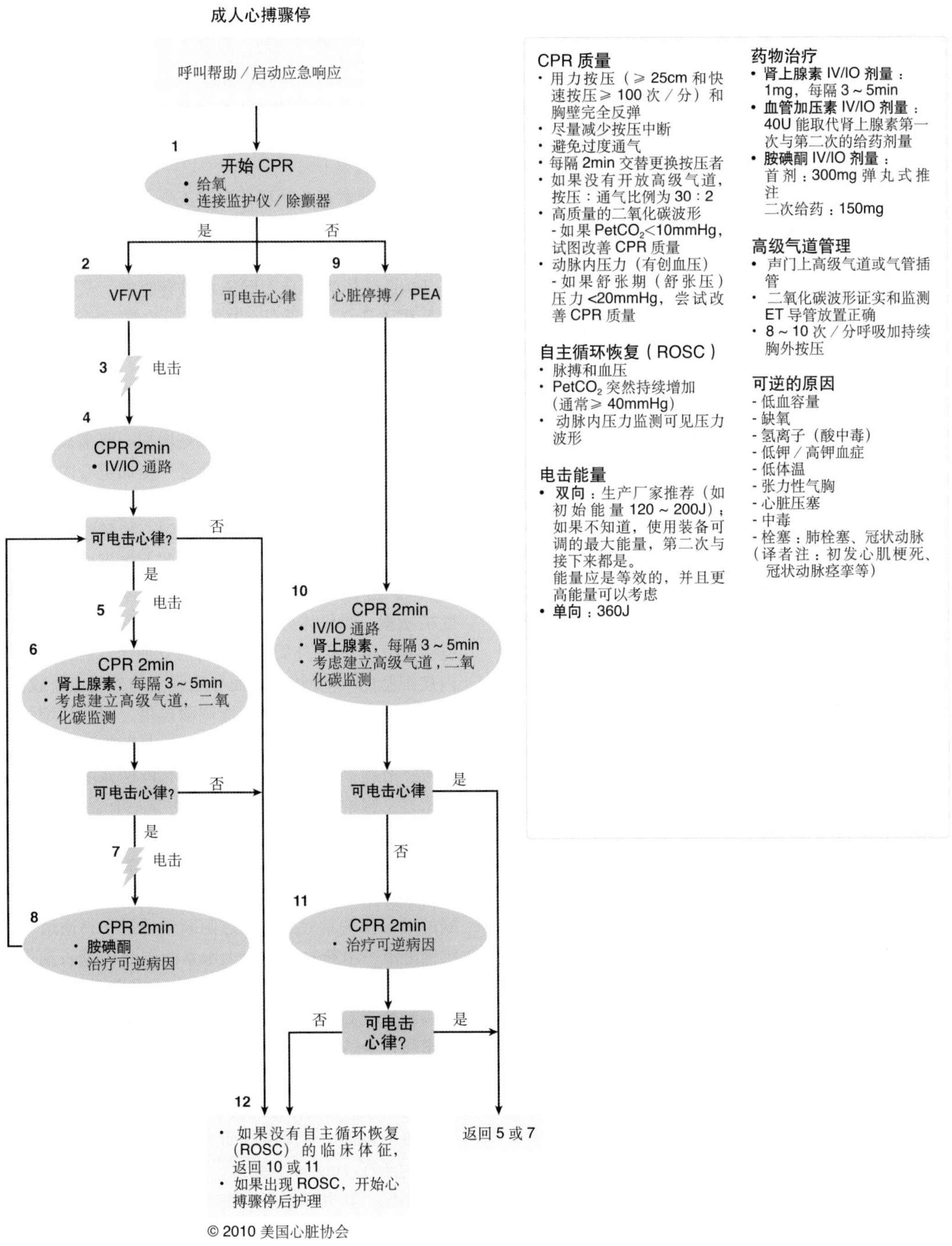

成人心搏骤停

呼叫帮助／启动应急响应

1
开始 CPR
- 给氧
- 连接监护仪／除颤器

是　　　　　否

2 VF/VT　　　可电击心律　　　**9** 心脏停搏／PEA

3 电击

4
CPR 2min
- IV/IO 通路

可电击心律？　否

是

5 电击

6
CPR 2min
- 肾上腺素，每隔 3～5min
- 考虑建立高级气道，二氧化碳监测

可电击心律？　否

是

7 电击

8
CPR 2min
- 胺碘酮
- 治疗可逆病因

10
CPR 2min
- IV/IO 通路
- 肾上腺素，每隔 3～5min
- 考虑建立高级气道，二氧化碳监测

可电击心律　是

否

11
CPR 2min
- 治疗可逆病因

可电击心律？　是

否

返回 5 或 7

12
- 如果没有自主循环恢复（ROSC）的临床体征，返回 10 或 11
- 如果出现 ROSC，开始心搏骤停后护理

© 2010 美国心脏协会

CPR 质量
- 用力按压（≥ 25cm 和快速按压 ≥ 100 次／分）和胸壁完全反弹
- 尽量减少按压中断
- 避免过度通气
- 每隔 2min 交替更换按压者
- 如果没有开放高级气道，按压：通气比例为 30∶2
- 高质量的二氧化碳波形
  - 如果 PetCO$_2$<10mmHg，试图改善 CPR 质量
- 动脉内压力（有创血压）
  - 如果舒张期（舒张压）压力 <20mmHg，尝试改善 CPR 质量

自主循环恢复（ROSC）
- 脉搏和血压
- PetCO$_2$ 突然持续增加（通常 ≥ 40mmHg）
- 动脉内压力监测可见压力波形

电击能量
- 双向：生产厂家推荐（如初始能量 120～200J）；如果不知道，使用装备可调的最大能量，第二次与接下来都是。能量应是等效的，并且更高能量可以考虑
- 单向：360J

药物治疗
- **肾上腺素 IV/IO 剂量**：1mg，每隔 3～5min
- **血管加压素 IV/IO 剂量**：40U 能取代肾上腺素第一次与第二次的给药剂量
- **胺碘酮 IV/IO 剂量**：首剂：300mg 弹丸式推注
  二次给药：150mg

高级气道管理
- 声门上高级气道或气管插管
- 二氧化碳波形证实和监测 ET 导管放置正确
- 8～10 次／分呼吸加持续胸外按压

可逆的原因
- 低血容量
- 缺氧
- 氢离子（酸中毒）
- 低钾／高钾血症
- 低体温
- 张力性气胸
- 心脏压塞
- 中毒
- 栓塞：肺栓塞、冠状动脉（译者注：初发心肌梗死，冠状动脉痉挛等）

图 108-19　美国心脏病协会 (AHA) 心搏骤停治疗流程图。CPR，心肺复苏；IO，骨内穿刺；IV，静脉输注；PEA，无脉性电活动；PetCO$_2$，呼气末二氧化碳；VF，室颤；VT，室速 *(From Neumar RW, Otto CW, Link MS, et al: Part 8: adult advanced cardiovascular life support: 2010 American Heart Association Guidelines for Cardiopulmonary Resuscitation and Emergency Cardiovascular Care, Circulation 122(18 Suppl 3):S736, 2010.)*

死性心律失常，治疗干预原则相同，首先必须进行除颤。所幸的是，无论是在院内还是院外，只要这些心律失常能处理得当，将立杆见影，患者将立即起死回生，并长期存活。早期除颤而非药理学干预，能够改善室颤导致心搏骤停患者的生存率。因此，PAD 在公共场所都放有 AED，便于发生心搏骤停的患者能够尽早获得除颤的机会，不论施救者有没有受过训练。

在手术室、ICU 或其他一些需要连续监测心脏节律的场所都要用到除颤器，当发生无脉性室速或室颤所致的心搏骤停时，应立刻实施胸外按压，有机会时应最先除颤。2010 年 AHA CPR 和 ECC 指南中并不推荐在除颤前要进行一段时间的胸外按压。如果用单相除颤器，则用 360J 电击；使用双相除颤器，根据厂家推荐、第一次电击时应用 150～200J 的低能量双相波。双相方波能量设置：首次电击时用 120J 能量。对于复苏中简化和改进的决策，如果施救者不熟悉除颤器的能量波或者厂家的推荐，则默认除颤能量是除颤器可用的最大能量[61]。电击之后应立刻继续进行胸外按压，除有明显证据支持患者 ROSC 已恢复。再次评估潜在心脏节律前，必须持续胸外按压 2min。2010 年 AHA CPR 和 ECC 指南推荐，连续 3 次电击只能在冠状动脉导管介入室或体外循环术后的心脏手术间里使用[40]。

没有证据支持哪个双相波优于其他双相波。现在可用的所有双相除颤器都是电阻抗补偿式，并且会根据每次电击时所测出的胸廓电阻抗（transthoracic impedance, TTI）来调整其输出能量（这项技术导致首次电击效应较大，不能在单相除颤器中应用）。除颤能量应递增，直到室颤被终止或者达到最大除颤输出能量。经除颤终止的 VT 或 VF、又复发者，再次除颤时应使用之前成功除颤的能级。

在尝试初次除颤后，如 ROSC 仍没恢复，则再次除颤前必须先按 30 次胸部按压、2 次通气的比例进行 5 个 CPR 循环。中间的间隔时间窗内，可以考虑放置声门上通气道或气管插管。在此期间，对于没有建立外周静脉通路的，应尝试开通静脉通路。

心搏骤停时的血管收缩药治疗

2010 年 AHA CPR 和 CEE 指南不再强调在复苏过程中应用药物。而是强调有质量、不间断的胸外按压，以及在持续复苏过程中如有必要的话，每隔 2min 应尝试进行除颤的必要性。尽管肾上腺素成为复苏过程中主要的治疗药物已有很多年，但在心搏骤停后应用肾上腺素缺乏足够的临床证据能证明其可改善生存和

神经预后。血管加压素和胺碘酮作为另外两种在心搏骤停中常用的复苏用药，跟肾上腺素一样，在临床上同样缺乏可信的证据证明它们可以提高心搏骤停后患者的出院率和促进神经功能恢复。三种药物对于心搏骤停后 ROSC 均表现出各自的优点，但在出院率上并没有益处。

肾上腺素在心搏骤停中的主要药理作用是其强大的 α- 和 β- 肾上腺素能激动效应。肾上腺素的推荐剂量是 1.0mg（稀释至 1：10 000，10ml）静脉注射。α_1 和 α_2 受体激动会引起末梢血管收缩，从而导致动脉舒张压升高。动脉舒张压升高能改善冠状动脉血流。在心搏骤停期间适度提高动脉舒张压，能够改善冠状动脉血流或其他冠脉低血流灌注情况，从而有助于自主循环恢复。肾上腺素诱发的 β- 肾上腺素能激动作用能增加心肌收缩力，其后果就是增加心肌需氧量，在心搏骤停低血流量期间或许会进一步加重心内膜下缺血（参见第 16 章）。

在先前的复苏指南中，观察到心搏骤停幸存者的内源性血管加压素水平升高，据此会加用血管加压素（40U）。血管加压素是一种由神经垂体分泌的内源性肽类激素，当机体处于低血容量或全身低灌注状态时能引起分泌。经外周静脉注射血管加压素后，能激活内皮细胞的 V_1 受体，从而导致强烈的外周血管收缩。血管加压素缺乏肾上腺素能刺激作用，因此其增强心肌收缩力、增加心肌与大脑的氧耗与新陈代谢的作用有限。心搏骤停患者复苏时，没有证据显示血管加压素跟肾上腺素联用与否，对其生存预后有益。

胺碘酮在 ACLS 阶段使用，是由于在心搏骤停期间给予肾上腺素及除颤复律后，静脉注射胺碘酮 300mg 能终止室性心律失常而不用再进行除颤。胺碘酮的抗心律失常效应是通过阻断钠通道和钙通道、对抗钾外流、阻断 α 和 β 肾上腺素能作用、延长动作电位时程、增加心肌不应期而实现的。和肾上腺素相似，胺碘酮能提高 ROSC 的速度，但仍未观察到该药对出院率和神经结局有何影响及益处。

肾上腺素的作用在心搏骤停复苏中仍存在疑问，特别是肾上腺素干预能否改善心搏骤停后神经结局倍受质疑。Jacobs 与同事的研究[110]发现，在心搏骤停复苏时给予 1mg 肾上腺素，与对照组给予等量生理盐水相比，其生存率与出院率等结局在两组间并没有区别；然而跟对照组相比，在复苏过程中使用过肾上腺素的患者，统计学显示 ROSC 概率增高。尽管在这项研究中发生心搏骤停的患者数量很多（$N = 4103$），但仅有 601 例患者采用了随机分组，因此极有可能会使结果存在一定偏差。Olasveengen[111] 及其助手实施

的一项关于心搏骤停期间外周注射通路和药物应用的研究中也得到相似的结果。复苏时如果有静脉注射通路的话就给予肾上腺素，如果没有注射通路则不给予。和 Jacobs 的研究结果类似，肾上腺素的应用对于 ROSC 的表现不凡，但对于能否显著改善出院率和神经系统预后并没有显著统计学意义。Hagiharagn 及同事[112]的类似研究发现，肾上腺素的应用与心搏骤停后自主循环更好的恢复之间有关系，但是对于提高出院率和改善神经系统功能的恢复并没有益处。

血管加压素在心搏骤停中应用的好处仍需更进一步严密的观察。Mentzelopoulos[113]与同事对现已发表的针对心脏复苏中应用血管加压素的研究，进行了大样本 meta 分析（包括随机对照研究），考察心肺复苏时血管加压素（加或不加肾上腺素）对 ROSC 与远期神经预后的作用。结论是心搏骤停患者使用血管加压素，除了对心搏停止者的长期存活有益处外，（其他）即无益处亦无坏处。尽管心搏骤停时加用血管加压素的理论优势令人鼓舞（强烈的末梢血管收缩，不激动 β 肾上腺素能受体），但在临床实际应用中血管加压素在心搏骤停事件中所起到的作用却很小。2010 年 AHA CRP 和 ECC 指南认为，心搏骤停患者复苏时采用单次静注单计量肾上腺素 +40U 血管加压素来代替单纯静脉注射肾上腺素是可以接受的[61]（图 108-19）。

胺碘酮作为一线抗心律失常药物在心搏骤停中使用，这在 2010 年 AHA CRP 和 ECC 指南中是被认可的[61]。胺碘酮在难治性持续心动过速的院外复苏研究中，Kudenchuk[114]和同事报道了一项随机对照前瞻性研究结果，给院外心搏骤停 3 次除颤后同时伴有持续性室颤的患者静脉注射胺碘酮 300mg 或者安慰剂和肾上腺素 1mg。研究表明，胺碘酮治疗组患者的住院生存率有了显著提高，但在出院率上并未见有任何差别。关于胺碘酮和利多卡因对于入院前室颤作用评估的研究中，Dorian 和同事[115]报道了在加拿大多伦多的院外心搏骤停患者中进行的一项双盲临床对照试验，旨在比较胺碘酮和利多卡因的应用效果。结果表明，在终止院外患者持续室颤方面，胺碘酮比利多卡因更有优势。关于胺碘酮和利多卡因对入院前室颤作用评估的研究，跟（前述）胺碘酮在难治性持续心动过速院外复苏中应用的研究相似；同利多卡因或安慰剂相比，胺碘酮仅改善入院患者的生存率，而不改变出院率。根据这些研究，对应用肾上腺素和电除颤无效的室颤，可以用胺碘酮来作为尝试终止心律失常的补充疗法。明确这一疗法的长期益处目前尚缺乏充分认识。

复苏过程中静脉注射肾上腺素 1mg 应成为治疗室颤和持续性室性心动过速首选的药物治疗方式。这个剂量可以每隔 3～5min 重复一次，直到心搏骤停终止。注射肾上腺素 2min 后开始除颤。对于除颤无效的室颤，应考虑使用胺碘酮 300mg 静脉注射，5min 钟内可以重复一次，必要时可以再追加胺碘酮 150mg 静脉注射。除了上述已被 AHA 复苏指南所推荐的药物外，其他血管升压药或抗心律失常药物未获支持使用。

无脉性电活动

无脉性电活动 (pulseless electrical activity, PEA) 是指多源性心律紊乱，都是以存在有序的电活动而无脉搏为特征。必须首先鉴别可能引起 PEA 的可逆因素（框 108-4）。呼吸系统急症引起的严重低氧血症可以导致 PEA。创伤、低血容量、心脏压塞和张力性气胸是引起心搏骤停的可能原因，必须想到并紧急处理。对于术中和术后突发性心搏骤停，应想到急性肺栓塞或空气栓塞等严重事件的可能性。孕妇子宫挤压下腔静脉、羊水栓塞或子宫破裂都是导致 PEA 的可能因素（参见第 77 章）。如果出现严重高血钾、代谢性酸中毒或药物（例如洋地黄、β- 受体阻断剂、钙通道阻滞剂、三环抗抑郁药）过量等因素，心室自主节律可能出现紊乱。一旦识别导致 PEA 的原因，在能提供更多明确的治疗方式前，应迅速启动胸外按压并给予肾上腺素 1mg 临时处理。针对每一种突发状况都应有相应的干预措施，PEA 如不纠正将会发展成心搏停止或室颤。

框 108-4　心搏骤停潜在的可逆病因	
低血容量	张力性气胸
缺氧	压塞（心脏的）
氢离子（酸中毒）	中毒
低钾血症或高钾血症	栓塞（肺动脉）
低体温	栓塞（冠状动脉）

心 搏 停 止

心搏停止是完全持续的电活动消失，常常是终末期表现。对于绝大多数患者而言，心搏停止并不可逆。但在行使有效的胸外按压后，立即启动氧疗和静脉注射肾上腺素复苏，这对于目击下的心搏骤停往往行之有效。隐性室颤在理论中比实践中更常见，关于心搏停止实际上就是室颤的说法不切实际，也不应该立刻进行除颤。处理心搏停止时也不再提倡使用阿托品。心搏停止患者复苏时，在心律失常发生前就应给予氧疗，并施行胸部按压至少 2min 和静脉注射肾上腺素，然后再进行 ROSC 评估或电活动的恢复。

超声心动图在心搏骤停中的应用

当发生 PEA 时，无论是处在心搏骤停状态还是室性心律失常终止后的状态，2010 年 AHA CPR 和 ECC 指南均推荐通过进行 "5Hs 和 5Ts" 评估（框 108-4）明确引起心搏骤停的可逆因素。低体温、低氧或电解质紊乱很容易被发现。而引起心搏骤停的其他原因可以应用超声心动图来鉴别。尽管 2010 年 AHA CPR 和 ECC 指南中未明确推荐，但对于 PEA 患者进行快速超声心动图评估，可以迅速干预那些可能无法检测到的可逆因素。

超声技术在美国大多数外科病房和 ICU 中随时可用，用于指导局部神经阻滞定位、血流动力学不稳定患者的心脏功能评估或和引导介入性操作（参见第 46 章）。在心搏骤停期间，超声心动图有可能鉴别肺栓塞、严重血容量不足、心脏压塞或心脏功能受损情况——即便对于那些技术经验有限的临床医生而言，也能解释这些超声图片[116]。美国超声心动图协会指南推荐，当术中发生心搏骤停时应进行有限集中的经食管超声心动图[117-118]。或许，最重要的是当 PEA 在整个复苏过程中持续存在时，超声心动图可以辅助做出关于停止复苏的决策[119]。随着在心搏骤停期间应用超声心动图经验的积累，或许最终会强调用这项技术来诊断引起 PEA 和心搏骤停的原因；在有序的心律出现前确定心肌收缩脉冲的 "有" 或 "无"；如果出现 ROSC，也可以用这种方法指导复苏。

复苏后干预措施

紧急经皮冠状动脉介入治疗

对于院外心搏骤停复苏成功的患者，2010 年 AHA CPR 和 ECC 指南[120]推荐使用紧急经皮冠状动脉介入治疗（percutaneous, PCI）和血管造影。大约 90% 的院外心搏骤停复苏成功的患者均有冠状动脉疾病的证据[121]，且冠状动脉造影显示，70% 的患者至少有一支冠状动脉病变[122-123]。这些发现是心搏骤停复苏后早期推荐实施紧急冠状动脉造影的依据，即使 12 导心电图没有证明复苏后发生心肌缺血。早期冠状动脉介入治疗可重建冠脉血流，增强心肌收缩力、增加心脏电活动和维持血流动力学平稳。纤维蛋白溶解治疗用于院外心搏骤停幸存者还未表现出有利的结果，尤其是和 PCI 相比[124-125]。指南强调，对于心搏骤停的幸存者（包括复苏后仍处于昏迷状态的患者），直接实施早期 PCI 可作为心搏骤停后的高级管理措施的一部分。

目标导向温度管理

院外心搏骤停患者的平均存活率是 8.4%（3.0% ~ 16.3%）[126-127]。仅有 1/3 的院外心搏骤停患者能幸存入院，这些幸存者中的 2/3 患者在出院之前就死亡[128]。对于成功 ROSC 后的大部分处于濒死的患者，最终死于缺血性神经损伤[129]。在正常体温状态下，脑血流量少于 125ml / min、持续时间超过 7min 将引起永久性神经损伤[130]（参见第 54 章）。因此，如采用干预措施减弱心搏骤停给中枢神经组织造成的影响，提高心搏骤停患者的生存率是有可能的。

脑缺血会引起血小板聚集和脱颗粒、蛋白质和酶的变性、中性粒细胞和补体激活等炎症反应，所有这些都会增加血脑屏障的渗透性，或出现由神经元损伤生物标志物所证明的血脑屏障的损坏[131]。神经元缺血导致低血流量或血流停止，酸中毒进行性加重，导致细胞内乳酸酸中毒和二氧化碳蓄积。细胞内酸中毒抑制酶的功能，减少神经递质的再摄取和耗尽腺苷三磷酸（ATP）和腺苷二磷酸（ADP）的储备。随着腺苷的蓄积，引起血管舒张和神经元水肿。随着能量储备的耗尽，神经元细胞膜 Na-K-ATP 酶的功能障碍，从而导致细胞外高钾和细胞内高钙。增高的细胞内钙离子激活蛋白水解酶和脂肪酶，进一步扰乱神经元细胞膜的功能，导致兴奋性神经递质的大量释放，谷氨酸是神经毒害作用最强的神经递质。过量的谷氨酸促进谷氨酸受体的过度激活，增加已经处于紧张状态的神经元的兴奋性，进一步导致钙离子流入神经元内，引起神经元死亡。

大脑的炎症级联反应可被减弱。首先，在复苏期间，通过有效不间断的胸外按压来改善血流量；其次，如果 ROSC 已经建立并维持，则可以通过诱导低体温来减弱。在心搏骤停后，药物除了用于增加心排血量来改善脑灌注、阻止低血压和治疗高血糖外，药理学手段改善神经系统的结局是无效的[130]。诱导性低温治疗能降低脑代谢率和脑氧消耗率，也能减弱心搏骤停阶段因脑缺血诱发的炎症反应。

自 2005 年以来，AHA 批准了目标化温度管理（如诱导中心体温 32 ~ 34℃），对于院外发生室颤或无脉性室速的患者，血流动力学稳定、复苏成功但仍处于昏迷状态，低温治疗可持续到 12 ~ 24h。在 2010 年

AHA CPR 和 ECC 指南中，这一推荐措施被重申[132]。然而，即使参与制订 2010 年 AHA CPR 和 ECC 指南的美国心脏协会专家们也承认，目前制订的绝大部分关于目标化体温管理指南所依据的研究仍有许多不足之处。

许多对复苏后治疗性低体温，即对目标化温度管理（用现在的术语来讲）感兴趣的人，源自一篇 2002 年随机对照研究的结果，该研究表明，当对发生院外室颤或无脉性室速昏迷的幸存者诱导并维持低体温时，其神经功能的结局有所改善[133]。心搏骤停复苏后，为了改善神经功能预后，必须使患者全身体温降下来，而非仅仅局限于患者头部。通常从患者的目标中心体温（32～34℃）降温与复温均需要几小时。当前临床实践通过联合应用液体降温毯、冰块、加压通风毯、静脉输注低温液体和（或）侵入性装置与导管来管理患者的可控性低体温及对其进行复温处理。用血管内装置（译者注：血管内变温导管连接体外热交换机）来降低体温，发生脓毒症的概率增高，大部分情况下不支持采用这种方法[134]。

尽管受到强烈关注，但在治疗性低体温研究中，患者的存活结果仍不容乐观[133]。对于低体温治疗组而言，绝大多数患者在出院前非死即残（不良神经预后）。然而，那些幸存到出院的患者与对照组相比，神经功能恢复得更好。目标化温度管理后神经结局改善发生的确切机制仍不清楚。

在芬兰重症监护协会进行的一项回顾性研究中，研究者回顾了在"低体温前"时期（2000—2002 年）和"低体温"时期（2003—2008 年）院外心搏骤停复苏成功后进入 ICU 的患者，评估目标化温度对幸存患者造成的影响[135]。患者的年龄、性别和初始格拉斯哥昏迷评分均相似，排除 2003 年以后收治的患有更严重疾病的患者，未评估详细的神经病学参数。作者报道称，实施目标化温度管理可以显著降低院外心搏骤停后患者的入院死亡风险（死亡率从 57.9% 降至 51.1%）。然而，自从 2003 年普遍采用目标化温度管理以来，患者存活率并未改变。尽管越来越多的患者采用了这种治疗措施，大多数患者在经历院外室颤或无脉性室速心搏骤停之后，最终仍旧死亡。

目标化温度管理对于大部分室颤和无脉性室速心搏骤停的患者仍有明显益处。大量评估除外室颤和无脉性室速心搏骤停患者的目标化温度管理的研究，既未发现生存率的提高，也未发现神经系统结局的改善[136]。心搏骤停患者 ROSC 后可出现各种类型的心律失常，与广泛采用目标化温度管理相一致的是，不间断的胸外按压等 BLS 支持方式已有所改进。

大量评估与非休克性心律失常相关性心搏骤停的研究中，不间断地实施胸外按压被证明可以提高复苏成功率和改善神经系统的结局[137]。BLS 的实施与 2010 年 AHA CPR 和 ECC 指南一致，可能会混淆回顾性临床观察的结果。研究表明，目标化温度管理只对休克性心律失常有益处。在此期间，尽管临床证据清楚地说明目标化温度管理只对休克性心律失常有益处，但其仍旧逐渐被考虑于所有非创伤性心搏骤停幸存者中，尤其对于那些发生在院内的心搏骤停患者。

2010 年 AHA CPR 和 ECC 指南推荐目标化温度管理可考虑用于任何血流动力学稳定和心搏骤停后复苏但在 ROSC 后仍然无反应的患者。目标化温度管理的起始最佳时间并不清楚，也没有有用的数据表明从诱导低温到复温的最佳持续进程。在大多数情况下，目标化温度管理是复苏后协同诱导和维持低体温多重管理中的一部分，接着是由熟悉诱导低体温管理技术的保健医疗提供者进行严密监测下复温[138]。镇静、神经肌肉阻滞和机械通气是从低温诱导、维持及复温期间的患者管理所必备的措施。

心搏骤停后 ROSC 的温度管理提供了重要的观察数据。非创伤性心搏骤停复苏后，低体温患者［平均 34.5℃（四分位数间距：33.7～35.9℃）vs.35.1℃（四分位数间距：34.4～35.8℃）］同那些入院时体温更高的患者相比，住院死亡率更高[139]。相同的研究发现，在夏天观察心搏骤停 ROSC 后未能幸存的患者，入院时比那些幸存者的体温更高。同时，这些观察表明体温控制受损与心搏骤停后较差的存活率有关。下丘脑功能障碍常伴随体温调节中枢受损，建议对创伤及心搏骤停者进行相关体温监测[139-141]。心搏骤停复苏后的患者下丘脑功能障碍、体温调节受损所扮演的角色，或许源于全脑缺血影响了体温调节中枢，和（或）外周血管舒缩通路的损坏导致血管收缩和血管舒张也影响体温调节[139, 142]。尽管 Benz-Woerner 和助手[139]注意到入院的非幸存者体温均较低，但为达到目标低体温所需要的调整时间在各组之间并没有差别。最后，这项研究表明心搏骤停复苏后的非幸存者与幸存者相比［非幸存者（600 ± 144）min vs. 幸存者（479 ± 120）min]，[139]，需要更长的时间来进行复温。对于心搏骤停复苏后的幸存者而言，内在体温受损的管理似乎是一项重要的预警信息。

在目标化温管理期间，出现血流动力学不稳定、心律失常、电解质紊乱、惊厥发作、出血、高血糖和感染等并发症并非少见。在一项针对 754 例患者院外心搏骤停复苏后大样本前瞻性的观察研究中，通过研究不良事件的发生来评估其对死亡率的影响[134]。将近一半的患者患有肺炎（无论有没有进行低温治疗），但对死亡率并没有产生影响。只有惊厥发作、需要抗惊厥治疗者或持续性高血糖患者 (>144 mg/dl) 跟死亡率上升有关系。该研究组中，754 名患者中有 182 名 (24%) 曾出现惊厥发作。心搏骤停开始和心肺复苏开始之间显著的时间延长以及 ROSC 前更长的复苏时间对患者来说都是唯一的；发生心搏停止的可能性或者以无脉性电活动为最初心律，对于那些惊厥发作的患者来说也是唯一的。尽管惊厥发作是不好的预兆，但惊厥发作并不都意味着较差的生存率；31 例需要抗惊厥治疗的惊厥发作幸存者，在随后的 6 个月内都出现较好的神经转归。持续性高血糖被认为是与内源性和外源性儿茶酚胺释放有关的典型应激反应的表现，暗示临床结局不容乐观。当前仍不能确定心搏骤停幸存者理想的血糖水平。在心搏骤停后的一段时间，避免治疗性低血糖看起来和治疗高血糖同样重要；低血糖也和死亡率上升有关。

对于治疗心搏骤停幸存者的医生而言，目标化温度管理后神经系统恢复的预后是其必须面对的一个复杂问题。苯二氮䓬类药物、神经肌肉阻滞剂、静脉注射镇静剂和麻醉药，在心搏骤停复苏后诱发低体温期间管理时经常用到，低体温干扰这些药物的药代学和药效学。药物对神经系统或者神经肌肉功能的影响会干扰脑干的条件反射，影响脑电图（EEGs）和躯体感觉诱发电位（SSEPs）监测，这对阐释其神经生理学变化很困难 [143]。

神经科专家依赖常用的测量方式预测神经损伤后神经系统的结局，即格拉斯哥 - 匹兹堡大脑功能分级量表（GP-CPC）[143]，这在框 108-5 中有概括。

一个神经病学医生的临床评估可以估测心搏骤停复苏后神经系统的恢复程度，包括瞳孔对光反射、角膜反射和对疼痛刺激的运动反应 [143]。美国神经病学会目前的建议是：没有使用人工低温的心搏骤停患者在复苏后 72h，如果检查存在瞳孔反射消失、角膜反射消失、运动反射或伸肌姿势消失等临床指标，则高度预示神经功能恢复不良，并依此作为没必要再施行人工低温的依据 [144]。使用人工低温的患者，在停止因人工低温而使用镇静剂后 24h 内，如果运动功能恢复，则预示神经功能恢复良好，这一预测的特异性为 100% [145]。EEG 监测即使在低体温期间也是很有用的，因为仅仅低体温并不会对 EEG 波形有显著的影响（参见第 49 章）。镇静、催眠药引起 EEG 波形呈极低的电压模式。2010 年 AHA CPR 和 ECC 指南中推荐在低温治疗患者需尽早进行间断"采点"监测脑电图或连续脑电监测 [132]。脑电监测期间如发现惊厥发作，应进

框 108-5　格拉斯哥 - 匹兹堡大脑功能分级量表和功能结局
CPC 1　神经功能完全恢复
CPC 2　中度神经功能障碍
CPC 3　严重神经功能障碍，但意识尚存
CPC 4　昏迷或植物人状态
CPC 5　（脑）死亡

行干预治疗，但是抗惊厥药物对神经系统结局的影响尚不清楚。

AAN 的实践参数并没有解释心搏骤停复苏后人工低温（以及和这种治疗有关的药物性干预治疗）对神经功能预测的影响。一旦患者经历过人工低温，那么用来决定较差神经恢复的传统数据就变得不再可靠。目标化温度管理和心搏骤停复苏后神经功能的预测仍是一个研究和评论的热门话题，很可能有待于在下一版 AHA 复苏指南里作透彻讲解。

复苏后氧疗

社区复苏的关注程度逐渐上升，如关注心搏骤停、心脏功能恢复后的最佳吸入氧浓度。动物实验研究表明，当缺氧与局部缺血事件发生后，伴随着循环血流量的恢复，较低的动脉血氧浓度比更高的动脉血氧浓度更有优势，更有助于提高动物的生存率 [146-149]。ROSC 期间增加动脉血氧浓度是否会损害缺血细胞，尤其是神经细胞，复苏期间是否应采取较低的吸入氧浓度？

在基础科学水平，体温正常而灌注不足期（如循环骤停时），当细胞含氧量较低时，细胞能量的产生（ATP）从有氧代谢（氧化磷酸化）变成无氧代谢（糖酵解）。对于绝大多数细胞，尤其是神经细胞而言，低血流量时（氧供不足）糖酵解并不能满足持续的产能需要，如果缺血细胞恢复了灌注和氧的运输，那么氧自由基特别是超氧化物（O_2），就会在线粒体中产生，通过还原型烟酰胺腺嘌呤二核苷酸磷酸（NADPH）氧化。超氧化物歧化酶是一种能使氧自由基失活的细胞酶，但随着持续性缺血和再灌注期间多种氧自由基产物的过量释放，酶解作用就会逐渐消失。动物实验研究中所报道的再灌注副作用跟这些氧自由基产生理论相一致。

动物实验已经报道了心搏骤停复苏后提供高浓度与低浓度氧的负面结果。然而，人类预后的研究则强调，对比正常动脉氧含量，高动脉氧含量基本上不具有说服力。Bellomo 和助手在一项包括 12 108 例非创伤性心搏骤停复苏后患者的回顾性研究中报道，高氧

[动脉氧分压（PaO_2）高于 300mmHg] 跟住院死亡率等消极预后之间并没有独立的关系[150]，他们也报道了心搏骤停后的低氧会导致最低的出院率。

当前，缺乏有关心搏骤停复苏成功后必须避免吸入高氧浓度的人类研究证据。尽管高氧可能对心搏骤停的幸存者不会提供附加益处，但低氧对这些患者有明确的伤害，必须避免。根据已获得的信息，2010 年 AHA CPR 和 ECC 指南中推荐如下方法来管理心搏骤停幸存者：即采取可靠的持续脉搏血氧饱和度仪监测氧疗，边增加（吸入氧浓度）边观察，保持 SPO_2 维持在 94%～98%[132]。

小儿心肺复苏

小儿心搏骤停中较差的幸存数据表明，小儿和成人一样对心搏骤停不耐受。总的说来，大约 6% 的患儿能在院外心搏骤停中幸存[151]，院内小儿心搏骤停的结局更好[151]。2008 年全国心肺复苏登记（NRCPR）的报道显示，住院患儿因无脉性心搏骤停复苏后的总体存活率为 33%[152]。跟成人一样，对于从心搏骤停中幸存的小儿，需要迅速地识别和治疗（参见第 93 章）。

小儿复苏的临床实践需要更专业的知识、临床技能和治疗手段。2010 年 AHA CPR 和 ECC 指南中对这一观点的认识已相当明确。然而，保健医疗提供者必须认识到复苏指南推荐的方法，既适用于成人也适用于小儿，在心搏骤停急救中应简化与改进流程，不论患者的年龄大小。对于成人而言，当单人施救时，小儿胸外按压应达到每分钟 100 次，每 30 次胸外按压插入 2 次人工呼吸。

即使是在进行气道管理和除颤时，应尽可能地减少中断胸外按压，中断的时间应尽可能缩短，这和成人复苏一样。尽可能少的中断次数和有效的胸外按压、通气以及有效迅速的电除颤，而不必纠结于药物管理，将有助于提高小儿心搏骤停复苏概率。以此信息为依据，高级心肺支持训练在推荐治疗方面提供了足够的相容性，从年轻人到老年人都能有效地应用这些在小儿和老人心搏骤停中采用的治疗方式。关于更为详细的细节，可查阅 AHA 的教科书和手册。

小儿基础生命支持

首先，就训练的方便性和一致性而言，婴儿是指从 1 个月到 1 岁，儿童是指从 1 岁到青春期（即女性的胸部发育期），成人则被认为是那些在青春期内或青春期外的人群。图 108-20 描述了当前对提供小儿基础生命支持（pediatric basic life support, PALS）的医疗保健工作者的建议[152]。

当遇到一个没有反应的小孩时，应简单地尝试确定其无反应性。如果小孩无反应，则打电话求助，取出复苏装置。当不只一个抢救者施救时，建议检查脉搏的有或无。单人施救时，应立即启动应急系统，然后再检查脉搏。检查小儿股动脉或肱动脉脉搏对于医务工作者和普通施救者都很困难[153-154]。施救者触摸明显脉搏的时间不宜超过 10s。如果不能触及明显的脉搏，或者婴儿可触及的脉率低于 60 次 / 分，则立即实施胸外按压。

和成人一样，最初的小儿基础生命支持复苏顺序现在也强调优先进行胸外按压，而不是先开放气道。尽管在小儿心搏骤停中，窒息是比室颤更为常见的病因，但为了训练的简单起见，小儿心搏骤停复苏最开始的干预推荐的就是胸外按压而不是人工呼吸。人工呼吸前 30 次的胸外按压仅使通气延迟 15～20s。

胸外按压频率为 100 次 / 分。在婴儿，施救者应将两个手指放在乳房连线的胸骨柄以下，按压胸骨的深度为胸腔前后径的 1/3（大约 3cm）；在儿童，用一或两只手按压胸骨的下半部分，按压深度为胸腔前后径的 1/3（5cm）。实施 30 次胸外按压，随后在尽可能少地中断胸外按压的情况下给予 2 次人工呼吸。再次估测出现脉搏前，应实施 2min 的胸外按压和人工呼吸。每次按压都要使胸壁完全弹回，这可以使静脉回心血量不受阻。

单独施救者在复苏期间应进行 30 次胸外按压并插入 2 次呼吸。如果有两个施救者，胸外按压和通气的比值是 15 : 2，可以在最少按压中断的情况下给予呼吸。如果建立了高级呼吸支持，在不中断胸部按压的情况下可提供 8～10 次 / 分的人工呼吸。

突然看到儿童昏迷很有可能是由室颤引起的。在婴儿或儿童心搏骤停中 AED 的应用从理想方面来说应该包括一个小儿衰减器（对于较小的体形可以限制震动能）和一套小儿除颤电极板。对于婴儿的心搏骤停，推荐使用手动除颤器。小儿心搏骤停的首次除颤能量是 2J / kg。如果需要再次除颤时，则能量增加到 4J / kg。如果没有小儿除颤器，可以毫不犹豫地用成人除颤器。除颤将起到至关重要的作用。

气道异物阻塞（FBAO）

超过 90% 的气道异物阻塞引起的死亡发生在年龄大于 5 岁的儿童。婴儿最常见的气道异物是液体，大多数的儿童气道异物主要是小件物体（如弹球、食物等）（参见第 55 和第 93 章）。如果一个孩子发出声音

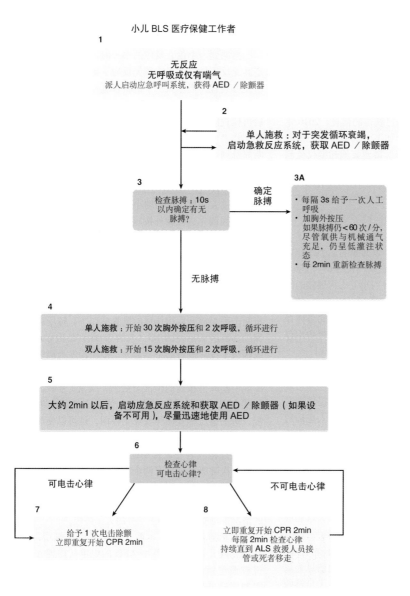

小儿 BLS 医疗保健工作者

1
无反应
无呼吸或仅有喘气
派人启动应急呼叫系统，获得 AED／除颤器

2
单人施救：对于突发循环衰竭，
启动急救反应系统，获取 AED／除颤器

高质量 CPR
· 按压频率至少 100 次／分
· 按压
深度至少 1/2 胸廓前后径，婴幼儿大约 1.5 英寸（4cm），儿童 2 英寸（5cm）
· 允许完全回弹
每次按压等胸廓完全回弹
· 胸外按压尽量减少中断
· 避免过度通气

3
检查脉搏；10s 以内确定有无脉搏？

确定脉搏 →

3A
· 每隔 3s 给予一次人工呼吸
· 加胸外按压
如果脉搏仍＜60 次／分，尽管氧供与机械通气充足，仍呈低灌注状态
· 每 2min 重新检查脉搏

无脉搏

4
单人施救：开始 30 次胸外按压和 2 次呼吸，循环进行
双人施救：开始 15 次胸外按压和 2 次呼吸，循环进行

5
大约 2min 以后，启动应急反应系统和获取 AED／除颤器（如果设备不可用），尽量迅速地使用 AED

6
检查心律
可电击心律？

可电击心律

不可电击心律

7
给予 1 次电击除颤
立即重复开始 CPR 2min

8
立即重复开始 CPR 2min
每隔 2min 检查心律
持续直到 ALS 救援人员接管或死者移走

注：虚线框内系由医疗保健工作者而由非专业救援人员执行   © 2010 美国心脏协会

图 108-20　2010 年美国心脏协会针对医疗保健工作者的小儿基础生命支持 (BLS) 流程图。AED，自动除颤器；ALS，高级生命支持；CPR，心肺复苏 *(From Berg MD, Schexnayder SM, Chameides M, et al: Part 13: pediatric basic life support: 2010 American Heart Association Guidelines for Cardiopulmonary Resuscitation and Emergency Cardiovascular Care, Circulation 122(18 Suppl 3):S866, 2010.)*

或咳嗽，成人应该谨慎地观察但是不干预。如果异物阻塞严重的话（没有咳嗽和呼吸），那么就应该立即实施干预。婴儿的异物阻塞应该在拍打背部 5 次之后，再行 5 次胸外按压，直至阻塞解除。出现呛咳的儿童，应该实施 Heimlich 急救手法，直到气道阻塞解除。在

这两种情况下，如果呛咳的婴儿或儿童失去反应，应立即启动 CPR，实施 30 次胸外按压，随后进行气道检查来确定异物的存在。应该尝试双人人工呼吸。如果气道阻塞不能解除，那么应该再次启动 CPR 并持续直到气道阻塞解除。

溺水

当单人施救者遇到溺水的婴儿或儿童时，应该在寻求帮助之前实施 2min 的 CPR（按压 - 通气比例为 30：2）。如果有两名救助者或者更多时，应该立即电话寻求帮助，尽量在早期提供通气和氧合。

小儿高级生命支持（ACLS）

与成人不同，小儿的心跳呼吸骤停多为继发性，很少由原发性心血管疾病引起。这一点非常重要，因为 ACLS 的措施主要是针对于恢复心脏功能，可能会导致医生延迟对患儿的针对性治疗（参见第 95 章）。例如，伴有严重缺氧和呼吸性酸中毒的渐进性呼吸衰竭会导致心动过缓和全身性低血压，从而进一步发展为心搏骤停。这种心搏骤停是由缺氧而不是原发性心血管疾病所致。使用阿托品增加心率的治疗对低氧、高二氧化碳的患儿是无效的，可能会导致治疗失误。

VF 和 VT 在院内和院外的小儿心搏骤停患者中的发生率已上升至 15%。这种致命性的心律失常发病率从童年时期开始伴随年龄的增长而增加。越来越多的证据支持，基因异常导致的心肌离子通道病变是儿童发生致命性心律失常的根源。这一遗传背景提供的证据表明，原发性心血管疾病可能会导致小儿心搏骤停。要想区分引起小儿心搏骤停是原发性还是继发性因素，要求充分考虑相关的临床资料和熟悉各种小儿 ACLS 的复苏操作。

气道控制和通气

鉴于引起小儿心搏骤停的原因中，呼吸系统的发病率高于心血管疾病，麻醉医师应该充分意识到需要进行有效的基础和高级气道管理，以及通气和氧合的重要性。气道管理对呼吸相关的心搏骤停患者至关重要。跟成人心搏骤停一样，气道管理不应延长胸外按压的中断时间。如果采用面罩通气可以提供有效的通气，那么不一定需要气管插管。当气管插管困难或者因插管引起胸外按压中断的时间延长的话，可以考虑选择其他手段开放气道（如喉罩）。与成人一样，可以运用呼气末二氧化碳监测和听诊呼吸音来判断高级通气道放置的位置。

静脉通路

想要给病危的儿童建立静脉通道具有一定挑战性。所以对于那些无其他静脉通路的病危儿童，经常采用经骨内（intraosseous, IO）通道，因为经骨内通道比较容易建立，而且液体和药物可以快速经骨内通道进入中心循环。

所有的复苏药物和血液制品都可以经骨内途径注射。经静脉和经骨内两种途径的血药浓度是一样的[156]。经骨内通道给药比经气道给药更好。由于为了对抗液体从骨小管流到骨髓腔，必须对液体进行加压才能使其流向循环通路。

心律失常的识别与监测

ECG 监测有助于立即识别心搏骤停，尤其是婴儿和儿童心搏骤停前的节律。迅速干预和纠正心搏骤停前的节律可能会阻止和逆转心搏骤停，例如缺氧所致的进行性心动过缓。因此，下文首先讨论潜在的威及生命的心律失常，继之讨论心搏骤停。

缓慢型室上性心律失常

婴儿和儿童出现缓慢的心率要求立即寻找原因，首先是低氧（图 108-21）。心搏骤停前的心动过缓通常是窦性或交界性起源，如果不能立即提供氧气和其他治疗，则会很快发展成为二度或三度心脏阻滞。如果排除了缺氧可能，出现心动过缓伴有灌注不良的临床表现如全身性低血压，那么应该立即采用胸外按压和肾上腺素对患儿进行治疗。婴儿和儿童脉搏低于 60 次 / 分，应该考虑实施胸外按压。

肾上腺素是治疗婴儿和儿童心动过缓的首选用药。推荐剂量是 0.01mg/kg，使用 1：10 000 的稀释浓度，然后经静脉或骨内注射（经静脉注射的剂量和经骨内注射一样）。根据需要，肾上腺素每隔 3 ~ 5min 可重复使用。如果需要经气管导管将药物注入支气管内，推荐剂量是 0.1mg/kg，1：1000 稀释。

如果肾上腺素不能增加心率，那么可以使用阿托品 0.2 mg / kg，并可重复一次。对使用肾上腺素和阿托品无效的难治性心动过缓，也可以考虑使用 TCP。

室上性心律失常

在婴儿和儿童中，室上性心动过速（SVT）可能是异位房性心律，如房扑或房颤或折返性心动过速[157]。应依据标准的儿科心脏病教科书所推荐的特异性诊断方法和治疗方式进行诊治（图 108-22）。尽管大部分婴儿和儿童可以很好地耐受 SVT，但是当心率达到 240 ~ 300 次 / 分时应立即实施电复律，否则可能导致严重的血流动力学紊乱。在这种前情况下，快速的 SVT 会导致心血管不稳定[158]，必须采取同步电复律治疗。首次能量为 0.5 ~ 1.0 J / kg，如有必要可以加倍。如还不能转复为窦性节律，应该重新考虑是否诊断 SVT 有误。

对于血流动学稳定的 SVT 儿童，推荐在药物治疗之前行迷走神经刺激法。如果迷走神经刺激失效的话，可以选用腺苷以 0.1 mg / kg 的剂量经静脉或骨内通道快速推注。如果 SVT 持续存在或再发，可以在首次给药 1 ~ 2min 内以 0.2 mg / kg 的剂量再次经静脉或骨内注射。腺苷的最大单次剂量不超过 12 mg。

对于血流动学稳定的 SVT，如果腺苷治疗失败的话，可以考虑在电复律之前使用普鲁卡因胺（15mg / kg，30 ~ 60min 给完）和胺碘酮（5mg / kg，20 ~ 60min 内给完），不推荐同时使用这些药物。

在紧急情况下，不推荐使用维拉帕米治疗小儿 SVT，因为它可能会导致低血压和抑制心肌收缩功能。特别对于年龄小于 1 岁、有充血性心力衰竭或心肌抑制、接受 β- 受体阻断剂治疗或房室间有旁路通道的婴儿更不宜使用。

室性心动过缓

与室上性心动过缓一样，如果出现缓慢的自主心室率，但是尚有脉搏，必须考虑严重低氧血症的可能。治疗首先应改善氧合和通气。就像在室上性心动过缓中所阐述的一样，只有先将缺氧处理好了，才可以采用增加心率的措施。

快速性室性心律失常

尽管普遍认为快速性室性心律失常伴有严重的血流动力学紊乱，但实际并非如此。心室率在 150 ~ 200 次 / min 时可以耐受并且可以扪及脉搏，但是快速性室性心律失常应该被逆转为正常心律。如果患者血流动力学稳定，强调在治疗之前使用 12 导联心电图进

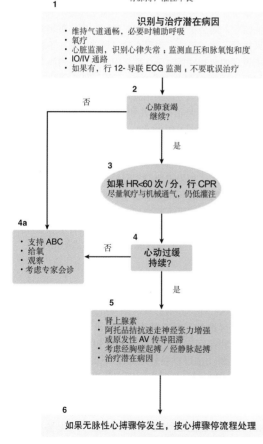

心肺衰竭
- 低血压
- 急性精神状态改变
- 休克体征

剂量／细节
肾上腺素 IO/IV 剂量：
0.01mg/kg（0.1ml/kg，浓度 1：10000），每隔 3 ~ 5min 重复给药，如果 IO/IV 仍不可用，但已气管插管（ET）到位，可以经 ET 给药，剂量：0.1ml/kg，浓度 1：1000）

阿托品 IO/IV 剂量：
0.02mg/kg，可重复给药，最小剂量 0.1mg，最大单次给药剂量 0.5mg

图 108-21 2010 年 AHA 小儿高级生命支持 (PALS) 心动过缓处理流程图。ABC，气道、呼吸、循环；AV，房室；ECG，心电图；HR，心率；IO，经骨内；IV，经静脉 *[From Kleinman ME, Chameides L, Schexnayder SM, et al: Part 14: pediatric advanced life support: 2010 American Heart Association Guidelines for Cardiopulmonary Resuscitation and Emergency Cardiovascular Care, Circulation 122(Suppl 3):S888, 2010]*

行一次确诊。当心动过速出现宽大 QRS 波形时，表明需要使用电复律治疗，以 0.5 J / kg 开始，必要时可以逐渐增加至 2 J / kg，不论是使用单相波还是双相波电击。如果采用药物治疗，可以选用胺碘酮，用药方法同 SVT；也可以考虑静脉注射普鲁卡因胺（剂量跟治疗 SVT 时一样）；但这两种药物不能同时使用。如果是超快型心动过速（超过 300 次 / 分）或伴有心血管虚脱和无脉搏，这种情况处理应跟处理 VF 一样，立即行胸外按压和同步电除颤。

心脏停搏的处理

一旦发生无脉，必须立即治疗，不仅要纠正潜在的心律失常，还要在心跳停搏、呼吸骤停期间维持器官的功能。在复苏期间必须细致地观察以确保合适的胸外按压频率和深度，以避免出现通气不足和胸外按压中断的情况；同时使用药物维持复苏期间有效的灌注压。无脉性心搏骤停患儿高级生命支持（PALS）流程如图 108-23 所示。

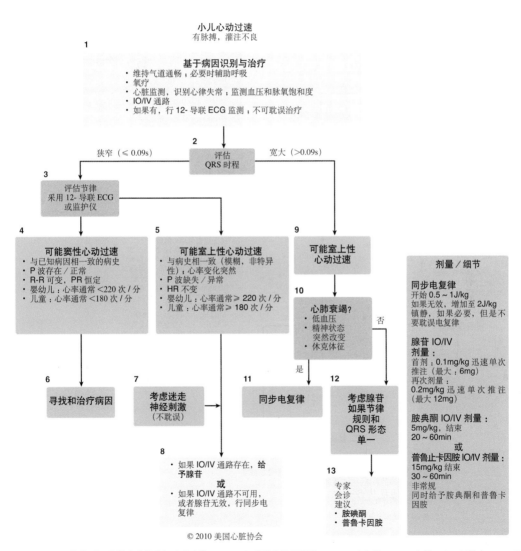

© 2010 美国心脏协会

图 108-22　2010 年美国心脏协会小儿高级生命支持 (PALS) 心动过速处理规则。ECG，心电图；HR，心率；IO，经骨内；IV，经静脉 (From Kleinman ME, Chameides L, Schexnayder SM, et al: Part 14: pediatric advanced life support: 2010 American Heart Association Guidelines for Cardiopulmonary Resuscitation and Emergency Cardiovascular Care, Circulation 122(18 Suppl 3):S887, 2010.)

绝大多数心搏骤停患儿，其最终的心肌电活动呈缓慢型。早期副交感神经系统和 α- 肾上腺素能神经的活动占主导地位，可以部分解释这一现象。此外，快速室性心律失常（VF 或 VT）是患有先天性心脏病的婴儿和儿童最常见的心律失常，这类儿童会有心脏肥大、心室肌数量增加，这是产生折返波，从而具备始发和维持 VT 或 VF 的解剖学基础。

无脉性电活动（PEA）和心搏停止

PEA 的小儿患者与成人一样，存在某种形式的心肌电活动，但是未扪及脉搏。在婴儿和儿童中，最常见的紊乱是缓慢而不规则的室性自主心律，最后通常发展为室性停搏。当存在 PEA 时，应立即积极寻找诱因。像成人一样，要考虑缺氧、低血容量、张力性气胸、心脏压塞、低体温或酸中毒等会导致 PEA 或心搏停止的临床表现，指导我们有针对性地治疗，避免药物滥用。

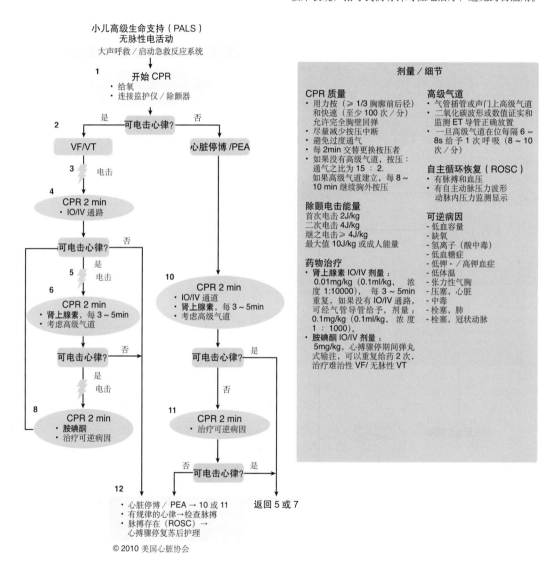

图 108-23　2010 年美国心脏协会小儿高级生命支持 (PALS) 无脉性骤停处理规则。CPR，心肺复苏；ECG，心电图；ET，气管插管；IO，经骨内；IV，经静脉；PEA，无脉性电活动；VF，室颤；VT，室性心动过速 *(From Kleinman ME, Chameides L, Schexnayder SM, et al: Part 14: pediatric advanced life support: 2010 American Heart Association Guidelines for Cardiopulmonary Resuscitation and Emergency Cardiovascular Care, Circulation 122(18 Suppl 3):S885, 2010.)*

PEA 和心搏停止这两种情况都可选用肾上腺素。如果已经知道心搏骤停的原因，但仍无法有效终止时，可予以肾上腺素 0.01mg / kg（1：10 000 稀释，0.1ml / kg）经静脉或经骨内通道注入（两种途径都可以达到同样的血药浓度）。只要心搏骤停仍存在，可以每隔 3 ~ 5min 经静脉或经骨内重复给予肾上腺素。除颤对 PEA 或心搏停止并无益处，所以不需要考虑。

无脉性室速或室颤

未入院的小儿心搏骤停患者有 5% ~ 15% 发生 VF[160-161]，而在院内发生心搏骤停的患儿中比例上升到 20%。VF 和 VT 相对而言，在婴儿和儿童中较少见，大部分可能伴有先天性心脏病。先天性心脏综合征患儿心肌数量的增加为保持形成 VF 和 VT 的折返电波提供了解剖与电生理背景。跟成人一样，治疗儿童无脉性室速或室颤，首选除颤而不是药物治疗。

如果儿童的体重超过 10kg，可以使用成人除颤电极板进行除颤。两个电极板间距至少要间隔 3cm。对于年龄小于 1 岁或体重低于 10kg、年龄较小的儿童，应该使用儿童除颤器。目前还不知道婴儿和儿童的安全有效的电除颤能量。2010 年 AHA CPR 和 ECC 指南推荐首次除颤使用 2 J / kg（无论是单相还是双相波），如果室性心律失常持续存在的话，可以逐渐增加至 10 J / kg 或一次成人除颤能量（根据除颤器制造商的建议）[158]。

如果心搏骤停持续存在，根据 PEA 相关的处理方式，肾上腺素作为首选药物，首次剂量 0.01 mg / kg 经 IV 或 IO 给予（1：10 000 稀释，0.1 ml / kg）。对心搏骤停的患儿使用血管加压素的证据尚不充分，对除颤没有反应的持续性 VF 或 VT，可以考虑以 5 mg / kg 的剂量经 IV 或 IO 给予胺碘酮；如果需要，胺碘酮可以两倍剂量重复给药。

小儿心肺复苏的终止

婴儿和儿童的复苏是否成功，尚缺乏明确的临床指征或可靠的预测指标。一旦发现小儿心搏骤停，迅速实施有效的胸外按压和通气，并快速启动进一步复

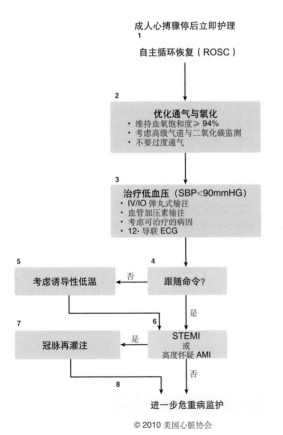

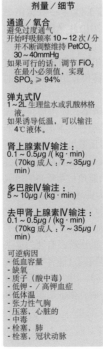

图 108-24　2010 年美国心脏协会成人心搏骤停后立即处理流程图。AMI，急性心肌梗死；FiO$_2$，吸入氧浓度；IV，经静脉；PetCO$_2$，呼气末二氧化碳分压；SBP，收缩压；SpO$_2$，脉氧饱和度；STEMI，ST 段抬高型心肌梗死 (From Peberdy MA, Callaway CW, Neumar RW, et al: Part 9: post-cardiac arrest care: 2010 American Heart Association Guidelines for Cardiopulmonary Resuscitation and Emergency Cardiovascular Care, Circulation 122(18 Suppl 3):S768-786, 2010. Available at: http://circ.ahajournals.org/content/122/18_suppl_3/S768.full.)

苏措施，有助于改善预后，但是不能提高复苏成功的概率。对于婴儿和儿童出现再发或难治性的 VF 或 VT 时，可以考虑延长复苏时间，尤其是如果可以获得体外膜肺氧合 (extracorporeal membrane oxygenation, ECMO) 加心肺支持 [162]，则可以认为能够逆转引起心搏骤停的原因。

突然不明原因的死亡

婴儿到青少年突发的、不明原因的死亡可能与心肌细胞的离子通道发生基因突变和变异有关。离子通道病变允许心肌细胞膜两侧出现异常的电解质移动，诱发心脏出现不规则的去极化和心律失常 [163-172]。在发生心源性猝死的患者中，通过尸检发现，2%～10% 的婴幼儿与儿童 [163-170] 和 14%～20% 的青少年都有离子通道病变 [171-172]。对于有年轻儿童意外死亡的家庭应该考虑这方面的因素。AHA 推荐由在心血管疾病与遗传病分析方面具备经验的病理学家对患者实施尸检，以及对其一级和二级亲属进行一次遗传分析，以便寻找离子通道病变的证据。

未来的复苏科学和护理

当前，复苏科学由于能够显著改善心搏骤停患者的生存率而渗透到各个领域。2010 年 AHA CPR 和 ECC 指南强调了不中断的胸外按压。大量证据也清楚地表明，在复苏中实施高质量不中断的胸外按压，对于提高发生致死性心律失常和心搏停止患者 ROSC 的概率很重要。

一些药物（如肾上腺素、胺碘酮）使用后可以改善心搏骤停患者的住院率，但是不能够改善出院率。低体温疗法和目标体温管理越来越多地被用于心搏骤停后昏迷的患者，这些入院后的心搏骤停幸存者最终可能会因为这种疗法获得比较好的神经功能预后及较高的出院率。目标化温度管理的关键，是为昏迷患者提供可靠、及时和持续性的治疗，或者以这种疗法为基础建立专业化治疗中心；实施目标化温度管理的最佳开始时间仍不确定。如果心搏骤停幸存者所到达的医院没有能力提供目标化温度管理，则应该考虑尽早转院（译者注：设备之间不间断的重症监护救治与转移），因为从复苏开始到启动目标化温度治疗的最初几小时，被证明能对心搏骤停患者的救治提供有利的条件。

体外膜肺氧合

虽然 2010 年 AHA CPR 和 ECC 指南没有特别提及体外膜肺氧合，但是本章节基于大量的临床经验和报道描述了 ECMO 在持续性心搏骤停患者中的应用和益处。

体外循环生命支持（extracorporeal life support, ECLS）适用于心搏骤停复苏后双心室衰竭、为纠正冠状动脉病变插入冠状动脉导管（监测心室功能恢复）后出现持续性 VF 或 PEA 的患者，或者是由于心肌炎或怀疑有心肌离子通道疾病引起致死性心律失常的患儿。一些机构已经在几年前报道了他们使用 ECLS 的临床经验 [173-175]。在一些报道中，ECLS 开始由急诊科的医师实施 [176]。而在近期的所有报道中，认为 ECLS 应该在复苏的早期由经验丰富的临床医师实施，在胸外按压期间实施 ECLS 疗法，即在大血管内放置导管，其中一个要放到右心房，在技术上非常具有挑战性并且耗时，ECLS 仅供三级医疗中心技术准入和体验这一技术。因此，当前 ECLS 的理论意义比临床例证更具有说服力。

复苏后护理

大多数死亡发生在心搏骤停后 24h [177-178]。2010 年 AHA CPR 和 ECC 指南强调了心搏骤停后实施复苏的临床经验、心导管介入治疗和心搏骤停幸存者的重症监护管理的重要性。图 108-24 所示为心搏骤停后幸存者的治疗流程。虽然当前尚不清楚什么是对心搏骤停幸存者最好的治疗，但是由经验丰富的卫生保健人员借助多种高级干预措施对患者实施持续性护理，并且在护理过程中对心搏骤停幸存者进行有效评估，都将有助于优化护理和改善患者的预后 [132]。

致谢

如果没有 Roger D. White 博士，作者不可能完成本章内容的顺利编写！在此，谨对为本章节编写过程中提供无私宝贵而周到的编写建议、专业指导以及个人支持的 Roger D. White 博士致以深切的感谢！与如此杰出的人才一起工作是我职业生涯中的一大亮点，谨此寄予每一位医生都拥有一位如此高水平的良师益友！谢谢您，Dr. White！

参 考 文 献

见本书所附光盘。

第九部分

附属问题及相关责任

第 109 章 手术室用电安全

Lawrence Litt

都义日 石海霞 崔伟华 朱倩 译 于建设 田鸣 审校

要 点

消防安全问题

- 手术开始前，麻醉医师在准备麻醉机和药品车时，一定要了解应急设备的位置和操作方法。应当问自己是否已了解以下内容：
- 最近的灭火器在哪里？每间手术间均应配备一个灭火器。
- 氧气切断阀在哪里？如何关闭进入手术室的氧气？
- 最近的火灾报警装置在哪里？是否能通过该装置及时联系到医院的"911"？火警报警装置往往嵌于靠近消防水带所在的墙上。
- 最近的逃生通道在哪里？
- 最近的除颤器和抢救物品车在哪里？
- 电气火灾，特别是涉及电器面板的火灾需要采取特别的手段。如果可能的话，迅速切断所有电力供应，可以使电气火灾转变成普通火灾。灭火还须选择类型合适的灭火器。最常见的是喷水灭火器，但是水绝对不能用于电气着火或正在燃烧的可燃液体。电气火灾需要使用干粉灭火器。二氧化碳灭火器最适合扑灭油和液体导致的火灾，但也可用于电气火灾。
- 避免开放面罩氧气流过高，以防电外科手术中造成局部富氧环境。

宏电击的电气问题

- 手术室使用的所有电气设备均应接地，尽管这些设备内部允许包含不接地的电路。如果某台设备的电源线仅有一个双插脚插头（即没有可插到插座第三个洞的接地插脚），那么该设备就不能在手术室使用。任何时候插、拔插头，都不应猛拽电源线。同样，不要使用电源插头已损坏的设备，不要用重型设备碾压电源线。
- 患者不应与手术室的电气接地构成直接连接。
- 电外科手术中，应使用电手术器械提供的接地垫将患者与地面妥善连接。接地垫应有足够黏度，并且保证粘贴时与患者的接触面积足够大。长时间手术须检查接地垫，必要时应重新粘贴或更换。接地垫应尽量接近手术部位，并尽可能远离任何起搏器导线和心电图导线。移除接地垫后，应检查皮肤有无灼伤。
- 如果电外科手术中需要增加电流强度，须检查接地垫连接是否有误。非常"湿"的手术，不论是否存在电流强度增加的现象，都应注意是否存在涉及接地垫和其他电触点（如心电图电极）的错误电流径路。例如，在腹部手术中，生理盐水和体液可打湿手术部位以外的手术巾，可能导致接地垫与心电图电极形成电路连接。
- 设备启动后如线路隔绝监测仪（line isolation monitor, LIM）报警，应立

要　点（续）

即拔除该设备电源，因为插入该设备可使主隔离变压器的二次侧与地面耦联。也可能多个设备同时插入时，使主变压器二次侧通过它们的共同电容耦联到地面。可以通过断开不同设备的电源来测试。如果发现某台设备在与其他设备共同使用时导致 LIM 报警，应停用该设备，并检查其意外接地的原因。

- 所有电气设备应定期由有经验的人员进行测试，这项工作通常是由负责手术室的临床生物工程团队负责。麻醉医师应查验设备是否得到良好的维护，是否按照标准操作，整个电气环境是否符合国家防火协会（National Fire Protection Association, NFPA）的要求 [1, 2-7]。

心脏起搏器的微电击问题

- 安装有植入式自动心脏转复除颤器（automated implanted cardioverter-defibrillator, AICD）的患者，须在第一片佐尔垫连接好以后，手术开始前关闭 AICD。关闭 AICD 一般是通过放置磁铁或重新编程完成。应该明确的是磁铁不改变 AICD 的起搏程序，因此，有必要进行术前心脏电生理会诊以建立适宜的起搏。
- 如果可能的话，手术时应尽量使用双极电凝设备代替单极电凝设备。
- 应在术前对所有可编程起搏器进行检查，以确保其功能正常。
- 依赖起搏器的患者均需准备不依赖频率感知的非同步起搏程序和传统的除颤器。
- 其他装有心脏起搏器的患者也应经过术前心脏起搏电生理会诊确定起搏方案。
- 完全性心脏传导阻滞的药物治疗计案应准备就绪，特别是依赖起搏器的患者，麻醉药物车中应备好异丙肾上腺素，保证随时可用。
- 做电生理监测时，麻醉医师应注意检查电生理医师是否将接地垫妥善粘贴并接地。

磁共振成像（magnetic resonance imaging, MRI）问题

- 对正在接受 MRI 扫描的患者使用脉搏血氧仪监测血氧饱和度时，只能选用不含金属或导体且配备光导纤维探头的设备。
- 内部有金属线的设备不能用于 MRI 检查，包括有金属丝的漂浮导管（感应温度）和硬膜外导管。
- 铁磁性麻醉设备不得带入核磁检查室，以避免危险。
- 可被磁铁吸引的必需麻醉设备应妥善固定于墙面，并在患者进入检查室前进行测试。
- 麻醉医师在核磁检查室内长时间停留须戴上耳塞，以避免高分贝的噪声造成永久性听力损害。

常见的一般问题

- 如果不能确定电烧伤或电气事故的原因，则与事故有关的设备或区域应予以封存，由有经验的生物医学人员进行包括模拟患者情况在内的彻底调查。

尽管科技的进步提高了手术室电气设备的精密性，但以下三种危险自使用易燃麻醉药以来就一直存在，即火灾、电烧伤和电击（宏电击和微电击）。虽然科技的进步使警报系统和保护措施不断改进，但由于电气设备使用数量和规模不断增加，导致出现新的不安全因素，给麻醉和手术中的患者造成严重伤害。忽视电气安全会造成严重的后果。医学文献中不断报道悲惨事件，这些事件甚至给患者造成了终生的痛苦。通常，罪魁祸首是不安全的手术设备或手术设备的不安全使用。当然，灾难也可能来源于损坏的麻醉和监护设备或对其的错误操作。

从 1995 年到 2000 年，报告术中火灾的文献量猛增[8-13]，这些火灾离不开氧气、燃料和火源这三个条件，即"火灾三角"[13]。手术室火灾分成三个基本类型：①患者或患者体内的东西着火；②设备导致的电气火灾（例如由电流引燃和维持的火灾）；③手术巾或其他手术室物品起火。疏忽所致的物品引燃通常容易发生和识别，例如，由电子设备产生的电火花或高温引燃手术巾。但是，火源也可能是复杂、不能马上查清的，例如一例麻醉中呼吸回路呼气阀门爆炸[14]。手术室里，麻醉医师必须关注消防安全问题，尽一切可能使火源远离燃料，并保证氧气的安全使用。除了火灾，电气设备不正确接地、其他失误或射频场感应电流还可导致严重烧伤。一篇文献报道了一位新生儿长时间使用外部心脏起搏装置后发生三度烧伤[15]（参见第 78 和 95 章）。还有文献报道，9V 直流电供电的小型神经肌肉刺激仪[16]导致了患者严重烧伤。总的来说，虽然患者触电致死曾是手术和手术室内以及住院治疗期间公认的危险事件，但是这类事件现在已很罕见[17-20]。

尽管许多现代设备看起来与早期同类设备不同，但由电所造成的伤害与前几代产品却是类似或相同的。手术室电气故障不断造成火灾和爆炸、中枢和外周神经刺激和损伤、肌肉刺激和挛缩、组织烧伤、干扰心脏起搏器，以及使重要设备突然断电。医疗设备的安全标准已提高，多数并发症可以通过良好维护设备、注意患者的电气连接以及正确处理设备报警而避免。在围术期，电气带来的危险一般可在其造成损失前发现，故正确了解用电安全是麻醉医师的一个特别重要的责任[21-25]。

一般性的描述后，下文将介绍电气安全的重要细节。前文的"要点"是安全临床实践的指南。

电气接地

什么是电气接地？这个问题之所以重要，是因为讨论电气安全的核心往往是电路是否"接地"。对临床医师来讲，电气接地就是三相插头中的第三插脚是否正确连接并正确插入墙壁插座。就一个回路来说，接地就是通过与之连接的物体，瞬间获得或释放大量电荷。国家防火协会（National Fire Protection Association, NFPA）制定的国家用电法规 (National Electrical Code, NEC) 对接地的定义是：有意或是无意中导体将电路或设备与大地相连，或与另外与大地连接的其他导体相连。由于大地是一个无限的电荷储存器，可以无限度地接受或释放电荷，任何带电的物体与大地连接后均会失去电荷，而取得与大地相同的电势[21]。大地及与其连接的各物体之间电压为零。

当一个电路有意识接地时，多种物理对象均可作为电路接地的途径。远程机动部队的外科医院或者休闲露营车的设备，可连接至钉入大地的长钉。在大型城市医疗中心，接地对象可能包括地下管道网络。对于一个非常小的设备，例如手持电台，一个人即可充当接地。

临床工作者不必对接地选择的细节非常了解，但是必须清楚自己、患者及与他们有关的设备是否接地。活体器官仅能耐受强度极低的电流。如果接地不可靠，当微小电流通过机体时就有可能造成心脏或神经组织损伤；较大电流通过机体则可能发生危险。幸运的是，现在能够为手术室和手术设备设置警报，从而可在错误电流形成前报警。如果手术室有线路隔绝监测仪（LIM），可在因错误接地及将要形成通过患者机体的巨大电流前发出警报。如机体通过电阻相当大的物体与大地构成连接，则可以保证人体不受巨大电流的威胁。通过电阻小的物体与大地连接所存在的危险可通过一个不实际但是很生动的假设来说明。设想一个人站在巨大的与熔化的地心相连的巨大铜柱的顶端，这个低电阻的巨大接地系统是非常不安全的。可以想象，这个人在接地连接中本质上成了电阻，当巨大电流产生时，他将随时遭受打击。为保障人的安全，可在人和铜柱之间插入很大的电阻，但不是插入充分绝缘的材料。这样，即可解释在使用环丙烷之类易爆炸麻醉气体的时代，为何要在手术间铺设以特殊材料制成的具有一定导电能力的地板。这种材料碳含量很高，既不像金属那样导电能力很强，也不像橡胶那样绝缘能力很强。这种高碳的材料使地面看起来呈黑色。目前医院的手术室中，手术台和垫子通常是由这种材料制成的。

在美国，电源插头具有三个插脚：两个提供电压，或称电能；另一个仅用来接地（如连接到另一个与大地相连的物体）。到欧洲或其他地方旅行过的人可能记得看到过仅有两个插孔的插座和两个插脚的插头。将插头具有三个插脚的设备插入两线系统是非常不安全的，因为第三个插脚未与其他物体相连接。

具有接地故障断路器（ground fault current interrupter, GFCI）的插座可允许使用者检测第三插孔是否安全接地。更有意义的是，GFCI 可以在一或两根电源线意外与大地相连时应急断开电路，从而提高用电安全性。所以，GFCI 是"第一过失"探测器。具有GFCI 的插座有测试和重置两个按钮。按下测试按钮，可使插座内特定的电阻器与火线及地线相连。如果地线（第三线）连接完好，通过电阻器的电流可使插座电路断开，插座停止供电。按下重置按钮可重置断路器，恢复供电。如施工者意外忘记安装地线或地震等其他灾害破坏地线接地，则按下测试按钮无法使断路器打开。NFPA 要求在潮湿环境（如手术室）中使用的电源插座必须有电源线意外接地保护装置。安装具有 GFCI 的插座是 NFPA 要求之一。下文还将介绍的另外一种（传统但昂贵）方式是安装带有 LIM 的隔离变压器[26-27]。在手术室中，电源插座如不是带有 LIM 的隔离系统中的一部分就应该具有 GFCI。

电气工程师通常将大地的电势（电压）定义为零。所以，电路中任何一点电压就是该点与大地间的电压差。正因为如此，商业化的电路中，接地连接能够帮助专业人员检查设备电路。技术人员将电压表探头一端与大地连接，另一端与电气元件相连，即可检测设备是否正常。电压表面板可以显示数据，从而可以判断电路中存在的问题。指定电气接地位置有助于人们就电路性能标准进行沟通。

电路绝缘

电流通过人体与大地连通构成完整电路时，大量电流通过机体可造成组织损伤。防止触电事故，保证安全的策略就是所有电源与大地隔绝，使地线可靠接地来引导伤害性电流避开人体。

过去，手术室电路绝缘依靠隔离变压器。隔离变压器有很多插座和计量表，通常看起来像大型墙壁面板。隔离变压器这个名词来源于输出电源确实与大地隔绝的事实。图 109-1A 就是隔离变压器的示意图。变压器内的一个装置可以经常检查其状态是否良好。该装置称为 LIM，可监测电源输出线绝缘的程度。下文将回顾一下 LIM 的工作原理、为何该装置具有重要意义，以及它的确切本质。

手术室的电能来源于医院内与地方供电公司交流电（alternating current, AC）站相连的初级电源（某些紧急情况下是汽油发电机供能的初级电源）。传统设置中，电源接入手术室后，经过一或多个大型隔离变压器的次级线圈调制、绝缘后分配给电源插座。这样的变压器价格昂贵，在新医院中已经不多见。使用这种变压器的医院，三相插座的连接与医院内其他地方的标准连接方法稍有不同[25]。手术室内，仅一条电源线接地并不能形成完整的电路。

每个隔离变压器的面板均需要安装 LIM。LIM 是一个电流计，可显示变压器输出电源与大地的隔离情况。由于使用易燃麻醉剂，原来 NFPA 要求在所有手术室内必须使用大型隔离变压器[26]。如果使用其他隔离电路能够保证安全绝缘，那么建造手术室就可以不使用隔离变压器。大多数电气设备内部的电源变压器能够提供隔离电压。与以前不同的是，每一电气设备内置小型隔离变压器取代了为所有设备供电的大型隔离变压器。这样就为取消手术室大型隔离变压器及其LIM 提供了条件。重症监护治疗病房和麻醉术后恢复室等使用与手术室相同的电气设备，但通常没有隔离变压器和 LIM，该事实也为取消手术室隔离变压器提供了依据。麻醉医师是否该拥护取消手术室内隔离变压器和 LIM？答案不是"是"或"否"[26-27]，而与电气设备的类型和手术环境有关。手术时，患者可能被液体打湿，从而导电性增强。这种情况下，可通过液体建立错误的低电阻通路，如从生理盐水到心电图电极或手术台。门诊手术中心的新手术室看来不需要隔离变压器，这个设备更适用于进行肝移植和其他需要使用大量液体的手术间。

从图 109-1A 的隔离变压器示意图可见，每个插座都有两条火线与变压器的次级线圈相连接。第三接点，即插头中的地线末端，与医院的标准接地装置相连，而不是与隔离变压器相连。变压器的初级电路与

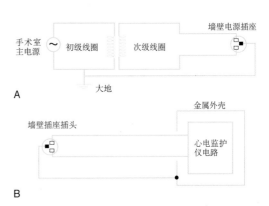

图 109-1 隔离变压器示意图（A）和手术室心电图监护仪的接地（例如设备电源插座）（B）

大地连接，但次级电路不与大地连接。

当心电图监护仪接入手术室电源插座（图109-1B），两条来自次级线圈的火线均不通过心电图的电路与大地连接。这说明了电路的基本原理即连有仪器的电路不需接地，包绕电路的金属外壳通常需要接地。对于很多电路而言，功能正常有赖于绝缘良好。"所有手术室设备必须接地"的说法是指电气设备电源线中的接地连接必须与变压器提供的"大地"连接。如图109-1B所示，心电图机与医院的电气接地连接，内部电路连接到隔离变压器的输出端。

出于安全性和电源保护考虑，电路应包括三根线：①火线，在美国为黑色，在英国和其他一些国家是白色。②零线，在美国为白色，在英国是黑色。③接地线，通常是绿色的。医用、商用和家庭用电的电源盒一般接收240V电线后转换为两条120V主电源电路（图109-2A）（240和120数值是交流电电路的电压均方根值，峰值电压放大了1.41倍，即2的平方根）。尽管火线和零线在与电源插座连接中携带电流，但图109-2A示意为什么零线连接到上游变压器的中心是安全的。如图所示，两个120V的并联电路具有相同的电流负载，这样导致电流从零线返回时，在并联电路中是电量相等，电流相反。通过主电源盒设计出火线和零线，不等宽度的电气插脚和插座插头使电气设备保护电路的不对称。附加背景和细节等基本信息最近

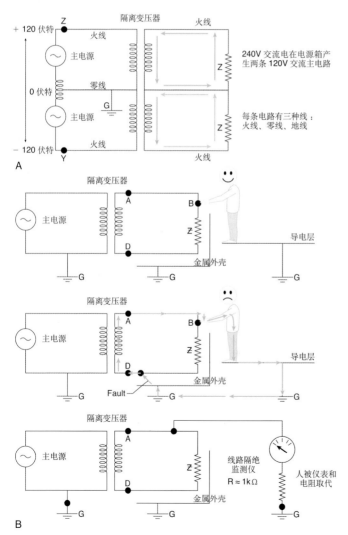

图109-2　A. 交流电路中主电源盒接受240V电压产生两条120V隔离电路示意图。左侧代表变压器的次级线圈，初级线圈未显示。零线连接左侧240V主电源的输入端的中心与大地。隔离变压器产生两条120V的隔离电路，每个装有一台设备由阻抗Z表示。箭头表示电流方向。隔离电路中的中央水平线与初级电路中的零线相对，并连接到电源插座相接触的零线。B. 图示为当变压器输出端置于地下时，在右侧的人如果触碰到隔离电源线不会发生电击现象（顶端）。如果该人接触到发生接地故障的电路则会被电击（中间）。在潜在漏电的电流通路中，即红色标识，电流从发生接地故障的地面产生后流经人体后流回到地面。以电流表和巨大电阻代替遭受电击的人。这是线路隔绝监测仪的工作原理。R，电阻；kΩ，1000欧姆

已有文献报道[1]。

图 109-2B 示意并联电路的安全性值得进一步探讨。机械或电路损坏可能影响心电监护仪的安全使用，是否设备内部出现问题，该问题进而导致患者或麻醉医师接触到内部电路？果真如此，电流是否会流经人体，引起损伤或不幸事件？如果心电监护仪电路与大地隔绝，答案是：这种情况不会发生。

图 109-2B 的第一部分示意图显示了绝缘是如何保证人体安全的。与大地不绝缘的人体于 B 点接触内部电路。隔离变压器连接插座（点 A 和 D）的两根火线提供了电流。然而，电流从 A 点到 D 点的唯一通路需经过电阻抗 Z。由于墙壁插座的两条火线均不接地，图 109-2B 的人不会遭到电击。

但是，图 109-2B 的第二部分示意两处无意的接地会导致危险，特别是其中一处接地通过了人体。假设 D 点附近漏电，导致内部电流与金属外壳接触。此时接触 B 点将会遭受电击。由于漏电，电流可通过大地形成经过人体的电流（从 A 到 D）。因此，保持电源线与大地绝缘和获知绝缘出现损坏非常必要。

每个隔离变压器均具有 LIM，可以监测两根火线的绝缘情况。图 109-2B 的第三部分示意，LIM（一个电流表）代替了微笑和皱眉的人（图 109-2B）。LIM 显示电流安培数极低，说明变压器输出电源的绝缘状态良好（图 109-2A）。由于任何一根火线都有可能意外接地，故 LIM 连接的实际情况与图示不同。LIM 实际上是连到隔离电源输出端两侧的（图 109-3），并且当任一侧的对地电阻小于 25 000Ω 或最大短路电流超过 2mA 时发出声音报警。LIM 对 2mA 以下的电流不敏感。本章稍后还将讨论，LIM 对微安培电流和微电击没有保护作用。

手术室中常发生电源与大地之间的短路，导致 LIM 启动。这通常是生理盐水、血液或其他导电液体滴入手术台旁的接线板插座所致。所以，NFPA 和联合委员会［以前的医院机构认证联合委员会（The Joint Commission, TJC）］规定，手术室和其他临床医疗区域禁用电源接线器。最理想的情况是手术室内每一台电气设备均配有安全可靠的墙壁插座。个别情况必须使用电源接线器时，应选择能够负载强大电流并具备防水盖的接线器。如果接线器插座被打湿并导致 LIM 启动，应更换接线器。接入新设备时，如 LIM 突然报警，应立即断开该设备电源。如接入某设备导致 LIM 反复报警，则应停止使用并检修该设备。同样，如某电源插座常引起 LIM 报警，也应停止使用并检修该插座。当 LIM 报警指示电路有一处意外接地，就意味着当出现第二处接地时将通过地线连接产生强大的伤害性电流。伤害性电流的通路可能是麻醉医师、患者和某些设备。LIM 报警提示手术室内人员接触设备时可能被电击或被电灼伤。

如前所述，除使用隔离变压器和 LIM 外还可应用其他方法探测电路是否有意外接地。直接安装带接地故障断路器（GFCI）的插座也是一种可行的方法。但这种插座发挥作用时会突然断掉插座电源；LIM 则只提示手术室人员存在意外接地，而不会切断电源。LIM 的缺点是对人为因素太过敏感。一些装置在手术室内发出电辐射时会导致 LIM 错误报警，包括产生超声波的肿瘤粉碎器、红外线、用于立体定向手术或解剖定位的激光手术导航系统，如电脑隐形系统和脑外科手术指导平台。这些系统通过电磁波跟踪患者身上的标记物，从而将患者的位置和核磁及 CT 三维立体定位构成关联。在红外线导航系统中，噪声可以干扰红外脉冲血氧计传感器。但是，用手术巾遮盖传感器可轻松避免对脉搏血氧饱和度的干扰和误导。

电容耦合

电路中，电阻耦合是指以导线或电阻器直接连接的两个电气元件，这是麻醉医师可以认识并理解的最简单的耦合。这种连接是直观的，且其在直流和各种频率的交流电路中的作用显而易见。更微妙和抽象的是电容耦合的概念。该概念只存在于交流电中。这个概念与麻醉医师的相关之处在于它存在于高频交流电电路中。如 LIM 报警仅在电手术器械的电极向患者发出高频电流时启动，则可能因电容耦合的存在而出现电流的对地通路。况且，有的电源插座只在低频电流时是安全的，高频电流则不然。在这个问题得到解决之前，连于电源插销的接地垫和设备必须保持一定的距离。其理论基础缘于电容耦合的原理。

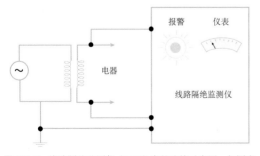

图 109-3 线路隔绝监测仪（LIM）完整连接示意图。如隔离电源线的电阻小于 25 000Ω，监测仪即报警，意味着通过 LIM 的电流达到或者超过 2mA

平板电容（图 109-4）在交流电路中是一个允许电荷临时储存和通过的元件，麻醉医师使用除颤器和准备电击前的"充电"就是平板电容的实际应用。有趣的是平板电容在直流电路中不允许电荷通过，在交流电流中却允许电荷通过。物体的电阻抗以欧姆来计量，表示其阻碍交流或直流电的能力。这是电阻的广义概念，电路中所有元件频率依赖性地分配欧姆数，如电容、导体和电阻。针对电容，其欧姆数可通过一个简单公式计算。单纯平板电容的阻抗（Z，单位欧姆）与交流电频率（f）有关：

$$Z = \frac{1}{2\pi fC}$$

本例中，电容（C，单位法拉）与电容平板的面积呈正比，与平板间的距离呈反比。频率（f）增加，电流阻抗降低。直流电路中，频率为 0，阻抗则无限大。

当电流频率极高时，产生对地电容耦合，其阻抗小于低频率电流。其原因是房间中任意两个导电物体存在一定的距离和一定的表面积，从而形成了电容。任意两个物体都具有电容耦合，这就意味着在交流电频率的作用下，隔离变压器的两根输出线经常与大地耦合。

尽管通常情况下这种电容耦合并不重要，但是某些情况下当交流电频率为 60Hz 时，电容耦合就会产生作用。更多见的是，在高频时（通常几百或几千赫兹），电容耦合已成为电手术器械使用中的难题。可使高频电流轻易通过的电容耦合常被厂商用于以下两种连接：电手术设备和电刀头之间（电切和电凝末端），以及电手术设备和连接于患者机体的接地垫之间。接地垫的正规术语是弥散电极板。电容耦合可允许电刀的高频电流通过患者机体；同时，由于低频电流时阻抗增高，电容耦合还可阻止电刀头和弥散电极板之间形成危险的低频电流经患者接地。

有文献报道，电手术器械中的电容耦合还可能起到防止有故障的神经刺激仪 9.5V 直流电严重灼伤患者的作用 [16]。文献中提到当时使用了一台老式电手术器械，连于患者的弥散电极板不构成电容耦合，故已损坏的神经刺激仪与大地构成连接，形成了构成直流电路的前提条件（错误连接导致电流通过患者、大地和弥散电极板）。此报道中直流电持续通过患者，甚至包括神经刺激仪不发出脉冲时。在腹腔镜和内镜手术时，避免单极电烧工具和邻近金属导体（如套管针的套管）间形成多余的电容耦合非常重要。多余电容耦合产生的杂散电流可导致肠道和胆管等器官损伤 [28-29]。麻醉医师需注意这类潜在的手术并发症，尤其要防止错误地将并发症归因于麻醉。

麻醉下行 MRI 检查时，电容耦合是常规脉搏血氧计（非光导纤维电缆）致患者灼伤的原因 [30-32]。然而错误使用氧饱和度探头导致灼伤患者的事件也可以独立存在，与电容耦合或核磁成像环境所致射频放电电流无关 [33-34]。而这类灼伤事件中，患者位于导致探头过热的异常电路之外。如错误地将其他探头连于血氧计控制板也可引起灼伤患者事件。

众所周知，非常安全的常规脉搏血氧计（非光导纤维电缆）在核磁成像环境中可能会变成危险装置，导致患者灼伤。这是由于在获取 MRI 数据时，电磁场在兆赫频率（如射频线圈）和千赫频率（如梯度线圈）间变化导致的。电容耦合能够使患者与脉搏血氧计电缆和脉搏血氧计探头金属相连接，使患者成为高频电路中的一部分，电流在电容耦合处，特别是探头附着处进出 [35-38]。幸运的是，麻醉医师现在已经认识到，在核磁环境中，仅可使用光生成和探测部分以不导电的光导纤维连接的脉搏血氧计。控制板与电缆的连接位于磁体之外，远离 MRI 线圈脉冲，并且只能以不导电的组件连接磁体中的患者。这样可避免 MRI 检查时由血氧饱和度监护带来的患者灼伤。

MRI 检查时，麻醉医师只能使用上述可用于核磁环境的脉搏血氧计监护患者。如果使用常规脉搏血氧计则可能导致患者严重灼伤。

▌ 电　击

▌ 宏　电　击

宏电击是指高电压或大电流作用于机体，导致神经和（或）肌肉功能受到干扰。当宏电击发生在心脏附近，如患者心电监护导联突然与电源线接通，则可能发生致命的事故 [17]。但即使接触位置远离心脏，宏

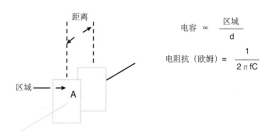

距离

电容 ∝ $\frac{区域}{d}$

电阻抗（欧姆）= $\frac{1}{2\pi fC}$

区域

A

图 109-4 平板电容示意图。C，电容，单位法拉；f，交流电频率

电击也可造成伤害。

如某人手臂意外接触电路终端，电流流经手臂的反应与电流的振幅和频率有关。60Hz 电流达到 300μA 时可被人察觉，达到 1mA 时人可感到疼痛。当电流超过一定强度，人便不能自主摆脱带电物体，这个强度的电流称为摆脱电流[39]。摆脱电流的强度与频率和个体差异有关。图 109-5 所示为不同交流电频率作用的电流密度平均值范围。50~60Hz 的交流电达到各项指标所需的电流密度最低，说明这个频率的交流电最危险。心肌对电击的反应也与频率有关。当谈及安全问题时，电流远较电压重要。表 109-1 所示为生理反应与流经机体总电流之间的关系。

通过机体总电流达 0.1~2.5A（大致是摆脱电流的 10 倍）可导致心室纤颤。一个内置心脏起搏器一次发出的脉冲强度为 0.1~50μA。机体总电流中只有一小部分通过心脏并影响其功能。在内置心脏起搏导线附近使用电手术器械可产生微电击电流。由于大家遵守安全接地的原则，最后一篇确定由电手术器械引起心室纤颤的报道见于 1968 年[40]。

除颤也是基于同样的原理，即皮肤是一个良好的绝缘体，其表面需要有大电场才能在体内提供小电场。胸外心肺复苏时，一股 360 瓦 - 秒（或焦耳）的电流给予机体的能量与大口径手枪产生的能量相当（0.45口径子弹重 250 格令，枪口速度 860 英尺 / 秒，其能量相当于 540 瓦 - 秒），但心脏去极化仅需所给予能量中的一小部分。

微　电　击

即使微小的电流通过机体也可对肌肉和神经的正常功能造成干扰。微电击是指很低的电压或很微弱的电流直接作用于心脏，通常是通过体外或体内心脏起搏器电极有意造成的。但是无意的微电击也可以造成心室纤颤，非常危险。短路的内镜和短路的透析机曾引起意外微电击，致患者死亡[16, 41]。1980 年以前，动脉和中心静脉压力传感器曾是微电击的潜在危险源。它们的电极与接触肝素盐水的部件非常接近，故而电流可能经过电极接触人体[42-43]。但是，1982 年出现了可在低电压下使用的一次性微型压力传感器。现在临床上只使用这样的传感器，多年大量使用无并发症出现，足以证明其安全性。但此系统也存在小缺陷，正如有的文献报道，错误的电缆连接可允许进行压力描记，但实际血压读数偏低[44]。

当设定安全阈值时，电流密度是最适于描述的变量。研究人员报告，通过心脏引起心室纤颤的电流至

少为 50μA[39, 45-46]。1993 年 12 月 2 日，美国国家标准化组织（American National Standards Institute, ANSI）将 10μA 定为接触心脏的电极或导管的最大允许漏电强度。这个电流密度明显小于内置式心脏起搏器单次脉冲放电的峰值（0.1~10μA）。2mA 是 LIM 报警阈值，故 LIM 对微电击无防范作用。

心电监护电极通过监护仪主机内的隔离变压器与电源电路相隔绝，这就是二级隔离（参见第 44 章和 47 章），但是欲行静脉内或心腔内心电监护的麻醉医师（如 P 波引导经上臂置入中心静脉测压管）应严格检查心电监护仪漏电强度。在一些心电监护和脑电监护系统中，电极获得的信号通过光电二极管输出端

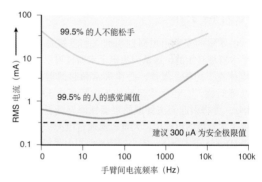

图 109-5 当手臂意外接触电路终端，电流流经手臂的反应与电流的振幅和频率有关。60Hz 电流达到 300μA 时可被人察觉，达到 1mA 时人可感到疼痛。如电流超过一定强度，人不能自主摆脱带电物体。这个强度的电流称为摆脱电流。摆脱电流的强度与频率和个体差异有关。RMS，平方根平均值

表 109-1　60Hz 电流通过体表流经躯体的效应

电流（mA）(1s 接触)	效应
1	感知阈
5	最大无害电流
10~20	超过摆脱电流，继而持续肌肉收缩
50~100	疼痛，可能发生昏厥、虚脱、运动能力受损，心脏和呼吸功能存在
100~2500	心室纤颤，呼吸中枢未受影响
≥6000	正常频率的心肌收缩，暂时性呼吸麻痹；如电流密度过大可出现烧伤（通常大于 100mA/cm²）

Modified from Bruner JMR: Hazards of electrical apparatus, Anesthesiology 28: 396,1967

（主机内电池供电）的光耦合放大器转换为光学信号。这是一种更彻底的二级隔离。

神经放射介入专家进行血管内介入手术，为某些类型的颅内动脉瘤患者放置电凝线圈。这些线圈直接置入位置深且有瘤颈的微动脉瘤。如果微动脉瘤的开口大且深度小，就要特别注意线圈可能松动甚至在放置部位导致血栓。因此，这种情况可使用分离式线圈完全堵塞未填充区域。确定线圈位置和稳定性后，血管造影操作者可像使用电刀一样，通过线圈发出短电脉冲，使线圈在已知位置分离。尽管麻醉医师应该意识到新技术中可能由电导致的潜在危险[47]，但还是应该对分离式线圈不会带来宏电击和微电击感到满意。

电外科手术

手术室的安全用电问题引起人们重视是从应用电手术器械开始的，这是因为电手术器械可以引起诸如电休克、灼伤、爆炸、心律失常和起搏器的功能紊乱等问题[48]。电手术器械的工作频率在300kHz～2MHz，可将引起心室纤颤的可能性降到最低。在使用电手术器械的过程中，大量电流通过电刀头端微小电极（I）进入患者身体。较小的接触面积引起较高的电阻（R），较高的电流密度会加热局部组织。产生的加热效应与这两者的乘积I^2R呈正比。这就产生了电切和电凝。电刀头的设计也是为了在其作用点外产生较低的电流密度（较低的I^2R）。图109-6示意电流散开。电手术器械实际上就是高度控制下的局部组织灼伤。

对那些体内有金属饰物（如脐环、乳头环、耳环和舌钉等）的患者，应考虑术中是否会出现意外电灼伤。显然，高度推荐的、最好的解决办法是术前移除金属饰物。然而有时也会出现饰物不便于移除或者患者不同意移除的情况。此时，如手术野远离饰物或该饰物不在切割电极和接地垫构成的电流通路中，也可将其保留。例如，如乳房部位的手术应移除乳头环，如保留对侧乳头环，则接地垫不应粘贴在对侧。正如我们之前提到的在没有金属饰物的情况下，电流通过切割电极可迅速散开。担心金属饰物给患者带来危害是因为它可能使经过附近的电流再聚集，进而导致灼伤。所以，与皮肤接触的金属饰物如不取下，则应尽可能使其与皮肤保持最大的接触面积并固定。例如，金属脐环应平放于腹部。如果使用电容耦合的回流电极而不是接地垫的话，则必须移除所有金属饰物。这是因为所有金属物品的表面均能与电容耦合电极形成电容耦合，从而增加灼伤概率。

燃烧常会产生烟雾，吸入电烧时产生的烟雾是否对人体有害？有研究人员在国家职业安全和健康协会的协助下进行了研究，他们收集了乳腺手术过程中电烧所产生的烟雾，然后应用Ames实验对这些烟雾潜在的诱变性进行研究[49]。尽管已证明这些混合物具有诱导机体细胞突变的能力，但单纯的由电烧所产生的烟雾是否对手术室工作人员的健康造成危害还不清楚。尽管如此，研究仍然建议手术医师应尽量减少电烧所产生的烟雾，并尽量避免人体吸入。

由于冒烟也常常是燃烧导致的，故电手术过程中应使用不易燃烧的材料。曾经因为高度易燃的无菌巾过于靠近电刀，引起手术室的火灾[50]。此类火灾所产生的烟雾携带有大量的有毒物质。

综上所述，我们不难发现，电手术器械可以产生足够的电流引起组织灼伤。正在进行外科手术的患者，可能通过血液、生理盐水、尿液或其他导电液体与手术床、地面、监护电极、外科牵开器等其他导体形成导电回路。这样就形成了潜在的电流通路。例如，来自电手术器械的电流可以通过接地垫进入患者体内，再通过一个或多个心电图电极回到该设备。在这种情况下，电手术设备产生的电流并没有在手术过程中通过电刀的头端，但在患者身上同样产生了灼伤。

由于电手术设备在潮湿的环境中使用存在一定的危险，尤其是在潮湿的环境下可能会出现接地故障，

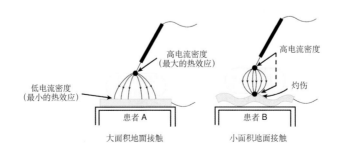

图109-6　使用小面积和大面积接地垫时，电流通过机体的情况

所以在现代手术室中，需要隔离变压器和 LIM。GFCI 插座可以通过突然切断电源的办法来对接地故障进行保护。但是，隔离变压器在出现接地故障时会开启 LIM 警报，而不引起电源中断。在心外科手术过程中，停电是一种很危急的情况，这就是为什么麻醉医师必须知道如何操作体外循环机的手摇曲柄[51]。地氟烷挥发器也需要电源。国家防火协会要求手术室必须使用接地故障探测器。但是，麻醉医师、外科医师以及医院管理者均有权力根据当地的情况，选择 GFCIs 或者带有 LIMs 的隔离变压器[26-27]。

单极电手术器械

了解单极和双极电手术器械的区别十分重要。不论何种电手术器械，外科医师均会对组织进行电切和电凝操作。大多数情况下是使用单极电手术器械，在其使用过程中，电流通过电手术器械尖端电极进入体内，然后通过患者身体传导至接地垫，接地垫贴在手术野以外。如果接地垫过于干燥（例如大部分与患者接触的凝胶脱落），或者由于某种原因接地胶板与患者接触不良时，患者的皮肤会出现灼伤。在这种情况下，电流在通过接地胶板时被集中在很小的表面积上。皮肤的电阻很大，在接地垫与皮肤接触面积很小的时候，I^2R 会显著增高，电阻的增高就会导致皮肤的电灼伤[52]。在接地垫失灵时，心电监护的电极片就变成了高频电手术器械所产生电流的临时回路，所以在心电监护的电极片处也会产生皮肤灼伤[53-54]。

氩气刀（argon beam coagulator, ABC）是一种更有效的单极电手术器械，该设备正被越来越多的外科医师接受，尤其是需要对血管组织进行电切或电凝操作时[55]。对于不熟悉氩气刀的设计和应用的手术室工作人员来说，很容易将它和氩气激光混淆，因为氩气刀在使用时，在电极尖端会有一束明亮的光线用来校准操作部位。这道光线与氩气激光发出的光颜色相同，其存在表明细小的氩气流柱持续传导电流。发展氩气刀的原因是金属电刀头存在一些问题。在出血多的部位，电刀头易被烧焦的组织覆盖，如不除去焦痂，电刀无法继续使用。此时，外科医师不得不停止操作。当需要横断大量血管组织时（如肝切除或需要修复肝破口时），传统电刀很难发挥作用。而使用氩气刀，由于没有金属表面，就不会附着焦痂。切割电极接触组织的尖端是可以导电的氩气流柱。

麻醉医师必须知道，氩气刀的使用意味着电手术器械的应用越来越广，安全问题比以往往更加重要。与传统电手术器械相同，氩气刀的电切和电凝作用来源

于氩气接触组织局部的 I^2R 带来的热量。所以，氩气刀类似于传统电弧焊接。由于氩气刀最终可能成为电火花发送机，我们应注意可能发生类似于过去使用易燃麻醉气体时发生的起火爆炸事件。

某些部位的手术使用单极电手术设备则并不安全。神经外科手术及放置心脏起搏器的患者常遇到这个问题。解决的方法就是使用双极电手术设备（见下文讨论）。据最近报道，1 例术前放置心内 Swan-Ganz 导管的患者行腹腔镜下膈下肿物切除术，术中应用单级手术设备时发生心室纤颤，也是腹腔镜手术中最常见的。其原因是否为使用中的电极电路存在漏电，电流通过接地垫或电容耦合到心内导管，迄今为止仍原因不明。鉴于上述原因，建议靠近心脏的腹腔镜手术操作慎用双极电凝[2, 56]。

双极电手术器械

与单极电手术器械一样，双极电手术器械的电流也是通过一个电极流入患者机体。但是，双极电刀的输入电流不通过机体流至远处的弥散电极，而是流入距第一电极数毫米处的第二电极。双极电刀头部呈镊状，两尖端为两个电极。电流仅通过手术部位两电极之间数毫米宽的组织。卵巢、输卵管手术常使用双极电刀。使用单极电刀行女性绝育术曾造成过数例致命的肠损伤事件[3-4]。

安装心脏起搏器或内置自动复律 - 除颤器（AICD）的患者术中常需要使用电手术器械（见第 48 章）。对于这样的患者应尽可能使用双极电手术器械。尽管如此，在非常偶然的情况下，起搏器还是会受到干扰。由于电外科手术中，AICD 可能意外发放 3 ~ 20J 除颤，电击伤害患者、外科医师和其他接触患者的人员，故不管进行何种电外科手术，均应关闭 AICD。如有人碰巧接触到体内 AICD 正在发放除颤电击的患者，也可能感受到危险、疼痛的电击。在 AICD 之上放置磁铁可关闭其除颤功能，仅保留其起搏功能。放置磁铁不会影响起搏器的起搏程序（AICD 均有起搏电路）。当关闭 AICD 除颤功能时，应保证连接患者与外部除颤 / 起搏器的佐尔垫功能正常，同时做好进行"标准"复苏的准备。例如高级心脏生命支持（advanced cardiac life support, ACLS）小组准备好能够使用的除颤垫。如果 ACLS 小组中的麻醉医师到达心搏骤停现场，并发现患者体内植有起搏设备，应立即了解该设备是否为 AICD，以便防止"紧急救护"队在复苏过程中被电击。

由于现在使用的起搏器种类繁多，如何避免术中

起搏器受到干扰，应根据起搏器具体情况而定[5-6]。总的来说，是否被干扰取决于患者体内起搏电极的种类（单极或双极）、电路屏蔽、电手术器械电流的强度和患者体内电流路径。无论何种情况，接地垫均须粘贴在尽可能远离起搏器及其导线的地方。此外，如果可能，接地垫与电手术器械切割电极间的路径不要与起搏器至心脏间的电路存在交叉。由于存在电容耦合，电手术器械可能造成起搏器受抑制，或程序受到干扰。干扰可导致完全性传导阻滞、无起搏及严重心动过缓。此类事故可见于很多近期报道[7, 57-60]。

麻醉医师应随时准备将起搏器调整为非同步模式（规律、不受抑制地发出起搏信号）。放置磁铁不一定能使起搏器转变为非同步模式（起搏器依赖患者需要的模式）。起搏器种类繁多，术前应仔细咨询心脏电生理专家，保证可程控起搏器功能正常。尽管对可程控起搏器采取的一些防范措施（如关闭频率感知功能）易于理解，但是请相应专业人士会诊可能是深入了解该起搏器的唯一方法[6, 54]。大多数医院都有负责电生理紧急会诊的心脏病专家值班。

最后，麻醉医师应熟悉药物起搏，即异丙肾上腺素的用法，必要时以 1μg/ml 小量单次静脉注射。

安全用电

保证用电安全，须进行详尽、有效的检查，如检查消防安全和起搏器安全使用等。麻醉医师都应养成每日工作前按清单逐个检查设备的习惯，就像飞行员和副驾驶在航班起飞前进行检查一样。多年以前"警觉"一词常用于描述麻醉医师的眼睛和意识，因为其需要反复、全面地关注手术室内的每一个细节，现在则形象地描述了手术室先进的电子监护设备和报警系统的价值。但是，没有哪一种电子监护设备能够告诉麻醉医师警报器的位置和如何通过组织计划来保障用电安全，诸如准备足够的电源插座分别为不同设备供电及防止电路过载等。如果仅按照清单进行检查，就会遗漏某些应该想到的问题[61]。安全用电不仅包括按清单进行检查，同时也需对新问题提高警惕。要点部分列出了安全用电的简明指南，麻醉医师还可根据情况进行改进和细化。

参 考 文 献

见本书所附光盘。

第110章　环境安全和药物依赖

Theodora Katherine Nicholau • Christopher G. Choukalas

柴叶静　雍芳芳　译　宋子贤　贾慧群 审校

要　点

- 麻醉气体播散到手术室空气中是不可避免的。在美国，大气中废气暴露标准极限由国家职业安全卫生研究所（the National Institute for Occupational Safety and Health，NIOSH）设定，氧化亚氮推荐标准为时间加权平均值不超过25ppm，挥发性麻醉气体最高限度为2ppm。
- 高质量的数据表明，手术室空气中含有微量浓度麻醉气体不会对人体健康造成危害。
- 射线的职业性暴露主要源于患者和周围设备的X线散射。距离患者3英尺（0.915m）或可将射线的职业性暴露造成的生理伤害降至最低。距离患者6英尺（1.83m）起到的防护作用相当于2.5mm铅板。
- 人类免疫缺陷病毒（human immunodeficiency virus，HIV）、乙型和丙型肝炎职业暴露的最常见原因是经皮伤害。通常情况下，此类疾病传播的概率很小，多数情况下通过空心针头引起。这些针头上沾染着明显血污以及接触过此类病毒滴度较高的患者。
- 文中推荐了HIV和乙型肝炎病毒职业暴露后的预防治疗方法。美国公共健康服务机构推荐的有关职业暴露后预防治疗指南可在疾病控制和预防中心（Centers for Disease Control and Prevention，CDC）网站上找到。国家职业暴露后预防治疗热线每天24h开通，并提供专家咨询（1-888-448-4911）。
- 为最大限度降低血源性病原体的职业暴露风险，应时刻采取标准防护措施。CDC已经出版了有可能接触携带血源性病原体的血液和体液时应该采取的相应保护措施。任何时候只要可能，均应使用无针头设备。
- 睡眠剥夺会对医师的情绪、认知功能、反应时间和警惕性产生不良影响。虽然睡眠剥夺与疲劳会明显损害医生的临床诊疗能力，但由此对患者产生的全面影响还很难确定。
- 麻醉医师在戒毒治疗中心的出现频率过高。麻醉医师对强效阿片类药物的偏爱和便利的获取途径导致了药物成瘾的泛滥。
- 麻醉医师的毒品相关死亡率是内科医师的两倍多。
- 尽管很多麻醉医师在治疗成功后重返工作岗位，但治疗后的复发率相当高。在职业生涯早期即对强效麻醉性镇痛药成瘾的医师出现复发最为常见。彻底的康复需要有终身接受治疗的决心。对于某些麻醉医师而言，离开麻醉专业是唯一的解决办法。

麻醉学专业的特殊性给其从业人员带来多种暴露风险，这与其他医学专业有所不同。有的风险是能感受到的或者是身体上的，例如麻醉废气和传染病；有的则是隐匿的和心理上的，例如压力、疲劳和成瘾性药物滥用的危险。每一种风险都能被减轻，但不可能消除。身体上的风险暴露有麻醉气体、辐射、血源性病原体等。高效气体清除系统、无针系统、保护性静脉输液套装、规范的预防措施和暴露后预防治疗方案等方法都已经在现代麻醉实践中成为常规。不足为奇的是，风险暴露越难感受到，其危害程度就越难降低。建立工作时间限定制度会减少住院医师的疲劳，但并不会改善患者的预后，尤其是当这样的限定制度应用于实习医生时并不适合。造成成瘾性药物滥用这一问题的因素很多，且没有令人满意的解决办法。本章将逐一阐述上述环境和场所风险暴露的相对危害性，并简要说明如何避免这些风险暴露的措施。认识到这些危害对于麻醉安全至关重要。

麻醉气体

实施吸入麻醉时，会有极少量麻醉废气进入手术室空气中。职业性暴露可能产生的影响包括认知功能障碍和生殖问题（例如自然流产和儿童发育缺陷）[1]。各级部门已经强制执行了职业暴露的极限值，但这种做法往往会流于武断和观念陈旧。尽管许多措施旨在减轻职业暴露的风险，但强制执行的极限值往往超出临床实践的数值。

暴露极限

废气浓度通常以每百万容积中废气所占的容积来表示（ppm）。例如，七氟烷瓶内或蒸发罐内液体上方的饱和蒸汽浓度为100%，其浓度就是100万ppm；同理，2%七氟烷的浓度即为20 000ppm。国家职业安全卫生研究所（NIOSH）推荐，手术室周围空气中氧化亚氮和挥发性麻醉药的最高浓度分别为25ppm和2ppm[2]；如与氧化亚氮合用，挥发性麻醉药的最高浓度降为0.5ppm[3]。1989年，美国政府工业卫生学家会议（American Conference of Governmental Industrial Hygienist, ACGIH）将暴露的持续时间写进指南，建议在8h的工作日内氧化亚氮加权平均浓度为50ppm[1]。职业安全与健康管理局（Occupational Safety and Health Administration, OSHA）出版了一份关于麻醉气体职业性暴露原因及结果的详尽概要，但这份概要自从2000年就没有更新过，其中有关暴露极限值与NIOSH早在

表 110-1　推荐的吸入性麻醉药的暴露极限

药物	NIOSH (ppm)*	NIH (ppm)†
氧化亚氮	25	50
氟烷	2	50
异氟烷	2	2
七氟烷	–	2

NIH，美国国立卫生研究院；NIOSH，国家职业安全卫生研究所；ppm：体积浓度。
* Data from National Institute for Occupational Safety and Health: Criteria for a recommended standard: occupational exposure to anesthetic gases and vapors, DHEW (NIOSH) publication no. 77-140, Washington, DC, 1977, U.S. Department of Health, Education and Welfare
† 美国国立卫生研究院：2012年麻醉废气监控项目。<http://www.ors.od.nih.gov/sr/dohs/Documents/Waste %20Anesthetic%20Gas%20%28WAG%29%20Surveillance%20Program.pdf/>（2013年6月12日访问）

20年前制定的类似[1]。2012年，NIOSH健康分院出版更新了有关七氟烷（20ppm）和氧化亚氮（50ppm）的职业性暴露最高值，也和其他原有的麻醉剂不在临床常规使用有关（表110-1）[4]。

假设1ml液态挥发性麻醉药能够产生200ml蒸气，将1ml挥发性麻醉药置于20英尺×20英尺×9英尺的密闭空间内，蒸气浓度接近2ppm。NIOSH推荐的氟烷最高浓度比人类能够感觉到的最低浓度还要低数倍，只有50%的志愿者在33ppm时能感觉到。氟烷的感觉阈值从小于3ppm到大于100ppm不等[5]。如果已经闻到麻醉药，浓度肯定已经超过推荐的最高值。

20世纪70年代末，NIOSH提出了氧化亚氮和氟烷的暴露极限，遗憾的是，暴露极限至今没有更新过，也没有加入新的挥发性麻醉药。这些标准的选择很随意，以引起副作用（50ppm氧化亚氮或1ppm氟烷可引起牙科专业学生的认知障碍[6]）的最低浓度，及实际容易被感知的最低浓度为标准[7]。随后他们才意识到研究对象是摩门教徒，这是一个对镇静药物更为敏感的小群体，大多数人可能对低浓度气体并不敏感[8]。在近期的研究工作中，研究人员发现麻醉药的浓度在50ppm才可导致认知障碍，尽管样本量较小，但无论如何这个水平都远远超过了NIOSH的标准[10-11]。

如果没有麻醉废气清除系统，氧化亚氮和吸入麻醉药的浓度可以分别达到3000ppm和50ppm[5]。虽然合适的麻醉废气清除系统可以很好地控制麻醉废气浓度，但是在日常的麻醉实践中并不总能达到NIOSH推荐的标准。麻醉诱导时面罩的漏气、呼吸回路的断开、喉罩和无套囊气管导管的应用都会造成手术室的污染。实施儿童麻醉时更容易暴露于麻醉废气中（参见第93章），因为在儿童麻醉中，麻醉诱导和无套囊

气管导管的应用更常见。另外，喉罩的使用也增加了成人麻醉时手术室废气的浓度。一项关于在成人中使用氧化亚氮和七氟烷诱导并维持麻醉的研究结果表明，半数的麻醉废气浓度都超过了 NIOSH 标准[12]。

手术室内全面使用废气清除系统会使手术室工作人员产生错误的安全感。Kanmura 及其同事对 402 例氧化亚氮浓度异常增高的麻醉进行分析，发现面罩通气导致的氧化亚氮浓度增高占 42%，未连接废气排除系统占 19.2%，儿童气管内导管周围漏气占 12.5%，设备漏气占 11.5%[13]。虽然废气清除系统未正常工作不是造成污染的最常见原因，但其造成的污染程度远远大于吸入诱导，而且此项观察中所有的未正常连接废气清除系统的原因都是人为的，而非设备问题[13]。因为大部分麻醉机没有识别是否连接到废气清除系统的功能，所以不易判断废气清除系统连接是否失败。透彻地理解并维护废气清除系统正常发挥作用对于达到 NIOSH 标准是至关重要的，更重要的是减少手术室的污染。

职业性暴露不只局限于手术室人员，因为患者到达术后恢复室（postanesthesia care unit，PACU）后的 5 ~ 8h 内，还要继续呼出痕量的氧化亚氮[14]。Sessler 和 Badgwell 对 PACU 最初 1h 护理接受吸入麻醉患者的护士肩部和翻领部的麻醉药浓度进行了测量，发现护理接受异氟醚、地氟醚、氧化亚氮麻醉患者的护士呼吸区域（肩部和翻领部）的麻醉药浓度高于 NIOSH 推荐的标准的比率分别为 37%、87% 和 53%[7]。最近一项相似的研究报道了加拿大 PACU 麻醉恢复期患者呼吸区域的氧化亚氮浓度为 3.1ppm，远远低于 Sessler 和 Badgwell 报道的浓度[14]。这些研究都证明了在 PACU 中适当通风的重要性。两项研究都报道 PACU 空气交换每小时 8 次，但是 Sessler 的研究中部分空气是再循环的[15]。如果空气交换每小时 20 次，而且每次交换摄入 25% 的新鲜空气，氧化亚氮的浓度就可以降低到探测不到的水平[16]。

虽然 OSHA 目前没有关于氧化亚氮和吸入麻醉药暴露的规定，但是提供了减少职业暴露的指南，包括适当的废气清除系统及其监测装置、探查和纠正机器漏气、装备有效的通气系统[1]。手术室的推荐空气交换率最小为每小时 15 次，而且至少有 3 次是与室外空气交换。在恢复室，推荐至少每小时 6 次空气交换，而且至少有 2 次是与室外空气交换。OSHA 推荐一年检测两次相关地点的麻醉气体浓度，记录工作人员的暴露程度并验证废气清除和通气系统的有效性。另外，OSHA 还推荐持续记录空气采样的方法、位置、数据和测量的浓度，还要对麻醉机漏气试验的结果持续记

录至少 20 年。虽然 OSHA 是一个政府机构，但这些建议还没有上升为法律[17]。

对健康的影响

麻醉剂与癌症的发生、流产、认知功能障碍及精神不佳有关。早期对于以往麻醉剂的研究是通过灌胃给予啮齿动物麻醉药来观察其致癌性，但这种途径和剂量可能与现在的临床麻醉无关[17]。尽管七氟烷和地氟醚这类最新的吸入麻醉剂并没有在啮齿动物中进行致癌性实验，但通过吸入途径进行的啮齿动物实验并没有显示出这些现代麻醉药与癌症有相关性[17]。

直到 20 世纪 60 年代末，俄罗斯的一篇文章报道了麻醉废气的潜在危害后，人们才开始充分意识到长期暴露于麻醉废气中可能会对健康造成不良反应。1967 年，Vaisman 报道了女麻醉医师流产率增高，31 例中有 18 例发生流产[18]。

继这篇报道之后，又有很多回顾性研究。其中 20 世纪 70 年代中期在美国和英国进行的三项大规模研究得出结论，手术室内的女麻醉医师流产的发生率高于手术室外的女医师。男、女麻醉医师的子女中先天畸形的发生率也明显高于对照组的医师。除了对生育的影响，对 6 项早期研究的 meta 分析结果显示，麻醉气体暴露与男性麻醉医师的肝病发生率[19]，以及女性麻醉医师宫颈癌、肝病、肾病的发生率相关[20]。

随后的一些报道又对这些文章进行了批判，认为错误的方法学是导致这些错误推论的基础，当对这些数据进行重新分析后，不能得到同样的结论。多种因素都可能引起偏倚，包括应答率不足、缺少对混淆变量（如年龄、营养、产科史、饮酒、吸烟、甲基异丁烯酸甲酯接触史和辐射）的控制、缺乏对麻醉气体接触的定量、无随访、不恰当的对照组以及未亲自核实数据等[19-22]，甚至一些问卷的标题，如"麻醉废气对健康的影响"和"麻醉工作与妊娠"，可能也会使每天接触麻醉药的答卷者夸大其经历[23-24]。另外，1997 年的一篇文章对 1984—1992 年的 19 项研究进行了 meta 分析，结论是暴露于麻醉气体的女性，流产相对危险（RR）为 1.48（95%CI 为 1.4 ~ 1.58）[25]。

鉴于该长期持续存在的争论，美国麻醉医师学会（ASA）手术室工作人员职业健康委员会组织了一个研究痕量麻醉废气的专题调查小组。调查小组分析了当时能获得的所有流行病学资料后认为，无证据表明职业性接触麻醉废气会对健康产生不良影响。1999 年公布的至今没有更新过的调查报告不仅进行了回顾性分析，而且还引用了一项英国正在进行的前瞻性研

究的数据。这项研究监测了 11 500 名在英国工作的女医师，记录了她们的职业、工作实践、生活方式、医疗和产科病史、接触麻醉废气的时间和是否使用净化设备。初期报告表明，女麻醉医师不孕症、自发性流产、儿童先天性畸形的发生率与其他医师无差异[26]。一项最近的研究认为关于痕量职业性暴露危害的科学性证据是没有说服力的[20]，并且 ASA 的态度是："没有证据表明痕量浓度的麻醉废气会对在有麻醉废气清除系统的场所工作的个人健康产生不利影响[17]。"然而，大部分的研究都有较大的局限性并且日常的职业性暴露可能会超出已设定的安全值。

对行为能力的影响

NIOSH 的推荐源于 Bruce 和 Bach 对健康志愿者进行的实验室研究。他们的研究表明，单独暴露于低至 50ppm 的氧化亚氮或联合 1ppm 的氟烷会导致行为能力下降，但同样的研究发现 25ppm 的氧化亚氮联合 0.5ppm 的氟烷则不会产生这种效应[2, 27]。随后的 3 个研究小组对志愿者的研究没有证实 Bruce 和 Bach 的发现。由于研究人员意见不一致，所以有人认为，"由于尚无足够的证据表明在未安装废气清除设备的手术室中测定的麻醉药浓度会对人体的精神活动产生影响，所以可以认为这种浓度不会影响人体的精神活动。"[28]一项对志愿者的研究表明，在氧化亚氮和氟烷浓度分别为 0 ~ 2300ppm 和 0 ~ 37ppm 的手术室内从事日常临床工作，精神运动活动未受影响[29]。这些研究结果表明，没有引起精神运动活动受抑制的明确界限。因此，各国也就没有统一的职业暴露标准。加拿大、英国和西欧监管机构制订的标准没有美国的严格[5]。

辐　　射

麻醉医师一般会接触到离子化和非离子化的电磁射线。前者主要是 X 射线，有时是放射性核素释放的 γ 射线，后者来源于激光。接触放射性核素释放的 α 和 β 射线很少见。离子化射线有足够的能量，能破坏组织中电子的稳定轨道，产生游离的原子团和离子化的分子。如果接触的辐射足够严重，会造成组织破坏或染色体变异而引发恶性增殖。非离子化射线可以激发电子在分子内从基态移动到更高的轨道，但电子仍然在分子内。因此，对组织的损伤主要是吸收辐射后产热造成的。

离子化射线：X 线

在过去，大部分在手术室内接触的辐射都是由于使用便携式荧光检查和 X 射线机。然而，自从 2000 年起，为了与成像和影像导引程序增加的麻醉数量保持一致，麻醉医师暴露在大剂量辐射中的风险明显增加。血管内手术的进步使得大量的手术可以在放射室内进行，这就明显增加了麻醉医师暴露于离子化射线的危险。因为这种辐射不能被人体感知，所以了解它的基本特点会将个体暴露减少到最低。胶片剂量计虽不能提供保护，但提供了监测暴露量的手段。

接触 X 线的剂量通常以雷姆（roentgen equivalents man，rem）为单位，用来测量作用于人体的射线对组织造成的生物损害[30]。自然界的射线暴露剂量是不同的，它取决于地理位置，美国人每年为 80 ~ 200 毫雷姆（mrem）。自然辐射主要来自于宇宙射线 [海平面约为 40mrem，每增加 1000 英尺（304.8m）增加 10mrem]，以及泥土、砖及混凝土中具有放射性的化合物。大多数医师接触的职业辐射量不超过自然辐射量。要求年最高职业接触量不超过 5mrem，但实际上放射人员的接触量很少超过规定接触量的 10%。放射人员接触的射线主要来自于 X 线透视。建议放射人员在妊娠期间的射线接触量最高不超过 500mrem[31]。

辐射的职业暴露主要来自患者和周围设备散射的 X 线，而不是 X 射线机本身直接产生的[32]。拍一次胸片，患者接触 25mrem 的射线。如果多拍几张，有时会超过 1rem。透视时产生的射线量取决于 X 线光束的长度。光能被物体表面反射，X 线也能被遇到的平面反射。这种散射是造成职业性暴露的主要原因。因为散射射线的强度与放射源到反射面的距离呈反比，所以物理隔离是最好的保护。推荐与患者至少保持 3 英尺（0.915m）的距离。6 英尺（1.83m）空气提供的保护相当于 9 英寸（0.0252m）的混凝土或 2.5mm 的铅[33]。虽然铅衣不舒服，但是含有 0.25 ~ 0.5mm 铅层的铅衣可以有效阻挡大部分散射辐射，推荐在有暴露风险时穿戴这种铅衣[34]。未遮挡的部位，如眼睛晶状体，仍有受到损伤的危险[32]。术中辐射测量表明，外科医师的射线暴露量与经验呈负相关。骨科手术中，麻醉医师接收的辐射量非常小，以至于测量不到[35]。

辐射物理师建议坚持 ALARA（as low as reasonably achievable）计划，即尽可能合理地减少辐射暴露。为了职业暴露的安全，要对放射科人员进行全面的辐射物理学知识的培训。注意保护方法可使所有人员的辐射接触降到最小。采纳推荐的保护方法会将暴露限制到最低水平。科技的创新带来成像技术的进步及工业化的设计可能会进一步减小暴露量[36-37]。

非离子化辐射：激光

激光（laser）是"light amplification by stimulated emission of radiation"的缩写，意思是受激辐射式光频放大器（参见第 88 章）。激光器产生的是红外线、可见光或紫外线。尽管激光的辐射是非离子化的，但仍然有潜在的危险性，主要在于其强度和治疗时组织释放的物质。

激光器应用于许多外科领域，如眼科、整形外科、妇科、神经外科、泌尿外科、头颈外科和胃肠外科。手术用激光产生强烈而集中的电磁辐射，用于切割或破坏组织。辐射通常是红外线或可见光，通常在"激光介质"中产生，它是由激光枪中高强度的能量激发后释放的相同波长（同相或单色素光）的光子产生的。介质材料（如二氧化碳、氩）决定了激光的波长。临床常用的二氧化碳和钕：钇铝石榴石（Nd：YAG）激光发射器，分别发射远红外和近红外线波长的光；氩和可调频染料激光器能产生可见光[38]。

激光对附近工作人员最大的危害是眼部损伤。基于目前对激光的理解，已经制订了严格的标准，不过随着使用经验的增加，还会有阶段性更新。直接暴露于辐射和反射的辐射中均可引起眼部损害，包括角膜和视网膜灼伤、黄斑或视神经破坏以及白内障形成。护目镜可以滤过特定类型的激光辐射，并且不影响视觉。例如，清晰的塑料透镜能够阻挡二氧化碳激光产生的远红外（10.6mm）辐射，但不能滤过 Nd：YAG 激光产生的近红外（1060nm）辐射。每一种护目镜的镜架上都标有滤波器的类型，使用前应进行检查。不能使用有划痕或裂纹的滤波器。因为某些滤波器能阻断部分可见光，所以在使用前要确认能够看到患者监护仪，还要仔细阅读镜架上的说明。建议所有工作人员都使用护目镜，因为反射的辐射与直接的辐射一样危险，且在一般的手术室内辐射强度并不随距离而明显衰减[38]。

烟（激光手术中产生的蒸气和细胞碎片）直到最近仍认为是无害的。现在认为，烟也可能带来很大危险。手术中所产生的烟，粒子直径的中值为 0.31μm（范围为 0.1～0.8μm）。大多数手术口罩不能过滤这样小的粒子[39]。即使滤过直径大于 0.5μm 的粒子后，二氧化碳激光治疗产生的组织烟雾仍能引起实验动物肺损伤。如果直径大于 0.1μm 的粒子都被滤过，就无肺损伤发生，这说明清除烟雾的重要性[40]。实验条件下，存活于激光辐射产生的烟雾中的细菌能够恢复活

力[41]。在激光治疗足底疣和生殖器湿疣产生的蒸气中发现了完整的人乳头瘤病毒（human papilloma virus，HPV）的 DNA[42-43]。在人类免疫缺陷病毒（HIV）阳性细胞培养物的激光蒸发烟雾中发现了 HIV 前病毒 DNA。虽然这些实验使用的都是组织培养技术，并未在临床环境中复制，但是强调了严格清除烟雾的重要性[44]。只要使用专门设计的吸引和滤过设备来清除蒸气，手术室人员基本上不会被激光播散的 HPV DNA 所污染[42]。然而，有报道一名手术医师感染了喉乳头状瘤病毒，他以前曾治疗过（使用激光并且未使用吸引器）几例感染肛门湿疣的患者。从该医师喉部的肿瘤组织中分离出了 6 型和 11 型 HPV DNA（同种肛门生殖器湿疣最常见的病毒类型）。虽然尚不能得出结论，但表明喉部乳头状瘤可能是吸入病毒颗粒所致[45]。因此，要非常谨慎，确保清除所有包含于蒸气中的碎片。

感　染

乙型肝炎病毒（hepatitis B virus，HBV）、丙型肝炎病毒（hepatitis B virus，HCV）和 HIV 是最令高危医务工作者担忧的血源性病原体。493 名麻醉医师接受了一项多中心研究，其中 32% 的人在过去 12 个月至少被污染的针头扎过一次，这些人中，只有一半的人寻求治疗[46]。使用空心针头比使用实心针头感染的风险要高，使用大孔针和深部肌肉损伤的感染率更高[47]。一项评估麻醉医师经皮伤害（PCI）的研究发现，近 90% 的伤害来自空心针头注射，并且都是自己造成的，最常见的受伤部位是惯用手，并且认为是可以预防的。大部分伤害发生在处理污染针头期间[48]。结核分枝杆菌［结核病的致病菌（TB）］主要通过呼吸道飞沫传播，是职业性风险的重要来源，应该作为常规筛查项目。

乙型肝炎

20 世纪 80 年代，每年有 200～300 名医务工作者死于乙型肝炎。幸运的是，一种有效的乙型肝炎疫苗的引进降低了这种疾病的发生率、发病率和死亡率[49]。在这之前，乙型肝炎的隐性感染在高年资住院医师中是常见的。在一项包括 267 名医师的多中心研究中发现，未接种过乙型肝炎疫苗和乙型肝炎免疫球蛋白的麻醉科住院医师中，乙型肝炎血清学指标阳性率为 17.8%。大多数血清学检测阳性的住院医师没有意识到他们已经暴露在 HBV 中了。发生率和地域之

间无相关性，但血清学检测阳性率与工作年限平行相关。工作 11 年（包括实习期和在其他专业工作的时间）以上的住院医师中有 30% 为 HBV 血清学阳性[50]。

美国有 80 万～140 万的人感染了 HBV，他们中大部分都不知道自己已经被感染[51]。虽然胃肠道外接种 HBV 后血清转化率高达 40%，但转化率还是与宿主的感染性和接触血液的量呈正比[52]。HBV 生存能力较强，60℃加热 4h 以及使用含有苯酚或次氯酸的消毒液均不能确保杀灭 HBV。HBV 能在针头、环境表面、手套上存活 14 天以上[53]。因为戴手套并不能确保避免被针头刺伤，并且 HBV 生存力较强，所以在管理患者和清洗设备的过程中，难免会接触到病毒。为了预防感染，血清学检测阴性的医务人员应接种乙肝疫苗。20 世纪 80 年代末，在酵母中用重组 DNA 方法合成了疫苗，从而消除了对先前由乙型肝炎表面抗原（hepatitis B surface antigen，HBsAg）阳性患者血清制备的疫苗的担忧[54]。目前 OSHA 血源性病原体标准要求雇主要无偿地为有合理机会可能暴露于 HBV 的雇员提供免疫接种[55]。未接受过免疫但怀疑已经暴露于 HBsAg 阳性感染源的麻醉医师，应当使用乙型肝炎免疫球蛋白（hepatitis B immune globulin，HBIG）进行被动免疫，并接受 3 次系列乙肝疫苗注射[49]。联合使用 HBIG 和 HBV 疫苗可以达到 85%～90% 的有效率，而单独使用一种方法的有效率为 70%～75%[56]。

丙 型 肝 炎

就像 HBV 一样，HCV 主要通过血液传播。幸运的是，HCV 在库存血中的发生率显著减少（参见第 61 章）。通过对 HCV 抗体进行分析，研究者称只有 1%～2% 的医务工作者有 HCV 抗体（与志愿者相似），这表明 HCV 并不容易传播[57-58]。同一分析表明，在这些伤害中通过污染的针头传播 HCV 的概率不到 4%[59]。目前尚无 HCV 暴露后有效的治疗方法。相反，推荐的暴露后管理方法也都是针对于早期发现和对慢性病程进行干预。使用血清免疫球蛋白预防感染几乎没有意义，因为在免疫球蛋白制品中并不总是能够发现 HCV 抗体[52]。暴露于 HCV 的医务人员应尽早进行 HCV 抗体和丙氨酸转化酶活性基线检测，随后在 3 个月、6 个月进行检测[56]。

人类免疫缺陷病毒

HIV 是一种逆转录病毒，以 CD4+ 表面抗原的形式附着于细胞（主要是 T 辅助淋巴细胞），最终把病毒制造的 DNA 整合进入宿主细胞核进行复制[47]。幸运的是，HIV 是一种相对脆弱的病毒，适当地注意清洁和小心进行有创操作的话，麻醉医师在管理患者的过程中感染这种疾病的概率极低。

被 HIV 感染后 2～10 周出现初期感染症状。通常表现为持续 1～2 周的自限性非特异性发热病毒综合征。如果血清学筛选检测、酶联免疫吸附试验（ELISA）、一种更为敏感的补充试验（免疫印迹或间接荧光抗体试验）呈阳性，个体即应考虑已感染了 HIV 并具有传染性。ELISA 相对容易在临床实验室操作，但可能出现假阳性。补充试验需时较长，但对于确诊是必需的。感染后几周内检验结果就会呈现阳性，但首次出现机会性疾病的平均潜伏期可能会长达 11 年[47]。

尽管曾有职业相关性感染的报道，但绝大多数病例都归因于非职业性接触[60]。根据 2001 年美国疾病控制和预防中心（Center for Disease Control and Prevention，CDC）发布的数据，已经记载了美国职业获得性 HIV 感染的 56 例疑似病例和 138 例可能性病例[56]，其中有 48 例是经皮肤感染。在 1746 例内科医师感染 AIDS 的病例中，只有 6 例与职业接触直接相关。

针头损伤是麻醉医师最可能的感染途径。虽然不能明确引起人体感染的最少污染血量，但是 HIV 抗体出现的可能性与接触污染血的量和病毒颗粒的浓度有关[49]。因此，很多血清转化现象与大孔径针头深部肌内注射污染血液有关。根据患者群体的感染性，工作 30 年的麻醉医师理论上的职业接触危险计算值 HIV 为 0.049%，HCV 为 0.45%[61]。

如果不存在技术错误，医务人员将 HIV 传染给患者的可能性极小。在 57 名感染 HIV 的医师（包括 29 名牙科医师、12 名外科医师和 16 名非手术科室的内科医师）治疗的 19 000 多例患者中，未发现感染病例。佛罗里达州一位牙医治疗的 1100 例患者中有 6 例被感染[62]，这是唯一的医师传播给患者的感染。只要常规进行适当灭菌、消毒和保洁，就能杀死仪器、物体表面和衣物上的 HIV。"高水平的灭菌方法"通常能杀死污染的外科器械和麻醉设备上的病毒，主要是要仔细清洗，然后用市场上出售的杀菌剂或 1：100～1：10 的次氯酸钠（家用漂白粉）浸泡。这些方法能杀灭细菌和病毒，但不能有效杀死细菌的芽胞。所以，仪器在消毒之前要彻底地清洗。医院内污染的亚麻制品不能在手术室内或其他病区清洗，应当直接放在密封的防水袋内。常规方法即可清洗干净。传染性废弃物（包括分泌物、血液和其他体液）应当进行焚烧或高压灭菌，但是大量用于冲洗的液体可以通过生活污水管直接排放 [63]。标准预防措施可以既保护个人，又保护患者。

血源性感染职业性暴露的预防

1992 年 3 月，OSHA 发布了全面的、强制性标准，旨在最大限度地减少对血源性病原体的职业暴露。雇主要负责制订一个暴露控制计划，保护每一名可能接触血液或血液制品的医护人员。雇主为雇员免费提供保护性装备，包括手套、隔离衣和眼罩。这个标准还在许多方面提出了要求，包括提供洗手设备、适当的污染材料容器、处理污染衣物的方法、废物的管理方法 [55]。

虽然采取了标准预防措施，但是医务人员被污染针头伤害的发生率仍令人难以接受。2000 年，CDC 估计在美国每年有超过 380 000 名医务人员受到污染物的经皮损害 [64]。因此，国会修改了血源性病原体预防标准，纳入了"针头误刺安全和预防法案"（H.R.S 178）[65]。该法案除了要求用人单位建立暴露控制计划并记录每一例事故外，还强调使用安全设备和无针系统。自从该法案在 2000 年 11 月被立法成为全面预防血源性疾病在医务人员中传播计划的一部分，OSHA 就号召在"安全有效的替代品"时，应当废除有针设备。之所以提出这项建议是由于 20 世纪 90 年代的证据表明安全的设备能够减少针头误刺损伤 [66]。

PCI 的风险与医学专业和临床经验有关。Duke 健康和安全监测系统追踪了 24 425 名医务工作者 4 年时间里的血液和体液（BBF）暴露情况，于 2002 年终止，发现全职医务工作者（FTEs）平均经皮损伤率为 3.9%，从业小于 4 年的发生率更高，全职麻醉医师最高，达 19.1% [67]。近期的一项研究表明延长工作时间是造成实习医师 PCI 的主要原因。这篇文章在 1 个月内调查了 17 003 人，有 498 人发生了 PCI。精神不集中（64%）和疲劳（34%）是最常见的两个原因。延长工作时间和夜班时间时，PCI 的发生明显更频繁 [68]。

不是所有的 PCI 都与疾病传播有关，如果发生经皮损伤，感染 HCV 和 HIV 的概率很小（分别为 0.5% [69] 和 0.3%）[69-71]，主要取决于暴露的种类（如中空的针头、穿刺血管的针、穿透的深度）和来源因素（如病毒载量）。没有接种疫苗或暴露后预防的医疗工作者感染 HBV 的概率为 30% [69]。因为大多数职业暴露不会导致 HIV 传播，所以暴露后预防指南要权衡感染的危险性和可能的治疗毒性。感染的相对危险取决于暴露的类型和血液量。下列 4 个因素会使感染的

风险增加：①经皮肤暴露；②设备上有可见的血液；③中空的针头；④高病毒滴度（如患者处于病程末期）。一般情况下，医护人员如果出现了针刺伤，并且没有接种乙肝疫苗，则应当注射乙肝免疫球蛋白，或乙肝疫苗，或两者都用，是否应用抗逆转录病毒来预防 HIV 应向有经验的医生咨询。如果暴露于感染的血液或体液，医务工作者应该立即联系医院的职业健康部门和国家临床医师暴露后预防热线（Post-Exposure Prophylaxis Hotline，PEP line，1-888-448-4911），听取专家建议。这个热线是 24h 服务的，可以提供疾病传播风险评估的建议和暴露后预防的发生。可以登录疾病预防和控制中心（CDC）网站，即 http://www.cdc.gov/mmwr/preview/mmwrhtml/rr5011a1.htm [56]，获得最新的职业暴露于血源性病原体的管理指南。

暴露后预防和 HIV 基线检测应在暴露后数小时内完成。预防要尽早开始。动物实验表明，如果在接触后 24～36h 开始预防，可有效降低感染率。因为目前尚不清楚人类的有效预防时间，所以美国公共健康服务机构建议在暴露后 1 周内均须采取预防措施。如能耐受，则推荐进行 4 周治疗。此外，无论是否采取了暴露后预防措施，都要进行随访，包括咨询和暴露后 6 周、12 周、6 个月进行 HIV 抗体检测 [72]。

没有足够的证据证明医务工作者使用 PEP 的有效性，主要是由于职业暴露后很少出现血清转换。一项医务工作者经皮损伤后暴露于 HIV 的回顾性研究显示，暴露后使用叠氮胸苷（zidovudine，ZDV）进行暴露后预防可以降低 81% 的风险（95% CI 为 45%～94%）[73]。

结　核　病

20 世纪初，结核病是导致死亡的主要原因。自从 1946 年发现了链霉素、1952 年发明了异烟肼、1970 年发明了利福平后，结核病的发病率逐步降低。但在 1985 年，美国的结核病发病率开始明显上升。1985—1990 年，报告的结核病病例增加了 16%，仅 1990 年一年就增加了 10%，是自 1953 年开始进行全国报告后最高的一年 [74]。多数病例是感染后复发的移民或是免疫系统受损的患者，许多患者都产生了多重耐药的结核分枝杆菌菌株，也有住院患者之间和患者-医务人员之间发生传播的 [75-76]。这些病例的共同点是低度怀疑结核病，有时在尸检后才确诊 [77]。

针对 20 世纪 80 年代中期结核病在美国复燃这一情况，CDC 在 1990 年出版了新的防止结核病传播指南。在随后的 10 年里，对此指南进行了多次修改，第

一次在 1992 年，然后是 1994 年。1992 年，指南主要针对预防结核病的院内传播；1994 年，增加了对多重耐药结核病的管理建议；2005 年，更新的指南包括全面的医疗场所预防多重耐药结核病计划[78]，这项计划把重点放在每个医院的结核病预防管理上，而不是用统一的标准要求所有医院。最重要的是结核病患者的诊断和治疗；技术设备的发展，包括隔离病房、过滤和通气；个人防护设备的使用；完善医务工作人员健康教育计划。

自从 20 世纪 90 年代 CDC 指南的完善，新感染的结核病病例数已经开始逐步下降，现在美国报告的病例数是自 1953 年首次报告以来最低的。

2010 年，美国结核病的总发病率是 4/10 万[79]，明显低于 1996 年的 8/10 万。尽管总体在下降，但发病率仍存在明显的地域差异。2011 年，阿拉斯加州的发病率最高（9.3/10 万），其次分别是加利福尼亚（6/10 万）和纽约（4.7/10 万）[80]。感染率最低的是怀俄明州（0.7/10 万）。医疗工作者的感染危险性可能和他们执业的区域有关。

CDC 的目标是在 2010 年将发病率降至 1/100 万以下[78]。为了达到这一目标，目前推荐的范围明显更广，包括了医疗环境。此文件中"医疗环境"这一术语包括所有的医学活动可能涉及的医疗设施，包括门诊、交叉设施等[78]。

结核分枝杆菌感染患者在说话、咳嗽、喷嚏或唱歌时，细菌均可通过空气小飞沫（1～5μm）传播。

传播的可能性直接与感染的飞沫浓度（每次咳嗽最多可以排出 60 万飞沫）及暴露时间相关。飞沫能够播散到周围 3 英尺的距离，能够生存几天并传播疾病[74]。对于医务人员来说，气管插管是继支气管镜后，最容易出现皮肤检测转阳的危险因素。健康人吸入了污染的飞沫造成的全身感染通常在 2～10 周内被免疫系统限制。这类人群感染后终生发生活动性结核的概率大约为 10%。HIV 患者的可能性更高，每年为 7%～10%[78]。

通常使用的结核菌素皮肤试验（纯化蛋白衍生物）提供结核分枝杆菌感染的定性测量。现有一种更新的定量测定，但是需要血样，这种检测能够明确非典型微生物的感染[78]。所有可能接触结核分枝杆菌的医务人员在参加工作前均应进行皮肤检测。检查结果阴性者每年都要重新接受检查。如果过去一直阴性的个体出现皮试阳性，说明有新的感染。如果接触结核病患者 1 年后检测仍为阴性（或者 1 年前检测为阴性，此次仍为阴性），推荐使用两步检测法。这是因为随时间推移，减弱的延迟性高敏反应可以使潜在的感染产生假阴性结果。第一次检测将加强反应，导致阳性结果。1～3 周后进行的第二次检测可增加检测的阴性预测值。

新出现的皮肤检测阳性者，需要进行胸部 X 线检查和临床评估以除外活动性疾病。如果结核病诊断成立，应根据推荐的指南立即开始治疗。根据《疾病报告法》，通常要在 24h 内通知地方或国家健康部门。如果排除了活动性疾病，应该考虑对潜在性的结核分枝杆菌感染进行药物治疗。鉴于常规抗结核药物治疗的肝毒性，可由专业的卫生与传染病医师进行会诊。

麻醉医师在工作中也可以发生无症状的转变。

OSHA 的空气污染预防标准包括环境控制和呼吸保护。环境控制是指管理废气通气和一般通气的工程措施，例如空气交换率、高频微粒空气过滤（HEPA 过滤）、紫外线照射杀菌（UVGI，照射室内上部或者管道内的空气和再循环）。呼吸保护需要能够过滤小于 1μm 颗粒的面罩，在吸入流速达到 50L/min 时，滤过有效性为 95%。如果面罩佩戴正确，即使在工作环境进行剧烈活动，过滤失败的感染性颗粒仍小于 5%。这些面罩通常称为 N95 面罩。为了发挥面罩的功能，必须确保面罩和面部贴合紧密，避免吸气时携入空气，以达到清洁过滤的目的。为了达到此目的，NOISH 规定雇主要每年监测面罩的使用和维护。

新型传染性媒介

新型传染性媒介偶尔会出现，并给公众与医务工作者造成焦虑，包括朊病毒性疾病如克罗伊茨费尔特 - 雅各布病（CJD）、冠状病毒性感染如严重急性呼吸道综合征（SARS-CoV）、一种新的潜在的中东 SARS（MERS-CoV）和 2009 年暴发的 H1N1 流感。当这种暴发出现时，医疗中心必须有适当的计划和程序来控制传染源，并保护工作者免于感染。

职业暴露情况下，这些新型传染性媒介中感染最少的可能是朊病毒。朊病毒性疾病如 CJD 的传播被认为是食用了感染动物的肉类产品，或接受了污染的器官如角膜或硬脑膜组织，或接触了从尸体提取的垂体激素，所有这些几乎不可能在工作环境中出现。有关朊病毒是否可以通过供体的血液传播存在争议，但至今即使是经常处理供体血制品的麻醉科医师也未见到关于此传播途径的相关报道。同样，2007 年 CDC 报道未发现通过空气或飞沫途径的职业或非职业传播[81]，并推荐对朊病毒感染患者的护理采取标准预防。

携带呼吸道病毒的患者使麻醉科医师存在明确的

职业暴露风险。

2003 年 SARS-CoV 的流行是一个很好的例子，说明了针对控制和职业安全的计划的潜在影响。在多伦多，在暴发的第一阶段，医院有 77% 的患者被感染，且所有 SARS 患者中有一半为医务工作者[82]。大量医务工作者感染 SARS-CoV 证实在控制疾病传播中早期监测和控制传染的重要性。虽然 SARS-CoV 直到 2004年才被诊断，但由其暴发产生的关注适用于其他传染性呼吸性疾病如季节性和非季节性（2009 年 H1N1 的流行）流感和最近新发现的疑似 SARS-CoV 病毒[83-84]。例如，已有记录患者传染医务工作者的 MERS-CoV 病例[85]，且其致死率超过 50%。

尽管确定 MERS-CoV 流行可能带来的后果和严重程度为时过早，但即使是如 CDC 这样的顾问团也尚未发布建议。对于未来可能发生的其他呼吸道病毒性传染病，吸取以往流行病的经验教训可能非常有助于控制这些传染媒介（表 110-2）。

疲　劳

近几十年来，疲劳对患者安全的影响已经成为关注的焦点（参见第 7 章）。人类睡眠最易受到干扰的时间已经明确。睡眠的主要高峰在凌晨 2 ~ 7 点，在下午的中间时段有一个小高峰[86]。不规律的工作安排和睡眠中断都会增强这些高峰，这可能是灾难发生频率昼夜变化的原因（如单人摩托车事故和灾难性工业事故；美国三米岛、切尔诺贝利和其他 2 个核反应事故的发生者都在凌晨 1 ~ 5 点）。1990 年，一项对麻醉工作者的不记名调查显示许多调查对象参加临床工作的时间超过了他们的感知极限，且在患者护理中出现的差错均因疲劳导致[87]。

表 110-2　既往呼吸道病毒暴发的经验教训

机构	个人
未来暴发的预测	预防飞沫与接触传播
职工培训和制订应对大规模暴露的措施	眼睛保护
充足的隔离设备	发热或咳嗽时在家休息
运用模拟测试设备的运行情况	按时接种疫苗
主动监督	
收集数据和上报	

From Centers for Disease Control and Prevention: Severe acute respiratory syndrome, supplement C: preparedness and response in healthcare facilities, 2004. <http://www.cdc.gov/sars/guidance/C-healthcare/index.html> (Accessed 09.12.13.)

1988 年，职业睡眠协会联合会（Association of Professional Sleep Society, APSS）的灾难、睡眠和公共政策委员会提出最新的建议：

1. 操作人员应认识到操作错误更常发生于凌晨 1 ~ 8 点。
2. 应制订一个识别与睡眠相关的错误表现的计划。
3. 由于睡眠不足或睡眠不规律有增加错误发生的趋势，所以应当限制工作时间，保证足够的睡眠[88]。

虽然很难将疲劳归为一种增加患者发病率和死亡率的原因，但已有报道日间麻醉开始较晚和下班时间开始麻醉均会增加患者的麻醉并发症[89-90]。一项研究指出这些并发症多数与术后恶心和有效镇痛的管理疏忽有关[90]。更让人信服的数据来自一项退伍军人事务部门（Veterans Affairs，VA）非急诊外科手术的研究，其指出下午 4 点后开始的手术对患者死亡率有影响[91]。对每 3 天或 4 天一次夜班的大学住院医师进行标准的认知功能检测发现，慢性疲劳对认知功能有不良影响[92]。当使用模拟患者研究缺乏睡眠对麻醉科住院医师精神运动和临床工作的影响时发现，精神活动和情绪受影响，而临床工作能力不受影响[93]。一篇外科文献也认为，精神活动和认知能力与临床工作能力之间缺乏相关性[94-95]（参见第 8 章）。

疲劳确实影响临床结果。例如，如果调整住院医师的工作时间，尽量减少睡眠缺乏和疲劳，医疗错误可明显减少。这项调查是在一所大学附属的退伍军人事务部门进行的，同时还发现患者住院时间减少，开具的实验室检查也减少[96]。在另一项对 225 名医师的调查中发现，48.8% 的人抱怨劳累，19.5% 的人认为超时工作的压力是出现临床差错和不能以最佳状态管理患者的重要原因[97]。

为了降低疲劳可能对实习生医疗质量的影响，医学毕业生教育认证委员会（Accreditation Council for Graduate Medical Education，ACGME）在 2011 年的最新标准中限定了住院医师计划的工作时间（框 110-1）[98]。

有效限制住院医师工作时间是很难实现的，甚至出现了存在争议的数据。限制工作时间普遍改善了住院医师的睡眠和认知功能，相比之下，其是否可以改善患者预后仍不确定，反而对主治医师的工作状态及专业满意度有不利影响[99]。《新英格兰医学杂志》报道由于限制工作时间从而减少了注意力不集中（当住院实习医师每周工作时间由 80h 降至 60h）和医疗事故（当住院实习医师轮转时间降至每周最多16h）[100-101]。然而，两个都是小规模研究，且仅限于住院实习医师，而高年资住院医师还要更长时间的轮

框 110-1　住院医师工作时间限制概述

- 所有级别的住院医师 4 周内平均每周工作不超过 80h。
- PGY1 连续工作不超过 16h。
- 除情况特殊外，PGY1 持续负责一个患者，或提供一种独特的教育和人文角色。室内连续工作不超过 24h，允许休息 4h。
- PGY1 不允许值夜班，高年资住院医师每周夜班时间不超过 80h。
- 住院医师轮班间应该有 10h（必须 8h）。如果前一个轮班有电话打扰，则必须达 14h。
- 住院医师必须 4 周内平均 7 天中有 1 天完全无工作打扰（包括电话）。

注：PGY1，第一年住院医师

班[99]。为了明确工作时间和临床预后的关系，两项大规模的全美国范围内的多中心研究统计了 2003 年 7 月工作时间法案实施 2 年前和 2 年后入院患者 30 天内的死亡率[102-103]。他们对比了有大量住院医师的医院（认为受此规定影响最大的是住院医师）和住院医师较少的医院的死亡率。研究发现规定实施后，虽然死亡率没有差异，但是小规模的 VA 研究确实提示亚群患者的预后有所改善。或许可以不改变工作时间，从而减少疲劳的影响。一项外科住院医师的研究显示当疲劳的住院医师服用一种中枢神经系统兴奋剂莫达非尼，与安慰剂作比较，其可以改善记忆力、规划能力、冲动和注意力，但不会影响精神活动。药物如何增强住院医师的表现需要教育者、政策制定者、患者及住院医师自己进一步观察。

熟知患者情况的疲劳医师和仅通过交班了解患者的休息医师均有出现错误的潜在可能。是否会出现更多的错误目前尚无研究。患者的预后依赖于一种微妙平衡，即治疗的不连续性和疲劳对医学判断的影响之间的平衡[104-106]。

工作压力不仅仅存在于住院医师阶段。英国的一项研究表明，取得执业资格的医师最明显的压力来源是在工作时不能控制周围环境[107]。特殊的原因还包括同事之间的关系（尤其是和外科医师）、工作超负荷、被诉讼的危险、同行审查和不断增加的管理责任。随后的对 ASA 退休成员的调查也得到了相似的结果。困难麻醉病例、职业责任和夜班时的紧张也是明显的压力因素[107]。

可能与其他医学专业不同，麻醉医师要时刻对威胁生命的情况保持警觉并立即作出反应。不恰当的反应会使一个有可能恢复健康的患者失去生命。日复一日的麻醉工作是否会导致麻醉医师产生明显的生理性压力呢？目前的研究还不支持这项假设。对由 38 名麻醉医师完成的 203 例麻醉进行调查，并未出现有临床意义的生理性压力指标的改变，如心率、血压和皮质激素水平[108]。虽然在医学院或麻醉医师继续教育论坛上很少强调压力的处理之道，但应该予以强调。压力是所有人都难免遇到的普遍现象。对我们和他人的交往来说，重要的是识别受到压力后的行为表现，不仅是其他人的，还有自己的。对抗压力的有效方法包括加强交流、合理的建议、相互冲突的管理、保证足够的与家人共处的时间以及与工作完全无关的娱乐时间[109]。

药物滥用

麻醉工作中潜在的精神类药物滥用是有明确记录的。麻醉医师在日常工作中很容易获得作用于精神系统的强效药物，他们对这些药物也很熟悉。即使是挥发性吸入麻醉药也有滥用的可能，因为医务人员很容易获得这些药物。Zacny 和 Galinkin 报道，在 1991 年海湾战争期间，一名空军药剂师滥用异氟烷[110]和滥用七氟烷导致死亡[111]。毫无疑问，熟悉和易获得性是自 2000 年以来麻醉人员滥用丙泊酚增加的原因[112-113]。

越来越多的科学证据表明，成瘾是一种药物长期作用于大脑导致的慢性、复发性疾病[114]。接受该事实对于正在同药物依赖作斗争的医师来说是非常残酷的。本部分将介绍关于麻醉医师的药物依赖，以及如何帮助同事或患者本人摆脱药物依赖。

流行病学

对医师[115-116]、住院医师[117-119]、实习医师和医学生[120]药物滥用的发生率已展开研究。1992 年的国家调查报告公布，医师每年和终生药物滥用发生率分别为 2.1% 和 7.9%，此发生率明显低于一般人群发生率（16%）。这些结果使我们怀疑医师比一般人群更容易发生药物成瘾的说法[118]。一项最新的研究指出由于案例报道习惯的不同，真实的发生率是未知的；且其发生率可能至少应与普通大众相同[121]。虽然医师更少吸烟和使用其他违禁药品，如大麻、可卡因和海洛因，但他们在无医疗监控的情况下获取镇静药和弱镇静剂的可能性是普通人的 5 倍[122]。这种自我开药的趋势从医学院里使用镇静剂开始，持续至住院医师阶段使用苯二氮䓬类和处方阿片类药物。医师滥用乙醇应引起特别关注。虽然年轻医师中严重乙醇滥用率低于对照组，但是随着年龄的增长，医师群体中乙醇滥用率上升，而在普通人群中下降。在 50 ~ 55 岁年龄阶段，医师的酗酒率远超过普通人群[123]。

普遍认为麻醉医师比其他专业医师更可能滥用药物。有三项回顾性调查表明，麻醉医师药物滥用的发生率为 1% ~ 2%[124-126]。这些数字主要是根据美国麻醉学项目主任的回忆和每名接受问卷调查的麻醉医师的诚实性。然而，这些调查的估计值都惊人的相似。此外，在澳大利亚和新西兰对麻醉实习生所进行的研究结果是一致的[127]，最新的美国评估也是一样的[128]。1993 年，约有 2% 的美国麻醉科住院医师在担任住院医师期间开始对一种药物成瘾[129]。

比较已经公布的全体医师和麻醉医师（包括有执业资格的医师和住院医师）的药物滥用，有相当一部分麻醉医师出现在药物治疗中心[130]。在三项著名的治疗计划中，麻醉医师占接受治疗医师总数的 12% ~ 14%；而在美国，麻醉医师只占医师总数的 4%[129, 131-132]。麻醉医师以 3 倍的频率更多地出现在治疗中心，这在全美国一段时间内保持不变。例如，来自加利福尼亚的转移方案的数据显示麻醉医师占接受治疗医师的 17%，而麻醉医师只占医师的 5%[133]。虽然这些数字表明麻醉医师药物依赖的发生率明显较高，同时也反映了药物滥用的可能性和麻醉医师证实同事患病的能力，以及该特殊群体为劝说同事接受治疗所做的努力。

20 世纪 80 年代开始的由国家管理的受伤害医师治疗计划[132-135]报告表明，虽然所有受伤害的麻醉医师都有药物依赖，但其他医师中至少 10% 有其他形式的伤害，如抑郁[131, 133, 136]。在麻醉医师药物滥用者中，将近 50% 小于 35 岁，1/3 是住院医师。50% 的麻醉医师同时使用药物和乙醇，40% 只使用药物，一小部分只使用乙醇。最常滥用的麻醉性镇痛药是芬太尼，其次是舒芬太尼、哌替啶、吗啡和一些口服药。

可悲的是，药物滥用的医师可能直到失去生命，才刚刚发现问题所在。当比较年龄较小者和年长者的药物滥用时，前者的死亡可能改变了频数分布。例如，若年轻的医师死亡显然其不会再成为年长的药物滥用者。大量的研究已经调查了医师[137-138]和麻醉医师[139-141]及一般人群的死亡率。由各种原因导致的死亡率中，医师低于普通人群。这种差异是由于医师对生活方式的认识使他们的一些伤害性行为（如吸烟）减少，以及与医师的社会经济地位较高和更容易获得完善的健康医疗保健有关。虽然麻醉医师的死亡率低于其他专业医师，但其与药物相关的死亡和自杀危险性却相当高。研究发现，美国白种男性麻醉医师[140]和英国麻醉医师（大多为女性）的自杀发生率比相应的对照组人群高 2 倍[138]。美国近期的一项研究表明，麻醉医师自杀的可能性是实习医师的 1.45 倍；药物滥用相关死亡的相对风险更高，为 2.79

倍[141]。所有这些研究都明确表明，对麻醉工作者来说，药物滥用相关性死亡是一种严重的职业危害。

病　因　学

最初的职业压力出现在任住院医师期间，长时间工作，没有放松的时间，以及某些病例会对情绪产生不良影响。首次遇到自己治疗的患者死亡时，会感到自己能力不足[135]。医疗工作无疑是紧张的，但压力是导致医师药物成瘾的主要原因吗？事实与长期的共识相反，压力不是促成医师药物成瘾的必需因素，个性、家庭药物滥用史和以前娱乐性使用药物与医师的药物滥用都有关系[123, 142]。

可获得性

专业不同，滥用的模式也不同，与熟悉程度和可获得性有关。精神病科医师最常口服苯二氮䓬类，而麻醉医师首选高效麻醉性镇痛药。麻醉医师是医师中的一个特殊群体，因为他们自己直接给患者用药，而不是命令他人给患者用药。麻醉医师能立刻获得药物，这可能是该专业医师成瘾的最重要原因。在一项大规模研究项目中，接受药物滥用治疗的麻醉住院医师有 85% 认为随时可以得到药物影响了他们的职业选择[136]。自从 20 世纪 90 年代以来，麻醉科采取措施严格监督住院医师和医务人员使用管制药品。

尽管美国住院医师培训计划中增强了对管制药物的责任性，但是药物依赖的发生率并未降低[143]。虽然一个研究项目公布了关于强制限制药物试验这一概念验证的经验，但更需要研究证明预防的有效性[144]。2002 年对 123 个学院麻醉科的调查发现，这些科室都采取了一些新的措施来管理管制药物，包括药物分发、处理和责任性的改变。这项研究进行了 7 年，这期间药物发放从护士转到分支药房（42%）或发药机（31%）。打开但未用的药物返回药房（52%）或在一名证明人面前销毁（41%），给药量要与分发的药量进行比对（80%）。尽管发药方式和责任性有所改变，但药物滥用的发生率并未下降[128]。

将来，自动发药系统可直接监测非典型的药物处理，可以更准确地明确药物去向[145-146]。另外，麻醉信息管理系统和药物发放系统联网可以准确调查到药物处理上的差异，但这些系统尚未完全实现[147]。

药效

医师中更常见的是药物滥用，而非成瘾。虽然偶尔的乙醇滥用很危险，但可能不会导致成瘾。效力较小的阿片类药物如吗啡、哌替啶和可待因也是如此 [116]。相反，芬太尼和其他高效阿片类药物成瘾的可能性极大，一旦使用，就可能会导致药物依赖 [136]。发现药物滥用所需要的时间与所用药物的效能呈反比。例如，滥用舒芬太尼和芬太尼基本上分别在 1～6 个月和 6～12 个月就会被发现，而乙醇滥用可能要超过 20 年才被发现 [134]。由于耐受性发展很快，必须加大剂量才能获得期待的感觉。在成瘾的医师中，每天使用50～100ml 芬太尼或 10～20ml 舒芬太尼很常见。使用芬太尼在数月内，舒芬太尼在数周内，很容易就能达到这种剂量。在统计学上，药物的效能和致命性有关。1990—1997 年间，18% 确诊的教学医院科室药物滥用者常在被怀疑前死亡或需要复苏 [127]。芬太尼是他们最常选用的药物。

其他因素

化学药物依赖是一种复杂的多因素疾病。试验性用药史会增加将来成瘾的危险性 [116]。遗传倾向可能会促进从滥用到成瘾的转变。如果认定可获得性和效能是麻醉医师药物成瘾的唯一原因，就会忽略很多其他因素，如以前的药物使用史和家族药物滥用史。

管　理

对出现药物依赖医师的管理包括确诊、干预、个体化治疗和重返工作岗位。每个科室都应当建立这样一些机制来帮助受到危害的同事。药物依赖尚未发展到晚期之前，对工作能力并无影响，因此通常不能确定一名医师是否已经发展成药物依赖。ASA 药物依赖工作小组于 2002 年更新了成瘾的麻醉医师具有的特点（框 110-2）[148]。

在疾病的早期阶段，虽然没有可以明确诊断的症状和体征，但是一些表现可以帮助明确疾病的存在（表 110-3）。

一般来说，对外界失去兴趣是最早的表现，如放弃运动、社会活动、教堂活动和朋友聚会。接着出现家庭混乱，常见的有家庭争论、性问题、对家庭事件不感兴趣。再次，是频繁出现不能解释的疾病、个性改变、工作繁重、频繁在城市间奔走。如果成瘾过程发展缓慢，这些表现可能要经过几年的时间才能明显地表现出来。

工作能力通常最后受到影响。文件管理员和护士可能会最先发现成瘾医师的行为改变。记录变得马虎；越来越明显地过多地使用某种药物，还可能会出现以患者需要这些药物为理由的不寻常冲动。同事可

框 110-2　成瘾麻醉医师的特点概述
• 50% 的成瘾麻醉医师 <35 岁
• 住院医师中更多见
• 许多是美国骨科协会（AOA）会员
• 76%～90% 选用阿片类
• 33%～50% 是多种药物滥用
• 33% 有成瘾性疾病的家族史
• 65% 发生在麻醉科

Modified from Arnold W, et al: Chemical dependence in anesthesiologists: what you need to know when you need to know it, 2002. <http://anestit. unipa.it/ mirror/asa2/ProfInfo/chemical.html> (Accessed 30.04.14.)

表 110-3　药物依赖的症状和体征

工作中	家庭中
异常的行为改变（如非常大的情绪波动、抑郁、发火、欣快感）	远离家人、朋友和娱乐活动
受到他人的议论	行为改变（如非常大的情绪波动）
麻醉管理中使用麻醉性镇痛药越来越多	家庭战争和争吵
无意识地绘图	无法解释的频繁患病（通常发生于乙醇成瘾者）
宁愿单独工作	赌博
频繁地出入卫生间	婚外恋
不正常地喜欢安慰他人	法律事件（如因酒后驾驶被逮捕）
不正常地喜欢接电话	性欲降低
不值班时频繁出现在医院	在家中发现药物和注射器
频繁的、无法解释的缺勤	在家中隐居
值班的时候很难找到人	呼吸时有乙醇味
过度关心患者的术后疼痛	体重下降
总是穿长袖的长袍（掩盖针眼和防止别人发现早期戒断时的寒战症状）	针尖样瞳孔（阿片药成瘾者）
针尖样瞳孔	戒断症状（如出汗、发抖）
体重下降	对质的时候否认使用药物或乙醇
发生昏睡	
发生死亡	
被他人发现自己用药（唯一的特殊证据）	

能也会注意到类似的改变。直接观察到自我给药即可确定诊断，但不常见 [149]。

患病医师用肤浅的逻辑解释他们奇怪的行为方式，以此表明自己未患病。同事也否认，他们宁愿接受这些解释，也不愿承认自己的同事是一位药物成瘾者。所以，直到表现得非常明显时才能确诊。

治　疗

发现同事药物依赖后，最初恰当的反应是寻求帮助。求助于有管理药物依赖医师经验的人，并开始接下来的治疗 [133]。在美国，大多数州的医疗协会都有管理受伤医师的委员会，对患病医师提供支持。只要医师遵从委员会的建议，委员会就会一直提供支持。这些委员会是医师和医疗局或注册机关之间的缓冲机构。他们也提供顾问帮助确诊、干预并为患病的医师推荐合适的治疗中心。虽然各州的法律不完全一样，但通常都要求委员会将医师的治疗过程告知医疗局。在许多州，医疗局通常不会谴责遵从委员会建议的患病医师。

干预是证实发生药物依赖者患病并需要进行治疗的过程 [150]。干预应在至少有 2 名相关人员的情况下进行，理想状况是在一名经验丰富者的指导下进行。在会面之前，治疗小组必须搜集药物使用的证据，包括药房记录、麻醉药记录和其他相关证据。在同患者会面之前，小组成员（如同事、心理师、家庭成员）要进行排练，这是非常重要的。许多专家建议每名参加者都要准备书面材料，在干预过程用作参考。这样做的目的是在一种同情的方式下，提供成瘾者无法反驳的证据，并开始适当的治疗计划。如果干预治疗小组中有一名成员是正在康复中的医师，他的作用会是无价的。在干预之前安排好住院治疗和行程（如果计划这样做）[150]。

一切就绪后，参与者就座，然后请患者入席。每个人依次表达他们对患者健康的关注，并描述他们以前看到的异常行为。如有必要，可以展示手头的文件。解释疾病的基础和治疗，鼓励患者接受提出的计划。如果患者拒绝（许多人开始都会拒绝，因为害怕对局面失去控制），可以告诉患者最终的治疗决定要在专家团彻底评估后做出。如果最后不能确诊，患者就可以出院，否则就要开始可能持续几个月的治疗。如果患者还是不同意，就要提醒患者，根据法律，干预者必须将此事报告给医疗委员会和管制药物委员会。虽然这不代表免除法律制裁，但是许多法庭都愿意这样做。

干预开始后，应当有人一直陪伴患者，这样做不

仅可防止可能的自我伤害或潜逃，也可以为开始恢复提供有必要的社会支持。只要准备充分，大多数干预都是成功的。

治疗包括深度的评估，通常需要住院和门诊治疗。正式的治疗可能要持续数月 [131]，但是根据最初的计划安排，有一些治疗计划允许正在恢复中的医师在进行门诊治疗的几年中可以同时继续行医 [133]。虽然这个方法尚有争议，但在有管理经验的中心接受治疗的医师通常进展更好。虽然每项治疗计划都不同，但共同目标都是让恢复中的医师保持清醒。在这种帮助下，医师和同等帮助集团（如匿名戒酒会或匿名戒毒会）之间形成了一种强烈的联系。

预后与重返工作岗位

对于正在康复的医师来说，脱离治疗是一个困难的过程。全面的治疗计划提供了与工作完全不同的环境。因此，如果有富有理解力和同情心的同事愿为这些恢复中的医师提供情感支持，会对他们重返工作岗位起到巨大作用。逐步恢复工作是很重要的，早期可能还需要其他人帮助管理毒麻药处方。如无这些支持，复发的可能性将大大增加。

在很多州，受伤害医师委员会在恢复过程中发挥了很大作用。正式终止治疗后，委员会准备一份"治疗后期合同"，医师要同意遵从委员会的建议。委员会通常规定了医师必须参加的会面的数量和类型、"监督医师"的名字、需要随机按要求进行尿样检查以及如果复发要采取的措施 [131, 151-152]。许多康复计划要求患病医师在返回工作岗位后坚持使用纳曲酮（naltrexone）或双硫仑（disulfiram），或者两药合用，时间为 6 个月或更长。新的乙醇依赖治疗包括正在调查的药物，如阿坎酸（acamprosate）、溴隐亭（bromocriptine）、选择性 5-羟色胺再摄取抑制剂、丁螺环酮（buspirone）和右美托咪定（dexmedetomidine）[153-155]。只要医师遵守合同，委员会就会提供支持。

美国联邦法律［美国残疾人法案（Americans with Disabilities Act, ADA）］提供有限的保护，防止对康复人员出现就业歧视 [156]。虽然目前使用药物不受此法律保护，但成功接受治疗并能工作者被认为是"有资格的残疾人"。ADA 认为有过药物依赖史者是"有残疾的"。尽管不要求雇主为其提供治疗，但要求雇主合理地安排想返回工作岗位的、有工作能力的个体。对于恢复中的医师来说，安排可包括调整工作安排，如几个月不安排值班、协助他们处理麻醉处方。如果对于雇主来说可能会出现难以预料的困难，不要求强

行安排。例如，在法庭上雇主可能认为接受恢复中的医师会对其他雇员有不良的影响或者认为费用太高。ADA 是否适用也取决于个人和医院或集体之间的雇主-雇员关系类型。可以肯定的是，任何寻求 ADA 支持的人都需要足够的法律指导。

治疗计划报告表明，大多数医师都能重返有价值的、职业的生活 [157]。成功的结果有赖于终身参加治疗后计划、完全戒除药物和乙醇以及对自身疾病的不断了解。现在一些人仍相信麻醉医师能否长期戒酒与年龄和确诊时的状态有关。芬太尼成瘾的住院医师复发率明显较高 [160]。虽然每个病例都要分别处理，但对于强效阿片类药物成瘾的低年资住院医师务必考虑改换专业。一项对重返工作岗位的麻醉医生的研究显示，即使大多数调查对象了解他们有相关药物依赖史，仅有不到一半的调查对象要求避免使用先前滥用的药物，且至少有 2 例复发 [158]。一项回归分析表明，心理健康疾病史、大量阿片类药物应用史（如芬太尼注射，不包括口服羟考酮）和复发史均可能成为复发的严重危险因素 [159]。医生应用阿片类处方药治疗慢性疼痛是否存在复发的高风险尚不清楚。

只要其他方面都合格，美国麻醉委员会（ABA）允许正在从乙醇成瘾或其他药物依赖中恢复的医师参加认证笔试和口试。如果有这种病史的候选人满足了认证的要求，"委员会将决定是否需要延迟一段时间授予其证书，以避免让一名可能会对其他人的安全和健康带来直接威胁的候选人通过认证" [160]。如果委员会认为这样的延期是合适的，"在对候选人乙醇成瘾史或不合法用药史这一特殊情况做出评估后，委员会将决定延迟候选人认证的时限"。这与 ADA 规定的内容一致 [160]。

参 考 文 献

见本书所附光盘。

第 111 章　麻醉中的统计方法

Stanley H. Rosenbaum

丁文刚　刘金锋 译　周华城 审校

要　点

- 数据都应作图展示。数据的显著趋势应该是直观可见的。
- 应详细了解统计程序，以确保该程序是按需求进行计算的。
- 计量数据不能按分类数据进行处理——两者的数学运算方式是不同的。
- 许多统计方法都假设数据是以一种对称的钟形曲线方式"正态"分布的。如果数据呈非正态分布，则这些统计方法会产生误导。
- 标准差（*SD*）用于描述数据的离散度，而标准误（*SEM*）则用于数据组之间的比较。
- 将结果变量与一种以上因素进行相关性分析的多元回归分析往往需要较大的数据样本，但它可能找出采用一元回归分析可能遗漏掉的相关性。
- 应用多元回归分析时，如果两个变量之间密切相关，统计程序则可能漏报其中与结果相关的一个变量。
- 在假设验证中，阴性结果可能表明真的没有差别，也可能仅仅因为该研究的检验效能太弱以至于无法找出真正的微小差别。
- *P* 值是在假定检验假设间不存在真正差异的前提下，观察到的结果出现的概率。它并不等同于检验假设间存在差异的概率。
- 应认识到"贝叶斯"方法用于诊断性检测时，某一检验的价值取决于患者的群体：若该群体中这种检验几乎总是得出真阳性结果，则假阴性结果的数量就会超过真阴性的数量，该检验的利用价值就降低了；同理，若某项检验几乎总是获得真阴性结果，则假阳性结果将导致混淆。
- 选择偏倚使许多实际工作中的临床研究结果难以解释。随机化临床试验是减少选择偏倚的最佳途径。
- 当心"数据挖掘（data dredging）"的错误。数据进行分析时，使用不适当的检验方法，可能得出一些有误导性的、看起来似乎是有意义的结论。

过去 500 年里，科学知识的进步把试验结果和对经验观察的数学评估紧密联系起来。统计学作为一个数学分支，其作用是尽可能用数学方法来描述试验结果，并分析隐藏于试验背后的因果关系。

对于希望使用统计方法的临床医师或临床科学家而言，所面对的一个严峻问题是：统计学是近代数学的一个分支，其大部分内容发展于 20 世纪。统计学在数学上的复杂性常远远超出大学生的演算水平，而这种演算水平是传统医学训练所能达到的上限。而且，

许多统计方法包含了极其冗长而枯燥的计算，需要计算机辅助实现。这一缺陷使研究者陷入窘境，统计方法很有用，是理解医学科学的必需知识，却因为晦涩难懂而难以使用。

本章作为全书的一个章节，无法推导和透彻解释统计中运用到的数学原理。很多介绍文章也仅提供了简略的菜单样的统计学方法和一些推理。实际应用中，除了最简单的统计能用纸和笔进行手工计算外，其他绝大多数统计要用计算机完成。统计计算应用程序在

个人电脑上使用广泛，其中大多数统计程序设计合理、使用方便，无须特殊准备。

应用电脑统计软件时遇到的问题是，隐藏在统计量背后的假设总是难以捉摸。最易犯的错误就是用错了方法或途径，软件给出的结果看上去正确，而实际是错误的。正如计算机方面的谚语所说的，输入垃圾信息（统计误用）就会得出毫无意义的结果。

本章的目的是介绍一些正确的统计描述用语，说明在具体情况下如何选择恰当的统计方法，还将指出一些典型而普遍的医学统计学错误。当然，读者必须熟悉自己实际使用的程序。

统计方法

在大量的统计规则中，若干独立的、有价值的领域可以分别加以研究。"描述统计学"是使用数学方法对经验观察中提取的数据进行描述或分类。"统计检验"是从一系列观察结果之间得出结论的常用方法。以上各类都有许多各自的技巧。

数据类型

谨记每种统计方法学都是在正规数学定义和证明的基础上建立的。尽管有时简单直观的方法足以理解发生的事件，但应用数学统计却可能产生严重的误导。统计表格和计算机程序所依赖的数学证明和计算要求必须严格区分各类型的数据（表 111-1）。

计量数据单纯由一组连续的计数性测量值构成（如 1.2、33.4），常用来描述离散的计数资料，例如同一分类的计数或整体数量。这一方法偶尔会发生偏差：尽管每个家庭的儿童总数不会是分数，但笼统地说"一般家庭有 2.3 个小孩"也是有意义的。在实际应用时，连续和离散的数据都可以采用近似于处理计量数据的方法来进行统计处理。

分类数据是另一种重要的数据类型。其中一种称为等级数据。"等级"是指事物的秩序或排列顺序（如

第一、第三、第十），特别要注意勿把等级数据当做计量数据，例如别混淆了"第一"与数值"1"等诸如此类数据。试图把等级数据中的序号当做计量数据处理，通常没有意义并且在数学上也是错误的。对数据随意分类并进行运算处理很容易得出令人误解的结果。

二分类数据是另一种类似的分类数据（如上与下、多与少）。最常见的分类数据是简单分类（如红、绿、蓝；肿瘤、糖尿病、溃疡）。当使用简单或二分类资料时，试图把数值分组以期得到数值结果，从数学逻辑上讲是不妥的，其结果也没什么意义。分类数据必须用特殊的统计方法处理。

统计描述

最常见的统计目的是描述数据分布情况，最直接的方式就是列出所有的原始资料。对小样本数据可给出实际测量值。对大样本资料，绘制统计图或线条趋势图将有助于理解。用数字无法描述的数据，在图中常可显示出频数、分布趋势和归类分组，因此建议对数据进行分析前应绘制统计表和散点图。如肉眼观察即怀疑数据有误，那么统计分析者应非常小心地进行处理，以避免差错。选择正确的统计图表是一门艺术，利用特殊的数据处理程序有助于找出清晰可辨的线索。

正态分布

数学统计概念中最著名的就是"正态分布"，又称为"钟形曲线"。数据以一个值为中心对称分布，构成平滑的曲线，这是一个有着很深数学根源的经典统计学概念。该曲线与直觉的想法很吻合，即测量值围绕一个"真实值"随机分布，越接近"真实值"，测量值越多；而离"真实值"越远，测量值则越少。

很多典型的数据围绕一个中心点呈正态分布。正态分布又称"高斯分布"，起源于一个假说：假设有一个中心即"真实值"存在，测量值偏离中心的距离是随机的，且随距离增加，测量值存在的可能性越低（图 111-1）。

正态分布被严格应用于大样本的连续计量数据。通常数据不完全符合正态性标准，这时需要取近似值。幸运的是，大多数计算机统计程序可以解决该问题并得出满意的结果。

通常，数学描述测量值的位置关系定义为"分布"。除正态分布外，还有其他很多比较少见的分布形式。它们构成不同的曲线，各自有其特殊的数学特

表 111-1　资料类型

数据类型	举例
计量数据	1.1、22
序数数据	第一、第二
二分类数据	男或女、存活或死亡
多分类数据	红、绿、蓝

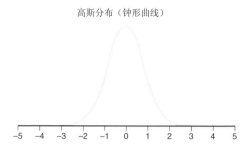

高斯分布（钟形曲线）

-5　-4　-3　-2　-1　0　1　2　3　4　5

图 111-1　高斯分布钟形曲线。X 轴单位为标准差

性。并非所有的数据都呈正态分布，即便曲线看上去是"钟形"。如果曲线过宽、过窄，或不平滑，则从正态分布引申出来的数学逻辑都不适用。

当数据遵循正态分布，或遵循任何特定的数学分布时，可应用参数统计方法进行分析。参数化是指用一组特定的数值描述数据的分布情况。很多情况下，数据无法使用确定的参数统计，这时要用非参数统计方法。非参数统计方法对数据分布的数学假说相对较少，但更难理解，而且统计出差异的效能不强。如果对非正态分布数据用参数统计方法分析将得出错误的计算结果，事先做正态性检验或用恰当的检验可以避免发生此类错误。

在实际应用中，人们常把数据当做正态分布数据处理。然而，明智的研究者会用统计软件对数据先做正态性检验，若不符合正态分布则改用其他方法。

集中趋势的检测

在描述资料时，先要给出所描述的数据的近似值、范围和大小。具体做法取决于所涉及的数据类型（框 111-1）。对分类或二分类资料，如果可行，应给出每组的合计数（总数）。对多组分类数据，可以按顺序命名和排列。对等级资料的概括描述很难，一般是第一个或最后一个位置的数据最有意义。

将数据由小到大排列，中位数就是该组数据的中心或中间位置的值。中位数适用于计量数据或分类数据中的序数数据。能用来描述计量数据的数学方法有

框 111-1　集中趋势的测量
均数 ± 标准差
众数
中位数
百分位数

很多，最常用到的是均数，或是将所有观察值平等计算后得出的简单算术平均数。对于"加权平均数"，各观察值并非平等相加，而是根据权重相加。

可以数学方法分析的计量数据可能与某曲线吻合，即可先根据测量数据值计算出与之拟合的数学公式。这一过程包含复杂的计算，需借助计算机完成。数据之间可以是简单的直线关系，也可以是包括指数、多项式或其他函数的复杂方程。由此方程计算出的值作为该曲线的参数。这些参数可以近似地描述研究数据。对于单纯的直线近似关系，其参数是斜率和 Y 轴截距。而对于复杂方程，其参数应是组成该方程的各种计算值。

众数是指一组数据中最常见的值。若资料确实是连续分布的，这个概念可能产生歧义，因为很可能各个数据间都有差别（假如仅在趋近于无穷小时）。由此，在描述连续数据的众数时有必要把各值归组为短的区间，这样大多数数据所在的区间就是众数区间。众数也会在描述数据总体趋势时产生歧义，因为不能说众数就是处于中间位置的数值。

数值变量资料可将其中的数据归类成百分位数或相似分组描述。如第 10 百分位数的意思是 10% 的资料数据小于或等于该值。第 50 百分位数实际上就是中位数。第 99 百分位数就是大于或等于 99% 的变量值的那个值。四分位数、五分位数或其他分组都以相似的方式计算。无论哪种描述方式都可能会对结果的认识产生偏倚。在简单资料 [2, 2, 3, 7, 14] 中，众数 =2，中位数 =3，均数 =5.6。到底哪个参数更确切些呢？答案取决于要用资料做什么，因为没有完美的参数。

离散趋势的测量

通常分析人员不仅要描述数据中的变量值，还要描述数据分布。对正态分布资料，经典方法是计算标准差（standard derivation，SD）。得到标准差后会发现，大约 68% 的测量值在均数 ±1 个标准差范围内，95% 的变量值在均数 ±2 个标准差范围内。标准差越大，钟形曲线越宽；反之，标准差越小，钟形曲线越窄。

反而言之，如测量某未知数值，得到的测量值围绕实际数值呈随机正态分布，则大约 68% 的测量值分布在实际数值 ±1 个标准差的范围内。当然，这只是概率最大的结果。任何真实的随机分布数据中都可能出现不规则数据。

非正态分布数据很难用一种标准形式来描述其离散趋势，通常只给出极差，即最大变量与最小变量的差值。偶尔数据过于分散时，上下四分位数比极差更有意义。

注意

软件计算标准差很容易，但应慎重对待。数据分布形状通常并非是完美的对称钟形曲线，数值两端常超出曲线末端。例如，研究包括许多儿童的各年龄段的一群人，很容易算出平均年龄为 10 岁，而标准差为 15。显然，曲线末端不会出现值为 -5 岁的点。在这种情况下，标准差虽然在描述数据分布上有一定作用，但从严格的数学角度看，则为应用不当。

均数的标准误

正如随机计量数据可用标准差来描述一样，由多组结果计算出的均数也可用类似的形式描述。但由此得到的均数标准差不是针对测量数据，而是针对均数。计算出的值称为标准误（standard error of the mean，SEM）。随着样本量增加，测量值就会越来越接近无法完全确定的"真实值"。通过对样本均数的比较，可以逐渐逼近这个"真实值"。这样，随着数据的积累，标准误（样本均数的标准差）会越来越小。这个概念很直观，也合情合理。也就是说，即便数据自身分布是离散的，但对一个数据的测量次数越多，样本均数越接近于真实值。

区分标准差和标准误很重要。标准差是用来描述数据变量间的离散程度，而标准误反映样本均数间的离散程度。统计软件可同时轻松计算出这两个值，通常标准误小一些。如果用标准误来描述样本间的差异，应清楚地标明。倘若样本含量很大，标准误可能会很小；而无论样本含量多大，来自于离散程度大的数据标准差都会很大。

绘制统计图表　经验丰富的统计学家都强调，在统计分析前应该先用图表将数据的大致情况表示出来。若发现数据散布广，呈非对称分布或形式特殊，提示应选择适用的统计工具。而且，位置处于极端的点可作为找出数学或试验误差的线索。

回归分析　数据有可能常与数学方程相拟合，这个方程可能是一条直线（如直线相关），也可能是任一种连续的数学方程。在回归分析中，可用软件来确定数据的最优拟合方程。为此，必须为软件提供各种可利用的曲线类型，例如直线方程、二次方程、指数函数方程等。软件将给出数据的最优拟合方程的参数。

回归分析是比较复杂的方法。首要是选出适合数据的恰当的数学关系。显然，绘制统计图非常有用。至于如何使曲线与数据拟合得更好，有一些数学上的技巧。其中最常用的是"最小二乘"原则，该方法可减小每个数据点至曲线的距离的平方。该方法已存在约两百年，运用起来一直很困难，直到计算机出现后才便于使用。

回归分析软件会给出拟合方程的参数，如直线斜率、Y 轴上的截距，以及符合数据的方程参数。在运用选定的方程时，若方程与资料的一致性欠佳，使用者须注意。同时还应特别注意，即使是杂乱堆砌起来的资料也可能和某个方程拟合，并有着惊人的一致性。应该公正地承认肉眼对趋势的把握能力。因此，如数据与图中曲线不太一致，明智的做法是对结果持怀疑态度。

单变量与多变量回归　对数据做回归分析首先要确定自变量。在单变量分析中，只有一个变量来做所有的计算和数据描述。例如，比较一组研究对象的身高和体重的关系。然而，实际上可能有许多变量决定结果变量。在多变量分析中，将用到两个或以上的变量来描述观察结果。如在上例中，研究对象的体重可以用身高、年龄和性别进行分析。需注意，得出的结果是一个连续计量变量，但却是由一组混合变量（既有计量变量如年龄和身高，又有分类变量如性别）来决定的。用于多变量分析的精确数学方法取决于所用变量的性质。通常，对实际资料来说，采用一组混合变量可能意义更大。

在数据的初步分析过程中，简单的单变量分析有助于对相互关系的理解。但是分析者须注意，仅做单变量分析而未纳入合适的变量进行分析，可能漏掉不易察觉的关系。例如，创伤患者的心率与镇痛药剂量相关，但两者间的因果关系更取决于疼痛的程度。

应用计算机进行多变量回归分析时很容易遇到潜在的陷阱。如果忽视一组变量相互间可能存在的相关性，而将其描述为完全独立的变量，会造成严重错误。对自变量来说，一个变量值的变化不会预示另一个变量值的变化。在体重与年龄和身高的关系这个例子中，成人的年龄和身高将被认为是独立变量，数学上年龄和身高是不相关的。而对儿童来说，年龄和身高是相关的。因此，体重可表达为体重对年龄或体重对身高的函数。对于后者，重点放在自变量上的多变量分析，将仅仅得出体重是身高的函数，而忽视了体重与年龄的关系。因此当涉及多个变量时，必须注意不能因为对结果的生成没有影响而忽略掉试验中的一些重要关系。高级统计软件可发现该类问题。发现不同变量间显著的相关性，提示我们如仅报告自变量可能会遗失一些信息。如果使用比较简单的统计程序，明智的做法是用剩余的变量做多变量分析，以便找出可能存在的其他相关关系。

多变量间关系的分析也会出现一些难以解释的现象，如软件分析得出了一个可信度高但与资料弱相关的变量。这种情况在直线回归分析中称之为"相关系数小但 P 值显著"的结果（关于 P 值的更多阐述见后文）。如果计算得出的相关性差，则不能用这种相关性来很好地解释现有数据，那么即使这种相关性在统计学上并非偶然，也不会对资料的分析提供多大帮助。让人迷惑的事实是，虽然相关度低且说力不强，但此种弱相关性却有非常高的可信度。

假设检验　最常用的统计技术是对某问题进行验证，称之为"假设检验"，也常称为"显著性检验"。在此过程中衍生出极具价值的概念"P 值"。这个 P 值被常用来总结统计强度以显示对假设的支持或拒绝。组间比较时常用到"无效假设"和"备择假设"的比较。无效假设是指假设两组资料间没有差别，而备择假设（对立假设）为假设有差别。分析单组资料，比较该资料的两个性状，如推断由数据计算出的均值是否与"0"有差别，这时的无效假设应是"均数 = 0"，而备择假设应是"均数 = 测量值 ≠ 0"。

如果无效假设成立，根据观察数据计算的 P 值可作为得到现有数据的概率。必须指出，P 值虽然是在假定无效假设成立的条件下计算的，但并不意味着它就是备择假设成立的概率。实际上如果无效假设成立，则不可能从资料中得到另外的结果。在实际检验中，所有数据都具有随机性，因此永远不能否定此观察结果是不幸的偶然。

在假设验证中，需要选择一个显著性水平，称为"α"值。若 $P < \alpha$，则结果被认为具有统计学意义，假设为真；若 $P \geqslant \alpha$，则假设被拒绝（等同于接受无效假设）。应记住这个逻辑顺序：事先确定 α，然后由数据计算 P 值。继而比较这两个值，最后做出统计推断。如果 $P < \alpha$，则假设成立，无效假设被拒绝。P 值是无效假设成立的概率，尽管运气不好，数据来自于观察。一般将 α 设为 0.05，且 $P < 0.05$。当无效假设成立时，出现现有统计量的概率 < 5%。

检验标准是人为设定的。如果想更确切地拒绝无效假设，可以把 α 设为 0.01。生物医学研究中常将 α 设为 0.05。要知道一个极小的 P 值也许使研究者拒绝无效假设，但不会提供更多有关备择假设的真实属性的信息。比如抛硬币，连续 6 次都是头像在上，这让我们拒绝该硬币头像在上与在下机会是均等的无效假设，但不足以确信该硬币抛出后总是头像在上落地。

预设无效假设成立，由资料计算出 α 值，若 P 值很小则允许拒绝该假设。但即便 P 值再小，也不能充分说明备择假设的成立。

检验效能　显然，统计检验能否做出明确的判断取决于所能获得的样本量。仅有少量观察对象或数据点时，得到的结论不能和拥有大量数据时一样令人信服。如果研究者目的是想推断硬币落地的公平性，仅抛两次无法令人信服，而上千次则会使人对此有更好的了解。在统计假设验证中，研究效能描述的是一个研究所具有的发现真实差别的能力。当资料确实不能反映差别，或数据太少以至于经数学计算得到一个弱的 P 值时，一个假设验证也许不能获得"显著性"（不能得出 $P < \alpha$）。为此，定义一个"β 错误"，即错误地接受无效假设的概率（假设备择假设成立时计算得出）。检验效能 $= 1 - \beta$。如要得到更高的检验效能，应使 β 值尽量小。达此目的需要足够的样本量，这样在无效假设和备择假设间发现差别后，才可以信服地接受。

样本量通常需要在试验开始前就计算出来，以便为了得到合理的预期结果，确定需要多少样本。在确定了 α 值和检验效能，并对预期结果做出初步估计之后，就可以利用标准软件计算必需的样本量。应审慎对待任何未发现组间差别的所谓"阴性"研究结果。结果为"阴性"要么是确实不存在差别，要么是样本量太少以至于无法显示出统计学显著性。

置信区间　统计分析中越来越普遍地使用"置信区间"作为统计推断描述。方法是规定一个值的范围，推测"真"值以某种可能性（常选在 95%）落在该范围内。为简单起见，定义置信区间 = 均数 ± 标准差。当以正确的统计方法描述"无差别"时，使用"置信区间"描述结果特别有用。在这里，恰当的说法应该是：在约定的统计信度水平前提下，真正的差别包含在小于"x"的置信区间内。

总之，对于假设验证需要了解以下几点：

- 无效假设，如均数 = 0
- 备择假设，如均数 = m
- α 值（事先选取），如 α = 0.05
- 检验效能（事先选取，计算样本量以保证足够的数据），如检验效能 = 0.8
- P 值，由数据计算得出

若 $P < \alpha$，可以认为无效假设和备择假设间存在显著差异。数值可以用置信区间来描述。当要表明数值间无差别，置信区间的差别（如存在）可描述为小

于某计算值。

研 究 设 计

科学研究的要点通常在于对某些结果的量化测定，而用统计计算可实现这种量化分析。然而，如果对研究未进行严格设计就得出了数据，那么对该数据所做的形式上的统计分析就会收效甚微，甚至产生误导。经典的研究过程通常为试图表达某些变量（例如均数或趋势），或者在接受或拒绝假设中做出选择。对于任何问题，分析人员都应始终注意所得的结果是否真正解答了拟解决的问题，同时应防止因不恰当的结论而得到歧义。

科学研究中的"观察性研究"即只收集资料，而不施加任何特殊的干预，避免影响分组或影响组内成员。因为在观察性研究中只能将得到的素材当做数据，所以更应关注其他尚未意识到的因素，这些因素可能使我们产生误解或限制我们对资料的分析能力。

在干预性研究中，研究人员需在开始收集资料以前明确试验分组、干预措施，并尽量预防和排除潜在的干扰因素。临床试验中对不同的疗法进行比较即为典型的干预性研究。

科研设计中一个主要的顾虑是统计偏倚。这是研究中的一种系统效应，可能导致结论解释上的错误。在考虑多种可能的设计方式时，要注意可能潜在的偏倚。比较某些变量时，如果未意识到各组间在其他（但重要）方面存在差异，就会产生选择性偏倚。由于各组间研究对象也许存在多种多样的差别，分组结果既受到错误选择的影响，又受到偶然"坏运气"的影响，组内并非公平可比。尽管结果是由研究的分组变量决定的，实际上却可能受到了其他一些因素的误导。例如，比较某种疾病手术和药物治疗的疗效和预后，分组时手术治疗组男性明显多于女性，故该研究中得出的任何关于手术和药物治疗的结论都是存在偏倚的，可能反映的仅仅是接受手术治疗的男患者与接受药物治疗的女患者在疗效上的差别。

当多个变量间关系密切时，可产生混杂偏倚。因此，尽管所研究变量预计是重要的，事实上却存在其他更重要的混杂变量。例如，研究过度肥胖对寿命的影响，因糖尿病与过度肥胖密切相关，研究所得出的结论与其说是针对过度肥胖，倒不如更准确地说是针对糖尿病。当变量间不存在互相关联时，一个变量不会随其他变量的变化而改变，称此变量为"自变量"（从粗略的非数学角度看），而相互关联的变量是因变量。

不同组间进行比较时，若测量方法的标准或灵敏度不一致，就会出现测量偏倚。例如，分别对合并和未合并冠状动脉疾病的患者采集有关胸痛的病史，可以设想那些知道自己患有心脏病的患者要么对短暂疼痛的记忆比健康人更详尽，要么可能更愿意否认疼痛而自认为是健康的。因此，研究者的技巧在于能否预计且避免这样的偏倚。

在采用盲法的研究（更贴切的叫法是"面具"研究）中，实施测量的人对试验分组不知情，由此可避免潜在的测量误差。例如，有活性的药物与无活性的安慰剂比较，一个知道哪些患者服用了有活性的药物的研究者，可能更注意随访其药效和不良反应。在采用双盲法的临床研究中，患者和资料收集人员都不清楚谁服用了药物或安慰剂，从而避免了测量偏倚。

观察性研究可分为个案研究、病例-对照研究或队列研究。在一个简单的个案研究中，报告的是病例个案或一组病例。这样的报告可说明某观察现象或效应的存在，提供可能有代表性的观测特征，提示治疗方法或既往史。此类研究无法提供医学证据，因为总有这样的可能：即观察现象是由某些其他的隐蔽因素造成的，或者观测到的特征在某种方面不典型。无论如何，本着"眼见为实"的宗旨，很多的医学报道采用病例观察的形式。

队列研究和病例-对照研究间的区分很关键，然而却常被误解。两种类型的研究通常都是在不同组观察对象间比较所实施的某种干预的效应。病例-对照研究的分组是在实施干预之后确定的，通常为按照是否发生某结局而分为病例组与对照组。因为是在实施干预后分组，选择性偏倚或难以鉴别的混杂变量会误导观察者。例如，研究高血压对手术死亡率的影响，如果按是否有围术期心脏事件分组，有一组肯定与其他组有差别。然而，这样得出的结果有可能产生误导，可能与高血压相关的肾脏疾病才是使结果具有显著性的真正因素（混杂偏倚）。另外，有高血压的患者也许是因为更严重的外科疾病而被内科医生送去做手术的。因此，组间并不具有可比性（选择性偏倚）。

在队列研究中，研究对象在干预试施前就进行监测。分组时尽量保持各组条件相同，然后及时监测。这样的研究对描述疾病的自然进程很有用，而且在病因方面也有提示作用。但是，与其他类型的观察性研究一样，选择性偏倚和混杂偏倚都可能出现并导致错误的结果。

病例-对照研究有时又称为"回顾性研究"，原因是只有在受试对象完成研究之后（据此确定他们属于哪个组）才可以开始分析过程。从这个意义上说，队列研究是一种前瞻性研究，必须在干预前尽量收集数据。遗憾的是，这些术语会被误用，因为病例 - 对照研究显然也可以事先就计划好（前瞻性地）。另外，无论一个研究有着多么明确的前景，一旦数据收集完毕，就要开始进行分析（回顾性研究）。应该尽量避免使用这样的术语。

通过了解观察性研究的作用，可以看出干预性临床研究的优势在于：研究者事先确定要比较的各组成员，并使各组的其他条件尽可能相同。在随机化的临床研究中，研究对象被分配到各组的机会均等。因此，若研究对象间出现了某种偏差或较小的选择性偏倚，对各组的影响都是一样的（在结果中可被剔除）。这样一项研究在本质上必然属于前瞻性研究。

随机化的临床研究是医学研究的理想标准，因为它们最好地规避和减少了偏倚。但开展一项临床试验所需的经费和耗费的精力相当大。应认识到，这样的试验要求在施加干预前就把患者登记在册。患者放弃选择治疗方式的权利，接受和允许在多种选择中随机分配他们的治疗方案。这些试验（即使涉及的是标准治疗方案）须取得伦理委员会的批准和患者的知情同意。

即便用最佳的临床试验方法仍会遇到潜在的困难，包括如何处理微小的选择性偏倚和考虑谁会被纳入试验中。研究人员和他们热情的同事积极关注着的研究，其最后的结果可能是做法并不规范，不能被归纳成标准的临床惯例。试验中的患者基本上是基于研究所能给他们带来的益处而被动员起来的，不能指望他们严格履行试验计划或保持在一个对他们来说未显示出成效的研究项目中。

数据挖掘和多重比较问题

对所有由资料得出的结论进行统计分析时，应该意识到，存在着把极不可靠的统计结论误解为有代表性的真正结论的可能性。如果连续抛硬币 6 次，落地时都是头像在上，这个结果可能导致得出该硬币平衡性不好的推断。然而，就算是用完全平衡的硬币，也有 1/64 的机会得到同样的结果。当选定了一个 α 值等于 0.05，也就等于大约可接受 5% 的随机误差。与此相似，每做 20 次试验就可能有一次仅仅因为偶然性或坏运气而得出错误结论。假如用多种方式分析一个大样本资料，就可能因这种偶然性使结果显示出统计显著性。这就是数据挖掘错误。当对单一数据集内的太多变量做相关分析时，也许会随机地发现某事物似乎表现出统计意义，这种错误便有代表性地发生了。

同样，如在两组研究对象间做大量的独立比较，

可以接受的错误概率是 5%，每 20 次比较大约会得出一次错误的但具有"统计学意义"的结论，这就是多重比较错误。已经有一些数学方法可纠正这些错误，即对统计分析的用户来说最中肯的建议是正视错误的存在并寻找修正的办法。

检验的选择

非参数检验

当计算一些变量的随机分布时，经常会看到群集的变量围绕某些中心值呈现出明显的钟形（正态）分布。然而，正如上文提及的，并非所有资料都呈现出如此满意的分布。非计量形式的资料诸如分类数据（如红、黑；男、女）或等级数据（第一、第二），不能使用如均数或标准差为参数的数学分布来描述，须使用非参数检验。非参数检验特别适用于分类数据或等级数据的分析。分布非常不规则的数据（非正态分布）则不应使用要求数据呈正态性的方法处理。这类数据须借助非参数检验。

选择统计检验方法的第一步是判定适用于正态分布数据的统计方法是否恰当，是否需要使用非参数统计方法（表 111-2）。正态性检验一般内置于统计软件中。对表格或图形中的频数的简易检测常常传达出大量的信息。

列联表

表格数据的分析是非参数检验的一个常见问题，统计表格中每个格里都有一个特定分类的计数。要解决的问题是鉴别各组间是否有统计差别。例如，男性、女性；他们各自的政治倾向：共和党 vs. 民主党，一起构成一个 2×2 的四格表。如再加上其他政党，如绿党和未宣布的某党，就构成了一个 2×4 列联表。如果要分析男和女是否有政治倾向上的差别，或民主党和绿党成员在性别构成上是否有差异，就应该选择适合于列联表资料的非参数检验。

配对与非配对资料

对每一个体都相对独立的不同组别进行比较时，统计背后的数学原理会假定即使样本来源高度相关，每个个体存在独立性和随机性而大不相同。例如，研究两组对象的血压，一组给予药物治疗，一组不予治疗。由于血压实测值分布很分散，取决于研究对象以前的健康状况，微小的药物效应很难观察到。然而，如研究同一个体治疗前后的差异，则广泛的原始差异就被剔除了，微小的药理作用就会显示出来。在后者

的研究中，数据在组中是配对出现的。使用配对资料进行研究对于寻找细微变化非常敏感。反之，对配对资料的错误应用可能会使根本不存在统计学差异的资料得出有显著统计学意义的结果。

两组分析与多组分析

在简单统计分析中，可能要描述一组数据或使该组数据与一个标准值进行比较。当进行两组比较，因需要描述每组数据的特征，并推断组间有无统计学差异，所以情况变得略微复杂。而面对三组或三组以上的比较时则需要进行更多工作，多组分析涉及了两个不同类型的问题。首先，需要知道各组间是否存在显著性差异，或者他们是否来自于同一个总体（数值上的差别仅仅是抽样造成的）；其次，若确定了各组间统计学意义上不全相同，还需要知道哪几组间不同，也就是说，是全都不同还是仅一组或少数几组不同而余下的各组相互类似。总之，选择检验方法须考虑以下几点（表111-2）：

1. 一组、两组还是多组？
2. 配对或非配对分组？
3. 参数（符合正态分布的计量资料）或非参数检验？

对概率的贝叶斯判别

术语"概率"的通常意思在正式统计学中容易被混淆。实际应用中，通常交换使用两个概率概念。在求频数时，把概率看做多次重复试验时随机事件出现的比率。多次向上抛硬币，其头像向上落地的机会为50%，因此说抛硬币头像向上落地的概率是0.5。

然而，在实际应用中，不可能将试验重复多遍以获得一个事件出现的频数。主观的方法是在最佳的猜测和判定的基础上限定一个事件的概率。这种主观的判定同医疗工作中基于实践和经验而做出解释的做法极其相似。这种方法常称为"贝叶斯统计学"，因数学公式"贝叶斯方程"而得名，该方程用于处理主观概率。

贝叶斯方程最实用的观点是：在开始统计学计算前要考虑到事件的原始发生概率。这样做与实际情况很匹配，其中的任何检验或预测都取决于研究中患者的实际情况。临床上应该考虑患者的自身特点，否则武断地做医学诊断是不理智的。对临床专家而言，心电图显示心肌缺血发生在一个平素健康的30岁男子身上，与发生在该男子的祖父（过度肥胖、高血压）身上显然不同。在相似的讨论中，运动诱发试验阴性不能排除一个高风险患者存在心脏疾患的可能性（因为得病机会相当高，且诱发试验在一些患者身上反应不灵敏）。

在医学实践中，贝叶斯统计学最常用于对诊断性或预测性数据进行解释说明。当施行预测性的检查时，名词"贝叶斯"常被当做患者或人群易患何种疾病的指征。

在应用诊断性或预测性的检查时，灵敏度和特异度这两个概念非常有用，因为它们不取决于总体。灵敏度粗略地说就是某项检查能够查出疾病的能力。特异度是指某项检查避免误诊的能力。为应用这些术语，定义了以下四种情况：

真阳性（true positive，TP）：实际患病而检查结果为阳性；

假阳性（false positive，FP）：实际未患病而检查结果为阳性；

真阴性（true negative，TN）：实际未患病而检查结果为阴性；

表 111-2 检验的选择

比较目的	正态分布（参数的）计量资料	非参数计量资料	分类资料
组间描述	均数 $\pm SD$	中位数、众数、百分位数	合计数和率
组间数值比较	t 检验	Wilcoxon 秩和检验	卡方检验
两组比较	非配对 t 检验	Mann-Whitney 检验	卡方，Fisher 确切概率法
配对比较	配对 t 检验	Wilcoxon 秩和检验	McNemar 检验
三组或多组比较	ANOVA	Kruskal-Wallis H 检验	卡方检验
多组匹配比较	重复测量方差分析	Friedman M 检验	—
回归分析	线性回归	非参数回归	Logistic 回归

ANOVA，方差分析；SD，标准差

假阴性（false negative，FN）：实际患病而检查结果为阴性。

灵敏度 = TP / (TP + FN)

特异度 = TN / (TN + FP)

理想的检查灵敏度为"1"，表明该项检查患者不会漏诊；特异度为"1"，表明该项检查不会将健康人误诊为患者。

有时会用到下面两个定义：

阳性预测值（PPV）= TP / (TP + FP)

阴性预测值（NPV）= TN / (TN + FN)

应该记住，虽然一项检查的灵敏度和特异度不取决于总体特征，但却依赖于检查的质量。而 PPV 和 NPV 取决于所检查的总体，"贝叶斯"的注解正适用于这种情况（尽管本章的目的不是要证明这些观点，但读者可以这样设想以便于理解：当对一个不包含患者的总体进行检查时，灵敏度、特异度、PPV 和 NPV 会如何，只要 TN 和 FP 不是"0"，则 PPV 接近"0"，而 NPV 接近"1"。同样，对一个几乎都是患者的总体进行检查时，PPV 近似于"1"，而 NPV 则几乎为"0"）。

"贝叶斯"定理现在可以陈述为只对倾向于表现结果为阳性的对象进行诊断性或预测性的检查，但也不绝对。若检查的对象易于表现为阳性结果，那么一项阳性试验更有说服力，而阴性试验更可能得出假阴性而非真阴性结果。同样，若受试群体不太可能患某种特定疾病，则一项阴性试验结果更具说服力，而阳性试验结果更可能是假阳性而非真阳性结果。

meta 分析

临床研究的统计效能通常与患者数量相关。但是由于费用、难以找到合适的患者以及其他困难，许多临床研究都是小样本研究，决定了这些研究的统计效能不强。meta 分析能够把相近的分组合并，从而增加样本量，提高检验效能。meta 分析可以把证据合并起来支持某一结论，或是显示不同观察组之间的不同降低结论的可信度。当然，把不同的研究项目合并的前提是认为所有的参与者和干预措施都是相近的。meta 分析能够将关于同一问题的几个试验进行合并，并能够纠正局部的系统错误，但在合并大样本量研究的权重系数更高而易于出现偏倚。

倾向评分

倾向评分用于临床研究中当各组不均一时组间比较的常用校正方案。通过计算初始风险的校正因子使各组的条件更匹配与相近，这种校正因子被称为倾向评分。由于平衡了不同组对干预因素的倾向性，因此，倾向评分能够提供对处理结果的非偏倚评估。虽然这种方法从数学上来说可有效用于组间或组内多重比较，但也可能引起微小偏倚。

循证医学

科学判断是错综复杂的过程，医疗决策建立在理论推理，以及对经验资料、传统习惯和该领域权威推测的基础上。现代科学领域的哲学家大多意识到，那种认为科学方法就是完全无误地解释原始资料的陈旧观点是幼稚可笑的。所有试验中收集到的资料都要在当今世界的理论背景下重建、挑选和解释。科学是一系列普遍性定律的衍生物，这些定律互相保持一致，以经验数据为基础，能够进一步预测或解释其他数据。对于任意一组数据来讲通常不止一种理论解释。对科学解释的选择，与对统计检验的选择类似，通常要建立在预先了解数据和试验背景的基础上。

诚然这些都是事实，我们仍须强调现代医学已经逾越了前一个发展时期，那时仅仅凭"实践"和"艺术"就足以做出医学推断。循证医学是个时髦的术语，即谨慎运用适当的试验科学数据做出医学决策。临床对照试验和大样本的观察性研究是获得这些数据的主要方法。meta 分析是一种数据报告，它能够整合多个相似研究的结论，建立起更具有统计学意义的研究，创造更好的机会，从而得出更具有统计学意义的结论。

临床医师在实际工作中有很多途径分析经验性证据，并提供医疗决策指南。政府部门和私人医疗组织制订了许多指南和临床实践文件，从而对可利用的证据进行质量评估，为临床医疗提供建议。为得到进一步指导意见，这些建议按照可信度等级排列。最可信的资料有完善的理论作为支撑，因此更具说服力。由说服力较弱的数据得出的研究报道，诸如非对照性研究，则预示其可信度稍差。

小　　结

临床医师应用统计方法来分析试验数据或评估他人的科学报道。因为目前数据分析多是应用诸多商业软件的其中一个，而每种软件都有自己的菜单、格式和微妙的注意事项，所以对初出茅庐的统计人员来说，最宝贵的建议是熟悉程序、阅读手册和数据绘图。应有效利用人类的视觉能力，以看出分组情况和数据的分布趋势。如果结论看上去与数据不符，应引起特别注意。

当评估一份科学报告的学术价值时，一个认真的临床医师在读过"方法"部分后，接下来就要问前面建议过的问题：研究对象是否经过挑选以减少偏倚？统计方法是否恰当？样本含量是否足够以显现统计学显著性？结论是否经过论证？本研究结论能否推广应用于其他案例？或该结论仅在该研究所限定的条件下才适用？

最后，尽管应用了最好的统计方法和最仔细的试验过程，一个明智的临床医师仍应认识到一些表面上做得很好的试验也会得出错误的结论。一个研究结论，特别是可能颠覆传统理论的结论应经得起验证，即由另一个团队在不同的条件下用不同的患者重复研究。适当的怀疑是做好统计和科学研究的基础。

参 考 文 献

见本书所附光盘。

第112章 美国麻醉医师协会（ASA）临床指南的证据分级和评价

Richard T.Connis • David G.Nickinovich • Robert A.Caplan • Jeffrey L.Apfelbaum

倪育飞 译 连庆泉 审校

随着临床医师和各专业机构寻求加强患者安全，减少可避免的病死原因，各种医学实践指南在加速涌现。每年各医学专科团体制订和发布大量的实践指南，这些指南成为临床实践的重要资源[1-3]。虽然这些指南都有共同的形式（例如文献综述、专家共识），但各类指南的制订过程却并不一致[4-6]。只有对大量不同来源的证据采用一致、透明的方法制订指南，才更可能在日常的临床实践中得到认可和实施。

早在1991年，美国麻醉医师协会（ASA）就为其48 000位会员和其他医疗行业从业者制订了一套方法学，要求必须通过对临床证据进行全面评估来制订指南和操作指标。这些文件制订过程的基本原则是将各种的资源（不仅仅限于科学文献）进行严谨的收集、分类、评估和适宜的综合（图112-1）。其关键步骤如下：①文献的收集与整理；②文献评估和偏倚消除；③以文献为基础的证据分类和集合；④以专家意见为基础的证据评价；⑤对集合证据的组织和整合协议。在接下来的部分，我们将对5个关键步骤的重要特点进行描述。

文献的收集与整理

首先，科学信息的收集和评价始于特定临床问题或议题的确认，以患者临床特征、医疗机构、医疗管理供应者、指南的预期使用者、明确的纳入与排除标准等为确定临床议题选取的依据。其次，必须对干预是与结果的量化关系或"证据联系"有明确的阐述[7]，包括说明在特定条件下存在证据联系的治疗或干预是如何与预计结果相联系的。最后，为了能够明确来自研究设计、实施、报告中的潜在偏倚，文献发现的评价和报道必须简洁、明了[8-9]。当临床问题或议题被充分确定，并罗列关联证据后，就可以开始进行全面系统化的相关文献检索了。

文献的初步检索由8～12位来自不同学科领域（如全科医师、亚专科医师、私立医院或教学医院的执业医师、方法学专家）及不同地域的人员组成的工作组或"任务组"审核完成，同时文献越与筛选标准一致，越可能被选取。大范围地检索文献以获取所有相关文章，并通过手工和电子检索确认。文献检索在某种程度上是系统性的，它以确切的检索协议为指导，同时其预期结果与临床干预相关。采用合适的方法通过协议将文献检索的系统性和广泛性有机结合起来，以减少潜在偏倚，否则不严谨的检索将导致对潜在偏倚的疏忽[10]。

一旦完成文献的初步检索，那么将开始文献的评审、评价以及数据的提取等工作。采用"数据提取"式电子表格有利于从大量文章中组织和汇总数据，在表格中与临床干预相关的患者结果被分类记录（表112-1～表112-3）。采用表格法对结果数据按照干预方式进行组织，同时记录每个研究的关键分析特征（如样本量、研究设计方案、统计学参数等）。这些表格有助于结果的描述报告，也包括所记录的将来可用于正式统计（如meta分析）的数据。此外，表格所呈现的结果也有助于发现不同干预的不同结果，同时突出发生的少见或特殊的结果。

评估文献和消除偏倚

由于指南关注的是特定的临床问题或议题，所以需要通过审核各类研究中患者样本量的合适性和治疗或干预的相关性，以此确定纳入相关文献。除了检查研究中临床结果报道的详细记录外，还需要对研究中的试验设计偏倚、样本量、测量尺度、效能及其他传统统计参数进行评估。对主要接受相似治疗方案的患

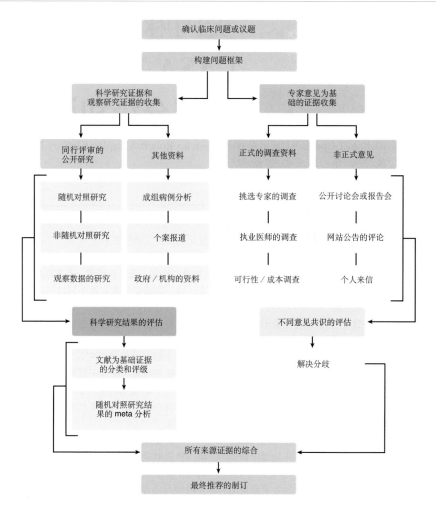

图 112-1 证据处理流程图

者的不同研究或涉及同种类型的患者（如成人或小儿、急诊或普通门诊患者）的研究，将这些研究结果进行统一归类。上述保障措施是基于确保对偏倚的识别和管理的基本关注。

偏倚的识别和管理是有效收集和综合证据的关键。总体上，以科学研究文献为基础的证据，其偏倚主要来源于以下五个方面：①文章的筛选策略；②文章的评审过程；③规定格式文章的结果报告；④研究设计和统计方法的评估；⑤研究质量的评级和比重。作为 ASA 方法学（ASA methodology）的一部分，必须遵循相应的程序以减少以上来源偏倚的影响。在接下来的部分，我们将依次阐述各类偏倚的应对措施。

文献的选择偏倚

当指南的制订者为了提出自己青睐的观点而带有倾向性的选择研究，这时就会出现文献的筛选偏倚。当负责文献评审和评估的人员相信所选择的干预是安全有效的，那么他可能会忽视或排除相反的研究结果[11]。为了确保防止此类偏倚，ASA 指南制订时应尽可能收集大量发表的文章，以构成所需的文献。正如之前描述的，ASA 检索协议的广泛性因任务组成员的临床背景和阅历的多样性而获得极大的帮助。这种多样性确保了任务组所选的文章尽可能广泛。

当编辑评论、来信、意见书等作为科学研究证据

表 112-1　数据提取方式下表格比例：裹已完/暗度等发现示例中目可见要点目的比较：续表

作者（年）	信件/摘要	研究设计	盲法	统计学	样本量	健康/ASA分级	患者年龄	治疗方式	CVC目的	穿刺时间	地点	置管部位
随机对照研究												
Bach (1996)	*	RA	*	Y	233	*	*	*		*	ICU	*
Brun-Buissont(2004)	*	RA	*	Y	366	*	m=59	*		*	ICU	Sub
Ciresi (1996)	*	RA	*	Y	191	营养不良	m=56	*	TPN	*	*	IJ, sub, fem
Collin (1999)	*	RA	*	Y	119	创伤, surg	m=47	*	*	*	ER、ICU	IJ, sub, fem
George (1997)	*	RA	*	Y	60	*	19-60	心、肺移植	*	*	*	IJ, sub, fem
Hannan (1999)	*	RA	*	Y	228	肾衰竭	m=60	*	*	*	ICU	IJ, sub, fem
Heard (1998)	*	RA	*	Y	308	*	m=56	Vasc, gen surg	*	*	ICU	IJ, EJ, sub,fem
Logghe (1997)	*	RA	*	Y	538	恶性肿瘤	m=51	*	*	*	*	Jug, sub
Maki (1997)	*	RA	I,O*	Y	158	*	m=48	*	*	*	ICU	IJ, sub, fem
Ostendorf(2005)	*	RA	DB*	Y	184	肿瘤	m=52	化疗	*	*	*	IJ, sub, fem
Permerton (1996)	*	RA	*	Y	88	Panc cancer	m=49	*	TPN	*	OR、床旁	IJ, sub
Rupp (2005)	*	RA	DB	Y	780	*	m=61	*	*	*	ICU	IJ, sub, fem
Tennenberg(1997)	*	RA	*	Y	282	*	m=59	*	TPN	*	ICU、病房	*
van Heerden(1996)	*	RA	*	Y	54	APACHE II	m=49	*	Drug admin	*	ICU	*
非随机对照研究*												
Loo (1998)	*	NR	*	Y	125	APACHE II	m=50	*	*	*	ICU	IJ, sub
观察性研究、个案报道、不严谨的组间比较*												
Darouiche(1999)	*	RA	*	D	382	Cardiopulm	m=56	*	*	*	*	Jug, sub, fem
Oda (1997)	*	CR	*	N	1	糖尿病	47	子宫切除术	*	After induct	OR	Sub
Stephens(2001)	*	CR	*	N	1	糖尿病	50	CABG	*	After induct	OR	右侧 IJ
Terazawa(1998)	信件	CR	*	N	1	神经麻痹	28	Surg	*	After induct	OR	*

表格栏目中里号（*），无相关信息；Drug admin，用药途径；APACHE II，急性生理与慢性健康评分 II；ASA，美国麻醉医师协会；CABG，冠状动脉旁路移植术；CR，个案报道；CVC，中心静脉置管；D，仅限于证据联系的描述性统计分析；DB，双盲；EJ，颈外静脉；ER，急诊室；fem，股静脉；gen，普通的；I，研究者施置；IJ，颈内静脉；ICU，重症监护治疗病房；After induct，麻醉诱导后；jug，具体须部位置未明；m，中位数；N，统计学方法未明；NR，非随机，O，观察者施置；OR，手术室；panc cancer，胰腺癌；RA，随机；sub，锁骨下；surg，外科手术；TPN，全胃肠外营养；vasc，血管外科；Y，证据联系系相关的比较性的统计分析。
* 表中数据仅供举例说明，详细信息参见指南的数据提取工作簿。
Selected data from American Society of Anesthesiologists: Practice guidelines for central venous catheterization, Anesthesiology 116:539-573, 2012

表 112-2 数据提取式电子表格范例：氯己定/磺胺嘧啶涂层导管与普通导管的比较：综述*

作者（年）	导管类型	管腔规格	导管固定方式	敷料类型	留置时间	穿刺点检查频率	措施1	措施2
随机对照研究								
Bach (1996)	涂层 vs. 普通	双腔或三腔	*	*	*	*	涂层导管	无抗菌涂层
Brun-Buisson(2004)	涂层 vs. 普通	单腔或双腔	*	*	m=8 vs. 9	*	涂层导管	普通无涂层
Ciresi (1996)	涂层 vs. 普通	三腔	*	*	m=12.9 vs. 11.5	*	涂层导管	普通无涂层
Collin (1999)	涂层 vs. 普通	三腔	缝线	聚维酮碘软膏	m=9.0 vs. 7.3	*	涂层导管	无抗菌涂层
George (1997)	涂层 vs. 普通	多腔	*	生物敷料	*	每日	涂层导管	普通无涂层
Hannen (1999)	涂层 vs. 普通	三腔	缝线	半透性敷料	m=7.5 vs. 7.6	48h	涂层导管	普通无涂层
Heard (1998)	涂层 vs. 普通	三腔	*	透明敷贴	*	48h	涂层导管	无抗菌涂层
Loggte (1997)	涂层 vs. 普通	多腔	*	*	m=20	48h	涂层导管	普通无涂层
Maki 1997	涂层 vs. 普通	三腔	*	*	m=6.0	每日	涂层导管	无抗菌涂层
Ostendorf (2005)	涂层 vs. 普通	双腔	胶布	透明敷贴	m=12.3 vs. 10.8	*	涂层导管	普通无涂层
Pemberton (1996)	涂层 vs. 普通	*	*	密闭透明敷料	*	5次/周	涂层导管	普通无涂层
Rupp 2005	涂层 vs. 普通	三腔	*	*	m=5.1 vs. 5.9	*	涂层导管	无抗菌涂层
Tennenberg(1997)	涂层 vs. 普通	双腔或三腔	*	*	*	*	涂层导管	普通无涂层
Van Heerden(1996)	涂层 vs. 普通	三腔	*	透明敷贴	m=5	*	涂层导管	普通无涂层
非随机对比研究								
Loo (1998)	涂层 vs. 普通	三腔	*	*	m=6.6	*	涂层导管	普通无涂层
观察性研究、个案报道、不严谨的组间比较								
Darouiche(1999)	涂层	*	*	*	m=8.2	*	涂层导管	*
Oda（1997)	涂层	*	*	*	*	*	涂层导管	*
Stephens(2001)	涂层	*	*	*	*	*	涂层导管	*
Terazewa(1998)	涂层	*	*	*	*	*	涂层导管	*

Selected data from American Society of Anesthesiologists: Practice guidelines for central venous catheterization. Anesthesiology 116:539-573, 2012.

表格栏目中星号（*），无相关信息；m，中位数。

* 表中数据仅供举例说明，详细信息参见指南的数据提取工作簿

表 112-3　数据提取式电子表格范例：氯己定／磺胺嘧啶银涂层导管与普通导管的比较：感染和其他并发症

作者（年）	感染类型	感染并发症	其他结果
随机对照研究			
Bach (1996)	细菌定植 (20.7% *vs.* 38.5%)	*	*
Brun-Buisson (2004)	细菌定植 (3.7% *vs.* 13.1%)、血源性 (18.6% *vs.* 20.6%)、脓毒症 (2.1% *vs.* 6.3%)	*	*
Ciresi (1996)	细菌定植 (10.9% *vs.* 12.1%)、血源性 (3.6% *vs.* 8.1%)	*	*
Collin (1999)	细菌定植 (2% *vs.* 18%)	*	
George (1997)	细菌定植 (23% *vs.* 71%)、血源性 (9% *vs.* 29%)	*	*
Hannan (1999)	细菌定植 (27.2% *vs.* 40.2%)、血源性 (0.6% *vs.* 1.7%)、脓毒症 (1.7% *vs.* 4.5%)	*	*
Heard (1998)	细菌定植 (40% *vs.* 52%)、菌血症 (3.3% *vs.* 3.8%)	*	*
Logghe (1997)	菌血症 (5.0% *vs.* 4.7%)	*	*
Maki (1997)	细菌定植 (13.5% *vs.* 24.1%)、血源性 (1.0% *vs.* 4.6%)、革兰氏阴性杆菌 (0% *vs.* 4.1%)	触痛、疼痛	
Ostendorf (2005)	细菌定植 (12% *vs.* 33%)、菌血症 (3.3% *vs.* 7.4%)	*	*
Pemberton(1996)	穿刺点感染 (12% *vs.* 10%)、脓毒症 (6% *vs.* 8%)	*	
Rupp (2005)	细菌定植 (9.3% *vs.* 16.3%)	*	*
Tennenberg (1997)	细菌定植 (28% *vs.* 49%)、局部感染 (5.8% *vs.* 22.4%)、败血症 (3.8% *vs.* 6.4%)	*	*
Van Heerden(1996)	细菌定植 (13% *vs.* 38.5%)	*	
非随机对比研究			
Loo (1998)	细菌定植 (15.6% *vs.* 30.9%)、菌血症 (3.9% *vs.* 3.7%)	*	*
观察性研究、个案报道、不严谨的组间比较			
Darouiche(1999)	细菌定植 (22.8%)	*	*
Oda (1997)	*	*	过敏性休克、低血压、心动过速、红斑
Stephens(2001)	*	*	低血压、红疹、心搏骤停
Terazawa(1998)	*	*	过敏性反应、低血压、心动过速、红斑

表格栏目中星号（*）：无相关信息

来源时，也会出现文章的筛选偏倚，而此类文章的撰写往往是为了对所关注的干预或结果提出特定观点。尽管某些编辑评论和来信是佐证翔实的，但其并未像研究论文那样接受同行评审。这些文章的作者可能是专家，也可能不是；可能仅狭隘地关注了文献的部分内容，或特意撰写使文章充满争议。尽管这些文章有利于突出有关的临床问题，但并不是以文献为基础的证据的有效来源。

评审偏倚

　　仅有同一类专家（如生物统计师）或单个评估者进行数据提取或阐释研究发现时，可能会发生评审偏倚。此类评估者通常不能充分意识到数据的局限性，同时也未能意识到文章结果报告的分析阐述缺乏恰当的依据（如能否将使用不同药物、不同剂量水平、不同给药途径的研究数据综合起来）。理想状态下，应由每一个相关专业至少委派一人参与组成评审人员，并

慢性疼痛治疗实践指南：评估者可信度表格 [1]
美国麻醉医师协会

请评估您所指派的文献并就每个研究填写一份表格：

1. 任务组成员姓名 _____

2. 文献第一作者姓名及日期 _____

3. 本研究的试验设计方案是以下哪种类型？ **（请在字母上画圈以选择最佳答案）**
    A. 无设计方案（如述评、个案报道）
    B. 观察性研究设计（如医疗记录的回顾、已结案的索赔记录）
    C. 前瞻性的非随机对照研究（如类试验研究、队列研究）
    D. 随机对照研究（如随机对照研究）

4. 本研究的数据处理方案是以下哪种类型？ **（请在字母上画圈以选择最佳答案）**
    A. 无数据处理方案（如述评、个案报道或缺乏数据资料的多个病例报道）
    B. 描述性统计分析（如百分比、频率）
    C. 关联性统计分析（如相关、回归统计分析）
    D. 比较性统计分析（如 t 检验、曼 - 惠特尼 U 检验、Kruskall-Wallace W 检验）

5. 这篇文献最能代表以下哪项因素或干预的证据联系？ **（请在数字上画圈以选择最佳答案）**

1. 无证据联系	12. 经皮电刺激（TENS）
2. 病史、体格检查及心理评估	13. 硬膜外类固醇注射
3. 介入性诊断手术	14. 鞘内药物治疗
4. 多模式疼痛干预	15. 抗惊厥药物
5. 椎间盘热凝治疗术	16. 抗抑郁药物
6. 射频消融术	17. NMDA 受体拮抗剂
7. 针灸	18. 阿片类药物治疗
8. 关节阻滞	19. 外用药物
9. 神经或神经根阻滞	20. 物理治疗
10. 肉毒杆菌毒素注射	21. 心理治疗或咨询
11. 经电刺激神经调节	22. 扳机点注射

6. 本研究的证据联系所代表的因素或干预是否有第二项选择？（从上面数字中选择）_____

7. 您认为这篇文献应该被包含进资料库吗？是 _____ 不是 _____

8. （可选项）。如果你对问题 7 选择不是，那么请简略回答为什么您认为这篇文献不应该
被资料库收录？（可写在背面）

---

[1] Survey form used in the development of the American Society of Anesthesiologists "Practice Guidelines for Chronic Pain Management: an Updated Report," Anesthesiology 2010; 112:810-833

图 112-2　评估者可信度表格范例

独立完成所有文献的评审。然而，当需要评审几百项研究时，时间和经济上都不允许如此谨慎。ASA 制订每项指南时都通过应用"可信度表格"来避免这个问题。可信度表格指至少两位方法学专家（如研究设计和分析方面的专家）和任务组成员对随机抽取的文章进行单独审核。为了确认审核过程中是否存在偏倚，采用预定的可信度表格（图 112-2）实施正式的可信度评估。通过敏感度分析对这张表格所收集到的信息进行评估[12-17]，同时将会在指南中报告其可信度评估结果。

报告偏倚

当指南仅对特定的文献发现进行了报道时，就会导致报告偏倚。有时称之为"目前最好文献"的报告，这类偏倚通常归因于太过重视某种特定类型文献[随机对照研究（RCTs）]，而忽视了其他类型的文献（如观察性研究或个案报道）。对来源此类证据发现的大范围忽视，将导致低估某一结果（如罕见或者严重的并发症），或者发生干预相关益处或危害风险误判。为了减少这类偏倚的影响，ASA 检索协议对文献类型并未作严格限制。事实上，ASA 有意识地检索已发表的个案报道，来确保所有干预结果都能被覆盖。

研究设计引起的偏倚

研究偏倚在任何调查过程中都会受到特别关注，需要采取周密的措施限制其影响。随机对照研究的设

计特点是能够无偏倚地评估干预的影响，也是确认干预和结果之间因果效应的金标准。此外，RCT 的前瞻性使其得以避免时间序列问题，因其强制规定"实施干预必定在评估结果之前"。随机分配原则保证了研究结果相对不受到不可测的风险因素或研究对象（患者）特征的影响[18]。由于各研究小组的构成隐含相似性，使得其可测量或不可测量混杂因素得以控制，因此有利于进行组间比较[19]。RCTs 结果的有效性依赖于不同研究小组间患者的随机分配达到何种程度，即其能够有效均衡各组间患者的风险因素或易感性。

然而，RCTs 成为金标准的前提假设是该研究的实施完全符合这类研究的正规设计特征。当研究设计并未遵循随机化原则时将导致问题出现；此外，未能隐蔽分组或缺乏盲法将会导致评价偏倚或高估治疗效果。另外，评估研究对象在研究过程中是否发生重要变化也很重要，同时需要确保研究对象能充分反映重要的临床群体。尽管上述很多潜在问题超出了任务组的工作领域，但是当指南的制订目的被明确后，任务组就可以直接负责处理研究对象的相关临床特征这一最后问题。

如前所述，RCTs 未能报道某些重要结果，也可能未能确认一些罕见结果。RCT 的结果报道可能没有非 RCT 研究那样具体和深入，后者通常会提供更多的并发症或副作用详细列表。因此，仅仅关注 RCTs 将导致重要结果报道不全或漏报。RCTs 同样也可能会出现非随机变异，它可能来源于几个方面，包括研究实施的方式或研究的早期终止[19-21]。在整个过程的任何环节（如研究设计、结果确认和评估、数据分析或发现报道）中，非随机变异会导致干预效果的曲解，其曲解程度随临床主题而变化[22-28]。

RCTs 能提供干预有效性的证据，但也仅限于该研究调查范围内。同时 RCTs 也不能评估很多临床问题，如普通人群中特定疾病的发生率或患者类别特征与患病风险间的联系。很多临床议题因伦理问题、法律限制或缺乏可行性而无法实施 RCT。为了避免上述问题，ASA 在文献处理过程中整合了 RCT 研究和非RCT 研究结果的采集和评价。

尽管缺乏 RCT 证据并不能被认为是证据的缺乏，但对非随机研究的发现仍然要慎重对待。非随机前瞻性研究即使已尽量减少选择偏倚（如采用准试验设计、横断面或队列研究设计），仍然可能出现偏倚，如对治疗效果的高估或组间缺乏潜在可比性[32-33]。对回顾性研究（如病例对照研究）结果的阐释同样需要慎重处理，还包括更常见的基于结果进行抽样的研究。尽管如此，通过恰当的阐释，观察性研究有助于确定潜在

协变量和产生新的可论证假说，但它不能提供直接的因果证据。

为了能够调整控制观察性研究中的混杂因素，通常会采用各种统计学方法，如线性协变量调整模型和倾向分数分析[34-35]。通过调整观察到协变量的潜在影响，以此减少研究的非随机分配偏倚，但是这样仍无法完全消除不可测变量引起的偏倚[36-37]。尽管统计学方法能够显示数据不足以支持对因果效应的有效评估，但大多数观察性研究缺乏对混杂变量影响的评估能力。正如 ASA 的"麻醉前评估实践公告"所指出的那样[38]，在术前诊断和检查的文献中，已有多个例子发现其观察资料存在混杂偏倚，如使手术小组知晓了术前检查结果，从而潜在影响了患者的围术期管理，并使术前检查和术后结果之间的关联研究出现混杂因素。

尽管在成效评估的准确性和有效性方面，RCTs 是现有的最佳文献，但 ASA 检索协议还包括其他类型的研究，这类研究可能提供与研究结果相关的最佳证据资源，而 RCTs 未能评估该类证据。为了提供广泛的证据，必须记录所有研究结果而不管其研究设计方案。

研究质量分级有关的偏倚

在实践指南的制订过程中，通常会采用正规系统对研究质量进行分级处理及确定权重。现有多种评级系统，其中一些是基于早期的分类系统，即基于研究设计和数据分析标准对 RCTs 进行分级处理[39-41]。尽管这些分级系统被广泛地应用，但是它们可能受到的偏倚限制了其准确确定报道文献质量的能力[42]。

对研究文献的准确分级有赖于其研究设计和分析标准等相关信息的完全呈现。若缺乏这部分信息，将直接影响其质量分级。例如，一个精心设计的双盲研究可能遗漏分配隐藏等相关信息。事实上，由于研究发表的论文中往往不包含这部分信息，即使该研究已经进行了有效的分配隐藏，也不会在其质量分级中反映出来。实际上，对这类偏倚的处理方法非常有限，除非将此作为质量指标来归类研究。

另外，由于干预常常会与多个本质上不同的结果联系在一起，因此将干预作为单一权重将会导致发生偏倚的风险。例如，镇痛药物可能在减轻疼痛的同时也会导致呕吐的发生增加。因此，评估者必须判断哪些结果更具有临床意义。在一些案例中，和其他干预结果相比，其中一种结果明显更为重要（如死亡率相比满意度）。然而，在很多案例中，其临床重要性的等

级并不清晰，这就需要评估者汇集相关结果以形成有效的整体决定。为了使指南不受到这类潜在偏倚的影响，ASA 以各自详细的报告结果为基础对干预的证据进行分别归类，然后在文档中单独记录每个与干预有关的结果发现。ASA 对研究质量分级处理的透明化是这一过程的标志。

最后，若评估者在评估研究时受到与该研究优点无关的因素干扰，往往也会发生研究质量评估的偏倚。例如，评估者可能对发表论文的杂志质量有意见，或其自身认识论文作者，这些都可能会不知不觉地影响到研究质量的评级。在一些例子中，评估者可能知道未被公开发表的部分研究信息，由此影响了评估者对研究质量的评定。ASA 通过采用多名评估者进行评估以减轻这类原因的偏倚。在文献分级中为了尝试控制偏倚的影响，发现和限制潜在的偏倚是必须强调的重点。

以文献为基础的证据分类和集合

一旦完成文献评估和临床结果资料的记录后，指南将报告由汇集的文献中获取的证据。ASA 采用基于研究设计的标准分类系统，这样能使指南的阅读者更确切地理解以文献为基础的证据来源。这些证据来源范围从源自 RCTs 的 meta 分析到公开发表的个案报道。

文献汇集后的发现将依照证据的类别、水平和证据的指向性（如有益性或有害性）进行分类。证据分类具体参考各个特定证据联系的研究的试验设计（如干预 - 结果设定）。A 类证据表明其结果完全来源于 RCTs，而 B 类证据表明其结果来源于非随机设计的观察性研究、未能规范实施的 RCTs 以及个案报道。当能够获得时，在发表指南的结果中，A 类证据将优先于 B 类证据被记录。证据分类后再进一步进行不同的证据分级。将两类证据按照证据水平进行分级，其分级具体参考研究发现总结的强度和质量（如统计发现、数据类型、报道发现或重复发现的研究数量）。最后，每个结果均被确认是有益的、有害的或不确定的，并依次记录在案。这一系统使得以文献为基础的证据获得清晰而准确的分类（框 112-1）。

以专家意见为基础的证据评价

尽管文献能够对干预相关的益处或害处提供令人信服的证据，但需参考和综合以专家意见为基础的证据，两者相辅相成。这些专家意见通常针对指南在临

框 112-1　美国麻醉医师协会的文献分类

A 类证据：随机对照研究，其对特定结果的不同临床干预进行了比较研究。其具有统计学意义（ $P < 0.01$ ）的结果被指定为对患者有益（B）或有害（H）；无统计学意义的结果被指定为有争议的（E）。

水平 1：该级别文献包含足够多的 RCTs，能进行 meta 分析*，或此类研究的 meta 分析结果能够作为证据被报道。

水平 2：该级别文献包含多个 RCTs，但其数量不能满足进行有效的 meta 分析以制订相应的指南。此类 RCTs 的研究结果作为证据被报道。

水平 3：该级别文献仅包含单个 RCTs，同时其研究结果可作为证据被报道。

B 类证据：观察性研究或不严谨的组间比较的 RCTs，能够推论出各临床干预及其结果间是有利关系还是不利关系。推论出的结果依据其指向性分为有益（B）、有害（H）或不确定（E）。研究报道的统计结果其显著性阈值为 $P < 0.01$ 。

水平 1：该级别文献包含对特定结果的不同临床干预进行观察性比较研究（如队列研究、病例 - 对照研究等）。

水平 2：该级别文献包含关联性统计分析的观察性研究（如相对风险、相关系数、敏感度和特异度）。

水平 3：该级别文献包含仅有描述性统计分析而无比较的观察性研究（如频率、百分比）。

水平 4：该级别文献包含个案报道。

没有足够的文献：当证据不存在（没有合适的研究发现）或不充足时，文献中就会缺乏足够的科学证据。由于这些文献存在方法学上的问题（如研究设计或实施中存在混杂因素）或未能达到指南方针所规定的内容标准，因此通常不能清楚地阐释其研究发现，从而不能用于评估临床干预和结果之间的联系。

---

* 所有的 meta 分析均由美国麻醉医师协会的方法组实施完成，其他来源的 meta 分析将被评估，但并不视为原始证据的来源

床实践中接受和执行的关键环节，例如资源利用、成本、工作场所的可行性等。在其他组织制订指南的过程中，这些信息常被忽视、漠视或轻轻带过。相反，ASA 系统性地收集以专家意见为基础的证据，并以此评估以文献为基础的证据，以及指南中制订的具体推荐与医师经验及患者治疗一致性的程度[43-45]。

如同文献一样，以专家意见为基础的证据能够从多种来源获取。另外，每种来源都必须接受独立彻底的检查。设计专用调查表是系统性收集以专家意见为基础的证据的一种方式[46]。对于 ASA，其专家意见的主要（但不是唯一）来源包括专家的调查意见和临床医生及其他保健专业人员的广泛意见[43-44]。然后，ASA 指南任务组确定并严格审查：①预先的抽样范围；②回复样本的预期规模；③预期回复率；④有关问题的特定措辞；⑤回复的记录方式。正式的调查表将发送给由任务组成员选择的 75 ~ 150 名"专家顾问"以及随机抽取的约 5000 名活跃的 ASA 注册会员。

由 ASA 任务组确定的专家顾问通常是熟悉该指

椎管内阻滞相关感染并发症的预防、诊断和处理指南 [1]
美国麻醉医师协会

感谢您同意成为美国麻醉医师协会椎管内麻醉相关感染并发症任务组的顾问。以下是对"椎管内麻醉感染相关并发症的预防、诊断和处理指南"的制订十分重要的几个专题。请逐项检查，并选择其中最能代表您意见的选项。

1. 椎管内阻滞相关感染并发症的预防：

	强烈同意	同意	不确定	不同意	强烈不同意
1a. 行椎管内阻滞前有必要对病史、体格检查、相关实验室检查进行评估	□	□	□	□	□
1b. 行椎管内麻醉前对病史、体格检查、相关实验室检查进行评估有利于识别发生椎管内阻滞相关感染并发症的高危患者	□	□	□	□	□

2. 存在椎管内阻滞相关感染风险的患者：

2a. 对于此类患者需要按具体条件适当地选择椎管内阻滞	□	□	□	□	□
2b. 可选择椎管内阻滞替代方案	□	□	□	□	□
2c. 选择椎管内阻滞时可考虑改善患者病情	□	□	□	□	□
3. 对已知或可疑菌血症患者实施椎管内阻滞时，需要事先使用抗生素治疗	□	□	□	□	□
4. 硬膜外脓肿患者应避免腰椎穿刺	□	□	□	□	□

[1] Selected items from a consultant survey form used in the development of the American Society of Anesthesiologists "Practice Advisory for the Prevention, Diagnosis, and Management of Infectious Complications Associated with Neuraxial Techniques," Anesthesiology 2010; 112:530-545

图 112-3　专家顾问调查表范例

南专题领域的专家，也包括那些直接受指南影响的相关医学专业或临床实践人员。调查的抽样范围限于活跃的官方注册 ASA 会员。对亚专科或其他机构参与调查的成员抽样范围与其类似。统一的调查表将发送至所有工作组，从而使他们之间的观点分歧能被准确地记录。调查表上的问题并不是用于评估干预的有效性。其问题直接针对指南所推荐的干预是否应该实施，被调查者的意见依据其对指南提出推荐的支持或不支持程度来衡量（图 112-3）。这些调查发现能够提供与具体临床干预高度严谨和密切相关的证据来源。这些正式调查能生成可计量的以意见为基础的证据来源，这些证据对指南推荐的起草和完成非常重要。

为了缓解以专家意见为基础的信息内在固有偏倚，任务组设计制作了用于评估专家意见的正式表格，

这些意见与评估的文献有着相似的主题。由证据模型确认的干预 - 结果这一联系被用于检索和评估以文献为基础的证据，同时也被用于制作调查表的个别项目。干预 - 结果这一联系是通过证据模型确认和对文献为基础证据的调查及评估所得到的，同时也被用于制订调查表的个别项目。为了减少因问题的措辞而引起的可能偏差，ASA 调查表采用与指南推荐一致的语言。调查表的这种设计特征降低了对最终指南推荐因语言措辞引起的误解。

在指南的正文中，除了提供调查回复的简述外，还有各类问题的调查回复率或调查问题五个回复尺度的中位值（框 112-2）。此外，每个实践指南均包含调查问题回复的全部范围的记录，如专家顾问或随机抽取的广泛的 ASA 会员，适当情况下还包括其他相关机

无菌操作：	强烈同意	同意	不确定	不同意	强烈不同意
5. 使用穿刺针置入椎管内导管时要注意无菌操作	☐	☐	☐	☐	☐
6. 无菌操作包括以下方面：摘除首饰	☐	☐	☐	☐	☐
洗手	☐	☐	☐	☐	☐
戴无菌手套	☐	☐	☐	☐	☐
戴手术帽	☐	☐	☐	☐	☐
穿手术服	☐	☐	☐	☐	☐
戴口鼻面罩	☐	☐	☐	☐	☐
在新操作前更换面罩	☐	☐	☐	☐	☐
使用用于备皮的个人消毒包	☐	☐	☐	☐	☐
患者的无菌铺巾	☐	☐	☐	☐	☐
导管置入点使用无菌敷贴	☐	☐	☐	☐	☐
7. 实施椎管内阻滞前，你喜欢用哪种消毒液清洁皮肤？请按顺序排列以下消毒液 1（最喜欢）到 5（最不喜欢）每个选项只有一个序号					
氯己定	☐				
氯己定混合乙醇	☐				
聚维酮碘	☐				
聚维酮碘混合乙醇	☐				
其他消毒液	☐				
8. 持续硬膜外输注时使用细菌滤器	☐	☐	☐	☐	☐
9a. 避免椎管内给药系统的中断和重新连接，以尽量减少感染并发症的发生风险	☐	☐	☐	☐	☐

图 112-3　续图

构会员的问答（图 112-4）。这些以专家意见为基础的信息对指南推荐合适性与可行性的专家意见进行了量化阐述。指南推荐获得最终阐述的关键是了解支持和不支持指南推荐的执业会员百分比。

除了从正式调查表中获得的信息外，在医师组织的全国会议上对指南推荐的报告和讨论也可以成为以专家意见为基础的信息的非正式来源，而这些组织的医师在实践中也受指南影响。尽管收集的意见信息不能被量化，但源自参加报告会或"公开讨论会"的人员的意见常常可以明确指南推荐引出的特殊问题（例如氯己定能否用于新生儿皮肤消毒）。为了能进一步扩大意见基础的范围，以及有尽可能多的意见来源，实践指南的草稿将刊登在 ASA 官方网站上，连同附带文件。任何阅读过文件的人均对其提出批注，这些非结构化的批注在推荐最终完成前将由任务组进行评估。为了促进学科间的合作与学习，还将会征求其他医学专业组织的意见。

任务组对以专家意见为基础的证据的每个来源均予以分别评估。如果在这些来源中存在不同的意见，那么将会寻找额外的信息以达成共识。在形成最终的推荐以前，任务组将再次评估所有收集的证据。通过重新评估通常能减少指南推荐的附加条件。

证据集合的组织和整合协议

当所有的证据被收集、组织和评估后，任务组将确定哪部分以文献为基础的证据和以专家意见为基础的证据是互补的，哪部分不是。高级别的以文献为基

框 112-2　美国麻醉医师协会的调查分类	
A 类证据：专家意见。调查的回复来源于由美国麻醉医师协会（ASA）任务组指定的专家顾问 B 类证据：会员意见。调查的回复来源于抽取的 ASA 会员代表，在适当的时候，也可以来源于具备相应专题知识的组织中会员的调查回复 调查回复可能是二分式或以 5 点尺度表示并以中位数汇总*。	强烈同意：中位数为 5（至少 50% 的回复为 5） 同意：中位数为 4（至少 50% 的回复为 4 或 4 和 5） 不确定：中位数为 3（至少 50% 的回复为 3，或至少 50% 的回复未包含其他类别的回应或相似类别组合的回应） 不同意：中位数为 2（至少 50% 的回复为 2 或 1 和 2） 强烈不同意：中位数为 1（至少 50% 的回复为 1）

* 如果获得回复的数量均等，那位中数就取中间两数的算术平均值。其相同的分数将由预定公式来计算

困难气道管理最新进展和指南
美国麻醉医师协会

	N[2]	强烈同意	同意	不确定	不同意	强烈不同意
1. 评估以下基本气道管理问题所带来的可能临床影响：						
患者不合作或不同意	66	60.6*	33.3	3.0	3.0	0.0
面罩通气困难	66	93.9*	6.1	0.0	0.0	0.0
声门上气道放置困难	66	75.8*	21.2	1.5	1.5	0.0
喉镜暴露困难	66	84.8*	10.6	4.6	0.0	0.0
气管插管困难	66	89.4*	9.1	1.5	0.0	0.0
外科人工气道建立困难	66	71.2*	24.2	4.6	0.0	0.0
2. 处理困难气道的整个过程中应积极寻找机会为患者输送氧气	66	86.4*	10.6	1.5	1.5	0.0
3. 考虑以下基本气道管理选择相关临床价值与可行性：						
清醒气管插管 vs. 全麻诱导后插管	66	78.8*	19.7	1.5	3.0	0.0
无创技术 vs. 有创技术作为最初的插管方法	66	54.5*	34.8	9.1	1.5	0.0
插管过程中保留自主呼吸 vs. 不保留自主呼吸	66	74.2*	21.2	1.5	1.5	1.5
可视喉镜 vs. 硬式喉镜片作为最初的插管工具	66	48.5	25.8*	16.7	7.6	1.5
4. 紧急无创气道通气可选择以下哪种气道装置：						
硬式支气管镜	66	13.6	33.3	16.7*	30.3	6.1
纤维支气管镜	66	69.7*	12.1	3.0	12.1	3.0
声门上气道装置	66	92.4*	7.6	0.0	0.0	0.0
5. 困难气道管理便携存储单元中应包含可视喉镜	66	71.2*	18.2	7.6	3.0	0.0
6. 对所有患者实施麻醉或气道管理前应尽可能地了解患者气道病史	66	90.9*	6.1	3.0	0.0	0.0

每一项目调查回复率 [1]

[1] 带有星号的百分比分数表示其为中位数
[2] N = 每个项目所回复的专家顾问人数

* *Selected data from Apfelbaum JL, Hagberg CA, Caplan RA, et al: Practice guidelines for management of the difficult airway: an updated report by the American Society of Anesthesiologists Task Force on Management of the Difficult Airway. Anesthesiology, 2013;118:251-270*

图 112-4　专家顾问调查回复表的调查结果范例

磁共振成像麻醉监护的指导意见 [1]
美国麻醉医师协会

1. 您每年大约为多少名磁共振成像患者实施麻醉监护？　_____

2. 为了实施本指导意见，您的临床实践中是否需要新的设备、援助和培训？
是 ____　不是 ____（如果不是，请跳过问题 3）
a. 需要哪些设备、援助和培训？
b. 您估计本指导意见初步实施的花费是多少？　_____

3. 在对您的开支有影响的临床实践中，本指导意见是否需要持续改进？
是 ____　不是 ____（如果不是，请跳过问题 4）
a. 您期望有哪些改进？
b. 您估计每年的开支是多少？　$ _____

4. 因本指导意见的实施，哪些临床实践领域需要改进？
可多选

- 教育
- 麻醉工作者和医疗辅助人员的审核
- 患者的检查
- 磁共振成像前计划的准备
- 磁共振成像患者的管理——监护
- 磁共振成像患者的管理——麻醉管理
- 磁共振成像患者的管理——气道管理
- 磁共振成像患者的管理——急诊情况
- 磁共振成像后护理

5. 本指导意见实施后对一个典型患者的处理时间预计会有什么影响？
请在选择的一项画圈
a. 大概会增加 _____ 分钟
b. 大概会减少 _____ 分钟
c. 察觉不到影响

---

[1] Feasibility survey form used in the development of the American Society of Anesthesiologists "Practice Advisory on Anesthetic Care for Magnetic Resonance Imaging," Anesthesiology 2009; 110:459-479

图 112-5　可行性调查表格范例

础的证据，特别是 RCTs，与专家调查或意见为基础的证据相一致，是推荐级别定义为强烈推荐的必要基础。但是当以文献为基础的证据和以专家意见为基础的证据不相一致，那么即使前者是高级别的证据，任务组也将采用不那么强烈的推荐措辞，或者采用推荐干预的替代方案。

在指南制订过程中对所有种类的证据进行评估的目的是为了确保最终的指南推荐拥有广泛而扎实的证据。由于推荐强度是基于各类证据的一致性，最终推荐所用的措辞反映出问题的缓解，这些问题通常出现在提出推荐的多重审核过程中。指南的推荐不能单一地基于以文献为基础或以专家意见为基础的证据。其他需要考虑的因素包括临床医师执行推荐干预的准备情况，还包括干预有关的监管要求。因此，任务组

在指南制订过程中必须保持灵活性，以使其能够适用于各种临床情形。

一旦指南被著述并生成草稿文件，那么将会对指南实施的可行性和成本进行调查（图 112-5）。ASA 协会通过咨询在指南相关实践领域的专家以实施可行性调查。其包括以下问题：

1. 哪些临床实践领域在指南进行调整后必须进行更改？
2. 指南实施的预计成本是多少？
3. 执业医师实施指南所需的时间预计增加或减少多少？

这些以专家意见为基础的可行性评估是指南推荐最终确定的关键。

ASA 设计了用于从广泛资源中获取各种证据的方法，这套方法能够制订任何临床环境下的指南推荐。

文献结果：

A 类证据：有益	B 类证据：有益	不确定的结果	B 类证据：有害	A 类证据：有害
水平 1： RCT 的 meta 分析	水平 1：非随机对照研究	结果不确切的 RCT 的 meta 分析	水平 1：非随机对照研究	水平 1：RCT 的 meta 分析
水平 2：多个 RCTs	水平 2～3：观察性研究	结果不确切或不一致的 RCTs 或单个 RCT	水平 2～3：观察性研究	水平 2：多个 RCTs
水平 3：单个 RCT	水平 4：成组病例分析或 个案报道	结果不确切或不一致的 B 类证据	水平 4：成组病例分析或 个案报道	• 水平 3：单个 RCT

正式的调查结果

强烈同意	同意	不确定的意见	不同意	强烈不同意
专家调查回复意见的 中位数 = 5**	专家调查回复意见的 中位数 = 4	专家调查回复意见的 中位数 = 3	专家调查回复意见的 中位数 = 2	专家调查回复意见的 中位数 = 1
会员调查意见的 中位数 = 5	会员调查意见的 中位数 = 4	会员调查意见的 中位数 = 3	会员调查意见的 中位数 = 2	会员调查意见的 中位数 = 1
亚专科成员***调查 意见的中位数 = 5	亚专科成员调查意见的 中位数 = 4	亚专科成员调查意见的 中位数 = 3	亚专科成员调查意见的 中位数 = 2	亚专科成员调查意见的 中位数 = 1

非正式的意见

非正式的意见	大多数非正式意见的 倾向赞成	非正式意见不确定或 存在不一致	大多数非正式意见的 倾向反对	非正式意见强烈反对

* 对提出的干预至关重要的调查回复：5 = 强烈同意，4 = 同意，3 不确切，2 = 不同意，1 = 强烈不同意。
** 表示对指南提出的干预意见强烈同意。
** 发给亚专科或其他合适参与组织的调查表

彩图 112-6　源自各类证据的结果类型的图示

由于 ASA 相关的指南证据主要来源于公开发表的文献和专家意见这两方面，因此本方法能够独立审核每种来源的证据以确定证据类型，同时能够确定两类主要证据的一致程度。通过对上述各类证据的研究，相关指南的任务组能够通过辅助工具制订有力且有用的推荐。

为了帮助读者熟悉上述各类证据，彩图 112-6 将各类证据以彩色标记直观表示。表格中以文献为基础的证据位于第一行，接着是源自正式调查的证据，最后是非正式的以专家意见为基础的证据。对患者有益的证据以绿色或蓝色标记，而对患者有害的证据以红色或橙色标记。高级别的证据以较深的颜色标记，无效或不确定的证据以无色标记。采用这类汇总表，证据的分类呈现能指导工作组著述推荐。例如，当各类证据一致显示为较深的颜色时，任务组可能有信心制订强推荐。而各类证据的颜色并不一致时，任务组将会对该推荐更为谨慎，或对该推荐干预的实施提供更多的细节。通过上述各类证据的使用，任务组能够遵循基于证据理由制订完全透明化的推荐。

指南实施的最后一步是其审批过程的开展。各组织间的审批过程大不相同，通常最终都由相应的管理机构实施。对于 ASA，指南的制订首先需要 ASA 行业规范和参考指南委员会（简称委员会）的批准，并最终由 ASA 代表大会（以投票方式）表决通过。委员会将指南文件提交给代表大会前，还需要正式的参考

委员会进行评估以实施再次的审批程序。此次评估以听证会的形式进行，同时对那些希望对提出的指南或其中的推荐发表评论的 ASA 成员开放。然后参考委员会将推荐意见递交给代表大会，由后者予以批准或否决，而代表大会表决赞成或反对是否需要对指南文件进行修改。如果该指南未能获得批准，代表大会将指示委员会着重关注在下一年制订并提交重新修订的指南。这一评估过程能够在指南最终被 ASA 会员接受和认可前对其进行彻底审核。

小结和结论

循证指南为不断改善患者的健康和安全提供了强有力的工具。这些指南在患者护理的关键领域能够指导临床医师并规范临床实践。为此对科学研究文献全面且无偏倚的评估就极为重要。以文献为基础的证据来源包括：①提供因果关系证据的 RCTs；②提供证据关联与描述的观察性研究；③罕见或严重并发症的个案报道。然而指南的证据来源不应仅限于科学研究论文和观察性的文献。尽管文献是指南科学证据的主要来源，其他因素如推荐的可行性、可操作性、专业认同度也发挥着关键作用。

在科学研究结果的基础上又联合专家意见为基础的证据作为补充，这样有助于建立广泛的证据支持基础，从而减少了对结果狭隘解释的风险。妥善开展

的正式调查所获得的数据能够提供有关治疗措施合适性与可行性的重要证据，而来自公开讨论会、互联网或其他来源的非正式意见有助于验证指南实施的可行性。此外，如大规模观察或管理数据库等其他信息来源可能也有帮助[47-48]。由于这些资源包括多种不同的信息类型，一些能够量化，一些则不能，因此必须按照其自身作为一个整体因素的价值进行评估。

鉴于制订指南时采用方法的广泛性和严谨性，随着简洁、透明的循证指南在临床的使用增多，临床医师对证据的质量更有信心。ASA 所采用的公开、透明的程序向执业医师清楚地显示了证据的积累方式。由于循证指南最终是为了促进临床疗效和患者的安全，因此其制订过程必须清晰而明确；同时尽最大可能减少执业医师及其患者的利益受损。

参 考 文 献

见本书所附光盘。

索 引

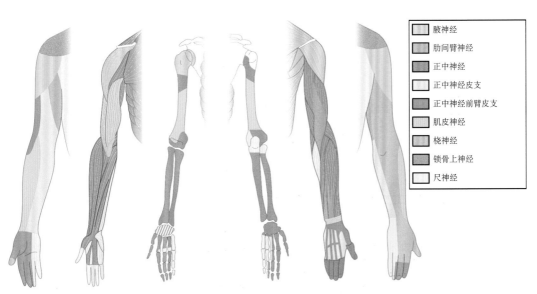

	腋神经
	肋间臂神经
	正中神经
	正中神经皮支
	正中神经前臂皮支
	肌皮神经
	桡神经
	锁骨上神经
	尺神经

彩图 92-11 上肢皮肤、肌肉及骨骼的神经支配图

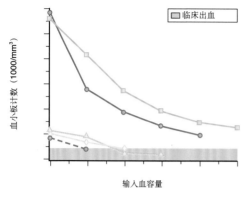

彩图 93-20　稀释性血小板减少常发生在大量失血时。但是否需要输注血小板则取决于初始时的血小板计数。初始血小板计数低的患儿在失血量达 1～2 倍血容量时即可发生稀释性血小板减少，而初始血小板计数高的患儿则无需输注血小板治疗。蓝色虚线、黄色实线、绿色实线代表初始血小板计数低的患儿；蓝色和橙色线代表初始血小板计数高的患儿 *(Data from Coté CJ, Liu LM, Szyfelbein SK, et al: Changes in serial platelet counts following massive blood transfusion in pediatric patients, Anesthesiology 62:197-201, 1985.)*

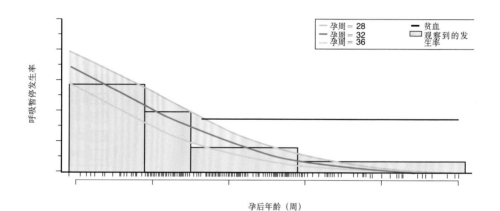

彩图 93-24　根据胎龄（GA）和受孕后年龄（PCA）预测所有婴儿发生呼吸暂停的概率。贫血的患儿以水平黑线表示。横坐标显示了 PCA 对应的数目。出生时胎龄大的婴儿发生呼吸暂停的危险性降低。阴影部分代表该胎龄范围内婴儿呼吸暂停的总发生率。贫血的婴儿无论其胎龄或 PCA 如何，其发生呼吸暂停的概率相同（水平黑线）*(Reproduced with permission from Coté CJ, Zaslavsky A, Downes JJ, et al: Postoperative apnea in former preterm infants after inguinal herniorrhaphy. A combined analysis, Anesthesiology 82:809-802, 1995.)*

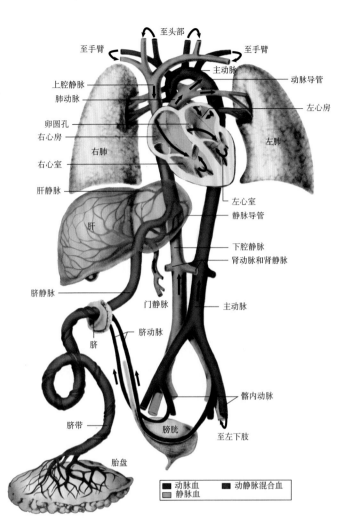

彩图 94-1 妊娠晚期胎儿循环路径，注意经由卵圆孔和动脉导管的选择性血流模式（译者注：原图有误。①图中降主动脉内血流指示箭头的方向错误，应从近心端指向远心端；②图中脐静脉内血液颜色为蓝色，而胎儿脐静脉内应为氧合的动脉血，颜色应为红色）

至头部
至手臂
至手臂
主动脉
动脉导管
上腔静脉
肺动脉
左心房
卵圆孔
右心房
左肺
右肺
右心室
肝静脉
左心室
静脉导管
肝
下腔静脉
肾动脉和肾静脉
脐静脉
门静脉
主动脉
脐
脐动脉
髂内动脉
脐带
膀胱
至左下肢
胎盘

| 动脉血 | 动静脉混合血 |
| 静脉血 | |

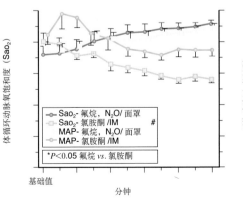

彩图 94-7 存在右向左分流风险的法洛四联症患儿，面罩吸入氟烷/氧化亚氮（*n*=7）和肌内注射氯胺酮（*n*=7）诱导时动脉血氧饱和度和平均动脉压变化的比较。图中显示尽管平均动脉压显著下降，但氟烷吸入组的动脉血氧饱和度能得以维持。（＃译者注，原图图例标识有误。经查证原始引用文献，第 2、第 3 图例的标记文字应互换，即绿色框点为 MAP-氟烷，N₂O/面罩；淡黄色框点为 SaO₂-氯胺酮/IM）(From Greeley WJ, Bushman GA, Davis DP, et al: *Comparative effects of halothane and ketamine on systemic arterial oxygen saturation in children with cyanotic heart disease,* Anesthesiology 65:666, 1986.)

体循环动脉氧饱和度（SaO_2）

平均动脉压（MAP）

- SaO₂-氟烷, N₂O/面罩
- SaO₂-氯胺酮/IM　　　　＃
- MAP-氟烷, N₂O/面罩
- MAP-氯胺酮/IM

*P<0.05 氟烷 vs. 氯胺酮

基础值

分钟

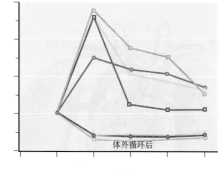

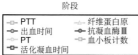

彩图 94-13　25 例儿童体外循环前、中、后血液凝血状态变化折线图。凝血时间和凝血因子以与对照组相比的百分率变化表示。阶段 I，体外循环前基础值；阶段 II，体外循环后，鱼精蛋白拮抗肝素前；阶段 III，使用鱼精蛋白后；阶段 IV，离开手术室前即刻；阶段 V，至重症监护病房（ICU）3h 后。PT，凝血酶原时间；PTT，部分凝血酶原时间

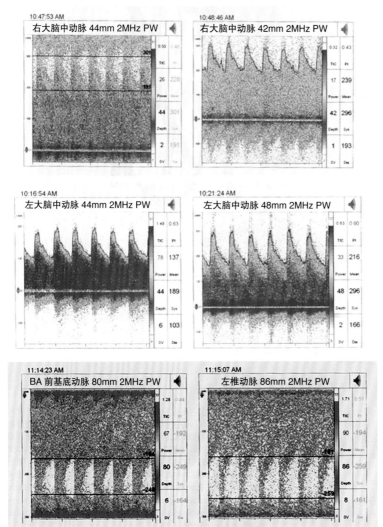

彩图 105-6　中脑和脊椎基底动脉脑血流速度升高的经颅多普勒超声图像

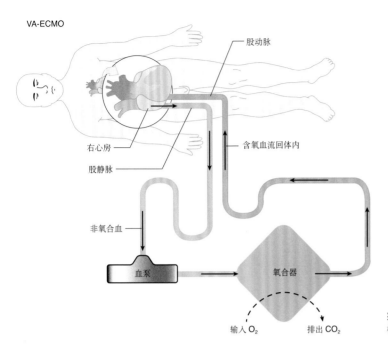

VA-ECMO

股动脉

含氧血流回体内

右心房

股静脉

非氧合血

血泵

氧合器

输入 O_2　　　排出 CO_2

彩图 107-2　经股静 - 动脉 VA ECMO
模式示意图

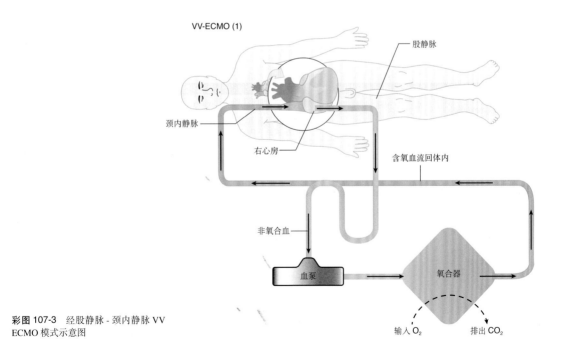

VV-ECMO (1)

股静脉

颈内静脉

右心房

含氧血流回体内

非氧合血

血泵

氧合器

输入 O_2　　　排出 CO_2

彩图 107-3　经股静脉 - 颈内静脉 VV
ECMO 模式示意图

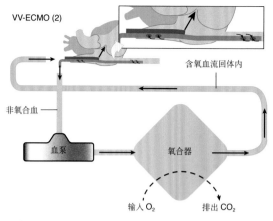

VV-ECMO (2)

含氧血流回体内

非氧合血

血泵

氧合器

输入 O₂   排出 CO₂

彩图 107-4 采用 Avalon 插管（小图）的单静脉 VV ECMO 模式示意图

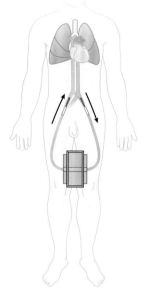

彩图 107-5 NovaLung 介入性肺辅助 [iLA] 膜式呼吸机（NovaLung Gmbh, Heilbronn, 德国）无泵 AV ECMO 示意图

文献结果：

A 类证据：有益	B 类证据：有益	不确定的结果	B 类证据：有害	A 类证据：有害
水平 1：RCT 的 meta 分析	水平 1：非随机对照研究	结果不确切的 RCT 的 meta 分析	水平 1：非随机对照研究	水平 1：RCT 的 meta 分析
水平 2：多个 RCTs	水平 2～3：观察性的研究	结果不确切或不一致的 RCTs 或单个 RCT	水平 2～3：观察性的研究	水平 2：多个 RCTs
水平 3：单个 RCT	水平 4：成组病例分析或个案报道	结果不确切或不一致的 B 类证据	水平 4：成组病例分析或个案报道	水平 3：单个 RCT

正式的调查结果

强烈同意	同意	不确定的意见	不同意	强烈不同意
专家调查回复意见的中位数 = 5**	专家调查回复意见的中位数 = 4	专家调查回复意见的中位数 = 3	专家调查回复意见的中位数 = 2	专家调查回复意见的中位数 = 1
会员调查意见的中位数 = 5	会员调查意见的中位数 = 4	会员调查意见的中位数 = 3	会员调查意见的中位数 = 2	会员调查意见的中位数 = 1
亚专科成员*** 调查意见的中位数 = 5	亚专科成员调查意见的中位数 = 4	亚专科成员调查意见的中位数 = 3	亚专科成员调查意见的中位数 = 2	亚专科成员调查意见的中位数 = 1

非正式的意见

非正式的意见	大多数非正式意见的倾向赞成	非正式意见不确定或存在不一致	大多数非正式意见的倾向反对	非正式意见强烈反对

* 对提出的干预至关重要的调查回复：5 = 强烈同意，4 = 同意，3 = 不确切，2 = 不同意，1 = 强烈不同意。
** 表示对指南提出的干预意见强烈同意。
** 发给亚专科或其他合适参与组织的调查表。

彩图 112-6 源自各类证据的结果类型的图示